U0920540

中国外科年鉴
CHINESE YEARBOOK OF SURGERY
（2013）

名誉主编　吴孟超　黄志强　孙颖浩
主　　编　仲剑平
副 主 编　景在平（常务）　葛绳德　沈　锋
　　　　　周晓平　邢　新　王林辉　王志农
　　　　　袁　文　张从昕

第二军医大学出版社
Second Military Medical University Press

内容简介

《中国外科年鉴 2013》根据 2012 年我国公开发行的 139 种医药卫生期刊刊载的 24 025 篇论文编纂而成，从中选出30%～35%有代表性的论文撰写成一年回顾，又选出约 5%的优秀论文摘写成文选。及时、全面、准确地反映了在此期间我国外科各专业基础和临床的研究进展，同时收录有关的新理论、新技术、新经验及罕见病例。本书内容丰富，资料翔实，是一本实用性强、信息密集型的工具书。适合医学基础和临床的广大医药卫生科技工作者、医药院校的学生和研究生阅读，尤其适于外科医师参考使用。

图书在版编目(CIP)数据

中国外科年鉴・2013/仲剑平主编. —上海：第二军医大学出版社，2014.9
ISBN 978-7-5481-0929-7

Ⅰ.①中...　Ⅱ.①仲...　Ⅲ.①外科学—中国—2013—年鉴　Ⅳ.①R6-54

中国版本图书馆 CIP 数据核字(2014)第 178879 号

出版人 陆小新
责任编辑 高 标 刘 向

中国外科年鉴
(2013)
主 编 仲剑平
第二军医大学出版社出版发行
(上海市翔殷路 800 号 邮政编码 200433)
全国各地新华书店经销
江苏句容排印厂印刷
开本：787×1092 1/16 印张：33.25 字数：1180 千字
2014 年 9 月第 1 版 2014 年 9 月第 1 次印刷
ISBN 978-7-5481-0929-7/R・1675
定价：200.00 元

中国外科年鉴
CHINESE YEARBOOK OF SURGERY
（2013）

名誉主编　吴孟超　黄志强　孙颖浩
主　　编　仲剑平
副 主 编　景在平（常务）　葛绳德　沈　锋
　　　　　周晓平　邢　新　王林辉　王志农
　　　　　袁　文　张从昕

第二军医大学出版社

中国外科年鉴(2013)编委会

各专业分编委会

一、外科基础与创伤
专业主编　方国恩
专业编委
薛绪潮　罗天航
二、烧伤外科
专业主编　夏照帆
专业编委
朱世辉　王光毅
三、整形外科
专业主编　江　华
专业编委
袁相斌　朱晓海　薛春雨
四、肿瘤基础
专业主编　郑建明
专业编委
郑唯强
五、器官移植
专业主编　傅志仁
专业编委
王立明　倪之嘉　张　雷
六、麻醉与重症监护
专业主编　邓小明
专业编委
范晓华　陈　辉　包　睿
七、甲状腺
专业主编　施俊义
专业编委
李　莉
八、乳腺
专业主编　施俊义
专业编委
胡　薇
九、腹壁、腹膜
专业主编　陈　腾
专业编委
奉典旭　华　蕾
十、腹腔镜外科
专业主编　郑成竹
专业编委
印　慨
十一、肝脏外科
专业主编　杨广顺
专业编委
葛瑞良　卫立辛
十二、胆道外科
专业主编　张柏和
专业编委
孙经建　易　滨
十三、胰腺外科
专业主编　邵成浩
专业编委
经　纬　刘安安
十四、脾脏外科、门脉高压
专业主编　邵成浩、郑楷炼
十五、胃肠外科
专业主编　毕建威
专业编委
聂明明
十六、肛肠外科
专业主编　傅传刚
专业编委
张　卫　郝立强
十七、血管外科
专业主编　陆清声
专业编委
梅志军　袁良喜　张　雷
十八、神经外科
专业主编　刘建民
专业编委
侯立军　骆　纯　方亦斌　黄清海　郝　斌
十九、普通胸外科
专业主编　赵学维
专业编委
乌立晖　薛　磊
二十、心血管外科
专业主编　徐志云
专业编委
陆方林　乔　帆
二十一、泌尿外科
专业主编　许传亮
专业编委
杨　波　叶华茂
二十二、骨科
专业主编　李　明
专业编委
许硕贵　朱晓东　汪滋民　陈华江　王新伟

编 者 的 话

《中国外科年鉴》的编辑出版目的是及时、全面、准确地向国内外读者反映我国外科各专业在最近期间的成就与进展，为医疗、教育、科研工作提供必要的资料和信息，同时也为我国的医学宝库增添连续性的史料图书。自 1983 年的首卷出版以来，现已编撰、出版 31 卷。

本卷年鉴包括外科基础与创伤，烧伤，整形外科，肿瘤，器官移植，麻醉，普通外科（包括甲状腺、甲状旁腺、乳腺、腹壁、腹腔、肝、胆、胰、脾、门脉高压、胃、十二指肠、空肠、回肠、阑尾、结肠、直肠、肛管、动脉、静脉和淋巴管及腹腔镜外科），神经外科，胸心外科，泌尿外科，骨科等内容，辟有一年回顾和文选两个栏目。

本卷包容了 2011 年 11 月至 2012 年 10 月这一阶段内的外科信息，从 119 种医药卫生期刊中选出有关学术论文 9 360 篇，再在其中选出 30%～35%有代表性的论文撰写成一年回顾，又选出约 5%的优秀论文摘写成文选。

一年回顾中全面反映了本年度我国外科各专业在临床与基础研究方面以常见病、多发病为重点的进展情况，同时收录有关新理论、新技术、新经验及罕见病例。文选对所选论文的内容质量要求较高，选文不拘一格，不论老年专家或中青年专业工作者的著作，亦无论期刊属于中央或地方级别，凡符合本年鉴选文标准的，均予选录。述评是表达述评者个人对该文的看法，并酌情介绍其他同类研究的结果及见解，仅供读者参考，并非定论。一年回顾的参考文献序号附有星号（*）者，系已选入文选。

读者和原作者有何建议或希望，恳请及时赐教。联系地址：上海市长海路 168 号长海医院《中国外科年鉴》编辑部，邮政编码：200433。

《中国外科年鉴》编委会

目　录

外科基础与创伤

烧伤外科

整形外科

肿瘤基础

器官移植

麻醉

甲状腺、甲状旁腺

乳腺

腹壁和腹腔

腹腔镜外科

肝脏外科

胆道外科

胰腺外科

脾脏外科

门脉高压症

胃、十二指肠、空肠、回肠

阑尾、结肠、直肠和肛管

血管外科

神经外科

胸外科

心血管外科

泌尿外科

骨科

外科基础与创伤

本年度收集论文 269 篇，纳入一年回顾 83 篇，占 30.86%；收入文选 14 篇，占 5.2%。

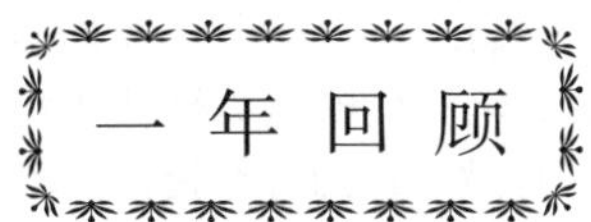

一、休克

1. 失血性休克的液体复苏

液体复苏是治疗失血性休克最重要的手段之一，适当的液体复苏能够改善组织灌注纠正缺氧并逆转休克的发展。张婕等[1]* 观察生脉注射液复合高渗氯化钠溶液对失血性休克大鼠血流动力学、小肠组织结构形态、氧化应激指标的影响。发现单纯失血性休克组大鼠的小肠黏膜绒毛水肿、大片状缺损，固有膜水肿并伴有炎性细胞浸润，3 级以上损伤率 100%；高渗氯化钠溶液组、生脉注射液加高渗氯化钠溶液组大鼠小肠黏膜绒毛结构完整，有轻度水肿，固有膜无水肿及炎性细胞浸润，3 级以上损伤率分别为 30% 和 10%，同时 MAP 和 HR 均显著高于单纯失血性休克组。复苏后，高渗氯化钠溶液组、生脉注射液加高渗氯化钠溶液组血清超氧化物歧化酶（SOD）和丙二醛（MDA）水平显著优于单纯失血性休克组显著。认为高渗氯化钠溶液复合生脉注射液能有效改善失血性休克大鼠模型的血流动力学和小肠组织的损伤程度，同时可显著减轻复苏后的氧化应激损伤。杨鹤鸣等[2]通过比较在失血已控制（CHS 组）及失血未控制（UHS 组）两种状态下常规液体复苏治疗失血性休克的效果以探索早期液体复苏对策。发现通过液体复苏使 CHS 组及 UHS 组大鼠院前期及医院救治期 MAP 分别维持在 60～90 mmHg，CHS 组及 UHS 组 MAP 及 CVP 无显著差异，院前期 UHS 组大鼠血细胞比容（Hct）明显低于 CHS 组。自院前期开始，UHS 组大鼠血乳酸水平即持续性升高，而 CHS 组血乳酸水平升高不明显。从医院救治期开始 UHS 组心率及最大心室内压上升速度明显低于 CHS 组。液体复苏后 CHS 组动物酸中毒及低氧血症得到明显纠正，但 UHS 组仍持续处于低氧血症及酸中毒状态，CHS 组及 UHS 组 72 h 死亡率分别为 30% 及 80%。认为较失血已控制的休克而言，对失血未控制的休克进行快速复苏可导致出血量增加、血液稀释、心功能损害及死亡率增加。

曹雯等[3]通过对家兔实施亚低温心肺复苏以明确亚低温疗法对复苏后家兔心功能的影响并探讨其作用机制。发现与致颤前相比，亚低温复苏组左室舒张末压升高幅度及左室内压上升、下降最大速率下降幅度、血清心型脂肪酸结合蛋白、8-异前列腺素 F2a 和环氧合酶-2（COX-2）值升高幅度均明显小于常温复苏组。认为亚低温治疗能够改善家兔复苏后心功能不全，其心肌保护机制可能与抑制 COX-2 减少自由基生成，以及减少自由基脂质过氧化物生成有关。王正刚等[4]研究负压封闭引流（VSD）辅助的腹腔扩容术（IAVI）治疗失血性休克后腹腔高压症（IAH）的效果。发现实验动物失血性休克后膀胱压（VP）为（21.16±4.63）mmHg，与休克前相比，IAH 后 2 h 腹部前后径/横径比值明显升高，其中 2 例出现直肠脱垂及压力性尿失禁。IAH 后 2 h 血天冬氨酸转氨酶（AST）、丙氨酸转氨酶（ALT）均明显高于休克前，肝脏 CT 值明显低于休克前。施行 IAVI 组动物观察期内全部存活，对照组 2 只分别于 IAH 后 18、20 h 死亡。手术后 22 h，IAVI 组 VP、下腔静脉压（IVCP）、AST 及 ALT 均明显低于对照组。IAVI 组肝湿干比较对照组显著降低，病理观察可见 IAVI 组肝组织出血、肝细胞空泡变性伴炎症细胞浸润较 SC 组减轻。认为失血性休克腹腔填塞可导致持续 IAH 并伴肝功能损害，施行 IAVI 有助于减轻 IAH 后的肝功能障碍，可能与降低腹腔内压力、减轻肝缺血缺氧有关。

户晓东等[5]对 2010 年 1 月至 2011 年 10 月间 237

例创伤非控制出血性休克患者在院前抢救时施行不同方式的液体复苏，以观察其对创伤非控制出血性休克的治疗效果。发现院前急救时，限制性液体复苏组比传统充分液体复苏组患者输液量少，病死率低，凝血酶原时间短，并发症如急性肾功能衰竭、弥散性血管内凝血(DIC)、成人呼吸窘迫综合征及多脏器功能障碍综合征(MODS)等发生率明显降低。认为院前急救采用限制性液体复苏能减少输液量，降低病死率，存活者并发症发生率低，有利于临床救治。汪伟等[6]通过检索PUBMED、EMBASE、OVID、Cochrane图书馆、EBSCO数据库，筛选并分析文献数据，以Meta分析方法研究75 g/L氯化钠溶液对创伤后失血性休克液体复苏的临床疗效。发现共有6篇RCT研究符合入选标准，分析表明75 g/L氯化钠溶液相对于等渗晶体液可以早期、快速提升血压，同时可以造成血红蛋白含量的下降；75 g/L氯化钠溶液产生的短期高渗状态总体上是有效和安全的；75 g/L氯化钠溶液组与等渗晶体液组比较，创伤失血性休克患者的住院病死率无差异。认为创伤后失血性休克液体复苏中使用小容量75 g/L氯化钠溶液是安全和有效的。彭吾训等[7]通过回顾性分析2006年9月至2010年10月220例急诊创伤外科收治的未控制性创伤失血性休克患者的临床资料，以探讨不同液体复苏方式对未控制性创伤失血性休克的治疗效果。发现限制性液体复苏组患者的体温、中心静脉压、输血量、尿量、肾功能、血红蛋白、静脉血渗透压(Osm)、MODS和DIC发生率、诊治费用及病死率均优于常规液体复苏组，但肾功能障碍发生率无差异。认为在出血未控制的情况下，限制性液体复苏可维持重要脏器的血流灌注、降低出血量、降低MODS发生率和病死率。

2. *感染性休克疗效评估*

侯立军等[8]对32例感染性休克患者，按早期目标指导治疗(EGDT)开始前(0 h)测得的动脉血乳酸值，分为A组(<2 mmol/L，8例)、B组(2～4 mmol/L，11例)和C组(≥4 mmol/L，13例)。测定EGDT开始后2、6、12、24及48 h血乳酸，通过比较各组血乳酸和乳酸清除率的变化及APACHE Ⅱ评分情况，以探讨动态监测血乳酸对感染性休克患者治疗和预后的评价作用。发现与EGDT开始前血乳酸比较，A组血乳酸无明显下降，B组24及48 h明显下降，C组在12、24及48 h均有明显下降。与A组比较，B组、C组6 h乳酸清除率均明显下降，病死率升高。各组APACHEⅡ评分在EGDT开始后都呈进行性下降，C组APACHEⅡ分值均高于A、B组。认为血乳酸动态监测对感染性休克患者具有早期评估治疗及预后的作用；EGDT开始前血乳酸越高则预后越差。黄伟平等[9]回顾性分析78例ICU危重患者，按有无感染性休克分为观察组(39例感染性休克)和对照组(39例非感染性休克)，分别于治疗开始和好转后的第1、3、5天检测外周血血清降钙素原(PCT)、白介素-6(IL-6)、白介素-8(IL-8)、C反应蛋白(CRP)及白细胞(WBC)，探讨PCT动态变化对感染性休克病情及疗效评估。发现观察组治疗开始各时间点PCT、CRP、IL-6、IL-8及WBC水平均较对照组明显升高；观察组的PCT在入院第1天最高，随治疗的进展逐渐下降，而CRP、IL-6、IL-8及WBC在入院第3天最高；对照组的PCT、CRP、IL-6、IL-8及WBC水平与治疗时间无明显关联。观察组在好转后第1天即明显降低，CRP、IL-6、IL-8及WBC也逐渐下降，在好转后第3天明显降低。对照组PCT、CRP、IL-6、IL-8及WBC无明显下降。认为PCT及其动态变化能反映感染性休克病情的严重程度，可作为临床疗效评价的可靠指标。吕杰等[10]选择2009年9月至2011年6月42例感染性休克，应用乳酸林格液治疗20例(RL组)，羟乙基淀粉130/0.4治疗22例(HES组)。于治疗前后6、12、24 h测定凝血酶原时间(PT)、活化部分凝血活酶时间(APTT)、组织型纤溶酶原激活物及其抑制物(t-PA及PAI)，记录住院及预后情况，观察应用不同液体复苏对感染性休克患者凝血及纤溶系统功能的影响。发现HES组住重症监护病房(ICU)时间明显短于RL组(12.5±8.8比17.1±16.6)，且HES组复苏液体用量(2.77±0.59)L及血管活性药物用量($\mu g \cdot kg^{1} min^{-1}$：0.56±0.15)明显少于RL组(3.46±0.73，0.81±0.41)。RL组死亡12例、HES组死亡7例，两组间无差异。两组各时间点PT、APTT及t-PA比较均无差异，但HES组PAI($\mu g/L$)逐渐降低，24 h明显低于治疗前及同期RL组。认为不同液体复苏对感染性休克预后无影响，但HES复苏效率优于RL。不同液体复苏对凝血功能没有影响，应用胶体可能对血管内皮细胞有保护作用，减弱纤溶系统功能抑制，缓解早期的高凝状态。

张新亮等[11]*对78例急性生理学与APACHEⅡ评分18～35分的复合伤致严重脓毒症和脓毒性休克，记录治疗前及治疗后3、5 d血清心肌肌钙蛋白I(cTnI)、N末端-心室利钠肽前体(NT-proBNP)及血流动力学参数，观察液体复苏对创伤致严重脓毒症和脓毒性休克患者心肌损伤的影响，以及心肌损伤标志物对液体复苏的指导作用。发现62.8%(49/78)的严重脓毒症和脓毒性休克出现血清cTnI升高，73.5%(36/49)升高值大于界限值2倍以上，30.6%(15/49)超过界限值4倍以上。入院时血清NT-proBNP升高占46.2%(36/78)，液体复苏后继续升高达74.4%(58/78)。存活组(55例)治疗后血清cTnI、NT-proBNP、

PAWP及CI均改善;死亡组(23例)各指标无变化,且死亡组血清cTnI和NT-proBNP显著高于存活组,CI明显低于存活组。46例液体复苏达目标值cTnI水平低于32例未达标者,且CI增加,液体复苏是否达到目标值与血清NT-proBNP、PAWP无关。血清cTnI与NT-proBNP呈正相关,NT-proBNP与PAwP呈正相关,cTnI与CI呈负相关。认为创伤致严重脓毒症和脓毒性休克有心肌损伤,液体复苏可改善;血清cTnI和NT-proBNP与预后有关,NT-proBNP指导液体复苏的意义不能确定。陈炜等[12]* 选择2006年7月至2010年10月入住ICU确诊为感染性休克晚期患者,分为单用血管活性药物组(多巴胺+去甲肾上腺素治疗)和联合主动脉内球囊反搏术(IABP)组(多巴胺+去甲肾上腺素+IABP治疗)两组,每组39例。在治疗前后行血流动力学及组织灌注监测,观察休克恢复时间、血管活性药物用量、住ICU时间、28 d死亡情况,探讨血管活性药物联合IABP治疗感染性休克的临床疗效及应用价值。发现治疗前各监测指标比较无差异;治疗后心率、血压及心脏功能等指标较治疗前明显改善。联合IABP组MAP在IABP后24 h和72 h,CI在IABP后48 h、停用IABP后2 h,多巴胺用量在IABP后24、48、72 h和停用IABP后2 h的改善程度均明显优于单用血管活性药物组;与单用血管活性药物组比较,联合IABP组休克恢复时间明显缩短,28 d病死率明显降低;住ICU时间无差异。认为IABP对感染性休克能显著改善血流动力学指标,增加冠状动脉及全身组织灌注,减轻心脏后负荷,提高CI,减少血管活性药物用量,对缩短住ICU时间、改善预后、减少病死率都有重要价值。

二、感染

(一)医院感染病原菌及危险因素分析

1. 医院感染病原菌分析

近年条件致病菌及泛耐药细菌已经逐渐成为医院感染的主要病因。张劲丰等[13]应用PCR法检测基因emeA在肠球菌属临床株中的分布,并用RT-PCR法测定emeA基因阳性菌株中emeA mRNA的表达水平;用琼脂稀释法检测5种抗菌药物,对肠球菌属的最低抑菌浓度(MIC),以研究肠球菌属临床株emeA基因的存在和表达与肠球菌属耐药的相关性。发现112株肠球菌属中,emeA基因的阳性率为50.9%;左氧氟沙星、氨苄西林、庆大霉素和红霉素耐药的肠球菌属中emeA基因的阳性率分别为76.0%、58.3%、85.7%、55.7%;敏感株中分别为30.6%、50.0%、23.8%、33.3%;肠球菌属多药耐药组和单一耐药组emeA基因,与内参灰度比值的平均值分别为1.485和1.099。认为emeA基因的存在情况与肠球菌属对左氧氟沙星、庆大霉素和红霉素耐药有显著相关性,对氨苄西林耐药无明显相关性;多药耐药组的emeA基因mRNA表达水平显著高于单一耐药组。唐国建等[14]收集2009年12月至2011年4月住院患者痰标本中分离的多药耐药鲍氏不动杆菌20株,用PCR法分析37种β-内酰胺酶基因与膜孔蛋白*car0*基因,以了解多药耐药鲍氏不动杆菌中内酰胺酶基因和膜孔蛋白基因的存在与变异。发现20株多药耐药鲍氏不动杆菌共检出TEM、PER、ADC、OXA-23群等4种β-内酰胺酶基因,阳性率分别为95.0%、25.0%、100.0%、80.0%,膜孔蛋白*car0*基因突变率达100.0%。认为携带4种β-内酰胺酶基因和膜孔蛋白编码基因*car0*突变,是该组鲍氏不动杆菌对β-内酰胺类药物耐药的主要原因。蒯守刚等[15]采用琼脂稀释法检测分离株的抗菌药物敏感性,利用PCR、DNA测序分析介导碳青霉烯类耐药的基因型,采用脉冲场琼脂糖凝胶电泳(PFGE)进行分子分型,研究耐碳青霉烯类大肠埃希菌的耐药机制和遗传关系,以研究重症监护病房(ICU)耐碳青霉烯类大肠埃希菌分子流行病学特征和耐药机制。发现临床分离的14株泛耐药菌株,均表现多药耐药性,碳青霉烯类耐药基因扩增显示,均带KPC-2型碳青霉烯酶基因,分子流行病学分析,14株菌分别属于10个流行克隆型。认为医院出现耐碳青霉烯类大肠埃希菌,碳青霉烯酶KPC-2是泛耐药大肠埃希菌介导,对碳青霉烯类耐药的主要原因。

王豪等[16]采用损伤严重程度计分(ISS)及格拉斯哥昏迷评分表(GCS),对全院2006—2009年的330例创伤患者进行回顾性分析,以探讨创伤患者感染鲍曼不动杆菌的危险因素。结果330例创伤患者中感染鲍曼不动杆菌36例。鲍曼不动杆菌感染的危险因素单因素分析显示较高的ISS评分、较低的入院时GSC评分、较长的入住ICU时间、机械通气时间、内固定术等,以及多因素分析显示机械通气时间与内固定术是感染鲍曼不动杆菌的独立危险因素,感染鲍曼不动杆菌有较高的病死率,病死率高低与ISS及GCS评分有关。认为延长机械通气时间与内固定术是导致严重创伤患者鲍曼不动杆菌感染的主要危险因素,但感染鲍曼不动杆菌并不影响患者病死率。赵锐等[17]收集门诊尿常规阳性的泌尿系感染(UTI)患者的清洁中段尿标本,进行细菌培养,采用纸片扩散法进行体外药敏试验,并用WHONET软件分析药敏结果,以分析门诊UTI患者病原菌的分布及耐药性。发现引起门诊UTI感染主要病原菌是大肠埃希菌占74.2%,大肠埃希菌对氨苄西林的耐药率最高为69.6%,超广谱β-内酰胺酶(ESBLs)检出率为24.7%,未检测到对亚胺培南、美罗培南、阿米卡星、头孢哌酮/舒巴坦、哌拉西林/他唑巴坦耐药的菌株。认为了解门诊泌尿系感染的病原菌分布及耐药性至关重要,可以为临床医师提供经验治疗 UTI 的病原学依据。陈驾君等[18]对 2005 年 1 月至 2009 年 12 月 618 例严重多发伤患者的 1 161 份标本分离出 834 株病原菌,分析其种类、分布以及耐药性的变化,以探讨近 5 年医院创伤外科收治的多发伤患者感染病原菌的构成及耐药谱的动态变化,以指导临床医师合理应用抗菌药物。发现分离的病原菌中,革兰阴性杆菌 535 株占 64.1%,革兰阳性球菌 281 株占 33.7%,真菌 18 株占 2.2%;检出菌株前 5 位依次为鲍氏不动杆菌、金黄色葡萄球菌、铜绿假单胞菌、大肠埃希菌和凝固酶阴性葡萄球菌;革兰阳性菌及真菌有明显上升的趋势;革兰阴性杆菌和革兰阳性球菌的耐药率逐渐增加,碳青霉烯类和万古霉素依次对革兰阴性杆菌及革兰阳性球菌的耐药率较低。认为依据多发伤患者感染病原菌分布及耐药性变迁情况,合理使用抗菌药物,结合伤情综合治疗,改善预后。

2. 医院感染危险因素分析

医院感染是当前医院管理中的难点,会明显增加住院患者医疗费用,已成为当代的社会问题。国畅等[19]回顾调查 2008—2010 年发生医院感染并对出院的 300 例医院感染病例,采用 1∶1 病例配比对照方法,统计分析医院感染所造成住院费用、直接经济损失的增长情况。发现 2008 年每例医院感染患者造成的直接经济损失为 11 679 元,2009 年为 13 426 元,2010 年为 15 696 元;2009 年每例医院感染患者较上一年直接经济损失增加 1 747 元,增长率为 14.96%,2010 年每例医院感染患者较上一年直接经济损失增加 2 270 元,增长率为 16.91%,医院感染患者直接经济损失年平均增长 2 008 元,增长率为 15.94%。认为医院感染给住院患者造成的经济损失严重,年增幅较大,应采取有效管理方法,控制医院感染。李建军等[20]对 2002 年 11 月至 2010 年 10 月 466 例消化道恶性肿瘤患者进行调查分析,根据是否发生医院感染分为感染组与对照组,以分析消化道恶性肿瘤手术患者医院感染危险因素,并探讨其预防措施。发现 466 例病例中,67 例发生医院感染,感染率为 14.4%,2 组间在平均年龄、糖尿病史、手术时间、术前住院时间,麻醉 ASA 分级、使用呼吸机、术后留置尿管以及激素的应用等因素差异有意义。认为消化道恶性肿瘤手术患者,医院感染危险因素包括患者年龄、糖尿病史、手术时间、术前住院时间、麻醉 ASA 分级、呼吸机和激素的使用以及侵入性操作,因此针对危险因素所采取的预防措施,可有效控制该类患者的感染发生率。王丽娜等[21]统计分析 2009 年 1 月至 2011 年 1 月 1 192 例手术患者的医院感染的发生率及感染的相关因素,以探讨研究影响手术室患者医院感染发生率的危险因素。发现 1 192 例患者中发生医院感染 23 例,感染率为 1.93%,主要为切口感染 20 例,占 86.96%;高龄及婴幼儿、急诊手术、合并基础疾病较多、术前住院时间较长、手术时间长及存在感染灶等为危险因素,其中急诊手术患者感染率为 4.12%,高于择期手术的 0.77%,术前住院时间＞2 周的感染率为 6.13%,高于住院时间＜2 周的 0.75%,术前存在感染灶的感染率为 21.18%,高于未合并感染灶的 0.45%。认为影响手术患者医院感染发生率的危险因素较多,院方应加强围术期的人员、环境、器械设备、护理质量的管理,降低手术患者医院感染发生率,提高手术治疗的成功率。余晓燕等[22]通过对外科感染患者感染性分泌物行细菌培养并按照《全国临床检验操作规程》进行药敏试验,了解山区医院外科感染病原菌的构成比及耐药现状,采取干预措施预防医院感染。发现 207 株外科感染病原菌中,分离率依次为铜绿假单胞菌 26.6%、金黄色葡萄球菌 22.7%、大肠埃希菌 16.4%、肺炎克雷伯菌 14.5%。药敏结果显示,除革兰阴性杆菌对碳青霉烯类抗菌药物敏感率为 92.7%～100.0%、金黄色葡萄球菌对糖肽类抗菌药物敏感率为 100.0%以外,病原菌均产生了较为严重的耐药性。认为医院应采取切实有效的干预措施,以遏制细菌耐药性快速增长的不良趋势。

(二) 外科手术部位感染分析

1. 外科手术部位感染病原菌分析

外科手术部位感染是外科手术后常见并发症之一。彭友林[23]对医院发生外科手术切口感染的病例进行病历调查和统计分析,以探讨外科手术切口感染的病原菌种类及相关危险因素,为预防与控制手术切口感染提供科学依据。发现外科手术切口感染与患者的原发基础疾病、年龄、手术季节、手术性质、切口暴露时间、围手术期用药等因素密切相关;共分离出感染病原菌 254 株,前 3 位为金黄色葡萄球菌、铜绿假单胞菌、大肠埃希菌,分别占 28.4%、24.8%、18.1%,金黄色葡萄球菌中检出耐甲氧西林金黄色葡萄球菌 34 株,检出率为 17.2%,耐亚胺培南铜绿假单胞菌检出 19 株,检出率为 30.2%,铜绿假单胞菌中泛耐药株检出 8 株,检出率为 12.7%。认为必须针对医院感染危险因素采取干预措施,遏制细菌耐药性快速增长的不良趋势,预防与控制手术切口医院感染。孙光成等[24]对医院发生外科手术切口感染的病例进行回顾性调查与统计分析,以探讨外科手术切口感染的病原菌分布及耐药现状,为临床预防控制切口感染提供参考依据。发现外科手术切口感染病原菌主要为铜绿假单胞菌、大肠埃希菌、金黄色葡萄球菌、肺炎克雷伯菌、鲍氏不动杆菌，分别占21.7%、18.5%、17.2%、16.3%、6.8%；病原菌对常用抗菌药物产生了不同程度的耐药性，其中耐甲氧西林金黄色葡萄球菌（MRSA）检出率为42.1%，铜绿假单胞菌、鲍氏不动杆菌对亚胺培南、美罗培南的耐药率为18.8%～26.7%。认为外科医护人员必须采取干预措施，预防与控制手术切口感染。胡文辉[25]回顾性研究2008年5月至2012年5月372例急诊施行胸腹创伤手术患者，以探讨急诊胸腹创伤手术后切口感染的病原菌分布和相关因素。发现急诊胸腹创伤手术后切口感染与切口类型、手术时间、抗菌药物使用、损伤类型及部位、有无其他部位损伤等因素有关；术后切口感染以革兰阴性菌为主，占57.14%；所有病原菌中，以金黄色葡萄球菌、大肠埃希菌和铜绿假单胞菌为主，均占19.05%。认为切口类型、手术时间、抗菌药物使用、损伤类型及部位、有无其他部位损伤等是急诊胸腹创伤手术后切口的易感因素；应采取对应措施控制感染发生。

郑曙等[26]通过收集41例外科术后感染的患儿，留取伤口分泌物，进行细菌培养及药物敏感试验，以观察小儿外科术后伤口感染的原因、细菌的分布及对抗菌药物的耐药性。发现本组伤口分泌物中分离出病原菌89株，排在前4位的依次为金黄色葡萄球菌、大肠埃希菌、表皮葡萄球菌、不动杆菌属，分别占34.83%、22.47%、13.48%、11.23%；金黄色葡萄球菌及表皮葡萄球菌对万古霉素敏感率均为100.0%，金黄色葡萄球菌对头孢曲松、庆大霉素敏感率分别为32.26%、22.58%，表皮葡萄球菌对阿米卡星、庆大霉素敏感率分别为75.0%、66.67%；大肠埃希菌对亚胺培南、头孢哌酮、妥布霉素的敏感率分别为95.0%、70.0%、60.0%，不动杆菌属对亚胺培南、庆大霉素、妥布霉素的敏感率分别为80.0%、70.0%、60.0%。认为小儿术中及术后应严格无菌操作，严防术后患儿的伤口感染；对切口感染的患儿，及时进行分泌物细菌培养及耐药性的检测，对指导临床合理用药具有重要意义。杨硕等[27]回顾性分析280例大面积撕脱伤术后切口真菌感染患者，以探讨大面积撕脱伤术后创面真菌感染的构成及临床诊治措施。发现本组手外科患者共分离出真菌36株，其中白色假丝酵母菌占58.3%，是最主要的致病菌株；患者基础疾病和术后长期、多种广谱抗菌药物联合使用是真菌感染的重要因素。认为真菌感染是大面积撕脱伤术后的重要并发症，白色假丝酵母菌是主要病原菌，对术后患者真菌感染应采取积极预防、及时发现和有效治疗。

2. *手术部位感染的目标性监测*

Ⅰ类切口手术相关部位感染的预防控制是近年来医院感染工作的重点与难点。吴红梅等[28]*利用医院自行开发的监测软件和其他跟踪服务系统，选择乳腺、甲状腺、腹股沟疝3种手术，从2010年起对手术部位感染率及围手术期预防使用抗菌药物的合理性等指标进行目标性监测，以研究目标性监测方法在Ⅰ类切口手术围手术期合理使用抗菌药物与预防控制手术部位相关感染的作用。发现至2011年第四季度，3种Ⅰ类切口手术部位的感染率无变化，而其使用抗菌药物的各项指标及平均西药费用等指标均明显优于以往；其中乳房乳腺手术、甲状腺手术抗菌药物使用率由2009年的100.0%、100.0%分别下降至53.46%和74.77%；乳房乳腺手术、甲状腺手术、腹股沟疝手术的抗菌药物平均使用天数由(9.40±4.22)d、(8.28±1.99)d、(8.94±2.76)d分别下降至2011年的(1.46±2.12)d、(1.67±1.85)d、(2.79±2.51)d；随着抗菌药物使用率、使用疗程及联合用药指标的改善，平均住院费用、平均西药费用、平均住院日也相应得到改善。认为目标性监测方法在Ⅰ类切口手术围手术期合理使用抗菌药物与预防控制手术部位相关感染方面起到有效作用，可以运用与推广。李金娜等[29]采用干预性研究方法，对6种手术患者的手术部位感染(SSI)及相关因素进行了目标性监测，对危险因素进行现场干预，以探讨现场干预对SSI目标性监测的作用。发现共监测手术患者519例，SSI发生率为1.9%；手术部位感染与年龄、保温措施、ASA评分、住院天数、是否引流有关；其中保温措施、外科引流与手术部位感染有显著关系；经过现场干预，直肠、结肠手术及胆囊、胆管手术的手术部位感染率分别下降至7.1%及6.3%，单纯胆囊切除术下降至1.6%；甲状腺切除术及大隐静脉高位结扎术患者预防性抗菌药物使用率从100.0%降至<30.0%。认为术中低体温、引流、住院天数等是SSI的高危因素，目标性监测中现场干预是控制这些高危因素的强有力措施。俞莹等[30]对398例外科住院患者术后切口感染病原菌的分布及耐药性进行回顾性调查，以探讨外科切口感染病原菌分布及耐药性，为临床防治切口感染提供科学依据。发现本组病人中共分离421株病原菌，其中前5位分别为大肠埃希菌、金黄色葡萄球菌、铜绿假单胞菌、睾酮丛毛单胞菌、肺炎克雷伯菌，均检测出较高的耐药率。认为应密切监测外科切口感染情况，合理用药，以减少感染发生。

3. *外科手术部位感染的危险因素分析*

手术部位感染是普外科患者最常见的医院感染，同时受很多因素影响。袁小莲等[31]将60例普外科切口感染患者设为观察组，按照1∶1比例选择同科室、同住院期间无切口感染普外科60例患者作为对照组，对可能影响切口感染的因素资料进行单因素分析与

logistic 回归分析，以探讨普外科切口感染因素及护理对策。发现单因素分析 10 个变量是切口感染相关因素，以切口感染为应变量，其他统计量作为自变量赋值后进行 logistic 分析筛选出 5 个主要危险因素：手术时间长、体重指数高、备皮至手术时间长、Ⅱ类手术、多人病房。认为普外科切口感染因素复杂，通过控制手术时间保持手术室空气净化度、缩短备皮至手术时间、加强Ⅱ类手术管理，实施健康教育，以减少切口感染的发生。张兰等[32]回顾性调查 2009 年 1 月至 12 月 176 例住院>10 d 开腹手术的患者，以探讨手术患者发生手术部位感染的相关因素。发现本组手术患者中，发生手术部位感染 19 例，感染率为 10.8%；其中阑尾切除术的感染率为 30.4%、全子宫切除术为 9.4%、胆囊切除术为 5.3%。认为加强医院感染监测，强化医务人员对医院感染的预防控制意识，规范手术操作行为，做好对手术患者术前、术中及术后的管理，合理使用抗菌药物等是控制手术部位感染的有力措施。陈金明等[33]采用回顾性调查与前瞻性监测普外科 2009 年 2 436 例手术患者，以分析普外科手术部位感染的危险因素并探讨有效的干预措施。发现本组普外科手术中发生手术部位感染 82 例，感染率为 3.37%；患者个体状况、合并基础疾病、手术类型、手术时间、急诊手术、术前感染、不合理使用抗菌药物、无菌观念不强等均是普通外科手术部位感染的危险因素。认为通过手术室感染控制、严格无菌技术操作、缩短住院时间及手术时间、规范操作技术、彻底冲洗伤口、合理使用抗菌药物、加强医护人员手卫生及术后切口的观察，可有效降低普外科手术部位的感染。

雷素扬等[34]* 将医院于 2010—2011 年 462 例普通外科手术患者，按照手术部位感染与否，分为手术部位感染组和正常组，对两组患者的一般资料、诊治资料进行分析，总结普通外科患者术后手术部位感染的易感因素，并探讨针对性预防手术部位感染的对策。发现本组患者中发生术后手术部位感染 43 例，手术部位感染发生率为 9.3%；感染组和正常组年龄>60 岁分别占 51.2%、22.2%；肥胖分别占 74.4%、27.4%；合并糖尿病分别占 74.4%、16.7%；急诊手术分别占 67.4%、16%；污染类手术分别占 60.4%、21.2%；手术时间分别为(5.3±2.1)h、(3.0±2.7)h；术后住院时间分别为(12.4±3.6)d、(8.2±4.1)d，频繁过量应用抗菌药物等，均是术后手术部位感染的易感因素。认为临床在对普通外科患者进行手术治疗时，应综合考虑患者因素、治疗因素，采取针对性的防感染措施，以降低患者术后手术部位的感染发生率。楼晓莉[35]回顾性分析 1 580 例普外科手术患者的临床资料，以探讨普外科切口感染相关因素及预防措施。发现本组患者中发生切口感染 110 例占 6.96%；单因素分析 9 个因素影响切口感染的发生，与性别构成无关，logistic 回归分析年龄大、手术时间长、夏季手术、营养不良是切口感染的危险因素。认为普外科手术切口感染是多因素作用的结果，应针对相关因素采用针对性预防护理对策。蔡珺等[36]对手术室引起手术部位感染的相关因素进行分析，探讨手术部位感染在手术的危险因素，为控制手术室医院感染提供依据。发现针对原因提出建立手术室医院感染监控机制，加强组织管理培训，重视医护人员手与患者术前皮肤消毒，加强手术室的无菌操作及环境管理等措施后，全院 2009—2011 年无 1 例手术感染发生，未发生医院感染暴发事件。认为做好手术室医院感染监控是预防手术部位感染的重要手段，加强围手术期患者的管理是控制感染的关键。

王赣等[37]* 回顾性分析 200 例肝胆外科患者的临床资料，统计其感染发生率，分析感染与性别、年龄、手术切口类型、手术时间、术中应用抗菌药物种类、肝功能及住院时间的关系，以分析肝胆疾病术后切口感染的原因，并探讨其防治对策。发现本组患者中共 31 例发生感染，感染率为 15.5%；年龄>60 岁患者感染率为 18.8%，明显高于≤60 岁者的 8.1%，Ⅲ型手术切口患者感染率 37.5%，明显高于Ⅰ、Ⅱ型切口的 3.1%，手术时间及住院时间较长者感染率为 30.1% 及 19.3%，明显高于手术时间、住院时间较短者的 5.1% 及 10.5%，术中应用头孢类患者感染率为 20.6%，明显高于应用青霉素者等 10.7%；而肝功正常与异常者、男女患者发生感染情况无差异。认为肝胆疾病术后切口感染的发生与年龄、手术切口类型、术中应用抗菌药物种类、手术时间及住院时间密切相关，临床应针对性加以防治。陈祥建等[38]回顾性分析 460 例肝胆手术后切口感染的危险因素，包括患者因素和手术操作因素，以总结分析肝胆手术后切口感染的原因和防治对策。发现本组肝胆外科开腹手术患者，术后发生切口感染 90 例占 19.6%；术后发生切口感染的危险因素依次是肥胖、切口类型、手术时间、术中失血量、糖尿病、患者年龄。认为手术中严格执行无菌操作、保证手术环境卫生、加强术后切口的护理、合理使用抗菌药物，可降低肝胆疾病术后切口感染的发生率。余桂英等[39]共监测 1 180 例开展较多、手术部位一旦发生感染对患者安全威胁性较大的手术的手术部位感染率：包括胆囊切除或(和)胆管手术，结肠、直肠切除术，阑尾切除术，疝手术，乳房切除术，剖宫产，子宫切除术及附件切除术，全髋关节置换术，食管贲门手术，腰椎间盘摘除术，并分析外科手术部位感染率过低的原因。发现 2011 年 1 月至 6 月监测手术部位感染率 1.99%，调整感染率 4.74%；比国内报道低 6～9 倍；

通过分析原因，对医院感染诊断标准再培训、加强病原微生物送检等，2012 年 1 月至 6 月监测手术部位感染率 4.68%，调整感染率 32.12%。认为手术部位感染率偏低的原因是医生漏报所致；采取整改措施后，提高了手术部位感染的识别能力，减少了漏报，对及时发现医院感染暴发具有重要意义。

（三）围手术期抗菌药物的应用调查与干预分析

1. 围手术期抗菌药物应用的调查分析

朱瑾等[40]对全院 2010 年 1 月至 12 月 224 例甲状腺手术、乳腺手术、疝气修补术病例的围手术期抗菌药物预防应用情况进行回顾性分析，了解这 3 种清洁手术围手术期预防性使用抗菌药物的合理性，以促进临床合理用药。发现本组Ⅰ类切口病例中，抗菌药物使用率为 82.58%，涉及 10 大类 14 个品种，术前抗菌药物使用时间为 0.5～2 h 的有 63 例，给药时机合理率为 34.05%，总的预防用药时间≤24 h 的有 64 例，用药时间合理率为 34.59%，不合理用药主要表现在无指征使用抗菌药物、抗菌药物选择不合理、术前给药时机不当、术后用药时间过长及联合用药等方面。认为我院围手术期抗菌药物的应用普遍存在不合理现象，须建立长效的监督机制，提高抗菌药物合理应用的水平。黄晨等[41]随机抽取 2010 年 6 月至 12 月出院的 268 份外科手术患者病历，对抗菌药物的种类、用法用量、手术时间、用药频度、药物利用及药物联用等进行统计分析，以调查普外科围手术期抗菌药物的应用情况，分析、评价其用药合理性。发现全部手术患者均应用抗菌药物，其中单用 159 例占 59.33%，二联 102 例占 38.06%，三联 7 例占 2.61%，无>3 种抗菌药物联用现象；前 10 位抗菌药物中主要品种是头孢菌素类；普外科围手术期存在用药疗程偏长、选药起点偏高等不合理用药情况。认为普外科围手术期用药基本能达到预防手术部位感染目的，但还需要加深临床医师合理应用抗菌药的意识，加强外科围手术期合理使用抗菌药的教育与管理。邢蓉等[42]调查全院 2009—2010 年第四季度 91 例 5 种清洁手术（甲状腺手术、乳腺手术、疝气修补术、单纯附件手术、整形外科手术）出院病历，制定评价标准，根据适应证、药物选择、用药时间等指标进行抗菌药物预防使用的合理性评价，为医院规范围手术期预防使用抗菌药物及建立有效的干预措施提供参考。发现抗菌药物预防使用率为 98.9%；术前≤2 h 使用抗菌药物有两例，占 2.20%，术前>2 h 使用抗菌药物有 15 例，占 16.48%，术后使用时间≤24 h 的有 7 例，占 7.69%，累计使用抗菌药物时间最长为 12 d。认为 5 种清洁手术围手术期预防使用抗菌药物不合理用药现象较为严重，应引起高度重视。

李晓凤等[43]采用前瞻性和回顾性相结合的方法查阅全院清洁手术患者的病历，并填写围手术期抗菌药物应用调查表，以了解全院围手术期及术后预防性抗菌药物使用现状。发现清洁手术预防性抗菌药物使用率为 70.8%，围手术期给药时机符合规范的占 94.1%；使用频率位居前 3 位的抗菌药物分别是氨氯西林占 21.6%、头孢硫脒占 16.7%和头孢噻肟占 11.8%。认为清洁手术围手术期预防用药执行情况较好，且部分清洁手术已做到术前、术后均不使用抗菌药物，部分预防性抗菌药物选药种类符合规范，但存在选药级别过高和预防用药指征不明确等问题。陈炜等[44]回顾性调查医院 2011 年 1 至 3 月 564 份清洁切口手术患者的出院病历，围术期抗菌药物使用情况按事先设计的表格进行检查，以探讨清洁切口手术围术期预防应用抗菌药物的合理性。发现有 431 例、451 例次患者使用抗菌药物，使用率为 76.4%，例次使用率为 80.0%，平均用药时间 3.5 d；术后<24 h 停药 32 例，占 7.4%；切开皮肤前 30 min 至 2 h 给药的 351 例，占 81.4%；使用青霉素类 196 例次，占 43.4%，第一、二代头孢菌素 147 例次，占 32.6%，三代头孢菌素的 21 例次，占 4.7%；单一用药 421 例，占 97.6%。认为清洁切口手术围术期用药在抗菌药物适应证、药物选择、用药疗程均存在不合理现象，提示清洁切口手术围手术期抗菌药物的规范化使用有待进一步提高。

2. 围手术期抗菌药物应用的干预分析

围手术期不合理的抗菌药物应用是导致细菌耐药、二重感染的主要原因，需要在临床使用中加强管理和控制。罗斌华等[45]通过对外科临床医师进行宣传教育，制定Ⅰ类手术围术期抗菌药物应用实施细则，对医院Ⅰ类手术围术期抗菌药物应用进行干预，随机选取干预前后病例（干预前 105 例，干预后 116 例）进行调查分析，以促进医院Ⅰ类手术围术期抗菌药物的合理应用。发现干预前后所有病例均使用了抗菌药物，用药率 100.00%；干预前后术前 30 min 至 2 h 预防用药率、术后二联用药率有差异，干预后术前预防用药率提高 49.88%，二联用药率下降 13.36%，无≥三联用药病例；干预前后术后用药时间在<48 h、(48～72) h、>72 h 方面无差异；干预前后用药种类均以头孢菌素类居首。认为通过干预，医院Ⅰ类手术围术期抗菌药物应用仍存在许多不足之处，规范围术期抗菌药物的应用需多部门参与，共同提高抗菌药物的合理应用。雷晓婷等[46]利用 2010 年普外科采取临床药师监督检查、临床医师配合改进的方式对围术期抗菌药物预防性使用（PAP）进行干预；对 2009 年 4 月、2011 年 4 月普外科出院的清洁切口手术患者 PAP 情况进行回顾性调查，比较干预措施的实施效果。发现干预前组入选患者 55 例，干预后组 61 例，两组患者围术期抗菌药物使用率均为100.0%；干预前组术前<2 h使用抗菌药物者仅为1.82%，而干预后组为26.23%；干预前组术后使用抗菌药物>3 d者占94.55%，而干预后组占44.26%；无使用喹诺酮类及β-内酰胺酶复合制剂患者。认为临床药师监督围术期抗菌药物使用，与临床医师配合管理的方式是加强PAP管理的一种有效方法。秦斌[47]* 随机选取2011年1月至12月专项整治活动前后的200例外科清洁手术临床资料为调查对象，以专项治疗时间为界，2011年1月至6月为A组，2011年7月至12月为B组，比较两组用药指征、用药时机、药物的选择等指标，以分析抗菌药物临床应用专项整治活动前后医院外科清洁手术预防性抗菌药物的应用并对其合理性做出评价。发现B组中有56例预防应用抗菌药物，用药指征合理比例为91.07%，高于A组的46.0%；B组中抗菌药物用量合理者比例为100.0%，高于A组的92.0%；B组预防应用抗菌药物时机合理比例为75.0%，高于A组的23.00%；B组用药天数(1.5±0.4)d，明显低于A组的(4.5±1.4)d；B组联合用药率为3.57%，低于A组的87.0%；B组选用最多为头孢呋辛、头孢唑林、克林霉素，2～3次/天给药，符合药动学、药效学规律及卫生部关于抗菌药物临床应用的要求。认为外科清洁手术预防性应用抗菌药物存在不合理现象，通过抗菌药物专项治理，合理率明显提高，抗菌药物专项治理取得成效。

冷萍等[48]分别抽取2009年10月至12月出院的3种清洁手术(甲状腺手术、乳腺手术、疝气修补术)病例共120例(干预前)和2010年10月至12月出院的3种清洁手术病例共120例(干预后)，针对抗菌药物预防应用的合理性进行评价。发现经临床药师干预，清洁手术围术期患者预防应用抗菌药物在适应证、药物选择、用法用量、用药时机、给药途径、溶酶选择、病历中通用名书写等各方面较干预前均得到明显改善。认为临床药师对围术期预防应用抗菌药物进行干预的方法是可行、有效的，能提高抗菌药物合理使用率，降低药物费用，对促进临床安全、有效、经济的应用抗菌药物具有良好效果。宋敏等[49]回顾性分析2008年11月至2009年10月实施干预措施前的外科手术病历150例(对照组)，总结其预防应用抗菌药物存在的主要问题并采取干预措施，选取2009年11月至2010年10月干预后的病历120例进行对比统计分析，为促进临床抗菌药物的合理用药提供参考依据。发现围手术期预防使用抗菌药物的合理率由干预前的14.67%上升至干预后的46.67%；基本合理率由干预前的11.33%上升至37.50%。认为结论通过加强抗菌药物管理措施，开展定期监测、结果反馈等临床药学工作，促使医院外科围手术期抗菌药物预防使用合理化、规范化；但仍需进一步提高抗菌药物的合理用药水平。李冬梅等[50]前瞻性调查3 794例病例围手术期抗菌药物应用情况，并对基数库建立前后抗菌药物应用的合理性进行比较，以评估手术室抗菌药物基数库的建立对围手术期预防性用药的合理性及手术切口感染情况的影响。发现抗菌药物基数库建立后，围术期抗菌药物正确使用率明显提高，由1.52%上升至20.89%；手术切口感染率也有下降趋势，心外科手术切口感染率由1.79%下降至0.27%。认为手术室建立抗菌药物基数库有利于提高围术期抗菌药物使用的规范性，值得推广。

三、创伤

(一)交通事故伤

1. 交通事故伤的流行病学分析

城市道路交通事故已成为日益严重的社会问题，分析研究交通伤患者的特点，对交通伤的预防和急救治疗等都具有重要意义。韩娜等[51]收集北京市昌平区医院2010年所有住院治疗的道路交通伤患者资料，统计分析其流行病学特征，以分析交通伤的流行病学特征并探讨相关危险因素。发现昌平地区医院本年度共收治道路交通伤患者990例，男女比为2.57∶1；平均年龄45岁，其中<18岁21例，18～55岁703例，≥56岁266例。致伤部位以下肢损伤最为多见。患者住院天数主要分布在5～10 d，平均住院12.8 d。认为男性个体户和种植业生产者是该地区道路交通事故的高危人群，夏秋季节发生率最高；针对这些特点开展交通安全教育和采取防治措施，可有效降低该地区交通伤害的数量与严重程度。王畅等[52]* 分析1994—2009年中国高速公路交通伤害的趋势和特征，以里程事故率、里程死亡率、事故致死率等评价严重性，通过聚类分析比较地区间的差别，为高速公路交通伤害的预防与控制提供科学依据。1994—2009年中国高速公路交通伤害的长期趋势除事故致死率逐年上升，里程事故率和死亡率波动下降外，其他指标均先上升后下降，下降后的各指标仍高于1994年水平。除事故起数外，其他三项指标(受伤人数、死亡人数和直接财产损失)在路网交通伤害中所占的比重逐年递增，以直接财产损失最明显，2006年以来占的比重均在30%以上。2007—2009年高速公路交通伤害资料显示，4:00和16:00前后为事故高发时段，驾驶员因素占93.02%，驾龄<5年的驾驶员引起的事故占40.92%，行人和乘车人是高速公路的弱势人群，致死率高达72.75%；尾随相撞(44.17%)和撞向固定物(16.35%)是主要的事故形态，路面干燥和晴天时事故比例高，分别为77.60%和65.93%。认为中国高速公路交通伤

害的严重性与日俱增，应根据其流行病学特点，采取加强道路管理、道路使用者宣传教育和提高急救医疗水平等。

2. 动车事故的伤情特点

吴钒等[53]研究"7·23"温州动车事故生存和死亡伤员共177例，分析、总结事故伤员伤情特点，探索救治经验。发现事故后24 h内共收治伤员137例，其中生存136例，救治无效死亡1例；撞击伤、挤压伤及重物坠落砸伤是主要的致伤原因；生存伤员中，多发伤108例；以胸部、头部和四肢分列为第一、第二和第三位常见受伤部位；T_1分值最小5分，最大27分。T_1分值≤9分4例(3.7%)，10～16分86例(79.6%)，≥17分18例(16.7%)。ISS<16分的伤员78例(72.2%)，ISS≥16分的伤员30例(27.8%)，ISS分值最小3分，最大75分。共死亡40例，死亡伤员均为多发伤，颅脑损伤为第1位死亡原因。认为本次动车追尾事故伤因复杂，多发伤发生率高；损伤程度不一，但总体情况较轻；常见损伤部位分布在生存伤员和死亡伤员中存在显著差异；应根据这些伤情特点采取有针对性的现场检伤分类、逐级转运、专科救治。闻浩等[54]以"7·23"温州动车追尾事故后24 h温州市各大医院救治的事故伤员为对象，收集伤员的年龄、性别、致伤部位、损伤严重程度等信息，分析该事故存活伤员的损伤特点，探讨并分析事故初期伤员的救治策略。结果事故发生后24 h温州市各大医院共收治伤员136例，年龄在2.5～69岁之间，男性占55.89%，女性占44.11%；主要以钝器致伤为主；存活伤员中多发伤占79.41%，实质性受伤部位以胸部为第1位、其次是四肢和脊柱；所有伤员均现场急救后直接送至就近医院。认为直接外力及惯性、离心力引起的钝器伤是存活伤员主要的致伤原因，胸部、四肢及脊柱为主要的受伤部位，对事故伤员救治初期的治疗以抢救生命、分诊和后送为主。朱烈烈等[55]回顾"7·23"温州动车事故伤员在温州市各医院急诊科的救治过程，并对不同伤情伤员在急诊科救治时停留的时间进行比较和分析，以探讨急诊绿色通道在特大交通事故伤员救治中的作用，为今后重大灾害救援积累经验。发现事故后72 h内收治伤员136例，其中单一伤患者28例，在急诊科平均停留时间为27 min；多发伤患者108例，在急诊科平均停留时间为62 min；前一年度的日常普通伤员救治时间回顾对比发现，救治时间平均缩短50 min。认为建立健全的急诊绿色通道制度，对加快应急状态下伤员救治有重要意义；应根据实际情况，进一步完善绿色通道制度，缩短伤员在急诊科的停留时间，从而保证伤员尽快得到专科救治，为抢救危重伤员赢得宝贵时间。

(二) 地震伤

1. 地震伤后心理应激反应

李玲等[56]* 利用问卷、心理健康自评问卷(PHSQ)、症状自评量表(SCL-90)、领悟社会支持量表(PSSS)及应对方式问卷对389例伤员进行测评，按照PHSQ评分结果将伤员分为对照组及应激组，对应激组给予心理干预，1个月后对此组进行第二次心理测评，以探讨心理特点及心理干预的效果，为制订重大灾害后送伤员的心理干预措施提供科学依据。发现将伤员入院时PHSQ评分≥8分的117人(30.08%)划分为应激组，其余为对照组，应激组的SCL-90焦虑、忧郁、恐怖及附加因子分明显高于对照组。应激组以不成熟型应对方式为主，以退避、幻想应对为主，对照组以合理化、求助应对为主；应激组的领悟社会支持评分明显低于对照组。应激组经过1个月心理干预，PHSQ分≥8共53例，较干预前明显降低。同时SCL-90焦虑、附加因子及领悟社会支持评分均较干预前有差异，应对方式从不成熟型向成熟型转变，以求助为主要应对方式。认为后送伤员具有较严重心理问题，主要与焦虑、忧郁、恐怖的情绪、不成熟的应对方式及缺乏领悟社会支持相关。及时给予有效的心理干预，有利于伤员心理健康。景璐石等[57]采用一般情况调查问卷、儿童事件影响量表(CRIES-13)中文版对汶川地震的极重灾区都江堰某镇中学1 498名同学进行调查，目的调查极重灾区某中学学生的创伤后应激障碍(PTSD)症状检出率及影响因素，为进一步开展灾后心理卫生服务提供依据。发现灾后4个月PTSD症状检出率29.71%(445/1 498)，经筛选影响PTSD症状的因素有：地震时是否受伤、性别、绝望感、是否目睹死亡、年龄、是否目睹受伤、地震时是否被困、震后居住地点、是否目睹垮塌、家人情况、地震后是否住院12个因素。认为在灾后重建过程中，该中学的学生PTSD症状检出率较高，其与地震时是否受伤、性别、绝望感、是否目睹死亡、年龄、是否目睹受伤、地震时是否被困、震后居住地点、是否目睹垮塌、家人情况、地震后是否住院呈显著相关。朱鸿儒等[58]对18例未经治疗的地震PTSD患者和19例同样经历地震未患PTSD的对照者进行静息态功能磁共振成像(Rs-fMRI)扫描，应用局部一致性(ReHo)方法处理Rs-fMRI数据，得出PTSD患者的异常脑区，并将存在组间差异的脑区ReHo值与临床用PTSD诊断量表(CAPS)、汉密尔顿抑郁量表(HAMD)和汉密尔顿焦虑量表(HAMA)分别进行相关分析，以探测创伤应激障碍在静息状态下大脑功能。发现PTSD组ReHo显著增加的脑区包括右侧颞下回、楔前叶、顶下叶、中扣带回，左侧枕中回以及左/右侧后扣带回；ReHo显著降低的脑区包括左侧海马和左/右侧腹侧前扣带回；异常脑区中后扣带回和右侧中扣带回 ReHo 与 HAMD 呈负相关；右侧后扣带回，其余脑区 ReHo 与临床指标无明显相关性，左侧海马与 CAPS 的相关性相对其他脑区较大。认为 PTSD 患者在静息状态下即存在着局部脑功能活动的降低和增加，ReHo 方法可能有助于研究 PTSD 患者静息状态脑活动。

2. *地震伤后救援模式分析*

区域性灾难医学紧急救援体系建设是系统工程，是国家应急体系建设的重要内容和组成部分。胡卫建等[59]通过收集、整理、分析汶川地震医学救援中各类统计数据、信息、专报资料和相关评估报告，并采用描述性方法进行分析，以总结和反思汶川地震医学救援中四川省应急救援的经验和启示，探讨区域性灾难医学救援体系建设。发现汶川地震灾区医疗卫生机构受到重创；迅速紧急响应，各级、各类医疗救援队伍集结灾区；震后 72 h 内为救治最高峰；各级医院救治91 177 例伤病员，跨省大规模伤员转移救治，强化危重伤病员集中收治策略。认为建立区域性灾难医学紧急救援基地和应急医学救援常态化运行管理机制；完善信息指挥调度平台；科学合理的配置医疗资源；建立不同层次、不同类型的应急医疗队伍和响应机制；参与其他区域灾难医学专业紧急医学救援。陈红纲等[60]对 292 例玉树地震伤员，根据伤员性别、年龄、民族、来诊时间和方式进行伤情判断并应用损伤严重程度计分法(ISS)进行评分，以分析玉树地震后转入甘肃省救治的地震伤员的伤情并总结异地转运的经验。发现震后第 2、8 天形成两个转入高峰，地震后第 1 天来院伤员的 ISS 评分最高为(12.69±10.00)分，第 2、8 天分别为(12.31±8.28)分、(9.48±8.69)分，第 8 天伤员的 ISS 评分较第 1、2 天明显降低。认为地震发生后第 1 天的伤员伤情最重，第 2 天转入人数最多，同时几乎涉及医院所有的外科科室，应对特大地震灾害需要许多组织同时参与，形成“统一指挥、分级负责”的救援模式。

姜伟等[61]将 2007 年 1 月 1 日至 2007 年 12 月 31 日德阳市急救中心所救治院前急救患者 11 325 例设为震前组；将 2009 年 1 月 1 日至 2009 年 12 月 31 日所救治院前急救患者共16 265 例设为灾后组，将两组病例按国际疾病分类标准(ICD－10)进行统计，以探讨“5·12”汶川地震重灾区四川省德阳市灾前灾后院前急救流行病学特点。发现院前急救性别、年龄、疾病顺位、出诊季节分布及 24 h 内时间分布、出诊半径、院前死亡病例疾病分布、年龄分布两组比较无差异；灾后重建组院前急救患者的调度时间、到达时间、返回时间比地震前缩短。认为德阳市地震前后院前急救流行病学特点没有明显变化，由于灾后重建促进了德阳市院前急救硬软件建设，院前急救效率有明显提高。彭碧波等[62]* 对中国国际救援队组队 10 年以来，12 批次参加国际救援时的组队模式进行回顾性分析，以进一步提高国际层面巨灾救援的成效，探讨两种医疗模式的特点与适用范围。认为搜救型救援模式与单纯型医疗救援模式是灾害现场救援的两种不同组队模式，具有不同的适用性。联合国倡导的城市搜救队融合搜索、营救与医疗于一体，现场医疗急救能力与搜救能力紧密结合，适合地震灾害现场救援需要，值得发展中国家组建灾害救援队伍时借鉴。而根据任务需要分别派出搜救型救援队或单纯型医疗救援队，源于灾区需要与对形势的判断。省市救援队因地制宜，组建城市搜救队或单纯型医疗救援队，使队伍结构与功能相适应，功能与需求相适应，才能提高救援成效。

(三)严重创伤的救治分析

1. *创伤性急性肺损伤*

创伤性急性肺损伤(ALI)是呼吸窘迫综合征(ARDS)中的一种过渡阶段或早期表现。欧阳军等[63]测定 10 例正常人与 40 例 ALI 患者伤后第 1,4,7 天的血清高迁移率蛋白－1(HMGB－1)水平，根据 MODS 的诊断标准，将损伤组分为两组：MODS 组 13 例，非 MODS 组 27 例，并评定其 MODS、急性生理学与慢性健康状况Ⅱ(APACHE Ⅱ)分值，以研究 ALI 后 HMGB－1 的水平变化，探讨其与 MODS、APACHEⅡ评分的相关性，以及其对 MODS 发生率和死亡率的预警作用。认为 HMGB－1 在 ALI 患者中呈高表达，其作为晚期炎症介质参与炎性反应往往升高较晚，且持续时间较长。HMGB-1 水平变化与并发 MODS 密切相关，常规检测血清 HMGB－1 水平并联合评定 MODS、APACHEⅡ评分有助于预测创伤后脏器功能障碍的发生率。唐伦先等[64]* 将 48 例创伤后 ALI 患者(ALI 组)分为多器官功能障碍综合征(MODS)亚组和非 MODS 亚组，再根据随访结果分为存活亚组和死亡亚组；另选择 12 名健康体格检查者作为对照组。发现对照组的外周血单核细胞 TLR4 mRNA 及蛋白表达低于 ALI 组各时间点，ALI 组确诊第 3 天的外周血单核细胞 TLR4 mRNA 及蛋白表达高于确诊当天；确诊第 7 天的 TLR4 mRNA 及蛋白表达有下降，但与确诊当天及确诊第 3 天无差异。MODS 亚组各时间点外周血单核细胞 TLR4 mRNA 及蛋白表达低于非 MODS 亚组，死亡亚组各时间点 TLR4 mRNA 及蛋白表达均显著低于存活亚组。ALI 患者确诊当天外周血单核细胞 TLR4 蛋白表达与血清 IL－1 及 TNF-α 水平、肺损伤评分、氧合指数呈正相关。认为 TLR4 可能参与创伤后 ALI 的发生、发展，且对这类患者的病情发展及转归有预测作用。

杨运彩等[65]通过复制大鼠双后肢缺血及再灌注后肺损伤模型，观察大鼠肺组织学、中性粒细胞(PMN)数目、肺组织湿/干重(W/D)、丙二醛(MDA)含量、髓过氧化物酶(MPO)活性、细胞间黏附分子-1(ICAM-1)、核因子-κB(NF-κB)及其抑制因子IκBα的变化，观察一氧化碳释放分子(CORM)-2对大鼠肢体缺血-再灌注(I/R)所致ALI的作用及分子机制。发现IR组肺组织中PMN数目、W/D、MDA含量、MPO活性、ICAM-1表达、NF-κB活性高于假手术组，IκBα表达降低；再灌注前应用CORM-2可以明显逆转器官功能指标变化，减轻肺损伤。认为CORM-2通过抑制肢体I/R后肺内IκBα降解和NF-κB激活，下调ICAM-1表达和PMN肺内扣押，从而发挥抗肢体IR所致肺损伤的作用。汪宗昱等[66]复制大鼠ALI模型，普通肝素(UFH)组于2 h分别给予6、12、18 U/g的UFH 10 ml雾化吸入1次实施干预，而对照组仅用生理盐水雾化吸入，注射内毒素(LPS)后6 h处死，行肺泡灌洗收集支气管肺泡灌洗液(BALF)，检测凝血酶-抗凝血酶复合物(TATc)、TNF-α水平；计算肺组织W/D比值，行肺损伤病理评分，探讨UFH局部给药干预肺内凝血病的合适剂量。发现UFH6 U/g和12 U/g组BALF中TATc、TNF-α以及肺组织W/D比值、病理评分均明显低于对照组；UFH不同剂量组间BALF中TATc水平和病理评分无差异；UFH 18 U/g组BALF中TNF-α明显高于UFH6 U/g组；UFH18 U/g组肺组织W/D比值明显高于UFH6 U/g组和12 U/g组。认为雾化吸入不超过12 U/g剂量的UFH治疗ALI时，能够抑制肺泡局部高凝状态，减轻早期炎症反应和肺组织损伤。

2. 创伤性凝血功能障碍

弥散性血管内凝血(DIC)是ICU的常见病，继发于严重创伤、感染或大型手术，会严重危及患者生命。温隽珉等[67]将77例APACHE Ⅱ评分5～10分且并发DIC的患者分为三组：低分子肝素(LMWHs)组(75～150 U/kg·d，初始平均剂量4 000 U/d)；普通肝素(UFH)组(100～250 U/kg·d，初始平均剂量5 000 U/d)，皮下注射根据抗凝血酶Ⅲ(ATⅢ)水平调整用量；对照组为单纯凝血因子补充组。发现LMWHs组和UFH组的28 d病死率、ICU住院天数均优于对照组，UFH组的出血率高于对照组，LMWHs组的出血率和对照组无差异，相关分析显示血浆ATⅢ与出血率明显相关。认为使用肝素或LMWHs有助控制外伤性DIC，采用与出血率具有明显相关性的ATⅢ来调整肝素的用法比LMWHs具有更低的出血率。翁海滨[68]选择64例早期多发伤患者，按严重创伤程度评分(ISS)分为重伤组(ISS≥16分)和轻伤组(ISS＜16分)，比较分析各组PT、APTT变化，同时检测血浆血栓调节蛋白(TM)和蛋白C水平，分析与凝血功能变化的相关性，探讨严重创伤患者早期凝血功能变化及与血浆TM、蛋白C水平的关系及其临床意义。发现重伤组PT和APTT较轻伤组及正常对照组明显延长，与血浆TM和蛋白C的水平变化均有明显的相关性，死亡患者血浆TM水平明显高于生存患者，蛋白C明显低于生存患者。认为严重创伤患者早期出现凝血功能异常，与血浆TM和蛋白C的活化相关，血浆TM和蛋白C水平对预后有重要的预测价值。孙海伟等[69]将50例多发伤合并肺挫伤，按ISS分为重伤组(ISS≥16分)和轻伤组(ISS＜16分)；按急性呼吸窘迫综合征(ARDS)，分为ARDS组和非ARDS组；按预后分为生存组和死亡组。发现血小板CD36和CD63双阳性率、血浆vWF水平重伤组明显高于轻伤组，ARDS组明显高于非ARDS组，死亡组明显高于生存组。创伤后血小板CD36和CD63的水平与血管内皮损伤指标(vWF)有明显的相关性。认为血小板CD36和CD63双阳性率在多发伤合并肺挫伤早期明显增高，和创伤严重程度相关，反映肺损伤的程度，对多发伤合并肺挫伤，特别是并发ARDS的诊断和预后预测具有重要临床价值。

3. 严重创伤的预警评估

李辉等[70]通过回顾性分析浙江省5所医院2009年急诊科首诊创伤患者(研究组)，收集人口统计学资料、创伤类型、致伤原因等信息，并通过计算进入急诊室时的ISS评分、修正创伤评分(RTS)评分得到TRISS评分，以严重创伤结局研究(MTOS)为对照组，评价创伤救治效果以及创伤严重程度评分(TRISS)对死亡率的预测价值。发现共纳入2 193例创伤，平均年龄44.39岁，其中男1 661例，最常见的致伤原因为交通伤和高处坠落伤，TRISS预测死亡率为13.22%，实际死亡率为9.75%。所有患者均与对照组伤情差异显著，其生存率显著高于对照组，附属医院和三甲医院的创伤生存率均显著高于对照组，而三乙医院与对照组间无差异。认为TRISS高估了创伤群体的死亡率，这可能与近年来创伤医学的发展以及TRISS系数较为陈旧有关，因此需要建立本地的创伤数据库，更新TRISS系数有助于提高TRISS对死亡率的预测能力。杨家有等[71]以广西医科大学第四附属医院2010年院前创伤患者作为研究对象，现场采集相关数据，进行改良早期预警评分(MEWS)评分，以收入院后90 d为观察终点，对患者进行MEWS评分工作特征曲线(ROC曲线)下面积计算，计算患者相应的预测指标，以研究MEWS系统在院前创伤患者病情评估和死亡预测的价值及可行性。发现0～2分的患者1 475例次，占

87.95%,3～13 分共 202 例次,占 12.05%;死亡组 MEWS 评分较存活组高;MEWS 评分 ROC 曲线下面积为 0.944,判断院前创伤患者"潜在危重症"的最佳截断点为≥3 分,对危重症患者死亡预测的敏感度 86.7%,特异度为 88.6%,准确度为 88.6%,约登指数为 0.753。认为 MEWS 评分对院前创伤患者病情评估及死亡的预测具有较高的分辨能力,此评分方法为简单、实用、可操作性强,有较强的应用价值。施建国等[72]以 2006 年 1 月 1 日该院建立创伤中心为界,将新损伤严重度评分(NISS)≥16 分的严重创伤患者分为研究组(创伤中心建立后)和对照组(创伤中心建立前),采用创伤数据库记录创伤患者伤情、救治与结局信息,比较严重创伤救治效率和质量的变化,以探讨规范创伤救治模式对严重创伤救治质量的促进作用。发现研究组与对照组 NISS 值分别为(20.59±4.63)分和(20.57±5.38)分;研究组急诊处理时间为(0.33±0.03)h,对照组为(0.57±0.35)h;研究组住院时间为(27.64±29.01)d,对照组为(30.84±32.87)d;研究组 ICU 治疗时间为(2.98±5.77)d,对照组为(2.65±7.00)d;研究组治愈率为 87.9%,对照组为 76.5%;研究组死亡率为 9.1%,对照组为 20.8%。认为规范的创伤救治显著地提高了严重创伤的救治质量和水平。

四、围手术期营养支持

1. *免疫营养支持治疗*

免疫营养支持不仅可以有效地降低肠道通透性,同时可以有效地降低术后的应激反应,减轻术后的免疫抑制。王化芬等[73]将 36 只 Wistar 大鼠随机分成假手术组、创伤性休克(TS)模型组和 ω-3 多不饱和脂肪酸(ω-3PUFA)治疗组,每组 12 只。采用股骨创伤法制作 TS 模型,于造模前 12 h 及 2 h 注射 2 ml/kg ω-3 PUFA或生理盐水。造模成功后,在 120 min 时间点抽血,并分离肠组织,用 ELISA 法检测血清 TNF-α、IL-1β、IL-10 及 8-异前列腺素 $F_{2\alpha}$(8-iso-$PGF_{2\alpha}$)的水平;光镜下观察小肠黏膜组织形态,计算小肠黏膜上皮损伤指数;检测肠系膜淋巴结等多器官的组织匀浆中标记大肠埃希菌的检出率,以探讨 ω-3 PUFA 对 TS 大鼠肠道炎症反应及细菌移位的影响及其关机制。发现与 TS 模型组比较,ω-3 PUFA 治疗组血清 TNF-α、IL-1β、IL-10 及 8-iso-$PGF_{2\alpha}$ 的水平,小肠黏膜上皮损伤指数及多脏器荧光标记大肠杆菌的检出率均降低,IL-10 水平升高。认为 ω-3 PUFA 预处理可有效抑制 TS 大鼠肠道炎症因子的释放及细菌移位的发生,从而减轻肠黏膜的损伤。王化芬等[74]* 将 48 只 Wistar 大鼠随机分为:假手术组(S 组)、S+ω-3 PUFA 组、TS 组和 TS+ω-3 PUFA 组。TS+ω-3 PUFA 组与 S+ω-3 PUFA 组分别于造模前 12 h、2 h 时经尾静脉注射 ω-3 PUFA 2 ml/kg,S 组和 TS 组注射等容量生理盐水,建立股骨骨折合并失血致 TS 模型,2 h 采集颈动脉血,检测血清 ALT、AST 活性及 8-iso-$PGF_{2\alpha}$、TNF-α 浓度,随后处死取肝组织,检测 SOD 活性及 MDA、谷胱甘肽(GSH)含量,光镜下观察肝组织病理,并进行肝损伤评分。发现与 S 组比较,Ts 组和 TS+ω-3 PUFA 组血清 ALT、AST 活性及 8-iso-$PGF_{2\alpha}$、TNF-α 浓度升高,肝组织 MDA 含量升高,SOD 活性及 GSH 含量降低,肝组织损伤评分升高;与 TS 组比较,TS+ω-3 PUFA 组血清 ALT、AST 活性及8-iso-$PGF_{2\alpha}$、TNF-a 浓度降低,肝组织 MDA 含量降低,SOD 活性及 GSH 含量升高,肝组织损伤评分降低。认为 ω-3 PUFA 预处理可减轻创伤性休克大鼠继发性肝损伤,与抑制脂质过氧化反应和炎性反应有关。

曾昆等[75]将我院创伤外科收治的 36 例 ISS≥16 分的严重多发伤患者随机分为对照组和试验组(ω-3 PUFA),分别于营养支持 1、3、5、7 d 后测定两组患者外周血 TNF-α、IL-2、IL-6、COX-2 和单核细胞 NF-κB 的表达水平,并记录 SIRS 发生率、MOF 发生率、ICU 停留时间、总住院时间和死亡率,以研究 ω-3 PUFA 对严重多发伤早期炎症反应及预后的影响。发现在营养支持第 5、7 天后,两组患者之间的炎症反应水平和预后有差异,与对照组相比,试验组患者的机体炎症反应水平明显降低、免疫功能得到改善。试验组患者的预后要优于对照组。认为 ω-3 PUFA 能降低严重多发伤外周血相关炎症因子的表达,能够有效调节机体炎症反应和免疫功能,从而抑制创伤过度的炎症反应,改善其预后。何桂珍等[76]将 SPF 级雄性大鼠胃造瘘术后随机分为正常饮食组、普通肠内营养组、谷氨酰胺(Gln)肠内营养组、ω-3 PUFA 肠内营养组和假手术组,前 4 组根据淋巴管是否结扎又各分为结扎和不结扎组。所有肠内营养组均经胃造瘘给予等氮等热卡的营养支持,7 d 后除假手术组外其他 8 组实施肠道缺血 60 min,结扎组在缺血前同时进行淋巴管结扎:然后继续原营养再灌注 3 d。研究大鼠肠道缺血再灌注损伤时,肠淋巴管结扎和不同肠内营养对肠道通透性、系统炎性反应和肺损伤的影响。认为肠道缺血再灌注损伤引起的肺等远隔组织损伤及系统性炎性反应可能与肠淋巴液中的某些因子有关。阻断"肠-淋巴途径",补充 Gln 和 ω-3 PUFA 的肠内营养可以降低缺血引起的肠道通透性增加,降低循环内毒素水平,增加肠黏膜的厚度,减轻系统炎性反应和肺组织损伤。

2. 围手术期营养风险筛查

患者在围手术期间营养不良会增加临床不良结局的发生率，因此在围手术期要加强营养风险的筛查。徐长青等[77]运用营养风险筛查2002工具对2011年3至8月在普外科新入院的520例患者进行营养风险筛查，判定是否存在营养风险，同时用已纳入患者现有的临床营养支持状况，分析目前临床营养支持的合理性。发现共476例(91.5%)患者完成筛查，有营养风险者156例(32.8%)，无营养风险者320例(67.2%)；在有营养风险患者中，实施临床营养支持者有131例，占84.0%；无营养风险患者中，实施了营养支持者占40.3%。认为基层县级医院普外科人院患者营养风险发生率较高，并且临床营养支持合理性尚待改善。梁涛等[78]使用营养风险筛查工具对260例胃肠道肿瘤病人进行营养状况调查，并判断临床营养支持的合理性。发现所有病人均顺利完成营养风险筛查，有风险的病人为167例(64.2%)，其中胃癌病人95例(71.4%)；无风险病人93例(35.8%)；共有193例病人实施了临床营养支持，占74.2%；无营养风险的93例病人中实施营养支持者63例(67.7%)。认为胃肠道肿瘤病人存在营养不足和营养风险的比例高，临床营养支持合理性有待改善。谢周龙龙等[79]* 回顾性分析2010年8月至2011年6月1 201例上海儿童医学中心外科的住院患儿的临床数据，根据改良儿科营养不良评估筛查工具(STAMP)分为低营养风险组(LNR组，STAMP评分＜4分)及高营养风险组(HNR组，STAMP评分≥4分)，统计分析两组营养干预情况及临床结局数据；其中手术对营养风险的影响采用国家院内感染监控风险指数(NNIS)进行量化评分，分析营养风险与临床结局的相关性。发现HNR组和LNR组的院内感染率分别为4.7%和2.1%、住院时间分别为(12.59±8.75) d和(10.55±7.69) d、ICU滞留时间分别为(6.59±7.58) d和(3.89±4.25)d、肠外营养使用率分别为17.3%和3.1%、肠内营养使用率分别为10.0%和3.1%，HNR组均高于LNR组；而治愈率、住院费用两组之间没有无差异。认为改良STAMP评分可以有效评价住院外科患儿的营养风险，对指导围手术期合理营养干预有参考价值；应用NNIS评分可将手术风险进行量化评估。

3. 肠内营养支持治疗

早期实施肠内营养(EN)能减少危重症病人感染并发症的发生率，缩短住院时间和降低治疗费用。刘景全等[80]将80例危重症病人随机分为早期肠内营养(EEN)组和EEN＋新斯的明组，均给予等热量、等氮量的EN支持。EEN＋新斯的明组同时行双侧足三里穴位注射新斯的明各0.5 mg，每2天一次，连用14 d。发现两组EN治疗后各项营养指标均较治疗前改善，EEN＋新斯的明组病人第14天时ALB、TLC、NB以及第21天时ALB、Hb、PLT、NB改善均优于EEN组；EEN＋新斯的明组第14和21天时IgA水平低于EEN组，且CD4、CD4/CD8比值较EEN组升高，EEN＋新斯的明组病人对EN的耐受性高于EEN组，EEN达标率明显升高，EN相关并发症发生率明显减低。认为EEN支持联合新斯的明足三里注射治疗能改善危重症病人的营养状况，增强病人对EN的耐受，降低并发症，增强免疫功能。王新颖等[81]通过连续观察腹部中等以上手术后病人管饲肠内营养混悬液(TPF-FOS)5 d，比较术前和术后5 d观察病人血清蛋白水平、炎症反应、胃肠道反应发生率等，探讨TPF-FOS在腹部中等以上手术后病人中应用的安全性及有效性。发现121例病人中104例完成研究；术后肠内营养支持后血清前白蛋白与术前无明显变化[术前(190.32±72.38)mg/L比术后5 d EN(185.62±83.57)mg/L]，血清白蛋白、总胆固醇水平和转铁蛋白水平显著下降，全身炎症反应综合征发生率呈下降趋势，胃肠道发生率随管饲时间而呈下降趋势，与肠内营养制剂相关的不良事件少且大部分为轻度，明显降低。认为腹部中等以上手术后病人管饲TPFFOS 5 d后，可维持与术前相当的血清前白蛋白水平。

张荣丽等[82]将62例拟行经鼻胃管喂养的病人随机分为研究组和对照组，研究组病人每天应用B超行胃窦单切面法测定空腹胃窦运动指数(MI)，以确定当天EN计划；对照组则由主管医师根据自己的经验制订。EN期间，根据病人胃残余量和耐受性调整EN的速度，比较两组病人的一般情况、EN实施情况和相关终点指标，探讨改良B超胃窦单切面法检测MI在危重症病人EEN中的作用。发现研究组病人EN起始速度明显高于对照组(40～75 ml/h；30～50 ml/h)；达到最大喂养速度的时间也有下降趋势(4.0 h；9.3 h)；研究组病人超过一种以上EN并发症的发生率(37.9%)明显低于对照组(62.1%)，两组的终点指标无明显差异。认为应用改良B超胃窦单切面法测定MI可以较客观地确定EN喂养速度，有助于及早实现喂养目标和降低EN相关的并发症。杨海波等[83]将32只大鼠随机分为对照组、EN组、大黄组、大黄＋EN组，在大鼠肠缺血-再灌注损伤(IRI)模型上观察再灌注24 h后肠黏膜形态学的变化、血清内毒素和细菌易位指标，以评价大黄和EEN对大鼠肠IRI后肠黏膜屏障的影响。发现肠IRI可导致肠黏膜发生严重损伤，肠IRI后24 h，大黄组大鼠内毒素水平低于EN组；各组大鼠均出现细菌易位，大黄组和大黄＋EN组的细菌易位与对照组和EN组相比均明显降低，EN和大黄对绒毛高度/肠腺隐窝深度的影响存在协同作用。认为添加大黄的EN支持治疗能改善大鼠肠黏膜IRI,减轻血清内毒素血症和细菌易位。

(方国恩　薛绪潮　罗天航)

参考文献

1* 张　婕,等.上海医学,2012,35(6):518
2 杨鹤鸣,等.解放军医学杂志,2012,37(1):26
3 曹　雯,等.中华急诊医学杂志,2012,21(6):622
4 王正刚,等.解放军医学杂志,2012,37(2):104
5 户晓东,等.中国急救医学,2012,32(6):494
6 汪　伟,等.中华创伤杂志,2012,28(4):305
7 彭吾训,等.中华急诊医学杂志,2012,21(8):895
8 侯立军,等.江苏医药,2012,38(16):1912
9 黄伟平,等.广东医学,2012,33(14):2083
10 吕　杰,等.中国危重病急救医学,2012,24(1):38
11* 张新亮,等.中国危重病急救医学,2012,24(4):222
12* 陈　炜,等.中国危重病急救医学,2012,24(1):46
13 张劲丰,等.中华医院感染学杂志,2012,22(1):1
14 唐国建,等.中华医院感染学杂志,2012,22(1):5
15 蒯守刚,等.中华医院感染学杂志,2012,22(1):12
16 王　豪,等.重庆医学,2011,40(36):3665
17 赵　锐,等.中华医院感染学杂志,2011,21(22):4839
18 陈驾君,等.中华医院感染学杂志,2011,21(21):4610
19 国　畅,等.中华医院感染学杂志,2012,22(8):1651
20 李建军,等.中华医院感染学杂志,2011,21(22):4702
21 王丽娜,等.中华医院感染学杂志,2012,22(8):1598
22 余晓燕,等.中华医院感染学杂志,2011,21(19):4168
23 彭友林.中华医院感染学杂志,2012,22(4):840
24 孙光成,等.中华医院感染学杂志,2012,22(4):843
25 胡文辉.中华医院感染学杂志,2012,22(16):3526
26 郑　曙,等.中华医院感染学杂志,2011,21(24):5310
27 杨　硕,等.中华医院感染学杂志,2012,22(7):1380
28* 吴红梅,等.中华医院感染学杂志,2012,22(12):2536
29 李金娜,等.中华医院感染学杂志,2012,22(12):2531
30 俞　莹,等.中华医院感染学杂志,2012,22(6):1282
31 袁小莲,等.中华医院感染学杂志,2011,22(4):717
32 张　兰,等.中华医院感染学杂志,2011,21(22):4696
33 陈金明,等.中华医院感染学杂志,2012,22(11):2302
34* 雷素扬,等.中华医院感染学杂志,2012,22(6):1141
35 楼晓莉.中华医院感染学杂志,2011,21(21):4472
36 蔡　珺,等.中华医院感染学杂志,2012,22(12):2534
37* 王　赣,等.中华医院感染学杂志,2012,22(6):1147
38 陈祥建,等.中华医院感染学杂志,2012,22(6):1144
39 余桂英.华西医学,2012,27(9):1289
40 朱　瑾,等.新疆医科大学学报,2012,35(8):1119
41 黄　晨,等.中华医院感染学杂志,2012,22(15):3322
42 邢　蓉,等.中华医院感染学杂志,2012,22(7):1441
43 李晓凤,等.中华医院感染学杂志,2012,22(9):1878
44 陈　炜,等.中华医院感染学杂志,2012,22(15):3328
45 罗斌华,等.中华医院感染学杂志,2011,21(20):4337
46 雷晓婷,等.中华医院感染学杂志,2012,22(15):3325
47* 秦　斌.中华医院感染学杂志,2012,22(16):3611
48 冷　萍,等.中华医院感染学杂志,2012,22(9):1875
49 宋　敏,等.中华医院感染学杂志,2011,21

(19)：4119
50 李冬梅，等. 中华医院感染学杂志，2011，21(20)：4340
51 韩　娜，等. 中华创伤杂志，2012，28(5)：449
52* 王　畅，等. 中华创伤杂志，2011，27(10)：942
53 吴　钒，等. 中华创伤杂志，2012，28(1)：12
54 闻　浩，等. 中华急诊医学杂志，2011，20(12)：1248
55 朱烈烈，等. 中华急诊医学杂志，2011，20(12)：1245
56* 李　玲，等. 中华创伤杂志，2011，27(11)：1028
57 景璐石，等. 华西医学，2012，27(3)：339
58 朱鸿儒，等. 华西医学，2012，27(5)：641
59 胡卫建，等. 上海医学，2012，35(7)：573
60 陈红纲，等. 中国急救医学，2011，31(11)：1047
61 姜　伟，等. 中华急诊医学杂志，2012，21(7)：771
62* 彭碧波，等. 中华急诊医学杂志，2012，21(9)：966
63 欧阳军，等. 中华创伤杂志，2011，27(12)：1123
64* 唐伦先，等. 上海医学，2012，35(7)：588
65 杨运彩，等. 中华急诊医学杂志，2012，21(1)：43
66 汪宗昱，等. 中国危重病急救医学，2012，24(10)：612
67 温隽珉，等. 中华创伤杂志，2012，28(8)：736
68 翁海滨. 中华创伤杂志，2012，28(5)：437
69 孙海伟，等. 中国急救医学，2012，32(6)：506
70 李　辉，等. 中华创伤杂志，2012，28(5)：444
71 杨家有，等. 中华急诊医学杂志，2012，21(6)：581
72 施建国，等. 中华创伤杂志，2011，27(12)：1110
73 王化芬，等. 中华急诊医学杂志，2012，21(3)：260
74* 王化芬，等. 中华麻醉学杂志，2011，31(11)：1397
75 曾　昆，等. 中国急救医学，2012，32(8)：678
76* 何桂珍，等. 中华胃肠外科杂志，2012，15(5)：484
77 徐长青，等. 华西医学，2012，27(2)：234
78 梁　涛，等. 肠外与肠内营养，2012，19(4)：218
79* 谢周龙龙，等. 中华小儿外科杂志，2012，33(10)：742
80 刘景全，等. 肠外与肠内营养，2012，19(5)：270
81 王新颖，等. 外科理论与实践，2011，16(3)：282
82 张荣丽，等. 肠外与肠内营养，2011，18(6)：341
83 杨海波，等. 肠外与肠内营养，2011，18(6)：364

失血性休克大鼠高渗氯化钠溶液复合生脉注射液复苏后对氧化应激损伤的影响[上海医学，2012，35(6)：518]　张婕等采用 Wiggers 改良法制备失血性休克 Sprague-Dawley 大鼠模型随机分为 3 组，每组 10 只。组Ⅰ(失血性休克组)，除经颈静脉滴注 0.9%氯化钠溶液 2 ml/(kg·h)以补充生理性体液丢失外，不补充其他任何液体；组Ⅱ(高渗氯化钠溶液组)，静脉滴注 7.5%高渗氯化钠溶液(6 ml/kg)；组Ⅲ(生脉注射液加高渗氯化钠溶液组)，将生脉注射液(2.84 g 生药/kg)溶入 7.5%高渗氯化钠溶液(6 ml/kg)中静脉滴注。应用多参数生理记录仪记录大鼠复苏结束后每隔 30 min的平均动脉压(MAP)和心率(HR)的变化，测定复苏前后的血清超氧化物歧化酶(SOD)活性及丙二醛(MDA)水平。采用 Chiu 氏分级法半定量观察各组大鼠小肠组织的形态变化，比较各组大鼠小肠黏膜的损伤程度，以观察生脉注射液复合高渗氯化钠溶液对失血性休克大鼠血流动力学、小肠组织结构形态、氧化应激指标的影响。发现各组大鼠的基础和休克后的 MAP 和 HR 无差异，在治疗后的各时间点，组Ⅱ、Ⅲ的 MAP 和 HR 均显著高于组Ⅰ，而组Ⅱ与组Ⅲ间的差异均无统计学意义。组Ⅰ大鼠的小肠黏膜绒毛水肿、大片状缺损，固有膜水肿并伴有炎性细胞浸润；组Ⅱ、Ⅲ大鼠小肠黏膜绒毛结构完整，有轻度水肿，固有膜无水肿及炎性细胞浸润。组Ⅰ 3 级以上损伤的构成比为 10/10，显著高于组Ⅱ、Ⅲ的 3/10 和 1/10。复苏后，组Ⅰ的血清 SOD 水平显著低于基础值，而组Ⅱ、Ⅲ与基础值的差异无统计学意义；组Ⅱ、Ⅲ的血清 SOD 水平均显著高于组Ⅰ；组Ⅰ的血清 MDA 水平显著高于基础值，而组Ⅱ、组Ⅲ与基础值的差异无统计学意义；组Ⅱ、Ⅲ的血清 MDA 水平均显著低于组Ⅰ。认为高渗氯化钠溶液复合生脉注射液能有效改善失血性休克大鼠模型的血流动力学和小肠组织的损伤程度，同时可显著减轻复苏后的氧化应激损伤。

(罗天航)

述评　导致创伤合并失血性休克的死亡原因常与组织灌注得不到有效改善，导致组织细胞功能障碍进而大量损伤坏死有关。该文尝试运用高渗氯化钠溶液复合生脉注射液治疗失血性休克大鼠，结果显示能有效改善失血性休克大鼠模型的血流动力学和小肠组织的损伤程度，同时可显著减轻复苏后的氧化应激损伤。近年研究表明，失血性休克时引起肠道屏障功能障碍和肠道内细菌/内毒素移位所致的肠源性感染，是无明确感染灶重症患者发生脓毒症的重要因素。

(方国恩)

液体复苏对创伤致严重脓毒症和脓毒性休克患者心肌损伤的影响[中国危重病急救医学，2012，24(4)：222]　张新亮等对78例急性生理学与慢性健康状况评分系统Ⅱ(APACHEⅡ)评分18～35分的复合伤致严重脓毒症和脓毒性休克患者，记录治疗前及治疗后3、5 d血清心肌肌钙蛋白I(cTnI)、N末端-心室利钠肽前体(NT-proBNP)及血流动力学参数，以观察液体复苏对创伤致严重脓毒症和脓毒性休克患者心肌损伤的影响，以及心肌损伤标志物对液体复苏的指导作用。发现62.8%(49/78)的严重脓毒症和脓毒性休克患者出现血清cTnI升高，73.5%(36/49)升高值大于界限值的2倍以上，30.6%(15/49)超过界限值的4倍以上。入院时血清NT-proBNP升高者占46.2%(36/78)，经液体复苏后继续升高者达74.4%(58/78)。存活组(55例)治疗后血清cTnI、NT-proBNP、肺动脉楔压(PAWP)及心排血指数(CI)均明显改善；死亡组(23例)各指标无明显变化，且死亡组血清cTnI和NT-proBNP水平显著高于存活组，CI明显低于存活组。46例液体复苏达目标值的患者cTnI水平低于32例未达标者，且CI明显增加，液体复苏是否达到目标值与血清NT-proBNP、PAWP无关。血清cTnI与NT-proBNP呈正相关，NT-proBNP与PAWP呈正相关，cTnI与CI呈负相关。认为创伤致严重脓毒症和脓毒性休克患者有明显的心肌损伤，血清cTnI和NT-proBNP与患者预后有关，积极的液体复苏治疗虽然明显降低了cTnI水平、增加了CI并改善心肌损伤，但在液体复苏达标组和未达标组NT-proBNP水平未见明显差异，因而NT-proBNP用于指导液体复苏的意义尚不能确定。

(罗天航)

述评　严重脓毒症和脓毒性休克是临床上常见的急危重症，可导致多器官功能障碍和多器官功能衰竭，大约50%严重脓毒症患者可出现不同程度的心肌抑制，而且病死率很高。该文在早期目标导向治疗、严格血糖控制的基础上，利用积极的液体复苏，降低导致可能心肌抑制的炎症细胞因子的浓度，从而改善心脏功能。但对脓毒症施行积极的液体复苏可诱发其他远期的并发症，仍需进一步扩大样本量及延长随访时间以明确。

(方国恩)

主动脉内球囊反搏术在感染性休克患者抢救治疗中的应用价值[中国危重病急救医学，2012，24(1)：46]　陈炜等采用单中心注册研究方法，选择北京世纪坛医院2006年7月至2010年10月入住重症监护病房(ICU)确诊为感染性休克的晚期患者78例，根据患者家属自愿的原则分为单用血管活性药物组(多巴胺＋去甲肾上腺素治疗)和联合IABP组(多巴胺＋去甲肾上腺素＋主动脉内球囊反搏术(IABP)治疗)两组，每组39例。两组在治疗前后均行血流动力学及组织灌注监测，同时观察休克恢复时间、血管活性药物用量、住ICU时间、28 d死亡情况，以探讨血管活性药物联合应用IABP治疗感染性休克患者的临床疗效及应用价值。发现两组治疗前各监测指标比较无差异；两组治疗后心率、血压及心脏功能等指标均较治疗前明显改善。联合IABP组平均动脉压(MAP)在IABP后24 h和72 h，CI在IABP后48 h、停用IABP后2 h，多巴胺用量在IABP后24、48、72 h和停用IABP后2 h的改善程度均明显优于单用血管活性药物组；且与单用血管活性药物组比较，联合IABP组患者休克恢复时间明显缩短，28 d病死率明显降低；两组住ICU时间无差异。认为IABP对感染性休克患者能显著改善血流动力学指标，增加冠状动脉及全身组织灌注，减轻心脏后负荷，提高CI，减少血管活性药物用量，对缩短住ICU时间、改善预后、减少患者病死率都有着重要的临床价值，可推荐作为感染性休克患者药物治疗不佳的备选治疗方法。

(罗天航)

述评　研究显示，虽经液体复苏治疗，仍有大约58%的感染性休克患者仍存在严重的心脏抑制，而施行IABP的血流动力学效应表现在：可降低左心室的后负荷，减少心脏做功，在心肌收缩力不变的情况下，增加心排血量；增加冠状动脉灌注压，改善心肌的血液灌注；同时改善心肌的供血和供氧。目前国内外已成功将IABP技术应用于各种病因所致心源性休克，它作为机械辅助循环的一项非药物治疗措施，对于循环功能衰竭治疗是有益处的。该文对于IABP对感染性休克的救治效果进行了有意义的临床分析和探讨。

(方国恩)

Ⅰ类切口手术的目标性监测分析[中华医院感染学杂志，2012，22(12)：2536]　吴红梅等利用医院自行开发的监测软件和其他跟踪服务系统，选择乳腺、甲状腺、腹股沟疝3种手术，从2010年起对手术部位感染率及围手术期预防使用抗菌药物的合理性等指标进行目标性监测，以研究目标性监测方法在Ⅰ类切口手术围手术期合理使用抗菌药物与预防控制手术部位相关感染的作用。发现至2011年第四季度，3种Ⅰ类切口手术部位的感染率无变化，而其使用抗菌药物的各项指标及平均西药费用等指标均明显优于以往；其中乳房乳腺手术、甲状腺手术抗菌药物使用率由2009年的100.0%、100.0%分别下降至53.46%和74.77%；乳房乳腺手术、甲状腺手术、腹股沟疝手术的抗菌药物平均使用天数由(9.40±4.22)d、(8.28±1.99)d、(8.94±2.76)d分别下降至2011年的(1.46±2.12)d、(1.67±1.85)d、(2.79±2.51)d；随着抗菌药物使用率、使用疗程及联合用药指标的改善，平均住院费用、平均西药费用、平均住院日也相应得到改善。认为目标性监测方法在Ⅰ类切口手术围手术期合理使用抗菌药物与预防控制手术部位相关感染方面起到有效作用，可以作为抗菌药物合理使用监管的重要方法运用和推广。坚持该项目标监测并及时地附以有力的反馈和奖惩等手段，可以极大促进临床抗菌药物的合理性使用，同时直接减轻患者经济负担。

（罗天航）

述评 抗菌药物的不合理应用已经成为社会各界普遍关注的问题，Ⅰ类切口手术围手术期不合理预防用抗菌药物的现象最为严重。因此该研究对Ⅰ类切口手术患者进行目标性监测前后预防用抗菌药物合理性的对照研究，以探讨Ⅰ类切口手术围手术期预防用抗菌药物的合理性与干预措施实施的效果。认为要制定明确的围手术期抗菌药物实施细则及采取的干预措施有效可行，可显著提高抗菌药物的合理使用率。

（方国恩）

普通外科患者术后手术部位感染的易感因素分析及对策[中华医院感染学杂志，2012，22(6)：1141] 雷素扬等将医院于2010年至2011年462例普通外科手术患者，按照手术部位感染与否，分为手术部位感染组和正常组，对两组患者的一般资料、诊治资料进行分析，总结普通外科患者术后手术部位感染的易感因素，并探讨针对性预防手术部位感染的对策。发现本组患者中发生术后手术部位感染43例，手术部位感染发生率为9.3%；感染组和正常组年龄>60岁分别占51.2%、22.2%；肥胖分别占74.4%、27.4%；合并糖尿病分别占74.4%、16.7%；急诊手术分别占67.4%、16%；污染类手术分别占60.4%、21.2%；手术时间分别为(5.3±2.1)h、(3.0±2.7)h；术后住院时间分别为(12.4±3.6)d、(8.2±4.1)d，频繁过量应用抗菌药物等，均是术后手术部位感染的易感因素。认为影响普通外科手术术后发生感染的主要因素为①患者因素：患者自身承受手术的能力；②治疗因素：手术前器械、敷料、患者皮肤准备、人员消毒、人员无菌操作意识薄弱等；③抗菌药物应用：过量或者不合理使用抗菌药物会破坏体内的正常菌群的平衡关系；④环境因素：手术室的洁净度及病房的环境。因此临床在对普通外科患者进行手术治疗时，应综合考虑患者因素、治疗因素，采取针对性的防感染措施，以降低患者术后手术部位的感染发生率。

（罗天航）

述评 手术后手术部位的感染(SSI)控制，是医院感染监控的重点内容之一。目前预防SSI的主要措施是改善患者的全身状况，采取支持疗法和营养措施，增强患者抵御感染的能力，并缩短住院时间，减少医院感染的机会，同时保持细致的手术操作及坚持严格的无菌观念，减少组织损伤，保持良好的血供消除死腔。该文分析普外科术后发生SSI的可能易感因素，为临床进一步控制并降低SSI的发生率提供了依据。

（方国恩）

肝胆疾病术后切口感染原因分析及防治对策[中华医院感染学杂志，2012，22(6)：1147] 肝胆外科手术切口感染已列为医院感染监测的最重环节之一，分析切口感染原因，对予防治并降低感染的发生率是十分必要的。王赣等回顾性分析200例2008年7月至2011年6月的肝胆外科手术治疗的住院患者的临床资料，统计其感染发生率，分析感染与性别、年龄、手术切口类型、手术时间、术中应用抗菌药物种类、肝功能及住院时间的关系，以分析肝胆疾病术后切口感染的原因，并探讨其防治对策。发现200例患者中共31例发生感染，感染率为15.5%；年龄>60岁患者感染率为18.8%，明显高于≤60岁者的8.1%，Ⅲ型手术切口患者感染率37.5%，明显高于Ⅰ、Ⅱ型切口的3.1%，手术时间及住院时间较长者感染率为30.1%及19.3%，明显高于手术时间、住院时间较短者的5.1%及10.5%，术中应用头孢类患者感染率为20.6%，明显高于应用青霉素者等10.7%；而肝功正常与异常者、男女患者发生感染情况无差异。认为肝胆疾病术后切口感染的发生与年龄、手术切口类型、术中应用抗菌药物种类、手术时间及住院时间密切相关，而与性别及肝功能情况关系不明显，这也可能与观察时间短及样本量小有关。临床应针对相关危险因素加以防治，结合药敏试验结果综合治疗，合理应用抗菌药物，尽量减少经验用药，以提高感染控制有效率。同时还要制定明确的围手术期抗菌药物实施细则及采取的干预措施有效可行，可显著提高抗菌药物的合埋使用率。

（罗天航）

述评 外科术后切口感染是最常见的并发症，治疗不当会严重妨碍患者疾病的恢复。肝胆疾病术后切口感染是医院感染发生率最高的疾病之一，且感染多为内源性感染，原因在于疾病本身与手术创伤可导致肠道病原菌易位，进而菌群紊乱、黏膜受损、免疫功能降低而感染。应加强对危险因素的监测与防治，以降低手术切口的感染率。该文对肝胆疾病术后发生切口感染的可能原因做了有益的探讨,有助于降低感染的发生率。

(方国恩)

专项治理前后外科清洁手术预防性应用抗菌药物合理性的分析[中华医院感染学杂志,2012,22(16):3611]　临床抗菌药物滥用现象逐渐增多,广谱类抗菌药物大量应用导致细菌耐药性增加。秦斌随机选取2011年1月至12月专项整治活动前后的200例外科清洁手术患者临床资料为调查对象,以专项治疗时间为界,2011年1月至6月为A组,2011年7月至12月为B组,比较两组用药指征、用药时机、药物的选择等指标,以分析抗菌药物临床应用专项整治活动前后医院外科清洁手术预防性抗菌药物的应用并对其合理性做出评价。发现B组患者中有56例预防应用抗菌药物,用药指征合理比例为91.07%,高于A组的46.0%;B组中抗菌药物用量合理者比例为100.0%,高于A组的92.0%;B组患者预防应用抗菌药物时机合理比例为75.0%,高于A组的23.00%;B组用药天数(1.5±0.4)d,明显低于A组的(4.5±1.4)d;B组联合用药率为3.57%,低于A组的87.0%;B组选用最多的药物为头孢呋辛、头孢唑林、克林霉素,2～3次/天给药,符合药动学、药效学规律及卫生部关于抗菌药物临床应用品种选择的要求。认为外科清洁手术预防性应用抗菌药物存在不合理现象,需要落实抗菌药物临床应用管理责任制,积极开展抗菌药物临床应用基本情况调查,对院、科两级抗菌药物临床应用情况开展全面调查控制:抗菌药物品种、剂型、规格、使用量、金额,使用量排名前10位的抗菌药物品种,住院患者抗菌药物使用率、使用强度、Ⅰ类切口手术和介入治疗抗菌药物预防使用率,门诊抗菌药物处方比例等。通过抗菌药物专项治理,抗菌药物使用的合理率明显提高,抗菌药物专项治理取得了一定成效。

(罗天航)

述评　加强抗菌药物临床应用管理,优化抗菌药物临床应用结构,提高抗菌药物临床合理应用水平,有效遏制细菌耐药;针对抗菌药物临床应用中存在的突出问题,采取标本兼治的措施加以解决;完善抗菌药物临床应用管理有效措施和长效工作机制,有助于遏制细菌耐药性的快速增长,是临床药物管理的重要内容。该文为如何开展抗菌药物的专项治理进行了一定的探索和实践。

(方国恩)

中国高速公路2007—2009年交通伤害的流行病学研究[中华创伤杂志,2011,27(10):942]　王畅等分析1994—2009年中国高速公路交通伤害的长期趋势和流行特征,以里程事故率、里程死亡率、事故致死率等指标评价中国高速公路交通伤害的严重性,通过聚类分析比较地区间里程死亡率和事故致死率的差别,为高速公路交通伤害的预防与控制提供科学依据。发现1994—2009年中国高速公路交通伤害的长期趋势除事故致死率逐年上升,里程事故率和死亡率波动下降外,其他指标均先上升后下降,下降后的各指标仍高于1994年水平。中国高速公路里程死亡率和事故致死率的地区分布不同,里程死亡率以黑龙江、四川、江西、江浙、广东等14个省较高;事故致死率则以贵州、江苏最高,四川和江西最低。在交通伤害的四项基本指标中除事故起数外,其他二三项指标(受伤人数、死亡人数和直接财产损失)在路网交通伤害中所占的比重逐年递增,以直接财产损失最明显,2006年以来占的比重均在30%以上。2007—2009年高速公路交通伤害的资料显示,4:00和16:00前后为事故高发时段,事故中驾驶员因素占93.02%,其中驾龄<5年的驾驶员引起的事故占40.92%,行人和乘车人是高速公路的弱势人群,其事故致死率高达72.75%;尾随相撞(44.17%)和撞向固定物(16.35%)是主要的事故形态,路面干燥和晴天时事故比例高,分别为77.60%和65.93%。认为中国高速公路交通伤害的严重性与日俱增,应根据该类伤害的流行病学特点,有针对性地采取加强道路管理、道路使用者的宣传教育和提高急救医疗服务水平等措施。

(罗天航)

述评　中国高速公路建设速度快,事故发生数和伤亡人数也随之增长。高速公路的事故发生数增加2.2倍,死亡率增加10倍,事故致死率增加2.5倍。目前,中国高速公路里程占路网总里程的1.69%,死亡人数占路网交通伤害的8.90%,但所导致的直接财产损失却占路网总损失的1/3。该文旨在总结分析高速公路事故伤害的流行病学特点,为如何减少高速公路事故的发生率、降低事故的危害性提供了有益的经验。

(方国恩)

汶川地震后送至重庆伤员的心理应激状况及干预效果[中华创伤杂志,2011,27(11):1028]　李玲等首先利用用一般情况问卷、心理健康自评问卷(PHSQ)、症状自评量表(SCL-90)、领悟社会支持量表(PSSS)及应对方式问卷对2008年5月16日至6月10日重庆市3所军队医院共收治来自四川绵竹、北川、绵阳、安县、平武、德阳等10个地市的389例地震伤员进行测评,按照PHSQ评分结果将伤员分为对照组及应激组,此后对应激组给予心理干预,1个月后对此组伤员进行第二次心理测评,以探讨汶川地震后送至重庆伤员的心理特点及心理干预的效果,为制订重大灾害后送伤员的心理干预措施提供科学依据。发现将此批伤员入院时 PHSQ 评分≥8 分的 117 人(30.08%)划分为应激组,其余为对照组,应激组的 SCL-90 焦虑、忧郁、恐怖及附加因子分明显高于对照组。应激组以不成熟型应对方式为主,其中以退避、幻想应对为主,而对照组则以合理化、求助应对为主;应激组的领悟社会支持评分结果明显低于对照组。应激组经过 1 个月心理干预,PHSQ 分≥8 共 53 例,较干预前明显降低。同时 SCL-90 焦虑、附加因子及领悟社会支持评分均较干预前有差异,应对方式从不成熟型向成熟型转变,以求助为主要应对方式。认为汶川地震后送伤员具有较严重心理问题,主要与焦虑、忧郁、恐怖的情绪、不成熟的应对方式及缺乏领悟社会支持相关。针对性地及时给予积极有效的心理干预,有利于伤员心理健康,减少急性心理应激障碍的发生。

(罗天航)

述评 地震作为极其严重的灾难,对幸存者会造成极大的心理创伤,可表现为突出的焦虑、抑郁、回避、人格改变,甚至出现自杀倾向。若不及时给予心理干预及治疗,将会转变为创伤后应激障碍综合征(PTSD)。因此,在治疗幸存者躯体创伤的同时,更要积极给予适当的心理干预。该文探讨汶川地震后送伤员的心理特点及心理干预的效果,为今后制订重大灾害后送伤员的心理干预措施提供了理论和实践依据。

(方国恩)

国际救援两种医疗模式的对比研究[中华急诊医学杂志,2012,21(9):966] 彭碧波等对中国国际救援队组队 10 年以来,参加国际救援时的组队模式、工作时间、工作成效等进行回顾性分析,以提高国际层面巨灾救援的成效,探讨两种医疗模式的特点与适用范围。发现自 2003 年以来,出队 12 批次国际巨灾救援,分为两种行动模式:一种是融合搜索、营救与医疗于一体的现场救援模式,另一种是不包含搜索与营救行动的单纯型医疗救援模式。两种模式救援目标、人员结构与队伍功能、成效都不同。搜救型模式中医务人员构成比为 15.4%,单纯型医疗救援模式中医疗人员构成比 61.4%。搜救型模式救援队伍在地震灾后 1~3 d 内到达,灾后 7~10 d 行动结束。6 次搜救型救援行动共从废墟下解救出压埋人员 4 人;在完成搜救任务之余,医疗人员平均每次为当地救治伤病员 662 人。单纯型医疗救援队平均在灾后 10 d 以上到达,在灾区平均工作时间 17.8 d,通过巡诊或移动医院为灾区提供医疗服务,平均每次出队救治伤病员 6 812 人。认为搜救型救援模式与单纯型医疗救援模式是灾害现场救援的两种不同组队模式,具有不同的适用性。联合国倡导的城市搜救队融合搜索、营救与医疗于一体,现场医疗急救能力与搜救能力紧密结合,适合地震灾害现场救援需要,值得发展中国家组建灾害救援队伍时借鉴。而根据任务需要分别派出搜救型救援队或单纯型医疗救援队,源于灾区需要与对形势的判断。现场搜救队能力可超越废墟,而医疗救援队能力难以延伸到废墟之下,因此搜救型结构具有更强的适应性。省市救援队因地制宜,组建城市搜救队或单纯型医疗救援队,使队伍结构与功能和功能与需求相适应,以提高救援成效。

(罗天航)

述评 城市搜救队的国际化、标准化理念源于 1988 年苏联亚美尼亚地震,一直以来联合国倡导的城市搜救队是融合搜索、营救与医疗于一体的现代化专业化救援队,非常适合地震灾害现场救援。该文对比分析搜救型模式与单纯型医疗救援模的特点与适用范围,为进一步提高救援成效进行了有意义的探索。

(薛绪潮)

创伤后急性肺损伤患者 Toll 样受体 4 的变化及临床意义[上海医学,2012,35(7):588] 唐伦先等将 48 例创伤后 ALI 患者(ALI 组)分为多器官功能障碍综合征(MODS)亚组(27 例)和非 MODS 亚组(21 例),再根据随访结果分为存活亚组(35 例)和死亡亚组(13 例);另选择 12 名健康体格检查者作为对照组。应用反转录-聚合酶链反应及流式细胞术检测对照组及 ALl 组确诊当天及确诊后第 3、7 天的外周血单核细胞 Toll 样受体 4(TLR4)mRNA 及蛋白表达,于确诊当天采用酶联免疫吸附试验检测 ALI 组血清肿瘤坏死因子(TNF)白介素(IL)-1、IL-6 水平,并进行肺损伤评分和 APACHE Ⅱ 评分,以探讨 TLR4 在 ALI 发病机制中的作用及临床意义。发现对照组的外周血单核细胞 TLR4 mRNA 及蛋白表达低于 ALI 组各时间点,ALI 组确诊第 3 天的外周血单核细胞 TLR4 mRNA 及蛋白表达高于确诊当天;确诊第 7 天的 TLR4 mRNA 及蛋白表达有下降,但与确诊当天及确诊第 3 天无差异。MODS 亚组各时间点外周血单核细胞 TLR4 mRNA 及蛋白表达均显著低于非 MODS 亚组,死亡亚组各时间点 TLR4 mRNA 及蛋白表达均显著低于存活亚组。ALI 患者确诊当天外周血单核细胞 TLR4 蛋白表达与血清 IL-1 及 TNF-α 水平、肺损伤评分、氧合指数呈正相关。认为组织损伤所产生的内源性分子可能通过与模式识别受体 TLR4 结合,经过复杂的信号转导系统,诱导炎性细胞因子大量释放,启动全身炎性反应导致全身重要脏器功能障碍;因此 TLR4 可能参与创伤后 ALI 的发生、发展,且对这类患者的病情发展及转归有预测作用。

(罗天航)

述评　TLR是固有免疫系统中特异的Ⅰ型跨膜受体及病原模式识别受体。TLR4是该受体家族中研究最为广泛的成员，TLR4不但可启动感染性炎性反应，还在非感染性炎性反应中发挥重要作用。该文认为TLR4能迅速识别并作用于外周组织破坏所产生的危险信号，在创伤后全身炎性反应的启动起重要作用，为临床治疗创伤后的ALI提供了新的思路。

(方国恩)

ω-3多不饱和脂肪酸预处理对创伤性休克大鼠继发性肝损伤的影响[中华麻醉学杂志，2011，31(11)：1397]　王化芬等将48只Wistar大鼠随机分为4组：假手术组(S组)、S+ω-3多不饱和脂肪酸(ω-3 PUFA)组、创伤性休克(TS)组和TS+ω-3 PUFA组。TS+ω-3 PUFA组与S+ω-3 PUFA组分别于造模前12 h、造模前2 h时经尾静脉注射ω-3 PUFA 2 ml/kg，S组和TS组注射等容量生理盐水，建立大鼠股骨骨折合并失血致TS模型，模型制备成功后2 h采集颈动脉血，检测血清ALT、AST活性及8-异前列腺素$F_{2\alpha}$(8-iso-$PGF_{2\alpha}$)、肿瘤坏死因子-α(TNF-α)浓度，随后处死大鼠取肝组织，检测肝组织超氧化物歧化酶(SOD)活性及丙二醛(MDA)、谷胱甘肽(GSH)含量，光镜下观察肝组织病理学结果，并进行肝损伤评分，以评价ω-3 PUFA预处理对创伤性休克大鼠继发性肝损伤的影响。发现与S组比较，Ts组和TS+ω-3 PUFA组血清ALT、AST活性及8-iso-$PGF_{2\alpha}$、TNF-α浓度升高，肝组织MDA含量升高，SOD活性及GSH含量降低，肝组织损伤评分升高；与TS组比较，TS+ω-3 PUFA组血清ALT、AST活性及8-iso-$PGF_{2\alpha}$、TNF-a浓度降低，肝组织MDA含量降低，SOD活性及GSH含量升高，肝组织损伤评分降低。认为创伤性休克可导致机体内重要脏器如心、肺及肝等发生不同程度的功能和器质性改变，而ω-3 PUFA的主要活性成分为二十碳五烯酸和二十二碳六烯酸，具有较强的抗炎和免疫调节作用，利用ω-3 PUFA预处理可减轻创伤性休克大鼠继发性肝损伤，其机制可能为ω-3 PUFA可以抑制脂质过氧化反应和炎性反应有关。

(罗天航)

述评　创伤性休克时细胞膜脂质过氧化及氧化应激反应引发多种炎性介质的释放，诱发“炎性级联反应”是导致创伤后MODS的重要原因。因此结合国内外的研究报道，对严重创伤者给予ω-3 PUFA治疗，不仅仅是一种能量的补充，它还很可能通过抑制多发伤患者炎性反应介质的释放以及改善机体的免疫功能，有助于改善严重创伤患者的预后。

(方国恩)

谷氨酰胺和ω-3多不饱和脂肪酸对大鼠肠道缺血再灌注损伤时肠道通透性和肺细胞凋亡的影响[中华胃肠外科杂志，2012，15(5)：484]　何桂珍等将SPF级雄性大鼠胃造瘘术后随机分为正常饮食组、普通肠内营养组、谷氨酰胺(Gln)肠内营养组、ω-3多不饱和脂肪酸(ω-3 PUFA)肠内营养组和假手术组，前4组根据淋巴管是否结扎又各分为结扎和不结扎组。所有肠内营养组均经胃造瘘给予等氮等热卡的营养支持。发现肠道缺血60 min可引起肠道损伤；缺血后第1天，各组L/M均显著增加；缺血后第3天L/M明显下降，其中Gln肠内营养组和ω-3 PUFA肠内营养组已恢复至接近缺血前水平，且淋巴管结扎组L/M明显低于不结扎组。在肠道缺血再灌注损伤时，与普通肠内营养和正常饮食组比较，Gln肠内营养组和ω-3 PUFA肠内营养组血清内毒素和细胞因子水平显著降低，小肠黏膜厚度和绒毛高度明显增高，且淋巴管结扎后效果更为明显。予以Gln或ω-3 PUFA肠内营养以及淋巴管结扎后，肺组织MPO、NO、NOS及细胞凋亡指数都有不同程度的下降。认为肠道缺血再灌注损伤引起的肺等远隔组织损伤及系统性炎性反应可能与肠淋巴液中的某些因子有关。阻断“肠-淋巴途径”，补充Gln和ω-3 PUFA的肠内营养可以降低缺血引起的肠道通透性增加，降低循环内毒素水平，增加肠黏膜的厚度，减轻系统炎性反应和肺组织损伤。

(罗天航)

述评　近年来的研究表明，肠淋巴循环与创伤后多器官功能障碍的发生发展及转归关系密切，在肠道营养不足的状态下可引起肠道屏障功能障碍和肠道内细菌/内毒素移位所致的肠源性感染。该文应用大鼠肠道缺血再灌注动物模型，在不同的营养条件下进行肠系膜淋巴管结扎，研究对肺损伤、肠道通透性及系统炎性反应等变化的影响，进一步证实“肠-淋巴途径”假说和不同肠内营养对肠道缺血再灌注损伤所致的肺损伤及系统炎性反应等影响。

(薛绪潮)

运用改良STAMP评分对1 201例外科住院患儿进行营养风险评估及临床结局相关性分析[中华小儿外科杂志，2012，33(10)：742]　谢周龙龙等回顾性分析2010年8月至2011年6月1 201例上海儿童医学中心外科(包括新生儿外科，普外科，泌尿外科，心胸外科，骨科等)的住院患儿的临床数据，根据改良儿科营养不良评估筛查工具(STAMP)分为低营养风险组(LNR组，STAMP评分<4分)及高营养风险组(HNR组，STAMP评分≥4分)，统计分析两组营养干预情况及临床结局数据；其中手术对营养风险的影响采用国家院内感染监控风险指数(NNIS)进行量化评

分，分析营养风险与临床结局的相关性。发现HNR组和LNR组的院内感染率分别为4.7%和2.1%、住院时间分别为(12.59±8.75) d和(10.55±7.69) d、ICU滞留时间分别为(6.59±7.58) d和(3.89±4.25) d、肠外营养使用率分别为17.3%和3.1%、肠内营养使用率分别为10.0%和3.1%，HNR组均高于LNR组；而治愈率、住院费用两组之间没有无差异。认为，除疾病诊疗对患儿预后的影响之外，营养支持治疗的作用已越来越被临床医师所重视，规范合理的营养治疗可以改善患儿营养状态，减少感染等并发症，缩短住院时间，最终改善患儿临床结局。STAMP评分是评估住院儿童是否存在营养不良风险的一种简便工具，由欧洲儿科胃肠肝病及营养学会于2010年介绍推出。但原始的STAMP的疾病诊断评分中，对外科手术在营养风险方面的评估没有详细说明，缺少量化指标，对临床使用造成困难。而改良STAMP评分可以有效评价外科住院患儿的营养风险，对指导围手术期合理营养干预有参考价值；应用NNIS评分可将手术风险进行量化评估。

（罗天航）

述评 营养支持治疗作为临床上改善患儿临床结局的一项重要治疗措施，历来都被临床医师所关注，而过度营养与营养不足同时存在于目前临床营养治疗工作中，这种不合理的营养治疗导致相关并发症增加，患儿医疗费用上升，更进一步制约了临床营养治疗的规范合理有效地开展。因此必须对患儿及时进行营养风险筛查，继而对有营养风险的患儿进行合理营养干预，是临床营养支持治疗的最佳途径。该文将改良STAMP评分应用于外科住院患儿围手术期的营养风险评估，作了十分有意义的尝试，为更进一步扩大该标准的应用提供了确实的理论依据。

（方国恩）

烧伤外科

本年度共收集论文165篇，纳入一年回顾58篇，占35.15%；收入文选11篇，占6.6%。

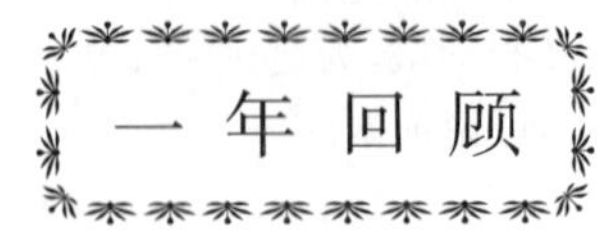

一年回顾

一、早期救治与脏器保护

严重烧伤引起免疫抑制的机制包括T淋巴细胞免疫功能障碍、巨噬细胞介导的炎症介质变化等。王坤等[1]通过检测烧伤大鼠局部淋巴结和淋巴液标本中的细胞因子和淋巴细胞变化，证实烧伤能够引起大鼠局部引流淋巴液γ干扰素/IL-4比值和局部引流淋巴结内$CD4^+$/$CD8^+$比值降低，抑制其局部免疫功能。刘茜等[2]通过检测22例严重烧伤患者外周血DC的变化，发现严重烧伤患者早期外周血髓样树突细胞和浆样树突细胞数量均减少，烧伤程度越严重DC数量减少明显；外周血DC数量减少导致烧伤后机体免疫功能低下，数量减少明显者易并发脓毒症；烧伤后定期检测外周DC数量可以作为脓毒症的早期预警指标。机体受到烧伤、感染、创伤、手术、疼痛、寒冷及精神紧张等各种因素刺激时可发生剧烈的应激反应，胡超等[3]人采用丙泊酚持续小剂量镇静治疗13例烧伤面积积大于30%TBSA的严重烧伤患者，发现丙泊酚可能通过抑制应激激素的过度释放而减轻烧伤患者的过度应激反应，进而改善大面积烧伤患者的免疫功能。严重烧伤后所致过度应激反应，其主要表现形式就是下丘脑-垂体-肾上腺皮质轴活化状态发生持续性改变，下丘脑室旁核在其中起着十分重要的作用。周济等[4]人通过观察大鼠严重烧伤后早期下丘脑NMDA受体NR1及NR2B亚基表达的变化，认为下丘脑NR1及NR2B亚基长时间的可塑性变化可能是严重烧伤后早期下丘脑-垂体-肾上腺皮质轴活化状态发生变化的机制之一。

危重烧伤患者常并发全身炎症反应综合征，其进一步发展可致多器官功能障碍综合征，甚至恶化进展发生多器官功能衰竭，是目前危重烧伤致死的主要原因。夏正国等[5]人对131例危重烧伤患者血小板计数进行动态观察，发现血小板计数的动态变化可作为预测危重烧伤患者病情变化及预后的一项重要指标。

高迁移率族蛋白B1(HMGB1)是广泛存在于真核细胞内高度保守的非组蛋白染色体结合蛋白。HMGB1可作为一种晚期炎症介质在促炎因子脂多糖(LPS)、肿瘤坏死因子(TNF-α)、白介素1(IL-1)等刺激下激活单核/巨噬细胞主动分泌到细胞外或者由坏死组织细胞被动释放，介导炎症反应。肖锦华等[6]通过检测77例严重烧伤患者血浆HMGB1水平，发现严重烧伤后HMGB1的表达异常升高，HMGB1作为重要的晚期炎症介质和TNF-α相互诱生相互作用，参与严重烧伤后全身炎症反应综合征的病理生理过程，动态观察其水平变化有助于烧伤患者病程监测及预后判断。

电烧伤渐进的发展过程和可逆性变化在一定程度上影响着病情的进展和转归。微循环障碍是机体电烧伤后渐进性损伤的重要发生机制之一。张庆富等[7]通过建立经颅高压电烧伤大鼠模型，观测其肠系膜微血管内白细胞流变行为，同时用乌司他丁进行干预，发现经颅高压电烧伤可导致大鼠肠系膜微静脉白细胞流变行为异常，乌司他丁对此有明显改善作用。该作者[8]通过动物实验发现高压电烧伤可直接损伤兔心脏微血管并改变微循环血流量，因此救治时应予以重视。

严重烧伤后肠道是常见的受累和损伤较重的内脏器官，近年的研究表明它是烧伤后引起高代谢、失控性炎症反应、多器官功能障碍综合征的始动器官之一。金以超等[9]人通过动物实验发现富氢液可降低大面积烧伤及延迟复苏所带来的氧化损伤，抑制延迟复苏大鼠肠组织促炎因子IL-1β和TNF-α的生成，从而达到对烧伤延迟复苏后肠组织的保护作用。

烧伤后补液不当容易造成脏器水肿。小儿大面积烧伤后，由于其独特的病理生理特点，发生各种并发症的概率较高，其中脑水肿为小儿大面积烧伤后常见的、严重的并发症之一，烧伤后早期补液量不足或过多均可造成脑水肿的发生。刘小龙等[10]回顾性分析了35例大面积烧伤合并脑水肿患儿，对比补液量不足患儿与补液过量患儿多器官功能障碍综合征(MODS)的发生率及预后，总结得出防治小儿大面积烧伤合并脑水肿的关键是早期、准确、有效的液体治疗；在小儿大面积烧伤休克早期，补液的“量”较“质”更加重要；缺血-再灌注损伤是诱发MODS的重要因素。

限制性液体管理策略(restrictive fluid management strategy，RFMS)是指在限制液体输入的同时，增加患者尿排出量，使机体在一段时间内处于体液负平衡。张家平等[11]*人将RFMS治疗的13例特重度烧伤患者与常规液体治疗的26例特重度烧伤患者进行对比，发现RFMS能加快重度大面积烧伤患者体液回吸收和促进液体再平衡，显著改善患者早期肺氧合功能，对减少脏器并发症、提高严重烧伤救治存活率可能具有积极作用。

烧伤切痂手术往往导致出血多。影响患者血液循环及内环境稳定，削弱机体防御能力，也增加了输血可能产生的风险。近年来临床采用了多种技术和方法。彭坚等[12]*将急性超容量血液稀释(AHH)联合控制性降压(CH)应用于严重烧伤患者早期切痂植皮术，发现该方法可明显减少严重烧伤患者早期切痂植皮术中的失血量和异体血输入量，是一种安全有效的临床血液保护方法。

头颈部烧伤患者常合并不同程度的呼吸道吸入性损伤，这是导致烧伤患者死亡的主要原因。气管切开术是解决吸入性损伤呼吸困难的重要措施。经皮旋转扩张气管切开术因其简单、快速和损伤小等特点，已成为ST的一种替代技术在急危重症抢救中应用。冉德军等[13]在60例头颈部烧伤合并中、重度吸入性损伤患者中比较PDT(percutaneous dilational tracheostomy)与ST的临床疗效和并发症，发现经皮旋转扩张气管切开术操作快速、损伤小、愈合快，且并发症发生率低。

国外报道肝素应用于烧伤可缓解疼痛、抗炎抗凝、改善血流。温丰平等[14]通过对有关肝素在烧伤治疗中应用的文献进行系统评价，表明肝素在烧伤治疗中具有降低死亡率，控制局部创面感染，促进创面愈合，缩短住院时间，预防瘢痕增生等作用。

二、感染与脓毒症

严重烧伤患者早期极易出现脓毒症等一系列感染，所以早期预防及经验性用药极其重要。为此，临床工作者们做了大量的工作，得出了积极预防、控制感染的重要性、相关因素及宝贵的临床资料等。

预防及合理用药方面：吴祖煌等[15]通过回顾性分析2004年1月至2008年12月18例危重烧伤(烧伤面积≥30%体表总面积)后真菌性感染的病例资料。得出积极控制感染相关危险因素，合理使用抗菌药物，减少侵入性操作，提高患者机体免疫力和尽早切削痂治疗等是预防真菌性医院感染的主要措施。陈娣等[16]通过对2008年1月至2010年12月保存的非发酵菌创面株经复苏、再鉴定后统一用K-B法作药敏试验。得出铜绿假单胞菌、鲍氏不动杆菌和嗜麦芽寡养单胞菌是烧伤创面感染最常见的非发酵菌，由于该类细菌耐药率严重，再一次得出临床应加大抗菌药物的管理力度，提倡合理、有序、科学地使用抗菌药物，以达到预防和控制耐药菌产生、播散之目的。

相关危险因素方面：周华等[17]通过选择自2007年3月至2011年3月笔者单位收治的160例大面积严重烧伤成年患者。得出在烧伤患者年龄相近的情况下，脓毒症的发生和结局与烧伤面积、深度有关；血清IL-6、IL-10含量在烧伤脓毒症发病机制中均起重要作用。胡泉等[18]通过对102例危重烧伤患者的167例痰液细菌培养标本和药敏试验进行回顾性分析，阐述烧伤患者痰细菌的流行病学及耐药性的变化，进一步探索痰细菌的来源。发现危重烧伤患者痰细菌培养以G^-杆菌为主，鲍曼不动杆菌居首位，均与创面感染密切相关。彭代智等[19]*分析了近8年西南医院全军烧伤研究所478例患者1 977份临床标本的流行病学资料，发现引发感染的病原菌中，居前3位的依次为铜绿假单胞菌、金黄色葡萄球菌和鲍氏不动杆菌。所有分离菌株中铜绿假单胞菌和鲍氏不动杆菌的多药耐药性尤为突出，鲍氏不动杆菌将可能取代铜绿假单胞菌成为烧伤感染死亡的主要致病菌。

针对性药物治疗方面：刘小玲等[20]通过收集2007年1月至2011年6月由西南医院全军烧伤研究所住院患者创面、血液、痰液、静脉导管、大便、口腔等分离的肺炎克雷白杆菌(KPN)共54株，经鉴定后采用K-B纸片扩散法检测菌株对氨苄西林、替卡西林等18种临床用抗生素的耐药性。得出该所烧伤感染患者KPN对临床常用抗生素耐药性高，可选择碳青霉烯类药物治疗。产β内酰胺酶(ESBL)的KPN大部分同时携带2种或者3种耐药基因，基因型以A型为主。黄晓琴等[21]通过均分离自2005年8月至2007年4月笔者单位烧伤住院患者创面、呼吸道和血液标本中的11株鲍氏不动杆菌(AB)。得出耐药AB易形成生物膜，并可阻碍创面外用药物对细菌的杀灭作用，联合应用氨溴索与创面外用药能起到协同灭菌作用。早期 IL－6 含量不宜用于判断脓毒症患者预后;早期 IL－10 含量持续高于 77 pg/ml 提示患者预后不良。目前,针对不同病因所致脓毒症的药物治疗策略不断优化。周岳平等[22]* 针对 68 例烧伤脓毒症患者在治疗中加用乌司他丁和血必净进行干预,发现乌司他丁联合血必净治疗烧伤脓毒症,可抑制机体内的细菌生长,缩短烧伤脓毒症持续时间,降低 MODS 的发生,提高烧伤患者的生存率。

相关数据分析:李峰等[23]通过回顾 1990—2010 年住院死于脓毒症的危重成年烧伤患者共 31 例,排除意外死亡、入院早期死亡、应用胸腺肽或胸腺肽 α1 者;取同时间段内非死于脓毒症的危重成年烧伤患者 16 例作为对照组。对死亡前 15 d 的白细胞总数、中性粒细胞数及百分比、淋巴细胞计数及百分比、血小板计数进行分析。得出死于脓毒症的危重烧伤患者淋巴细胞计数显著降低,可结合血小板计数降低作为反映病情危重程度和判断预后的指征。

三、代谢与营养

张兆新等[24]* 采用随机对照临床试验,观察糖尿病足溃疡患者创面局部注射胰岛素对全身血糖和创面肉芽组织形成的影响,认为糖尿病足溃疡患者创面局部注射胰岛素对全身血糖有较明显影响,能加速肉芽组织生长,促进创面愈合。施燕等[25]* 采用随机对照法观察应用胰岛素对大面积烧伤患者休克期休克复苏液体需要量、患者尿量及脏器功能的影响,认为休克期应用胰岛素可降低大面积烧伤患者复苏所需胶/晶体溶液需要量、增加尿量,同时可减轻组织损伤程度和保护脏器功能。

严重烧伤引起的骨骼肌萎缩严重影响患者的治疗与预后,烧伤后骨骼肌凋亡的研究尚处于起步阶段,马丽等[26]前期实验观察到胰岛素具有抗烧伤后骨骼肌凋亡的作用,进一步探讨胰岛素对烫伤大鼠血清诱导大鼠骨骼肌成肌细胞株 L6 凋亡的调控作用及机制,发现烫伤大鼠血清可显著促进骨骼肌成肌细胞凋亡,胰岛素能通过 PI3K/Akt 信号途径抑制细胞凋亡。

严重烧伤患者常伴有肺部感染、胃肠道等全身多器官损伤。徐庆连等[27]观察 ω－3 多不饱和脂肪酸 PUFA 对严重烫伤大鼠肺部炎症的影响并探讨其机制,认为 ω－3 PUFA 能降低烫伤大鼠血清 TNF-α 含量和肺组织巨噬细胞炎性蛋白(MIP－1 α)、NF－κBp65、巨噬细胞游走抑制因子(MIF)水平,对肺组织有一定保护作用。李兴照等[28]观察 PUFA 对严重烧伤大鼠肠道炎症反应的影响,认为 ω－3 鱼油脂肪乳降低烧伤后血清 DAO 水平,改善烧伤后肠黏膜损伤,保护肠黏膜屏障功能。ω－3 鱼油脂肪乳减轻烧伤后促炎因子 TNF-a、IL－6 的释放,抑制烧伤后全身炎症反应的程度。

营养支持和免疫调节对于烧伤后促进蛋白质的合成,促进创面的早起愈合,增强机体免疫力,减少烧伤并发症的发生,降低患者死亡率具有重要的意义。陶白江等[29]采用回顾性分析 74 例Ⅱ～Ⅲ度烧伤总面积 50%～98%TBSA 烧伤患者术后营养支持及免疫调节治疗情况,探讨危重烧伤患者营养支持和免疫调节的治疗方法和效果,认为对危重烧伤患者实施营养支持和免疫调节治疗,可缩短治疗时间,有利于危重烧伤患者的治疗康复。

重度烧伤患者微量元素在体内可能出现各种各样的改变,影响某些酶的活性和创面愈合。韩兆峰等[30]观察重度烧伤患者中后期全身和创面局部肉芽组织中的微量元素 Fe、Cu、Zn、Se、Mn 的含量变化。认为微量元素在全身和创面局部肉芽组织中的变化不尽相同,局部 Zn、Se 含量的变化受全身含量的影响,不同微量元素的不同变化可能是导致创面愈合延迟的重要因素。

严重烧伤后肠道免疫功能紊乱,大量炎症介质释放,导致肠道组织结构受损及功能障碍。吴修文等[31]观察肠三叶因子(ITF)和黏蛋白对烧伤血清所致肠上皮细胞免疫功能变化的影响,认为 ITF 能维护肠上皮细胞功能,抵御细菌黏附,降低细胞死亡率,同时能维护细胞免疫稳态,减少炎症介质释放,并且 ITF 与黏蛋白联用效果更明显。此外,ITF 还有减轻肠道损害,促进修复的功能,王焕等[32]观察烧伤血清所致肠上皮细胞增殖、移行能力的变化,以及联合应用 ITF 和黏蛋白对其的影响,发现 ITF 对肠上皮细胞增殖影响有限,但能明显改善细胞变形能力,促进细胞移行;单独使用黏蛋白对细胞无明显作用,与 ITF 联合应用能增强 ITF 的作用。ITF 维护肠黏膜屏障的主要机制为促进细胞移行。

四、创面修复

坐骨结节是截瘫患者发生压疮的常见部位之一,海恒林等[33]设计了股二头肌长头肌瓣联合半 V 形股后筋膜皮瓣修复坐骨结节压疮,并应用于 8 例坐骨结节深度压疮患者,发现该手术操作简单、损伤小、抗压效果好、可重复利用。

大面积深度烧伤患者可出现骨骼、肌腱等重要器官外露,极易导致后期严重的功能障碍甚至截肢。郑朝等[34]* 通过临床观察提出游离肌瓣复合头皮移植,能够为深度组织外露且缺乏供瓣区的患者提供有效的创面修复。

颈部皮肤薄而柔软，深度烧伤后易造成其伸缩功能和形状的异常，颈部烧伤的处理与早期修复具有特殊性。杜伟力等[35]观察锁骨上岛状皮瓣修复颈部深度烧伤创面的治疗效果。选择颈部深度烧伤患者6例。颈部创面行清创、切除焦痂或肉芽组织后，设计并切取与创面面积等同的锁骨上岛状皮瓣封闭创面。提出用锁骨上岛状皮瓣治疗颈部深度烧伤创面，颈部外形和功能恢复良好，不失为一种较佳术式。

与随意型皮瓣相比，轴行皮瓣切取范围不受长宽比例限制，转移后血供丰富、抗感染能力强，应用形式比较灵活。梁钢等[36]观察应用不同轴型皮瓣修复手指软组织缺损的临床效果并探讨其可行性。对30例手指软组织缺损患者，分别应用5种轴型皮瓣进行修复。大多数患者受区拇指或掌指的外形及功能恢复达预期目的；供瓣区外形和功能基本不受影响。提出根据手指软组织缺损的具体情况，结合不同轴型皮瓣特点进行优化选择，多能获得预期效果。

手部深度烧伤后常遗留畸形和功能障碍，严重者可丧失劳动能力，最大限度恢复此类患者的手部功能意义重大。袁华等[37]总结手部深度烧伤的临床治疗经验。选择46例54只深度烧伤手，根据伤情不同，早期选择不同手术方式修复创面，术后早期进行功能锻炼。治疗后按关节活动范围评定，优31只手(57.4%)，良17只手(31.5%)，中4只手(7.4%)，差2只手(3.7%)。提出手部深度烧伤后，选择合适术式，早期手术修复创面及功能锻炼，可取得很好的疗效。

严重大面积皮肤撕脱伤大多因车祸及机械损伤所致。如果早期处理不当可引起创面坏死、感染、创面长期不愈，严重影响功能和外观，甚至威胁生命。梁茶等[38]通过总结临床21例严重大面积皮肤撕脱复合伤感染坏死创面的修复方法。提出严重大面积皮肤撕脱复合伤急症处理要及时合理，彻底清创和充分引流是防止创面进一步恶化的关键，选择正确的修复方法可促进感染坏死创面早日愈合，有效改善功能与外观。

临床常规运用上止血带后滚轴刀削痂，但很难掌握深度。周建军等[39]*观察手术早期不上止血带削痂对修复深Ⅱ度烧伤创面的临床效果。选择32例大面积深Ⅱ度烧伤患者，在伤后24 h内手术。对各项休克复苏指标稳定的患者，术中不上止血带直接进行创面的薄层削痂，以见到均匀点状出血为度。结果显示深Ⅱ度烧伤创面手术不上止血带薄层削痂出血少、手术时间短、操作简单，术后修复效果良好。

缝合固定是大张皮肤移植手术的一个重要步骤，在一些活动性大或凹凸不平部位移植大张皮肤时，多采用打包固定。张庆富等[40]设计并观察密集式缝合固定法在颌颈部深度烧伤创面或烧伤后瘢痕畸形创面皮肤移植修复术中的临床应用效果。选择114例颌颈部深度烧伤及烧伤后瘢痕畸形患者按照随机数字表法分为打包组和密集缝合组，均移植自体中厚断层皮片修复创面。提出密集式缝合同定法适合于颌颈部创面大张皮肤移植，成活率高，便于术后观察。

负压封闭引流(VSD)技术是近年来采用的新型创面处理方法，临床与实验研究证明，该技术具有明显促进创面愈合的作用。雷晋等[41]通过对比观察负压治疗和传统治疗对复杂、难愈性创面的临床疗效。提出负压治疗能加速清创后组织血管内皮细胞生成，刺激细胞增殖。清创术-负压治疗-适时植皮(皮瓣)修复的模式能有效提高复杂、难愈性创面的愈合率。李虎山等[42]将40列慢性创面患者随机分为负压治疗组与常规治疗组。发现负压治疗组患者的治疗时间明显缩短，肉芽组织生长迅速，内皮细胞及增生期细胞数显著增高，白介素迅速下降。认为负压创面疗法能促进创面肉芽组织生长，加速内皮细胞生成，刺激细胞增生，降低创面白介素-6含量。

烧伤功能部位创面处理直接关系到功能康复。孟祥海[43]利用脱细胞同种异体真皮与自体刃厚皮复合移植修复功能部位深度烧伤，结果复合皮有轻度色素沉着，外观平整，质地柔软，弹性好，皮肤耐磨，未发现挛缩和瘢痕增生，功能恢复良好。说明脱细胞同种异体真皮与自体刃厚皮复合移植修复功能部位深度烧伤及瘢痕整形创面，可以获得良好功能。

自体微粒皮与异体脱细胞真皮混合移植对创面愈合具有重要的影响。张旭辉等[44]*利用Wistar大鼠作为供体通过自体微粒皮与异体脱细胞微粒真皮混合移植在SD大鼠背部全层皮肤损伤模型。通过观察发现混合移植组与自体微粒皮移植组比较，混合移植组创面愈合率及创面纤维连接蛋白(FN)、层粘连蛋白(LN)均高于自体微粒皮移植组。认为混合移植创面愈合率高于自体微粒皮移植，且自体微粒皮与异体脱细胞微粒真皮混合移植的面积比例按1∶0.25效果最佳，这可能与创面纤维连接蛋白和层粘连蛋白升高有关。

临床上真皮替代物用于创面修复具有重要作用。王晓川等[45]通过用Wistar大鼠深Ⅱ度烫伤后不同时间节点创面全厚皮肤制成烧伤变性脱细胞真皮基质(DADM)与正常大鼠皮肤制成的脱细胞真皮基质(ADM)在创面修复中做对照研究。认为烧伤DADM无明显免疫原性，生物相容性好，经离体改造有望成为创面修复治疗中的真皮替代物。

过氧化物酶体增殖物激活受体(PPAR)是核激素受体家族成员中配体诱导激活的转录因子，其中PPAR-β、表皮生长因子(ECG)都有促进创面愈合。周波等[46]通过70只BALB/c小鼠以实验组创面滴加mECF、对照组创面滴生理盐水做自身对照实验。认为外用mEGF可上调小鼠创面组织中PPAR-β表达并促进创面愈合。

烧伤后表皮干细胞(ESC)迁移机制仍不清楚。孙薇等[47]通过观察C57BL/6小鼠浅Ⅱ度的烧伤早期创面及创周皮肤P311表达情况,以及构建腺病毒载体使原代培养的ESC强制性高表达P311,在体外细胞创伤模型中观察该基因对人ESC迁移的影响。认为P311可明显促进小鼠浅Ⅱ度烧伤创面及体外细胞创伤模型中的ESC迁移,可能在创面修复中起重要作用。

选择性去细胞猪皮是一种新型创面覆盖材料。杨红明等[48]将选择性去细胞猪皮用于深Ⅱ度烧伤创面早期包扎,观察其创面保护和促愈效果。认为选择性去细胞猪皮对于清创后的深Ⅱ度烧伤创面有较好的保护和促愈作用,效果优于常规换药方法。

压疮缘于人体局部组织长时间受压,持续缺血缺氧。一旦发生,可累及皮下组织、肌肉及骨骼,形成难治创面。代彦丽等[49]通过寻找血管内皮生长因子(VEGF)、bFGF在Ⅲ-Ⅳ期压疮创面中的分郁规律及表达特征,探讨其与溃疡形成之间的关系。认为Ⅲ-Ⅳ期压疮疮创面VEGF、bFGF表达显著低于急性外伤创面,胶原纤维合成减少或消失可能是其重要因素。

丝素多孔支架是近年来研发的一种新材料,体外研究证明其具有良好的生物相容性。张剑等[50]将丝素多孔支架应用与大鼠真皮缺损创面的修复,观察丝素支架植入后对真皮组织血管化的影响。认为丝素多孔真皮支架与自体薄皮复合移植后,早期可以促进VEGF和CD34表达,有利于组织血管化,后期促进组织成熟,加快组织重塑化过程。

五、瘢痕与修复

目前对于整合素连接激酶(ILK)在瘢痕领域的作用尚鲜见深入研究。李叶扬等[51]观察了不同生长期人类瘢痕中ILK表达及与血管生成的关系。发现小于6个月瘢痕组织组ILK阳性表达率、表达范围及ILK mRNA表达水平均明显高于6～12个月组及大于12个月组。认为ILK主要表达于小于6个月的早期瘢痕组织中,并可以通过调节瘢痕MEC中的KDR及Flt-1 mRNA表达来影响早期瘢痕的血管生成,在早期瘢痕增生过程中具有重要作用。

放射性核素^{90}Sr照射增生性瘢痕,临床疗效较为确切。支燕等[52]*研究了^{90}Sr防治瘢痕增生的作用机制并观察临床疗效。发现不同剂量的^{90}Sr照射后24、48 h,细胞凋亡率呈逐渐上升趋势,至照射后72 h两者凋亡率相近;临床病例观察显示,^{90}Sr照射病理性瘢痕或术后瘢痕预防患者后,显效率及有效率累计88.45%。认为^{90}Sr抑制瘢痕的生长是其对瘢痕Fb和ECM共同作用的结果,且临床疗效显著。

褪黑激素能通过阻滞细胞周期、抑制细胞增殖和诱导细胞凋亡而发挥抗肿瘤作用,增生性瘢痕形成与褪黑激素含量异常有关。谢有富等[53]探讨了褪黑激素对人增生性瘢痕Fb增殖和凋亡的影响与机制。发现3个浓度组Fb随着褪黑激素浓度升高,细胞逐渐分散,胞体变形缩小,胞膜皱缩,核质比例减小。认为褪黑激素可通过影响细胞cyclinE、p53和Fas基因的表达,抑制增生性瘢痕Fb增殖并诱导该细胞凋亡。Fb能敏锐感应微环境中基底刚度的变化,将Fb培养在不同刚度的凝胶上可改变其ECM改变。王玉等[54]观察了基底刚度对Fb增殖、迁移和整合素β1表达的影响。发现Fb增殖速度及活性、迁移率、整合素β1的表达率均随着硅胶基底刚度的增强而增加。认为基底刚度对Fb在创面愈合和瘢痕形成过程中的增殖、迁移有较大影响,这一效应与其调控Fb整合素β1表达作用相关。

HPA轴中相应的活性物质参与了皮肤的应激以及愈合过程,对相关细胞和细胞因子具有抑制或促进作用,也有参与调节创面愈合以及瘢痕增生的可能。刘思隽等[55]研究了增生性瘢痕组织中下丘脑-垂体-肾上腺皮质(HPA)轴成分的表达及意义。发现CRH、CRH-R1、ACTH、MC-2R以及GR-α分布于瘢痕组织的表皮基底层、真皮层的Fb和汗腺管理中.在正常皮肤组织中阳性除分布于上述部位外,尚可见于毛囊和皮脂腺。认为增生性瘢痕形成与组织中HPA轴的活性物质表达降低有关。

瘢痕疙瘩和增生性瘢痕统称为病理性瘢痕,是影响人体体貌美感和造成机体不适的常见因素。陈铭锐等[56]研究了病理性瘢痕表皮组织中TGF-βⅡ型受体(TβRⅡ)的基因表达。发现病理性瘢痕表皮组织标本中TβRⅡ阳性表达明显低于自身对照1和正常对照组织标本。认为病理性瘢痕表皮组织中可能存在TβRⅡ基因的异常表达,瘢痕表皮回植可能会增加病理性瘢痕复发的风险,而切取瘢痕患者正常皮肤植皮修复创面可能不会增加瘢痕复发的风险。

颈前区皮肤外伤后瘢痕挛缩,影响患者颈部活动功能及美观。马显杰等[57]观察颈横动脉颈段皮支皮瓣修复颈部瘢痕挛缩的临床效果。发现66例患者中64例术后皮瓣成活良好;2例术后皮瓣下血肿致尖端部分坏死,经补充植皮后治愈;供区均愈合。皮瓣感觉功能术后初期恢复为胸部感觉,6个月后完全恢复为颈部感觉。认为颈横动脉颈段皮支皮瓣血供恒定。解剖操作相对简便，皮瓣色泽、质地与颈部相近，是修复颈部严重瘢痕挛缩的良好选择。

创面修复的最佳效果是恢复功能与外观，皮肤弹性、色泽接近于正常，瘢痕不明显。谭谦等[58]观察了1 996例皮瓣修复创面的美学效果。发现术后绝大多数移植皮瓣成活良好，1 321例患者术后随访3个月至2年，皮瓣形态良好，色泽、弹性近似正常。部分患者经过后期瘢痕整形，达到预期效果。认为灵活应用皮瓣修复创面不仅愈合速度快、功能恢复好，同时可以获得较好的美学效果。

（伍国胜　王光毅　朱世辉）

参考文献

1 王　坤，等. 中华烧伤杂志，2012，28(2)：121
2 刘　茜，等. 中国危重病急救医学，2011，23(11)：678
3 胡　超，等. 解放军医学杂志，2012，37(5)：499
4 周　济，等. 中华创伤杂志，2012，28(3)：272
5 夏正国，等. 中华损伤与修复杂志（电子版），2012，7(2)：40
6 肖锦华，等. 中华医院感染学杂志，2012，22(16)：3459
7 张庆富，等. 中华烧伤杂志，2011，27(5)：375
8 张庆富，等. 中华烧伤杂志，2012，28(3)：173
9 金以超，等. 第二军医大学学报，2012，33(2)：170
10 刘小龙，等. 中华损伤与修复杂志(电子版)2011，6(4)：21
11* 张家平，等. 中华烧伤杂志，2012，28(3)：165
12* 彭　坚，等. 华中科技大学学报(医学版)，2012，41(3)：364
13 冉德军，等. 中国急救医学，2012，32(1)：65
14 温丰平，等. 中华损伤与修复杂志(电子版)2011，6(4)：24
15 吴祖煌，等. 中华医院感染学杂志，2011，21(19)：4025
16 陈　娣，等. 中华医院感染学杂志，2012，22(6)：1279
17 周　华，等. 中华烧伤杂志，2012，28(2)：111
18 胡　泉，等. 中华损伤与修复杂志，2012，7(1)：59
19* 彭代智，等. 中华烧伤杂志，2012，28(2)：87
20 刘小玲，等. 中华烧伤杂志，2012，28(2)：96
21 黄晓琴，等. 中华烧伤杂志，2012，28(2)：106
22* 周岳平，等. 中华损伤与修复杂志(电子版)2012，7(1)：55
23 李　峰，等. 中国急救医学，2012，32(7)：583
24* 张兆新，等. 中华烧伤杂志，2011，27(6)：451
25* 施　燕，等. 中华损伤与修复杂志（电子版），2012，7(1)：47
26 马　丽，等. 中华烧伤杂志，2011，27(5)：353
27 徐庆连，等. 中华烧伤杂志，2011，27(5)：358
28 李兴照，等. 安徽医科大学学报，2012，47(4)：408
29 陶白江，等. 中华损伤与修复杂志（电子版），2011，6(5)：41
30 韩兆峰，等. 中华实验外科杂志，2012，29(3)：418
31 吴修文，等. 中华烧伤杂志，2011，27(5)：341
32 王　焕，等. 中华烧伤杂志，2011，27(5)：347
33 海恒林，等. 中华烧伤杂志，2012，28(1)：57
34* 郑　朝，等. 中华烧伤杂志，2012，28(5)：341
35 杜伟力，等. 中华烧伤杂志，2012，28(4)：253
36 梁　钢，等. 中华烧伤杂志，2012，28(1)：9
37 袁　华，等. 中国现代手术学杂志，2012，16(2)：145
38 梁　茶，等. 中华损伤与修复杂志（电子版），2012，7(2)：49
39* 周建军，等. 中华医学杂志，2011，91(44)：3123
40 张庆富，等. 中华烧伤杂志，2012，28(4)：244
41 雷　晋，等. 中华烧伤杂志，2011，27(6)：456
42 李虎山，等. 中华损伤与修复杂志（电子版），2011，6(4)：30
43 孟祥海，等. 中国修复重建外科杂志，2012，26(2)：219
44* 张旭辉，等. 中华医学美学美容杂志，2012，18(4)：290
45 王晓川，等. 中华烧伤杂志，2012，28(3)：201
46 周　波，等. 中华烧伤杂志，2011，27(6)：446
47 孙　薇，等. 中华烧伤杂志，2012，28(3)：213
48 杨红明，等. 中华损伤与修复杂志（电子版），2011，6(5)：44
49 代彦丽，等. 中华烧伤杂志，2012，28(5)：363
50 张　剑，等. 中华损伤与修复杂志（电子版），2012，7(2)：11
51 李叶扬，等. 中华烧伤杂志，2011，27(6)，411
52* 支　燕，等. 中华烧伤杂志，2011，27(6)，416
53 谢有富，等. 中华烧伤杂志，2011，27(6)，422
54* 王　玉，等. 中华烧伤杂志，2011，27(6)，427
55 刘思隽，等. 中华烧伤杂志，2011，27(6)，432
56 陈铭锐，等. 中华烧伤杂志，2012，28(4)，278
57 马显杰，等. 中华烧伤杂志，2012，28(4)，256
58 谭　谦，等. 中华烧伤杂志，2012，28(4)，248

限制性液体管理策略对严重烧伤患者早期肺功能影响的对比研究[中华烧伤杂志,2012,28(3):165] 张家平等回顾性分析限制性液体管理策略(RFMS)对特重度大面积烧伤患者早期肺功能及其预后的影响。将收治的于体液回吸收期采用RFMS治疗的13例特重度烧伤患者设为治疗组,于体液回吸收期采用常规液体治疗的26例特重度烧伤患者设为对照组,两组按1∶2比例配对。记录并比较患者伤后3～10 d液体总入量、总出量与入出量差值,以及血浆白蛋白水平;伤后3、5、7、10、14 d肺氧合指数;伤后7～14 d肺部和血液感染情况;伤后2周内急性呼吸窘迫综合征(ARDS)发生情况、其他脏器并发症发生情况和死亡情况。结果发现两组患者液体总入量伤后3～10 d呈下降趋势。除伤后4 d外,其余时相点两组液体总入量比较差异均无统计学意义($P>0.05$)。伤后4～9 d,治疗组液体总出量大于对照组($P>0.05$)。两组患者液体入出量差值呈下降趋势,对照组于伤后10 d达低谷,治疗组于伤后6 d达低谷。伤后3～7 d天治疗组液体入出量差值低于对照组,其中伤后4～6 d组间比较差异有统计学意义($P<0.05$)。伤后3～14 d治疗组肺氧合指数均高于对照组,其中伤后7、14 d治疗组(分别为372±78、354±39)明显高于对照组(分别为291±92、283±72,$P<0.05$)。伤后7～14 d治疗组患者中发生肺部和血液感染者分别为1、4例,少于对照组的9、11例。伤后2周内治疗组ARDS发生情况、其他脏器并发症发生情况和死亡情况均少于对照组,但差异均无统计学意义($P>0.05$)。得出RFMS能加快特重度大面积烧伤患者体液回吸收和促进体液再平衡,显著改善患者早期肺氧合功能,对减少脏器并发症、提高严重烧伤救治存活率可能具有积极作用。

(伍国胜)

述评　大面积烧伤患者补液原则至关重要,补液少或过多,直接影响大面积烧伤患者生存率。该文回顾性分析限制性液体管理策略(RFMS)对特重度大面积烧伤患者早期肺功能及其预后的影响。结果表明RFMS能加快特重度大面积烧伤患者体液回吸收和促进体液再平衡,显著改善患者早期肺氧合功能,对减少脏器并发症、提高严重烧伤教治存活率可能具有积极作用。该文通过回顾性分析得出部分有统计学意义的数据,但统计病例数有限,如能以更多病例开展前瞻性的研究将更有说服力。

(肖世初)

术前急性超容性血液稀释结合控制性降压在严重烧伤患者早期切痂植皮术中的应用[华中科技大学学报(医学版),2012,3:027] 彭坚等观察了急性超容量血液稀释(AHH)联合控制性降压(CH)应用于严重烧伤患者早期切痂植皮术后的节约用血效果及安全性。将40例Ⅱ-Ⅲ度烧伤面积在35%TBSA以上烧伤患者随机分为2组,每组20例。A组行AHH+CH,患者于切皮前经静脉快速输入6%羟乙基淀粉(20 ml/kg,50 ml/min),术中用硝酸甘油[0.5～1.0 μg/(kg·min)]行控制性降压;B组为对照组,行常规麻醉处置。术中连续监测平均动脉压(MAP)、心率(HR)、脉搏血氧饱和度(SpO_2)和中心静脉压(CVP);于稀释前、稀释后、术毕、术后第1天测定:血细胞比容(HCT)、血红蛋白(Hb)、凝血酶原时间(PT)、活化的部分凝血活酶时间(APTT)、动脉血氧分压(PaO_2)、二氧化碳分压($PaCO_2$)和酸碱值(pH值)。记录术中失血量、输血量。结果显示A组术中失血量、输血量比B组要显著减少($P<0.01$),但两组血流动力学、凝血功能,以及组织氧供差异无统计学意义。结果表明术前急性超容量血液稀释联合控制性降压可明显减少严重烧伤患者早期切痂植皮术中的失血量和异体血输入量,是一种安全有效的临床血液保护方法,值得推广。

(伍国胜)

述评　术前急性超容量血液稀释联合控制性降压可明显减少严重烧伤患者早期切痂植皮术中的失血量和异体血输入量,是一种安全有效的临床血液保护方法。大面积烧伤术中液体管理不仅是保证手术顺利进行的重要环节,而且对保持术后循环稳定、防止水肿加重具有重要作用。术前采用急性超容性血液稀释会增加患者容量负荷,术后随着麻醉苏醒、血管张力恢复,过多的容量负荷带来的不利影响逐渐显现,严重的可导致肺水肿,表现为呼吸加快、躁动,氧饱和度下降等。该文提出的术前急性超容性血液稀释更需注意术后的平稳过渡,如适当镇静、利尿,避免术后容量负荷过重带来的不利影响。

(肖世初)

烧伤患者2 748株病原菌分布特点及耐药性分析[中华烧伤杂志 2012,4(28):87] 彭代智等[8]提供近年烧伤患者病原菌分布及耐药性状况的流行病学资料,以指导临床合理使用抗生素。通过选择2003年3月至2011年6月西南医院全军烧伤研究所478例患者1 977份临床标本(血液、导管、创面分泌物等),共分离出病原菌2 748株。结果革兰阴性杆菌1 879株占68.38%、革兰阳性球菌628株占22.85%、真菌241

株占 8.77%。创面分泌物标本病原菌检出率最高(1 022 株占 37.19%),其次是呼吸道(995 株占 36.21%)和血液(421 株占 15.32%)。铜绿假单胞菌检出率最高,其次是金黄色葡萄球菌和鲍氏不动杆菌。鲍氏不动杆菌检出率呈逐年增加趋势,金黄色葡萄球菌呈逐年下降趋势,铜绿假单胞菌检出率较稳定。检出的葡萄球菌中以甲氧西林耐药金黄色葡萄球菌为主。铜绿假单胞菌和鲍氏不动杆菌对多黏菌素 E、多黏菌素 B 的耐药率低于 30.00%,鲍氏不动杆菌对米诺环素的耐药率仅为 39.68%。结果表明近年引发西南医院烧伤研究所患者感染的病原菌中,居前 3 位的依次为铜绿假单胞菌、金黄色葡萄球菌和鲍氏不动杆菌。所有分离菌株中铜绿假单胞菌和鲍氏不动杆菌的多药耐药性尤为突出,鲍氏不动杆菌将可能取代铜绿假单胞菌成为烧伤感染死亡的主要致病菌。

(张立森)

评述 目前细菌耐药性是全球面临的问题,在我国问题尤为严重。该文对烧伤患者的病原菌分布及耐药性状况进行分析,总结了近年来烧伤患者细菌流行病学资料,对临床合理使用抗生素提供了依据。同时面对细菌,特别是铜绿假单胞菌和鲍氏不动杆菌多重耐药的问题更应引起我们的重视。

(朱世辉)

乌司他丁联合血必净治疗烧伤脓毒症的疗效分析[中华损伤与修复杂志 2012,7(1):55]。 周岳平等观察乌司他丁联合血必净治疗烧伤脓毒症的临床效果。通过遴选 68 例烧伤脓毒症患者并随机分为实验组 36 例和对照组 32 例。烧伤脓毒症确诊后,对照组按烧伤脓毒症综合治疗方案进行治疗,实验组在烧伤脓毒症综合治疗方案治疗的基础上加用乌司他丁 100 kU 静脉注射,2 次/天和血必净注射液 100 ml 静脉滴注,2 次/天,连续应用 7 d。比较两组用药治疗前后 7 d 的痂下组织细菌定量的差异;比较用药治疗 7 d 后,两组血培养阴转率、脓毒症持续时间、多脏器功能不全综合征发生率和生存率的差异。结果显示联合用药 7 d 后,实验组痂下组织细菌定量(4.16±1.48)×10^3 CFU/g 明显低于对照组(5.89±0.36)×10^7 CFU/g($P<0.05$);实验组血细菌培养阳性阴转率(76.2%)高于对照组(27.8%)($P<0.05$);实验组烧伤脓毒症持续时间(5.1±0.8) d 较对照组(7.9±1.0) d 缩短($P<0.01$),多脏器功能不全综合征发生率 16.7% 较对照组 40.6% 降低($P>0.05$),生存率(75.0%)高于对照组(46.9%)($P<0.05$)。结果表明乌司他丁联合血必净治疗烧伤脓毒症,可抑制机体内的细菌生长,缩短烧伤脓毒症持续时间,降低 MODS 的发生,提高烧伤患者的生存率。

(张立森)

评述 乌司他丁和血必净治疗烧伤脓毒症在烧伤领域已有不少报到。该文胰蛋白酶抑制剂,乌司他丁能够抑制过度炎症反应得到大家共识,但能抑制机体内细菌生长可能还需要更多的证据和机理上的阐述。同样血必净近年来在治疗烧伤脓毒症也有不少报到,取得不错效果,但两者联合应用治疗烧伤脓毒症,仍需要更多的证据或理论来支持。

(朱世辉)

糖尿病足溃疡患者创面局部注射胰岛素对全身血糖及创面的影响[中华烧伤杂志,2011,27(6):451] 张兆新等观察糖尿病足溃疡患者创面局部注射胰岛素对全身血糖和创面肉芽组织形成的影响.选择 2009 年 6 月至 2010 年 6 月在笔者单位住院治疗的糖尿病足患者 32 例,按随机数字表法分为胰岛素组和对照组,每组 16 例,所有患者预先清创。①胰岛素组:将胰岛素计算剂量的 1/2 用生理盐水稀释成 1 ml 后,浸润注射于溃疡创面基底部,另 1/2 计算量按常规行腹部皮下注射,均为 2 次/天。②对照组:将胰岛素计算剂量的全量常规注射于腹部皮下,溃疡创面基底部浸润注射 1 ml 生理盐水,均为 2 次/天。2 组患者均连续注射 7 d 于患者每次注射前及注射后 0.5、1.0、2.0、4.0 h,分别检测其空腹血糖值.于首次注射前及注射 3、5、7 d,评估创面肉芽组织生长程度;取创面组织标本观察 CD34 表达情况,据此计算创面微血管密度(MVD)。对实验数据行 t 检验。结果发现两组患者观察期内空腹血糖值维持在 6.6～12.8(10.0±2.2)mmol/L,各时相点组间比较,差异均无统计学意义(t 值为 0.000～2.209,$P<0.05$)。注射第 5 天起,胰岛素组患者局部创面肉芽组织明显增多;第 7 天达生长高峰(59.06±1.58)%,与对照组(23.61±1.57)%比较,差异有统计学意义($t=17.420$,$P=0.000$)。CD34 表达情况显示,胰岛素组注射 3 d 起有新生血管形成,但此时 MVD 与对照组接近($t=0.0247$,$P>0.05$);注射 5、7 d,胰岛素组创面组织 MVD 每 200 倍视野中分别为(8.34±0.48)、(11.22±0.97)个,明显多于对照组的(4.42±0.14)、(5.44±1.13)个,t 值分别为 16.568、27.664,$P<0.01$。认为,糖尿病足溃疡患者创面局部注射胰岛素对全身血糖有较明显影响,能加速肉芽组织生长,促进创面愈合。

(王星童)

述评 创面下浸润注射胰岛素具有加速创面再上皮化的作用,其原因可能是胰岛素能增加蛋白合成。局部使用胰岛素已成为难愈性创面的研究热点,该研究注重于创面局部注射胰岛素的有效浓度以及安全性问题。笔者对糖尿病足溃疡患者观察,胰岛素组局部和腹部皮下个体化注射胰岛素,对照组全部为腹部皮下注射，观察其对全身血糖的影响及创面变化，试图初步验证这一疗法的临床实用性。但研究存在的问题：胰岛素给药量、时间与临床通行的方案不一致；胰岛素组根据计算的给药量一半采用了创面下注射是否由于注射层次创面局部血运与腹部皮下的差异造成吸收的不同，导致吸收速度的明显差异，引起血糖起落。

（贲道锋）

胰岛素治疗在烧伤休克复苏中的应用初探［中华损伤与修复杂志（电子版），2012，7（1）：47］ 施燕等观察应用胰岛素对大面积烧伤患者休克期休克复苏液体需要量、患者尿量及脏器功能的影响，初步探索胰岛素治疗在烧伤休克复苏中的应用价值。选取急诊入院大面积烧伤患者42例，抽签法随机分为胰岛素治疗组和常规治疗组。按照“瑞金公式”计算初始复苏所需胶/晶体量，常规治疗组给予葡萄糖溶液和维生素C，胰岛素治疗组给予由葡萄糖溶液、常规胰岛素、氯化钾及维生素配置而成的GIKC溶液。记录两组患者第一个24 h实际输注胶、晶体量，并根据体重和烧伤面积计算第一个24 h单位胶（晶）体量；记录第一个24 h尿量及休克期（伤后72 h）总尿量，计算单位尿量；同时检测血细胞比容、血小板计数及伤后肝肾功能等相关生化指标。结果显示胰岛素治疗组第一个24 h单位胶体量为（0.72±0.09）ml/（kg·1%TBSA），较常规治疗组（0.86±0.25）ml/（kg·1%TBSA）明显减少（$P<0.05$）。休克期单位尿量，胰岛素治疗组（1.87±0.51）ml/（kg·h），较常规治疗组（1.42±0.59）ml/（kg·h）明显增加（$P<0.05$）。胰岛素治疗组伤后第二天起血小板计数高于常规治疗组，总胆红素（TBIL）、直接胆红素（DBIL）、尿素氮（BUN）和肌酐（Cr）值均低于常规治疗组。研究认为休克期应用胰岛素可降低大面积烧伤患者复苏所需胶/晶体溶液需要量、增加尿量，同时可减轻组织损伤程度和保护脏器功能，在严重烧伤休克复苏中的具有潜在应用价值。

（王星童）

述评　近年来，胰岛素的“非糖尿病应用”的探索，拓宽了胰岛素的临床应用指征，也为一些困难的临床问题提供了新的解答。该文在休克期应用胰岛素治疗，利用其拮抗炎症介质介导的血管通透性增加及降低血管内皮细胞损伤的作用，有利于改善或纠正烧伤休克。休克期应用胶晶体复苏的同时应用胰岛素治疗，可减少患者休克期复苏液体的需求量，并具有保护细胞、组织和脏器功能的作用，有利于严重烧伤患者的治疗。但实验选择病例数量少，平均烧伤总面积和平均三度烧伤面积偏小，以及在临床实际治疗中第一个24 h，结果的参考价值受到限制。

（贲道锋）

游离肌瓣移植修复大面积烧伤后期深度创面［中华烧伤杂志，2012，28（5）：341］ 郑朝等探讨大面积深度烧伤后期伴骨关节外露创面的修复方法。观察2009年1月至2011年5月，收治的大面积深度烧伤患者中，有5例于治疗后期伴育孽个或多个骨关节外露，无法通过游离植皮或皮瓣修复。其中5例伴单个骨关肖外露，2例伴2处以上骨关节及肌腱外露，创面大小为（8 cm×5 cm）～（21 cm×8 cm）。先后进行游离肌瓣复合刃厚皮（头皮）移植7例次，其中腹随肌肌瓣游离移植4例次、背阔肌肌瓣游离移植3例次。结果所有游离肌瓣及植皮均成活良好，骨关节外露创面完全修复，术后1年随访部分患者，修复部位外观良好，无溃疡、关节炎、骨髓炎等表现，关节功能正常。大面积深度烧伤患者可出现骨骼、肌腱等重要器官外露，如果处理不当，极易导致后期严重的功能障碍甚至截肢。这类创面无法通过简单的游离植皮解决问题，需要采用血运丰富的组织瓣进行修复。由于大面积烧伤患者自身皮源缺乏，后期能够选择的皮瓣供区十分有限，创面修复更加困难。显微外科技术扩大了游离组织的应用范围，使利用肌肉组织修复深度烧伤创面成为可能。提出游离肌瓣复合头皮移植，能够为深度组织外露且缺乏供瓣区的患者提供有效的创面修复。

（李　磊）

述评　大面积深度烧伤创面的修复是烧伤治疗的难点之一。主要是能够用于修复的皮肤和临近皮瓣组织缺乏。该文利用游离肌瓣移植修复骨关节和韧带暴露的创面取得良好效果。但是，对手术技巧要求比较高，有一定的失败率；切取肌肉后必然影响其原来的功能。因此，采用该方法时，应该评估手术结果的得失，谨慎选择。

（王广庆）

述评　烧伤患者功能康复是患者能否回归社会的重要因素之一，而功能部位创面的处理又是功能康复的关键，该文利用脱细胞同种异体真皮与自体刃厚皮复合移植修复深度烧伤功能部位，取得良好效果，同时供皮区也为发现瘢痕增生，为烧伤功能部位创面修复提供了一个良好办法。但该方法国内已有类似报道。同时国外已有人工合成的真皮支架替代脱细胞真皮，疗效可靠，后者来源广泛，不存在异体皮的种种弊端，可能更具有应用的前景。

（朱世辉）

深Ⅱ度烧伤创面休克期无止血带削痂效果观察［中华医学杂志，2011，91（44）：3123］ 周建军等观察手术早期不上止血带削痂对修复深Ⅱ度烧伤创面的临床效果。选择32例大面积深Ⅱ度烧伤患者，均在伤后24 h内手术。对各项休克复苏指标稳定的患者，术中不上止血带直接进行创面的薄层削痂，以见到均匀点状出血为度。用肾上腺素等渗生理盐水纱布覆盖止血，覆盖异种脱细胞真皮。统计并记录患者每1%TBSA创面削痂的术中出血量、手术时间以及手术前后的体温变化、创面愈合时间、创面愈合质量及瘢痕挛缩程度，并与术中上止血带的相关文献资料进行对比分析。结果显示32例患者中31例完成全部观察过程.患者每1%TBSA创面削痂手术的平均出血量为(8.8±0.9)ml，手术时间为(0.52±0.06)min；伤后5 d体温为(37.7±0.7)℃，明显低于伤后24 h的(38.6±0.6)℃($t=0.42$，$P<0.05$)；创面愈合时间为(25.2±2.2)d；手术时间、伤后5 d体温、创面愈合时间与术中上止血带的相关文献资料相比差异均有统计学意义(均$P<0.05$)。伤后3个月的创面愈合质量评价100%为佳；伤后6个月创面有瘢痕增生、轻度挛缩，但关节活动自如无功能障碍。得出深Ⅱ度烧伤创面手术不上止血带薄层削痂出血少、手术时间短、操作简单，术后修复效果良好。

(李　磊)

述评　深Ⅱ度烧伤创面的处理一直是治疗的难点，手术时机、是否使用止血带、削痂层次、敷料选择等流程的选择上看法不一。该文对32例大面积深Ⅱ度复苏稳定的烧伤患者，伤后24 h内手术.不上止血带直接进行创面的薄层削痂，覆盖异种脱细胞真皮，观察术中出血量、手术时间以及手术前后的体温变化、创面愈合时间、创面愈合质量。认为只要患者全身情况稳定，削痂时间越早越好，不上止血带有利于减少手术导致缺血再灌注损伤、淤积带不能逆转的概率与风险，可快速、高质量地修复创面。但鉴于所采用的对照组评估模式相近而不完全统一，其结论有待进一步研究。

(程大胜)

自体微粒皮与异体脱细胞微粒真皮混合移植对大鼠创面纤维连接蛋白和层粘连蛋白表达的影响[中华医学美学美容杂志，2012，18(4)：290]　张旭辉等通过探讨自体微粒皮与异体脱细胞微粒真皮混合移植对创面愈合的影响，并对有关机制做进一步研究。将Wistar大鼠作为供体，SD大鼠为受体，在SD大鼠背部建立全层皮肤损伤模型。90只SD大鼠分为5组。每组18只，第1组为自体微粒皮组；第2组为异体脱细胞微粒真皮移植组；第3、4、5组为混合移植纰。混合移植组中自异体微粒皮的面积比例分别为：1∶1、1∶0.5、1∶0.25。术后第2、3、4周分别测挝每组创面的愈合率，采集创面标本，做HE染色，检测纤维连接蛋白(FN)和层粘连蛋白(IN)、进行组间比较。发现混合移植组与自体微粒皮移植组比较，混合移植组创面愈合牢及FN、IN均高于自体微粒皮组，其中1∶0.25混合移植组最高，差异有统计学意义($P<0.05$或$P<0.01$)。认为混合移植创面愈合率高于自体微粒皮移植，且自体微粒皮与异体脱细胞微粒真皮混合移植的面积比例按1∶0.25效果最佳，这可能与创面纤维连接蛋白和层粘连蛋白升高有关。

(李　磊)

述评　脱细胞真皮与自体皮复合移植在瘢痕整形及小面积烧伤治疗中获得了很好的效果，但大面积烧伤应用仍较困难。该文在动物实验中将不同比例的自体微粒皮与异体脱细胞微粒真皮混合移植，认为一定量的异体脱细胞微粒真皮起到了支架作用，改变了胞生长的空间结构，促进局部细胞产生FN、LN，加速了创面愈合。由于所用的动物模型为大鼠，未见愈合后创面的电镜等组织学检查，也未观察后期愈合质量，自异体皮混合移植的最佳比例也与多篇文献不同，有待于进一步研究。

(程大胜)

^{90}Sr治疗增生性瘢痕的基础与临床研究[中华烧伤杂志，2011，27(6)：416－421]　支燕等探讨了^{90}Sr防治瘢痕增生的作用机制并观察临床疗效。方法用^{90}Sr敷贴器按照0、5、10、15 Gy剂量照射体外培养的人增生性瘢痕Fh。照射后24、48、72 h，流式细胞仪测定细胞周期及凋亡率变化；ELISA法检测细胞培养上清液中Ⅰ型胶原浓度。评价348例增生性瘢痕患者、40例瘢痕疙瘩患者及114例外科手术后瘢痕预防患者应用^{90}Sr照射治疗的效果，并经HE染色对比正常皮肤组织、增生性瘢痕组织、经^{90}Sr照射治疗的增生性瘢痕组织中Fb数目。对数据进行单因素方差分析和q检验。结果①剂量为10、15 Gy的^{90}Sr照射后24、48 h，细胞凋亡率呈逐渐上升趋势，至照射后72 h两者凋亡率相近。剂量为5 Gy的^{90}Sr照射后48 h细胞凋亡率明显高于照射后24 h，但照射后72 h细胞凋亡率迅速下降，与剂量为10、15 Gy时比较差异均有统计学意义。②照射后24 h，^{90}Sr照射剂量为5、10 Gy时，细胞各周期的百分比相近；^{90}Sr照射剂量为15 Gy时，S期细胞明显增多[(48.1±1.0)%，F值均为200.277，$P<0.01$]。剂量为10 Gy及15 Gy的^{90}Sr照射后72 h，细胞明显阻滞在s期，s期细胞百分比分别为(85.7±5.2)%、(73.0±8.4)%，与照射剂量为0 Gy和5 Gy时比较差异均有统计学意义(F值均为111.105，$P<0.01$)。③同一照射时相点下，照射剂量越大，Ⅰ型胶原浓度越低。同一照射剂量下，随着时间推移，Ⅰ型胶原浓度有不同程度的增加。④临床病例观察显示，^{90}Sr照射病理性瘢痕或术后瘢痕预防患者后，显效率及有效率累计88.45%。HE染色显示，^{90}Sr照射治疗的人增生性瘢痕Fb数目少于未经照射治疗

者。认为^{90}Sr 抑制瘢痕的生长是其对瘢痕 Fb 和 ECM 共同作用的结果，且临床疗效显著。

（吴海斌）

述评　增生性瘢痕的治疗方法主要有手术切除、压迫瘢痕内注射药物疗法及物理治疗，手术结合其他疗法方可取得较好疗效。放射性核素 Sr 照射增生性瘢痕，临床疗效较为确切，但有关显效机制目前鲜见报道。该项研究旨在不同剂量照射 6 例体外培养人增生性瘢痕 Fb，并结合 348 例临床研究观察，对 Sr 治疗瘢痕的有关机制进行探讨，推测 Sr 抑制瘢痕的生长是其对瘢痕 Fb 和 ECM 共同作用的结果。该项研究的缺陷是体外培养人增生性瘢痕 Fb 并被照射，与临床治疗之间在剂量、途径，尤其是治疗观察时间多方面存在较大差异。

（贲道锋）

基底刚度对成纤维细胞生物学行为的影响［中华烧伤杂志，2011，27（6）：427］　王玉等观察了基底刚度对 Fb 增殖、迁移和整合素 β_1 表达的影响。方法将 Fb 接种于刚度为（16.2±0.5）、（19.8±1.1）、（200.1±2.6）kPa 的硅胶基底上，进行如下检测：①分别连续培养 5 d 或 6 d，进行细胞计数、噻唑蓝法检测细胞增殖活性（吸光度值表示）。②培养 3 d，检测细胞周期，计算增殖指数（PI）。③划痕实验后培养 0（当日）、1、2、3 d，测定 Fb 迁移率。④培养 2 d，流式荧光法检测细胞中整合素 β_1 表达。对部分数据进行单因素方差分析。结果：细胞计数、噻唑蓝法检测均显示，Fb 增殖速度及活性均随着硅胶基底刚度的增强而增加。细胞周期检测显示：在刚度为（16.2±0.5）、（19.8±1.1）、（200.1±2.6）kPa 的硅胶基底上，细胞的 P1 分别为 24.8%、27.4%、32.4%。培养 2 d，在刚度分别为（19.8±1.1）、（200.1±2.6）kPa 的硅胶基底表面上，Fb 迁移率分别为（91.4±5.1）%、（100.0±1.3）%，均明显高于刚度为（16.2±0.5）kPa 硅胶基底表面的 Fb 迁移率［（55.8±6.8）%，F 值分别为 3.5、4.0，$P<0.01$］。刚度为（16.2±0.5）kPa 硅胶基底表面的 Fb 中整合素 β_1 表达率最低，仅 43.2%。刚度为（200.1±2.6）kPa 硅胶基底表面的 Fb 中整合素 β_1 表达率最高，为 81.3%。认为基底刚度对 Fb 在创面愈合和瘢痕形成过程中的增殖、迁移有较大影响，这一效应与其调控 Fb 整合素 β_1 表达作用相关。

（吴海斌）

述评　创面愈合过程中，机械应力的变化具有重要的作用。细胞外基质的刚度，影响多种细胞的增殖分化。该文以体外方法观察不同刚度硅胶对成纤维细胞生物学行为的影响，表明随基质刚度的增加，整合素 β_1 表达增加，伴有细胞增殖速度增快。这些结果对于理解创面愈合过程和瘢痕形成的机理具有一定的意义，具有进一步研究的价值。

（贲道锋）

整 形 外 科

本年度共收集论文564篇，纳入一年回顾180篇，占32%；收入文选28篇，占5%。

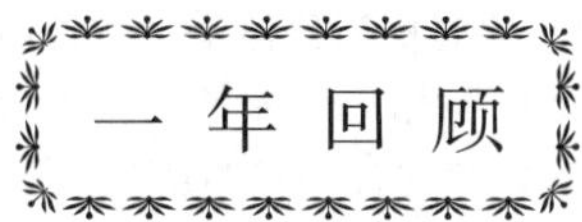

一、基础研究

李任等[1]* 报告成肌细胞自体移植对大鼠神经植入术后终板再生及神经肌肉功能恢复的影响。结果显示成肌细胞自体移植能使神经肌肉功能恢复明显加快，再生终板数量增加。唐军[2]* 等报告携带重组人胰岛素基因的慢病毒载体转染的人脐带间充质干细胞（human umbilical cord mesenchymal stem cells, hUCMSCs）与丝素蛋白支架在体外构建组织工程化脂肪（tissue engineering adipose）时 hUCMSCs 成脂分化能力明显提高，且能有效地与丝素蛋白支架在体外构建组织工程化脂肪。察鹏飞[3]* 等报告从人脂肪组织中提取得到脂肪来源干细胞和细胞外基质粉末；脂肪来源干细胞具有成脂、成软骨和成骨分化的能力；扫描电镜观察细胞外基质粉末具有多孔、粗糙表面和光滑表面的结构，脂肪来源干细胞与支架黏附较好；荧光显微镜下脂肪来源干细胞在细胞外基质支架上生长状态良好，认为人脂肪组织细胞外基质粉末可作为一种较理想的脂肪组织工程支架材料。吕晓杰[4]等报告软骨细胞与脂肪基质细胞（adipose-derived stromal cells, ADSCs）共培养能够在体外构建较成熟的软骨组织，软骨细胞能够诱导 ADSCs 成软骨分化及体外形成软骨组织。刘瑾春[5]等报告 100 nM 高浓度甲状腺素能够抑制软骨细胞肥大，但同时也抑制了软骨细胞增殖和软骨细胞基质分泌。耿祎楠[6]等报告 TGF-β/smad 和 Wnt/β-catenin 信号转导通路对病理性瘢痕的形成起到促进作用。孙慧娟[7]等报告 miR－200c 明显抑制经 TGF－β_1 诱导的人瘢痕疙瘩纤维细胞的增殖和胶原合成；miR－200 c 能明显减低磷酸化 Smad2 和 Smad3 的蛋白表达水平及抑制博莱霉素诱导的 TGF－β_1 分泌，认为 miR－200c 能明显抑制人瘢痕疙瘩成纤维细胞增殖及胶原合成，其机制可能与抑制 TGF-β/Smad 通路相关。李雪阳[8]等报告利用 RNA 干扰（RNA inteferenc, RNAi）技术研究结缔组织生长因子（connective tissue growth factor, CTGF）对人瘢痕疙瘩（keloid, KD）中胶原代谢的影响，发现质粒 siRNA-CTGF 转染瘢痕疙瘩成纤维细胞后有效沉默 CTGF 的表达，进而使胶原合成降低；CTGF 对瘢痕疙瘩形成过程中胶原蛋白的合成有促进作用。吴文艺[9]等报告真核细胞翻译起始因子（eIF4E）在病理性瘢痕组织中表达增高，磷酸化程度增高，磷酸化真核细胞翻译起始因子（p－eIF4E）可能通过调节髓样细胞白血病－1（myeloid cell leukemia－1, Mcl－1）等细胞周期调控因子而促进瘢痕组织中细胞的增生。刘月明[10]等报告组织微环境内高氧化还原状态可能是病理性瘢痕发生机制中的一个重要环节，随着瘢痕的成熟其组织内的氧化还原水平下调，但仍高于正常皮肤组织的氧化还原水平。唐庆[11]等报告通过将成纤维细胞种植于负载碱性成纤维细胞生长因子（bFGF）-明胶-壳聚糖缓释微球的人脱细胞羊膜（HAAM），有望制备出一种新型的人工活性真皮。李丹[12]等报告速即纱具有明确的止血效果，植入兔颅骨缺损处未引起任何排异反应，可引导骨组织再生；但其吸收速率较慢，与新骨生成速率不吻合。刘景兰[13]等报告兔脂肪来源干细胞（ADSCs）联合富血小板血浆（PRP）植入裸鼠皮下后可促进移植脂肪颗粒中血管生成。林立新[14]等报告脂肪来源干细胞（ADSCs）与脂肪颗粒复合移植后，原代和二代不同浓度的 ADSCs 与脂肪颗粒复合移植均可提高脂肪移植物成活率，相同浓度的原代与二代的 ADSCs 在促进脂肪颗粒成活上无显著差异，在一定范围内，随 ADSCs 浓度的增加，脂肪颗粒成活率也会相应提高;但是超过了一定范围,脂肪颗粒成活率不会随ADSCs浓度的增加而无限提高。朱茗[15]等报告分离人脂肪组织不同浓度的血管基质层细胞(stromal vasvular fraction cells,SVFs),结果来源于人自体SVFs复合脂肪颗粒能够显著提高移植脂肪组织的成活率,其中1×10^6个/ml数量级的SVFs移植脂肪的存活率最高。赵德梅[16]等报告压应力会损伤脂肪颗粒的活性,因此在自体脂肪移植的临床应用中,应在受区分离开阔的空间,以尽量减少压应力对脂肪颗粒活性的损伤。

二、皮(肌)瓣

韩岩[17]*等报告应用不同吻合血管的游离皮瓣修复面部复杂性软组织缺损,包括背阔肌肌皮瓣10例,胸背动脉的穿支皮瓣3例,肩胛皮瓣9例,前臂皮瓣6例,耳后皮瓣9例;修复缺损面积1 cm×2 cm～25 cm×12 cm。结果除耳后皮瓣移植有3例出现静脉回流障碍致2例皮瓣部分坏死外,其余移植的皮瓣全部成活,组织缺损得以修复,明显改善了功能及外形。李朝阳[18]*等报告应用游离及岛状逆行股前外侧皮瓣转位移植修复面部及小腿中上段软组织缺损13例,其中3例游离皮瓣,10例岛状皮(肌)瓣,术后皮瓣全部成活,受区外形和功能恢复满意。舒畅[19]*等报告以胸背血管为营养血供的游离肋骨-前锯肌-皮肤复合组织瓣,用以修复大面积颅骨缺损10例。结果:10例患者,组织瓣完全成活9例,坏死1例。袁新文[20]*等报道六种微型皮瓣修复手指指腹缺损的临床效果,其中邻指皮瓣8例8指,指动脉逆行岛状皮瓣9例10指,指背神经营养筋膜皮瓣9例11指,游离尺动脉腕上皮支下行支皮瓣8例8指,游离足第二趾侧方皮瓣9例14指,游离趾腹皮瓣9例9指。结果皮瓣均一期成活,伤口均一期愈合,经过6～20个月随访(平均10个月),采用第二趾侧方皮瓣及趾腹皮瓣感觉恢复最好,2pd(两点辨别觉) 4～6 mm,其次为游离尺动脉腕上皮支下行支皮瓣2pd 7～9 mm,皮瓣外形、质地均比较满意。魏鹏[21]等报告以螺旋CT数据三维重建小腿穿支,结果小腿共有外径>0.5 mm的穿支(27±4)支,平均外径(0.8±0.2)mm,平均浅筋膜段蒂长(37.3±18.6)mm,单穿支平均供血面积(49.5±25.5)cm。季卫平[22]等报告股部穿支分布,结果股部共有外径≥0.5 mm的穿支(41±4.0)支,平均外径(0.8±0.1)mm,平均蒂长(4.2±1.7) cm,平均供血面积(44±6.4)cm,股前内、外侧区中部,股后区的上部穿支较多。周虹[23]等报告了以大鼠隐血管束为预制血管蒂的全腹壁预制皮瓣模型,SD大鼠Ⅰ期手术制备大鼠后肢隐血管束预制血管蒂,Ⅱ期手术切开皮瓣四边,形成以预制隐血管束为蒂的岛状皮瓣,Ⅰ期手术与Ⅱ期手术之间的时间间隔至少需4周。徐子寒[24]等报告术前应用地拉罗司(deferasirox)对大鼠乒乓球拍样狭长窄蒂缺氧皮瓣模型能诱导HIF-1α的分泌,促进VEGF产生,增加MVD表达,明显具有提高皮瓣对低氧的耐受性,减少内皮细胞低氧后的坏死率,具有较好的保护作用。胡广伟[25]等报告在应用腓骨肌(皮)瓣、髂骨肌骨瓣、前臂皮瓣等游离移植修复组织缺损的病例中,在深部游离组织瓣静脉远心端留置静脉针,术后通过静脉留置针输注低分子右旋糖酐,20 ml/h,持续7天,并给予罂粟碱30 mg肌肉注射(1次/8 h)及抗凝与扩血管处理,能持续监测组织瓣血管通畅状况,有效预防静脉血栓形成,提高组织瓣的成活率。田佳[26]等报告肩胛(肩胛旁)游离皮瓣移植手术三种不同的血管吻合方式(显微镜下缝线法,手术放大镜下缝线法和国产73-Ⅱ型血管吻合器吻合法)中,应用73-Ⅱ型血管吻合器比传统缝线法吻合可明显减少皮瓣缺血时间,缩短血管吻合时间。杜学亮[27]等报告采用游离前臂皮瓣近端的桡动脉与头静脉分别与甲状腺上动脉和颈内静脉吻合,远端与股前外侧皮瓣血管吻合,两游离皮瓣串联吻合,修复头皮缺损效果满意。赵天兰[28]等报告了超长宽比例任意狭长窄蒂皮瓣修复面额部皮肤癌切除后组织缺损,通过设计不带知名血管、以耳前或耳后狭长皮肤筋膜或单纯筋膜为蒂的侧颌颈部皮瓣,修复面额部皮肤癌切除后组织缺损26例,其中皮瓣的蒂部有24例在耳前,2例在耳后;4例仅为筋膜蒂。皮瓣最大10.0 cm×8.0 cm,最小3.0 cm×2.5 cm,蒂宽1.0～1.5 cm,蒂长2～6 cm。结果26例狭长窄蒂皮瓣除5例皮瓣远端瘀血,其后渐恢复,其余全部成活,修复后局部外形理想。冀航[29]等报告应用去表皮岛状带蒂肌皮瓣修复胸段气管侧壁缺损,缺损的宽度为气管周径的1/3～2/5,缺损长度4.0～8.5 cm,共5例患者,术后随访3～12个月,恢复良好。林涧[30]等报告了前臂后外侧中段穿支皮瓣血供的起源、走行、分支、外径、分布及其吻合的尸体研究,并应用于临床8例,全部成活,质地和外形良好。王欣[31]等报告以骨间后动脉近端穿支皮瓣游离移植修复21例24处手部创面,皮瓣切取面积2.0 cm×1.5 cm～7.0 cm×5.0 cm,最大皮瓣长度为9 cm。9例在切取皮瓣时解剖出1条浅静脉与受区浅静脉吻合。结果19块皮瓣顺利成活,4块出现水泡,部分变紫,经拆线处理成活,1块皮瓣坏死。术后随访6～25个月,皮瓣色泽与受区相似,无明显臃肿,皮瓣供区瘢痕挛缩不明显。梁久龙[32]等报告按照组织缺损的形态,利用旋股外侧动脉多个穿支设计分叶穿支皮瓣,同时结合flow-through(血流桥接)及超薄皮瓣技术,游离移植修复下肢软组织创伤后组织缺损，供区一期缝合。结果临床应用共 21 例，其中 2 例发生皮瓣远端缺血、坏死，经移植皮片修复后痊愈，余 19 例均完全成活，外形和功能较满意。竺枫[33]等报告应用游离膝降动脉股内侧穿支皮瓣修复四肢软组织缺损 11 例，皮瓣切取面积 5 cm×8 cm～6 cm×15 cm，6 例以膝降动脉主干为血管蒂，5 例以膝降动脉股内侧穿支为血管蒂，血管全部采用端端吻合。结果 11 例皮瓣全部存活，术后随访 6～18 个月，皮瓣外观及弹性良好，感觉恢复 S3 级。赵风景[34]等报告游离胫后动脉穿支皮瓣修复手、足背皮肤缺损，方法是自胫骨粗隆平面至内外踝连线等分成 6 段，在近端第 2、3 段胫骨内缘设计皮瓣，切取胫后动脉穿支皮瓣，并携带 2～3 束隐神经，游离移植修复手、足背皮肤缺损，缺损面积：(3.0 cm×7.5 cm)～(6.0 cm×12.0 cm)。临床应用 11 例，皮瓣完全成活。随访 3～10 个月，皮瓣质地柔软，色泽红润，两点辨距觉达 7～10 mm，小腿供区只存留较小的线状切口瘢痕，功能及外形均较满意。卢帆[35]等报告胫后动脉内踝上链型穿支蒂网状供血皮瓣修复跟后组织 16 例，缺损范围(4 cm×4 cm)～(6 cm×9 cm)，皮瓣切取范围(5 cm×5 cm)～(7 cm×10 cm)，术后皮瓣、植皮均成活良好。10 例随访平均 11 个月，皮瓣质地色泽好，无破溃。杨晓东[36]等报告腓浅动脉穿支皮瓣的应用解剖及游离移植修复手足创面 12 例，缺损面积为(3.0 cm×4.5 cm)～(5.0 cm×11.0 cm)。结果腓浅动脉起始外径(1.2±0.3)mm，干长(5.6±1.8)cm。其穿支多出现于小腿前外侧上、中 1/3 区域，平均外径(0.7±0.2)mm，与中、下 1/3 处腓浅下外侧动脉及腓动脉终末穿支吻合构成 1 条几乎不减少口径的血管链，伴行静脉 1 条。12 例穿支皮瓣全部成活，受区外形及功能恢复满意，供区外形功能无明显影响。张继春[37]等报告足跗外侧动脉岛状皮瓣修复足前部皮肤缺损 12 例，均完全成活。随访 8～22 个月，皮瓣及皮片质地柔软，色泽与周围正常皮肤相似，外观无臃肿，无须二期皮瓣修整。受区皮瓣感觉以深痛觉为主，皮瓣边缘 1～2 cm 范围有浅触觉和痛觉恢复。张博[38]等报告远端蒂外踝上穿支皮瓣修复足踝部皮肤缺损 32 例，其中外踝上前穿支皮瓣 15 例，外踝上后穿支皮瓣(腓动脉穿支蒂腓肠神经营养血管皮瓣) 17 例。结果：皮瓣全部成活。获随访 6～12 个月，皮瓣质地柔软，外形和功能满意。徐一波[39]等报告逆行第 1 跖底动脉岛状皮瓣修复第 1、2 趾底创面 12 例，皮瓣面积为(2 cm×3 cm)～(4 cm×6 cm)，其中急诊修复外伤性创面 5 例，修复游离趾腓侧皮瓣供区 5 例，游离第 2 趾胫侧皮瓣供区创面 2 例。结果术后皮瓣全部成活，随访 3～35 个月，皮瓣质地良好，外形不臃肿，供区愈合良好，且无明显并发症，耐磨性良好，患者满意。李祥军[40]等报告第 2 趾胫侧游离皮瓣修复手指一侧指固有动脉、神经缺损合并皮肤软组织缺损 10 例 10 指，其缺损面积最大为 5.0 cm×2.0 cm，最小为 2.0 cm×1.5 cm；以第 2 趾胫侧游离皮瓣内的轴心动脉及神经桥接修复指一侧固有动脉、神经的缺损，切取皮瓣的面积最大为 5.5 cm×2.2 cm，最小为 2.2 cm×1.6 cm，平均为 3.5 cm×1.7 cm；指动脉、神经缺损的长度最大为 5.0 cm，最小为 2.0 cm，平均为 3.5 cm；第 2 趾供区切取同侧小腿内侧全厚皮片植皮修复。结果所有患者的移植皮瓣全部成活(Ⅰ期愈合)，小腿供区伤口Ⅰ期愈合。术后获随访 6～36 个月，指端的两点辨别觉为6～10 mm，平均为 8 mm；皮瓣的两点辨别觉为 8～10 mm，平均为 9 mm。足供区植皮愈合良好，无瘢痕挛缩及植皮区破溃，足功能无明显影响。巨积辉[41]等报告趾动脉终末支岛状皮瓣结合压力治疗重塑再造指外形 9 例 9 指，结果全部成活，嵌入趾颈部狭窄处的皮瓣均Ⅰ期成活，术区伤口及供区足部伤口均Ⅰ期愈合，随访 5～16 个月，再造手指外形得到明显改善，指腹与指颈部及指-趾结合部过渡自然，再造指屈伸功能恢复，指腹感觉恢复至 S_1～S_3，效果较满意。梁钢[42]等报告应用小腿远端不同穿支蒂皮神经营养血管皮瓣修复小腿下段和足踝部软组织缺损 24 例，其中腓动脉外踝后上穿支蒂腓肠神经营养血管皮瓣 7 例，外踝后穿支筋膜蒂腓肠神经营养血管皮瓣 2 例，腓动脉高位穿支蒂腓肠神经营养血管皮瓣 2 例，腓动脉外踝前上穿支蒂腓浅神经营养血管皮瓣 8 例，胫后动脉内踝上穿支蒂隐神经营养血管皮瓣 5 例。皮瓣切取面积为(5 cm×4 cm)～(14 cm×12 cm)。结果除 1 例腓动脉外踝前上穿支蒂腓浅神经营养血管皮瓣发生远端部分坏死之外，其余皮瓣术后均顺利成活，切口均Ⅰ期愈合。15 例患者获得 1～36 个月的随访，皮瓣色泽、质地及厚薄较为满意，供、受区外形与功能恢复也较为满意。李慧[43]等报告胫后动脉穿支供血的隐神经营养血管逆行皮瓣修复踝、足跟、足背创面 24 例，21 例皮瓣完全成活，创面Ⅰ期愈合，3 例皮瓣远端约 2 cm 坏死，经换药及手术植皮创面愈合。随访 6～18 个月，皮瓣外形及功能良好。聂建雄[44]等报告尺神经手背支营养血管蒂逆行筋膜皮瓣修复环小指创面 15 例，4 例术后出现静脉回流障碍，其中 1 例皮瓣面积较大者远端明显青紫，经积极处理，3 d 后症状缓解，但皮瓣远端出现少许发黑、坏死，后经换药自愈，其余皮瓣均存活良好，随访 3～24 个月，皮瓣均恢复保护性感觉，质地良好，手部外形与功能恢复满意，其中优 9 例，良 4 例，可 2 例，疗效优良率为 87%。陈雪松[45]等报告应用改良腓肠神经营养血管皮瓣修复跟腱区创面，设计切取以最低位腓动脉主穿支为蒂的矩形皮瓣，修复跟腱后皮瓣旋转180°，远、近端交换覆盖创面。供区一般直接缝合，个别病例需小面积全厚植皮，临床应用15例，皮瓣切取面积（13 cm×15 cm）～（18 cm×9 cm），均全部成活。术后随访10～17个月，足踝功能良好，外形轮廓接近正常。

三、颅颌面外科

邢乐君[46]* 等报告术前对患者头颈部行薄层CT扫描，将数据输入“CT导航”系统，术中在“CT导航”系统引导下行下颌角截骨成形术。结果全部患者整形效果及安全性良好，术中解剖定位准确，截骨操作简便，无明显并发症发生，手术时间短，出血少，术后康复快。刘明[47]等报告下颌角肥大直线截骨的特点及其与下颌角相关解剖结构的关系，结果：截骨线长度及截骨线到下颌角的距离与原下颌角度呈负相关（$P<0.01$）。截骨线长度为(60.0±5.2)mm；截骨线长度到下颌角的距离为(10.5±1.5)mm。下颌角区截骨线到下牙槽神经管的距离与原下颌角度呈正相关（$P<0.01$），截骨线到下牙槽神经管的距离为（10.3±1.5)mm。新下颌角到磨牙咬合平面的距离与原下颌角度的相关性无统计学意义（$P>0.05$），距离为(16.9±1.4)mm。结论：以下颌第一磨牙近中临面对应的下颌骨下缘为起点向后上方做直线截骨将下颌角恢复到125°时，截骨线与下牙槽神经血管神经束有相对安全的距离，下颌角截骨量比较充分，能够有效改善下颌角形态。新下颌角距磨牙咬合平面的距离相对恒定。鄢鹏[48]* 等报告改良型“L”形骨切开术降低颧骨颧弓突度，方法是：经口腔唇颊侧前庭沟切口，用“L”形骨切开术切开颧骨体前部，通过发际内皮肤小切口将颧弓根部完全折断，将松动的颧骨颧弓复合体内推后用螺钉固定，结果获得了满意整形与美容效果。索慧君[49]等报告11例下颌角肥大的患者，术前进行锥束CT扫描，定位下颌神经管，并进行弧形截骨线设计，指导临床操作，结果发现下颌神经管与下颌后缘及下缘的距离呈先减小后增大的趋势：下颌升支前缘水平至第一磨牙水平所对应的距离逐渐减小，至第一磨牙后缘水平所对应的距离最小，左侧为(8.93±1.78)mm，右侧为(8.16±1.51)mm，之后距离逐渐增加。下颌神经管距下颌角最短距离，左侧为(19.25±3.79)mm，右侧为(19.15±3.17)mm。结论：锥束CT可为下颌角肥大整形提供准确的下颌神经管解剖影像，提高了手术的准确性和安全性。褚涵文[50]等报告对13例颧骨复合体肿瘤及外伤后缺损的患者以三维CT及快速原型技术预成实体模型，通过CAD/CAM将健侧颧骨复合体复制到患侧缺损处，在模型上塑形精确钛网，结合自体骨移植和带蒂颊脂垫瓣内衬，重建颧骨复合体形态和功能。结果：在实体模型病变区域测量数据和术中所见病变范围基本一致，预制的个性化重建钛网与术中颧骨复合体外形匹配，术后患者面型基本对称，三维CT显示重建颧骨复合体两侧基本对称，术后外形满意。邱爽[51]等报告建立关于颧骨“L”形截骨降低术的三维有限元模型，方法是：采集高颧骨畸形患者术前头颅螺旋CT，将数据导入相应医学图像处理软件，对颧骨复合体及手术相关区域进行分体三维重建与手术模拟，应用有限元软件对模型进行网格划分，通过CT扫描灰度值的转换，对各部分材质的弹性模量、泊松比参数进行赋值，再模拟术中对颧骨、颧弓的施力，分析颧骨复合体生物力学情况。结论：在颧骨“L”形截骨降低术中按压颧骨复合体，是能够在颧弓根部造成预期的青枝骨折，使颧骨产生内收、降低的形变。陈小平[52]等报告采用超声骨刀对11例颧骨复合体肥大患者行“L”形截骨内移缩小术，结果11例患者中，1例出现上颌窦显露，但无窦黏膜穿通。对所有患者随访3～6个月，颧间距明显缩小，患者满意。徐家杰[53]等报告颜面短小畸形的手术综合治疗，对骨骼畸形不明显者，采用自体脂肪移植充填修复，对颅面骨骼发育不良的患者，首先重建面部的骨骼支架，在此基础上，再进一步完成软组织的修复，共20例，13例采取自体骨移植和/或Medpor假体填充矫正面部不对称，5例采用上颌Le Fort Ⅰ型和下颌矢状劈开截骨整形矫正咬合关系，2例行下颌骨延长器治疗；根据矫正后颏部的情况，有5例患者同时进行了颏部水平截骨整形；对软组织畸形采用自体脂肪移植矫正，20例患者均获得了满意的疗效。付德林[54]等报告了下颏水平截骨同时置入Medpor治疗严重小颏畸形，方法是经口内入路于唇龈沟上方做切口，切开骨膜，并于骨膜下方分离，显露颏骨，于颏骨骨面行水平截骨，同时行Medpor置入，结果表明本法是解决严重小颏畸形的有效方法。陈杨[55]等报告下颌角截骨术后血肿的原因及其有效的防治方法，分别采取术区加压包扎、手术探查找出出血点并行电凝或缝扎等方法止血。随访1～3年，患者恢复良好，效果较满意。结论：熟悉颌面部解剖，术前进行严格的凝血功能检查，术中耐心细致和术后引流通畅是预防术后血肿的关键，术后及时发现血肿并选择正确处理方法可避免更严重并发症的发生。俞冰[56]等报告严重颅面外伤后中线位颅骨缺损伴额窦损伤的外科治疗，11例患者行额窦刮治术，以游离颞肌筋膜封闭额窦顶部，10例患者同时行钛修复体植入修补颅骨缺损，1例行二期颅骨缺损修补。结果9例患者植入钛修复体修复颅骨缺损后恢复良好，1例患者二期行颅骨缺损修补，术后恢复良好，1例患者因额窦感染取出颅骨缺损修复体，并行额窦鼻腔吻合手术。

结论对于颅骨缺损伴额窦损伤的患者，如无明显感染或轻度感染，可以一期刮除残留额窦黏膜，以游离颞肌筋膜封闭额窦顶部，同时行颅骨缺损修补；对于伴有严重感染的额窦残窦炎，需彻底刮除残留额窦黏膜，以游离颞肌筋膜封闭额窦顶部，二期再行颅骨缺损修补。张凯[57]等报告颞肌蒂下颌骨瓣修复上颌骨缺损，其中鳞状细胞癌6例，导管癌、骨肉瘤、软骨肉瘤、恶性黑色素瘤各1例。独立修复1例，联合软组织瓣修复9例。结果10例骨瓣均成活，术后随访12～36个月，平均18个月，除1例软骨肉瘤患者术后复发外，其余9例面部外形和功能均恢复满意，供区未见并发症。李正勇[58]等报告一期切除侵及颅内的头皮鳞状细胞癌后重建颅骨14例，首先彻底切除病变的头皮、颅骨、硬脑膜及脑组织，头皮软组织缺损范围为(8 cm×7 cm)～(15 cm×14 cm)，颅骨缺损范围为(5 cm×4 cm)～(12 cm×12 cm)，硬脑膜缺损范围为(4 cm×4 cm)～(9 cm×8 cm)。然后采用合适大小的人工脑膜补片修复硬脑膜缺损，钛网修复颅骨缺损，周围邻位头皮瓣修复头皮缺损。供区植皮修复。术后皮瓣及植皮均顺利成活，切口均Ⅰ期愈合。无脑脊液漏、颅内及硬脑膜下出血等并发症发生。患者均获随访，随访时间2～5年，平均4年。随访期间局部肿瘤无复发。患者头皮修复处毛发生长良好，钛网与局部组织相容性良好，无钛网外漏。无癫痫、肢体瘫痪等局部神经功能受损表现。结论：一期彻底切除侵及颅内的头皮鳞状细胞癌后，可采用钛网重建颅骨、人工脑膜补片修复硬脑膜缺损。

四、面颊部整形

杨柠泽[59]*等报告颧脂肪垫的解剖学研究结果：①颧脂肪垫近似一个三角形，底部沿下睑眼轮匝肌支持韧带上层呈一弧线；内侧界为鼻唇沟和口下颌沟；外侧界从颧大肌在颧骨表面的止点区到达口角外下方或下颌缘。②颧脂肪垫系由较韧的纤维结缔组织组成的网状结构，其间有较大的脂肪颗粒；沿鼻唇沟水平方向牵拉，可使颧脂肪垫纤维更加紧密，垂直方向牵拉，可使颧脂肪垫纤维变得疏松，纤维之间距离增大。③在面部皮肤层和颧脂肪垫之间存在4个连接紧密的区域，从内向外分为Ⅰ区、Ⅱ区、Ⅲ区和Ⅳ区，Ⅰ、Ⅱ、Ⅲ区为与鼻唇沟平行的长条形，Ⅳ区为不规则的四边形。④颧脂肪垫与深层组织固定的结构有6条韧带：眼轮匝肌支持韧带上、下层、颧弓韧带、颧骨皮韧带、颧骨下皮韧带、颈阔肌皮肤前韧带、颊上颌韧带。结论颧脂肪垫与皮肤连接紧密，而与深层组织只有6条韧带相连接，随着时间的推移，颧脂肪垫支持韧带的松弛导致颧脂肪垫随着皮肤的老化下垂而下移，从而形成特征性的衰老面容。黄金龙[60]*等报告应用自体脂肪源性干细胞行面部年轻化抗皱治疗75例，分别抽取脂肪组织，GMP标准实验室分离培养脂肪干细胞，以1×10⁶/ml细胞浓度注入皱纹部位的真皮组织中，组织病理检查(HE染色切片)可观察到注射部位的脂肪组织、纤维结缔组织和毛细血管明显增生。对所有患者随访6～12个月，明显改善者57例，有效者18例，患者满意率92%。张志宏[61]等报告在面部除皱术中应用悬吊预控张力方法可使张力重新分布到深层结构。在68例面部除皱术中同时应用颧脂肪垫悬吊法、眼轮匝肌瓣悬吊法和颞部三点减张悬吊法三种悬吊方式，术后无明显伤口瘢痕增生和秃发，面部提升效果维持时间长，无面神经损伤并发症出现。刘环宇[62]报告成人颊脂肪垫的解剖特点及其与周围组织的关系，结果颊脂肪垫的颊突分为3种类型，即三角型45%、细长型30%及椭圆型25%，发现1条未知名动脉，来自上颌动脉分支，从翼腭窝发出，途经翼腭突向前上，贯穿于颊脂肪垫的颊突，出现率为65%(13侧)。翼突靠下颌骨的外侧边与下牙槽神经的夹角，范围在20°～50°。田雅光[63]等报告在面中部“佛手”式连续悬吊除皱术的基础上，将手术切口及剥离范围进一步缩小，采用颞部小切口，联合口腔前庭切口，用导针带PTFE悬吊线悬吊颞、颊部脂肪垫，结果本组共21例患者，视觉肿胀在术后8 d全部消退，瘀青于术后10 d全部消退，平均消退时间(8.004±0.95)d；获随访3～12个月，面中部皮肤松弛得到改善，鼻唇沟改善效果满意。杜太超[64]等报告面部组织出现松弛和下垂者，采用综合措施改善面部软组织轮廓和曲线，包括应用面颊部浅表肌腱膜系统(SMAS)和脂肪组织多点密集荷包缝合收紧，改善中下面部张力；采用睑袋手术同时提升鼻唇沟，以改善鼻唇沟加深的程度；采用面颊部和下颌脂肪抽吸，以改善下面部轮廓横径变宽和下颌线曲线不流畅。随访3～60个月，面部组织松弛下垂的情况得到明显改善，鼻唇沟变浅，面部软组织轮廓曲线流畅，下面部轮廓变窄，脸部明显瘦削，受术者对手术效果满意。术后无血肿发生，无神经损伤等严重并发症。2例在术后1年内因为体重的大幅度减轻而出现面部明显消瘦，年轻化效果不明显而再次手术，术后年轻化效果在随访期内满意。陈育哲[65]等报告采用内镜下额颞部除皱手术，于额颞部发际内做3(或5)个小切口，额部在骨膜下或帽状腱膜下，颞部在颞深筋膜浅层剥离，额颞部剥离腔在颞嵴处贯通。在内镜下显露并处理皱眉肌、降眉肌、额肌以及眼轮匝肌。在眶周骨膜下充分剥离，游离并上提额颞部皮肤，在额部和颞部分别固定。结果186例，除3例出现单侧面神经额支暂时性麻痹，5例出现眉间以及外侧眼角局部凹陷，经过注射脂肪处理以外，其余均获得满意效果，避免了传统的额颞部冠状除皱手术造成的瘢痕、脱发、头皮麻木、血肿等并发症。杨明勇[66]等报告浅表肌腱膜系统(SMAS)悬吊，并行面部脂肪抽吸和面部脂肪颗粒移植将面部脂肪组织移位、塑形的面部除皱术，先用脂肪抽吸术将面部脂肪提取，并行 SMAS 悬吊除皱术，然后再将游离的脂肪颗粒重新移植于提升术后的面部其他区域。术后随访 6 个月至 2 年，面部软组织得到提升，并且面部因老化流失的软组织量得到补充，获得了显著的面部年轻化效果。12 例受术者均较满意，无并发症发生。侯典举[67]等报告了各种通过 SMAS 个性化处理达到面部年轻化的除皱手术方法，行相应区域的 SMAS 广泛剥离，并以不同方式个性化处理 SMAS 层，术后随访 6 月至 2 年，面部软组织均获得显著的年轻化效果，术后 56 例患者均较满意。宋起滨[68]等报告自体脂肪源性干细胞辅助脂肪移植治疗面部凹陷畸形的方法，吸脂或切脂获取脂肪组织，采用标准分离、纯化程序获取人自体脂肪来源干细胞，将干细胞与颗粒脂肪混合体，用螺旋推进注射器施行皮下软组织缺损区移植，共 23 例患者，术后随访 1～24 个月，未发现感染、硬结、皮下包块、囊肿或其他并发症。治疗后，畸形明显改善者 14 例，有效者 9 例。唐泓波[69]等报告了游离背阔肌肌瓣联合自体脂肪填充序列治疗修复半侧颜面萎缩 9 例，采用Ⅰ期游离背阔肌肌瓣移植，术后 0.5～1 年行Ⅱ期自体脂肪填充术。根据面部对称情况行 1～3 次自体脂肪填充。结果：9 例肌瓣全部成活，术后 0.5～1 年观察肌瓣轻度下垂，可见局限性凹陷。经 1～3 次自体脂肪填充后面部外观明显改善，对称性良好，供区无明显功能障碍。

五、唇、睑部手术

王昕[70]等报告经自体血液提取富血小板血浆，再应用脂肪抽取技术获得脂肪颗粒，并将自体富血小板血浆复合脂肪颗粒填充修复患者的唇部软组织缺损 12 例，术后外观自然，未见明显的脂肪吸收；获随访 6～12 个月，治疗效果稳定，医患双方均满意。刘杨[71]等报告采用单侧下唇动脉岛状皮瓣修复上唇唇红及白唇局部缺损 7 例，皮瓣蒂部包括 1 条下唇动脉和 2 条下唇静脉。7 例患者，术后随访 3～6 个月，皮瓣全部成活，颜色、质地与周围皮肤相近，无明显的挛缩，皮瓣感觉功能良好，水从口中漏出明显改善，无口轮匝肌功能障碍，患者对上唇功能及外观都满意。其中，3 例患者于术后 3 个月行唇弓、唇珠、人中成形术。结论应用单侧下唇动脉岛状皮瓣修复上唇唇红联合白唇局部缺损是一种比较理想的方法。雷明辉[72]等报告 Abbe 瓣、Estlander 瓣和 Bernard 瓣修复唇癌术后缺损 14 例，结果：随访期间，无局部复发及区域淋巴结转移。随时间的推移，功能及美观评分越来越高(功能及外形效果越来越好)。术后 6 个月，总体形态功能和自我评价的结果均较为满意。吴琼[73]等报告 364 例中老年人切开法重睑术后出现重睑线末端分叉的原因及其预防措施，并根据解剖学特点，酌情去除外眦部位下垂松弛的眼轮匝肌组织，使重睑线尾端自然上翘，末端分叉现象消失。结果：64 例患者，术后随访 6～12 个月，均未再出现重睑线末端分叉外观，重睑形成线条流畅，眼部的整体效果得到明显改善。方帆[74]等报告上睑外侧皮片移植联合重睑成形术治疗巨大睑黄瘤伴严重上睑松弛，距上睑缘 5～6 mm 处设计重睑下线，与外侧鱼尾纹自然延续；根据上睑皮肤松弛程度设计需切除皮肤的宽度，画出重睑上线；去除两线之间的皮肤，利用外侧正常皮肤修补内侧睑黄瘤切除后的缺损。在超出瘤体边界 1 mm 处标出切除范围，再于拟切除的松弛皮肤内画出与睑黄瘤切除区域的形状、面积接近或略小的待移植皮肤区。沿标志线切除睑黄瘤和上睑松弛皮肤，将切除的皮肤沿标志线修制成全厚皮片，移植于睑黄瘤切除后皮肤缺损处，打包加压，最后按常规缝合法行重睑成形术。临床治疗 8 例(15 侧)患者，上睑黄色瘤面积最大为 15 mm×23 mm，最小为 5 mm×14 mm。随访 3 个月至 2 年，皮片成活良好，重睑形态自然。冯苏云[75]等报告颞肌筋膜复合组织片治疗先天性重度上睑下垂 61 例(82 只眼)，随访 5～70 个月(平均 38 个月)，除 4 例患者失访外，其余 57 例(77 只眼)患者术后外观形态均满意，无严重的并发症发生，效果稳定；术后上睑暂时性的部分眼睑闭合不全于术后 1～2 周消失，上睑上抬高度较术前显著性增加[(2.74±0.76)mm，$P<0.05$]。邹毓超[76]等报告了上下眼睑同时退缩畸形简单高效整形方法，通过下睑睫毛延长切口，松解、切断下睑缩肌，并将外眦韧带与外侧眶隔向外、下睑眼轮匝肌向外上侧紧缩，上睑眼轮匝肌向外下牵拉、固定，增加使睑裂宽度缩小的肌筋膜系统的张力及闭目的动力，以矫正上下眼睑同时退缩的外观畸形。共治疗 7 例患者，术后每只眼睑裂宽度平均缩小 3.6 mm，随访 3～25 个月，无复发，效果均满意。祖冬梅[77]等报告部分睑板全层切除联合提上睑肌缩短术矫正中重度上睑下垂 15 例(19 只眼)，结果：术后随访 6 个月至 3 年，均矫正满意(外观满意，弧度自然)。早期均有不同程度的眼睑闭合不全的情况，一般术后 1～3 个月内完全恢复，无并发症发生。黄欣[78]报告利用眶隔筋膜瓣、提上睑肌腱膜联合额肌瓣悬吊矫正重度上睑下垂，术中切开眶隔，形成蒂在睑板上缘的眶隔筋膜瓣，在眉部分离形成额肌瓣，将这两瓣与提上睑肌腱膜重叠缝合固定，建立与额肌的连接，悬吊上睑并矫正下垂畸形。结果：27 例 35 侧随访 3～6

个月，其中31侧眼睑取得了满意的效果，额肌收缩时患睑睁大，两侧眼裂大小对称，睑缘位置正常，外形自然，睑缘弧度及重睑外形满意。矫正不足4侧，后行二次手术而修复，优于传统的上睑提肌腱膜瓣悬吊和单纯额肌悬吊的方法。钟文慧[79]等总结应用上睑提肌缩短术矫正上睑下垂相关因素，认为其矫正不足的原因包括：缩短量不足，医源性组织损伤，提肌内外角及节制韧带未松解，肌瓣与睑板结合点下移或松脱，测量判断失误等；再次行上睑提肌缩短术仍可获得良好效果。

六、鼻整形术

曾高[80]* 等报告应用鼻翼软骨旋转复位法矫正弓状鼻孔畸形32例(64侧)，术中将向上内方旋转移位的鼻翼软骨外侧脚向外下方旋转复位，插入事先剥离好的鼻翼缘两层皮肤之间的腔隙内，结合有效的固定方法，以确保鼻翼软骨不再移位。结果该方法有效地使鼻翼缘复位，成功地纠正了弓状鼻孔畸形。苏晓玮[81]等报告现代汉族正常青年女性人群外鼻形态测量结果，观察到中国汉族女性与北美白人女性的外鼻测量结果存在着明显的差异，汉族女性鼻部特征不符合以白人作为研究对象建立起来的古典美学标准，为临床鼻部整形手术提供了量化指标和参考依据。徐奕昊[82]等报告先天性副鼻畸形的诊断和手术方法，共4例，其中3例为单纯型副鼻畸形，采用单纯副鼻切除加局部改形术矫正畸形，取得良好效果；1例为复杂型副鼻畸形，采用鼻孔成形加局部改形术进行矫正，术后效果满意。王昕[83]等报告有效整复软骨性歪鼻(a tilted or bent cartilaginous vault)的方法，对鼻中隔偏斜和不同程度的通气障碍的软骨性歪鼻18例，全部采用开放入路，行鼻中隔畸形部软骨切除术＋鼻中隔软骨扩展移植鼻尖成形术。术后随访3～24个月，除1例鼻中隔仍有轻微度偏曲(不影响功能)外，其余均鼻梁端正，鼻中隔居中，通气功能均有明照改善，鼻外形及鼻尖形态满意。无外鼻畸形及鼻中隔穿孔。结论：软骨性歪鼻在行鼻成形术的同时行鼻中隔偏曲矫正术是极其必要的，既可消除引起软骨性歪鼻畸形的原因，又可取得外鼻形态满意的效果。陈雪[84]等报告利用自体肋软骨修复Binder综合征患者的鼻畸形，鼻中隔取V字形切口，沿下外侧软骨缘做边缘切口，取鼻中隔软骨，植入雕刻的肋软骨支架和鼻中隔软骨支架，利用Medpor材料进行固定成形。对6例患者进行了手术治疗，并进行为期六个月以上的随访。结果：对随访患者的鼻外形进行综合评估，受术者和术者都满意，无重大并发症发生。于燕[85]等报告对21例单侧唇裂术后唇鼻畸形患者采用个性化的综合治疗方法进行修复，调整两侧唇峰高度使其相同，缩窄白唇瘢痕，抬高塌陷的鼻基底，矫正患侧鼻翼塌陷，调整两侧鼻孔使之对称，矫正红唇局部凹陷或裂隙。结果21例患者唇鼻畸形均得到明显改善，随访3个月至1年，外形良好。李增健[86]等报告鼻软骨支架重组联合鼻中隔软骨移植整复成人单侧唇裂鼻畸形，采取开放式鼻成形术切口，分离鼻中隔软骨与鼻上外侧软骨的连接部，切取部分鼻中隔软骨，在中线位重新固定鼻中隔尾端，以患侧鼻上外侧软骨为支点，斜向缝合鼻中隔软骨以矫正鼻中隔偏斜。重新对位缝合两侧鼻翼软骨穹窿部，并用鼻中隔软骨移植以加强鼻小柱及鼻尖支撑，悬吊缝合内收并上提患侧鼻翼基底。共治疗无明显骨性歪鼻的单侧唇裂鼻畸形成人患者25例，随访1～2年，外鼻形态良好，瘢痕不明显。宋慧锋[87]等报告自体肋软骨重建重度短鼻畸形的鼻支持结构，在对鼻尖、鼻梁和鼻根进行皮下深筋膜层次广泛分离的情况下，应用自体肋软骨重建鼻支持结构5例，结果：短鼻畸形外观均得到明显改善，随访6个月至4年，外形及功能满意。曾高[88]等报告了应用自体中隔软骨移植，改变鼻短小鼻尖圆钝的外形、延长鼻长度、改善鼻尖外形及鼻唇角的经验。术中松解与塑造鼻翼软骨形态后，切取自体鼻中隔软骨行"L"状移植及帽状移植，并辅以埋线塑形等手段。共完成此类手术345例，经6个月至4年术后随访，均获得满意效果。王盛[89]等报告了应用"U"形耳郭软骨支架修复鼻翼软骨缺损的临床经验。采取单侧或双侧耳甲腔、耳屏间切迹和耳屏区域的"U"形耳郭软骨，将其游离移植修复鼻翼支架缺损。效果良好、可靠，不易遗留供区缺损、畸形。吴琼[90]等报告一种由改良Killian入路施行柳叶形假体隆鼻术的手术方法，在距一侧鼻中隔尾端2～3 mm处的上段做单侧手术切口，长约1.5 cm，于软骨表面用D形刀片剥离鼻黏膜，向上突破悬韧带，紧贴侧鼻软骨与鼻骨膜剥离假体腔隙，置入雕刻好的柳叶形假体。术后随访6～12个月，假体均无偏移，经测量鼻延长可达2～3 mm，鼻头鼻翼形态自然、无变形，术后鼻外形优于鼻小柱旁切开联合软骨缘切开法隆鼻术。石杭燕[91]等报告应用透明质酸(HA)注射隆鼻的临床效果，注射后3、6、12个月随访，分别有100%、91.43%、65.65%的注射部位维持了改善的效果，求美者对鼻外形及填充高度满意。注射治疗中未出现急慢性过敏反应及感染、肉芽肿、血管栓塞、皮肤坏死等并发症，维持时间约6～12个月。

七、耳整形术

颜薇[92]* 等报告改良Nagata法耳郭再造术，对110例先天性小耳畸形耳后皮肤松，且残耳组织多的患者进行了治疗，手术分3期完成。Ⅰ期：取同侧肋软骨,采用第6、7肋联合部雕刻耳郭支架,耳后皮下埋植,耳垂换位。Ⅱ期:再造耳竖立。Ⅲ期:再造耳修整、耳甲腔加深。经6个月至3年的随访,术后短期恢复及长期效果好,再造耳形态逼真。刘嘉锋[93]等报告一期采用大容量扩张器或双扩张器重叠扩张,二期无须植皮进行耳郭再造的方法,对15例Ⅱ或Ⅲ度小耳畸形的患者,采用一期在耳后区上、下重叠各埋植1个扩张器(50和70 ml)的重叠扩张法,常规注水扩张;13例Ⅰ度小耳畸形及3例Ⅱ或Ⅲ度小耳畸形患者,采用1个100 ml扩张器,适当超量扩张;二期取出扩张器,以自体肋软骨或Medpor材料作为支架,筋膜瓣包裹支架,设计上部扩张皮瓣覆盖支架前侧及后侧上部,下部扩张皮瓣覆盖支架后侧下部,残余扩张皮瓣向下推行转移后覆盖耳后颅侧壁创面。结果所有患者术中均无须另取皮片移植,术后再造耳轮廓清晰,形状逼真,无感染及支架外露等并发症,1例耳后皮瓣远端出现约0.5 cm×0.5 cm表皮水泡,经换药后愈合。随访6～12个月,患者胸部供区切口瘢痕面积为(5.2±0.6)cm^2,无明显并发症发生,31例患者中有28例对再造耳外观满意或比较满意,满意率为90%(28/31)。胡守舵[94]*等报告对出现耳后扩张皮瓣感染(13例)征象和扩张包膜内出现脓性分泌物或炎性肉芽肿(4例)的17例外耳再造患者,先采用耳后扩张皮瓣舒平术,3个月后再采用自体肋软骨支架外耳再造术。结果:本组17例患者,再造耳外观均良好,手术顺利。10例获随访,最长30个月,最短3个月,平均9个月,术后恢复好,与无感染者无明显差异。宋宇鹏[95]等报告了先天性小耳畸形患者整个基因组存在甲基化水平异常的CpG岛和CpG位点及其相关差异基因的筛查结果,发现实验组与对照组在全基因组范围内存在36个具有甲基化水平差异的CpG岛,其中有29个与已命名的29个基因相关。经t检验分析,在COL18A1、MYH14、RBMY1A1、ZIC3这4个差异基因的6个CpG位点,2组甲基化水平差异具有统计学意义($P<0.05$),认为COL18A1、MYH14、RBMY1A1、ZIC3基因甲基化水平差异可能与小耳畸形的发病相关。韩雪峰[96]等报告耳后扩张皮瓣、耳后筋膜瓣两瓣法包裹自体肋软骨支架再造先天性小耳畸形的方法,手术分为耳后扩张器置入、耳后扩张皮瓣、耳后筋膜瓣两瓣包裹自体肋软骨支架再造外耳基本形态和耳屏重建、耳甲腔加深三个步骤,再造耳共1 098只。结果:血肿14例,切口裂开8例,扩张皮肤坏死12例,感染1例,软骨支架外露11例。822例获随访6个月至4年,再造耳形态结构稳定,耳轮、耳屏均良好显现,耳甲腔深,颅耳角良好,大部分与健侧对称。795例再造耳对耳轮、三角凹和舟状凹显现明显,27例显现不够。结论:本法可一次覆盖肋软骨耳支架,并可获得具有细微结构、稳定竖立的再造耳,是先天性小耳畸形理想的治疗方法,但存在治疗周期长、并发症发生概率增多、手术创伤较大、瘢痕略重等缺点。冀航[97]等报告应用乳突区超量扩张皮瓣联合颞浅筋膜瓣包裹多孔高密度聚乙烯(Medpor)支架行全耳郭成形术的效果。手术分三期进行:第Ⅰ期在乳突区置入皮肤软组织扩张器,并超量注水扩张;第Ⅱ期将扩张器取出并形成蒂在前的扩张皮瓣,掀起以颞浅血管为蒂的颞浅筋膜瓣,应用乳突区超量扩张皮瓣与颞浅筋膜瓣联合由里至外包裹Medpor耳支架完成全耳郭成形术;第Ⅲ期为残耳处理及耳垂再造。结果:临床应用12例,术后随访3个月至1年,耳支架外露发生1例,形成的耳郭外形逼真,轮廓分明,肤色与周围正常皮肤一致。结论:应用乳突区超量扩张皮瓣与颞浅筋膜瓣双层组织瓣联合包裹Medpor耳支架,可以获得更多的皮肤面积并提高Medpor耳支架置入的安全性,避免发生外露,又不影响支架外形和轮廓的显现,制作的耳郭表面皮肤的色泽与周围皮肤一致。万睿[98]等报告利用自体肋软骨4层拼接雕刻耳支架进行小耳畸形耳郭成形术的临床效果。29例单侧小耳畸形患者进行自体肋软骨4层拼接雕刻耳支架耳郭成形术,结果29例形成的外耳横突高度均一次性达到2 cm,基本与对侧外耳横突高度一致,患者及其家属均满意。康深松[99]等报告耳郭再造术中颅耳角成形的一种方法,于再造耳的耳轮外缘外侧0.5 cm设计切口,掀起再造耳,并于耳支架深面携带较厚的筋膜;将一期手术预留埋植的肋软骨作为耳后支撑支架,调节支架位置与角度,使再造耳的形态、位置、轴向接近于健耳,并使颅耳角较对侧稍大;在再造耳郭的上方及下方乳突区各设计1个皮瓣,分别向颅耳沟旋转,将两皮瓣对位缝合,覆盖支撑软骨,皮瓣两侧创面分别植皮。术后随访3～24个月,颅耳角维持于20°～30°,形态稳定,效果满意。李旭文[100]等报告8例临床应用扩张法全耳再造过程中出现耳后扩张皮瓣破溃,采用BrentⅠ期耳再造术作为补救方法的经验,在扩张器注水过程中发生耳后扩张皮瓣破溃,将扩张器取出,植入自体肋软骨支架,行BrentⅠ期耳再造术。结果8例创口均一期愈合,扩张皮瓣血供良好,再造耳形态逼真,轮廓清晰,耳轮毛发少,其大小、形状、位置与面部协调,效果满意。陈亮[101]等报告多孔高密度聚乙烯(Medpor)及自体肋软骨支架结合扩张术,分Ⅱ期行全耳再造术后并发症的处理及防治经验,158例术后总并发症18例(11.39%),扩张处血肿3例(发生率为1.90%),经治疗后痊愈;扩张器感染外露2例(发生率为1.27%),其中1例经治愈后,继续进行Ⅱ别耳再造手术,另1例治疗无效,终将扩张器取出

后缝合，半年后再次行扩张器植入手术。Ⅱ期支架置入术后感染、支架外露共13例，其中肋软骨支架外露者7例/121例(发生率为5.79%)，经换药或耳后颞浅筋膜瓣转移加植皮片覆盖后创面愈合；Medpor支架外露者6例/37例(发生率为16.22%)，其中3例经治疗后痊愈，3例治疗无效，支架取出手术失败。结论：术前严密设计、术中细致操作可以减少血肿发生。耳再造部位皮肤张力过大、皮瓣过薄或外力的作用是支架外露的主要原因，若及时采取适当方法处理，仍有部分可以挽回。鉴于Medpor支架感染外露的发生率较高及难以治愈，应尽量选用自体肋软骨支架行全耳再造术。刘振中[102]等报告扩张皮瓣法联合自体肋软骨支架修复外伤性耳缺损10例，手术分2期，一期在局麻下行耳后50 ml扩张器植入术，术后1周开始注水，平均注水60 ml。二期行耳后扩张器取出、自体肋软骨支架移植、扩张皮瓣转移、中厚植皮、耳郭成形术。结果10例患者术后伤口均愈合良好，无并发症发生；均获6个月至2年随访，术后患者再造耳郭形态良好，外耳解剖结构清晰，位置、大小、形态与健侧基本一致。胡守舵[103]等报告了耳后扩张皮瓣破溃时耳郭再造的处理方法，将破溃耳后扩张皮瓣分为4度，对Ⅰ、Ⅱ度破溃患者，急诊行耳郭再造、自体肋软骨支架移植术。对Ⅲ度破溃患者，先行局部及全身治疗，待局部红肿消退后行耳郭再造术。对Ⅳ度破溃患者，先行耳后扩张皮瓣舒平术，待3个月以后再行耳郭再造术。结果本组67例，Ⅰ、Ⅱ度破溃者43例，Ⅲ度17例，Ⅳ度7例。应用自体肋软骨耳郭支架移植耳郭再造43例；应用medpor耳郭支架移植耳郭再造者17例；先行耳后扩张皮瓣舒平、然后行自体肋软骨耳郭支架移植耳郭再造术7例。所有患者均一期痊愈出院。出现并发症4例，约占7%，但均经过及时有效的处理，未影响最终术后效果，总体效果满意。易斌[104]等报告利用耳后"旋转门"中央蒂岛状皮瓣Ⅰ期修复耳甲内组织缺损，最小面积为1.0 cm×1.3 cm，最大面积为2.7 cm×3.0 cm。结果15例术后岛状皮瓣均存活良好，经6个月至5年随访，耳郭外形均较满意。

八、乳房整形术

罗盛康[105]*等报告经乳晕切口采用多种方法综合处理假体隆乳术后包膜挛缩，对94例168侧假体隆乳术后包膜挛缩进行治疗并重新置入假体，其挛缩程度均为Baker分类法Ⅲ、Ⅳ级。94例均采用乳晕切口，根据原假体置入腔隙及乳腺、胸大肌厚度等条件，采取重新剥离腔隙、去除或不去除包膜组织，甚至二期手术，于胸大肌或乳腺后间隙置人假体等方法综合处理，术中严格止血。随访时间6～37个月，术后包膜挛缩复发Ⅲ级者2例、Ⅳ级者1例，其余病例乳房外观均丰满、挺拔，柔软度较好，均无血肿、感染、乳房假体破裂、乳房下垂及上移等并发症发生。结论：应用乳晕切口对假体隆乳术后包膜挛缩进行综合而有效地处理，术后包膜挛缩复发率较低，可以获得较满意的乳房塑形效果。康宁[106]*等从乳腺癌术后乳房区神经感觉恢复角度探讨乳房重建的手术时机，观察到即刻乳房重建组较延期重建组有恢复早、恢复好的优势。陈雪[107]*等报告利用背阔肌皮瓣、腹直肌肌皮瓣(rectus abdominis myocutaneous flap, TRAM)转移，或者联合使用假体置入开展保留乳房外形的乳腺手术的适应证和方式选择。结论：利用自体组织或者假体行改良保乳术或者乳房再造术，操作时间不长，术后并发症少，美学效果好，基本不影响患者的后期治疗。李晓平[108]等报告包膜挛缩与微生物寄居的关系。结果显示：未发生挛缩的假体包膜检测到细菌的阳性率为10%，发生挛缩的检测到细菌的阳性率为53%，差异有统计学意义($P<0.05$)。其中胸大肌下检测到的阳性率为58%，乳腺下为53%，差异无统计学意义($P>0.05$)。挛缩假体包膜的一般微生物培养结果显示，阳性率为8%，与发生挛缩的包膜超声滤液微生物培养阳性率的53%相比，差异具有统计学意义($P<0.05$)。对13侧发生挛缩的假体包膜进行电镜扫描，7侧发现表皮葡萄球菌广泛存在。结论：与未发生挛缩的假体及其包膜相比，发生挛缩的假体及其包膜具有更高的细菌寄居率。胸大肌下与乳腺下的假体细菌寄居率无差异。超声震荡能显著提高细菌培养的检出率。才杰[109]等探讨了隆乳术中正确选择乳房假体大小与形态的方法，结果显示术前胸廓的横径即H值是选择乳房假体横径的重要参数，以此推算出的乳房假体横径能满足乳间沟较明显及乳房外侧亦较丰满的要求。胸骨切迹中点S到乳头N的距离SN是选择水滴形乳房假体(解剖型乳房假体)高度的重要参数。假体直径和高度确定后，增大乳房体积主要靠增加假体突度实现。对于胸部扁平、比较消瘦者，水滴形假体是较好的选择。王琳[110]等报告了应用细胞辅助的脂肪移植技术(cell-assissted lipotransfer, CAL)隆乳的临床效果。应用韩国Lipokit脂肪移植机自患者大腿、侧腰和下腹部抽取脂肪，将静置后的上层脂肪250 ml及抽吸液500 ml分别按文献中所示步骤经消化、离心和洗涤等处理，获取基质血管成分(stromal vascular fraction, SVF)，收集体外培养的第3代脂肪来源干细胞(adipoie derived stem cells, ADSCs)。结果：新鲜分离的SVF细胞群中ADSCs平均占41.67%；培养的ADSCs细胞生长良好，经诱导后具有成脂、成骨、成软骨的能力。术后所有患者MRI影像未见囊肿或钙化

表现。结论：CAL 隆乳术中提纯的 SVF 细胞群中具有纯度较高的 ADSCs，并具有成脂、成骨、成软骨的功能特征。术后 3 个月内，乳房体积缩小明显，之后乳房体积基本稳定，并较术前明显增大，形态明显改善，CAL 隆乳术安全有效。王智[111]等探讨了 4 种不同的聚丙烯网片（Prolene®、Vypro Ⅱ®、Premilene Mesh®和 Premilene Mesh LP®）的生物相容性，结果显示 Premilene Mesh LP 作为新型的轻质量网片，生物相容性优于其他网片，比较适合作为内置式乳罩用于乳房下垂矫正术。王一村[112]等报告了改良真皮帽乳晕"米"字埋线法在 17 例巨乳缩小术中的临床应用效果，及术后埋线法的悬吊固定作用。结果：术后随访 3～12 个月，除 1 例裂开，1 例乳头乳晕感觉丧失（经处理后均恢复）外其余均一期愈合。认为埋线及其周围包膜可持续固定组织，调解组织松紧度，其提升、牵引、收缩等效果持久理想。结论：改良真皮帽乳晕埋线法巨乳缩小术可简化手术过程、减少创伤、恢复快、疗效持久确实。杨杰[113]等报告双环法中心蒂乳房缩小成形术的临床效果，结果表明，患者对术后乳房形态满意，乳头、乳晕感觉良好，术后环乳晕瘢痕不明显，远期美学效果稳定，并发症发生率低，不需 2 次修整，是适合中国妇女的较优选术式。陆新[114]等探讨了结合不同术式的新乳房上提缩小术，结果显示双环加垂直切口的乳房上提缩小术是一种较好的手术方法。杨艳清[115]等报告应用保留 Würinger 水平横膈的中心蒂法乳房缩小成形术治疗女性乳房肥大的临床效果，在对 21 例轻、中度女性乳房肥大患者行中心蒂法乳房缩小成形术中，去除 Würinger 水平横膈头侧方向、保留横膈尾侧方向乳腺组织。术后无一例血肿发生，无乳头、乳晕坏死的现象。1 例患者切口小范围裂开，经换药后自愈。17 例获术后 3 个月至 2 年的随访，乳头、乳晕感觉良好，乳房外形满意。结论：保留 Würinger 水平横膈的中心蒂法乳房缩小成形术，具有更好的解剖学基础，可以更加有效地保证乳头、乳晕复合体的血运和感觉，减少血肿或血清肿的发生率，术后远期效果更为稳定，适用于部分轻、中度乳房肥大的患者。孙玉峰[116]等报告应用 Mckissock 法及无垂直瘢痕的下蒂瓣法进行乳房缩小整形术的临床效果，结果：①15 例患者术后乳房形态及乳头乳晕均较对称且外观良好；②无垂直瘢痕的下蒂瓣法较 Mckissock 法术后并发症发生率少，瘢痕隐蔽；③两种方法术后发生乳头乳晕血运障碍及感觉障碍无明显差异；④Mckissock 法较无垂直瘢痕的下蒂瓣法切除乳腺的量稍多，术后乳房立体感良好；⑤无垂直瘢痕的下蒂瓣法较 Mckissock 法总体满意度高。结论：无垂直瘢痕的下蒂法及 Mckissock 法均适用于治疗中、重度乳房肥大症，尤其对于重度乳房肥大症，两种方法对乳房形态的重塑较好，总体来讲无垂直瘢痕的下蒂法术后瘢痕小且隐蔽，而 Mckissock 法切除乳腺组织量多，两种方法各有利弊，具体临床应用需要个体化分析。陈祥锦[117]等报告通过尸体解剖模拟保留部分腹直肌的横行腹直肌肌皮瓣（TRAM）移植手术，以探讨将其用于临床乳房再造的可行性及效果。方法：对 5 具成年女性尸体标本自腹壁上、下动脉起点处灌注医用红色乳胶后进行解剖，模拟操作保留部分腹直肌 TRAM 皮瓣手术，以外侧穿支为垂直线纵向分离腹直肌肌束，向上分离达腹直肌上端，保留外侧部分腹直肌，观察腹壁上、下动脉走行、分支以及吻合支情况，并以此为解剖学基础，于临床应用保留部分腹直肌的 TRAM 皮瓣进行乳房再造。解剖结果表明，腹壁下动脉自腹股沟韧带外侧 2/3 与内侧 1/3 发自髂外动脉（9/10，90%）或股动脉（1/10，10%），其分支与腹壁上动脉在脐上方开始出现广泛的吻合，大部分集中于脐上第 1 个腱划下方 2 cm 与脐水平线之间。临床应用 8 例，术后随访 3 个月至 1 年，2 例术后皮瓣Ⅳ区部分皮下组织纤维化，2 例术后皮瓣Ⅳ区皮缘小部分坏死，部分皮下脂肪硬结伴液化，通过后期清创缝合后愈合，其余 4 例术后皮瓣未发生明显血运障碍等并发症。除 1 例再造乳房形态欠佳外，其余病例形态尚好，效果较满意。无供区下腹壁薄弱和腹壁疝形成。结论保留部分腹直肌的 TRAM 皮瓣移植再造乳房是可行的，手术简单，所用时间短，且无下腹部供区并发症发生。穆大力[118]等建立了乳房再造的术前评估系统，认为使用该评估系统，可以使乳房再造手术方式的选择简化及优化。戴谦诚[119]等报告了 38 例应用带蒂背阔肌皮瓣移植进行乳腺癌改良根治术后Ⅰ期乳房再造的方法与疗效，全部病例的皮瓣及 15 例同时保留乳头病例的乳头均存活，无积液、感染、坏死等并发症，再造乳房外形美观。结论：带蒂背阔肌肌皮瓣移植是乳腺癌改良根治术后恢复乳房外形的一种理想的方法。刘小鹏[120]等报告乳腺癌术后下腹部横行腹直肌（transverse rectus abdominal myocutaneous，TRAM）皮瓣乳房再造术 17 例，应用对侧单蒂 TRAM 皮瓣进行乳房再造，其中Ⅰ期再造者 7 例，Ⅱ期再造 10 例，均为乳腺癌改良根治术后患者。9 例Ⅱ期进行乳头、乳晕再造。12 例供区下腹部应用涤纶补片加固腹壁以预防腹壁软弱和腹壁疝形成。结果 17 例经过 5 个月至 6 年的观察，2 例Ⅱ期再造术后，TRAM 皮瓣的皮肤发生小面积坏死，1 例对侧下腹壁轻度膨隆，无腹壁疝，经过对症处理，17 例均取得较好疗效。结论：对于乳腺癌术后具有适应证的患者应用横行 TRAM 皮瓣乳房再造术是一种较为有效和安全的方法。严格选择适应证，是乳房再造成功的关键。杨庄青[121]等总结了采用整形美容技术对早期乳腺癌患者进行手术治疗的临床经验，结论：Ⅰ、Ⅱ期乳腺癌患者在行改良根治术后，应用乳房整形技术治疗是安全、有效的，腹直肌肌皮瓣乳房再造美容效果最好，乳房整形术后并发症的发生率较传统单纯乳腺癌改良根治术无明显变化。罗盛康[122]等报告对乳头乳晕缺失进行再造 21 例，其中 15 例为先天性乳头乳晕缺失，6 例为乳腺癌行根治术后乳头乳晕缺失，均应用小阴唇黏膜瓣游离移植行乳晕再造，并同期行局部皮瓣推进法乳头成形，后期对乳头乳晕色泽欠满意区域行文刺着色改善。结果：应用小阴唇黏膜瓣游离移植结合同期局部皮瓣推进法乳头成形，术后均无血肿、感染、乳头乳晕坏死等并发症发生。后期采用文刺法，对本组患者中再造的乳头及 5 例局部乳晕黏膜色泽欠理想区域进行文刺着色，术后均获随访 6～21 个月，平均随访 14.4 个月，乳头乳晕色泽良好，乳晕外观圆润，乳头挺拔，形状满意。辛敏强[123]等报告了 78 例箭式皮瓣法乳头再造的手术效果及其持久性，结果再造乳头的高度和直径在术后 3、6、12、24 个月以上均存在不同程度地回缩，切口愈合不良者 4 例(5.1%)，切口裂开者 3 例(3.8%)，均经二次清创缝合后痊愈。所有患者均无局部及全部皮瓣坏死的情况发生，其中 2 例患者术后出现皮瓣部分瘀血(2.6%)，术后 5 d 未经处理自行消退。结论：箭式皮瓣适合于各种乳房再造患者进行乳头再造。

九、阴茎阴道

陶灵[124]*等报告一种效果满意并能避免长时间术后水肿的阴茎延长手术方法。尸体研究观察发现阴茎淋巴回流主要通过背侧及双侧侧方浅层淋巴管，这部分淋巴管在阴茎背侧根部集中后向耻骨联合上区及双侧腹股沟分行；而以往的阴茎延长术切口大部分是位于阴茎背侧根部主要回流淋巴管集中区域的横向切口，造成大部分淋巴回流通道受阻。手术中将原有阴茎根部于术切口上移 1.5 cm，并采用阴囊皮瓣转移覆盖延长的阴茎海绵体创面。结果：80 例患者阴茎水肿于术后 3 d 逐渐消退，6～7 d 左右肿胀基本消失，效果满意。结论：改进的阴茎延长手术方法，由于避开了上述回流淋巴管集中区域，减少了主要淋巴管回流通道的损伤，术后水肿消退进展较以往明显加快。杨明勇[125]*等报告应用肩胛游离皮瓣移植和银丝棒硅胶阴茎假体置入行一期阴茎再造术，其中 3 例保留残存阴茎体，待后期形成含有阴茎背神经血管束的岛状龟头瓣移植于再造阴茎体体表合适位置的患者，列为保留残存阴茎体组，其余病例做为对照组。结果：再造阴茎术后 6 例皮瓣全部成活。经随访 6～12 个月，再造阴茎形态良好，供区无明显继发畸形。保留残存阴茎体组再造阴茎的感觉和勃起功能较对照组更为满意。结论：保留残存阴茎体，后期可移植含有阴茎背神经血管束的岛状龟头瓣，有助于再造阴茎感觉功能的恢复和勃起功能的完成。李养群[126]*等报告阴茎型尿道上裂的病理解剖特点和解剖学修复方法，以尿道上裂患者局部尿道板成形缺损段尿道，切断阴茎浅悬韧带松解阴茎背侧挛缩，使得阴茎及尿道海绵体复位，从而完成尿道修复。于临床应用 26 例，术后 18 例获得随访，时间为 6 个月至 5 年，10 例手术一次成功，排尿通畅，控尿能力良好，阴茎背侧弯曲消失，尿道外口位于阴茎头端，效果良好；另 8 例有不同程度的尿失禁，二次手术进行尿道紧缩后消失。王睿恒[127]等报告基于磁共振图像建立阴茎及其毗邻结构三维虚拟模型，结果 3.0 mm 层厚的快速自旋回波 T_2 加权磁共振图像，可清晰显示阴茎及周围解剖结构且轮廓分明，以此建立的模型可清晰显示阴茎海绵体、阴茎悬韧带等结构的形态和相互位置关系，可见阴茎悬韧带呈纵行附着于耻骨联合与阴茎海绵体背侧之间，阴茎海绵体脚附着于耻骨下支。建立的模型可用于开发个性化阴茎整复手术仿真系统。张勇[128]等报告应用股前外侧皮瓣行阴茎再造两例，1 例为男性患者，阴囊条件良好，阴囊纵隔皮瓣组织较薄，血供充足，以此皮瓣再造尿道，有效地避免了再造阴茎过于粗大的情况。另 1 例为女转男性病患者，通过阴道黏膜预构尿道，尿道外包裹股前外侧皮瓣，Ⅰ期完成再造。杨济泽[129]等总结评价了 5 种不同阴茎再造术的总体疗效，共 67 例患者，术后随访 3～168 个月，平均 80.3 个月。髂腹皮瓣法术后形态变化较小，前臂皮瓣法感觉恢复最好，阴茎假体置入对性生活满意度有积极影响，脐旁皮瓣法术后尿瘘发生率较高，阴股沟皮瓣法更容易发生尿道狭窄。结论：根据患者的具体情况灵活运用手术方法，术前及术后体重指数(BMI)的控制和及时随诊有利于减少并发症的发生。白晓东[130]等报告 30 例先天性无阴道患者，采用口腔黏膜微粒移植再造阴道，模具支撑阴道成形。结果 30 例患者手术全部成功，术后对 23 例患者随访 10 个月，外部和阴道形状满意。赵烨德[131]等探索阴茎再造术后尿道毛石症手术治疗的方法，采用尿道提升中段 2 cm 纵向切口，在取出毛石同时清除尿道内残余毛发，缩窄已扩张尿道。共治疗 11 例，术后所有患者均排尿通畅，无堵塞感，排尿后尿道提升段内尿液残留明显减少。黄建忠[132]等报告改良 Devine 术式治疗隐匿阴茎 40 例的临床效果，术中切除阴茎皮下异常的纤维条索状组织，将阴茎根部白膜和真皮固定于耻骨筋膜上。结果：所有手术均获成功，平均手术时间 50 min，随访 6 个月至 6 年，阴茎发育满意,外观效果好,未见阴茎回缩,无并发症。黄盛松[133]等报告利用阴囊皮瓣矫治小儿隐匿阴茎,方法是于阴茎腹侧纵行切开狭窄环,距冠状沟约 0.5 cm 环状切开包皮内板,将包皮脱套至阴茎根部。完全切除异常附着筋膜,裁剪包皮包绕冠状沟。于阴茎阴囊交界处向阴囊两侧切开,将两侧阴囊皮瓣上移覆盖阴茎根部。缝合包皮,重建阴茎阴囊角,阴囊成形。共治疗患儿 24 例,术后尿道外口粘连 2 例,经尿道扩张后排尿正常;包皮远端轻度坏死 1 例,经门诊换药 2 周后好转,其余 21 例手术效果良好。随访 6 个月至 2 年,所有患儿均未发现阴茎回缩,阴茎外观塑形良好,勃起时无侧弯、旋转。司婷婷[134]等报告岛状阴股沟皮瓣重建修复性器官和会阴区缺损 32 例,其中采用双侧阴股沟皮瓣行阴道再造术 15 例(先天性阴道闭锁 10 例,女性假两性畸形 3 例,肿瘤切除术后阴道缺损 2 例);应用单侧阴股沟皮瓣修复直肠阴道瘘 1 例和会阴部严重瘢痕导致后尿道部缺损 1 例。结果:32 个阴股沟皮瓣全部存活。其中,有 2 例患者的伤口部分裂开,2 例患者阴道口处需要微小的矫正。虽然部分皮瓣处有毛发生长,但术后皮瓣的功能良好。陈威威[135]等报告一种理想的尿道下裂修复术后阴茎包扎的方法,将黏膜片或皮瓣上皮面向内包裹支撑管并缝合成管状,形成尿道。术毕清洁皮肤后,以美皮贴覆盖阴茎体全部,并在美皮贴外面直接安放弹力网套,均匀压力包扎。结果所有患者术后敷料固定良好,无一例脱落;术区更换敷料方便、简单,无明显疼痛感,周围皮肤无浸渍及渗出,无血肿、感染发生。早期并发症少。王永前[136]等报告先天性尿道下裂患者的尿流率特点,发现其尿流率曲线多数呈平台形,最大尿流率明显低于正常水平。吴小蔚[137]等报告阴茎延长同期行脱细胞异体真皮基质(acellular dermal matrix, ADM)补片双平面植入阴茎增粗术。采用阴茎根部倒 V 形切口,离断阴茎浅悬韧带后,沿阴茎纵轴切开 Dartos 筋膜,在其深面向远端分离。距冠状沟 1.5~2.0 cm 处环形切开 Buck 筋膜,将补片前部植于 Buck 筋膜与白膜间,后部植于 Dartos 筋膜与 Buck 筋膜间。缝合 Dartos 筋膜切口,V-Y 成形术闭合阴茎根部切口。结果 35 例术后无 1 例发生阴茎皮肤坏死及补片外露并发症。25 例获随访 6~24 个月,患者对阴茎外形均感满意;无 1 例出现补片移位或皱褶、阴茎头感觉异常;其中 21 例已婚者均感性生活满意。杨喆[138]等报告应用真皮脂肪复合组织条游离移植行阴茎增粗延长术。采用阴茎根部切口,切断阴茎浅悬韧带及部分深悬韧带进行阴茎延长,同时在阴茎深筋膜与海绵体白膜间游离移植长 6.0~9.5 cm,宽 1.2~1.5 cm,厚度 0.6~0.8 cm 真皮脂肪复合组织条,自耻骨前区腔隙直至阴茎冠状沟,以增粗阴茎。结果 24 例中 23 例一期愈合,1 例发生切口脂肪液化,换药后愈合。阴茎常态及勃起后形态良好,勃起时延长长度为 2.5~4.8 cm,平均 3.2 cm;阴茎周径延长长度为 1.8~3.0 cm,平均 2.4 cm。本组 18 例获得 3 个月至 5 年的随访,所有患者对术后阴茎形态满意,对性生活质量满意度高,未见手术并发症。谭谦[139]等从美学角度探讨了生殖器官整形手术的术式、方法及效果。应用上蒂瓣法小阴唇肥大缩小整形术、保留阴道黏膜阴道紧缩术、尿道黏膜会阴前庭成形术、阴囊皮瓣阴茎延长术、阴茎根部环切包皮过长矫正术共治疗 183 例患者。所采用的手术设计、切口选择均从手术效果、正常解剖形态、功能影响和美学角度等方面考虑。结果所有患者术后无并发症发生,术中未破坏会阴部正常解剖结构,切口隐蔽,效果理想。获随访 3~24 个月,生殖器外观的美学效果满意。结论:从美学角度设计生殖器官的手术方法,在恢复正常解剖结构的同时,可获得生理功能及美学外观的效果。

十、体表肿瘤

杨永勤[140]* 等探讨了不同浓度普萘洛尔在不同时间段内对血管瘤内皮细胞的抑制作用。结果:伴随浓度增大(0 μg/ml, 20 μg/ml, 40 μg/ml, 60 μg/ml, 80 μg/ml, 100 μg/ml, 120 μg/ml)及作用时间的增加(24 h, 48 h, 72 h)普诺洛尔对血管瘤内皮细胞的抑制作用明显增强;流式细胞仪测定发现不同浓度普萘洛尔作用不同时段后血管瘤内皮细胞凋亡明显。王常印[141]* 等报告头面部皮肤恶性肿瘤手术切除后采用不同方法修复创面 38 例,其中:人工脱细胞异体真皮(MATRIDERM)移植 10 例、原位缝合 8 例、皮片和人工脱细胞异体真皮(MATRIDERM)联合移植 4 例、皮片移植 2 例、局部皮瓣 6 例、邻位皮瓣 5 例进行修复和重建。结果:38 例中除 1 例人工脱细胞异体真皮(MATRIDERM)移植创面边缘感染经换药治疗伤口Ⅱ期愈合外,其余皮瓣和植皮均成活,供区和人工脱细胞异体真皮(MATRIDERM)移植创面均Ⅰ期愈合。32 例患者获随访 1~3 年,1 例于术后 2 年复发,为植皮治疗的鳞状细胞癌患者,经再次手术扩大切除后采用皮瓣移位修复,随访 1 年未再复发;随访患者均存活良好,外形及功能满意。李文志[142]等报告通过移植人外周血管内皮祖细胞至裸鼠皮下来构建一种新型的血管瘤动物模型。方法:分离培养人外周血管内皮祖细胞,与基质胶混匀后移植到裸鼠皮下,按随机分组情况每周给细胞移植组分别注射血管内皮生长因子、雌二醇和生理盐水。结果:细胞移植后可见新生组织内血管增殖明显,呈血管瘤样改变。注射血管内皮生长因子和雌二醇组与注射生理盐水组相比,体积和血管密度明显偏大。结论：血管内皮祖细胞注射至裸鼠皮下后具有较强的促进血管新生的能力，通过移植人外周血管内皮祖细胞可望构建与人血管瘤相近的动物模型。王广欢[143]等观测血管瘤主干血管三维结构的形态学特征，结果显示血管瘤常见主供微血管3～5条，数量较少且稳定，形态结构多样，分布全面，分级尚正常，基本遵从由大到小的分级规律，但走行怪异，相互之间有交通。冯进云[144]等报告细胞外信号调节激酶1/2(ERK1/2)及其活性形式磷酸化ERK1/2(p-ERK1/2)在血管瘤组织中的蛋白表达及其意义，结果表明增生期血管瘤组织p-ERK1/2呈高表达，血管瘤的增生与ERK通路的激活有关。葛平[145]等报告平阳霉素诱导人血管瘤内皮细胞凋亡过程中PARP-1、Cyt-c的表达及可能机制。结果：平阳霉素(200 μg/ml)可以诱导体外培养的人血管瘤内皮细胞凋亡，加药24 h后，在倒置显微镜和电镜下可观察到明显的细胞凋亡的形态学改变，流式细胞仪检测凋亡率可达13.11%。利用基因芯片技术筛选出两组差异基因4 752个，其中2 543个上调，2 209个下调。应用DAVID软件选出与线粒体凋亡途径直接相关的蛋白表达基因——PARP-1与Cyt-C。对其进行RT-PCR检测得到的CT值显示：平阳霉素药物组相对于空白组PARP-1及Cyt-C蛋白基因呈高表达状态。结论：平阳霉素在体外可以通过多种途径诱导血管瘤内皮细胞发生凋亡，其中PARP-1及Cyt-C参与了线粒体途径调控的凋亡。张力平[146]等报告手术切除治疗婴幼儿腮腺血管瘤的方法和疗效，共234例患儿，经手术彻底摘除血管瘤组织，术后无复发，最长随访18年，效果满意。结论：手术切除是治疗婴幼儿腮腺血管瘤安全、有效的方法，无严重并发症发生。罗林[147]等报告口服普萘洛尔与局部注射平阳霉素治疗婴幼儿血管瘤的临床疗效，口服普萘洛尔治疗组40例，每天给药剂量为1.0～2.0 mg/kg，平均服药6个月；局部瘤体内注射平阳霉素治疗组37例，注射浓度为1.0 mg/ml，给药剂量为0.2 mg/kg，平均注射4次。结果：经过6个月随访观察，两组治愈率之间，差异无统计学意义($P>0.05$)，但两组不良反应发生率，差异有统计学意义($P<0.05$)。结论：口服普萘洛尔治疗婴幼儿血管瘤与局部注射平阳霉素组相比不良反应少，效果好，是临床治疗婴幼儿血管瘤的较好方法。乔军波[148]等报告了尿素局部注射联合手术切除法治疗青少年阴囊静脉血管畸形的临床效果，从单纯性局部病变到弥漫性广泛病变，共32例。其中31例术前先行瘤体内局部多点注射40%尿素溶液治疗，每日1次，每次半分钟以内，注射量为2～6 ml，连续注射治疗5～12 d；然后分一期或二期手术切除瘤体。1例放弃治疗。结果31例中手术根治性切除共28例，25例一期完整切除，3例二期完全切除，术后随访1～3年，无复发，术后阴囊双侧对称，外观满意；3例严重病例进行分期手术，仅行部分切除，术后外观较前改善。结论：尿素联合手术切除瘤体的方法，可以有效地治疗青少年阴囊静脉血管畸形，并能满足美容学要求。曲兴龙[149]等报告皮肤恶性黑素瘤的外科治疗方式，回顾性分析93例皮肤恶性黑素瘤患者的临床资料、外科手术方式和预后。按照美国癌症联合委员会(American Joint Committee on Cancer，AJCC)外科分期标准：ⅠA期1例，ⅠB期2例，ⅡA期8例，ⅡB期9例，ⅡC期20例，ⅢA期18例，ⅢB期17例，ⅢC期16例，Ⅳ期2例；外科手术方式：广泛切除术26例，广泛切除术＋游离植皮或转移皮瓣重建术7例，截指(趾)8例，髂腹股沟淋巴结清扫术32例，腋窝淋巴结清扫术3例，广泛切除术＋一期髂腹股沟淋巴结清扫术15例，广泛切除术＋一期腋窝淋巴结清扫术2例；术后辅助化疗53例，干扰素或白介素治疗78例。对77例患者进行了随访，平均随访时间为20(2～50)个月。结果：Ⅰ期3例患者均存活；Ⅱ期获随访的28例患者中，8例于术后12个月时出现腹股沟淋巴结转移，2例于术后18个月时出现骨转移，6例于术后36个月时出现皮内转移；Ⅲ期获随访的44例患者中，11例于随访期间死于肺转移，5例死于肝转移；Ⅳ期2例患者中，1例于术后12个月时因肺转移而死亡，1例于术后11个月时因肝转移而死亡。随访期间，77例患者中的43例患者为无进展生存。结论：早期发现以及早期手术治疗皮肤恶性黑素瘤可以获得较好的疾病控制率，规范化的区域淋巴结清扫术是控制疾病进展的重要手段，术后辅助治疗可使生存获益。卢帆[150]等报告了治疗足跟与足跖部皮肤恶性黑色素瘤的经验，认为在一定的广度和深度彻底切除足跟与足跖部恶性黑色素瘤是取得良好疗效的关键，皮瓣修复有助于术区外形和功能的恢复。谭明[151]等报告普萘洛尔联合1 064 nm Nd：YAG激光是治疗体表增殖期血管瘤的一种安全有效的方法。

十一、皮肤扩张

邹继军[152]等报告皮肤软组织扩张术可以在适当条件下应用于新生儿整形外科，且术后瘢痕挛缩小、皮肤回缩小，临床效果良好，是解决新生儿皮肤缺损的一种良好方法。王晓燕[153]等报告经耳源静脉移植入体内的骨髓间充质干细胞(Bone marrow-derived mesenchymal stem cells，BM-MSCs)可迁移至扩张局部，并能有效促进皮肤扩张。李江[154]等探讨了皮肤快速扩张术修复创伤性皮肤软组织缺损的方法与效果。术后第5天开始，隔日注水扩张1次，注水扩张时间为46～63 d。完成扩张后制作皮瓣,修复缺损。共埋置37个扩张器,修复创面19个。6个月后随访12例,皮瓣色泽和质地与受区皮肤接近,外观良好,局部无臃肿。结论:快速皮肤扩张术是修复某些特殊部位创伤性皮肤缺损的可行有效方法。吕志敏[155]等探讨了增大扩张量的皮肤扩张术治疗头皮大面积瘢痕性秃发的临床效果,注水量为扩张器额定容量的2～3倍。共治疗8例患者均获得满意的修复。蔡湘娜[156]等探讨了应用多个扩张器联合扩张皮肤软组织,并延长扩张时间、增加扩张量治疗先天性巨痣的临床效果。扩张时间为3～6个月,扩张器结束时液体量为额度容量的2～5倍。共治疗9例,术后无1例出现扩张器因超量扩张出现破裂、渗漏,无出现血肿、感染、扩张器外露或注射壶渗漏等并发症,皮瓣颜色、质地佳,外观满意。刘烨[157]等探讨了应用接力扩张法修复大面积瘢痕性秃发的临床效果。手术分期进行:Ⅰ期在头皮帽状腱膜下埋置扩张器,缓慢扩张正常头皮组织;Ⅱ期取出扩张器,推进或旋转扩张皮瓣修复部分瘢痕性秃发区,同时于头皮瓣下接力放置扩张器,待切口愈合良好后注水扩张;扩张过程完成后再次手术修复残余瘢痕秃发区,以此方法重复进行,直至瘢痕完全去除。共应用24例,术后随访1～5年,效果满意。姜平[158]等报告了应用头皮扩张皮瓣移植分期修复跨发际的头面部大面积缺损策略与效果。分二期手术者Ⅰ期于头部植入扩张器,同时施行脐旁皮瓣或肩胛皮瓣游离移植修复面部缺损;Ⅱ期行扩张头皮转移修复秃发区。分三期手术者Ⅰ期于头部和肩背部同时植入扩张器,Ⅱ期行扩张头皮转移,Ⅲ期行预扩张颈浅血管蒂肩背皮瓣岛状转移修复面部。结果皮瓣均全部成活,面部外观良好。赵东红[159]等报告用扩张头部皮瓣转移修复回状头皮切除后创面的临床效果。在局麻下行头部皮肤扩张器埋置术,经2～3月注水扩张后,施行回状头皮切除,设计扩张皮瓣转移修复创面。共治疗8例,经5个月至3年随访,所有患者转移皮瓣成活良好,头发生长好。靖昌瑞[160]等探讨了多枚皮肤软组织扩张器联合应用修复头面颈胸部大面积皮肤软组织缺损22例的临床效果。埋置1～3枚不等的合适形状和容量的扩张器,术后1周开始经注射壶注入生理盐水,每次注水为扩张器体积的10%,每周1～2次,待扩张达到合适的体积后,维持扩张2周,而后切除病变组织应用旋转或推进皮瓣方法进行Ⅱ期修复创面。术后所有患者缺损区均完全覆盖。

十二、负压封式引流

王立夫[161]等探讨了应用负压辅助愈合治疗系统(V. A. C. Therapy)在胸、腹、背部断层皮片游离移植术后加压固定的有效性。结果表明V. A. C. Therapy加压固定的游离断层皮片,成活率高,效果可靠,是一种安全实用的固定方法。毕宏达[162]等报告负压封闭吸引结合冲洗对腹壁慢性窦道的临床疗效,结果11例慢性腹壁窦道患者全部愈合,应用负压封闭引流时间平均为(13.8±8.4) d,皮肤愈合时间为(25.5±12.4)d。术后对7例患者随访3个月,无复发,余4例患者失访。结论:采用负压封闭吸引结合冲洗能够有效控制腹壁慢性窦道感染,促进坏死组织及异物排除,促进腹壁窦道愈合。郭志谦[163]等报告了持续负压灌洗引流技术应用于轴型皮瓣修复慢性感染创面25例的临床效果。实施轴型皮瓣修复后,于皮瓣下留置负压引流管进行持续负压灌洗引流7～14 d,停止灌洗后维持负压吸引3～5 d,拔除引流管,观察创面愈合情况。结果:所有皮瓣均存活,感染控制,创面及时修复。邓琳[164]等报告了负压封闭引流术(VSD)在18例感染创面局部应用的临床效果。使用100～125 mmHg负压持续吸引2 d,然后间歇吸引,平均负压吸引时间为(9±2)d。结果:创面平均吸引出100±50 ml液体,组织水肿及创面引流得到解决,创面清洁干燥,其中15例患者通过应用抗生素及负压吸引术,创面已达到临床愈合,细菌培养阴性,创面大小从(28±9)cm^2减少至(12±8)cm^2($P<0.05$),只有6例需要进一步外科干预达到闭合创面,2例患者使用负压吸引后感觉疼痛。邓海涛[165]等探讨了负压封闭引流技术(VSD)在头皮撕脱伤治疗中的价值。术中将撕脱头皮制备成中厚皮片原位回植覆盖头部创面,颅骨外露者行颅骨皮质密集钻孔至板障渗血,在移植皮片上放置VSD敷料并持续负压封闭引流,10～12 d后去除VSD敷料,以后每隔2 d换药至创面痊愈。认为将无再植条件的撕脱头皮制备成中厚皮片回植,配合VSD是治疗头皮撕脱伤可供选择的方法之一。吴仙蓉[166]等报告了简易封闭负压疗法治疗18例难愈性伤口的临床效果。简易封闭负压引流装置由中心负压、胃管、3M手术贴膜、藻酸盐敷料、优拓敷料等制成,于伤口清创后应用。待伤口肉芽好转后予皮瓣转移或刃厚皮片移植修复创面。结论:简易封闭负压疗法有助于清创,能有效控制渗液及感染,可明显缩短伤口愈合时间及降低医疗成本。李倩[167]等报告负压创面治疗技术(negative pressure wound therapy, NPWT)对刃厚游离皮片移植术后皮片成活率的影响,结果表明该技术可以缩短皮片成活时间,缩短患者住院治疗时间,减少抗生素使用及换药次数。李江[168]等报告皮下浅行分离缝合法加深部间隙持续负压引流技术在治疗囊腔型压疮中的临床效果,认为是治疗囊腔型压疮的一种简单有效的方法。尹海磊[169]等收治踝关节化

脓性关节炎伴软组织缺损患者 15 例，采用局部病灶清赊后皮瓣覆盖，踝关节腔上、下方分别放置冲洗及引流管，术后程序冲洗结合持续负压引流，一期消灭创面，改善局部血运，踝关节功能恢复良好，取得了满意效果。陈琦[170]等总结了负压封闭引流技术（vacuum sealing drainage，VSD）在 92 例难治性创面治疗中的应用效果，认为其能减少感染、改善创面微循环、减少换药工作量。

十三、其他

桂国庆[171]* 等总结了 56 例小儿手烧伤后及早进行瘢痕畸形修复的综合治疗经验。采用瘢痕松解或切除植皮、局部“z”成形或“V-Y”推进皮瓣等修复创面。结论：小儿手瘢痕畸形的治疗时间、术中细节及早期进行康复锻炼对术后的效果有很大的影响。高军茂[172]* 等报告了瘢痕疙瘩手术切除后辅助电子线照射预防复发的临床疗效，照射中位总剂量 15.0 Gy（10.0～30.0 Gy），分 2～10 次照射。5 年局部控制率 78.6%，耳垂局部控制率 95.7%。均无晚期并发症发生。李鹏程[173]等报告瘢痕内切除后即时电子线放射治疗瘢痕疙瘩，术后 6 h 内辅以 6 MeV 高能电子束（β 射线）放射治疗，每天 1 次，连续照射 5 次，照射总剂量（15～20）Gy。共治疗 71 例，术后随访 12～31 个月，总有效率 85.9%。随访期内未发生如皮肤恶性肿瘤等并发症。结论：瘢痕内切除后即时放射治疗，术后复发率低，是治疗瘢痕疙瘩较好的方法。马常明[174]等报告皮肤滚针瘢痕内导入曲安奈德治疗增生性瘢痕的临床效果。利用皮肤滚针在烧伤或烫伤后增生性瘢痕上往复滚动，同时将曲安奈德注射液滴注到创面上，通过微针及其针孔使曲安奈德注射液进入瘢痕组织内发挥疗效，总有效率为 100%。患者痛痒程度、皮肤色泽、硬度和厚度在治疗前、后及治疗后自身对照分析中差异均有统计学意义（$P>0.05$），该法为药物治疗大面积增生性瘢痕提供了新方法。费烨[175]等评价了双波长点阵激光 Affirm™ 治疗痤疮后凹陷性瘢痕、痤疮后红斑、毛孔粗大等的疗效及相关因素。结果有效率分别为 25.34%、36.84%、28.57%和 14.29%；患者的性别、年龄等对疗效并无相关性，而治疗次数与疗效呈正相关，未发现任何严重的副作用，有较好的疗效。冯先才[176]等报告了点阵激光联合 ^{32}P 敷贴治疗 110 例瘢痕疙瘩的疗效，结果表明疗效较可靠，不良反应较小，值得推广应用。吴燕虹[177]等报告了使用超脉冲 CO_2 激光联合点阵铒激光治疗 33 例痤疮凹陷性瘢痕的疗效及相关因素。结果有效率达 87.9%，临床疗效与患者的病史时间（$P=0.038$）、是否患有其他皮肤病（$P=0.002$）有关；而性别、病变程度、病损程度与临床预后间无统计学意义；伴有其他皮肤疾病、病程较长的患者预后可能较差。樊昕[178]等观察了应用微等离子束治疗萎缩性痤疮瘢痕的疗效与安全性，结果术后 3 个月有效率为 80.36%，治疗后皮肤出现显著红斑和肿胀，局部可出现少量点状出血和渗出，患者有较强烈疼痛感和烧灼感。术后平均疼痛指数显示：术后即刻 79.23，术后 1 h 为 55.72，术后 2 h 为 42.39，术后 4 h 为 27.56；平均红肿消退时间为（3.4±1.5）d，平均脱痂时间为（6.7±3.8）d；2 例患者出现全面部肿胀及局部皮炎，未见色素变化及瘢痕形成，其余患者满意。认为该法是一种疗效较好，治疗过程安全的方法。杨超[179]等将脂肪干细胞（adipose-derived stem cells，ADSCs）作为种子细胞，以透明质酸（hyaluronic acid，HA）作为载体制备复合物，观察分析其对放射性复合损伤创面愈合的影响。结果表明 ADSCs－HA 复合物通过促进并调控大鼠放射性复合损伤创面微血管的新生，加速创面修复。刘安堂[180]等报告了将前臂桡侧腕屈肌劈开转位重建伸拇、伸指功能的可行性及临床效果。方法：沿桡侧腕屈肌中央肌腱向近心端纵行剖开，形成尺侧部分和肱侧部分同时重建伸拇、伸指功能。结果：本组共 3 例患者，术后切口均Ⅰ期愈合，获随访 12～36 个月，疗效优者 1 例，良者 2 例，术后患者均未行肌腱松解，伸拇、伸指功能恢复良好。结论：按照骨骼肌“亚部化”的原则，将桡侧腕屈肌劈开后转位，并同时重建两个功能的缺失，与传统的复杂重复建术式相比，这一技术的多能性和简易性具有更大的优势。

（江　华　朱晓海）

参 考 文 献

1* 李　任，等. 中华创作杂志，2012，28(9)：849

2* 唐　军，等. 中华医学美学美容杂志，2012，18(4)：277

3* 察鹏飞，等. 中华整形外科杂志，2012，28(1)：55

4 吕晓杰，等. 中华整形外科杂志，2012，28(1)：49

5 刘瑾春，等. 中国美容医学，2012，21(8)：1324

6 耿祎楠，等. 中国医科大学学报，2011，40(12)：1131

7 孙慧娟，等. 中国美容医学，2012，21(9)：1539

8 李雪阳，等. 中华医学美学美容杂志，2011，17(6)：445

9 吴文艺，等. 中华整形外科杂志，2012，28(5)：360

10 刘月明，等. 中国美容整形外科杂志，2012，23(7)：405

11 唐　庆，等. 中华医学美学美容杂志，2012，18(3)：200

12 李　丹,等. 中国美容整形外科杂志,2012,23(6):368
13 刘景兰,等. 中国美容整形外科杂志,2012,23(6):327
14 林立新,等. 中国美容整形外科杂志,2012,23(6):331
15 朱　茗,等. 中华整形外科杂志,2012,28(4):284
16 赵德梅,等. 中华医学美学美容杂志,2012,18(3):193
17* 韩　岩,等. 中华整形外科杂志,2012,28(4):241
18* 李朝阳,等. 中国美容整形外科杂志,2012,23(10):619
19* 舒　畅,等. 中国美容医学,2012,21(1):9
20* 袁新文,等. 中国美容医学,2012,21(2):205
21 魏　鹏,等. 中华整形外科杂志,2012,28(2):101
22 季卫平,等. 中华整形外科杂志,2012,28(2):96
23 周　虹,等. 中国美容医学,2012,21(9):1519
24 徐子寒,等. 中华医学美学美容杂志,2012,18(4):282
25 胡广伟,等. 中国美容医学,2012,21(7):1151
26 田　佳,等. 中国美容医学,2011,20(12):1849
27 杜学亮,等. 中国美容医学,2012,21(3):360
28 赵天兰,等. 中华整形外科杂志,2012,28(3):181
29 冀　航,等. 中国美容整形外科杂志,2011,22(10):598
30 林　涧,等. 中华整形外科杂志,2012,28(5):325
31 王　欣,等. 中华整形外科杂志,2012,28(2):83
32 梁久龙,等. 中华整形外科杂志,2012,28(5):340
33 竺　枫,等. 中华整形外科杂志,2012,28(2):92
34 赵风景,等. 中华整形外科杂志,2011,27(6):418
35 卢　帆,等. 四川医学,2011,32(12):1918
36 杨晓东,等. 中华整形外科杂志,2012,28(2):88
37 张继春,等. 中华整形外科杂志,2012,28(5):347
38 张　博,等. 中国美容医学,2012,21(10):1690
39 徐一波,等. 中华整形外科杂志,2012,28(2):110
40 李祥军,等. 中国美容整形外科杂志,2012,23(9):548
41 巨积辉,等. 中国美容整形外科杂志,2012,23(5):270
42 梁　钢,等. 中华整形外科杂志,2012,28(5):344
43 李　慧,等. 中国美容整形外科杂志,2012,23(10):593
44 聂建雄,等. 中国美容整形外科杂志,2012,23(5):274
45 陈雪松,等. 中华整形外科杂志,2012,28(1):22
46 邢乐君,等. 中华医学美学美容杂志,2012,18(1):40
47* 刘　明,等. 中国美容整形外科杂志,2012,23(10):636
48* 鄢　鹏,等. 中国美容医学,2011,20(11):1692
49 索慧君,等. 中国美容整形外科杂志,2012,23(5):296
50 褚涵文,等. 浙江大学学报(医学版),2012,41(3):245
51 邱　爽,等. 中国美容医学,2012,21(1):43
52 陈小平,等. 中国美容整形外科杂志,2011,22(10):601
53 徐家杰,等. 中国美容医学,2012,21(10):1709
54 付德林,等. 中国美容整形外科杂志,2011,22(11):676
55 陈　杨,等. 中国美容整形外科杂志,2011,22(10):627
56 俞　冰,等. 中华整形外科杂志,2012,28(2):105
57 张　凯,等. 中华整形外科杂志,2012,28(1):13
58 李正勇,等. 中国修复重建外科杂志,2011,25(11):1343
59* 杨柠泽,等. 中华整形外科杂志,2012,28(3):212
60* 黄金龙,等. 中国美容整形外科杂志,2011,22(11):650
61 张志宏,等. 中国美容医学,2012,21(3):353
62 刘环宇. 延边大学医学学报,2011,34(3):180
63 田雅光,等. 中国美容整形外科杂志,2012,23(9):552
64 杜太超,等. 中华医学美学美容杂志,2012,18(2):97
65 陈育哲,等. 中华医学美学美容杂志,2011,17(6):401
66 杨明勇,等. 中华医学美学美容杂志,2012,18(2):102
67 侯典举,等. 中国美容医学,2012,21(3):362

68 宋起滨,等. 中国美容整形外科杂志,2012,23(5):287
69 唐泓波,等. 中国美容医学,2012,21(5):705
70 王 昕,等. 中国美容整形外科杂志,2012,23(9):544
71 刘 杨,等. 中国美容整形外科杂志,2012,23(6):357
72 雷明辉,等. 中国美容医学,2012,21(5):740
73 吴 琼,等. 中国美容医学,2012,21(9):1465
74 方 帆,等. 中国美容整形外科杂志,2012,23(1):38
75 冯苏云,等. 中国美容整形外科杂志,2012,23(9):518
76 邹毓超,等. 中国美容整形外科杂志,2012,23(2):103
77 祖冬梅,等. 中国美容医学,2012,21(6):917
78 黄 欣. 中国美容医学,2011,20(12):1879
79 钟文慧,等. 中华医学美学美容杂志,2012,18(1):68
80* 曾 高,等. 中国美容整形外科杂志,2012,23(8):473
81 苏晓玮,等. 中国美容整形外科杂志,2012,23(8):479
82 徐奕昊,等. 中国美容医学,2012,21(7):1138
83 王 昕,等. 中华医学美学美容杂志,2012,18(1):19
84 陈 雪,等. 中国美容医学,2012,21(3):386
85 于 燕,等. 中国美容整形外科杂志,2012,23(10):614
86 李增健,等. 中国美容整形外科杂志,2011,22(12):734
87 宋慧锋,等. 中国美容医学,2012,21(6):919
88 曾 高,等. 中华医学美学美容杂志,2012,18(3):167
89 王 盛,等. 中国美容医学,2012,21(6):910
90 吴 琼,等. 中国美容整形外科杂志,2012,23(8):476
91 石杭燕,等. 中国美容整形外科杂志,2012,23(10):588
92* 颜 薇,等. 中国美容整形外科杂志,2012,23(4):204
93* 刘嘉锋,等. 中华整形外科杂志,2012,28(2):115
94* 胡守舵,等. 中国美容整形外科杂志,2012,23(4):201
95 宋宇鹏,等. 中华整形外科杂志,2012,28(3):193
96 韩雪峰,等. 中国美容整形外科杂志,2012,23(4):196
97 冀 航,等. 中华医学美学美容杂志,2012,18(1):16
98 万 睿,等. 中华医学美学美容杂志,2012,18(3):170
99 康深松,等. 中华整形外科杂志,2012,28(2):119
100 李旭文,等. 中华整形外科杂志,2012,28(1):16
101 陈 亮,等. 中华医学美学美容杂志,2012,18(2):108
102 刘振中,等. 中华整形外科杂志,2012,28(4):267
103 胡守舵,等. 中华整形外科杂志,2012,28(5):328
104 易 斌,等. 中华医学美学美容杂志,2012,18(4):251
105* 罗盛康,等. 中华整形外科杂志,2012,28(5):321
106* 康 宁,等. 中国美容医学,2011,20(11):1737
107* 陈 雪,等. 中国美容医学,2012,21(1):3
108 李晓平,等. 中国美容整形外科杂志,2012,23(8):496
109 才 杰,等. 中华医学美学美容杂志,2012,18(4):257
110 王 琳,等. 中华整形外科杂志,2012,28(1):1
111 王 智,等. 中华医学美学美容杂志,2011,17(5):369
112 王一村,等. 中国美容医学,2012,21(4):542
113 杨 杰,等. 中华医学美学美容杂志,2012,18(1):12
114 陆 新,等. 中国美容医学,2012,21(10):1705
115 杨艳清,等. 中华整形外科杂志,2012,28(4):245
116 孙玉峰,等. 中国美容医学,2011,20(12):1853
117 陈祥锦,等. 中华整形外科杂志,2012,28(4):248
118 穆大力,等. 中华医学美学美容杂志,2012,18(1):8
119 戴谦诚,等. 中国美容医学,2011,20(11):1686
120 刘小鹏,等. 中华医学美学美容杂志,2011,17(5):332
121 杨庄青,等. 中国美容医学,2012,21(7):1095
122 罗盛康,等. 中国美容整形外科杂志,2011,22(12):709

123 辛敏强,等. 中国美容整形外科杂志,2011,22(12):716
124* 陶 灵,等. 中华医学美学美容杂志,2012,18(2):125
125* 杨明勇,等. 中国美容医学,2012,21(3):355
126* 李养群,等. 中华整形外科杂志,2011,27(6):424
127 王睿恒,等. 中华整形外科杂志,2012,28(4):274
128 张 勇,等. 中国美容医学,2012,21(6):906
129 杨济泽,等. 中国美容整形外科杂志,2012,23(9):534
130 白晓东,等. 中国美容整形外科杂志,2012,23(10):605
131 赵烨德,等. 中国美容医学,2011,20(11):1699
132 黄建忠,等. 中国美容医学,2012,21(7):1107
133 黄盛松,等. 中华整形外科杂志,2012,28(4):260
134 司婷婷,等. 中国美容医学,2012,21(8):1285
135 陈威威,等. 中国美容整形外科杂志,2012,23(7):412
136 王永前,等. 中国美容医学,2012,21(9):1481
137 吴小蔚,等. 中华医学美学美容杂志,2011,17(5):336
138 杨 喆,等. 中华整形外科杂志,2012,28(3):172
139 谭 谦,等. 中国美容整形外科杂志,2012,23(9):531
140* 杨永勤,等. 中国美容医学,2012,21(4):602
141* 王常印,等. 中国美容医学,2011,20(11):1694
142 李文志,等. 中国美容整形外科杂志,2012,23(8):503
143 王广欢,等. 中华小儿外科杂志,2012,33(3):197
144 冯进云,等. 中国美容医学,2012,21(7):1163
145 葛 平,等. 中国美容医学,2012,21(10):1760
146 张力平,等. 中国美容整形外科杂志,2012,23(3):150
147 罗 林,等. 中国美容整形外科杂志,2012,23(5):290
148 乔军波,等. 中华整形外科杂志,2012,28(4):256
149 曲兴龙,等. 肿瘤,2012,32(9):744
150 卢 帆,等. 四川医学,2012,33(4):630
151 谭 明,等. 中华整形外科杂志,2012,28(3):164
152* 邹继军,等. 中国美容整形外科杂志,2012,23(2):86
153 王晓燕,等. 中国美容医学,2012,21(4):596
154 李 江,等. 中华医学美学美容杂志,2012,18(4):245
155 吕志敏,等. 四川医学,2012,33(4):606
156 蔡湘娜,等. 中国美容医学,2012,21(2):193
157 刘 烨,等. 安徽医科大学学报,2012,47(6):748
158 姜 平,等. 中华显微外科杂志,2012,35(1):64
159 赵东红,等. 中国美容医学,2012,21(6):890
160 靖昌瑞,等. 中国美容医学,2012,21(10):1685
161* 王立夫,等. 华西医学,2012,27(8):1174
162 毕宏达,等. 中国美容整形外科杂志,2012,23(3):156
163 郭志谦,等. 中国美容医学,2012,21(10):1687
164 邓 琳,等. 中国美容医学,2012,21(3):382
165 邓海涛,等. 中华损伤与修复杂志(电子版),2011,6(4):66
166 吴仙蓉,等. 中华损伤与修复杂志(电子版),2011,6(6):48
167 李 倩,等. 中华创伤杂志,2012,28(4):348
168 李 江,等. 中华整形外科杂志,2012,28(2):113
169 尹海磊,等. 中华整形外科杂志,2012,28(3):222
170 陈 琦,等. 中华医学美学美容杂志,2012,18(1):69
171* 桂国庆,等. 中国美容医学,2012,21(6):887
172* 高军茂,等. 中国美容整形外科杂志,2012,23(7):402
173 李鹏程,等. 中华医学杂志,2011,91(45):3223
174 马常明,等. 中华整形外科杂志,2012,28(3):185
175 费 烨,等. 中华医学美学美容杂志,2012,18(1):34
176 冯先才,等. 中国美容整形外科杂志,2012,23(2):75
177 吴燕虹,等. 中国美容整形外科杂志,2012,23(2):72
178 樊 昕,等. 中国美容整形外科杂志,2012,23(2):69
179 杨 超,等. 中国修复重建外科杂志,2011,25(12):1499
180 刘安堂,等. 中国美容整形外科杂志,2012,23(7):409

成肌细胞白体移植对大鼠神经植入术后终板再生及神经肌肉功能恢复的影响[中华创伤杂志，2012，28(9)：849] 李任等选取SD雄性大鼠20只按随机数字表法分为实验组和对照组，每组10只。建立大鼠腓肠肌神经植入术模型，实验组将原代培养的成肌细胞注射到神经植入术局部，对照组只注射同体积不含成肌细胞的培养基，通过胫神经功能指数(tibial functional index，TFI)测定、神经电生理检测、病理组织学检测，观察成肌细胞对神经植入术后神经肌肉功能恢复的影响。结果：TFI的测定：显示实验组较对照组之间差异有统计学意义($P<0.01$)，提示成肌细胞自体移植能明显促进胫神经功能的恢复。神经电生理检测表明：实验组PPV、AUC、PPV恢复率、AUC恢复率与对照组比较差异有统计学意义($P<0.01$)，而NCV及NCV恢复率与对照组比较差异无统计学意义，提示成肌细胞能明显提高大鼠的神经肌肉功能恢复速度。组织化学检测提示：AchE染色后，腓肠肌终板呈棕黄色，术后26周实验组和对照组终板数分别为(90.10±15.13)爪/片、(40.70±22.79)爪/片，两组比较差异有统计学意义($P<0.01$)。HE染色显示：两组均未见肌肉组织有明显的异形及其他异常。该研究提示：成肌细胞自体移植于神经植入术部位后，神经肌肉功能恢复明显加快，终板再生数量增加，且腓肠肌组织病理学结构未发生明显改变，与预期相符，因此，肯定了成肌细胞在神经植入术后对神经肌肉功能恢复及终板再生有积极作用。同时也为下一步将成肌细胞作为基因载体应用于促进失神经支配肌肉的功能重建打下了基础。

(胡哲源)

述评 周围神经损伤临床上较常见，治疗仍然是临床面临的一个巨大挑战。由于周围神经解剖和功能上的特殊性，其损伤修复是一个复杂的过程，精细的显微外科技术可以较好地恢复神经的连续性，但神经功能的恢复仍不令人满意。本文作者建立大鼠腓肠肌运动神经损伤后神经植入术模型，并将原代培养的成肌细胞注射到神经植入术局部，神经肌肉功能恢复明显加快，终板再生数量增加，且腓肠肌组织病理学结构未发生明显改变，肯定了神经植入术和成肌细胞在运动神经损伤后的神经肌肉功能恢复及终板再生过程中的积极作用。为临床提供了周围运动神经损伤治疗新的思路和方法选择，值得进一步深入观察和研究。

(孙美庆)

胰岛素基因转染的人脐带间充质干细胞与丝蛋白支架构建组织工程脂肪的研究[中华医学美学美容杂志，2012，18(4)：277] 唐军等为探讨携带重组人胰岛素基因慢病毒载体转染的人脐带间充质干细胞与丝蛋白支架构建组织工程脂肪的可行性，作者以重组慢病毒pLenti6.3－insulin-IRES-EGFP转染huCMSCs：取P3代hUCMSCs以5×10细胞/孔接种于6孔培养板中。分为2组：insulinIRES-EGFP基因转染组为实验组(A组)，EGFP基因转染组为对照组(B组)。A、B组按最适感染复数(MOI)为10，分别加入重组慢病毒液 pLenti6.3－in-sulin-IRES-EGFP 和 pLenti6.3－IRES-EGFP。将两组细胞接种于丝素蛋白支架，观察细胞在支架上的生长及黏附情况，尔后行细胞-支架复合物成脂诱导。四甲基偶氮唑蓝(MTT)法检测基因转染对hUCMSCs生长增殖的影响及基因转染的hUCMSCs在丝素蛋白支架上的活性。结果：细胞-支架复合物成脂诱导5～7 d后，见A组支架内脂肪样细胞数量明显多于B组，差异有显著统计学意义；逆转录-聚合酶链式反应(RP-PCR)检测显示，A组hUCMSCs表达的成脂特异性基因PPARr－2明显高于B组。MTT法检测结果显示，转染重组慢病毒的hUCMSCs与未转染组各时间点吸光度A值比较，差异均无统计学意义。细胞组与支架组A值比较，差异无统计学意义。本研究表明将携带重组人胰岛素基因慢病毒载体转染的hUCMSCs接种于丝素蛋白支架，转染胰岛素基因的hUCMSCs主动分泌的胰岛素可明显促进hUCMSCs成脂肪化，并可在体外构建出组织工程化脂肪，为下一步在体内构建组织工程化脂肪组织打下了一定的实验基础。

(胡哲源)

述评 软组织缺损的修复是整形外科最重要的难题，目前的各种方案都存在一定缺陷，脂肪组织工程技术为解决上述难题提供了一种新的途径。应用组织工程学原理来构建脂肪组织已成为组织工程研究领域的热点之一。本文作者将携带重组人胰岛素基因慢病毒载体转染的hUCMSCs接种于丝素蛋白支架，观察到转染胰岛素基因的hUCMSCs主动分泌胰岛素明显促进hUCMSCs成脂肪化，并可成功地在体外构建出组织工程化脂肪，为临床利用组织工程技术构建脂肪组织解决软组织缺损修复提供了实验基础。

(孙美庆)

人脂肪组织细胞外基质支架的构建[中华整形外科杂，2012，28(1)：55] 察鹏飞等为探讨从人脂肪组织中提取细胞外基质并构建支架的方法，研究其结构特点，分析其作为脂肪组织工程支架的可行性，收集抽脂术患者的脂肪组织，共7例，每例约310 ml，10 ml用来分离培养脂肪来源干细胞，300 ml 提取细胞外基质，并制备成粉末状，用扫描电镜观察其表面结构，用 DiI 荧光标记脂肪来源干细胞，统计荧光标记后细胞存活率；将荧光标记前、后的细胞与支架黏附，检测其黏附率，所得数据用 SPSS 13.0 软件两样本 t 检验进行统计学比较，分析标记前后细胞黏附率有无差异；荧光显微镜下观察细胞在支架表面生长情况。结果：从人脂肪组织中提取得到脂肪来源干细胞和细胞外基质粉末。脂肪来源干细胞具有成脂、成软骨和成骨分化的能力；扫描电镜观察细胞外基质粉末具有多孔、粗糙表面和光滑表面的结构。脂肪来源干细胞与支架黏附较好；DiI 标记前、后细胞黏附率分别为(88.81±4.81)%和(86.484±4.58)%，两样本 t 检验，$P=0.371$，差异无统计学意义($P>0.05$)。荧光显微镜下脂肪来源干细胞在细胞外基质支架上生长状态良好。结果表明：从脂肪组织当中分离得到的人 ECM 粉末具有疏松、多孔样的结构，既具有光滑的表面也具有粗糙的表面，表面积较大；与 ADSCs 黏附效果可靠，连续观察细胞在粉末表面生长黏附状态良好。有研究证实这种 ECM 支架在体外能够很好地支持 ADSCs 的三维培养，促进细胞的增殖，在修复自体软组织缺陷方面具有较高的临床应用价值。

(胡哲源)

述评　脂肪组织工程中种子细胞必须种植在三维结构支架材料上，在合适的微环境及细胞因子的作用下，才能发育为成熟的脂肪组织。目前，用于构建脂肪组织工程的支架材料包括天然和人工合成材料。但这类材料在大规模生产过程中，会出现质量难以控制、性能变化与结构变化不成比例等，而且来源有限，价格较为昂贵，使其应用受到一定程度限制。本文作者尝试从人脂肪组织中提取细胞外基质并构建支架的方法，结果显示从脂肪组织当中分离得到的人 ECM 粉末具有疏松、多孔样的结构，既具有光滑的表面也具有粗糙的表面，表面积较大；与 ADSCs 黏附效果可靠，连续观察细胞在粉末表面生长黏附状态良好。由于自体脂肪取材安全方便，是一种值得进一步研究完善，有望成为修复软组织缺陷的一种理想的支架材料。

(孙美庆)

应用不同吻合血管的游离皮瓣修复面部皮肤软组织缺损[中国美容整形外科杂志，2012，28(4)：241]　韩岩等利用不同的游离皮瓣对 37 例(男 16 例，女 21 例，年龄 1～54 岁)不同原因所致面部软组织缺损进行修复。对于面中、面颊、颧颞部、下颌部大面积和贯通性缺损的修复，选用背阔肌肌皮瓣或胸背动脉的穿支皮瓣游离移植，将胸背动静脉分别与受区的颌外动脉和颈外静脉相吻合；对于上、下唇及额部缺损选用前臂皮瓣，将桡动脉和头静脉通过皮下隧道与颌底部的颌外动脉和颈外静脉相吻合；对于眼眶部肿瘤切除后面颊部非贯通性缺损，多采用肩胛皮瓣游离移植，将肩胛组织瓣中的旋肩胛动、静脉与受区的颞浅动、静脉相吻合；对于鼻翼或鼻尖部分缺损宜采用耳后皮瓣游离移植的方法进行修复，将耳后动、静脉与面动、静脉相吻合；对于重度半侧颜面萎缩或脂肪注射效果不理想者，采用肩胛脂肪筋膜瓣游离移植进行面部组织充填。本组 37 例，其中背阔肌肌皮瓣 10 例，胸背动脉穿支皮瓣 3 例，肩胛皮瓣 9 例，前臂皮瓣 6 例，耳后皮瓣 9 例；修复缺损面积(1 cm×2 cm)～(25 cm×12 cm)。除耳后皮瓣移植有 3 例出现静脉回流障碍致 2 例部分坏死外，其余移植的皮瓣全部成活，组织缺损得以修复，明显改善了功能和外形。根据患者的不同情况，选择合适的吻合血管的游离皮瓣移植修复面部复杂性皮肤软组织缺损，可以一期封闭创面并较好地重建功能、恢复外形。

(刘安堂)

述评　修复面部缺损，为了达到外形和功能的最佳恢复，对于皮瓣供区的选择，不仅需要考虑供区的位置、血管蒂的长度、操作是否方便，还需考虑供区皮肤的颜色、皮肤和皮下组织的厚度，供区的组织量等。背阔肌肌皮瓣组织量大，血供丰富，抗感染能力强，尤其适合贯通性损伤、较深的复杂性缺损或长期慢性感染创面的修复；胸背动脉穿支皮瓣，质地较薄，易于塑性，修复效果更好；唇部缺损宜选用前臂皮瓣游离移植，该皮瓣皮下脂肪少，质地较薄，易于折叠塑性。本文作者根据患者的不同情况，灵活地选择合适的吻合血管的游离皮瓣移植修复面部复杂性皮肤软组织缺损，对于闭合创面、重建功能、恢复外形等取得了良好的效果。

(袁湘斌)

逆行股前外侧皮瓣的临床应用[中国美容整形外科杂志，2012，23(10)：619]　李朝阳等[18]为探讨扩大股前外侧逆行皮瓣的可行性和临床效果，应用游离及岛状逆行股前外侧皮瓣转位移植，修复面部及小腿中上段软组织缺损 13 例。皮瓣设计时，以髂前上棘至髌骨外缘的连线为轴心，其中点为旋股外侧动脉降支第一肌皮动脉穿出点，先用超声多普勒测得肌皮动脉穿出点，然后根据创面大小设计皮瓣。皮瓣上 1/3 位于穿出点上方，内外侧的设计以穿出点为中心。先切开皮瓣内侧缘的皮肤至深筋膜，从肌膜上找出股直肌和股外侧肌的肌间隙处，牵开股直肌与股外侧肌间隙，显露出旋股外侧动脉降支主干及其下行支的走向，并向膝关节方向解剖，一般在膝关节上方 5 cm 处为旋转的最低点，并找出第一肌皮穿支，从肌肉中将穿支解剖出来。形成逆行皮瓣后，用血管夹做近端血流阻断试验，皮瓣如血运良好，于降支汇合后的近端结扎切断旋股外侧动脉主干。此皮瓣设计如果为逆行岛状皮瓣，则皮瓣远端尽量靠近膝关节处，而皮瓣近心端需设计一个三角形，以备在向小腿转移时防止血管蒂受压。逆行游离皮瓣解剖同逆行岛状皮瓣，血管蒂的长度主要根据受区血管的粗细、动脉血管压力及需要的血管蒂长度来定，可达 12 cm 以上。当发现肌皮穿支纤细时，应带一部分肌肉包裹血管以防止血管痉挛、损伤；也可设计成为双侧血供皮瓣，即吻合旋股外侧血管和旋股外侧血管降支。本组共 13 例患者(男性 10 例，女性 3 例)，用于修复面部缺损 3 例，小腿中上段缺损 10 例。其中游离逆行股前外侧皮瓣 3 例，逆行岛状(肌)皮瓣 10 例。13 例皮瓣全部成活，伤口Ⅰ期愈合 10 例，Ⅱ期愈合 3 例，供区无功能障碍，受区外形和功能恢复满意。应用血管吻合，可以扩大逆行股前外侧皮瓣应用范围。

(刘安堂)

述评 旋股外侧动脉降支的外侧支与膝上外侧动脉的筋膜皮肤穿支在体被组织层中有丰富的相互吻合沟通是切取远端带蒂股前外侧岛状皮瓣的解剖学基础。该皮瓣优点是切取较容易，血供可靠，不牺牲主要血管，蒂部长度选择余地大，可向各个方向转移，属局部皮瓣，就近选材，转移的组织与受区相近。患者体位舒适，无须断蒂，更无须显微外科技术，手术安全，成功率高。缺点是供区大腿切口长，供区创伤大，影响美观，且遗留大腿外侧局部的感觉缺失，但对于膝部及小腿中上段严重的软组织缺损伴主要血管损伤后，逆行股前外侧岛状皮瓣仍不失为较理想的首选方法。

(袁湘斌)

游离肋骨-前锯肌-皮肤复合组织瓣修复大面积颅骨缺损[中华美容医学，2012，21(1)：9] 舒畅等设计以胸背血管为营养血供的游离肋骨-前锯肌-皮肤复合组织瓣，用以修复大面积颅骨缺损。自腋顶部沿背阔肌前缘至髂前上棘的连线，先只切开腋部，沿背阔肌前缘向后钝性剥离，并牵开背阔肌，即见由该肌中段进入肌肉的胸背血管神经束和在前锯肌表面的胸背血管的前锯肌支，最后设计制作以胸背血管为蒂的肋骨-前锯肌-皮肤复合组织瓣。切取组织瓣时，应边切边做边缘固定缝合。自第 7 肋骨下缘和前锯肌肋骨附着点的下缘，切开前锯肌、肋间外肌下缘的骨膜，并用摇摆锯按受区所需肋骨的实际长度先横断肋骨达 1/2 厚度，然后再沿肋骨下缘劈分切取肋骨的一半。在颅骨缺损区的颞侧耳前发际颞浅血管附近设计"S"形切口，仔细分离出颞浅血管蒂 1.5～2 cm 待用，将带血管蒂的游离复合组织瓣移植到颅骨缺损区，将肋骨用钛钉固定在已备好的颅骨外板骨槽内，再将组织瓣的其余部分与创口缝合固定后，将颞浅动、静脉分别与胸背动、静脉行端-端吻合。本组 10 例患者，组织瓣完全成活 9 例，坏死 1 例，随访 1～10 年，患者术后外观满意，无感染、皮下积液等并发症发生。游离肋骨-前锯肌-皮肤复合组织瓣可以很好地完成大面积颅骨缺损的修复，是一种理想的自体修复材料。

(刘安堂)

述评 大面积颅骨缺损修复在颅颌面外科中仍是一个具有挑战性的难题。作者采用吻合血管的肋骨-前锯肌-皮肤复合组织瓣修复大面积颅骨缺损，解决了自体移植骨块吸收的难题，增加了对外力的抗御性能，修复效果好，且供区并发症少，手术安全性高。手术时需注意复合组织瓣应设计在肋骨的前外侧，借助其附着的前锯肌保证肋骨组织瓣的成活，同时切取肋骨厚度不应超过其 1/2，否则会引起胸廓变形和呼吸障碍。吻合血管的肋骨-前锯肌-皮肤复合组织瓣能够很好地修复大面积颅骨缺损，是一种理想的自体修复材料，具有较高的临床应用价值。

(袁湘斌)

微型皮瓣修复手指指腹缺损[中国美容医学，2012，21(2)：205] 袁新文等[20]应用邻指皮瓣、指动脉逆行岛状皮瓣、指背神经营养筋膜皮瓣、游离尺动脉腕上皮支下行支皮瓣、游离足第 2 趾侧方皮瓣、游离趾腹皮瓣等 6 种微型皮瓣修复指腹缺损 52 例 60 指。邻指皮瓣设计于相邻手指中节指背，皮瓣内携带指背静脉，保护好伸肌腱膜的完整。指动脉逆行岛状皮瓣，按皮肤缺损面积于指近节桡侧或尺侧设计皮瓣，自深筋膜层解剖皮瓣，保护好血管蒂，结扎动脉近端后将皮瓣逆行翻转覆盖创面。指背神经营养血管筋膜蒂皮瓣，按皮肤缺损面积于指近节桡背侧或尺背侧设计皮瓣，创面与皮瓣之间做齿状线切口，切取并保留 0.8～1.0 cm宽的筋膜带，于深筋膜层掀起皮瓣及蒂部，然后逆行转移至指腹创面。尺动脉腕上皮支下行支在豌豆骨近侧 4.0 cm 自尺动脉发出，豌豆骨近侧 4.0 cm 与第 5 掌骨头尺侧连线为其走行线，以创面大小设计皮瓣，先切开皮瓣桡侧的皮肤，牵开尺侧腕屈肌，见尺动脉腕上皮支发出后，在深筋膜深面切取皮瓣，带上尺神经手背支，切断血管神经蒂后将皮瓣移至指腹创面，皮瓣内动脉神经与指固有动脉神经吻合。游离足第 2 趾侧方皮瓣设计于足第 2 趾中近节的胫侧，先于皮瓣近侧缘切开皮肤，解剖分离出胫侧趾底固有动脉神经和通过皮瓣的皮下浅静脉，并于深筋膜层掀起皮瓣，最后切断血管神经蒂并将皮瓣移植指腹创面，皮瓣内的动脉神经与指固有动脉神经吻合。游离趾腹皮瓣修复时，按皮肤缺损面积于趾腹腓侧设计皮瓣，先于皮瓣近侧缘切开皮肤，解剖分离出腓侧趾底固有动脉神经及通过皮瓣的皮下浅静脉，并于深筋膜层掀起皮瓣，最后切断血管神经蒂移植至指腹创面，皮瓣内的动脉神经与固有动脉神经吻合。术后本组皮瓣均一期成活，皮瓣外形、质地均比较满意。经过6～20个月随访(平均10个月)，采用第2趾侧方皮瓣及趾腹皮瓣感觉恢复最好，两点辨别觉4～6 mm，其次游离尺动脉腕上皮支下行支皮瓣7～9 mm。作者认为带感觉神经的微型游离皮瓣是修复手指指腹缺损最为理想的手术方法，可以恢复指腹的精细感觉。

(刘安堂)

述评　6种微型皮瓣修复手指指腹缺损各有其优缺点：邻指皮瓣覆盖面可大可小，手术安全可靠，但皮瓣颜色质地与受区有差异，感觉功能恢复差，供区需植皮，固定3～4周，需2次断蒂。指动脉逆行岛状皮瓣内含知名动脉，血运可靠，容易成活，但术中损伤手指的一条主要动脉影响手指血供，且无感觉。指背神经营养血管筋膜蒂皮瓣厚度适中，皮瓣旋转点不受限制，成活率高，但皮瓣内无知名动脉，血供较差，术后常起水疱，且皮肤感觉恢复差，术后有一定的萎缩。游离尺动脉腕上皮支下行支皮瓣解剖恒定，变异少，切取方便，有感觉神经，对于需要恢复精细感觉者，尤为适宜，供区较隐蔽，患者易于接受，但尺神经手背支切取后对于手背感觉稍有影响。游离足第二趾侧方皮瓣具有血运可靠，外形、质地好，感觉恢复良好，供区隐蔽等优点，但需术者精湛的显微外科技术。游离趾腹皮瓣，具有血运可靠，外形好，质地耐磨，修剪后的指腹有螺纹，感觉恢复良好，供区隐蔽等优点，也需要术者有精湛的显微外科技术。带感觉神经的微型游离皮瓣是修复手指指腹缺损最为理想的手术方法，可以恢复指腹的精细感觉，但选取何种皮瓣，需术者根据临床经验、患者指腹缺损情况及要求做出相应的选择。

(袁湘斌)

"CT导航"在下颌角截骨成形术中的应用[中华医学美学美容杂志，2012，18(1)：40]　邢乐君等在新技术"CT导航"下对46例患者行下颌角截骨成形术，术前对患者头颈部行薄层CT扫描，将数据输入"CT导航"系统(Vector Vision，德国Brainlab公司)，手术在鼻插管全麻下进行。局部麻醉混合液浸润肿胀注射后，切开自下颌骨升支前缘至下颌第二磨牙水平的口腔黏膜，骨膜下剥离，将下颌骨升支外侧板中下段和下颌水平部、下颌下缘、下颌角和下颌角后缘的骨膜以及咬肌韧带附着尽量彻底剥离，以显露要手术截除的下颌骨。通过"CT导航"仪精确定位下颌角外周血管及神经，并加以保护，按术前设计截骨线截除下颌骨体部分骨皮质及下颌角区突起的骨质。术后随访1年到2年，所有患者疗效明显，正位观察，下面部宽度均明显缩小，下颌角升支与体部所成角度较术前柔和，无明显并发症发生。认为采用"CT导航"系统辅助下颌角截骨成形的优点在于：能够明确标示颌外动静脉及下牙槽神经等的重要位置，便于精确拟定切割部位和切割角度，避免损伤；其次术中可以即时引导术者，直观动态地改变器械的切割位置，便于即时调整因不同原因造成的切割方向的偏离，提高手术的准确性，进而提高术后的对称性。而且由于术中导航是采用了先进的红外技术而非反复的CT扫描，可以大大减轻对患者的放射线损害。

(张盈帆)

述评　经口内入路行下颌角截骨成形术近年来开展广泛，而如何更加精确截骨，减少术中血管神经损伤等严重并发症的发生，是手术医生一直以来探讨的课题。该文作者成功地将了新技术"CT导航"系统应用于下颌角截骨手术中，通过精确判定重要血管神经的位置，实时反馈调整术中截骨的位置，明显提高了手术的安全性和术后效果，值得借鉴。但"CT导航"系统的成本较高以及术中头部定位不准确的问题有待进一步解决和改善。

(江　华)

下颌角肥大截骨线与下颌角解剖结构的相关研究[中华医学美学美容杂志，2012，23(10)：636]　刘明等通过对100例咬颌关系正常伴不同程度下颌角肥大的成人头颅侧位X线片进行测量，以下颌第一磨牙近中临面对应的下颌骨下缘为起点向后上方模拟直线截骨，以将下颌角恢复到125度为准，发现截骨线长度及截骨线到下颌角的距离与原下颌角度呈负相关($P<0.01$)，截骨线长度为(60±5.2)mm，截骨线长度到下颌角的距离为(10.5±1.5)mm。下颌角区截骨线到下牙槽神经管的距离与原下颌角度呈正相关($P<0.01$)，截骨线到下牙槽神经管的距离为(10.3±1.5)mm。新下颌角到磨牙咬颌平面的距离与原下颌角的相关性无统计学意义，距离为(16.9±1.4)mm。按照上述方法进行模拟截骨，截骨线与下牙槽神经血管束有相对安全的距离，下颌角截骨量比较充分，能够有效改善下颌角形态，新下颌角距磨牙咬颌平面的距离相对恒定。证明该设计方法可行。

(张盈帆)

述评　近年来，下颌角截骨术的方法得到不断的改进，从一次斜行截骨或直线截骨发展为多次弧形截骨以及一次连续弧形截骨，这种截骨线上的变化体现了审美上的不断提高，即下颌角部应该为一连续圆滑柔美的曲线才更符合审美的标准，并可以避免下颌骨升支及下颌下缘上出现成角即第二下颌角的异常形态，在操作技术上则对医生的要求更高。本文主要从理论上探讨了直线截骨的定位和角度设计的方法，虽然证明了这种方法的安全性，但有两个在实际操作过程中容易出现的问题需要引起重视。第一，直线截骨常导致异常第二下颌角的问题，其次，将每个人的截骨后下颌角的角度均机械设定于125°是否适合于每个人的面部轮廓美观，值得商榷。

（江 华）

用改良"L"形骨切开术降低颧骨颧弓突度[中国美容医学，2011，20(11)：1692] 鄢鹏等应用改良"L"形骨切开术降低43例患者面部颧骨颧弓突度。手术均于经鼻插管全麻下进行，经口腔唇颊侧前庭沟切口，显露颧突及颧弓表面，首先斜行截骨，截骨线起于颧弓与眶外侧缘交界处，与颧骨下缘大体平行且距眶下缘至少6 mm，后以摆锯做与第一条截骨线垂直的骨切开线，两线距为4～6 mm，全层截开骨质，取掉两线之间的骨块，通过耳前鬓角内小切口，自颞深筋膜浅层的颞浅脂肪垫层次钝性剥离至颧弓根表面及深面，以来复锯自深面向上方截断颧弓根，完成截骨后将已活动颧骨颧弓复合体向内压低靠近前方颧骨断端，以1～2颗，12～14 mm长的小型螺钉穿双皮质骨固定，最后以骨凿和磨头修整上方截骨断面，关闭切口。6例患者术后早期出现暂时性的眶下区麻木，但均于3月内自行恢复，随访11个月，所有患者均对面部外形的改善满意。结果表明，采用口内联合耳前入路行"L"形骨切开术，是一种操作简单、固位稳定与颧面部软组织下垂风险较低的缩小颧骨颧弓突度的手术方法。

（张盈帆）

述评 经口内入路行"L"形骨切开术降低颧骨颧弓突度，以Kim和归来教授的方法最具有代表性，两者之间的差别主要在于去除骨块的位置不同，前者的方法是在眶内侧缘和眶下缘附近的"L"形的长臂段做两条平行截骨线，去除之间骨块，而后者主要去除"L"形的短臂段骨块，操作难度较前者降低。本文作者主要采用了归来教授的截骨方法，并做了小的改良，一是耳前增加切口做确定性的颧弓根截断，其次在骨块间固定上，直接应用螺钉穿皮质固定而不是应用钛板固定。但在临床实际应用中，对于去除骨块较宽且颧骨颧弓复合体压低复位后，骨断端间仍然有缝隙的病例，以螺钉固定的方法可能不适用，还是以钛板固定的方法较为稳妥。

（江 华）

颧脂肪垫的解剖学研究与老化分析[中华整形外科杂志，2012，28(3)：212] 杨柠泽等选取10具甲醛固定后的成人尸头标本20侧，应用显微手术器械在10倍立体显微镜下，沿颞部发际、耳屏前、下颌缘作切口，于真皮下由外向内进行分离，遇到致密结构绕开后继续分离，直至内眦、鼻唇沟及口角的连线。仔细区分皮肤与皮下脂肪层不同区域的结合方式，对其进行标记并测量，注意其位置及范围。观察面中部纤维脂肪垫的范围、形状、位置，记录和测量其支持结构的解剖学位置并照相保存。结果：经过解剖明确了颧脂肪垫的位置、组成、固定结构及其与深层组织固定的结构：①颧脂肪垫近似一个三角形，底部沿下睑眼轮匝肌支持韧带上层呈一弧线；内侧界为鼻唇沟和口下颌沟；外侧界从颧大肌在颧骨表面的止点区到达口角外下方或下颌缘。②颧脂肪垫系由较韧的纤维结缔组织组成的网状结构，其间有较大的脂肪颗粒；沿鼻唇沟水平方向牵拉，使颧脂肪垫纤维更加紧密，垂直方向牵拉，使颧脂肪垫纤维变得疏松，纤维之间距离增大。③在面部皮肤层和颧脂肪垫之间存在4个连接紧密的区域，从内向外分为Ⅰ区、Ⅱ区、Ⅲ区和Ⅳ区，Ⅰ、Ⅱ、Ⅲ区为与鼻唇沟平行的长条形，Ⅳ区为不规则的四边形。④颧脂肪垫与深层组织固定的结构有6条韧带：眼轮匝肌支持韧带上、下层、颧弓韧带、颧骨皮韧带、颧骨下皮韧带、颈阔肌皮肤前韧带、颊上颌韧带。研究结果提示：颧脂肪垫与皮肤连接紧密，然而其与深层组织仅有6条韧带相连接，随着年龄的增大，颧脂肪垫的支持韧带逐步松弛加重，同时面部表情次数的增多也加快了颧脂肪垫的下移，进而导致鼻唇沟和颊中沟的形成，使得鼻唇沟和颊中沟长度增加，从而形成特征性的衰老面容。

（张文俊）

述评 颧脂肪垫位于面中部皮肤下方，该皮下脂肪层的上界位于下睑眼轮匝肌眶部前方，内侧界可到达鼻唇沟、上唇及口角，下界到达下颌缘，外界至耳屏前，除下睑眼轮匝肌睑部外，其余部位均有皮下脂肪层存在。而面中部衰老的主要特征表现为"赘肉"与"松弛下垂"。面部脂肪层体积的增加将使面部衰老形态放大，因此颧脂肪垫结构是面部衰老患者进行面部年轻化手术的重要部位。该研究通过应用显微手术器械对10具甲醛固定的成人尸头标本进行了解剖，进一步明确了颧脂肪垫的位置、组成、固定结构及其与深层组织固定的结构，为临床上中老年患者面部老化松垂的整形美容手术提供了解剖学依据，在外科整形手术中具有十分重要的临床参考价值。

（林子豪）

自体脂肪源性干细胞在面部整形美容中的应用[中国美容整形外科杂志，2011，22(11)：650] 黄金龙等[60]自2009年5月至2010年6月，对75例要求除皱治疗的患者进行了自体脂肪源性干细胞注入面部年轻化治疗。采用常规肿胀麻醉在脂肪堆积部位进行脂肪抽吸，抽出脂肪量至少50 ml；GMP标准实验室分离培养脂肪干细胞,以 1×10^{6}/ml 细胞浓度注入皱纹部位的真皮组织中。征得患者同意后对其行组织病理学检查,行 HE 染色观察。结果:组织 HE 染色切片中观察到注射部位的脂肪组织、纤维结缔组织和毛细血管明显增生。3 例患者注射部位出现水肿,未经治疗,3 个月后自行消退;4 例患者术后自觉效果不理想,行 2 次治疗;2 例患者术后出现色素沉着,3 个月后效果改善明显。对所有患者随访 6～12 个月,明显改善者 57 例,有效者 18 例,患者满意率为 92%,无感染、排斥等不良反应。该临床研究表明:将体外培养的自体脂肪源性干细胞回注到患者皱纹部位的真皮浅层,可使注射部位皱纹得到明显改善。组织学检查显示,真皮层厚度增加,胶原纤维及毛细血管增加,表明脂肪源性干细胞可抗皱,主要是其自身能分化并激活成纤维细胞,刺激胶原蛋白的合成。自体脂肪源性干细胞在面部年轻化等美容中的应用安全、有效,但其长期效果尚待进一步观察。

(张文俊)

述评 先前有研究表明脂肪来源干细胞具有组织修复能力,但目前将其应用于面部年轻化整形美容治疗中的报道仍然较少。该研究中,黄金龙等采用自体脂肪源性干细胞对 75 例要求除皱的患者进行面部年轻化治疗。结果显示,患者接受自体脂肪来源干细胞辅助下的面部年轻化治疗后,有效解决了面颊部的皮肤松弛问题,面部皱纹明显改善。随着治疗技术的不断完善以及治疗机制研究的不断深入,自体脂肪源性干细胞面部年轻化治疗在临床上的应用前景令人期待。

(林子豪)

应用鼻翼软骨旋转法矫正弓状鼻孔畸形[中国美容整形外科杂志,2012,23(8):473] 曾高等探讨了从 2004 年至今,采用鼻翼软骨旋转复位法矫治弓状鼻孔畸形患者 32 例(64 侧)的临床效果。手术切口设计为鼻小柱形切口,两侧沿大翼软骨下缘弧形向上外侧延伸至鼻前庭。手术将鼻翼软骨外侧脚大部及穹窿部充分游离,修剪鼻翼软骨外侧脚的宽度,使其保留在 4～6 mm。剥离鼻翼缘两侧皮肤形成独立的腔隙,此腔隙与之前游离鼻翼软骨外侧脚时形成的腔隙不能相通。以穹隆部为轴,将鼻翼软骨外侧脚游离端向外下方旋转复位,插入事先剥离好的鼻翼缘两侧皮肤之间的腔隙内,以 6-0 尼龙线在鼻翼软骨外侧脚上缘处,平行于上缘褥式缝合 2～3 针,以确保鼻翼软骨不再移位,同时使术后鼻翼软骨外侧脚中间部向上方弯曲,以大大减少变形的可能性。作者所讨论的主要是Ⅱ类鼻翼缘退缩畸形,在充分的松解、游离鼻翼软骨后,鼻翼缘可以很容易地被向下方拉长 2～3 mm,这对于矫正Ⅱ类鼻翼缘退缩畸形已经足够。作者所采用的鼻翼软骨旋转复位法,操作简单,损伤小,不存在继发性瘢痕,对于弓状鼻孔畸形的矫正,其作用切实、可靠,值得临床推广。

(刘安堂)

述评 根据临床观察,大多数国人乃至亚洲人群的鼻阀及鼻翼的皮肤及皮下筋膜组织都很肥厚,而鼻翼软骨本身则多较为薄弱,鼻阀及鼻翼的支撑,主要是由皮肤和皮下筋膜组织来承担。其解剖的特殊性,要求手术治疗既要修复鼻翼退缩畸形,又要减少术后由于软骨移位而导致的鼻孔缘扭曲、变形、退缩等并发症发生。正是基于对Ⅱ类鼻翼缘退缩畸形的病理解剖学研究和对其畸形特征的认识,作者巧妙的将得到充分松解的鼻翼软骨外侧脚向下内方旋转,并插入鼻翼缘双侧皮肤间的腔隙内,并有效的固定,获得了比较满意的效果,术后未发生外鼻阀塌陷的情况。笔者采用的鼻翼软骨旋转复位法,操作简单,创伤少,是矫正弓状鼻孔畸形的有效方法,值得临床推广。

(袁湘斌)

改良 Nagata 法耳郭再造术治疗先天性小耳畸形[中国美容整形外科杂志,2012,23(4):204] 颜薇等自 2007 年 6 月以来,采用 Brent-Nagata 技术对 110 例先天性小耳畸形患者施行了全耳再造手术,并对肋软骨耳郭支架的制作等进行了改良。手术分 3 期完成,Ⅰ期:取同侧肋软骨,采用第 6、7 肋联合部的方法雕刻耳郭支架,耳后皮下埋植、耳垂换位;Ⅱ期:再造耳竖立;Ⅲ期:再造耳修整、耳甲腔加深。结果:接受治疗的 110 例患者,无一例发生感染,3 例出现软骨外露,分别位于再造耳的上端耳轮、屏间切迹和耳垂与皮瓣联合处。耳轮外露患者用耳后筋膜覆盖后植皮,其余 2 例因外露面积很小经换药后愈合。有 2 例患者在Ⅰ期术后因出血取出支架重新止血;5 例Ⅰ期术后少量积血,其中 1 例采用注射器抽吸,其余 4 例均自行吸收。随访 6 个月至 3 年,大部分患者手术效果理想,再造耳轮廓清晰,形态逼真,竖立稳定,耳后瘢痕较轻。该临床研究结果表明:改良 Nagata 法耳郭再造术是一种行之有效的耳郭再造术式,可减少肋软骨的切取量,降低胸廓畸形的发病率,具有操作简便、治疗周期短、手术安全性高且容易掌握等优点,再造的耳郭瘢痕比较轻,对细微解剖结构的再造更加容易,是耳后皮肤松的患者首选的治疗方法。

(张文俊)

述评 Brent-Nagata 法和皮肤扩张法是目前耳郭再造的主要方法。虽然皮肤扩张法已是成熟的耳郭再造技术,但 Brent-Nagata 法仍然是目前方法最简便、应用最普遍的耳郭再造技术。该研究中,笔者对 Brent-Nagata 法进行了改良,对 110 例先天性小耳畸形患者实施了全耳再造手术，取得了满意的临床效果，具有方法简便、容易掌握、安全性高、治疗周期短以及再造耳郭瘢痕较轻等优点。对于耳后皮肤松弛、面积较大、残耳组织较为丰富的患者来说可首选 Brent-Nagata 法进行耳郭再造。

（林子豪）

无须植皮的皮肤软组织扩张法耳郭再造术［中华整形外科杂志，2012，28(2)：115］ 刘嘉锋等自 2006 年 1 月至 2010 年 1 月，采用大容量扩张器或双扩张器重叠扩张的方法，为 31 例小耳畸形患者进行了耳郭再造术。其中对 15 例Ⅱ或Ⅲ度小耳畸形的患者，采用一期在耳后区上、下重叠各埋植 1 个扩张器(50 和70 ml)的重叠扩张，常规注水扩张；13 例Ⅰ度小耳畸形及 3 例Ⅱ或Ⅲ度小耳畸形患者，采用 1 个 100 ml 扩张器，适当超量扩张。二期取出扩张器，以自体肋软骨或 Medpor 材料作为支架，筋膜瓣包裹支架，设计上部扩张皮瓣覆盖支架前侧及后侧上部，下部扩张皮瓣覆盖支架后侧下部，残余扩张皮瓣向下推行转移后覆盖耳后颅侧壁创面。结果：所有患者术中均无须另取皮片移植，术后再造耳轮廓清晰，形状逼真，无感染及支架外露等并发症，仅 1 例耳后皮瓣远端出现约 0.5 cm×0.5 cm 表皮水泡，经换药后愈合。所有患者均在术后 6～12 个月行三期再造耳修整时进行随访，再造耳形态、位置、方向均与正常侧基本一致，耳轮脚较清晰。患者胸部供区外观明显改善，切口瘢痕面积为(5.2±0.6)cm，无明显并发症发生。31 例患者中有 28 例对再造耳外观满意或比较满意，满意率为 90％(28/31)。该临床研究表明：采用大容量扩张器或双扩张器重叠扩张的方法可以扩张出足够的皮肤组织，在二期耳再造时，通过合理设计扩张皮瓣而覆盖耳后创面，能够有效解决术中皮肤量不足、需要在侧胸部切取较大面积皮肤，供区瘢痕明显，术后出现皮片坏死及支架外露等问题，使得再造耳郭可全部采用扩张皮瓣覆盖，无须植皮，术后无皮片挛缩及其导致的支架变形。能够显著缩短住院时间，减少供区瘢痕及并发症的发生。

（张文俊）

述评 小耳畸形是常见的先天性疾病，发病原因不明，目前较为成熟的方法为扩张法外耳再造术，然而该术式仍存在扩张皮肤量不足，二期耳再造仍需另取皮片移植，存在因皮片坏死而出现支架外露的可能，且供皮区瘢痕明显等缺陷。刘嘉锋等采用大容量扩张器或双扩张器重叠扩张的方法为 31 例小耳畸形患者进行耳郭再造术。结果显示，采用该方法能够有效克服扩张法外耳再造术存在的不足，且无须植皮，能够显著减少供区瘢痕和术后并发症的发生，值得推广应用。

（林子豪）

耳后扩张皮瓣舒平术在扩张法外耳再造术中的应用［中国美容整形外科杂志，2012，23(4)：201］ 胡守舵等自 2003 年 1 月至 2006 年 10 月，对 17 例扩张后期扩张皮瓣受植床出现感染的外耳再造患者(均为先天性小耳、无耳患者)先采用扩张皮瓣舒平术，随后再采用自体肋软骨支架进行外耳再造术。切口设计位于发际交界处，沿切口依次切开皮肤、浅层皮下组织，完全切开包膜，分离扩张皮瓣，取出扩张器，消毒并彻底清除脓性分泌物及炎性肉芽组织，去除边缘坏死皮瓣组织后闭合破裂口。切口后方头皮按照扩张皮瓣完全舒平展开后所达到的位置，纵行切开附加切口，切口长度约等于扩张皮瓣展开后延伸头皮内的距离，而附加切口的位置由耳后扩张皮瓣舒平后皮瓣最长部分所在位置决定。随后，按照切口长度对邻近头皮进行游离，将舒平后的扩张皮瓣切口缘皮下组织与头皮瓣切口缘的皮下组织间断缝合，并固定于颅骨骨膜或帽状腱膜。用 1－0 丝线依次缝合舒平的耳后扩张皮瓣和已折叠的头皮瓣，再将两者间断缝合，闭合切口。3 个月后沿原切口掀起舒平的扩张皮瓣和耳后筋膜，覆盖肋软骨耳支架进行耳郭再造术。结果：接受治疗 17 例患者，手术均顺利完成。其中 10 例获随访，最长 30 个月，最短 3 个月，平均 9 个月，术后恢复好，再造耳外观均良好，与无感染者无明显差异。该研究结果提示：耳后扩张皮瓣舒平术是外耳再造过程中出现扩张皮瓣受植床感染时的一项非常有效的处理方法。该方法能够有效地保留目前已经取得的成果，在获得已经扩张的良好皮肤组织的同时，为下一步的手术提供便利条件。舒平的皮肤仍比未扩张的耳后皮瓣薄，且其面积明显大于未扩张耳后皮瓣，缓解了外耳再造时皮肤覆盖不足的困境。

（张文俊）

述评 耳后皮肤扩张法耳郭再造术具有再造耳郭形态逼真、自然、效果明显等优点，是目前国内主流的外耳再造方法。然而，在耳后皮肤扩张过程中，部分患者可出现扩张皮肤感染、皮肤破溃等并发症，给患者带来肉体和精神上的痛苦，同时也影响了手术的效果。为此，必须及时有效地采取治疗。该研究中，笔者等采用耳后扩张皮瓣舒平术，彻底清除脓性分泌物和炎性肉芽肿组织，去除破溃创口周围坏死或感染皮肤，彻底清创后，展平扩张皮瓣，间断缝合，闭合创口。3 月后进行耳郭再造术，取得了较好的效果，患者术后恢复良好。当扩张皮肤出现感染、破溃时及时进行耳后扩张皮瓣舒平术，疗效与无感染者没有显著差异，是一种有效的补救措施。

（林子豪）

经乳晕切口综合处理假体隆乳术后包膜挛缩［中

华整形外科杂志，2012，28(5)：321]　罗盛康等在2005年2月至2011年6月，对94例168侧假体隆乳术后包膜挛缩的患者，经乳晕切口采用多种方法进行综合处理，其中Baker分类法Ⅲ级69例、Ⅳ级25例，单侧20例，双侧74例。21例假体在乳腺后间隙者，完整去除包膜后，在胸大肌后重新剥离腔隙后置入假体。70例假体在胸大肌后间隙者，尽量完整剥离去除包膜，无法完整剥离者予以包膜缝合封闭处理，其中乳腺厚度小于1.5 cm的21例，予以胸大肌后间隙置入假体，乳腺厚度在1.5～2.5 cm，且乳腺组织完整的22例，在乳腺后间隙置入假体，乳腺组织不完整的12例，则在胸大肌后间隙置入假体；乳腺厚度大于或等于2.5 cm的15例，于乳腺后间隙置人假体。3例因胸大肌及乳腺组织损伤严重，术中难以形成较好的软组织覆盖，将假体及包膜组织取出后6个月再行胸大肌后间隙置入假体。术中尽量采用带假体包膜剥离法，确切止血后应用抗生素盐水冲洗创腔(头孢曲松钠1 g＋庆大霉素16万单位＋生理盐水500 ml)。重新置人乳房假体，放置引流管，检查乳房形态满意后关闭乳晕切口，术区加压包扎固定。本组94例中有81例术中行假体材料置换，材料选择麦格或曼托毛面圆形或水滴形假体。术后46例获得门诊随访，其余病例均获得电话随访，随访时间6～37个月，平均9.9个月。术后包膜挛缩复发Ⅲ级者2例、Ⅳ级者1例，均为双侧，复发率3.2%，其余病例乳房外观均丰满、挺拔，柔软度较好。结果表明，应用乳晕切口对假体隆乳术后包膜挛缩进行综合而有效地处理，术后包膜挛缩复发率较低，可以获得较满意的乳房塑形效果。

(朱　翙)

述评　内窥镜在整形外科上的应用已经较为广泛。不取出假体进行包膜切开的手术，Kompatscher P等报道手术是在每侧胸壁做3个切口，一般是原切口进路及另外两个附加切口。用钝套管针刺入包膜，在包膜和假体之间注入液体以暴露视野，然后经套管插入电刀等切割仪器，环状切开包膜基底，将假体推移至正确位置。该操作法不仅切口多，操作也困难。余力等报道通过一个切口完成手术，方法简单，视野清晰，止血彻底。不仅如此，在切口上也有了更多的选择性，腋窝切口、下皱襞切口、胸外侧壁切口均可以完成手术。与传统方法比较，内窥镜下操作不但达到传统手术方法同样的手术效果，经原切口不增加新的瘢痕，且不用更换假体，应该是处理隆胸手术后包膜挛缩的方向。

(章建林)

即刻与延期乳房重建术后乳房区神经感觉变化的研究[中国美容医学，2011，20(11)：1737]　康宁等回顾性分析我国女性乳腺癌患者乳房重建术后乳腺区皮肤感觉恢复程度。作者从2005年6月至2009年12月，对19例乳腺癌患者，20侧乳房，行即时乳房重建；7例患者行延期乳房重建，延期乳房重建距乳腺癌改良根治术后1.5～5年，平均2.2年。所有患者均行乳腺癌改良根治术，左侧13例，右侧7例，其中1例为双侧乳腺癌。行单蒂横形腹直肌皮瓣乳房重建18例，双蒂横形腹直肌皮瓣乳房重建2例。术后将重建乳腺分为9个区，以重建乳头、乳晕区为N区，所转移皮瓣(F区)以乳头位置为中心也分为对应的四个象限，分别标记为外上象限a区，外下象限b区，内下象限c区，内上象限d区；保留的原有乳腺皮肤部分(0区)分为外上象限A区，外下象限B区，内下象限C区，内上象限D区。3周、6周、9周、12周、15周、18周、8月、11月、14月、17月、20月、24月后采用双盲法对重建乳房神经感觉恢复进行测定(包括触觉、压力觉、痛觉、两点辨别觉、冷觉、热觉和振动觉，Tinel's征)，并将随访结果进行统计学分析，比较即刻乳房重建和延迟乳房重建在神经恢复方面的差异。结果表明重建乳房区神经感觉均有明显恢复，各象限的感觉恢复情况两组有统计学差异；两组患者中，0区的皮肤感觉恢复明显较F区的恢复早且好；两组患者在恢复过程中出现了明显不同的分区现象，即刻乳房重建组较延期重建组具有恢复早、恢复好的优势；在神经感觉恢复过程中出现的分区现象是神经恢复的自然过程，对于了解神经恢复的阶段及程度有指导意义。

(朱　翙)

述评　作者对于应用单蒂或双蒂TRAMs皮瓣即刻或延期乳房重建后乳房区的神经感觉变化进行了比较详细的研究，从皮肤感觉功能恢复方面总结评价重建结果，为临床工作提供可靠的信息。并对感觉差异的原因进行了初步的探讨，非常有意义。为临床医生在乳癌改良根治术后应用此类皮瓣重建乳房提供了参考。

(章建林)

保留乳房外形的乳腺手术的临床应用研究[中国美容医学，2012，21(1)：3]　陈雪等在2007年5月至2009年2月间，为21例年龄平均42岁的乳癌或者乳癌术后患者，施行了保留乳房外形的改良保乳术。其中发现乳腺肿块2年内者15例，2～5年内者3例，5年以上者3例。1例乳癌术后胸壁缺损4 cm×2 cm；1例Paget病患者左乳15 cm类圆形巨大缺损伴头乳晕缺失；右乳癌根治术后1例；3例乳腺肿块直径2 m以内；13例2～5 cm；1例直径5 m以上。肿块位于外上象限7例，内上象限8例，外下象限1例。16例行改良保乳治疗的患者中，乳腺肿块位于外上象限行背阔肌肌皮瓣移植改良保乳术6例、腹直肌肌皮瓣移植改良保乳术 1 例;肿块位于内上象限行背阔肌肌皮瓣移植改良保乳术 5 例、腹直肌肌皮瓣移植改良保乳术 3 例;肿块位于外下象限行改良保乳术 1 例。术中切除乳房肿瘤至胸大肌筋膜,切缘距离肿瘤 2～3 cm,切下的肿瘤组织标记约 10 个切缘点和 4 个基底点做快速冷冻切片,确保切缘无癌残留,并常规清理腋窝淋巴结。进一步行背阔肌皮瓣改良保乳术 12 例,平均时间 289 min,其中 1 例联合假体植入者出现皮瓣坏死;腹直肌皮瓣改良保乳术 4 例,平均时间 393 min,其中 2 例出现脐部坏死;腹直肌和背阔肌皮瓣修复乳癌术后胸壁巨大缺损 1 例;腹直肌和背阔肌皮瓣行 Paget 病术后乳房再造术 1 例;游离腹直肌皮瓣乳房再造术 1 例;保留皮肤乳头乳晕全切术后背阔肌乳房再造术 1 例;乳房全切后乳房即刻再造术 1 例。患者对术后效果评价均为良好,且术后综合性治疗时间也并未延后,未出现肿瘤复发。术后并发症少,乳房总皮瓣存活率达到 86.96%,再造乳房形态好。

(朱 翾)

述评 女性乳腺癌患者,乳癌根治及乳房再造二者之间是一矛盾结合体。改良保乳术将传统保乳术的肿瘤学切除要求与乳房再造技术有机地结合在一起。本文作者在肿瘤切除安全性得以保障的前提下,灵活应用整形外科多种皮瓣、肌皮瓣技术行一期乳房再造,取得了良好的效果。背阔肌切取转移容易,耗时短,成活率高,切口隐蔽,适用于肿瘤位于外上象限,且肿瘤体积不太大的情况;腹直肌皮瓣可为单蒂、双蒂、同侧蒂或对侧蒂,根据乳房皮肤缺失的形状和大小旋转至不同的角度,同时提供组织量大,可以修复较大的乳腺缺损量。这种手术方式,要求手术者同时具备乳腺外科和整形外科的手术技能,有必要将乳腺外科医生和整形医生交叉培养,造就复合型人才,以减少乳癌患者的生理和心理创伤。

(章建林)

改进阴茎延长术的临床效果[中华医学美学美容杂志,2012,18(2):125] 陶灵等利用 15 具新鲜男尸的阴茎标本进行阴茎淋巴管的解剖学观察,结果发现:自皮下注入的注射液在浅层只显现阴茎背侧及双侧的淋巴管,而阴茎体腹侧未见回流的注射墨汁。通过 HE 染色光镜下观察,证实腹侧有淋巴管的存在,其大小与背侧及双侧主干无明显差异。提示:阴茎头及皮下水肿淋巴回流主要通过背侧及双侧浅层淋巴管。这部分淋巴管在阴茎背侧根部集中后,或向两端进入双侧腹股沟区,或上行进入耻骨联合上区。根据解剖研究结果,作者在原阴茎延长术的基础上进行改进,将手术方法中紧靠阴茎背侧根部设计的“十”字切口上移 1.5 cm,纵行切开阴茎浅筋膜,分离切断浅悬韧带及部分深悬韧带,并设计阴囊皮瓣转移修复阴茎根部缺损,供区可直接拉拢缝合。作者共为 80 例患者实施了该手术,术后创口均甲级愈合,术后水肿于第 3 天开始逐步消退,其中 74 例于术后第 7 天肿胀基本消失,6 例在术后第 6 天肿胀基本消失,随访 6～8 个月,阴茎形态良好,效果满意。作者认为,目前所施行的阴茎延长术大部分存在阴茎背侧根部横行切口,且结扎了包皮、阴茎皮肤以及皮下血液的主要回流途径背浅静脉,这阻断了淋巴回流的主要淋巴管、静脉回流途径,减缓了水肿的消退进程。改进的手术切口很大程度上减少了损伤汇入双侧腹股沟区淋巴管的可能性,因此,回流淋巴管更多地得以保留,使回流途径保持畅通。纵行切开浅筋膜并与其下方分离,顺应纵行进入下腹部淋巴管的走向,其层次避开了浅层淋巴管,将损伤降至最低限度。临床应用证实,改进的阴茎延长术在加速水肿消退方面达到了理想的效果,值得临床推广与应用。

(汪 汇)

述评 术后包皮水肿是阴茎延长术最为常见的并发症,其原因可能与静脉、淋巴回流受阻密切相关。作者通过对阴茎标本淋巴管的解剖学观察,观察到阴茎头及皮下水肿淋巴回流主要通过背侧及双侧浅层淋巴管。这部分淋巴管在阴茎背侧根部集中后,或向两端进入双侧腹股沟区,或上行进入耻骨联合上区。根据这一特点,作者将既往阴茎延长术的切口设计上移 1.5 cm,并采取纵向切开浅筋膜的方法,以尽可能多地保留回流淋巴管。临床实施 80 例手术,随访证实明显降低了阴茎延长术后淋巴水肿的程度及持续时间,值得推广与应用。

(赵耀忠)

阴茎再造新术式探讨[中国美容医学,2012,21(3):355] 杨明勇等应用肩胛游离皮瓣移植和银丝棒硅胶阴茎假体植入对 6 位患者行Ⅰ期阴茎再造术,其中 3 例患者保留残存阴茎体,待后期形成含有阴茎背神经血管蒂的岛状龟头瓣移植于再造阴茎体体表合适位置,与另外 3 例进行比较,讨论了保留阴茎残体的优点。作者以旋肩胛动脉及其分支为轴设计长 12～14 cm,宽 14～16 cm 的皮瓣。皮瓣共分为 A、B、C 三个部分。A 瓣宽 3.0～3.6 cm 用于再造尿道,B 瓣为去表皮区,宽 0.5～1.0 cm,C 瓣宽 9～14 cm,用于再造阴茎体。术中按照设计切取皮瓣至深筋膜下,皮瓣蒂部长约 7 cm,包含有肩胛动脉及两条伴行静脉。供体区以游离皮片覆盖。蒂部血管与受区腹壁下动、静脉吻合。游离移植的皮瓣,A 瓣部分将皮肤面向内翻转缝合形成尿道,并将 C 瓣部分包裹尿道卷成桶状缝合形成阴茎体,B 瓣去表皮作为再造尿道和阴茎体成形的缝接部。将阴茎部尿道与原尿道吻合,并放置 14

号气囊导尿管。将直径为0.5 cm、长10 cm的银丝棒硅胶假体插入残存的阴茎海绵体之间，近端用钢丝缝合固定于耻骨联合部的骨膜上，远端置入预制的阴茎体内，再将再造阴茎与残留阴茎皮肤缝合。根据残存阴茎情况判断是否保留残存阴茎：如残存阴茎中组织量充足，包含阴茎背血管神经束，则予以保留，纳入保留残存阴茎体组，否则予以切除，列入对照组。术后6例患者皮瓣全部成活，再造阴茎形态良好。随访6～12个月，供区无明显继发畸形。保留残存阴茎中阴茎背管神经束的残存阴茎体组，感觉功能恢复较对照组快，建立勃起功能较对照组满意度高。因此作者认为对再造阴茎的患者，保留阴茎残存体是有意义的，值得进一步研究改进。

(汪　汇)

述评　阴茎再造包括阴茎体再造、尿道再造及感觉与勃起功能重建三大方面，其中，再造阴茎的感觉和勃起功能重建是国内外学者倍感棘手的难题。作者在应用肩胛游离皮瓣移植行阴茎再造的同时，应用银丝棒硅胶阴茎假体植入重建再造阴茎勃起功能，并将残存阴茎形成含血管神经束岛状龟头瓣，以隧道和开窗的方式，转移缝合在再造阴茎体背侧或腹侧适当位置，临床对照发现感觉功能恢复较对照组快，建立勃起功能较对照组高，具有一定的临床意义。

(赵耀忠)

阴茎型尿道上裂的解剖学修复[中华整形外科杂志，2011，27(6)：424]　李养群等对26例尿道上裂患者根据其病理解剖特点，利用局部尿道板成形重建缺损段尿道，切断阴茎浅悬韧带松解阴茎背侧挛缩，使得阴茎及尿道海绵体复位，从而完成尿道修复。26例患者年龄2～26岁，平均8岁。曾经手术治疗者10例，未经手术者16例。阴茎阴囊发育良好者24例，阴茎阴囊发育较小者2例。尿道外口位于阴茎体中远段者18例，位于阴茎体近段者8例。手术方法为：自阴茎头插入双腔气囊导尿管入膀胱，以阴茎头牵引线将阴茎体向腹侧牵引，纵行切开阴茎背侧皮肤、皮下组织及筋膜层至阴茎白膜，切断阴茎浅悬韧带，形成两侧下腹部筋膜脂肪瓣。切除阴茎背侧的瘢痕组织，沿缺损尿道两侧切开尿道板黏膜及黏膜下组织，在阴茎背侧尿道与阴茎海绵体之间分离，游离阴茎背侧尿道海绵体及尿道组织，以可吸收线连续缝合尿道板组织，形成缺损段尿道及新的尿道外口。将阴茎海绵体向背侧翻转，避开阴茎背血管神经，自阴茎根部背侧，用3-0可吸收线缝合白膜两层。止血后，将下腹部筋膜脂肪瓣移向耻骨联合前区缝合，将阴茎腹侧堆集的皮肤形成筋膜组织瓣，转移至阴茎背侧创面上，逐层缝合切口。术后7 d拔除尿道管自主排尿，术后7～10 d拆除缝合线。术后18例获得随访，时间为6个月至5年，其中10例手术一次成功，排尿通畅，控尿能力良好，阴茎背侧弯曲消失，尿道外口位于阴茎头端，效果良好；另8例有不同程度的尿失禁，二次手术进行尿道紧缩后消失。作者认为，应用局部黏膜瓣形成尿道，使阴茎海绵体向背侧移位至正常解剖位置，可以有效地矫正尿道上裂患者的阴茎背侧弯曲，修复尿道缺损以及阴茎根部尿道海绵体环形的完整性，达到良好的控尿功能，是一个可行的方法。

(汪　汇)

述评　先天性尿道上裂是一种较少见的先天畸形，由于对尿道上裂病理解剖认识的局限，单纯的尿道重建修复手术，术后易发生阴茎背侧弯曲及控尿不良的并发症，继发畸形的治疗较为困难。参照正常阴茎解剖学基础，作者针对阴茎型尿道上裂的病理解剖特点，通过手术分别对尿道缺损、阴茎背弯、阴茎海绵体移位、控尿能力及阴茎头分裂等逐一进行修复，努力使畸形的尿道、阴茎获得解剖学复位。该方法以阴茎解剖为基础，治疗富有针对性，为尿道上裂的治疗提供了一种良好的改良术式。

(赵耀忠)

普萘洛尔对血管瘤内皮细胞的抑制作用[中国美容医学，2012，21(4)：602]　杨永勤等[140]收集手术切除的新鲜婴幼儿血管瘤标本，保存于4℃无菌D-Hank液，并用D-Hank液及PBS液冲洗标本，修剪去除多余的皮肤及脂肪，选择瘤体组织，适当修剪成1～2 cm的组织块，在0.25%胰蛋白酶中37℃振荡消化10～20 min，加入含10%胎牛血清培养液中止消化。将消化后的组织微粒在完全内皮细胞培养基(DMEM/F-12培养基、20%胎牛血清、10 IU/L青霉素、100 mg/L链霉素)中培养，分离出血管瘤血管内皮细胞，并对细胞进行纯化、扩增及采用免疫荧光法检测。进一步将不同浓度的普萘洛尔(0 μg/ml，20 μg/ml，40 μg/ml，60 μg/ml，80 μg/ml，100 μg/ml，120 μg/ml)，分别于24 h、48 h、72 h添加到培养基中，对传代后处在对数生长期的血管瘤内皮细胞进行培养。应用MTT法检测血管内皮细胞的存活率，发现普萘洛尔随着浓度的增大及作用时间的延长，对血管内皮细胞的抑制作用明显增强；应用改良寇氏法测定普洛奈尔作用于血管瘤内皮细胞后的IC50为100 μg/ml；流式细胞仪检测细胞周期，发现普萘洛尔可明显促进血管瘤内皮细胞的凋亡。表明普洛奈尔治疗血管瘤可能的机制在于其抑制血管瘤内皮细胞的增殖并促进其凋亡，抑制血管瘤的生长，为临床用药治疗血管瘤提供了更准确的治疗依据，为该药的临床应用提供了实验依据。

(朱　鹭)

述评 普萘洛尔因其耐受性良好，比糖皮质激素、干扰素、环磷酰胺、长春新碱等副作用小，目前已成为药物治疗婴幼儿血管瘤的新选择。但这种新的药物作用机制尚不明确，同时也缺乏一个统一给药剂量标准，处于临床经验性尝试阶段。本实验采用流式细胞仪检测，发现普萘洛尔可以通过凋亡途径抑制血管瘤内皮细胞的增殖并促进其凋亡，从而阻止血管瘤进一步生长，这可能是其治疗血管瘤的机制之一。进一步将不同浓度的普萘洛尔添加到培养基中，对体外培养的血管瘤内皮细胞进行培养，发现普萘洛尔作用于血管瘤内皮细胞后的IC50为100 μg/ml，为临床应用其治疗血管瘤提供了一定的给药依据。

（章建林）

头面部皮肤恶性肿瘤手术切除及创面修复与重建的方法探讨［中国美容医学，2011，20(11)：1694］ 王常印等[141]对2006年9月至2011年3月间，收治的38例头面部皮肤恶性肿瘤患者进行回顾性分析，探讨头面部皮肤恶性肿瘤的修复原则。其中男性21例，女性17例，年龄43～81岁，病程2月至2年。头皮11例，额部5例，眉部3例，颞部7例，颧部3例，颊部5例，鼻唇沟1例，鼻部3例。修复缺损范围：(2.5 mm×6.5 mm)～(70 mm×155 mm)，病变均无远处扩散。根据患者自身情况和头面部美学单位或亚单位以及恶性肿瘤治疗原则，对38例患者的头面部皮肤恶性肿瘤，采用了不同的手术切除范围和创面修复方法。基底细胞癌切除广度为5.0～10 mm，鳞状细胞癌为15～25 mm，黑色素瘤为15～25 mm，肉瘤为35 mm，复发性肿瘤35 mm以外酌情扩大切除。面部浅表局限的肿瘤一般切至浅筋膜层；头皮浅表局限的肿瘤，一般切至帽状腱膜层。术后病理检查结果为：基底细胞癌18例，鳞状细胞癌15例，黑色素瘤3例，皮肤纤维肉瘤2例；切缘干净，均未见恶性肿瘤细胞。创面根据患者情况分别采用不同的方法进行修复与重建，包括人工脱细胞异体真皮(MATRIDERM)移植10例、原位缝合8例、皮片和人工脱细胞异体真皮(MATRIDERM)联合移植4例、皮片移植2例、局部皮瓣6例、邻位皮瓣5例。术后除一例异种脱细胞人工真皮移植创面边缘感染经换药治疗Ⅱ期愈合外，其余均Ⅰ期愈合。随访32例，均存活良好，外形及功能满意。1例植皮治疗的鳞状细胞癌患者术后2年复发，再次手术扩大切除皮瓣移位治疗后，随访1年无复发。

（朱 翾）

述评 头面部皮肤恶性肿瘤好发于中老年人，因其解剖部位的特殊性，手术治疗既要考虑肿瘤切除的彻底性，又要兼顾头面部外观及功能的要求，全面考量头面部美学单位及各亚单位之间的毗邻及影响。目前，头面部恶性肿瘤最理想的手术切除范围仍无统一标准，有待深入探讨。本文作者基于自己的临床经验及文献参考，拟定各类头面部皮肤恶性肿瘤的切除深度及广度，并遵循由简至繁的原则根据全身及缺损局部情况，灵活应用多种创面修复技术，获得了比较满意的效果。其对头面各部、各类恶性肿瘤的手术切除及创面修复方法，值得初学者借鉴应用。

（章建林）

负压辅助愈合治疗系统在胸腹背部断层皮片游离移植术后的应用［华西医学，2012，27(8)：1174］ 王立夫等应用负压辅助愈合治疗系统(VAC Therapy)加压固定游离断层皮片修复21例胸、腹、背部皮肤软组织缺损，其中男15例，女6例；年龄21～63岁，平均43岁；瘢痕切除后创面13例，皮瓣切取后供瓣区创面8例；创面位于胸部7例，腹部9例，背部5例；皮肤及软组织缺损范围12 cm×10 cm～18 cm×15 cm；缺损深度：6例至浅筋膜，11例至深筋膜，4例切除部分肌肉。术中于完成断层皮片移植操作之后，使用VAC Therapy固定皮片，压力范围100～125 mmHg(1 mmHg＝0.133 kPa)，于术后第7 d更换VAC Therapy，并继续维持5～7 d。结果显示，所有患者于第二次拆除VAC Therapy时见断层皮片均成活，术后随访6～12个月，平均8个月，所有患者受区游离移植皮肤色泽与周围皮肤色泽及弹性相似，局部无破溃，无明显凹陷，外形满意。作者认为，VAC Therapy对于断层皮片移植成活的作用在于：①为移植的断层皮片提供稳定支撑力，最大限度地降低了使皮片与创基可能发生移动的剪力。②提供密闭湿润的伤口环境，帮助保护伤口环境处于较佳的生理状态。③去除伤口渗出液体。④消退局部水肿和增加局部血流灌注。⑤GranuFoam敷料具有柔软、使用过程中不干结、不变硬的特征，不存在堵管、引流不畅、冲洗等问题。同时，在使用VAC Therapy过程中还需注意：①恶性肿瘤未被完全切除干净的创面不能使用。②有活动性出血的创基不能使用。③大血管周围不能使用，因可能引起血管破裂导致大出血。④负压值调节范围设定在100～125 mmHg。⑤负压必须保持持续状态，早期超过2 h的负压缺失可能造成皮片不可逆坏死。⑥创基严格有效的止血至关重要。⑦少数患者出现轻度疼痛，经处理缓解后逐渐消失，符合常规术后疼痛规律，非负压装置所致。

（汪 汇）

述评 断层皮片游离移植术是整形和修复重建外科修复体表皮肤和(或)组织缺损的重要手段。传统的包堆固定方法存在压迫不均一、引流效果差以及在腹部及躯干活动度大的部位固定困难等缺点。该报道将

VAC Therapy 技术应用于临床加压固定游离断层皮片，取得了良好效果，术后皮片全部存活，且随访效果满意。作者分析了 VAC Therapy 在断层皮片移植应用中的适应证及优缺点，认为 VAC Therapy 技术是一种安全实用的断层皮片移植固定方法。为今后临床治疗选择合理方案提供了一种新思路。

（赵耀忠）

皮肤软组织扩张术在新生儿整形外科中的应用：附 8 例报告［中国美容整形外科杂志，2012，23(2)：86］　邹继军等对 8 例存在先天性头皮缺损、血管瘤、黑毛痣等疾患的 1 月龄内的新生儿实施皮肤扩张，Ⅱ期切除原发病灶，用扩张皮肤修复皮肤缺损。其中男性 5 例，女性 3 例；年龄 2～30 d，平均年龄 9.4 d；血管瘤 2 例，黑毛痣 4 例，头部肿块 1 例，头皮及颅骨缺损 1 例。Ⅰ期手术置入合适形状和型号的扩张器，当缺损面积大时，可埋置 2 个邻近的扩张器。于拆线 1 周后开始注水扩张，注水 1～2 次/周，扩张期 2 周至 3 个月。待扩张期结束后实施Ⅱ期手术，切除病灶，并将扩张皮肤形成旋转、推进皮瓣或以 Z 成形术修复缺损。术后 10～14 d 拆线。结果：共埋置扩张器 12 个，埋入切口均Ⅰ期愈合，扩张皮瓣成活良好；Ⅱ期术后扩张皮肤回缩少，皮肤色泽、毛发生长与正常皮肤、头皮相似。8 例均随访 8 个月以上，最长随访 2 年，皮瓣平整，局部色泽质地如正常皮肤。通过本研究，作者认为新生儿期扩张器的置入需注意以下几个方面：①准确把握扩张器埋入层次。②关闭扩张器时缝 4 层，并避免扎破扩张器。③扩张器埋入层次，头部选择在帽状腱膜与骨膜之间；躯干、四肢部位选择在深筋膜浅层表面。④注水过程观察是否顺利，注水时保证扩张器平展。⑤术后包扎压力不宜过大，以免影响切口皮肤血运、影响切口愈合。⑥宁可延长注水时间，也应避免并发症的发生。⑦由于新生儿对疼痛敏感性较差，注水过程宜采用短期、少量、多次的注水方式。⑧新生儿的扩张过程中，扩张器对于周围组织(肌肉、骨骼等)的压迫作用较儿童患者更明显。提出皮肤软组织扩张术在新生儿整形外科中应用的适应证包括头部、躯干(除骶尾部)、大腿的皮肤缺损。相对禁忌证为关节活动部位、颈部和骶尾部缺损，以及皮肤出现湿疹或感染等部位。

（汪　汇）

述评　由于新生儿易动，皮肤薄、皮下组织少，皮肤屏障差，易发生感染和皮下坏疽等特点，可导致扩张器并发症明显增高。国外学者认为 6 个月龄以下者应慎用皮肤扩张治疗。作者对 8 例新生儿实施了皮肤软组织扩张术，获得了满意的效果。作者总结了新生儿期皮肤软组织扩张的注意点，并提出皮肤软组织扩张术在新生儿整形外科中应用的适应证和相对禁忌证，为皮肤软组织扩张术在新生儿皮肤软组织缺损修复中的应用做了可借鉴的尝试。

（赵耀忠）

小儿手烧伤后瘢痕畸形的综合治疗经验［中国美容医学，2012，21(6)：887］　桂国庆等对 2006 年 8 月至 2010 年 12 月期间 56 例(67 只手)烧伤后 2～6 个月手畸形患儿，采用瘢痕松解或切除植皮、局部“Z”成形或“V—Y”皮瓣转移推进等方法进行创面修复，术后即进行抗瘢痕挛缩的康复训练的治疗。结果：38 例患儿移植皮片全部存活；10 例患儿移植皮片表皮有少许脱落；6 例患儿移植皮片切口边缘有开裂、部分皮片坏死，经换药后愈合；2 例患儿移植皮片大部分感染坏死，需再次行植皮手术。术后经过 6 个月康复锻炼后，手部功能优 18 例(20 只手)，良好 25 例(30 只手)，可 7 例(9 只手)，差 6 例(8 只手)。术后随访结果表明手术时间越早，术后矫正的效果就越好。术中手掌或手背边缘切口线设计成锯齿状，指侧设计成“>—<”，以防术后在掌侧形成线状瘢痕牵拉。应尽量切除瘢痕组织，移植皮片的厚度根据术区的部位、瘢痕的大小、挛缩的程度及受区周围皮肤的量、皮片供区等决定。术后对皮片的加压打包可以起到压迫止血和抗皮片挛缩的作用。术后术区制动并抬高，保持术区干燥至术后 2 周拆线。术后的康复治疗对预防粘连、恢复手的功能有非常重要的作用。手烧伤康复原则是防治结合，以防为主，同时注意手的灵活性和协调性的训练。在烧伤的早期、创面愈合期及挛缩后期均可介入物理和康复的综合治疗，进行手部锻炼和使用弹力套可以保持术后皮肤的柔软性。作者认为小儿手烧伤后的瘢痕畸形越早手术效果越好，术中操作越细致皮片存活率就越高，创面愈合后尽早进行康复锻炼，术后矫正的效果就更好。

（胡哲源）

述评　烧伤是一种常见的损伤，尤其小儿皮肤较薄，在相同损害因素作用下烧伤程度往往比成人深，小儿处在快速生长发育期，烧伤瘢痕挛缩畸形后如不能及时处理，将影响手的发育，导致手部分功能的永久性丧失，并给其家庭带来苦恼及负担。本文作者采用瘢痕松解或切除植皮、局部“Z”成形或“V—Y”皮瓣转移推进修复创面，术后即进行抗瘢痕挛缩的康复训练的方法对烧伤后 2～6 个月手畸形患儿进行治疗。术后随访结果表明小儿手烧伤后的瘢痕畸形越早手术效果越好，术中操作越细致皮片存活率就越高，创面愈合后尽早进行康复锻炼术后矫正的效果就更好，进一步说明小儿手部烧伤后瘢痕挛缩的预防治疗和康复锻炼都十分重要。

（孙美庆）

瘢痕疙瘩术后辅助电子线照射的临床研究[中国美容整形外科杂志，2012，7(23)：402]　高军茂等自2004年2月至2009年12月对92例患者(120个瘢痕疙瘩)术后采用电子线照射的方法预防瘢痕复发的效果进行临床研究。所有患者先行瘢痕疙瘩全部切除术，皮肤直接缝合，均未行皮片移植。采用6～9 Mev电子线照射，范围包括瘢痕外1.0～1.5 cm。照射时，表面填充0.5～1.0 cm厚的填充物提高皮肤照射剂量。85例患者术后24 h内开始照射，7例患者在术后24 h至7 d内开始，分2～10次照射。照射剂量10.0～30.0 Gy，分次照射剂量有2种情况：术后24 h内照射剂量为2.0～3.5 Gy/次；术后24 h后照射剂量为4.0～5.0 Gy/次，并适当增加总剂量。通过临床观察和随访记录局部皮肤颜色，有无刺痒、疼痛症状，瘢痕大小以及有无其他并发症发生。结果：中位随访56个月，Kaplan-Meier法计算5年全组局部控制率为78.6%。耳垂和其他部位局部控制率分别为95.7%和73.4%。术后24 h内与24 h后开始放疗者局部控制率分别为79.2%和71.4%；照射剂量<20.0 Gy和>20.0 Gy者，局部控制率分别为81.6%和58.7%；瘢痕长度<5 cm和>5 cm者，局部控制率分别为82.9%和74.3%。19例患者复发，中位复发时间为18个月(5～36个月)，其中16例患者为2年内复发。复发者中原因明确者15例、原因不明确者4例。10例患者照射结束时出现局部皮肤点状充血/皮肤红斑，评估为1级皮肤急性反应，照射剂量均不低于20.0 Gy，仅1例患者治疗期间因外因出现伤口裂开，致延期数天愈合；晚期无皮肤色素改变；未发现照射区域发生肿瘤。结果表明：瘢痕疙瘩手术切除联合电子线照射是一种有效地减少复发的治疗方法，特别是耳垂瘢痕疙瘩，15.0 Gy照射可有效地预防复发。

(胡哲源)

述评　瘢痕疙瘩是皮肤损伤愈合过程中，由不明原因的成纤维细胞异常增殖和胶原纤维的过度沉积所造成的过度瘢痕化。临床上表现为高出正常皮肤，形状不一、色红质地较硬的良性肿块，伴有局部痛、痒等症状，且影响患者的美观。其治疗方法主要有单纯手术切除、放疗、中西药物治疗、免疫疗法、激光疗法、冷冻疗法、压迫疗法等，但任何单一治疗疗效均不佳。本文作者对120例瘢痕疙瘩患者采用手术并联合术后电子线放疗的方法，有效地减少了复发，且毒性反应较轻，患者满意度较高。但目前一般不主张把具有一定严重并发症可能的放疗作为疤痕疙瘩治疗的常规首选，应该严格掌握治疗适应证。瘢痕放疗后产生的局部色素沉着和脱失，以及局部恶变的问题，还需要进一步研究解决。

(孙美庆)

肿瘤基础

本年度共收集论文 298 篇，纳入一年回顾 104 篇，占 34.9%；收入文选 16 篇，占 5.4%。

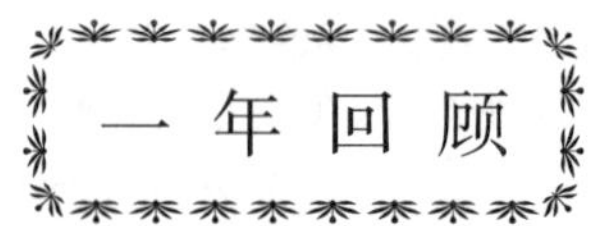

一、肿瘤流行病学

陈万青等[1]* 分析了 1989—2008 年全国肿瘤登记中心的发病数据，计算每年的发病率和标准化人口年龄结构调整的发病率。采用 Joinpoint 软件分析近 20 年恶性肿瘤发病率的变化趋势，采用对数线性回归计算年平均变化百分比。结果发现，1989—2008 年中国恶性肿瘤发病率呈明显上升趋势，近 10 年变化尤为显著，人口老龄化是其主要因素。胃癌、肝癌和食管癌发病率缓慢上升，肺癌、乳腺癌、结直肠癌发病率上升明显。杨琛等[2]利用 1993—2007 年上海浦东新区居民的死因监测资料，分性别计算死亡率，用世界标准人口计算标化率，用对数直线回归法估算死亡率年度变化百分比。结果显示 1993—2007 年上海浦东新区恶性肿瘤死亡率上升，标化死亡率下降。主要恶性肿瘤中，肺癌、结直肠癌和女性乳腺癌的死亡率上升，结直肠癌和女性乳腺癌标化死亡率上升；女性胃癌、肝癌和食管癌死亡率下降，男性肺癌、胃癌、肝癌和食管癌的标化死亡率下降。芈静等[3]利用 1984 年在云南省大姚县青石棉污染区建立的含 1 249 例健康人群的回顾性队列，通过 COX 等比例风险模型计算青石棉接触时间以及生产风炉、原料处理、刷墙、砌灶和浆衣等过程中的青石棉暴露对恶性肿瘤死亡的风险比(HR)及其 95% 可信区间。结论显示，生产和生活性青石棉接触均可增加恶性肿瘤的死亡风险。

二、肿瘤相关基因及蛋白的分子生物学

戴亚丽等[4]* 提取了 50 例乳头状甲状腺癌(PTC)组织和 32 例对照组织 DNA，进行甲基化修饰，采用甲基化特异性 PCR 检测两种抑癌基因启动子区甲基化的情况；用测序方法证实甲基化的存在；分析两种抑癌基因甲基化之间的关联性及两种抑癌基因启动子甲基化和主要临床病理参数的关系。结果发现，两种抑癌基因启动子甲基化与 PTC 的发生有关，两种基因启动子甲基化在 PTC 的发生中可能没有相关性，但在恶性进展中可能发挥一定作用。张云峰等[5]把乳腺癌 MCF-7 细胞分为 JAK 酶抑制剂 AG490 未处理组和处理组。用 Western blot 检测磷酸化和非磷酸化 STAT3 和 ERK1/2 蛋白的变化，RT-PCR 检测 STAT3 和 ERK1/2 mRNA 的变化，明胶酶谱法检测 MCF-7 分泌 MMP-2、MMP-9 的变化，同时应用 Transwell 小室对细胞侵袭迁移能力进行研究。结果发现，AG490 可阻断 JAK/STAT3 和 MAPK/ERK1/2 两条信号通路，抑制 MCF-7 细胞分泌 MMP-2 和 MMP-9，从而抑制了其侵袭和迁移。张伟红等[6]利用 RT-PCR 技术将 DHRS7 基因全长克隆入真核表达载体 pcDNA3.1(+)质粒中，构建 pcDNA3.1-DHRS7 重组真核表达质粒。并采用 RT-PCR 和 Western blotting 法检测各组 MCF-7 细胞中 DHRS7 的表达情况，流式细胞术分析细胞周期变化，免疫组织化学法检测乳腺原位癌和乳腺浸润癌组织中 DHRS7 蛋白的表达情况。结果提示，DHRS7 基因参与 MCF-7 细胞周期的调控过程，可以抑制细胞增殖，DHRS7 蛋白的表达丢失可能促进乳腺癌浸润。姚志勇等[7]将 miR-34a 表达质粒或对照质粒转染 J82 细胞用实时定量逆转录聚合酶链反应(qRT-PCR)检测 miR-34a 在转染细胞中的表达水平，细胞计数法、流式细胞术、Transwell 侵袭实验分别检测外源性 miR-34a 表达后 J82 细胞增殖、凋亡、周期和侵袭能力的变化情况。结果发现，在膀胱癌 J82 细胞中增加 miR-34a 的表达，可抑制细胞增殖和侵袭，促进细胞凋亡和周期阻滞，并

通过影响上述细胞生物学行为降低肿瘤细胞恶性程度，提示 miR－34a 在膀胱癌细胞系中发挥潜在的抑癌基因作用。田沛等[8]采用序列特异性引物，以 PCR 方法检测 90 例膀胱移行细胞癌患者和 110 例健康对照个体外周血 DNA p53 基因第 3 内含子的基因型。结果表明，p53 第 3 内含子 16 bp 插入/缺失多态性与膀胱癌发病风险存在相关性，可能是膀胱移行细胞癌患病的易感基因。赵艳红等[9]利用 shRNA 转染技术建立 Slug 沉默 LNCaP 细胞系，通过缺氧诱导 EMT。采用 Western blot 检测 EMT 发生的标志分子 E-cadherin 和 N-cadherin 蛋白的表达水平变化。Transwell 侵袭实验评价细胞侵袭能力的改变。结果提示，Slug 基因沉默能够抑制缺氧诱导前列腺癌细胞 EMT 的发生；Slug 与前列腺癌转移密切相关。杨阳等[10]运用 qRT-CR 方法检测 miRNA－192 在前列腺癌患者血清和健康对照者血清的表达情况，分析其与临床病理参数的关系；运用 TargetScan 靶基因预测分析软件等生物信息学方法，预测 miRNA－192 靶基因，筛选与前列腺癌密切相关基因。结果表明 miRNA－192 在前列腺癌患者血清中高表达，可能通过调控其下游靶基因，在前列腺癌发生过程中起着重要作用。卢坤等[11]应用噬菌体展示技术，以人骨肉瘤细胞作为靶细胞，293T 细胞为差减细胞，筛选获得 MG－63 细胞特异性结合肽。酶联免疫法进行靶向性验证。应用荧光染色技术初步探讨短肽细胞受体位置。制作人骨肉瘤模型，免疫组化检测其靶向性。结果表明，应用噬菌体展示技术，获得了与人骨肉瘤细胞特异性结合的短肽，序列为 SLTNLSK，并验证了其靶向性。可以作为骨肉瘤靶向治疗的导向性化合物。殷德涛等[12]采用甲基化特异性聚合酶链反应（PCR，MSP）及免疫组化检测 70 例甲状腺乳头状癌（PTC）及其对应的癌旁非癌组织（NCE）中 XAF1 基因启动子甲基化及其蛋白的表达。结果提示 XAF1 基因启动子甲基化是基因失活的重要机制之一，在 PTC 的发生、发展中起着重要的作用。

三、肿瘤标志物血清学和体液的检测

张军等[13]采用免疫组化法对 48 例食管鳞癌、23 例糜烂性食管炎、24 例正常食管黏膜组织中 CD44v6 的表达进行检测；同时采用酶联免疫吸附法对上述研究对象血清中可溶性 CD44v6（sCD44v6）的水平进行检测。结果认为（CD44v6 有望成为食管鳞癌诊断及后判断的辅助指标；）血清 sCD44v6 有望成为食管鳞癌诊断筛查的辅助指标。陈枫等[14]收集 80 例胃癌患者和 10 例胃良性病变患者的腹腔冲洗液或腹水，常规行 HE 染色细胞学检查，采用巢式 RT-PCR 方法检测腹腔冲洗液中 CEA mRNA 和 CK－20 mRNA 的表达，并以人胃癌细胞株 SGC－7901 作为阳性对照。结果表明巢式 RT-PCR 检测胃癌患者腹腔冲洗液中 CEA 和 CK－20 基因，可以提高腹腔内游离癌细胞的检测灵敏度和特异度，对于早期诊断胃癌腹膜微转移有一定的临床价值，可为选择手术方式及术中、术后化疗提供依据。邹继红等[15]留取 85 例结直肠癌（CRC）及 45 例肠道良性病变患者血清标本，甲基化特异性聚合酶链反应（MSP）检测基因启动子区域甲基化。结果认为血清 DLCI、p16 和 RUN X3 甲基化可望成为 CRC 诊断的新型分子标记，三者联合可进一步提高诊断效能。刘寒梢等[16]通过 miRNA 表达谱芯片检测 7 例结直肠癌患者血清和 10 例健康志愿者血清中差异表达的 miRNA。应用实时荧光定量 PCR 法在 40 例结直肠癌患者血清和 18 例健康志愿者血清中验证芯片结果，并分析血清特异性 miRNA 在结直肠癌诊断中的价值。结果提示 miR－129－3p、miR－767－3p 和 miR－877 生物标志物组合有望成为结直肠癌筛查和早期诊断的指标。李永坤等[17]* 利用甲基化特异性 PCR（MSP）技术分析 117 例大肠癌患者术前的外周血中 SFRP2 基因启动子区异常甲基化改变情况，其中直肠癌 69 例，结肠癌 48 例。以 50 例大肠良性疾病患者和 30 例健康志愿者的外周血标本作为对照。结果认为外周血中 SFRP2 基因甲基化与大肠癌的发生发展呈一定的相关性，其可成为检测早期结直肠癌较为敏感的 DNA 单碱基标志物。白吉明等[18]对收治的 55 例原发性肝癌（PHC）和 30 例肝硬化患者进行单独和（或）联合检测 AFP、GPC3 和 AFU，并同期选择 30 例正常人作为对照组。采用电化学发光法测定 AFP 水平，速率法检测 CA199 水平，采用酶联免疫吸附试验法检测 GPC3 水平。结果认为，血清肿瘤标志物 AFP、CA199 和 GPC3 对 PHC 有一定的诊断价值。血清 GPC3 和 AFP 联合检测可明显提高 PHC 的诊断率，优于单项检测，特别是对 AFP 阴性或 AFP 呈低浓度 PHC 更具有诊断价值。吕志勇等[19]收集采用 4－臂 daVinci S-HD 机器人外科手术系统施行前列腺根治性切除术的 100 例前列腺癌患者的临床资料数据，采用 Spearman 等级相关分析探讨根治术后病理分期、Gleason 评分与术前血清 PSA 的相关性。结果表明前列腺癌患者术前血清 PSA 与根治术后 Gleason 评分有关，与病理分期无明确的相关性。朱明亮等[20]运用荧光素报告载体系统检测 miR－155 和 miR－365 直接调控的靶基因 BDNF。并收集 54 例多形性胶质母细胞瘤（GBM）患者和 12 例Ⅰ、Ⅱ级胶质瘤患者的术前外周血标本，以 20 例健康志愿者的外周血标本作为对照，应用实时荧光定量 PCR 和酶联免疫吸附试验技术分别检测

GBM 和Ⅰ、Ⅱ级胶质瘤患者血清中 miR-155、miR-365 和 BDNF 的表达水平，分析 miR-155、miR-365 与 BDNF 的相关性。结果认为 miR-155、miR-365 和 BDNF 三者表达与 GBM 的发生发展密切相关，其有可能成为判断 GBM 疗效及预后的潜在生物学指标。姚辉盛等[21]采用化学发光微粒免疫分析法检测 60 例结直肠癌患者、25 例肺癌患者、40 例胃癌患者、15 例食管癌患者、18 例膀胱癌患者、16 例宫颈癌患者和 50 例健康人血清中 CEA、CA12-5 和 CA19-9 的水平。结果提示 CEA、CA12-5 和 CA19-9 对于肿瘤的辅助诊断有一定的临床参考价值，联合检测的阳性率更高，膀胱癌、食管癌和宫颈癌患者更应结合临床症状、手术及病理检查。

四、肿瘤相关基因和蛋白的表达及其临床意义

(一) 甲状腺和乳腺肿瘤

谷化平等[22]应用免疫组织化学方法检测 66 例甲状腺乳头状癌(PTC)、20 例甲状腺瘤、20 例结节性甲状腺肿和 15 例癌旁甲状腺组织中 COX-2 和 VEGF 蛋白表达。结果表明检测 COX-2 和 VEGF 蛋白表达可作为判断 PTC 生物学行为和预后的参考指标。丁宝忠等[23]用免疫组织化学方法检测 66 例甲状腺癌和 102 例甲状腺良性病变中 ret、ras、p53 基因的表达并进行比较。结果提示，甲状腺癌的发病与癌基因 ret、ras 及抑癌基因 p53 的突变有密切联系。ret、p53 在甲状腺癌中的表达显著高于甲状腺良性病变；ras 在甲状腺良恶性病变中均有较高表达，但在乳头状癌、滤泡状腺瘤及桥本病中的阳性率明显高于其他类型。因此，甲状腺癌的防治除考虑高碘因素外，也应充分注意遗传因素的影响。李瑞亮等[24]采用免疫组织化学方法检测 520 例原发性乳腺癌患者肿瘤组织中 AR、ER、PR、HER-2、Ki-67 的表达情况，并结合患者年龄、月经状态，淋巴结转移情况、肿瘤大小、病理类型、TNM 分期以及肿瘤组织学分级等临床病理指标进行分析。结果发现 AR 在乳腺癌组织中广泛表达，是乳腺癌恶性程度低、预后良好的指标；对 AR 阳性患者有望通过针对 AR 的途径来给予治疗。齐风杰等[25]*采用实时荧光定量 PCR 技术及甲基化聚合酶链反应技术检测 58 例浸润性乳腺癌组织和相应癌旁乳腺组织中 SFRP1 基因的 mRNA 表达及其启动子 CpG 岛的异常甲基化情况，并分析其与临床病理参数之间的关系。结果提示 SFRP1 基因异常甲基化可能影响其 mRNA 的转录水平；SFRP1 基因启动子的甲基化与浸润性乳腺癌的发生发展有关，对其进行检测有可能为浸润性乳腺癌的早期诊断和判断预后提供帮助。许允等[26]*应用免疫组化 SP 法检测 27 例乳腺小叶增生、61 例乳腺导管原位癌和 94 例乳腺非特殊型浸润性导管癌组织中磷酸化 Girdin 蛋白的表达情况。结果提示磷酸化 Girdin 蛋白的表达与乳腺癌的恶性进展密切相关，其有可能成为乳腺癌临床治疗的新靶点。孙泽辉等[27]采用免疫组化法检测聚素-金属蛋白酶 17 (ADAM17)和 HER-2 在正常乳腺组织及乳腺癌中的表达情况，并分析其表达与临床病理关系。结果发现，ADAM17 和 HER-2 在乳腺癌中的表达增高，且两者的表达水平均可反映癌细胞的淋巴结转移能力，因此 ADAM17 可成为一个乳腺癌靶向治疗的新靶点。李姝睿等[28]收集手术治疗并术后诊断为乳腺导管上皮普通型增生(50 例)、乳腺导管上皮非典型增生(50 例)、乳腺导管原位癌(50 例)及乳腺浸润性导管癌(50 例)标本。应用免疫组织化学 PV-9000 法检测乳腺间质细胞中 CD34 和 α-SMA 的表达。结果提示富含 α-SMA 阳性表达而缺少 CD34 阳性表达的乳腺间质细胞更加有利于肿瘤的发生。杜宏道等[29]应用免疫组织化学方法检测 72 例乳腺癌组织、15 例乳腺纤维腺瘤中 VEGF-C、CXCR4 的表达。结果提示 VEGF-C、CXCR4 在介导乳腺癌细胞淋巴管浸润及淋巴结转移中可能起重要协同作用。张桂香等[30]采用 RT-PCR 方法检测手术切除的 42 例乳腺癌组织、42 例癌旁组织及 50 例乳腺良性病变中多药耐药基因(MDR1)、乳腺癌耐药蛋白(BCRP)及肺耐药蛋白(LRP)mRNA 的表达。结果表明乳腺癌组织中存在耐药基因 MDR1、BCRP 和 LRP 的表达，单基因和多基因协同作用，以多基因共表达为主；检测 MDRl 和 BCRP 基因表达水平可辅助临床判断乳腺癌患者的预后。高其忠等[31]采用组织芯片和免疫组化法检测 133 例乳腺癌组织及其癌旁正常组织中 p53、p21$^{Cip1/WAF1}$ 和 Gadd45α 的表达，应用 Spearman 秩和相关分析两者之间的相关性，应用 Kaplan. Meier 法和 Cox 多因素回归模型分析其与预后的关系。结论认为 p53、p21$^{Cip1/WAF1}$ 和 Gadd45α 的表达与乳腺癌的病理参数及预后相关，p53(+)Gadd45α(−)和 p53(+)p21$^{Cip1/WAF1}$(+)可作为独立的预后参数。

(二) 呼吸系统肿瘤

张鲁昌等[32]收集随诊资料完整的术后非小细胞肺癌(NSCLC)患者组织标本 60 例，其中汉族、维吾尔族各 30 例，采用免疫组织化学法检测 IL-17 和 MMP-9 在癌组织及癌旁组织中的表达。结果发现 IL-17 和 MMP-9 在癌组织中的表达不是汉族与维吾尔族患者在本院构成比差异的主要原因；IL-17 和 MMP-9 的高表达对 NSCLC 的侵袭和转移起着重要作用；IL-17 和 MMP-9 的高表达与肺癌的不良预后

有关。

（三）消化系统肿瘤

张金添等[33]用免疫组化方法检测成束蛋白(Fascin)在食管癌和癌周正常食管组织的表达，采用图像分析软件对其表达强度进行定量分析，并用表达的阳性单位反映其表达强度。结果发现Fascin蛋白在食管癌中高表达，是食管癌分化差、恶性程度高的标志，并与浸润深度、淋巴结转移有关，以Fascin蛋白为靶点可能为食管癌的治疗提供新的思路。刘春涛等[34]收集87例甲醛固定，石蜡包埋的食管鳞状细胞癌及配对的癌旁组织标本，所有病例均经病理证实，同时收集患者的临床资料。采用免疫组化方法检测组织中c-Met的表达情况。结果表明c-Met在部分食管鳞癌组织中呈高表达，且与患者的肿瘤浸润深度、淋巴结转移及TNM分期存在显著相关性，c-Met的高表达可以作为高侵袭性食管鳞癌的分子标志物。谷博等[35]采用免疫组化方法检测食管鳞状细胞癌组织和癌旁正常食管黏膜组织中氨基脯氨酰顺反异构酶(Pin1)和哺乳动物雷帕霉素靶蛋白(mTOR)的表达，分析食管鳞状细胞癌组织中二者的表达与临床病理特征的关系以及二者的关联性。结果发现Pin1和mTOR在食管鳞状细胞癌中的表达明显增高，Pin1可能与mTOR相互作用调节细胞周期，从而在食管鳞状细胞癌的发生过程中起着重要作用。朱克超等[36]采用组织芯片和免疫组化法检测49例食管鳞状细胞癌患者的癌组织及手术切缘正常食管黏膜组织（距肿瘤组织>5 cm）中紧密连接蛋白occludin和ZO－1的表达，分析食管鳞状细胞癌组织中occludin、ZO－1表达与肿瘤的增殖、侵袭和转移之间的关系。结果提示食管鳞状细胞癌中occludin和ZO－1的表达下调或缺失与肿瘤细胞的增殖、侵袭和转移有关，在食管癌的进展中起重要作用。张瑞平等[37]采用实时荧光定量PCR(qRT-PCR)法检测20例食管鳞癌及相应癌旁正常组织中Toll样受体7(TLR7)和NF-kB mRNA的表达；采用免疫组织化学方法检测90例食管鳞癌及相应癌旁正常组织中TLR7和NF-kB蛋白的表达。结果提示TLR7可能通过上调NF-kB mRNA和蛋白的表达，促进食管鳞癌的发生与发展。薛鹏等[38]收集229例随访超过5年的胃癌患者肿瘤组织标本，制作成组织芯片，应用免疫组织化学的方法检测PTEN和磷酸化AKT(p-AKT)蛋白的表达，并将检测结果与患者的临床病理特征和生存期进行统计分析。结果提示PTEN和p-AKT蛋白表达与胃癌的发生、发展、侵袭和转移有关。p-AKT蛋白表达是胃癌的预后因素。陆瑞祺等[39]*对50例原发性胃癌原发灶和癌旁胃黏膜组织行免疫组化染色法定位检测CXCR4和CD133蛋白；选用半定量RT-PCR及Western blot法测定CXCR4和CD133 mRNA与蛋白表达量，分析两者的相关性及其与淋巴管浸润和淋巴结转移的关系。结果认为，CXCR4和CD133在胃癌原发灶中高表达，两者呈正相关，其联合表达与转移淋巴结比率和转移淋巴结数呈正相关，推测胃癌CD133阳性细胞亚群可能在CXCR4介导下更易导致淋巴管浸润和淋巴结转移。刘洪淼等[40]应用免疫组化方法检测了40例十二指肠腺瘤（其中9例癌变）和10例正常十二指肠黏膜MUC1和MUC2的表达。结果提示MUC1、MUC2可能是评估十二指肠腺瘤恶性潜能的有用的标记物。田甲等[41]采用免疫组化法检测基质金属蛋白酶－9(MMP－9)及runt相关转录因子3(Runx3)蛋白在十二指肠腺癌及癌旁正常组织的表达情况。结论认为MMP－9及Runx3蛋白表达异常与十二指肠腺癌的发生和发展密切相关，检测十二指肠腺癌中两者的表达可作为临床预测患者的转移及预后情况的依据。余泽炎等[42]采用免疫组织化学检测98例结直肠癌组织中TMSG－1蛋白的表达，同时选取76例结直肠正常组织作对照。结论认为TMSG－1蛋白低表达与结直肠癌恶性程度及肿瘤转移有密切相关，这为结直肠癌治疗提供新的治疗靶点且有可能成为判断结直肠癌细胞浸润及转移的重要预后指标。吴东平等[43]*用免疫组织化学对60例结直肠癌和癌旁正常组织（距癌组织大于3.0 cm）中NOB1的表达进行检测；并分析其与结直肠癌临床病理因素的关系。结果表明NOB1在结直肠癌中表达升高，可能在结直肠癌的发生发展过程中起重要作用。NOB1能否成为结直肠癌治疗的新靶点，有待进一步研究。李忠等[44]应用免疫组化技术检测68例结肠癌组织和10例癌旁组织中缺氧诱导因子1a(HIF-1a)的表达，分析HIF-1a表达水平高低与临床病理特征的相关性。结果提示HIF-1a在结肠癌发病过程中可能起重要的作用，可作为结肠癌预后判断及淋巴结转移监测的有价值指标之一。孙政等[45]采用免疫组化检测正常结直肠黏膜组织、癌旁组织、结直肠腺瘤、非转移性结直肠癌、转移性结直肠癌及远处转移癌组织各30例中结缔组织生长因子(CCN2)蛋白及APC蛋白的表达情况；分析结直肠癌患者的临床病理参数。结论表明CCN2基因是一种癌基因，CCN2在结直肠癌中表达与结直肠癌临床病理指标有关系，CCN2可考虑作为诊断结直肠癌或判断结直肠癌预后的指标；CCN2在结直肠癌中表达与APC有关，且可能受Wnt信号通路的调节。王攀等[46]采用RT-PCR和免疫组化检测54例结肠癌和相应癌旁组织中氯离子通道1(CLIC－1)mRNA及蛋白的表达，分析其与临床病理特征的关系。结果发现CLIC－1在结肠癌中的表达明显升高,在结肠癌的进展中可能有一定作用。历春等[47]收集了60例结直肠癌的术后标本,将20例正常结直肠组织作为对照,采用免疫组织化学方法检测MMP-14和TIMP-2的表达水平,分析MMP-14和TIMP-2在结直肠癌组织中的表达与正常结直肠组织的差异及其与临床病理指标和二者间的关系。结果认为结直肠癌组织中MMP-14的高表达可能促进肿瘤的浸润和转移,TIMP-2在结直肠癌的发生发展中可能起抑制作用,二者之间的平衡失调可能是肿瘤侵袭和转移的重要机制之一。孔红祥等[48]采用免疫组化Envision两步法,分别检测CDK8、STAT1和TMEFF2在大肠癌、大肠腺瘤及正常大肠黏膜组织中的表达情况,并分析其与临床病理特征之间的关系。结果发现CDK8在大肠癌中表达异常升高,提示CDK8在大肠癌的发生、发展中起重要作用;STAT1在大肠癌中表达下调,与大肠癌的形成及发展密切相关,STAT1的表达与肿瘤位置相关。TMEFF2在大肠癌中表达缺失,可能不参与大肠肿瘤的发生、发展过程。朱兴国等[49]* 选取临床确诊的直肠癌患者20例,采用流式细胞仪检测患者术前和术后3、7 d外周静脉血中$CD3^+$、$CD4^+$、$CD8^+$ T细胞亚群表达情况和CD4/CD8比值;免疫组化法检测患者手术标本中的肿瘤、癌旁和正常肠壁组织中$CD3^+$、$CD8^+$ T细胞浸润情况;分析肿瘤原位免疫与外周血T细胞免疫的相关性。结果提示直肠癌组织内的$CD3^+$和$CD8^+$ T淋巴细胞有免疫监视、控制微小转移灶和术后残留肿瘤的发展、改善患者预后的作用。外周血T淋巴细胞状况可间接评判患者的预后。陈东泰等[50]采用免疫组织化学方法,检测135例肝细胞癌组织及其相应癌旁组织中N-甲基-D-天冬氨酸受体1(NMDAR1)蛋白的表达,通过统计分析其与临床病理因素和预后的关系。结果发现NMDAR1蛋白在肝细胞癌组织中表达增加,且与肿瘤分化程度和侵袭转移相关:NMDAR1可作为预测肝癌患者预后的独立分子标志物。孙涛等[51]用免疫组织化学方法检测97例肝细胞肝癌,分别在复发与转移组49例和非复发与转移组48例中分析Bcl-2核表达和MMP-2、MMP-9表达的情况。结果提示Bcl-2核表达阳性患者更易出现复发与转移,且与MMP-9过度表达存在关联性,表明Bcl-2入核可能对肿瘤转移的相关生物学功能具有调节作用,可作为评价HCC复发与转移、不良生存预后的候选临床标志。田舍等[52]用免疫组织化学方法检测35例胆管癌组织、10例正常胆管黏膜组织中FHL2蛋白的表达,分析其与相关的临床病理因素的关系。结果显示,FHL2蛋白在胆管癌组织表达率为91.4%,显著高于正常胆管黏膜组织的10.0%;其阳性表达率随胆管癌的淋巴转移和周围组织浸润深度而增加。结论认为,FHL2蛋白在胆管癌的高表达,在预示肿瘤的发展与侵袭方面有重要作用。刘开坤等[53]将胆囊腺癌组织和非肿瘤组织作为对比材料进行抑制差减杂交,构建正、反向差减杂交文库,应用差减片断的PCR产物制备cDNA芯片,筛选胆囊腺癌组织中差异表达基因。采用实时荧光定量技术和免疫组化方法验证和分析筛选出的胆囊腺癌中高表达基因骨桥蛋白在胆囊腺癌和正常胆囊组织中的转录水平和蛋白水平的表达。结果显示抑制差减杂交方法构建的胆囊腺癌差减杂交文库富含胆囊腺癌差异表达基因。胆囊腺癌中高表达基因骨桥蛋白可能与胆囊癌细胞的生长、转移和侵袭能力有关。

(四)泌尿系统肿瘤

王晓宁等[54]应用组织芯片技术和免疫组织化学方法检测转录因子FoxM1蛋白在83例肾透明细胞癌(ccRCC)和30例癌旁肾组织中的表达;应用逆转录聚合酶链反应法检测FoxM1 mRNA在30例ccRCC和对应的癌旁肾组织中的表达,分析其与ccRCC患者临床病理特征及预后关系。结果发现FoxM1在ccRCC组织中高表达,可能与ccRCC进展有关;其表达状态是ccRCC患者独立预后因素。王益民等[55]选取87例行根治性肾切除的ccRCC患者癌及癌旁组织标本,采用免疫组化方法检测表皮生长因子样结构域7(EGFL7)、VEGF的表达,并计数血管内皮细胞表面抗原(CD34)标记的血管密度(MVD);同时选取46例癌及癌旁组织标本,采用RT-PCR检测EGFL7 mRNA的表达。结果发现肾透明细胞癌组织中EGFL7、VEGF的表达与肾癌血管生成有关,两者可能协同肿瘤新生血管的生成。但家凤等[56]采用免疫组化方法检测55例ccRCC和15例正常肾组织中RUNX3和EZH2的表达。结果发现RUNX3和EZH2在肾透明细胞癌组织中表达呈负相关性,并在肾透明细胞癌的发生、浸润和转移中发挥重要作用。同时检测RUNX3和EZH2在肾透明细胞癌中的表达有助于早期诊断肾透明细胞癌、判断肿瘤的恶性程度、评估患者预后并为临床治疗提供新方法。孙友文等[57]采用免疫组化方法检测膀胱移行细胞癌(BTCC)中Survivin的表达,并进行统计学分析。结果发现Survivin的异常表达在BTCC的发生、发展中起重要作用。BTCC组织中Survivin表达的检测对判断BTCC的发生发展、转移、复发及预后有一定帮助。Survivin也可能为BTCC基因治疗提供新的靶点。祝庆亮等[58]运用免疫组化方法检测多原发膀胱癌15例,单发膀胱癌15例(临床分期、病理分级与多原发膀胱癌相同),正常膀胱组织15例,3组共45例中P53、Bcl-2、C-erbB2、

EGFR 的表达情况，比较其阳性表达率及表达程度的差异。结果表明多原发膀胱癌与单发膀胱癌组织中 P53、Bcl-2、C-erbB-2、EGFR 表达有差异；联合检测 P53、Bcl-2、C-erbB-2、EGFR 对于多原发膀胱癌的诊断及鉴别诊断具有一定参考价值，也为多原发膀胱癌的靶向治疗提供依据。宋旭等[59]应用免疫组化法检测 80 例膀胱尿路上皮癌组织和 12 例正常对照组膀胱组织 MRP-1/CD9 和 cyclinD1 的表达情况。结果提示 MRP-1/CD9 表达与膀胱尿路上皮癌的浸润性和分级相关，其表达缺失可能是判断该肿瘤预后的一个指标，cyclinD1 能较准确评估膀胱尿路上皮癌的生物学行为，二者对于判断膀胱癌的预后有重要的临床意义。

（五）男性生殖系统肿瘤

丁滔等[60]采用免疫组织化学方法检测膜联蛋白(annexin)Ⅱ在 40 例前列腺增生症和 85 例前列腺癌(PCa)中的表达情况，统计分析 annexin Ⅱ表达与 PCa 临床病理特征及预后的关系。结果表明膜联蛋白Ⅱ表达与 PCa 的发生、进展及预后有关，可作为 PCa 诊断分子标记物及预后判断的独立因子。郑奕迎等[61]应用免疫组织化学法检测 48 例 PCa 组织和 24 例前列腺增生(BPH)组织的胰腺衍生因子(PANDER)表达。结果提示 PANDER 在 PCa 发生、发展、浸润的过程中可能发挥一定作用。李尧等[62]收集 65 例患者的前列腺癌组织及 12 例正常前列腺组织，提取总 RNA，应用实时定量 PCR 检测 NDRG1 mRNA 的表达水平。结果发现 NDRG1 在前列腺癌组织中呈低表达，而且其表达与前列腺癌的分级和分化密切相关，提示其可能对前列腺癌的发生或发展有重要的作用，这不仅为研究前列腺癌的发病机制提供进一步的线索，而且对前列腺癌的诊断治疗具有重要意义。张春霆等[63]*利用免疫组化方法检测 68 例 PCa 和 37 例 BPH 组织中 PIM-1 蛋白的表达。结果提示前列腺癌中 PIM-1 蛋白表达与前列腺癌的 Gleason 分级、临床分期以及 PSA 复发有密切关系，提示 PIM-1 基因在前列腺癌演化和进展中有重要作用，可能是前列腺癌的预后指标。徐锐等[64]*采用免疫组化检测 23 例 BPH 组织、52 例 PCa 组织中水通道蛋白-1(AQP)和 CD105 的表达情况，并计数 CD105 标记的微血管密度。结果提示前列腺癌中存在 AQP 的高表达，其与 CD105 可能在前列腺癌的发展过程中起重要作用，两者结合可能成为前列腺癌病变生物学行为的重要指标。

（六）神经系统肿瘤

李会兵等[65]采用实时定量 PCR 和蛋白免疫印迹检测 IKKε mRNA 和蛋白水平的表达，免疫组化染色确定 IKKε 的细胞定位，研究 IKKε 蛋白表达与胶质瘤病理分级的关系。结论发现 IKKε 在人脑胶质瘤中呈高表达，IKKε 的表达与人脑胶质瘤的病理分级相关，可能与人脑胶质瘤的发生及恶性程度有关。方凤奇等[66]通过免疫组织化学法检测半胱蛋白酶抑制剂 C(cystatin C)及组织蛋白酶 B(cathepsin B)在 57 例不同分化程度的脑胶质瘤组织中的表达。结论认为 cystatin C 和 cathepsin B 的表达与人脑胶质瘤病理分级及侵袭性相关。联合检测 cystatin C 和 cathepsin B 的表达，可为脑胶质瘤的侵袭性及恶性程度评估提供重要信息。陈弘韬等[67]采用免疫组化方法检测 apollon 和 caspase-9 在人脑胶质瘤组织中的表达及临床意义。结果发现 apollon 蛋白的过度表达和 caspase-9 蛋白低表达与脑胶质瘤恶性程度相关，并可能作为评价胶质瘤恶性程度生物学指标。刘伟等[68]用原位杂交和免疫组织化学方法检测 33 例胶质瘤浸润组织中 MMP-2、MMP-9、VEGF、Flk-1 和 P16 的表达，并比较不同分组胶质瘤间表达率及 P16 的缺失率。结果提示基质金属蛋白酶降解构成血脑屏障的基底膜和血管内皮细胞的过度增殖是胶质瘤浸润发生的必要条件。P16 的缺失反映了恶性胶质瘤浸润组织具有增殖性生物学行为。杨少波等[69]收集 39 例神经母细胞瘤和相应癌旁组织，应用实时定量 PCR 和 Western 印迹法检测 Oct-4 的表达，并分析其表达与病理参数的相关性。结果提示 Oct-4 可能与神经母细胞瘤的发生、发展相关，化疗药物的使用对其表达有抑制作用。

（七）骨与软组织肿瘤

王达辉等[70]*应用免疫组化法检测 34 例原发性骨肉瘤组织中 Survivin、VEGF、Bcl-2 与 Ki67 的表达情况，分析检测结果与骨肉瘤临床病理和生物学行为及预后的关系。结论认为 Survivin 可作为骨肉瘤诊断的标记及判断骨肉瘤预后的独立指标，与 VEGF、Bcl-2、Ki67 参与了骨肉瘤的恶性进展，且能降低对化疗的敏感性。方木平等[71]采用免疫组化方法检测 52 例皮肤鳞状细胞癌(SCC)组织和 10 例正常皮肤组织中 PCNA 和 PTEN 蛋白的表达。结果发现在 SCC 组织中，PCNA 强表达，PTEN 低表达或失表达，在 SCC 的发生、发展及转移过程中发挥重要作用，二者对于判断 SCC 的进展和预后具有重要临床意义。

五、肿瘤的临床病理学分析

（一）甲状腺与乳腺肿瘤

赵时梅等[72]分析 13 例甲状腺乳头状微小癌的临床病理资料，并复习相关文献。结论认为甲状腺乳头状微小癌发病隐匿，常与其他甲状腺疾病共存。病理医师对甲状腺标本常规行书页状取材，连续切片，可提高该癌的检出率。杨家印等[73]回顾性分析 7 例颈动脉体瘤患者中有内分泌活性患者的治疗情况。这些患者经围手术期进行周密的准备,术前纠正血钾,术中稳定血压,并采用术中转流等方法切除瘤体。术后监测血压、血钾变化情况。术后病理活检,行 HE 染色及免疫组化嗜铬蛋白(CgA)、支持细胞 S-100 检查。结论认为,具有内分泌活性颈动脉体瘤以临床表现和实验室检查为主,病理无特异性。首选治疗方式是外科切除,同时需要进行围手术期血钾、血压的严密监测。高红等[74]回顾性分析 6 例头颈部孤立性纤维瘤的临床特征、影像学表现、手术方法、术后 HE 染色及免疫组织化学特征以及预后。结论认为,头颈部孤立性纤维瘤是一种少见的、大多数病例临床上呈良性经过、偶有恶变倾向的中间型及恶性肿瘤,确诊需依赖完整标本的免疫组化检查。首选的治疗方法是根治性切除肿瘤,患者一般预后良好。李军楠等[75]收集 2 342 例可手术的浸润性乳腺癌患者的临床病理资料,分析其临床病理学特征、复发转移及生存情况,并利用诺丁汉预后指数(NPI)进行预后生存分析。结论认为,通过分析大宗可手术的浸润性乳腺癌患者临床病理学资料,证实 NPI 评分、ER、PR 及 c-erbB-2 指标为判断浸润性乳腺癌预后较好的临床病理学指标。张印春等[76]* 回顾性分析 32 例乳腺神经内分泌癌的临床特征、病理特点、治疗及预后。结论认为,乳腺神经内分泌癌是一类少见的特殊类型乳腺癌,病理形态复杂,免疫组织化学染色检测神经内分泌指标是确诊该病的可靠依据。综合治疗有利于提高患者的生存率,延长无病生存时间。提示乳腺神经内分泌癌多为雌孕激素依赖性乳腺癌,可接受内分泌治疗。单纯乳腺神经内分泌癌的 TNM 分期相对较低,不易发生淋巴结转移,预后较好。庄新荣等[77]回顾性分析 325 例双侧原发性乳腺癌(BPBC)与 650 例单侧乳腺癌(UBC)患者的临床病理资料,应用单因素分析和 Logistic 回归多因素分析,寻找 BPBC 发生的相关分子生物学依据。结论表明 BPBC 与 UBC 在生物学行为上存在一定的差异,对于年轻、有乳腺癌家族史、激素受体阴性,p53 阳性及 Ki67 高表达的乳腺癌患者要注意检查对侧乳腺癌的发生。杨翠翠等[78]回顾性分析 1 089 例淋巴结清扫数目为 10 枚或以上、术后经病理证实淋巴结转移阳性的原发性浸润性乳腺癌患者临床病理资料。结论认为相对于淋巴结转移数而言,淋巴结转移率能更好地评价乳腺癌术后患者的复发风险和总生存时间,为乳腺癌危险度分级和临床医师制定辅助治疗方案提供更有力的参考依据。

(二)消化系统肿瘤

陈鹏程等[79]收集 31 例食管肉瘤样癌患者的临床病理资料,采用 Kaplan-Meier 检验分析食管肉瘤样癌患者预后。结论认为食管肉瘤样癌是一种不同于食管其他类型的恶性肿瘤,具有自身病理特征,其癌成分和肉瘤成分组成呈多样性和复杂性,具有转化分化的潜能,这些特点导致食管肉瘤样癌患者的预后情况各不相同。石晓燕等[80]* 回顾性分析 110 例胃印戒细胞癌(SRC)及同期 326 例非印戒细胞癌(NSRC)的临床病理特点。结果发现印戒细胞癌组患者男女比例(1.4∶1)明显小于非印戒细胞癌组(2.5∶1);在Ⅰ期胃癌患者,胃印戒细胞癌患者所占比为 31.4%,而Ⅰ期以上印戒细胞癌患者在所有晚期胃癌患者中所占比为 23.3%;胃印戒细胞癌好发于年轻女性,早期发生率较高且浸润到黏膜下层速度较慢;而两组在肿瘤发生部位、淋巴结转移率上的差异无统计学意义。权继传等[81]回顾性分析 435 例老年胃癌患者(年龄≥65 岁)的临床病理特点及其预后影响因素。分析不同年龄组老年胃癌患者的临床病理特点,结果显示肿瘤部位、手术方式、肿瘤大小、术后化疗在不同年龄组老年胃癌患者间比较差异有统计学意义。结论认为,不同年龄组老年胃癌患者在临床病理特点、预后影响因素方面存在差异,将老年胃癌患者分为不同年龄组进行研究可更好地指导治疗和判断预后。刘辉等[82]回顾性分析 204 例原发性胃淋巴瘤患者的临床病理及随访资料。结论认为,Musshof 分期、细胞的恶性程度是影响预后的独立因素,对于Ⅰ、Ⅱ期的原发性胃淋巴瘤患者,外科手术治疗不再是首选的治疗措施。高巍等[83]回顾性分析 114 例 G1 至 G3 不同级别的肠道神经内分泌肿瘤患者的临床病理和随访资料,对所有标本进行相关免疫组化标志物染色。结果发现,肠道神经内分泌肿瘤多发于男性,直肠最多见,以息肉样隆起型肿物为主。肿瘤的组织学分类与肠道神经内分泌肿瘤患者的预后有关,肿瘤的浸润程度是影响肠道神经内分泌肿瘤转移的重要因素。在特异性免疫组织化学标志物中,Syn 与 CgA 联用诊断的敏感性较高。董娜娜等[84]回顾性分析 103 例肝内胆管癌的临床资料,分析根治手术与姑息手术、非手术治疗后患者预后的差异。结果发现肝内胆管癌淋巴结转移率高,肝内复发是导致死亡的重要因素,根治性手术切除是肝内胆管癌最有效的治疗方法。组织学分化程度、门静脉转移、淋巴结转移、腹膜转移及手术方式是影响 ICC 患者预后的独立危险因素。李涛等[85]回顾性分析 214 例透明细胞型肝细胞癌(PCCCL)患者的临床病理特点及预后因素。结果认为,透明细胞型肝细胞癌为肝细胞肝癌的一种少见的病理类型,具有与非透明细胞型肝癌(NHCC)不同的临床病理特点。手术切除是 PCCCL 最佳治疗手段,预后显著好于 NHCC。

黄尧等[86]分析96例复发性肝细胞癌患者的病理资料，根据其肝内复发病灶为单发或多发将其分为单发组和多发组。分析两组患者的10项临床病理指标及3项病理免疫组织化学指标。结果发现，初次手术切除时肿瘤直径≤5 cm，脉管无癌栓，复发时间＞1年，Ki－67阳性细胞数≤20%的原发性肝细胞癌术后复发时为单发病灶。郭爱桃等[87]收集92例腹膜假黏液瘤(PMP)的临床、病理及随访资料，将92例分为腹膜弥漫性黏液腺瘤病(DPAM)、腹膜黏液腺癌病(PMCA)以及交界性腹膜弥漫性黏液腺癌病(PMCA-Ⅰ/DF)三组，采用Kaplan-Meier法计算整体生存率，并分析预后相关因素。结果认为，在病理诊断中应采用DPAM、PMCA和PMCA-Ⅰ/DF对PMP进行分类，废弃PMP这一模棱两可的名称；大部分病例病理形态为良性或低度恶性，患者10年生存率仍较低；病理学分类、年龄、阑尾肿瘤及实质脏器累及为临床预后相关因素，＜40岁、伴有阑尾黏液腺癌和实质脏器受累者预后更差。

(三) 呼吸系统肿瘤

郭梅等[88]回顾性分析20例肺硬化性血管瘤(PSH)的临床症状、CT和冷冻切片诊断、组织学及免疫组织化学染色特点。结果发现PSH是常发生于中老年女性的少见肿瘤，多表现为孤立性肺结节，CT和术中冷冻切片检查均易误诊，前者极易误诊为肺癌，后者虽然在判断性质方面较前者准确性高，但是多数PSH仍然很难确诊，术后常规切片辅以免疫组织化学检查是诊断和鉴别诊断的有效方法。

(四) 泌尿系统肿瘤

谢林国等[89]回顾分析6例膀胱小细胞癌患者的临床和病理资料，6例患者行经尿道膀胱肿瘤电切术2例，膀胱部分切除术1例，行膀胱全切术2例，单纯化疗1例。5例患者接受2～6疗程化疗。结果认为，膀胱小细胞癌分化程度低、恶性程度高、易早期转移、预后差，主要依靠病理组织学检查确诊，现有治疗方法不足以将其治愈，手术联合化疗是目前主要的治疗方法，分子靶向治疗是未来治疗的主要手段。

(五) 男性生殖系统肿瘤

胡佩胜等[90]回顾性分析93例阴茎癌患者资料。计算阴茎癌的临床病理特征分布，以及不同病理类型阴茎癌的术后生存情况。采用Kaplan-Meier法绘制生存曲线，计算生存率，并采用log-rank检验进行生存比较。结果发现，阴茎癌以鳞状细胞癌最为常见，伴有淋巴结转移患者的预后明显较差。疣状癌发病率较低，很少出现淋巴结转移，预后良好。

(六) 软组织肿瘤

杨海平等[91]回顾性分析7例低级别软骨肉瘤临床病理资料，结果发现低级别软骨肉瘤主要发生在中轴骨或接近中轴骨的部位。结论认为低级别软骨肉瘤的诊断必须结合临床症状、影像资料及病理改变。尽管该肿瘤为低度恶性，但明确诊断后根治切除尚能取得满意的临床疗效。

(七) 神经系统肿瘤

郭凌川等[92]将130例垂体瘤患者分为侵袭性垂体腺瘤和非侵袭性垂体腺瘤两组，并分析比较两组的临床资料。结果发现，侵袭性组瘤细胞高核质比、多细胞性、核异型性、出现核仁等病理形态学特征发生率明显高于非侵袭性组；电镜观察到侵袭性组核异型及核仁边集现象。结论认为，垂体腺瘤细胞病理形态学变化和微血管密度的增高对肿瘤侵袭性的诊断具有重要的参考价值，为临床早期诊断肿瘤的侵袭性提供了有价值的指标。

(八) 其他

寇小格等[93]* 收集68例原发灶不明癌(腺癌46例，鳞癌22例)患者的随访资料，用其临床特征、肿瘤标志物、血常规、肝功能等观察其与生存时间的关系。结果发现，患者行为状态评分≥2分、有肝转移、癌胚抗原增高、乳酸脱氢酶升高、血清白蛋白降低和淋巴细胞计数减少是原发灶不明癌患者的独立不良预后因素，同时具备两个以上不良预后因素的患者预后较差。

六、肿瘤治疗的生物学基础

袁磊等[94]用免疫组织化学法检测42例人乳腺癌组织中COX－2、p-ERa、CYPIB1的表达，并分析其相关性；MTT法检测1,25$(OH)_2D_3$对MCF－7细胞增殖的影响，并确定后续实验药物浓度；流式细胞术检测细胞周期；RT-PCR检测MCF－7细胞COX－2 mRNA水平；ELISA法检测细胞培养上清液中PGE2水平；蛋白质印迹法检测MCF－7细胞COX－2、p-ERK、p-ERa、CYPIB1蛋白水平；免疫细胞荧光检测COX－2、p-ERa、CYPIB1蛋白在MCF－7中的原位表达。结果提示在乳腺癌中，COX－2/PGE2通路对CYP1B1的表达具有正向调控作用。1，25$(OH)_2D_3$可通过抑制COX－2/PGE2通路减少CYPIB1的表达，对乳腺癌细胞MCF－7的增殖产生抑制作用。冯炜红等[95]以不同浓度的c-Met小分子抑制剂SGX523作用于乳腺癌细胞株MDA-MB－231。采用四甲基偶氮唑蓝(MTT)法检测细胞增殖，流式细胞仪检测细胞周期和细胞凋亡，Western blot法检测凋亡相关蛋白半胱氨酸天冬氨酸蛋白酶(Caspase－3)、PARP的表达和c-Met及Akt磷酸化水平的变化。结果发现c-Met抑制剂SGX523通过诱导凋亡和G_0/G_1期阻滞来抑制人乳腺癌MDA-MB－231细胞株生长，其机制可能与 c-Met/PI3K/AKT 信号转导通路的磷酸化水平受抑制相关。陈启斌等[96]通过 RNA 干扰技术对人肝癌细胞 Nodal 基因表达的沉默，观察对肝癌细胞生物学行为及血管生成拟态形成的影响。设计 4 条 Nodal 基因特异干扰序列，通过质粒载体转染人肝癌细胞株 SMMC－7721，分别以实时荧光定量 PCR 和 Western blot 检测 Nodal 基因和蛋白的表达水平，观察 Nodal 基因干扰对肝癌细胞增殖、凋亡、侵袭、迁移能力及血管生成拟态的影响。结果发现，干扰 Nodal 基因的表达可明显抑制肝癌细胞的生物学行为及血管生成拟态的形成。张超等[97]通过生物信息学软件预测 miR－34a 与 Notch1 的作用位点，并通过荧光素酶实验验证两者的直接调控关系。在膀胱癌细胞株 T24 过表达 miR－34a，采用实时定量 PCR 和蛋白印迹检测 Notch1 表达水平的变化；分别通过新型四唑氮盐(MTS)实验和流式细胞术检测细胞增殖、凋亡以及细胞周期的变化。结论认为，过表达 miR－34a 能通过降低靶基因 Notch1 的表达，抑制膀胱肿瘤细胞的增殖。陈俊霞等[98]* 通过用核糖核酸酶抑制因子(RI)mRNA 的特异性 siRNA 表达载体和无同源性的对照载体，在脂质体介导下稳定转染膀胱癌 BIU－87 细胞，通过筛选、鉴定后，用 Am-blue 法检测细胞增殖能力及用 Western blot 分析细胞中 MMP－2 和 MMP－9 的表达。将 siRNA RI BIU－87(实验组)及对照组细胞皮下注射到 BALB/C 裸鼠中，观察肿瘤的生长和肿瘤微血管密度的变化，以及 nm23－H1 和 E-cadherin 在肿瘤中的表达。结论提示，抑制 RI 基因的表达能显著提高膀胱癌细胞的生长和侵袭潜能，RI 可能作为治疗膀胱癌的靶蛋白。朱宝益等[99]应用聚合酶链反应芯片检测 miRNA 的表达；同时用实时荧光定量 PCR 方法检测 miR－96 在各组细胞中的表达。由此分析 miRNA 在前列腺癌与正常前列腺组织的表达差异，并探讨表达异常的 miRNA 在前列腺癌发病中的作用。结论提示，在前列腺癌组织中发现了若干有表达差异的 miRNA；miR－96 参与前列腺癌细胞的氧化应激信号途径，可能是防治前列腺癌的重要分子靶点。陈毅夫等[100]将一氧化氮合酶(iNOS)基因转染到雄激素非依赖性前列腺癌 DU145 细胞并筛选出阳性细胞进行扩增，并设空载体组和对照组。观察细胞的形态变化，MTT 法绘制生长曲线；流式细胞术检测细胞凋亡率；了解 iNOS 抑制剂对转染细胞的影响。结果发现 iNOS 基因转染可以使 DU145 细胞分泌较高浓度的 NO，诱导细胞凋亡，抑制细胞生长，为晚期雄激素非依赖性前列腺癌的基因治疗提供一个有效的靶点。林锋等[101]应用 ADAM17 siRNA 转染 PC－3 细胞后，通过 RT-PCR、Western 印迹方法分别检测 ADAM17 mRNA 和蛋白表达变化；MTT、BrdU 掺入法检测下调 ADAM17 对 PC－3 细胞的增殖和 DNA 合成能力的影响；流式细胞术检测 ADAM17 siRNA 对 PC－3 细胞细胞周期的影响；Western 印迹检测下调 ADAM17 对 PC－3 细胞增殖相关基因表达的影响。结果发现 ADAM17 siRNA 可以通过下调 cyclin D1、上调 p21 的表达而抑制前列腺癌 PC－3 细胞增殖，ADAM17 可能成为前列腺癌基因治疗的靶点。徐冶等[102]构建靶向 HIP1 基因的 shRNA 表达载体 pSilence-shHIP1，应用脂质体转染到 PC－3 细胞，RT-PCR 检测 HIP1 基因沉默效果，Western blotting 确认有效作用靶点。通过细胞划痕实验和细胞生长曲线研究 HIP1 基因对 PC－3 细胞增殖的影响。结果发现 pSilence-shHIP1 表达载体可特异性地抑制 HIPI 基因的表达，沉默 HIP1 基因可抑制 PC－3 细胞增殖和迁移。刘振林等[103]运用透析法制备 FA/PAMAM 络合物，透射电子显微镜观察粒子形貌；以其为载体转染 miR－7 至人脑胶质瘤细胞系 U251，荧光显微镜观察络合物转染效率，qRT-PCR 方法检测 miR－7 水平；制作去胸腺小鼠颅内 U251 胶质瘤模型，分别经尾静脉、颈内动脉及肿瘤原位进行络合物移植，48 h 后取脑制作冷冻切片，荧光显微镜观察络合物在肿瘤内的聚集程度；Western blot 法检测 miR－7 靶基因 EGFR 和细胞增殖活性抗原的蛋白表达。结论认为，FA/PAMAM 能够高效投递 miR－7 基因至体内、外胶质瘤细胞，有望成为一种新的高效小分子靶向投递药物进行胶质瘤基因治疗。王拓等[104]采用人工合成小干扰 RNA(siRNA)序列，并将其通过 lip2000 转入体外培养的 T98G 胶质瘤细胞系中，荧光显微镜观察转染效率，免疫印迹检测蛋白表达情况，MTT 法检测细胞体外增殖表现，绘制生长曲线图，流式细胞仪检测细胞周期的变化。结果显示，在体外条件下，可以通过 siRNA 有效抑制人端粒酶逆转录酶，从而有效抑制胶质瘤细胞的体外增殖，使胶质瘤细胞周期发生变化。结果提示，这可能为胶质瘤的治疗带来新的启示。

(郑唯强　郑建明)

参 考 文 献

1* 陈万青，等. 中华肿瘤杂志，2012，34(7)：517

2 杨　琛，等. 肿瘤，2012，32(5)：372

3 芈　静，等. 肿瘤，2012，32(7)：516

4* 戴亚丽，等. 首都医科大学学报，2012，33(3)：361

5 张云锋，等. 西安交通大学学报(医学版)2012，33(5)：564

6 张伟红，等. 吉林大学学报(医学版)，2012，38

(3)：537
7 姚志勇，等.临床泌尿外科杂志，2012，27(1)：64
8 田 沛，等.临床泌尿外科杂志，2012，27(5)：339
9 赵艳红，等.临床泌尿外科杂志，2012，27(8)：636
10 杨 阳，等.广东医学，2012，33(15)：2259
11 卢 坤，等.南方医科大学学报，2012，32(5)：647
12 殷德涛，等.中华医学杂志，2012，92(28)：1967
13 张 军，等.华中科技大学学报(医学版)，2012，41(4)：461
14 陈 枫，等.中国肿瘤临床与康复，2012，19(2)：118
15 邹继红，等.江苏医药，2011，37(24)：2938
16 刘寒梢，等.肿瘤，2012，32(1)：42
17* 李永坤，等.中国现代普通外科进展，2012，15(7)：519
18 白吉明，等.中国肿瘤临床与康复，2012，19(2)：126
19 吕志勇，等.第三军医大学学报，2012，34(1)：78
20 朱明亮，等.广东医学，2012，33(15)：2310
21 姚辉盛，等.中国肿瘤临床与康复，2012，19(3)：244
22 谷化平，等.中华内分泌外科杂志，2012，6(4)：225
23 丁宝忠，等.中华内分泌外科杂志，2012，6(1)：18
24 李瑞亮，等.肿瘤防治研究，2012，39(3)：292
25* 齐凤杰，等.广东医学，2012，33(4)：469
26* 许 允，等.中华肿瘤杂志，2012，34(3)：205
27 孙泽辉，等.广东医学，2012，33(10)：1400
28 李姝睿，等.新疆医科大学学报，2012，35(7)：934
29 杜宏道，等.西安交通大学学报(医学版)，2012，33(1)：75
30 张桂香，等.西安交通大学学报(医学版)，2012，33(1)：79
31 高其忠，等.中华医学杂志，2012，92(34)：2389
32 张鲁昌，等.肿瘤防治研究，2012，39(7)：798
33 张金添，等.南京医科大学学报(自然科学版)，2012，32(7)：1000
34 刘春涛，等.首都医科大学学报，2012，33(2)：223
35 谷 博，等.郑州大学学报(医学版)，2012，47(2)：150
36 朱克超，等.安徽医科大学学报，2012，47(5)：537
37 张瑞平，等.新疆医科大学学报，2012，35(6)：750
38 薛 鹏，等.肿瘤，2012，32(4)：281
39* 陆瑞祺，等.中国普通外科杂志，2012，21(4)：415
40 刘洪淼，等.哈尔滨医科大学学报，2012，46(3)：257
41 田 甲，等.安徽医科大学学报，2012，47(1)：53
42 余泽炎，等.结直肠肛门外科，2012，18(1)：7
43* 吴东平，等.南方医科大学学报，2012，32(3)：420
44 李忠，等.江苏医药，2012，38(16)：1915
45 孙 政，等.广东医学，2012，33(11)：1556
46* 王 攀，等.第三军医大学学报，2011，33(22)：2407
47 历 春，等.吉林大学学报(医学版)，2012，38(5)：990
48 孔红祥，等.广东医学，2012，33(14)：2079
49* 朱兴国，等.苏州大学学报(医学版)，2011，31(5)：764
50 陈东泰，等.中山大学学报(医学科学版)，2012，33(1)：65
51 孙 涛，等.中国肿瘤临床，2012，39(11)：769
52 田 舍，等.江苏医药，2012，38(12)：1413
53 刘开坤，等.兰州大学学报(医学版)，2012，38(3)：11
54 王晓宁，等.临床泌尿外科杂志，2012，27(9)：644
55 王益民，等.临床泌尿外科杂志，2011，26(10)：732
56 但家凤，等.临床泌尿外科杂志，2012，27(8)：567
57 孙友文，等.实用癌症杂志，2012，27(4)：356
58 祝庆亮，等.临床泌尿外科杂志，2012，27(6)：440
59 宋 旭，等.临床泌尿外科杂志，2012，27(5)：389
60 丁 滔，等.临床泌尿外科杂志，2012，27(7)：488
61 郑奕迎，等.临床泌尿外科杂志，2012，27(9)：654
62 李 尧，等.临床泌尿外科杂志，2012，27(5)：379
63* 张春霆，等.中华男科学杂志，2012，18(4)：323

64 徐 锐,等.山西医科大学学报,2011,42(11):888
65 李会兵,等.中国神经精神疾病杂志,2012,38(6):321
66 方凤奇,等.四川医学,2012,33(5):737
67 陈弘韬,等.江苏医药,2012,38(16):1893
68 刘 伟,等.吉林大学学报(医学版),2012,38(4):770
69 杨少波,等.中华小儿外科杂志,2012,33(1):1
70* 王达辉,等.中华小儿外科杂志,2012,33(1):45
71 方木平,等.中国美容医学,2012,21(6):936
72 赵时梅,等.实用癌症杂志,2012,27(4):384
73 杨家印,等.四川大学学报(医学版),2012,43(4):622
74 高 红,等.山东大学学报(医学版),2012,50(10):119
75 李军楠,等.中国肿瘤临床,2012,39(5):287
76* 张印春,等.中国肿瘤临床,2012,39(1):18
77 庄新荣,等.肿瘤,2011,31(11):1031
78 杨翠翠,等.中国肿瘤临床,2012,39(10):692
79 陈鹏程,等.中华肿瘤杂志,2012,34(4):287
80* 石晓燕,等.肿瘤防治研究,2012,39(7):826
81 权继传,等.中国肿瘤临床,2012,39(17):1299
82 刘 辉,等.中华外科杂志,2012,50(2):106
83 高 巍,等.中华肿瘤杂志,2012,34(6):450
84 董娜娜,等.中国肿瘤临床,2012,39(6):340
85 李 涛,等.中华普通外科杂志,2012,27(2):96
86 黄 尧,等.中华实验外科杂志,2011,28(10):1792
87* 郭爱桃,等.军医进修学院学报,2012,33(9):929
88 郭 梅,等.肿瘤防治研究,2012,39(5):555
89 谢林国,等.临床泌尿外科杂志,2012,27(5):326
90 胡佩胜,等.中华泌尿外科杂志,2012,33(5):382
91 杨海平,等.河北医科大学学报,2012,33(7):765
92 郭凌川,等.苏州大学学报(医学版),2012,32(4):537
93* 寇小格,等.中华肿瘤杂志,2011,33(10):783
94 袁 磊,等.第二军医大学学报,2012,33(3):252
95 冯炜红,等.中国肿瘤临床,2012,39(2):61
96 陈启斌,等.中华普通外科杂志,2012,27(2):119
97 张 超,等.解放军医学杂志,2012,37(5):426
98* 陈俊霞,等.第三军医大学学报,2011,33(22):2357
99 朱宝益,等.中山大学学报(医学科学版),2012,33(5):567
100 陈毅夫,等.中华男科学杂志,2012,18(8):697
101 林 锋,等.中华男科学杂志,2012,18(8):687
102 徐 冶,等.解放军医学杂志,2012,37(2):117
103 刘振林,等.肿瘤防治研究,2012,39(1):1
104 王 拓,等.西安交通大学学报(医学版),2012,33(5):555

1989—2008年中国恶性肿瘤发病趋势分析[中华肿瘤杂志,2012,34(7):517] 陈万青等为探讨中国恶性肿瘤发病的变化规律,并为制定肿瘤防治策略提供依据。分析了1989—2008年全国肿瘤登记中心的发病数据,计算每年的发病率和标准化人口年龄结构调整的发病率。采用Joinpoint软件分析近20年恶性肿瘤发病率的变化趋势,采用对数线性回归计算年平均变化百分比。结果显示,中国登记地区恶性肿瘤发病率从1989年的184.81/10万上升到2008年的286.69/10万。城市发病率从209.33/10万上升到307.04/10万,农村发病率从176.10/10万上升到269.57/10万。近20年来,城乡地区和不同性别的恶性肿瘤发病率均呈显著上升趋势。中国肿瘤登记地区恶性肿瘤世界人口标化发病率保持稳定,城市地区每年平均上升0.5%,农村地区变化不明显。2000年以后,城乡地区、男性和女性的恶性肿瘤发病率均呈明显上升趋势。1989—2008年中国肿瘤登记地区排位居前10位的恶性肿瘤发病率持续升高。城市地区男性除胃癌、脑瘤和白血病外,其他肿瘤发病率均呈上升趋势,以结直肠癌、前列腺癌上升最为显著。女性则以乳腺癌、肺癌、结直肠癌上升趋势明显。食管癌和脑瘤不再是城市女性前10位的恶性肿瘤,而宫颈癌和甲状腺癌则成为常见的恶性肿瘤。与美国比较,美国的男性和女性恶性肿瘤发病率在1993年以前呈上升趋势,以后男性发病率开始下降,而女性发病率保持平稳;我国恶性肿瘤发病率近20年呈上升趋势,其中女性上升趋势尤为明显。结果表明,1989—2008年中国恶性肿瘤发病率呈明显上升趋势,其中10年变化尤为显著,人口老龄化是其主要因素。胃癌、肝癌和食管癌发病率缓慢上升,肺癌、乳腺癌、结直肠癌发病率上升明显。

(郑唯强)

述评 从该研究的趋势分析结果显示，我国肿瘤登记不同地区和性别的恶性肿瘤实际发病率都呈不同程度的升高趋势，女性高于男性，农村高于城市，尤其在后几年上升趋势尤其明显。经过标准化人口年龄结构调整后，世标率变化不明显，甚至呈下降趋势。我国肿瘤负担不断增加的主要因素是人口老龄化造成的。该研究中，排位居前10位的恶性肿瘤发病率变化趋势分析结果显示，大多数肿瘤的发病率仍呈上升趋势，原本高发的上消化道肿瘤仍居高不下，而见于发达国家常见的肿瘤如肺癌、乳腺癌、结直肠癌和前列腺癌等也上升明显，为今后肿瘤防治带来了严峻的挑战。

（郑建明）

促甲状腺激素受体和p16抑癌基因甲基化与乳头状甲状腺癌临床病理的关系［首都医科大学学报，2012，33(3)：361］ 戴亚丽等通过对乳头状甲状腺癌两种抑癌基因：促甲状腺激素受体和p16启动子甲基化的研究，分析其启动子甲基化与患者临床病理参数之间的关系，寻找乳头状甲状腺癌(PTC)的发生机制，并探讨2个抑癌基因在PTC的发生中有无关联性。通过提取50例PTC组织和32例对照组织DNA，进行甲基化修饰，采用甲基化特异性PCR检测两种抑癌基因启动子区甲基化的情况；用测序方法证实甲基化的存在；采用SPSS13.0软件分析两种抑癌基因甲基化之间的关联性及两种抑癌基因启动子甲基化和主要的临床病理参数的关系。结果显示，50例PTC中，有34例的tshr基因、27例的p16基因启动子发生了甲基化；32例对照组中，2个抑癌基因的甲基化分别为7例和5例，PTC组2个抑癌基因启动子甲基化率均显著高于对照组，差异有统计学意义；测序结果发现2个基因启动子CpG岛的所有CpG位点均发生了甲基化，即甲基化引物扩增产物中的CpG位点的C仍然保持C，而非甲基化引物扩增产物中的CpG位点中的C转变为T。2个抑癌基因相关性分析，tshr和p16基因与患者的年龄、性别、临床分期均未见相关性，但与患者是否伴有淋巴结转移相关。结论提示，两种抑癌基因启动子甲基化与PTC的发生有关，两种基因启动子甲基化在PTC的发生中可能没有相关性，但在恶性进展中可能发挥一定作用。

（郑唯强）

述评 该研究结果表明，在PTC中，两种抑癌基因启动子的高甲基化可能抑制了抑癌基因的表达，使得抑癌基因对PTC的抑制作用减少，从而促进了PTC的发生和发展，而tshr基因和p16基因在PTC的发生中并没有协同作用，但与淋巴结转移相关。总之，在PTC的研究中显示了两种抑癌基因异常的甲基化在PTC中是一种较普遍的现象，可能是基因沉寂的一个潜在分子通路，是参与PTC细胞恶变的重要机制之一，并与PTC的发生、淋巴结转移密切相关。虽然DNA甲基化是一个复杂的过程，许多细节尚未明了，但随着对这一领域研究的深入，抑癌基因甲基化有可能成为辅助肿瘤诊断及判断预后的分子生物学指标。

（郑建明）

外周血中SFRP2基因超甲基化改变与大肠癌关系的初步研究［中国现代普通外科进展，2012，15(7)：519］ 李永坤等为探讨外周血中SFRP2基因超甲基化改变与结直肠癌发生、发展的关系，收集了117例大肠癌患者资料，其中收集的直肠癌有69例，右半结肠癌17例，左半结肠癌31例。同时收集50例大肠良性疾病患者和30例健康志愿者外周血。所有研究对象均行电子结肠镜下获取病灶组织，且为未行手术、化疗或放射治疗。将标本采用甲基化特异性PCR(MSP)技术分析大肠癌患者术前的外周血中SFRP2基因启动子去异常甲基化改变情况。结果发现，对应的扩增曲线，阴性对照在图中显示为一条直线，未见扩增。SFRP2基因甲基化经溶解曲线测定，显示特异性产物的溶解曲线峰值Tm在81.5～82.5℃，溶解温度均一，阴性对照组未见特异性溶解峰值出现，SFRP2基因甲基化特异性产物的溶解曲线峰值较SFRP2基因非甲基化特异性产物的溶解曲线峰值高。SFRP2基因在60.8%的直肠癌、56.2%的结肠癌和4.0%的大肠良性疾病患者血液中发生超甲基化，在30例健康志愿者的血液标本中没有检测到SFRP2基因的甲基化；在结直肠癌患者外周血中SFRP2基因甲基化与肿瘤Dukes分期呈正相关，其检出率分别为：A期3.3%、B期42.9%、C期63.6%、D期70.6%。外周血中SFRP2基因甲基化的检出率除了与肿瘤的分化程度和浸润深度相关外，与淋巴结转移程度密切相关，有淋巴结转移的血液中SFRP2基因甲基化检出率明显高于无淋巴结转移患者。从结、直肠良性病变到大肠癌，SFRP2基因甲基化的发生存在增高的趋势。且肿瘤伴肝脏转移者SFRP2基因甲基化阳性率明显增高。结论认为，外周血中SFRP2基因甲基化与大肠癌的发生、发展呈一定相关性，其可成为检测早期结直肠癌较为敏感的DNA单碱基标志物。

（郑唯强）

述评 该研究结果发现SFRP2基因超甲基化与肿瘤分期、分化和淋巴结转移呈正相关，初步表明外周血中SFRP2基因超甲基化与大肠癌的发生、发展有关，SFRP2基因甲基化是发生大肠癌演变中的一个早期频繁事件。SFRP2基因超甲基化状态可对大肠癌的筛查和预后评估提供一种非侵入性检测方法。通过检测外周血中 SFRF2 基因甲基化情况在病情评估和预后判定以及疗效观察方面有着重要价值。外周血液中 DNA 异常甲基化作为分子标志物为筛查大肠癌及癌前病变提供了一条新的途径，有望成为检测早期大肠癌较为敏感的 DNA 单碱基标志物。

(郑建明)

浸润性乳腺癌 SFRP1 基因的表达及其启动子甲基化的意义[广东医学，2012，33(4)：469]　齐凤杰等为探讨浸润性乳腺癌及相应癌旁乳腺组织中分泌型卷曲相关蛋白 1(SFRP1)基因的表达及其启动子 CpG 岛的异常甲基化状态，并分析其临床意义。采用了实时荧光定量 PCR 技术及甲基化聚合酶链反应(MSP)技术检测 58 例浸润性乳腺癌组织和相应癌旁乳腺组织中 SFRP1 基因的 mRNA 表达及其启动子 CpG 岛的异常甲基化情况，并分析其与临床病理参数之间的关系，以探讨其在乳腺癌早期诊断和诊断预后中的作用。检测选取了经确诊的 58 例浸润性乳腺癌组织标本，所有患者术前均接受过放疗、化疗及内分泌治疗，另取同一患者的癌旁大于 5 cm 处乳腺组织作为实验对照。结果发现，浸润性乳腺癌和癌旁乳腺组织中，SFRP1 基因的甲基化检出率分别为 39.66%和 12.07%，差异有统计学意义，但与肿瘤大小、组织学类型、年龄、ER 受体、TNM 分期无关；腋窝淋巴结有转移的浸润性乳腺癌组 SFRP1 基因的甲基化显著高于腋窝淋巴结无转移组，而与其他临床病理参数无关。经实时定量 PCR 检测，结果显示，SFRP1 在浸润性乳腺癌组的 mRNA 表达量与乳腺癌旁组比较，癌组织要低于癌旁组织，差异有统计学意义；在 23 例 SFRP1 基因启动子 CpG 岛发生异常甲基化的浸润性乳腺癌组，均未检测到 SFRP1 的 mRNA 表达。结论认为，SFRP1 基因异常甲基化可能影响其 mRNA 的转录水平；SFRP1 基因启动子的甲基化与浸润性乳腺癌的发生发展有关，对其进行检测有可能为浸润性乳腺癌的早期诊断和判断预后提供帮助。

(郑唯强)

述评　SFRP1 是一种肿瘤抑制基因，在很多肿瘤中表达下调。SFRP1 基因失活主要是通过启动子区 CpG 岛的甲基化方式及基因杂合性缺失，但 CpG 岛的甲基化是 SFRP1 基因失活的主要原因。DNA 甲基化在肿瘤基因表达调控、细胞增殖、分化发育等方面起着重要的作用，并与肿瘤的发生发展密切相关。该研究提示 SFRP1 基因异常甲基化，导致 SFRP1 基因异常失活，从而阻断了 SFRP1 基因的正常转录。表明 SFRP1 基因异常甲基化可能影响其 mRNA 的转录水平；SFRP1 基因启动子 CpG 岛的甲基化可能参与浸润性乳腺癌的发生、发展及预后，对其进行甲基化检测将有助于乳腺癌的早期诊断和预后判断，有可能为乳腺癌的治疗开辟新的途径。

(郑建明)

磷酸化 Girdin 蛋白在乳腺癌中的表达及意义[中华肿瘤杂志，2012，34(3)：205]　许允等为探讨乳腺癌组织中磷酸化 Girdin 蛋白的表达与乳腺癌临床病理特征和分子分型的关系。应用免疫组化检测 27 例乳腺小叶增生、61 例乳腺导管原位癌和 94 例乳腺非特殊型浸润性导管癌组织中磷酸化 Girdin 蛋白的表达情况。结果显示，磷酸化 Girdin 蛋白既可单独定位于细胞质或细胞核，也可同时定位于细胞质和细胞核。在 27 例乳腺小叶增生组织中，20 例未检测到磷酸化 Girdin 蛋白的表达，磷酸化 Girdin 蛋白的阳性表达率为 25.9%，且均为弱阳性表达。在 61 例乳腺导管原位癌组织中，37 例未检测到磷酸化 Girdin 蛋白的表达，磷酸化 Girdin 蛋白的阳性表达率为 39.3%，其中弱阳性表达 18 例，中度阳性表达 4 例，强阳性表达 2 例，在 94 例乳腺非特殊型浸润性导管癌组织中，32 例未检测到磷酸化 Girdin 蛋白的表达，磷酸化 Girdin 蛋白的阳性表达率为 66.0%，其中弱阳性表达 27 例，中度阳性表达 15 例，强阳性表达 20 例。磷酸化 Girdin 蛋白在乳腺小叶增生、乳腺导管原位癌和乳腺非特殊型浸润性导管癌组织中的表达依次增高。磷酸化 Girdin 蛋白的表达与乳腺非特殊型浸润性导管癌的病理学分期、淋巴结转移数以及 HER-2 的状态呈正相关，而与组织学分级、肿瘤大小、ER 状态、PR 状态等无关；磷酸化 Girdin 蛋白在管腔 A 型、管腔 B 型、HER-2 阳性表型和三阴性乳腺非特殊型浸润性导管癌组织中的阳性表达率分别为 55.8%、95.8%、66.7%和 41.7%，差异有统计学意义。结论认为，磷酸化 Girdin 蛋白的表达与乳腺癌的恶性进展密切相关，其有可能成为乳腺癌临床治疗的新靶点。

(郑唯强)

述评　乳腺癌的 TNM 分期，难以识别具有不同分子生物学行为的肿瘤群。越来越多的研究证实，乳腺癌治疗和预后与分子分型具有密切的相关性。该研究结果显示，磷酸化 Girdin 蛋白在不同分子分型的乳腺非特殊型浸润性导管癌组织中的表达差异有统计学意义，且在管腔 B 型中的阳性表达率最高。管腔 B 型多见于高龄乳腺癌患者，对内分泌治疗敏感，但其化疗敏感性较差。该结果提示磷酸化 Girdin 蛋白的表达可能与乳腺癌的化疗敏感性相关，其有可能成为乳腺癌化疗药物敏感性的生物学标志。由此表明磷酸化 Girdin 蛋白可能作为一个促癌因子，对评估乳腺癌的预后和指导个性化治疗将具重要的临床意义。

(郑建明)

胃癌中 CXCR4 和 CD133 的表达及其对淋巴转移的影响[中国普通外科杂志，2012，21(4)：415] 陆瑞祺等为探讨 CXCR4 和 CD133 在胃癌原发灶中的表达及其对淋巴转移的影响。对 50 例原发性胃癌原发灶和癌旁胃黏膜组织行免疫组化染色法定位检测 CXCR4 和 CD133 蛋白；选用半定量 RT-PCR 及 Western blot 法测定 CXCR4 和 CD133 mRNA 与蛋白表达量，分析两者的相关性及其与淋巴管浸润和淋巴结转移的关系。结果显示，CXCR4 和 CD133 分子均定位于肿瘤细胞膜表面，极少数 CXCR4 位于细胞核内。CXCR4 阳性率 85.0%，CD113 阳性率为 65.0%。对照组癌旁胃黏膜组织中 CXCR4 阳性率 10.0%，CD113 阳性率 25.0%。这两者在实验组和对照组间阳性表达率差异均有统计学意义。通过半定量 RT-PCR 显示，胃癌的 CXCR4 mRNA 扩增率为 98.0%，CD133 mRNA 扩增率为 86.0%。其中 CXCR4 和 CD133 mRNA 的相对灰度值均明显高于癌旁胃黏膜组织的灰度值。Western blot 定量分析示，胃癌组织 CXCR4 蛋白表达率为 82.0%，CD133 蛋白表达率为 94.0%，其蛋白的相对灰度值明显高于癌旁胃黏膜组织的灰度值。半定量 RT-PCR 示，CXCR4 mRNA 及 CD133 mRNA 相对灰度值在淋巴结转移组高于无淋巴结转移组。CXCR4 蛋白相对灰度值在 N_1 组明显高于无淋巴结转移的 N_0 组，而明显低于 N_2+N_3 组，在淋巴管浸润组明显高于无淋巴管浸润组。CD133 蛋白灰度值在 N_1 组、N_2+N_3 组与 N_0 组之间有统计学差异，在淋巴管浸润组高于无淋巴管浸润组。CXCR4 与 CD133 表达存在明显正相关。在淋巴转移的病例中，CXCR4 和 CD133 蛋白半定量值分别与淋巴结数及转移性淋巴结比率呈正相关。结论表明，CXCR4 和 CD133 在胃癌原发灶中高表达，两者呈正相关，其联合表达与转移淋巴结比率和转移淋巴结数呈正相关，推测胃癌 CD133 阳性细胞亚群可能在 CXCR4 介导下更易导致淋巴管浸润和淋巴结转移。

（郑唯强）

述评 肿瘤起始细胞学说认为，肿瘤组织中均存在所占比例极少的一群细胞亚群，这类难以检测和鉴定的细胞亚群的生物学特性改变可造成恶性肿瘤侵袭力及自我更新能力的改变，对恶性肿瘤形成起关键驱动作用。该研究发现：在发生淋巴转移的病例中，CXCR4 和 CD133 表达存在显著相关性，两者蛋白半定量值分别与淋巴结数及转移性淋巴结比率呈正相关。研究结果提示，CXCR4 及其信号轴参与肿瘤起始细胞远处转移的形成过程。因此，CXCR4 与 CD133 在胃癌转移形成中起协调作用，当两者高表达时，预示肿瘤有高度侵袭性、高度转移性潜能。联合检测两者的表达可为评估胃癌淋巴道转移提供新思路。

（郑建明）

结直肠癌中 NOB1 基因的表达及意义[南方医科大学学报，2012，32(3)：420] 吴东平等通过研究 NOB1 在结直肠癌组织中的表达及其与临床病理学特征的关系，探讨其在结直肠癌发生发展中的作用及临床应用价值。选取了外科肿瘤组织标本库存档齐全的 60 例临床和病理资料、手术切除的结直肠癌大体石蜡标本及其相应癌旁正常组织标本(距癌组织大于 3.0 cm，经病理证实为正常肠黏膜)。其中男 26 例，女 34 例，平均年龄 66.8 岁(30～88 岁)。病理分级采用 AJCC(2009)分类法，根据分化程度不同分为高、中、低三级。所有患者术前都未接受过放、化疗和或免疫治疗。所有标本均用 10%甲醛固定、石蜡包埋，4 μm 厚连续切片，常规脱蜡。用已知阳性片作为阳性对照，用 PBS 代替一抗作阴性对照。用半定量免疫评分法来评定实验结果。采用统计学软件分析实验结果，并分析其与结直肠癌临床病理因素的关系。结果发现，在结直肠癌组织中，NOB1 在细胞质弥漫表达，并见阳性表达在细胞核、呈现淡黄色或棕黄色、棕褐色颗粒；在癌旁正常组织中，NOB1 主要位于细胞核。NOB1 在结直肠癌组织中表达阳性的有 32 例，NOB1 在癌旁正常组织中表达阳性有 10 例。在结直肠癌组织中 NOB1 的表达与患者性别、年龄、肿瘤组织的分级和淋巴结转移状况均无统计学意义。结论认为，NOB1 在结直肠癌中表达升高，可能在结直肠癌的发生发展过程中起重要作用。NOB1 能否成为结直肠癌治疗的新靶点，有待进一步研究。

（郑唯强）

述评 该研究结果显示 NOB1 在结直肠癌组织中的阳性表达率明显高于癌旁正常组织，这表明 NOB1 基因表达增高可促使肿瘤的发生，NOB1 可能是结直肠致癌过程中的一种新的调控因子；NOB1 的表达与患者性别、年龄、肿瘤组织的分化程度、浸润深度、有无淋巴结转移无关，提示 NOB1 的表达可能与结直肠癌一般生物学行为无关。基于 NOB1 的异常表达将导致核糖体和蛋白酶体合成异常、NOB1 在泛素-蛋白酶体途径中的作用，提示 NOB1 有可能成为结直肠癌治疗的潜在治疗靶点，针对 NOB1 异常表达的靶向治疗，可能抑制肿瘤生长、消除或减轻化疗耐药。

（郑建明）

CLIC-1 mRNA 及蛋白在结肠癌的表达及临床意义[第三军医大学学报，2011，33(22)：2407] 王攀等为探讨氯离子通道-1(CLIC-1)mRNA 及蛋白在结肠癌中的表达及其临床意义，收集了外科手术切除结肠癌标本 54 例。其中男性 29 例，女性 25 例，年龄 31～

77(50.85±14.44)岁。所有病例术前均未接受化疗或放疗,经术后病理检查证实为结肠癌,其中腺癌 52 例,黏液癌 2 例;分化程度:高分化 23 例,中分化 18 例,低分化 13 例;肿瘤直径≥5 cm 32 例,直径<5 cm 的 22 例。每例标本分别取材于肿瘤组织及切端癌旁结肠组织。采用 RT-PCR 和免疫组化检测手术切除的 54 例结肠癌和相应癌旁组织中 CLIC-1 mRNA 及蛋白的表达,分析其与临床病理特征的关系。检测的 54 例结肠癌组织中有 46 例 CLIC-1 mRNA 表达阳性,阳性率为 85.19%。而相应癌旁组织中也检测到 49 例 CLIC-1 mRNA 表达阳性,阳性率为 90.74%,54 例结肠癌及其癌旁组织中 CLIC-1 基因扩增水平显示前者要明显高于后者。免疫组化的结果显示,CLIC-1蛋白阳性信号主要定位于细胞膜或细胞质,结肠癌组织中 CLIC-1 蛋白表达为强阳性或阳性的有 41 例,阳性率为 75.93%,而癌旁组织中 CLIC-1 蛋白表达为弱阳性,表明 CLIC-1 蛋白在结肠癌组织中的表达水平明显高于癌旁组织。进一步统计分析 54 例结肠癌 CLIC-1 蛋白表达与患者的临床病理关系发现,CLIC-1 蛋白表达与浸润程度、有无淋巴结转移和 TNM 分期比较差异有统计学意义,而与患者的年龄、性别、肿瘤直径、原发部位、分化程度方面比较差异无统计学意义。结论认为 CLIC-1 在结肠癌中的表达明显升高,可能参与了结肠癌的侵袭转移过程。

(郑唯强)

述评　对于 CLIC-1 在结直肠肿瘤所发挥的功能方面相关报道不多。近来研究表明 CLIC-1 在不同组织有不同表达定位及功能,表达于细胞核 CLIC-1 与细胞周期有关,而在胰腺癌则表达于细胞质。实验中发现 CLIC-1 主要表达于结肠癌细胞膜,表明 CLIC-1 可能发挥氧化应激的"感受器"功能,而肿瘤的发生及进展与细胞氧化应激有着密切关系,抑制 CLIC-1 的功能或表达可明显减低氧化应激过程,从而可能影响肿瘤的发生与发展。因此,CLIC-1 在结肠癌的进展中具有重要作用,但关于 CLIC-1 参与结肠癌的恶性转化及其侵袭转移的机制目前仍不清楚,有待于进一步实验研究,并可能为结肠癌的治疗提供新的分子靶点。

(郑建明)

直肠癌患者肿瘤原位免疫与外周血 T 淋巴细胞亚群及肿瘤分化程度的相关性[苏州大学学报(医学版),2011,31(5):764]　朱兴国等为探讨肿瘤原位免疫与机体整体免疫状况及肿瘤分化程度的相关性。选取直肠癌患者 20 例,采用流式细胞仪检测患者术前和术后 3、7 d 外周静脉血中 $CD3^+$、$CD4^+$、$CD8^+$ T 细胞亚群表达情况和 $CD4^+/CD8^+$ 比值;免疫组化法检测患者手术标本中的肿瘤、癌旁和正常肠壁组织中 $CD3^+$、$CD8^+$ T 细胞浸润情况;分析肿瘤原位免疫与外周血 T 细胞免疫的相关性,探讨肿瘤微环境中细胞免疫与肿瘤分化程度的关系。结果发现直肠癌患者术前和术后 3、7 d $CD3^+$、$CD4^+$ T 细胞亚群均显著低于对照组,而 $CD8^+$ T 细胞亚群则明显高于对照组。围手术期各阶段的 T 细胞亚群水平存在明显波动,$CD3^+$、$CD4^+$ 亚群在术后 3 d 均有一个明显的下降过程,但到术后 7 d 基本恢复至术前水平,在此过程中,$CD8^+$ T 细胞亚群基本维持平稳,故相应的 $CD4^+/CD8^+$ 比值在术后 3 d 时也出现了明显的一过性降低过程;组织内淋巴细胞浸润,分布于肿瘤、癌旁组织及正常肠壁的间质、腺体之间和淋巴小结内,特别是肿瘤组织内可见大量 $CD3^+$ T 细胞聚集在癌巢周围并浸润到肿瘤细胞之间,所占比例明显多于癌旁和正常组织,肿瘤组织内 $CD8^+$ T 细胞所占比例略少,但与癌旁和正常组织内 $CD8^+$ T 细胞的数量相比仍明显增多。肿瘤组织中 $CD3^+$、$CD8^+$ 细胞浸润比例与患者术前和术后 7 d 外周血 $CD3^+$、$CD8^+$ T 细胞亚群水平成正相关。肿瘤分化程度不同的患者间 $CD3^+$、$CD8^+$ 细胞浸润水平差异均无统计学意义。结论认为直肠癌组织内的 $CD3^+$ 和 $CD8^+$ T 淋巴细胞有免疫监视、控制微小转移灶和术后残留肿瘤的发展、改善患者预后的作用。外周血 T 淋巴细胞状况可间接评判患者的预后。

(郑唯强)

述评　该研究显示,术前和术后 7 d 外周血中 $CD3^+$ 和 $CD8^+$ T 细胞亚群所占的比例与其在肿瘤组织中的密度均成正相关,提示肿瘤原位免疫可能通过调动全身免疫来控制微小转移灶和术后残留肿瘤的发展,限制转移癌和复发癌的发生,进而改善患者的预后。目前,结直肠肿瘤原位"免疫编辑"已成为研究的热点。作者对直肠癌肿瘤原位免疫与外周血 T 细胞免疫相关性的研究让这种方法变得简单易行。因此,或许可通过对外周血 T 细胞免疫状况的测定来间接反映和监测肿瘤原位免疫的强度,从而辅助 TNM 分期系统对直肠癌患者的预后作出更为精确的估计,并更好地指导后续治疗。

(郑建明)

PIM-1 在前列腺癌组织中的表达及其与 PSA 的关系[中华男科学杂志,2012,18(4):323]　张春霆等为探讨 PIM-1 蛋白在前列腺癌组织中的表达及其与 PSA 复发之间的关系。选取前列腺癌标本 68 例,BPH 组织标本 37 例。按 Gleason 分级:6 分 21 例,7 分 28 例,8～10 分 19 例;按 TNM 分期:Ⅰ期 21 例和Ⅱ期 13 例(Ⅰ期和Ⅱ期标本来自前列腺根治性手术切除标本),8～10 分 19 例;Ⅲ期 15 例和Ⅳ期 19 例(Ⅲ期和Ⅳ期患者均来自前列腺穿刺标本、穿刺前 MRI 提示分期)，所有病例均未行化疗、放疗和内分泌治疗。利用免疫组化检测 68 例前列腺癌和 37 例良性前列腺增生(BPH)组织中 PIM-1 蛋白的表达。结果：PIM-1 蛋白主要表达于细胞的胞质以及一些间质细胞，癌组织中 PIM-1 染色阳性细胞数量增多、强度增强。两组相比，PIM-1 蛋白表达的差异有显著意义。68 例前列腺癌中，PIM-1 蛋白在 Gleason 分级中的阳性表达率为 6 分 33.33%、7 分 75%，8～10 分 94.74%，三组间表达率有统计学差异。临床分期中在Ⅰ、Ⅱ、Ⅲ、Ⅳ期 PIM-1 蛋白表达率分别为 47.62%、53.85%、73.33%、94.74%，组间比较有统计学差异。随访 PSA 中，68 例前列腺癌中 36 个月随访复发 46 例，复发率为 67.65%，复发的 46 例中 36 例 PIM-1 表达阳性；无复发的 22 例中 10 例表达阳性，表达阳性率 45.45%，两组间阳性率比较，差异有显著性。随诊复发状况采用 Kaplan-Meier 方法分析，PIM-1 蛋白表达与有无复发分别是 78.26%和 45.45%，差异有统计学显著性意义。结论认为，前列腺癌中 PIM-1 蛋白表达与前列腺癌的 Gleason 分级、临床分期以及 PSA 复发有密切关系，提示 PIM-1 基因在前列腺癌演化和进展中有重要作用，可能是前列腺癌的预后指标。

(郑唯强)

述评 该研究显示 PIM-1 蛋白在前列腺癌组织表达明显增高，与 Gleason 分级、临床分期Ⅰ期、Ⅱ期、Ⅲ期、Ⅳ期中的阳性表达率比较差异有显著性，表明 PIM-1 在前列腺癌进展中有重要作用。研究还发现 PIM-1 蛋白表达与前列腺癌复发状况有关。统计学分析观察到 PIM-1 阴性表达的患者复发率较 PIM-1 阳性患者低。由此提示 PIM-1 能促进前列腺癌发生、进展，在前列腺癌从激素敏感到激素非依赖中起重要作用，在前列腺癌细胞中 PIM-1 抑制雄激素受体活性而降低雄激素反应，使前列腺癌细胞从激素依赖成为激素非依赖。证明了 PIM-1 在前列腺癌中存在表达异常，但要使 PIM-1 成为前列腺癌临床肿瘤基因治疗的靶标，尚需进一步研究。

(郑建明)

儿童骨肉瘤中 Survivin 及其相关基因的表达与预后关系[中华小儿外科杂志 2012,33(1)：45] 王达辉应用免疫组化法检测 34 例原发性骨肉瘤组织中 Survivin、VEGF、Bcl-2 与 Ki67 的表达情况，分析检测结果与骨肉瘤临床病理和生物学行为及预后的关系。结果 34 例骨肉瘤组织表达阳性率为 67.6%，对照组 15 例骨软骨瘤标本中均未见表达，骨肉瘤组中 Survivin 表达与对照组存在显著性差异。该组 VEGF、Bcl-2、Ki67 表达阳性率分别为 73.5%、41.2%、55.9%，在骨肉瘤组中高表达与对照组存在显著性差异。Survivin 阳性表达者中 VEGF 阳性表达率为 87.09%，阴性表达者中 VEGF 阳性表达率为 45.5%，差异有显著性意义。等级相关分析显示，骨肉瘤组织中 Survivin 与 VEGF、Bcl-2、Ki67 表达呈正相关；Survivin 阳性表达中 Bcl-2 阳性表达率为 56.5，阴性表达者中 Bcl-2 阳性表达率为 9.1，两者差异有显著性意义，等级相关分析显示，骨肉瘤组织中 Survivin 与 Bcl-2 表达呈正相关。Survivin 表达阳性的 23 例骨肉瘤组织中，Ki67 阳性率为 69.6%，而 Survivin 表达阴性的 11 例骨肉瘤组织中，Ki67 阳性率为 27.3%，两者比较有显著差异。Survivin 阳性表达与 Enneking 外科分期、远处肺转移、5 年生存率相关，并降低化疗有效率；VEGF、Bcl-2 阳性表达与患儿的性别、年龄、肿瘤部位、大小、组织学类型无明显关系，与 Enneking 外科分期相关。生存分析显示 Survivin 高表达与患儿预后不良有关；远处肺转移骨肉瘤组 Survivin 表达阳性率要高于无转移组。术后复发 3 例也均为阳性表达。采用 COX 比例风险模型进行多因素分析，骨肉瘤术前的 Enneking 外科分期，Survivin 表达水平是骨肉瘤预后相关的独立重要因素。结论认为，Survivin 可作为骨肉瘤诊断的标记及判断骨肉瘤预后的独立指标，与 VEGF、Bcl-2、Ki67 一起参与了骨肉瘤的恶性进展，且能降低对化疗的敏感性。

(郑唯强)

述评 该研究结果显示，Survivin 阳性表达组化疗有效率对比 Survivin 阴性表达组化疗有效率有显著性差异，化疗后骨肉瘤细胞中 Survivin 的阳性表达率与预后呈负相关，化疗后 Survivin 阳性表达组肺转移率远高于阴性表达组，化疗后 Survivin 阳性表达率高的患者预后差，表明化疗后骨肉瘤细胞中 Survivin 阳性表达的水平可以作为反映患儿预后的指标。因此，Survivin 作为预测骨肉瘤化疗敏感性及预后的新指标，有其临床应有价值。但该组研究系在单一中心进行，病例较少，关于 Survivin 在判断化疗疗效、骨肉瘤转移与预后的确切作用、预后以及远期为骨肉瘤基因治疗、免疫治疗提供理想的分子靶点，还有待于更深入的研究证实。

(郑建明)

乳腺神经内分泌癌 32 例临床病理特征及预后分析[中国肿瘤临床，2012,39(1)：18] 张印春等回顾性分析了 32 例乳腺神经内分泌癌的临床特征、病理特点、治疗及预后。结果发现，32 例乳腺神经内分泌癌均为女性，均以无痛性乳腺肿块就诊，发病平均年龄 58.3 岁。病理检查具有神经内分泌癌的形态学特点，免疫组织化学染色结果突触素(Syn)阳性率为

54.5%,抗神经特异性烯醇化酶(NSE)阳性率为83.3%,嗜铬素A(CgA)阳性率为93.75%,ER阳性率为84.38%,PR阳性率为68.75%,C-erbB-2阳性率为9.38%,P53阳性率为18.75%。随访时间7～91个月(平均30个月),除1例患者因全身多发转移死亡,1例患者出现骨转移,1例出现肺部多发转移,均带瘤生存外,余皆无瘤生存。ER与PR之间呈正相关关系,且阳性表达率较高;ER、PR均与P53呈负相关,P53阳性表达率较低。P53在免疫组化表型中均为突变型,其阳性率较低,提示预后相对较好。单纯乳腺神经内分泌癌与伴有其他类型癌的乳腺神经内分泌癌相比,在TNM分期中二者具有明显的差异,且有统计学意义。13例伴有其他类型癌的乳腺神经内分泌癌均为高级别的TNM分期,而19例单纯乳腺神经内分泌癌却均为低级别TNM分期。结论认为,乳腺神经内分泌癌是一类少见的特殊类型乳腺癌,病理形态复杂,免疫组织化学染色检测神经内分泌指标是确诊该病的可靠依据。综合治疗有利于提高患者的生存率,延长无病生存时间。研究提示乳腺神经内分泌癌多为雌孕激素依赖性乳腺癌,可接受内分泌治疗。单纯乳腺神经内分泌癌的TNM分期相对较低,不易发生淋巴结转移,预后较好。仍需大样本长时间随访观察才能得出有关乳腺神经内分泌癌的生物学行为及预后的可靠结论。

(郑唯强)

述评　乳腺神经内分泌癌是一类少见的特殊类型乳腺癌,组织来源尚难确定,其细胞学特点与大多数神经内分泌癌相似。随着神经内分泌指标检测的常规开展,乳腺神经内分泌癌的早期诊断变得简单易行。该病好发于老年女性,但应引起注意的是中青年女性也可发生。此病在病理形态上与其他类型乳腺癌有较多重叠,需免疫组化检测神经内分泌指标予以确诊。较高的ER表达率与较低的P53和C-erbB-2表达率,以及较低级别的TNM分期、较低的远处转移率,均显示该类型癌可能有较好的预后。而乳腺神经内分泌癌是否具有区别于其他类型乳腺癌的生物学特性行为,仍需大样本长时期的随访观察。

(郑建明)

胃印戒细胞癌临床病理特征研究[肿瘤防治研究,2012,39(7):826]　石晓燕等回顾性分析110例胃印戒细胞癌(SRC)及同期326例非印戒细胞癌(NSRC)的临床病理特点,分析胃印戒细胞癌的病理特征与生物学特点。结果发现,在胃癌手术的436例患者中,胃印戒细胞癌110例,占胃癌总数的25.2%,男女之比为1.4∶1,明显小于非印戒细胞癌组的2.5∶1,两组差异具有统计学意义。110例印戒细胞癌中,发病年龄<60岁患者与≥60岁患者比约为1∶1.3,明显大于非印戒细胞癌组的1∶2.2,两组差异有统计学意义。110例胃印戒细胞癌中有27例位于贲门、胃底部,38例位于胃小弯胃角部,45例位于胃窦、幽门部;326例非胃印戒细胞癌中有110例位于贲门、胃底部,84例位于胃小弯胃角部,132例位于胃窦、幽门部,两组差异无统计学意义。110例胃印戒细胞癌中有74例出现淋巴结转移,326例胃非印戒细胞癌中有206例出现淋巴结转移,两组差异无统计学意义。胃印戒细胞癌组肿瘤浸润深度达黏膜及黏膜下的患者有33例,肌层有12例,浆膜及浆膜外共65例;而非印戒细胞癌组相对的分别有43例、53例、230例,两组差异有统计学意义。两组患者侵犯浆膜及浆膜外均为多数,但是胃印戒细胞癌患者浸润深度为黏膜及黏膜下的患者比例也较高。在所有Ⅰ期患者中,胃印戒细胞癌所占比为31.4%,Ⅱ期患者胃印戒细胞癌所占比为14.3%,Ⅲ期及Ⅳ期患者中,胃印戒细胞癌所占比为26.7%。印戒细胞癌患者手术中确诊为Ⅰ期的比例较非印戒细胞癌多。结论认为,胃印戒细胞癌好发于年轻女性,主要发生部位在胃角小弯侧。早期发生率较高且浸润到黏膜下层速度较慢。

(郑唯强)

述评　胃印戒细胞癌是胃癌的特殊类型,以细胞黏液分泌为特点。目前对于胃印戒细胞癌在其临床病理特征以及预后评估结论等方面仍有不少争议。所以探讨胃印戒细胞癌的临床病理学特点具有重要的临床意义和价值。该研究通过对110例胃印戒细胞癌的临床病理特征进行了统计分析,结果发现,胃印戒细胞癌早期发病率较高,好发于年轻女性,较非印戒细胞而言,胃角部发生率较高且浸润到黏膜下层速度较慢。这些初步探索为进一步分析胃印戒细胞癌临床病理特点与预后的关系奠定了一定的基础。

(郑建明)

腹膜假黏液瘤的临床病理学特征分析[军医进修学院学报,2012,33(9):929]　郭爱桃等分析了92例腹膜假黏液瘤(PMP)的临床、病理及随访资料,将其分为腹膜弥漫性黏液腺瘤病(DPAM)、腹膜黏液腺癌病(PMCA)以及交界性腹膜弥漫性黏液腺癌病(PMCA-I/D)三组,采用Kaplan meier法计算整体生存率,并分析预后相关因素。结果显示,确诊时患者平均年龄51.9岁;无明显性别差异;三组中DPAM组及PMCA组男性多于女性,PMCA-I/D组女性多于男性。57例表现为腹痛、腹胀、腹部增大,15例伴有体重减轻。影像学检查不具有特异性。92例行腹腔内减瘤术,90例伴阑尾切除或阑尾切除史。PMCA组2例病变穿透膈肌累及胸膜。47例女性中32例伴卵巢黏液性肿瘤。22例至随访时已死亡，15例死于肠梗阻，5例患者死于术后伤口感染致全身感染，2例患者死于肿瘤侵犯胸腔；56例至随访时尚存活。中位生存期为124月。3年、5年和10年生存率分别为74.0%、67.0%和49.0%。DPAM组中位生存期312.9月，3年、5年及10年生存率为97.0%、80.0%及67.0%；PMCA-I/D组中位生存期84.0月，3年、5年及10年生存率分别80.0%、67.0%及50.0%；PMCA组中位生存期31.7月，3年及5年生存率为65.0%及28.0%，最长随访时间为108个月，生存率为14.0%。DPAM组预后最好，PMCA组预后最差，PMCA-I/D组介于中间。伴有实质脏器受累者预后较差。而不同性别、手术次数及卵巢累及与否与生存期无统计学相关性。结论认为，在病理诊断中应采用DPAM、PMCA和PMCA-I/D对PMP进行分类，废弃PMP这一模棱两可的名称；虽然大部分病例病理形态为良性或低度恶性，患者10年生存率仍较低；病理学分类、年龄、阑尾肿瘤及实质脏器累及为临床预后相关因素，<40岁、伴有阑尾黏液腺癌和实质脏器受累者预后更差。

（郑唯强）

述评 PMP是一种少见的腹部临床疾病，CT、超声检查等影像学检查不具有特异性，手术前确诊非常困难，绝大部分病例系行剖腹探查术并行病理检查才得出诊断。严格地讲，PMP只是一个临床的描述性诊断，不能作为一个独立的病理学疾病名称。尽管大部分PMP病例病理形态表现为良性或低度恶性，临床进展缓慢，但因PMP的广泛性和浸润性使术中难以彻底清除，极易造成粘连并复发，有慢性消耗的特征，其生物学行为仍应视为恶性。因此建议在病理诊断中应废弃“PMP”这一模棱两可的名称，采用DPAM、PMCA-I/D及PMCA诊断明确肿瘤的病理组织学分级。

（郑建明）

68例原发灶不明癌的预后因素分析[中华肿瘤杂志，2011，33(10)：783] 寇小格等报道了68例原发灶不明癌(腺癌46例，鳞癌22例)患者的临床和随访资料，对其临床特征、肿瘤标志物、血常规、肝功能等与生存时间的关系进行单因素及多因素分析。结果：68例原发灶不明癌患者中位生存时间为123 d，1年生存率为16.6%。单因素分析表明，患者PS评分、是否有肝转移、转移灶数目、癌胚抗原、乳酸脱氢酶、血清白蛋白、血红蛋白及淋巴细胞计数与原发灶不明癌患者的预后有关，而性别、病理类型、淋巴结转移、肺转移、骨转移、心电图异常与原发灶不明癌的预后无关。将单因素分析有统计学意义的变量引入Cox模型进行多因素回归分析。结果显示，患者PS评分≥2分、有肝转移、癌胚抗原高于正常值、乳酸脱氢酶高于正常值、血清白蛋白<35 g/L和淋巴细胞计数≤0.7×10^{9}/L是原发灶不明癌患者的独立不良预后因素，而转移灶数目和血红蛋白与原发灶不明癌患者的预后无关。按具备不良预后因素的数目，将患者分为3个亚组，即0～1个不良预后因素组、2～3个不良预后因素组及4～6个不良预后因素组。0～1个不良预后因素组11例，中位生存时间为390 d，1年生存率为45.5%。2～3个不良预后因素组32例，中位生存时间为138 d，1年生存率为15.6%。4～6个不良预后因素组25例，中位生存时间为77 d，1年生存率为4.0%。结论认为，患者PS评分≥2分、有肝转移、癌胚抗原升高、乳酸脱氢酶升高、血清白蛋白降低和淋巴细胞计数减少是原发灶不明癌患者的独立不良预后因素，同时具备两个以上不良预后因素的患者预后较差。

（郑唯强）

述评 原发灶不明癌指组织学上明确是转移癌，但经过全面的病史询问和全身体检，未能明确原发部位。原发灶不明癌的自然病程与原发灶明确的肿瘤不同，具有早期转移、转移方式不可预知、侵袭性较强的特点。明确原发灶不明肿瘤患者的预后影响因素，有助于指导临床医师对原发灶不明肿瘤的治疗方案选择、预后判断和相关临床试验设计。患者行为状态PS评分、肝转移情况、癌胚抗原、乳酸脱氢酶、血清白蛋白和淋巴细胞计数是原发灶不明癌患者的独立预后因素，患者具备不良预后因素的数目越多预后越差。但该研究样本量较小，结论还有待进一步扩大样本量进行验证。

（郑建明）

沉默核糖核酸酶抑制因子促进膀胱癌BIU-87细胞生长和转移潜能[第三军医大学学报，2011，33(22)：2357] 陈俊霞等通过构建了核糖核酸酶抑制因子(RI)的siRNA质粒，用RI mRNA的特异性siRNA表达载体和无同源性的对照载体，在脂质体介导下稳定转染膀胱癌BIU-87细胞，通过筛选、鉴定后，用Am-blue法检测细胞增殖能力及用Western blot分析细胞中MMP-2和MMP-9的表达。将siRNA RI BIU-87(实验组)及对照组细胞皮下注射到BALB/c裸鼠中，观察肿瘤的生长和肿瘤微血管密度的变化，以及nm23-H1和E-cadherin在肿瘤中的表达。结果由细胞生长曲线显示，从接种48 h开始，实验组细胞生长速度明显加快，实验组细胞的D(490)显著高于对照组和空白组细胞，而对照组细胞与空白组细胞的D(490)无显著差异。表明下调RI基因的表达可以显著提高BIU-87细胞的增殖能力。Western blot分析显示，实验组与对照组及空白组相比，MMP-2的蛋白表达水平增加了 3.60 倍左右;在实验组检测到 MMP - 9 的蛋白表达水平,然而在对照组中没有观察到 MMP - 9 蛋白的表达。在接种 4 周后,处死小鼠,结果表明,实验组瘤体质量与对照组相比,显著升高,促瘤增长率为 31.85%。在显微镜下从相应的 HE 切片上对血管的高密度区域,从 5 个不同的视野计数肿瘤微血管数。运用血管内皮细胞 CD31 抗原免疫组织化学检测,进一步确认 RI 的表达对肿瘤血管生成的影响。与对照组相比,实验组导致肿瘤血管生成显著增加。对 RI 及 nm23 - HI 和 E-cadherin 进行免疫组化检测是为了进一步确认 RI 的表达对 BIU - 87 细胞转移潜能影响。与对照组相比,在肿瘤组织中实验组 RI 的表达明显下调,进而导致了 nm23 - HI 和 E-cadherin 的表达显著降低。结论表明,通过稳定表达细胞株的建立,抑制 RI 基因的表达能显著提高膀胱癌细胞的生长和侵袭潜能,RI 可能作为治疗膀胱癌的靶蛋白。

(郑唯强)

述评 作者通过运用 RNA 干扰技术构建特异性 siRNA RI 表达载体,并转染膀胱癌 BIU - 87 细胞。采用 Am-blue 法检测细胞增殖能力及用 Western blot 分析细胞中金属基质蛋白酶 MMP - 2 和 MMP - 9 的表达;将 siRNA RI BIU - 87 细胞及对照组细胞皮下注射到 BALB/c 裸鼠中,观察肿瘤的生长和肿瘤微血管密度的变化以及 nm23 - H1 和 E-cadherin 在肿瘤组织中表达的变化。实验结果显示,siRNA RI 显著提高了细胞的增殖活力,而且显著增强了 MMP - 2 和 MMP - 9 的表达。进一步阐明了 RI 抗肿瘤生长和转移的作用机制,为 RI 可能成为一种新的抗肿瘤治疗的靶基因提供了实验依据。

(郑建明)

器 官 移 植

本年度共收集论文 168 篇，纳入一年回顾 58 篇，占 34.5%，收入文选 11 篇，占 6.5%。

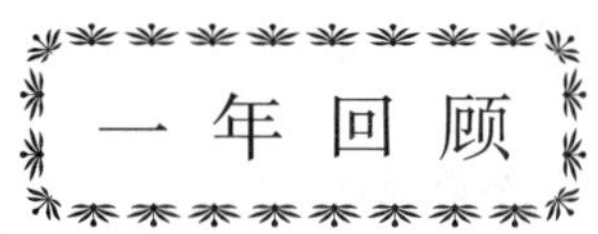

一、肾移植

(一) 临床研究

李杨等[1]* 通过收集 2000 年 1 月至 2010 年 2 月间采用钙调磷酸酶抑制剂(CNI，包括 CsA 和 Tac)＋吗替麦考酚酯(MMF)＋泼尼松(Pred)三联免疫抑制方案，并且因各种原因将 Tac 和 CsA 进行了相互转换治疗的 148 例受者资料，其中将 Tac 转换为 CsA 者 51 例(A 组)，CsA 转换为 Tac 者 97 例(B 组)，MMF 和 Pred 的用量均不变。检测转换治疗前后两组受者的各临床指标(包括血常规、移植肾功能、肝功能等)，并进行比较分析。结果发现肾移植术后采用 CNI＋MMF＋Pred 三联免疫抑制方案者因不同原因进行 Tac 和 CsA 的相互转换治疗后，所有受者的移植肾功能都得到了不同程度的改善，有利于减轻不良反应，转换治疗的安全性很高。

林衔亮等[2]分析了 586 例肾移植受者术前 sCD30 的水平，探讨其与术后急性排斥反应(AR)、肺部感染以及移植肾功能丧失等临床事件的相关性，作者根据 sCD30 水平将受者分为高水平组(sCD30＞240 U/ml)、中水平组(sCD30 为 120～240 U/ml)、低水平组(sCD30＜120 U/ml)。比较 3 组间 AR 和肺部感染的发生率以及术后 5 年受者和移植肾的存活率。结果发现术前 sCD30 水平与 AR 的发生呈正相关，与肺部感染的发生呈负相关。高水平组受者和移植肾 5 年累积存活率明显低于低水平组和中水平组，而后两组间的差异均无统计学意义(P＞0.05)。从而得出结论，肾移植受者术前 sCD30)水平与术后 AR 和肺部感染的发生具有明显的相关性，可以独立预测术后 AR，肺部感染事件及移植肾功能丧失的风险。

韩澍等[3]回顾性分析我国国内 8 个移植中心 138 例儿童肾移植的临床资料。随访观察 1 年以上的受者术后 1 年受者和移植肾存活率分别为 99.3% 和 95.7%。术后 38 例(27.5)发生急性排斥反应，15 例出现移植肾功能恢复延迟，但均在 1 个月内恢复。其他并发症为移植肾动脉狭窄 8 例，尿瘘 5 例，输尿管坏死 2 例，高血压 57 例，高脂血症 38 例，多毛症 32 例，药物性肝损伤 26 例，尿路感染 25 例，牙龈增生 22 例，肺部感染 21 例，骨髓抑制 12 例，单纯性疱疹 10 例，糖尿病 8 例。受者术后 1 年体重增加 4～13 kg，身高增加 2～7 cm。作者认为提高儿童肾移植的效果要从细致地围手术期处理，免疫抑制剂的合理应用，加强随访，提高受者服药依从性等几个方面加以注意。

刘光军等[4]分析了 371 例肾移植受者的临床资料，根据诱导方案不同分为 IL2Ra 组 261 例，rATG 组 110 例。IL2Ra 组术后 1 年内急性排斥反应发生率明显高于 rATG 组分别为 10.7%和 2.7%(P＜0.05)，术后 DGF 发生率、感染发生率、受者存活率、移植肾存活率两组无明显差异。作者认为临床肾移植中，rATG 诱导治疗优于 IL2Ra 诱导。

(二) 活体及 DCD 供肾肾移植

明英姿等[5]对 48 例心脏死亡供者肾移植进行了临床分析。48 例受者中无 1 例 PNF，DGF 发生率为 37.5%，DGF 组与无 DGF 组受者及移植肾生存率比较，差异无统计学意义。在 1、3、6、12 个月移植物的存活率分别为 95.7%、93.0%、90.0%、87.5%，患者的存活率分别为 100%、94.9%、90.0%、87.5%。作者认为：在我国尚无脑死亡法的环境下，DCD 是解决我国器官移植界瓶颈的重要手段，是器官来源的重要部分，并且有着较好的短中期预后。

孟一曼等[6]报告了 14 例心脏死亡供者供肾移植。

本组7例DCD供者,皆符合“中国三类”标准,即首先临床判定脑死亡,之后按照DCD程序进行器官捐献。7例供者中有6例的热缺血时间为5～10 min,12例受者痊愈出院,移植肾功能均良好;1例热缺血时间为45 min,1例受者因PNF在术后第1天切除了移植肾,1例因DGF仍在恢复中(尚处于术后3个月)。认为:遵照《中国心脏死亡器官捐献指南》开展心脏死亡器官捐献工作,维护好潜在供者的各项重要生命指标,可以保证供肾质量,并且移植效果良好。

李金锋等[7]对36例老年(60～71岁)亲属供肾肾移植的临床效果进行了分析。结果发现,与非老年亲属供肾组(208例)相比,老年组受者术后早期SCr高,CNI肾毒性发生率高,但两组术后3个月、6个月、12个月、24个月、36个月SCr水平和外科并发症、急性排斥、DGF发生率及1年、3年人/肾存活率比较,差异无统计学意义。认为健康老年人亲属供者不应作为禁忌;但对老年人供肾亲属肾移植受者应注意CNI肾毒性。

李金锋等[8]分析了66例扩大供肾标准的亲属肾移植的临床效果,结论为≥60岁健康高龄、直径<40 mm供肾囊肿仍可考虑作为亲属肾移植供者;低GFR应结合供者年龄、供受者体表面积比、供受者体质量比、可通过外科处理纠正等方面综合考虑;供肾结石者应慎重选择。

田野等[9]回顾分析41例采用改良的经腹膜后人路腹腔镜技术切取供肾的临床资料。改进的方法包括:①肾脏游离采用钝性分离加剪刀锐性分离,超声刀间断止血的联合方法进行;②钝性分离牵开腹外斜肌、腹内斜肌和腹横肌,进入腹膜后腔术者左手经此切口进入腹膜后腔,重新建立气腹;③直视下经Trocar套管置入活检枪,获得“零点”活检样本;④术适度牵拉肾动、静脉,依次在肾动、静脉近心端用2枚Hem-o-lock夹夹闭,剪刀离断肾动、静脉后直接取出供肾。结果41例供肾切取术均获成功,无转开放手术,移植肾功能恢复顺利,未出现移植肾功能恢复延迟。作者认为改良的经腹膜后人路腹腔镜供肾切取技术安全、有效。

刘谦等[10]对16例后腹腔镜下供肾游离终末阶段,手辅助活体供肾切取术的安全性、实用性进行探讨。结果发现16例手辅助腹腔镜下供肾肾移植均获成功。手术时间70～150 min,出血量20～100 ml,热缺血时间1.5～3.5 min,下床时间2～4 d,开放手术组手术时间85～115 min,手术出血量30～100 ml,平均(65.4±23.7)ml,热缺血时间1.2～2.7 min,下床时间2～7 d。两组切口长度、术后下床时间比较差异有统计学意义($P<0.05$)。作者认为手辅助后腹腔镜下活体供肾切取术安全、对供体创伤小、对移植肾损伤小、可以获得更长的移植肾血管,与传统开放手术及腹腔镜取肾手术比较,具有较多优势。

陈文华等[11]对90例活体肾移植供者采用多层螺旋CT(MSCT)平扫及动脉期、静脉期和排泄期进行扫描。采用最大密度投影和容积再现技术进行血管成像,所有MSCT图像均由2位影像医师盲法下独立进行分析和评价。根据重建的CT图像,影像医师与肾移植医师进行讨论,选择左肾还是右肾作为供肾,并确定采用腹腔镜下取肾手术或是开放式取肾手术。结果发现所有术中记录的肾血管及集尿系统的解剖结构与术前MSCT评价一致,其准确率为100%,从而认为MSCT作为活体肾移植供者术前评价“一站式”检查方法,可以为供肾和取肾手术方式的选择提供准确、有价值的信息。

(三)肾移植后并发症

项和立等[12]*通过检测术后不同时间点CD4+T淋巴细胞内ATP含量,发现187例受者中发生CMV肺炎17例,发生率为9.1%(17/187),发生时间为术后(2.8±1.2)个月。术后所有时间点CD4+T淋巴细胞ATP含量均明显低于术前($P<0.01$),ATP含量在术后90 d时达最低点,与术后其他时间点比较,差异有统计学意义($P<0.05$)。发生CMV肺炎时ATP含量与其他各个时间点比较,差异均有统计学意义($P<0.05$)。相关分析表明,CD4+T淋巴细胞内ATP含量降低与CMV肺炎的发生具有显著相关性,从而认为肾移植受者外周血CD4+T淋巴细胞ATP含量,可反映受者的细胞免疫状态及判断CMV肺炎的严重程度和临床预后,并可指导CMV肺炎的治疗。

李文浩等[13]回顾性分析了40例肾移植术后并发肺部感染者的临床资料,通过明确诊断标准,调整免疫抑制用药,加强抗感染治疗来提高治愈率。作者分析认为细菌、真菌、CMV是感染的主要致病菌,胸部CT和纤支镜检查可以提高确诊率。得出结论是,肾移植术后并发肺部感染治疗难度很大,早期诊断、早期治疗和及时调整免疫抑制药物是关键。重症肺炎的病因复杂,病情进展快,病死率高,应早期采取降阶梯综合抗感染治疗,尽早明确病原体,及时调整免疫抑制方案,应用小剂量皮质激素治疗。

张玲等[14]回顾性分析2 842例肾移植受者中,术后有61例诊断为结核病患者的临床资料,总结肾移植术后结核病的临床特征及诊断和治疗的经验。结果是肾移植术后结核病的临床特点及结核病患者所应采用“个体化”的抗结核治疗方案,包括活动性结核感染的治疗及诊断性抗结核治疗两种方案,并分析了抗结核治疗失败的主要原因,认为重叠感染是肾移植术后结核病患者死亡的主要原因，从而得出我国肾移植受者术后并发结核病的风险较大，且容易合并各种严重并发症致患者死亡，早期诊断和治疗对提高患者的长期存活率具有重要意义的结论。

杨庆等[15]对 25 例肾移植受者发生自体泌尿系统肿瘤的发病情况、临床资料进行了回顾性分析。发病时间为肾移植术后 48.2 个月(29～72 个月)，大部分以间歇性血尿为首发症状(23/25)。肾癌 3 例，上尿路的尿路上皮肿瘤 8 例，膀胱尿路上皮肿瘤 14 例。术后调整免疫抑制方案，吗替麦考酚酯减量至原剂量的 2/3，环孢素 A 或他克莫司减量至 2/3 或 1/2。4 例受者切换为西罗莫司。1 例肾癌患者因对侧复发，合并双肺及胸壁多发转移，6 个月后死亡。2 例合并淋巴结转移的肾盂输尿管肿瘤患者分别于术后 14 和 20 个月，因多发转移死亡。其余 22 例患者存活，血清肌酐维持在 98～163 μmol/L。作者认为，肾移植术后出现血尿的患者需注意筛查自体泌尿系统肿瘤，确诊的患者需要手术切除病变，术后调整免疫抑制方案。

李壮江等[16]回顾性分析 561 例不同时间点(Ⅰ组：2006 年 1 月至 2009 年 12 月接受肾移植，416 例；Ⅱ组：2010 年 1 月至 2011 年 2 月接受肾移植，145 例)的肾移植受者的临床资料，发现Ⅰ组感染发生率为 13.9%(58/416)；Ⅱ组感染发生率为 8.3%(12/145)，两组间肺部感染发生率的比较，差异有统计学意义($\chi^2=4.036\,1$，$P<0.05$)。两组肺部感染的发生时间均在术后 6 个月内。认为通过对肺部感染的具体诱因入手进行分析，并采取有针对性的具体的卫生宣教和预防措施，可显著减少肾移植术后肺部感染的发生率。

(四)实验研究

石炳毅等[17]* 以供肾者为对照组采集 35 对亲属活体肾移植受者术前及术后 4 周的外周血，采用流式细胞术分选 Tim-1$^+$CD19$^+$B 细胞。分离供、受者外周血淋巴细胞进行混合培养后，分别加入 Tim-1$^+$CD19$^+$和 Tim-1$^-$CD19$^+$B 细胞。术后组 CD19$^+$B 细胞绝对值、Tim-1$^+$CD19$^+$B 细胞比率高于对照组和术前组。混合淋巴细胞培养后，Tim-1$^+$组细胞早期凋亡率、晚期凋亡率均高于 Tim-1$^-$组和空白组，Tim-1$^+$组白介素 10 的水平显著高于 Tim-1$^-$组，干扰素水平低于 Tim-1$^-$组。作者认为，肾移植受者外周血中存在 Tim-1$^+$CD19$^+$B 细胞，具有促进淋巴细胞凋亡的功能。

李留洋等[18]回顾性分析 296 例肾移植受者的临床资料，动态监测受者群体反应性抗体(PRA)、供者特异性抗体(DSA)水平及移植肾组织 C4d 的沉积率，术前 PRA 阳性患者急性体液性排斥反应(AHR)的发生率为 23.1%(6/26)，明显高于术前 PRA 阴性患者 7.0%(19/270)。术后发生 AHR 的 DSA 阳性率、C4d 沉积阳性率分别为 88.0%(2/25)、80.0%(20/25)，明显高于未发生 AHR 患者分别为 0.4%(1/271)、6.7%(4/60)。通过调整免疫抑制方案和(或)应用静脉注射免疫球蛋白、血浆置换、抗胸腺细胞球蛋白及利妥昔单抗等治疗后，19 例 AHR 被逆转，其余 6 例治疗无效切除移植肾。作者认为，PRA 和 DSA 在肾移植术后 AHR 的发生中起重要作用，术后应立即开始监测 PRA 和 DSA。

于立新等[19]采用 Luminex200 液相芯片分析技术监测 157 例等待肾移植患者的抗 MICA 抗体及其免疫球蛋白类型水平变化。其中既往有输血、妊娠、移植史者抗 MICA 抗体阳性率 27.9%(19/68)，与没有致敏经历者抗 MIcA 抗体阳性率统计学上无差异 29.2%(26/89)。抗 MICA 抗体阳性者 26 例(57.8%)既往无致敏经历，抗体类型为 IgM；另 19 例(42.2%)有已知的一种或多种致敏经历，抗体类型为 IgG 和 IgM 复合型。肾移植术后，其中 22 例 IgM 型抗 MICA 抗体者，有 7 例(31.8%)发生 AR，经甲泼尼龙冲击治疗均获得逆转，另 16 例 IgM 和 IgG 复合型抗 MICA 抗体者亦有 7 例(43.8%)发生 AR，经甲泼尼龙等治疗，3 例(42.9%)逆转，4 例移植肾功能丧失；作者认为，对于无致敏史者其抗 MICA 抗体的产生可能存在经典的“天然抗体”的产生途径，其免疫球蛋白类型为 IgM，肾移植后若发生 AR，治疗转归较好；而对于移植前预存 IgG 和 IgM 复合型抗 MICA 抗体者，因其 AR 治疗的转归不佳，需予以足够重视。

赵闻雨等[20]采用多中心、随机、双盲、对照试验设计，选择 9 家移植中心等待肾脏移植的患者，随机分为 2 组。分别以 Hc_AⅡ保存液或 HTK 保存液灌洗和冷保存的供肾，结果试验组移植后 28 d 内 SCr 首次恢复正常的例数占该组总数的 86.9%(119/137)，对照组占 85%，两组差异无统计学意义，试验组与保存液有关的不良事件发生率无统计学意义未见与试验有关的严重不良事件。作者认为 Hc_AⅡ保存液与 HTK 保存液保存供肾的效果相当，并具有良好的安全性。

杨晓勇等[21]通过检测 80 例同种异体肾移植受者血清和尿液中的 BK 病毒 DNA 拷贝数，并且分析肾移植临床常见的参数对 BK 病毒负荷的影响。结果发现 80 例中，BK 病毒血症阳性者为 7 例，BK 病毒尿症阳性者为 30 例。年龄>50 岁组受者血清和尿液中 BK 病毒 DNA 拷贝数都明显高于年龄≤50 岁组($P<0.05$)；他克莫司组血清 BK 病毒 DNA 拷贝数高于环孢素 A(CsA)组($P<0.05$)，前组受者血清 BK 病毒负荷高峰时间在术后 14 个月，而后者在术后 10 个月。两组尿液 BK 病毒负荷高峰时间提前，Tac 组为术后 2

个月,CsA 组为术后 8 个月。认为:年龄>50 岁、服用他克莫司可能为 BK 病毒再次激活及 BK 病毒肾病的高危因素。

二、肝移植

(一) 肝移植供体的拓展

陈颖等[22]* 针对肝移植术后并发症的发生率,人、移植物存活率,检索全球 1950—2011 年英文医学文献进行荟萃分析。结果共纳入 13 篇单中心研究文献,包括 5 867 例脑死亡器官捐献(DBD)肝移植和 619 例 DCD 肝移植。DCD 肝移植术后发生胆道并发症的比值比(OR 值)为 2.5,缺血性胆管炎的 OR 值为 14.65,原发性移植物无功能(PNF)的 OR 值为 2.12。DCD 肝移植和 DBD 肝移植术后受者总体 1 年存活率分别为 83.8%和 87.2%,OR 值为 0.78;移植物总体 1 年存活率分别为 72.2%和 82.4%,OR 值为 0.55。DCD 肝移植和 DBD 肝移植术后受者总体 3 年存活率分别为 81.5%和 78.9%,二者的差异无统计学意义($P>0.05$);移植物总体 3 年存活率分别为 69.5%和 73.6%,OR 值为 0.73。分析认为,DCD 肝移植术后胆道并发症发生率,尤其是缺血性胆管炎的发生率较高,但术后整体效果与 DBD 肝移植相当。

喻亚群等[23] 对 4 例接受心脏死亡器官捐献(DCD)原位肝移植术的终末期肝病患者的临床资料。全组肝移植病例均获成功,无肝功能延迟恢复;无胆漏、急性排斥反应等并发症。1 例患者术后伤口感染及肝脏Ⅶ,Ⅷ段部分坏死。作者认为 DCD 供肝原位肝移植效果良好,是解决我国肝移植面临的肝源短缺的一个极有潜力的办法。DCD 肝移植的顺利开展尚有待广泛宣传及多部门、多学科通力合作。

张玮晔等[24] 总结了 20 例 ABO 血型不符的肝移植病例,其中 ABO 血型不相容(ABO-incompatible, ABO-Ⅰ)16 例,ABO 血型相容(ABO -compatible, ABO-C)4 例,中位随访时间为(13.34 - 9.2)m。其中死亡 5 例(ABO-C 组 2 例,ABO-Ⅰ组 3 例),1 年生存率 75%。死亡原因为围手术期多器官衰竭 2 例,肝癌复发 2 例,脑出血 1 例。ABO-Ⅰ组术后发生排斥反应 2 例,术后远期出现胆道并发症 3 例,术后发生门静脉血栓 3 例。认为门静脉血流复通前行脾脏切除术,应用巴利昔单抗+他克莫司+霉酚酸酯+皮质激素的四联免疫抑制方案,术后静脉应用前列地尔的治疗方案,对于有选择性的 ABO 血型不合肝移植患者可取得较好疗效。

姜涛等[25] 回顾分析了 387 例肝移植受者的资料,其中 HBsAg 阳性供肝(A 组)9 例,HBcAb 阳性供肝(B 组)50 例,乙型肝炎病毒(HBV)阴性供肝(C 组)328 例。采用乙型肝炎免疫球蛋白(HBIG)+抗病毒药物的联合方案预防复发。其中 A 组术后 HBsAg 持续为阳性。B 组中,1 例乙型肝炎再感染。C 组中,5 例出现 HBsAg 阳性(其中乙型肝炎病毒耐药复发 2 例,非乙型肝炎相关性疾病术后移植肝 HBV 感染 3 例)。结果 A 组的 1、3、5 年受者累积存活率为 100%、86% 和 43%,B 组的 1、3、5 年受者累积存活率为 87%、79%和 57%,C 组的 1、3、5 年受者累积存活率为 87%、80%和 79%。A 组的 1、3、5 年移植物累积存活率为 100%、86%和 43%,B 组的 1、3、5 年移植物累积存活率为 85%、77%和 56%,C 组的 1、3、5 年移植物累积存活率为 86%、79%和 77%。随访期内均未出现因乙型肝炎复发或 HBV 感染所致的移植肝功能丧失和受者死亡。认为在采取有效的抗病毒治疗措施的情况下,HBcAb 阳性供肝对移植物及受者存活时间无明显影响。对于危重患者,可以考虑采用 HBsAg 阳性供肝的肝移植。

(二) 肝移植与恶性肿瘤

樊嘉等[26]* 分析了我国肝移植治疗原发性肝癌的现状,指出术后复发转移是影响肝癌肝移植疗效的重要因素,而选择合适的适应证(尸体与活体肝移植)是预防肝癌肝移植术后复发的关键因素。提出深入研究原发瘤的特性、移植患者的全身情况及免疫状态与肿瘤复发的关系,筛选准确反映肝癌肝移植预后的预测指标,对高危复发风险的患者进行有效的术前、术后的辅助治疗,并加强对复发转移肿瘤治疗的重视,将会进一步提高肝移植治疗肝癌的疗效,推动肝癌肝移植的进步。

高鹏骥等[27] 回顾性分析 475 例肝移植患者资料,发现有 5 例患者出现新发恶性肿瘤,发病率为 1.1%。从肝移植手术到诊断恶性肿瘤的时间 6~72 个月,中位时间 14 个月。本组新发恶性肿瘤患者均为男性,包括直肠癌 1 例,经手术治疗痊愈;肝癌 2 例,发病后 14 个月和 6 个月死亡;肺神经内分泌癌伴肉瘤样分化 1 例,发病后 16 个月死亡;Bukitt 淋巴瘤 1 例,发病后 2 个月死亡。肝移植术后的新发恶性肿瘤较为少见但预后极差,早期发现和治疗是改善预后的关键。

黄磊等[28] 指出,对肝内胆管细胞癌的肝移植术适应证把握,鉴于 ICC 的恶性程度较 HCC 高,肝外转移的时间比 HCC 早,病例选择时应严格采用米兰标准,而不是相对宽松的 UCSF 标准或是各种国内标准,不应随意扩大适应证范围。即使肿瘤小于 5 cm,仍需警惕有无已经出现淋巴结转移的可能,必要时 PET-CT 有助于对可疑淋巴结的判断。Ⅱ期以前的病例通过 OLT 可以获得与早期 HCC 相同的预后,传统手术无法切除的 ICC,OLT 只能有限的改善患者的生活质量而无法做到根治，因此很难获得稀缺的肝脏和移植的机会，接受边缘供体可能是患者唯一的选择。OLT 后辅助化疗或靶向药物治疗（如索拉非尼等），目前均没有明确证据提示有利于改善 ICC 的预后，但这可能会为 ICC 带来益处，有待进一步的研究。

汪国营等[29]建立了一种基于外周血中性粒细胞/淋巴细胞比（NLR）的肝癌肝移植适应证评分模型，评价其预测肝癌肝移植术后肿瘤复发的价值。将肿瘤数目>3、大血管侵犯和 NLR≥2.5 三个影响肿瘤复发的术前指标分别赋值 1 分建立预测复发评分模型，结果提示预测复发评分模型 ROC 曲线下面积（AUC）为 0.758。2 分和 3 分的患者肝移植术后肿瘤复发的风险比（HR 值）分别是 10.038 和 59.773，10 例 3 分的患者都在 6 个月内肿瘤复发；0 分、1 分、2 分的患者 1、3、5 年的无瘤生存率分别为 95.0%、78.4%、78.4%，76.9%、66.9%、63.2% 和 51.9%、8.7%、8.7%。无大血管侵犯的 55 例患者中，5 例肿瘤数目>3 且 NLR≥2.5 的患者都在 31 个月内肿瘤复发。肿瘤数目>3 且术前 NLR≥2.5 的患者肝移植术后肝癌复发的风险显著增加。该术前预测复发评分模型可作为肝癌肝移植适应证选择的重要参考。

（三）肝移植中血管病变

吕立志等[30]观察合并Ⅳ级 PVT 的乙型肝炎后肝硬化（失代偿期）患者 6 例，均行经典非转流原位肝移植术。分别采取内脏曲张静脉吻合重建门静脉及门静脉动脉化重建。结果提示合并Ⅳ级 PVT 者肝移植时采用供肝门静脉—内脏曲张静脉吻合重建门静脉临床效果满意；门静脉动脉化重建门静脉通道有利于移植肝功能的早期恢复，但只能作为合并 PVT 者肝移植时的一种有效的补救措施。

史瑞等[31]回顾性分析 2003 年 12 月至 2010 年 4 月 9 例布加综合征患者接受肝移植治疗的临床资料，术后平均随访时间为 32.8 个月（13～61 个月），期间所有患者未发生流出道梗阻及布加综合征复发。9 例受者术后 1 和 2 年存活率为 100%（9/9），术后 3 年存活率为 88.9%（8/9）。提示通过准确的影像学评估和选择适宜的手术方式，肝移植已成为治疗布加综合征的重要手段，受者预后良好。

赖威等[32]回顾 2004 年至 2010 年 427 例肝移植临床资料，分析异体髂动脉架桥重建肝动脉的情况。在 12 例 13 次成功的异体髂动脉架桥重建肝动脉中，与腹主动脉架桥 11 例次，与脾动脉架桥 1 例次，与左侧髂总动脉架桥 1 例次；因二次肝移植行架桥者 4 例次，因受体肝动脉不能利用架桥 9 例次。移植物平均存活时间为（511.8±573.9）d，受体平均存活时间（554.5±606.1）d。随访期间无肝动脉相关并发症。提出异体髂动脉架桥对于各种原因所致的肝动脉异常而不能按常规方法吻合的受体，是一种安全有效的肝动脉重建方式。但术前病情或合并症常可能影响这部分患者的术后生存。

赵昕等[33]回顾性分析 180 例原位肝移植临床资料，结果提示 180 例中，12 例（6.7%）发生动脉并发症，其中肝动脉血栓（HAT）3 例，肝动脉狭窄（HAS）9 例。原发性肝癌肝移植术后动脉并发症发生率（6/39）显著高于良性肝病（6/141）（$P<0.05$）。认为及时诊断并根据肝移植术后动脉并发症的类型选择恰当的方法是治疗原位肝移植术后动脉并发症的关键。

高堃等[34]回顾性分析肝移植术后门静脉狭窄肝移植术后门静脉狭窄患者 30 例，所有患者均具有门静脉高压的临床症状、体征或经超声检查等影像学检查显示门静脉狭窄。经皮肝穿刺门静脉造影明确门静脉狭窄的部位、范围和程度，球囊扩张后行支架植入。同时行胃冠状静脉造影，如严重曲张或者影响门静脉血流则行栓塞治疗。30 例患者均成功接受门静脉造影，其中 1 例未能通过狭窄的门静脉主干；其余 29 例中，25 例行球囊扩张后支架植入术，共植入 26 个自膨式支架；4 例行球囊扩张治疗。介入治疗的技术成功率为 96.7%（29/30）。7 例行曲张的胃冠状静脉弹簧圈栓塞。随访期为 1～72 个月（平均 21.5 月），所有接受介入治疗患者的门静脉均通畅，未出现支架内再狭窄。提示介入治疗肝移植术后门静脉狭窄安全、有效，门静脉通畅率良好。

（四）活体肝移植与劈离式肝移植

高伟等[35]*通过观察 32 例接受劈离式肝移植患者胆管并发症发生情况后得出：受者中位随访时间 13.5 个月（3～54 个月）。32 例患者中 11 例患者发生 12 次胆管并发症（37.5%），其中肝断面胆漏 3 例（9.3%），胆管吻合口漏 4 例（12.5%），左肝管残端漏 1 例（3.1%），胆管吻合口狭窄 1 例（3.1%），缺血性胆管狭窄 3 例（9.3%）。8 例发生胆漏的受者中 6 例经手术或穿刺放置引流后痊愈，2 例因腹腔内感染死亡。单因素分析表明，移植物类型、胆管重建方式等均不是肝断面胆漏的危险因素。与全肝移植和活体肝移植相比，劈离式肝移植术后胆管并发症尤其是胆漏更为常见。进一步防治胆管并发症是改善劈离式肝移植预后的重要因素。

李俊杰等[36]回顾分析 2008 年 1 月至 2011 年 9 月期间利用受者胆囊管与供肝多支胆管中的一支进行吻合的 5 例病例的临床资料，其余供肝胆管与受者肝总管或右肝管相吻合，从而完成供肝多支胆道的重建。术后定期复查肝功能，所有受者均于术后 2 周和术后 3 个月时接受胆道造影检查。结果显示在术后 2 周时,5 例受者的胆道造影均显示肝内、外胆道无明显狭窄及外漏。3 例受者术后恢复顺利,未出现肝功能异常,术后 3 个月时接受胆道造影检查见肝内外胆道良好,无明显狭窄及外漏,胆道排空良好。提示在活体肝移植中,如果供肝具有多支胆管开口,利用受者胆囊管进行吻合的方法是安全可行的。

沈丛欢等[37]分析 2007 年 1 月至 2008 年 12 月间实施的 105 例肝癌肝移植手术(其中 LDLT38 例,DDLT67 例)的临床资料和随访结果,提示 LDLT 患者 1 年及 3 年生存率分别为 92.1%及 78.9%,DDLT 患者 1 年及 3 年生存率分别为 85.1%及 73.1%。两者比较无统计学差异(P=0.5 567)。LDLT 患者 1 年及 3 年无瘤生存率分别为 78.9%及 71.1%,DDLT 患者 1 年及 3 年无瘤生存率分别为 76.1%及 67.2%。两者比较无统计学差异(P=0.5 269)。超过 UCSF 标准病人 3 年生存率与符合 Milan 标准及 UCSF 标准病人的生存率有统计学差异(P<0.05)。肿瘤病理分级程度、AFP 水平与肿瘤复发、病人的生存率密切相关。LDLT 治疗 HCC 可以取得同 DDLT 一样的效果,是治疗 HCC 的一项安全,有效的措施,合理适当的扩大受体选择标准可以使更多的肝癌患者受益,因而值得推广运用。

汤晓寅等[38]回顾性分析 2006 年 10 月至 2010 年 1 月进行小儿活体肝移植的 30 例受者术后临床资料后指出:在维持血药浓度及肝肾功能稳定的前提下,术后 1 年受者体重可增加约 50%,但免疫抑制剂的单位体重用量可明显减少。Tac 组均未发生排斥反应,CsA 组发生排斥反应 4 例(40%,4/10),均经增加免疫抑制剂用量后逆转。术后 3 个月内,Tac 组出现腹腔感染 1 例(1/7),CsA 组出现肺部感染 3 例(3/10),经抗感染治疗后均好转。Tac 组出现巨细胞病毒 IgM 阳性 1 例(1/7),CsA 组出现 2 例(2/10),使用更昔洛韦抗病毒治疗后均好转。两组在术后 3 个月后均未出现新发感染及移植后淋巴组织增生性疾病。13 例转换用药的受者在转换用药后并发症和药物不良反应逆转。小儿活体肝移植术后 Tac 和 CsA 均可安全应用,二者促进肝肾功能恢复的效果相似,但 Tac 抑制排斥反应的效果较好,并且药物不良反应也相对较少。

朱志军等[39]回顾性分析单中心 58 例劈离式肝移植的临床资料,其中第 1 阶段(2006 年 6 月至 2008 年 12 月)13 例,第 2 阶段(2009 年 1 月至 2012 年 1 月)45 例。观察术后移植肝功能的恢复情况,记录再次移植率、血管和胆道并发症的发生率及受者的存活率,并对死亡患者的死亡原因进行分析。结果 58 例受者术后中位随访时间为 11.4 个月(0～48 个月),术后 1、2 年受者累积存活率分别为 77.4%和 68.3%,再次移植率为 6.9%,血管并发症的发生率为 13.8%,胆道并发症发生率为 32.1%。58 例受者中,15 例死亡,其中与手术相关死亡 8 例,包括第 1 阶段的 3 例(23.1%)和第 2 阶段的 5 例(11.1%)。结论证实劈离式肝移植可扩大供肝来源,在选择合适受者的前提下,其临床效果较好。

蒋文涛等[40]连续观察活体右半肝移植供者 66 例,其中不带肝中静脉右半肝切取的供体 36 例(A 组),带肝中静脉右半肝切取的供体 30 例(B 组)。术后两周 A 组残肝体积为(959.3±195.2) ml,B 组为(883.7±155.5)ml,两组之间无显著差异(P=0.16)。A 组残肝再生比例为 78.2% ± 29.15%,B 组为 82.7%±40.4%,两组之间无显著差异(P = 0.62)。残肝体积与术前全肝体积的比值(RV)在两组之间也无显著差异(P=0.56)。B 组术后早期 INR、胆红素及丙氨酸转氨酶均高于 A 组,但无明显差异。认为与不切除肝中静脉比较,成人右半肝活体肝移植切取肝中静脉对供者早期肝功能和残肝的再生无明显影响,行含肝中静脉的扩大右半肝切除对于供者来说是安全可行的。

(五) 肝移植术后并发症

原春辉等[41]对 362 例连续肝移植患者的临床资料进行回顾性分析后指出:在单因素分析中有统计学意义的指标有术前血清肌酐、血红蛋白、凝血酶原活动度、总胆红素、MELD 评分、总手术时间、术中出血量、输血量、术中尿量、术前有无肝性脑病、术中有无低血压及术后有无感染等指标,对上述 12 项指标进行回归分析,发现术前高血清肌酐水平、低凝血酶原活动度水平、MELD 评分、术中失血量多、术后合并感染与肝移植术后发生 ARF 密切相关(P<0.05)。研究认为肝移植术后并发 ARF 的原因可能是多方面的,改善肝移植患者的术前状况是预防术后早期 ARF 的关键。血清肌酐水平高、凝血酶原活动度低、MELD 评分、术中失血量多和术后合并感染是肝移植术后发生早期 ARF 的独立危险因素。

周健等[42]探讨肝移植患者术后早期并发消化道漏的临床特点和诊治经验。在完成 1 173 例次尸体肝移植,61 例术后早期并发消化道漏(包括胆漏 46 例,胃漏 5 例,十二指肠漏 1 例,空肠漏 4 例,回肠漏 1 例以及横结肠漏 4 例)。本组消化道漏发生率为 5.20%(61/1 173)。6 例胃肠道漏患者肝移植术中有不同程度的胃肠道损伤。本组患者治疗后共有 11 例死于严重腹腔感染致多器官功能衰竭,病死率为 18.0%(11/61);其中胆漏 4 例,病死率为 8.6%(4/46);胃肠道漏 7 例,病死率为 7/15。其余 50 例经过 1～3 个月的综合治疗,康复出院。随访 6～84 个月,无消化道漏再发。肝移植术后早期消化道漏的发生率低，但病死率高，尤以胃肠道漏为著。大剂量糖皮质激素的使用、既往腹部手术史及术中医源性损伤可能是其发生的主要原因。综合治疗是治愈的关键。

彭志海等[43]通过分析肝移植术后感染的细菌流行病学变化与感染遗传易感性，提出：虽然多数学者认为移植后主要的感染还是以革兰阴性菌感染为主，但阳性菌的感染正逐渐增多，大肠埃希菌等对氨基糖苷类、喹诺酮类、青霉素类、头孢菌素类抗菌药物耐药率很高，但对碳青霉烯类抗生素仍有较高的敏感性。产超广谱β-内酰胺酶(ESBLs)的大肠埃希菌和肺炎克雷伯菌都对第三代头孢菌素耐药。MBL的单核苷酸多态性与肝移植后感染的关系值得重视，细胞因子和趋化因子单核苷酸多态性与肝移植术后感染的关系也日益引起注意，生长因子单核苷酸多态性与肝移植后感染是一个热点问题。全基因组水平上定位基因表达的QTL(eQTL)为研究复杂性状的分子机理和调控网络提供全新的手段，是目前最有可能产生突破性研究成果的方法。

杨德君等[44]以逐步回归法筛选胆道并发症(biliary complication, BC)发生的高危因素；对BC进行Clavien分级，筛选ClavienⅢb级以上BC发生的高危因素。结果14.4%(26/181)的肝移植患者发生BC，其中ClavienⅢb级以上BC占84.6%(22/26)。BC组的回归分析表明：T管留置、术后1 d肝动脉阻力指数、术后1周肝动脉阻力指数(RI1w)的差异有统计学意义，且对该疾病的发生作用显著。ClavienⅢb以上BC组的回归分析表明：RI1d、RI1w的差异有统计学意义，且对该疾病的发生作用显著。提示Clavien分级系统对胆道并发症的分类具有重要指导意义。T管的放置增加了BC发生的风险，但并不会增加ClavienⅢb以上BC的发生。术后肝动脉血流异常的存在是BC尤其是ClavienⅢb以上BC发生的独立危险因素。

罗文辉等[45]回顾性分析原位肝移植50例的资料，按照急性肾损伤协作组(AKIN)标准依据受者术后是否发生AKI将受者分为AKI组(27例)和非AKI组(23例)，测定两组各设定时间点血清肌酐(SCr)、尿肌酐(UCr)和尿KIM-1的水平，结果两组术后24 h时SCr达峰值，AKI组的SCr明显高于非AKI组($P<0.05$)，随后均逐渐降至术前水平。门静脉开放后即刻两组的尿KIM-1水平均明显升高，AKI组于门静脉开放2 h时尿KIM-1水平达峰值，明显高于非AKI组($P<0.01$)。若以门静脉开放后2 h的尿KIM-1水平14.19 ng/g UCr作为诊断AKI的临界点，其灵敏度为82.6%，特异性为88.9%。研究认为，尿KIM-1可作为诊断肝移植后AKI的有效指标；对于术前肾功能正常者，术中尿KIM-1的变化可能对早期预测AKI有帮助。

傅斌生等[46]通过分析存活时间超过7年的肝移植受者共62例的临床资料和随访检查结果后指出：术后发生代谢性并发症包括体重超重或肥胖21例(33.9%)，新发糖尿病18例(29%)，高脂血症17例(27.4%)，高血压9例(14.5%)，肾功能不全12例(19.4%)，其中体重超重和肥胖者的糖尿病和高脂血症的发生率(分别为52.4%和42.9%)明显高于体重正常者(分别为17.1%和19.5%)($P<0.05$)。58例原发病为乙型肝炎相关性肝病的受者中，1例出现乙型肝炎病毒再感染；17例原发病为原发性肝癌的受者中，2例出现肿瘤复发。随访期间，4例接受了再次肝移植，1例因肝动脉狭窄，3例因发生胆道并发症导致移植肝功能丧失。肝移植术后长期存活受者的主要并发症为代谢性并发症及原发病复发，术后远期应加强对受者随访和监测，积极防治各种远期并发症的发生。

(六) 再次肝移植

傅志仁等[47]研究认为我国再次肝移植的原因主要包括胆道并发症、移植肝原发性无功能、肝动脉栓塞、慢性排斥反应及原发病复发。国外则以移植肝原发性无功能和肝动脉栓塞常见。肝移植术原发病根据其性质可分为良性和恶性两种。我国肝移植手术开展较晚，受多种因素的影响，恶性疾病占的比例较高。对于恶性疾病肝移植术后患者，在其原发病肝内复发的情况下，绝大多数情况下不予考虑再次肝移植。而良性疾病肝移植术后再次复发，进而导致肝功能衰竭的，原则上均具备有再次肝移植的指征。当前的研究表明，再次肝移植术后存活率明显不及首次肝移植，全面评估患者状态也是判断有无再次肝移植指征的重要指标之一。

(七) 重型肝炎肝移植

施晓雷等[48]评价新型多层平板型生物人工肝(BAL)体外支持系统治疗肝功能衰竭的临床效果及安全性。结果提示大部分患者接受BAL治疗后感觉良好，精神状态、临床症状、各项指标较治疗前均有所缓解或明显改善，未发生严重不良反应。38例患者中，临床治愈9例，好转25例，治愈好转率为89.5%(34/38)，治疗无效4例；有7例患者经BAL治疗后病情好转，顺利等到供肝接受了肝移植。治疗期间，患者血浆IgG、IgM和CH50水平均未出现明显变化，仅补体CH50在治疗1 h时出现一过性下降，随后很快恢复正常水平；反应器内未检测出IgG，仅治疗4 h时检出极少量IgG，治疗4 h内均未检测出IgM。各时间点患者PBMC均未检测到PERV DNA，且患者血浆中均未检测到猪特异性SsCytB基因序列和逆转录酶活性。证实新型多层平板型 BAL 体外支持系统对肝功能衰竭患者具有良好的临床治疗效果和安全性,其存患者等待供肝期间也可作为良好的过渡治疗手段。

(八) 肝移植患者生育管理

汪根树等[49]* 回顾分析了 336 例肝移植术后受者中 13 例生育受者的生育情况。其中 2 例女性受者分别生育 1 子 1 女,10 例男性受者使妻子怀孕并生产 6 子 8 女,1 名男性受者已使妻子怀孕 28 周。11 例男性受者首次致孕的中位时间是术后 21 个月,共致孕 15 例次,其中 12 例次的平均孕龄为(38.2±1.8)周,未发生妊娠相关并发症。12 名婴儿平均出生体重为(3.14±0.5)kg,其中早产儿 3 名,低体重儿 2 名。2 例女性受者生育 2 名子女的孕龄分别为 37.3 和 40.4 周,出生体重分别为 2.7 和 3.4 kg,1 例出现轻度新生儿缺氧,未发生妊娠相关并发症。16 名婴儿均未发现畸形。接受检测的 13 名子女的生长发育指数和 10 名子女丹佛发育筛查结果基本正常。认为育龄肝移植术后受者可以生育,其子女的近期的生长发育状况良好。

三、其他移植

胡盛寿等[50]* 报告我国多中心心脏移植近况。通过对 2010 年以前及之后的全国心脏移植数据进行比较分析。结果发现 2010 年全国共有 15 个中心进行心脏移植,其中大规模的中心 1 个(手术量 60 例/年),中等规模的中心(10～30 例/年)有 3 个,小规模的中心(2～8 例/年)有 6 个,其余 5 个中心仅进行 1 例手术;2011 年全国共有 19 个中心进行心脏移植,其中大规模的中心 1 个(手术量 52 例/年),中等规模的中心有 3 个,小规模的中心有 5 个,其余 8 个中心仅进行 1 例手术。对手术效果及存活率比较后,作者认为虽然 2010 年和 2011 年心脏移植总体手术量较少,但受者出院存活率与国际同期存活率相似。

张海波等[51]对 103 例心脏移植手术受者,术后使用心肌内心电图、组织多普勒超声、外周血多基因表达等三种无创监测技术监测排斥反应。结果发现:心肌内心电图的阴性预见率较高,可作为无创、方便、安全的排斥反应监测技术,并可避免多次活检;常规超声技术监测排斥反应的敏感度较低,组织多普勒超声技术的相关性更好,其中 Em、舒张晚期运动速度峰值(Am)、Tem、Sm、收缩早期时间(Tsm)是早期检测急性排斥反应的敏感指标;监测多种排斥反应相关基因的整体变化趋势,可为机体免疫状态评估提供有价值的参考。作者认为这三种无创监测技术在监测心脏移植排斥反应方面均具有良好的应用前景。

吴波等[52]为观察移植后小肠黏膜的形态学变化规律,对 5 例小肠移植受者术后 324 个肠黏膜活检样本进行组织学和组织化学检查,并在电镜下观察。发现移植后的肠黏膜组织学改变基本一致,均先后经历再灌注损伤、淋巴回流恢复、AR、肠功能改变等过程。AR 的一般形态学改变包括移植肠黏膜结构改变、隐窝上皮损伤、炎症细胞浸润等。作者认为:小肠移植后肠黏膜活检是监测 AR 比较可靠的手段,连续动态地观察可以有效地监测术后 AR 的发生、发展以及评价治疗效果。对于 AR 须进行综合性诊断,单一形态学改变不具备特异性。移植肠超微结构改变对判断黏膜屏障功能及确定病原微生物有帮助。

陈乾坤等[53]* 通过对 42 例肺移植受者的性别、年龄、原发疾病等因素的回顾分析,对受者的临床疗效、预后和并发症发生情况进行探讨。结果发现围手术期死亡率为 14.3%。术后 1、3 和 5 年的累积生存率分别为 89%、59%和 38%。术后 1、3 和 5 年生存率慢性阻塞性肺病(COPD)组为 83%、66%、45%,非 COPD 组为 78%、17%和 17%,$P=0.013$。采用伊曲康唑、卡泊芬净预防性抗真菌治疗的受者术后真菌感染的发生率明显降低($P=0.016$)。术后肺部感染发生率为 20%,气管吻合口软化、狭窄发生率 9.5%。急性排斥反应发生率为 35%,慢性排斥反应的发生率 22.5%。再移植 2 例。作者认为:原发肺基础疾病是影响肺移植预后的重要因素之一;肺部感染和支气管吻合口软化、狭窄是术后主要并发症。

明长生等[54]* 回顾性分析了 53 例胰肾联合移植长期存活情况及其影响因素。结果显示 3、5 和 8 年受者存活率分别为 90.1%、89.1%和 80.0%,3、5 和 8 年移植胰腺存活率分别为 84.9%、84.8%和 60.0%,3、5 和 8 年移植肾存活率分别为 83.0%、82.6%和 53.3%。作者认为胰肾联合移植治疗终末期糖尿病肾病远期效果良好,感染、排斥反应和外科并发症是受者死亡和移植物功能丧失的主要原因。

孙丽莹等[55]回顾性分析了肝肾联合移植 36 例的治疗效果及存活情况。结果显示术后 1、3 和 5 年受者存活率分别为 88.7%、85.4%和 81.4%;1、3 和 5 年移植肝存活率分别为 79.8%、76.3%和 72.3%;1、3 和 5 年移植肾存活率分别为 85.7%、82.4%和 78.2%。作者认为肝肾联合移植是治疗终末期肝病伴肾功能衰竭的有效方法,受者和移植物可获得良好的预后。

四、基础研究

王升等[56]* 利用皮肤移植模型致敏并利用心脏移植模型研究发现,敲除小鼠 MyD88 及 Trif 基因虽然不能延长预致敏小鼠移植心脏的存活时间,但是能显著降低受鼠血清中 DSA 的水平及脾脏中记忆性 T 淋巴细胞的比例。

朱国贞等[57]研究发现超声微泡介导的中介素-pcDNA3.1质粒转染大鼠肾脏，能够促进肾小管上皮细胞及间质细胞表达中介素；当肾脏发生缺血再灌注时，中介素可通过上调肾组织内中内皮型NOS表达、抑制诱导型NOS表达减轻再灌注损伤。

龚勇泉等[58]采用三套管法建立了小鼠肺移植模型，该模型具有操作简便易行、支气管吻合口径更大、手术成功率高以及模型稳定等特点，对于推动肺移植的基础实验研究有重要意义。

（傅志仁　王立明）

参考文献

1* 李　杨，等. 中华器官移植杂志，2012，33(6)：327
2 林衔亮，等. 中华器官移植杂志，2012，33(7)：392
3 韩　澍，等. 中华器官移植杂志，2012，33(9)：544
4 刘光军，等. 中华器官移植杂志，2012，33(6)：331
5* 明英姿，等. 中南大学学报(医学版)，2012，37(6)：598
6 孟一曼，等. 中华器官移植杂志，2011，32(1)：709
7 李金锋，等. 中华老年医学杂志，2012，31(7)：581
8 李金锋，等. 中华泌尿外科杂志，2012，33(6)：421
9 田　野，等. 中华器官移植杂志，2012，33(10)：580
10 刘　谦，等. 中华泌尿外科杂志，2012，33(6)：426
11 陈文华，等. 中华器官移植杂志，2011，32(11)：659
12* 项和立，等. 中华器官移植杂志，2011，32(10)：592
13 李文浩，等. 中华器官移植杂志，2011，32(10)：633
14 张　玲，等. 中华器官移植杂志，2011，32(10)：600
15 杨　庆，等. 中华器官移植杂志，2012，33(7)：397
16 李壮江，等. 中华器官移植杂志，2012，33(4)：225
17* 石炳毅，等. 中华医学杂志，2011，91(48)：3388
18 李留洋，等. 中华器官移植杂志，2012，33(3)：141
19 于立新，等. 中华器官移植杂志，2012，33(6)：339
20 赵闻雨，等. 中华器官移植杂志，2012，33(8)：474
21 杨晓勇，等. 中华器官移植杂志，2012，33(8)：477
22* 陈　颖，等. 中华器官移植杂志，2011，32(12)：719
23 喻亚群，等. 中国普通外科杂志，2012，21(8)：978
24 张玮晔，等. 中华普通外科杂志，2012，27(8)：609
25 姜　涛，等. 中华器官移植杂志，2012，33(4)：200
26* 樊　嘉，等. 肝胆外科杂志，2011，19(5)：321
27 高鹏骥，等. 中华普通外科杂志，2011，26(10)：814
28 黄　磊，等. 肝胆外科杂志，2011，19(5)：394
29 汪国营，等. 中华肝胆外科杂志，2012，18(5)：325
30 吕立志，等. 中华器官移植杂志，2012，33(3)：152
31 史　瑞，等. 中华器官移植杂志，2012，33(3)：149
32 赖　威，等. 首都医科大学学报，2012，33(1)：55
33 赵　昕，等. 中华肝胆外科杂志，2011，17(11)：902
34 高　堃，等. 中华器官移植杂志，2012，33(5)：291
35* 高　伟，等. 中华肝胆外科杂志，2011，17(11)：912
36 李俊杰，等. 中华器官移植杂志，2012，33(8)：485
37 沈丛欢，等. 肝胆外科杂志，2011，19(5)：340
38 汤晓寅，等. 中华器官移植杂志，2012，33(5)：283
39 朱志军，等. 中华器官移植杂志，2012，33(4)：195
40 蒋文涛，等. 中华肝胆外科杂志，2012，18(5)：321
41 原春辉，等. 中华外科杂志，2011，49(11)：1003
42 周　健，等. 中华外科杂志，2012，50(3)：222
43 彭志海，等. 中华普通外科杂志，2011，26(10)：801
44 杨德君，等. 中华肝胆外科杂志，2012，18

(8): 611
45 罗文辉,等. 中华器官移植杂志, 2012, 33 (5): 287
46 傅斌生,等. 中华器官移植杂志, 2012, 33 (9): 552
47 傅志仁,等. 肝胆外科杂志,2011,19(5): 331
48 施晓雷,等. 中国器官移植杂志, 2012, 33 (4): 212
49* 汪根树,等. 中华医学杂志,2012,92(32): 2271
50* 胡盛寿,等. 中华器官移植杂志, 2012, 33 (5): 264
51 张海波,等. 中华器官移植杂志, 2012, 33 (5): 267
52 吴 波,等. 中华器官移植杂志,2012,33(1): 36
53* 陈乾坤,等. 中华胸心血管外科杂志, 2011, 27 (10): 594
54* 明长生,等. 中华器官移植杂志, 2012, 33 (9): 523
55 孙丽莹,等. 中华器官移植杂志, 2012, 33 (9): 528
56* 王 升,等. 中华器官移植杂志, 2012, 33 (9): 556
57 朱国贞,等. 中华器官移植杂志, 2012, 33 (6): 362
58 龚勇泉,等. 中华器官移植杂志, 2012, 33 (5): 303

肾移植后三联免疫抑制方案内环孢素 A 与他克莫司相互转换的回顾性分析[中华器官移植杂志, 2012,33(6): 327] 李杨等通过收集 2000 年 1 月至 2010 年 2 月间采用钙调磷酸酶抑制剂(CNI,包括 CsA 和 Tac)+吗替麦考酚酯(MMF)+泼尼松(Pred)三联免疫抑制方案,并且因各种原因将 Tac 和 CsA 进行了相互转换治疗的 148 例受者资料,其中将 Tac 转换为 CsA 者 51 例(A 组),CsA 转换为 Tac 者 97 例(B 组), MMF 和 Pred 的用量均不变。检测转换治疗前后两组受者的各临床指标(包括血常规、移植肾功能、肝功能等),并进行比较分析。结果与转换治疗前相比,转换后 A 组受者血红蛋白、胆红素总量、间接胆红素和胆固醇水平明显升高($P<0.01$),而血肌酐、尿素氮和血糖水平则明显下降($P<0.05$),其余指标无明显变化。与转换治疗前相比,B 组受者转换后血肌酐水平在第 4 周开始明显降低($P<0.05$)。血尿素氮在第 2 周开始明显降低($P<0.05$),血红蛋白在第 1 周后明显升高($P<0.05$),白细胞计数在第 2 周明显降低($P<0.05$),血小板在第 2 周以后明显降低($P<0.05$),白蛋白在第 20 以后明显升高($P<0.05$),球蛋白在第 12 周升高($P<0.05$),胆红素总量在第 36 周升高($P<0.05$),血糖水平在第 12 周开始明显降低($P<0.05$),胆固醇在第 3 周开始明显降低($P<0.05$),天冬氨酸转氨酶和丙氨酸转氨酶水平无明显变化。转换治疗后,两组 CNI 的血药浓度谷值很快达到理想水平,血 MMF 浓度始终保持稳定。结论肾移植术后采用 CNI +MMF+Pred 三联免疫抑制方案者因不同原因进行 Tac 和 CsA 的相互转换治疗后,所有受者的移植肾功能都得到了不同程度的改善,有利于减轻不良反应,转换治疗的安全性很高。

(周梅生)

述评 肾移植术后免疫抑制方案要求个体化,是因时因人而异的。一般来讲,环孢素 A 比他克莫司的肝毒性要大,免疫抑制效果较弱,长期服用,肝功能指标会有一定影响。但普乐可复并发药物性糖尿病的比例较环孢素 A 高,所以根据病人情况适时转换免疫抑制剂,从患者全身综合情况考虑,从延长移植肾长期存活来看,是患者在随访过程中必须注意的一项工作。李杨等回顾性分析该中心 11 年来 148 例转换病人资料,得出肾移植术后采用 CNI+MMF+Pred 的免疫抑制方案者因不同原因进行 Tac 和 CsA 的相互转换治疗后,所有受者的移植肾功能都得到了不同程度的改善,有利于减轻不良反应,转换治疗的安全性很高的结论,基本上是可信的,所做工作值得肯定。

(周梅生 朱有华)

心脏死亡供肾肾移植 48 例临床分析[中南大学学报(医学版),2012,37(6): 598 - 604] 明英姿等对 48 例心脏死亡供者肾移植进行了临床分析。48 例受者中无 1 例 PNF,DGF 发生率为 37.5%,DGF 组与无 DGF 组受者及移植肾生存率比较,差异无统计学意义。在 1,3,6,12 个月移植物的存活率分别为 95.7%,93.0%,90.0%,87.5%,患者的存活率分别为 100%,94.9%,90.0%,87.5%。结论:在我国尚无脑死亡法的环境下,DCD 是解决我国器官移植界瓶颈的重要手段,是器官来源的重要部分,并且有着较好的短中期预后。

(张 雷)

述评 DCD 来源器官的合理应用是解决我国移植器官短缺的重要甚至是惟一途径。在我国,由于缺少脑死亡的立法,虽然可以根据脑死亡判定标准(征求意见稿)判定供者是否符合临床脑死亡,但由于没有法律的支持，仍需等待撤除对供者的呼吸和循环支持，供者循环完全停止后才能进行器官获取。上述报道显示，与DBD相比WIT延长，DCD供肾受者DGF概率也较大，但长期的肾脏存活没有显著差异。同时也提示我们，为确保供者器官的质量，加强潜在捐献者重要脏器功能维护，通过ECMO、低温机械灌注等措施提高器官在体和离体保护，对于不浪费任何一个供者器官，提高器官移植术后移植物及受者的存活有重要意义。

（张　雷　朱有华）

肾移植术后并发巨细胞病毒肺炎患者的细胞免疫状态［中华器官移植杂志，2011，32(10)：592］　项和立等探讨了CD4＋T淋巴细胞ATP含量检测在肾移植术后并发巨细胞病毒(CMV)肺炎治疗中应用价值。通过以187例首次肾移植受者作为研究对象，分别于术前，术后30、60、90和180 d，发生CMV肺炎时，以及治疗4周后采集受者外周血，应用ImmuKnowTM免疫细胞功能测定试剂盒检测CD4＋T淋巴细胞内ATP含量。采用方差分析对不同检测时间点及术后有无并发CMV肺炎者的外周血CD4＋T淋巴细胞ATP含量进行比较，采用Pearson-Spearman秩和检测对ATP含量与感染的相关性进行分析。结果发现：187例受者中发生CMV肺炎17例，发生率为9.1％(17/187)，发生时间为术后(2.8±1.2)个月。术后所有时间点CD4＋T淋巴细胞ATP含量均明显低于术前($P<0.01$)，ATP含量在术后90 d时达最低点，与术后其他时间点比较，差异有统计学意义($P<0.05$)。发生CMV肺炎者术前外周血CD4＋T淋巴细胞ATP含量为(376±182)μmol/L，术后30和90 d分别为(283±146)μmol/L和(196±112)μmol/L，发生CMV肺炎时和治疗4周后分别为(145 ± 102)μmol/L和(236±117)μmol/L，发生CMV肺炎时ATP含量与其他各个时间点比较，差异均有统计学意义($P<0.05$)。相关分析表明，CD4＋T淋巴细胞内ATP含量降低与CMV肺炎的发生具有显著相关性(相关系数＝0.510 6，$P<0.01$)。作者认为：肾移植后测定受者外周血CD4＋T淋巴细胞ATP含量，可反映受者的细胞免疫状态及判断CMV肺炎的严重程度和临床预后，并可指导CMV肺炎的治疗。

（韩　澍）

述评　肾移植术后并发CMV肺炎的危重患者，不仅要重视抗感染的治疗，同时更应注意免疫功能的重建。肾移植后的感染患者，如何评估其免疫力及免疫功能极其重要，但目前在临床上有效地评估方法并不是很多。应用ImmuKnowTM免疫细胞功能测定试剂盒检测CD4＋T淋巴细胞内ATP含量，是一种评估受者免疫状态的一种新的方法，通过检测CD4＋T淋巴细胞内ATP含量可以较客观地评估受者的免疫状态，是判断感染严重程度及调节免疫抑制方案的相对可靠的指标。但单纯依靠CD4＋T淋巴细胞内ATP含量评估机体免疫状态尚不全面，同时应注意免疫细胞数量的变化，可能评估就更加准确些。

（韩　澍　王立明）

Tim－1$^+$CD19$^+$调节性B细胞在肾移植受者外周血的鉴定与功能研究［中华医学杂志，2011，91(48)：3388］　石炳毅等选取亲属活体肾移植术后8周内肾功能稳定的受者及其供者共计35对。以供肾者为对照分别采集肾移植受者术前及术后4周的外周血，分为对照组、术前组和术后组，采用流式细胞术分选Tim－1$^+$CD19$^+$B细胞和Tim－1$^-$CD19$^+$B细胞。采集10例肾移植受者术后4周外周血获得外周单个核细胞，分别加入Tim－1$^+$CD19$^+$和Tim－1$^-$CD19$^+$B细胞进行混合培养，Annexin V-FITC/PI双染法检测混合淋巴体系中受者细胞的凋亡，同时检测各组混合淋巴细胞培养上清液细胞因子含量。结果表明术后组CD19$^+$B细胞绝对值高于对照组，分别为(202±99)、(155±71)个/μl；Tim－1$^+$CD19$^+$B细胞比率术后组高于对照组和术前组分别为(35.4610.6)％、(1.95±0.95)％、(2.20±0.98)％。混合淋巴细胞培养后，Tim－1$^+$组细胞早期凋亡率、晚期凋亡率均高于Tim－1$^-$组和空白组，Tim－1$^+$组白介素10的水平显著高于Tim－1$^-$组(5.32±0.37) pg/ml比(2.46±0.25) pg/ml，干扰素水平低于Tim－1$^-$组(1.51±0.22) pg/ml比(4.69±0.32)pg/ml。作者认为，肾移植受者外周血中存在Tim－1$^+$CD19$^+$B细胞，是具有免疫抑制特性的Breg亚群，当其在肾移植受者体内表达升高时有益于移植肾存活和功能正常发挥，是一个新的研究领域。

（傅尚希）

述评　以往临床免疫监测和研究主要集中在细胞免疫方面，尤其是以T细胞的功能、T细胞亚群的监测、Treg细胞的负向调控作用等为主要研究方向。近年来针对B细胞的功能、亚群分类、体液免疫调节等的研究成为临床免疫发展的新热点，而宿主B细胞的免疫负向调控机制日趋受到重视。作者研究发现，Tim－1$^+$CD19$^+$B细胞具有Breg的特性，在肾移植4周的受者外周血中，无论是细胞绝对值计数还是Tim－1$^+$CD19$^+$B细胞比率，均比术前组和对照组明显升高。对混合淋巴细胞培养上清液的细胞因子监测结果显示Tim－1$^+$组IL－10水平升高、IFN－γ水平降低，能营造免疫耐受的微环境。但作者的研究得出的一些指标还需要更多的验证，以及更深入的观察和研究，希望Breg领域Tim－1$^+$CD19$^+$B细胞的研究可以作为一个新的判断器官移植术后排斥反应的指标和诱导免疫耐受的新途径。

(傅尚希　王立明)

13例肝移植术后患者生育情况[中华医学杂志,2012.92(32):2271]　陈规划等回顾性分析在中山大学器官移植中心随访的336例肝移植术后受者中13例生育受者的生育情况,用生长发育指数和丹佛发育筛查表评估其子女的生长发育状况。发现13例受者生育了16名子女。其中2例女性受者分别生育1子1女,10例男性受者使妻子怀孕并生产6子8女,1名男性受者已使妻子怀孕28周。11例男性受者首次致孕的中位时间是术后21个月,共致孕15例次,其中12例次的平均孕龄为(38.2±1.8)周,未发生妊娠相关并发症。12名婴儿平均出生体重为(3.14±0.5)kg,其中早产儿3名,低体重儿2名。2例女性受者生育2名子女的孕龄分别为37.3和40.4周,出生体重分别为2.7 kg和3.4 kg,1例出现轻度新生儿缺氧,未发生妊娠相关并发症。16名婴儿均未发现畸形。接受检测的13名子女的生长发育指数和10名子女丹佛发育筛查结果基本正常。从而作者认为:育龄肝移植术后受者可以生育,其子女的近期的生长发育状况良好。

(张　磊)

述评　肝脏与性激素代谢密切相关,由各种原因引起的慢性终末期肝病将导致下丘脑-垂体-性腺轴功能紊乱,引起性和生育功能障碍。慢性终末期肝病患者接受肝移植术后,大部分患者的下丘脑-垂体-性腺轴功能异常可以逆转,性和生育功能也应恢复,这也是年轻终末期肝病患者接受肝移植手术的重要意义之一。本文回顾了13例肝移植术后患者的生育情况,建议女性受孕时间为术后1～2年后。此时移植肝脏功能基本稳定,体内大部分毒性代谢产物已被分解代谢,免疫抑制剂用量也较小,有利于胎儿的生长发育,对母体健康的影响也减小。而男性终末期肝病病人肝移植术后的生育时间应该至少在术后1年后。结论对于肝移植术后患者选择生育及围生育期的移植相关治疗提出了宝贵的经验。

(张　磊　傅志仁)

劈离式肝移植58例临床分析[中华器官移植杂志,2012.32(4):195]　朱志军等回顾性分析回顾性分析单中心58例劈离式肝移植的临床资料,其中第1阶段(2006年6月至2008年12月)13例,第2阶段(2009年1月至2012年1月)45例。观察术后移植肝功能的恢复情况,记录再次移植率、血管和胆道并发症的发生率及受者的存活率,并对死亡患者的死亡原因进行分析。发现58例受者术后中位随访时间为11.4个月(0～48个月),术后1、2年受者累积存活率分别为77.4%和68.3%,再次移植率为6.9,血管并发症的发生率为13.8%,胆道并发症发生率为32.1%。58例受者中,15例死亡,其中与手术相关死亡8例,包括第1阶段的3例(23.1%)和第2阶段的5例(11.1%)。从而得出结论:劈离式肝移植可扩大供肝来源,在选择合适受者的前提下,其临床效果较好。

(高晓刚)

述评　劈离式肝移植(SLT)是基于肝脏Couinaud功能性分段理论,将完整的尸体供肝分割成2个或2个以上的解剖功能单位,分别移植给不同受者,达到"一肝两受"或"一肝多受",以扩大供肝来源的主要手术方式之一。早期报道显示,劈离式肝移植效果不佳,原发性移植物无功能和外科并发症发生率较高。近来研究表明,随着供肝劈离技术和部分肝移植技术的进步,劈离式肝移植能够获得与全肝移植相媲美的结果。本文回顾了单中心58例劈离式肝移植的临床资料,认为除了选择合适的供受者、改进操作技术外,保持流出道的完整对于术后移植肝功能的恢复至关重要。文章为劈离式肝移植的临床开展提供了较完善的临床经验参考,同时对于当前形势下扩展供体来源有一定的指导意义。

(高晓刚　傅志仁)

肝移植治疗原发性肝癌的现状[肝胆外科杂志2011.19(5):321]　樊嘉等总结了近十余年来,我国肝移植治疗肝癌的情况。认为肝移植在我国得到蓬勃发展,成为治疗肝癌的重要手段之一。目前国外使用最多的肝癌肝移植适应证标准是单纯依据形态学指标的"米兰标准",但该标准过于严格,使很多有可能通过肝移植获得良好疗效的肝癌患者失去治愈的机会,因此"米兰标准"的扩大已成为共识。另外活体肝移植能够扩大供肝的来源、缩短等待供肝的时间以及降低因肿瘤进展而导致的受体在等待期间从移植名单中的脱落率。等待供肝期间大多数研究中心都会给予辅助治疗以延缓肿瘤进展。移植手术中要严格掌握无瘤操作原则,减少手术过程中肿瘤细胞的释放。移植术后免疫抑制剂的使用可能增加移植术后肿瘤复发,需要找到一个抗排异与抗肿瘤生长之间的平衡点,如缩短术后激素的使用时间和减少其剂量,而雷帕霉素作为一种具有抗肿瘤特性的新型免疫抑制剂已在肝癌肝移植患者中使用,索拉非尼作为治疗晚期肝癌的一线治疗药物,其预防肝癌切除术后复发的STORM研究已在全球开展。对于术后肝癌复发转移的患者,采取包括手术、TACE、肺动脉化疗、射频消融、微波、伽玛刀、中医中药和生物治疗等,可延长患者生命,提高生存质量。

(滕　飞)

述评　目前，肝移植作为原发性肝癌的有效治疗手段已经得到广泛认可，在治疗肿瘤的同时也解决了基础肝病的问题。在欧洲和美国，肝癌肝移植分别占肝移植总数的 16%和 10%，而在中国更高达 40%。由于肝癌的进展及术后的预后情况与其他肝移植适应证有很大不同，肝癌肝移植的成功很大程度上取决于肿瘤的数目、大小及生物学活性。本文从原发性肝癌肝移植手术适应证标准的改进、术前病例选择、外科手术操作、移植术后个体化处理、术后免疫抑制剂选用、术后复发转移的药物干预及治疗、活体肝移植、挽救性肝移植以及等待供肝期间治疗等方面对肝移植治疗原发性肝癌的现状进行了较为深入和详细的分析，对肝癌肝移植疗效的持续改进具有指导意义。

（滕　飞　傅志仁）

心脏死亡供者供肝移植效果的荟萃分析［中华器官移植杂志，2011，32(12)：719］　刘永锋等针对肝移植术后并发症的发生率，人、移植物存活率，检索全球 1950—2011 年英文医学文献进行荟萃分析。结果共纳入 13 篇单中心研究文献，包括 5 867 例脑死亡器官捐献(DBD)肝移植和 619 例 DCD 肝移植。DCD 肝移植术后发生胆道并发症的比值比(OR 值)为 2.5，缺血性胆管炎的 OR 值为 14.65，原发性移植物无功能(PNF)的 OR 值为 2.12。DCD 肝移植和 DBD 肝移植术后受者总体 1 年存活率分别为 83.8%和 87.2%，OR 值为 0.78；移植物总体 1 年存活率分别为 72.2%和 82.4%，OR 值为 0.55。DCD 肝移植和 DBD 肝移植术后受者总体 3 年存活率分别为 81.5%和 78.9%，二者的差异无统计学意义($P>0.05$)；移植物总体 3 年存活率分别为 69.5%和 73.6%，OR 值为 0.73。分析认为，DCD 肝移植术后胆道并发症发生率，尤其是缺血性胆管炎的发生率较高，但术后整体效果与 DBD 肝移植相当。

述评　目前我国力争在近几年内改变器官移植供体来源主要依赖死刑犯捐献的现状，大力推广心脏死亡器官捐献工作。自 2010 年 3 月开始实施心脏死亡器官捐献试点工作以来，全国已完成数百例 DCD 来源肝移植手术。各移植中心在推广这项工作的同时，也在不断积累着经验。本篇文献荟萃了 13 篇全球单中心研究文献，对心脏死亡供者供肝肝移植术后并发症的发生率，人、移植物存活率进行了总结分析，认为 DCD 肝移植术后胆道并发症发生率，尤其是缺血性胆管炎的发生率较高，但术后整体效果与 DBD 肝移植相当。我们相信，通过对供者进行科学管理，对供体器官进行正确的评估，有效保护与修复、合理分配和选择受者，可以降低 DCD 来源供肝移植风险，会收到良好的临床效果，具有广阔的应用前景。

（高晓刚　傅志仁）

心脏移植的多中心研究［中华器官移植杂志，2012，33(5)：264］　胡盛寿等报告我国多中心心脏移植近况。方法对 2010 年以前来源于 24 个中心的回顾性数据(共 438 例)以及 2010 年和 2011 年中国心脏移植网络注册系统的数据(2010 年来源于 15 个中，共 149 例；2011 年来源于 19 个中 6，共 148 例)进行分析。结果 2010 年全国共有 15 个中心进行心脏移植，其中大规模的中心 1 个(手术量 60 例/年)，中等规模的中心(10～30 例/年)有 3 个，小规模的中心(2～8 例/年)有 6 个，其余 5 个中心仅进行 1 例手术；2011 年全国共有 19 个中心进行心脏移植，其中大规模的中心 1 个(手术量 52 例/年)，中等规模的中心有 3 个，小规模的中心有 5 个，其余 8 个中心仅进行 1 例手术。2010 年心脏移植受者的平均年龄为 44.6 岁，2011 年心脏移植受者的平均年龄为 42.9 岁。2010 年和 2011 年患者接受心脏移植的原发病病因主要均为心肌病。2010 年和 2011 年供者平均年龄为 30.2 岁和 30.8 岁。2010 年供心平均冷缺血时间为 3.9 h，2011 年为 4.4 h。2010 和 2011 年心脏移植免疫诱导治疗的应用率分别为 99.3 和 97.3。2010 年心脏移植受者出院时死亡率为 10%，2011 年为 6%。结论虽然 2010 年和 2011 年心脏移植总体手术量较少，但受者出院存活率与国际同期存活率相似。

（韩　澍）

述评　移植在我国目前开展的还不是很普遍。该研究总结了国内多中心的心脏移植的效果及存活率，对心脏移植在我国的开展做了一定的总结，对于国内广泛开展心脏移植提供了初步的建议，既总结了我国心脏移植的现状，又分析了我国心脏移植在目前条件下的不足。在我国由于缺乏有效的网络协调系统，造成了大量供心资源的浪费，同时由于宣传力度不够，大部分基层内、外科医生不了解心脏移植，使得受者来源不足。较大规模的心脏移植中心比较少，而且多集中在 2～3 个大城市，不利于心脏移植的广泛开展，我们也寄希望于国家给予患者药物及政策支持，以使更多患者能够受益于心脏移植。

（韩　澍　王立明）

胰肾联合移植 53 例术后长期存活的临床观察［中华器官移植杂志，2012，33(9)：523］　明长生等回顾性分析 2000 年 1 月至 2009 年 6 月间施行的 53 例胰肾联合移植受者和移植物长期存活情况，分析受者死亡原因和移植物功能丧失原因。53 例糖尿病合并终末期肾病患者中男性 34 例，女性 19 例，年龄为(45.3±8.8)岁；1 型糖尿病 39 例，2 型糖尿病 14 例。

手术方式为肾移植后胰腺移植 2 例，胰肾同期移植 51 例；胰液膀胱引流术式 2 例，胰液空肠引流术式 51 例。免疫抑制方案：4 例应用抗淋巴细胞球蛋白诱导，应用达利珠单抗(20 例)或巴利昔单抗(28 例)，1 例未行抗体诱导治疗；46 例初始免疫抑制方案为他克莫司(Tac)＋吗替麦考酚酯(MMF)＋泼尼松(Pred)，7 例为环孢素 A(CsA)＋MMF＋Pred。术后定期复查，随访 3～8 年。结果显示：3、5 和 8 年受者存活率分别为 90.1%、89.1%和 80.0%，移植后存活时间超过 8 年者共 15 例，12 例仍然存活，存活最长的 1 例已超过 12 年；3、5 和 8 年移植胰腺存活率分别为 84.9%、84.8%和 60.0%，3、5 和 8 年移植肾存活率分别为 83.0%、82.6%和 53.3%。受者死亡原因分别为感染(4 例)、移植肾功能丧失(2 例)、心血管急症(1 例)和脑卒中(1 例)。移植胰腺功能丧失的主要原因为带功能受者死亡、排斥反应和外科并发症。移植肾功能丧失的主要原因为排斥反应和带功能受者死亡。作者认为胰肾联合移植治疗终末期糖尿病肾病远期效果良好，感染、排斥反应和外科并发症是受者死亡和移植物功能丧失的主要原因，因此严格筛查和积极处理终末期糖尿病肾病患者的心血管病变，积极预防排斥反应、有效防治各种原因导致的感染、降低带功能受者死亡率，是提高受者和移植物长期存活率的关键因素。

(曾　力)

述评　胰肾联合移植术(SPK)是治疗糖尿病合并终末期肾病的有效方法，随着器官保存和外科操作技术的提高以及免疫抑制剂的发展，胰肾联合移植的成功率明显提高，而提高受者和移植物长期存活率则是目前国内外研究的重点。作者分析了 53 例胰肾联合移植长期存活情况及其影响因素，对我国胰肾联合移植的长期存活情况进行了报道，证实了胰肾联合移植治疗糖尿病合并终末期肾病的良好远期疗效，同时明确了引起受者死亡和移植物功能丧失的主要原因，为进一步提高受者和移植物长期存活率指明了方向。

(曾　力　朱有华)

麻　　醉

本年度收集论文519篇,纳入一年回顾161篇,占31.0%;收入文选26篇,占5.0%。

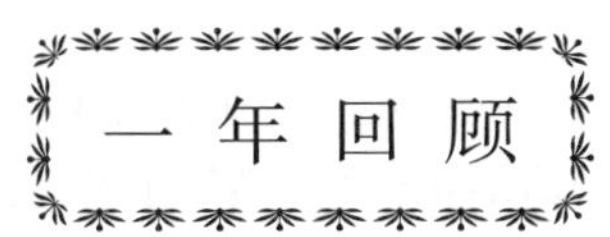
一 年 回 顾

一、麻醉药物及方法

(一) 静脉麻醉药

1. 丙泊酚

向诗琪等[1]研究了丙泊酚麻醉对新生大鼠海马β-分泌酶1(BACE1)表达和β淀粉样蛋白1-42($A\beta_{1-42}$)含量的影响。结果发现丙泊酚多次麻醉新生大鼠海马BACE1表达上调,$A\beta_{1-42}$含量升高,可能是其导致远期认知功能障碍的机制之一;丙泊酚单次麻醉无此作用。张丽峰等[2]*观察了丙泊酚对失血性休克/复苏兔胃黏膜细胞凋亡的影响。结果表明丙泊酚预先给药和后处理通过上调Bcl-2蛋白表达和下调Bax蛋白表达减轻失血性休克/复苏兔胃黏膜细胞凋亡。

2. 阿片类药物

林思芳等[3]*应用功能性磁共振成像技术,研究了不同剂量芬太尼对疼痛激活脑区的影响。结果表明机械性伤害性刺激时芬太尼可促进扣带回和岛叶的活动,且与剂量有关,提示这两个脑区可能是芬太尼发挥镇痛作用的靶位。

3. 其他药物

斯妍娜等[4]观察了右美托咪啶预先给药和后处理对大鼠肾缺血再灌注损伤的影响。结果显示,与正常大鼠比较,肾缺血再灌注大鼠血清肌酐和血尿素浓度明显升高,且肾组织病理学损伤严重,凋亡细胞增多,而右美托咪啶预先给药和后处理均使血清肌酐和血尿素浓度降低,且病理学损伤明显减轻,凋亡细胞明显减少。提示右美托咪啶预先给药和后处理均可减轻大鼠肾缺血再灌注损伤,其机制与抗细胞凋亡作用有关。艾艳秋等[5]研究了盐酸戊乙奎醚预先给药对内毒素性急性肺损伤大鼠肺组织CD14和Toll样受体4(TLR4)表达的影响。结果显示,内毒素性急性肺损伤大鼠肺组织CD14和TLR4表达均上调,预先给予盐酸戊乙奎醚后肺组织CD14和TLR4表达均下调。表明盐酸戊乙奎醚预先给药可通过降低肺组织CD14、TLR4的活性减轻大鼠内毒素性急性肺损伤。

(二) 吸入麻醉药

1. 异氟烷

陈英圳等[6]*等研究了异氟烷麻醉对新生大鼠齿状回神经干细胞增殖及分化的影响。结果表明异氟烷麻醉可抑制新生大鼠齿状回神经干细胞的增殖,并促进其向神经元分化。刘国利等[7]观察了异氟烷后处理对兔心肌缺血-再灌注损伤的影响及可能的信号机制。结果发现异氟烷后处理可以明显减少心肌梗死面积和抑制心肌细胞凋亡,应用磷脂酰肌醇-3-激酶(PI3K)抑制剂(Wortmannin)后,梗死面积和细胞凋亡率的减少都被抑制。异氟烷后处理引起了p-Akt的增加,而Wortmannin抑制了Akt的磷酸化。提示异氟烷后处理通过PI3K/Akt信号通路减轻兔心肌缺血-再灌注损伤。

2. 七氟烷

马雷雷等[8]研究了七氟烷预处理对大鼠产生延迟相的心肌保护作用。结果发现吸入1.0 MAC和1.5 MAC的七氟烷24 h和48 h后均明显降低了心肌梗死面积,改善了再灌注后左心功能,上调了诱导型-氧化氮合酶(iNOS)蛋白的表达水平,而磷酸化的内皮型-氧化氮合酶(p-eNOS)和内皮型-氧化氮合酶(eNOS)的表达水平并未改变。选择性iNOS抑制剂1 400 w取消了吸入1.0 MAC七氟烷24 h后所产生的心肌保护作用。表明七氟烷延迟预处理是通过上调心肌iNOS蛋白的表达减轻心肌缺血再灌注损伤。胡凡艳等[9]观察了七氟烷预处理对肺叶切除术患者单肺通气诱导氧化应激损伤的影响。结果发现七氟烷预处理可通过上调术侧肺组织血红素氧合酶1(HO-1)的表达水平,减轻单肺通气诱导的氧化应激损伤,产生肺保护作用。金文杰等[10]研究了七氟烷预处理对肝脏缺血-再灌注损伤及磷脂酰肌醇3激酶/蛋白激酶B(PI3K/Akt)信号通路的影响。结果表明,七氟烷预处理可以显著减轻肝脏缺血-再灌注损伤,而PI3K抑制剂可以消除这种保护作用,提示七氟烷的作用可能与激活PI3K/Akt信号通路有关。

(三)神经肌肉阻滞药

本年度肌肉松弛剂研究集中于多种因素对药效学的影响,有利于更加个体化地使用肌肉松弛剂。

赵艾华等[11]观察了二氧化碳(CO_2)气腹对腹腔镜手术患者顺阿曲库铵肌松效应的影响。结果表明CO_2气腹可强化顺阿曲库铵的肌松效应,且可延长拮抗后肌松恢复时间。徐钊等[12]比较了吸入等效浓度七氟烷和异氟烷麻醉下对老年患者持续输注顺式阿曲库铵肌松效应的影响。结果给药30 min后各时点七氟烷组和异氟烷组顺式阿曲库铵输注速率小于对照组。给药45 min后各时点异氟烷组顺式阿曲库铵输注速率高于七氟烷组。表明等效浓度七氟烷和异氟烷麻醉下均能增强老年患者持续输注顺式阿曲库铵的肌松效应。许斌兵等[13]研究了全凭静脉麻醉下儿童单次气管插管剂量顺式阿曲库铵的药效学及性别差异。结果显示全部患儿气管插管条件评估分级均为Ⅰ级。男女患儿间起效时间、最大抑制持续时间,临床作用时间、恢复指数、体内作用时间及TOF比值恢复到70%的时间($TOFR_{0.7}$)的差异均无统计学意义。表明3倍ED_{95}顺式阿曲库铵的剂量应用于患儿可获得满意的气管插管条件,且男女患儿间单次气管插管剂量肌肉松弛效应无明显差异。

王正林等[14]研究了不同液相浓度七氟烷和异氟烷对罗库溴铵结合骨骼肌成人型乙酰胆碱受体(ε-nAChR)的影响。结果显示三种浓度七氟烷、异氟烷增强罗库溴铵抑制Ach诱发电流的幅度不同,呈浓度依赖性;两种吸入麻醉药增强0.5半数有效抑制浓度罗库溴铵拮抗受体的作用相似。说明七氟烷、异氟烷增强罗库溴铵对ε-nAChR的阻滞作用呈浓度依赖性,且作用相似。周翔等[15]研究了浅低温体外循环(CPB)对心脏手术婴幼儿患者罗库溴铵药效学的影响。结果表明与深低温CPB相比,浅低温CPB可缩短心脏手术婴幼儿患者罗库溴铵的起效时间和作用时间。

(四)区域麻醉

1. 椎管内麻醉

朱小兵等[16]观察了利多卡因预先给药对大鼠肾脏缺血再灌注时肾组织高迁移率族蛋白-1(HMGB1)表达的影响。结果发现利多卡因可减轻大鼠肾脏缺血再灌注损伤,其机制与下调肾组织HMGB1表达有关。周树勤等[17]* 研究了p38丝裂原活化蛋白激酶(p38MAPK)在罗哌卡因致SH-SY5Y细胞凋亡中的作用,以探讨罗哌卡因诱发神经毒性的机制。结果表明罗哌卡因致SH-SY5Y细胞凋亡作用的机制部分与p38MAPK的激活有关。黄小静等[18]观察了硬膜外腔不同给药方式对罗哌卡因作用的影响。结果显示甲磺酸罗哌卡因的硬脊膜外腔阻滞效能与盐酸罗哌卡因相仿,单次给药的起效时间较分两次给药短,有利于加快麻醉的速度,单次给药可能比分次给药更安全,但寒战的发生率较高。

2. 神经阻滞麻醉

魏越等[19]* 观察了连续肌间沟臂丛神经阻滞(ISB)对关节镜肩袖修复术患者围手术期管理的影响。结果表明与单纯全身麻醉(GA)比较,ISB复合GA能更好控制术中血压,减少术中全麻药用量,使患者苏醒更快,术后镇痛效果更好,并发症更少,患者满意度更高。在肩关节镜手术时采用ISB复合GA是更好的选择。李露等[20]比较了罗哌卡因混合碳酸利多卡因与等效浓度罗哌卡因用于逆行锁骨下臂丛神经阻滞的效果。结果罗哌卡因混合碳酸利多卡因与等效浓度罗哌卡因行逆行锁骨下臂丛神经阻滞效果相似,提示碳酸利多卡因不能增强罗哌卡因的臂丛神经阻滞效应。马浩南等[21]观察了右美托咪定与局麻药罗哌卡因混合用于腋路臂丛阻滞对阻滞效果及有效时间的影响。结果发现右美托咪定1 μg/kg与局麻药混合应用于腋路臂丛神经阻滞可增强罗哌卡因的镇痛效果,缩短起效时间,延长作用时间及术后镇痛时间,但是易诱发心动过缓。

(五)全身麻醉

1. 气管插管

对于气管插管方法和技术的研究一直都是该领域的热点。

沈社良等[22]比较了右美托咪啶与瑞芬太尼用于纤维支气管镜引导经鼻清醒气管插管的效果。结果发现与瑞芬太尼比较,右美托咪啶用于纤维支气管镜引导清醒气管插管时能提供更好的插管条件,不良反应少,且可抑制气管插管知晓的发生。严佳等[23]* 研究了盲探气管插管装置联合呼气末二氧化碳监测用于困难气道患者经鼻气管插管的效果。结果显示盲探气管插管装置联合呼气末二氧化碳监测用于困难气道患者经鼻气管插管时可缩短气管插管时间,提高气管插管成功率,减少不良反应的发生。陈彦青等[24]比较了喉导管与SLIPA喉罩用于肥胖患者腹腔镜手术气道管理的效果。结果表明喉导管和SLIPA喉罩均可安全有效地用于肥胖患者腹腔镜手术的气道管理，而喉导管更易置入。

2. 麻醉诱导

右美托咪啶在麻醉诱导中的作用是近期研究的热点。

车昊等[25]观察了依托咪酯静脉不同速度输注对胸科手术患者麻醉诱导期肌阵挛的影响。结果显示减慢依托咪酯的输注速度，可以明显降低肌阵挛的发生率及肌阵挛的程度，合理的输注速度还可以避免依托咪酯引起平均动脉压的降低。姜燕等[26]观察了不同剂量右美托眯啶对丙泊酚抑制老年患者Supreme喉罩置入反应半数有效血浆靶浓度(EC_{50})的影响。结果表明静脉输注右美托咪啶0.4和0.8 μg/kg均可降低丙泊酚抑制老年患者Supreme喉罩置入反应的EC_{50}，0.8 μg/kg效应更明显。庞国勋等[27]*研究了不同剂量右美托咪啶对七氟烷抑制切皮诱发患者体动反应肺泡气最低有效浓度(MAC)的影响。结果表明右美托咪啶0.2、0.4、0.6 μg/kg可明显降低七氟烷抑制手术患者切皮诱发体动反应的MAC值，且呈剂量依赖性。冯翠等[28]观察了右美托咪啶联合芬太尼对七氟烷麻醉诱导患者的影响。结果显示右旋美托咪啶联合芬太尼辅助七氟烷麻醉诱导进行气管插管，可以稳定气管插管前后的血压，抑制插管时心率增快，从而稳定血流动力学，降低应激反应。

3. 麻醉维持

近年来，新型α受体激动剂右旋美托咪啶逐渐成为临床麻醉的热点，相关文献较为丰富。

谷昆峰等[29]比较了Marsh和Schnider药代动力学参数用于患者丙泊酚靶控输注(TCI)系统的准确性。结果Marsh药代动力学参数组TCI系统的偏离度和精确度均为55%，Schnider药代动力学参数组TCI系统的偏离度和精确度分别为39%和41%。表明内嵌Marsh和Schnider药代动力学参数丙泊酚TCI系统可用于手术患者，而后者的准确性较前者高，但是仍需要进一步优化。曾海波等[30]通过比较日间与夜间靶控输注丙泊酚的镇静效果，研究近日节律对丙泊酚镇静效果的影响。结果显示近日节律可影响患者丙泊酚的镇静效果，表现为夜间镇静效果强于日间。吴奇伟等[31]研究了脑电双频谱指数(BIS)指导TCI依托咪酯复合瑞芬太尼用于非心脏手术麻醉的效果。结果表明与丙泊酚TCI复合瑞芬太尼麻醉比较，BIS指导依托咪酯TCI复合瑞芬太尼用于3 h内非心脏手术麻醉时，血流动力学更平稳，无明显注射痛，而麻醉恢复期躁动及恶心呕吐的发生概率升高。张弦等[32]比较了七氟烷最低肺泡有效浓度(MAC)和丙泊酚意识消失半数有效浓度(EC_{50})麻醉下患者的脑电双频谱指数(BIS)值。结果表明七氟烷1.0、1.3、1.5 MAC和丙泊酚1.0、1.3、1.5 EC_{50}麻醉下BIS值无差别。

李坤河等[33]研究了不同剂量右美托咪啶复合丙泊酚和瑞芬太尼用于腹部手术患者麻醉的效果。结果发现复合丙泊酚和瑞芬太尼时，静脉输注右美托咪啶0.50 μg/(kg·h)用于腹部手术患者麻醉的效果较好。李云等[34]观察了预先给予右美托咪定对瑞芬太尼复合丙泊酚靶控输注(TCI)全麻的影响。结果表明瑞芬太尼复合丙泊酚靶控输注全麻预先静注右美托咪定0.8 μg/kg可产生明显的镇静效应，有效抑制患者的应激反应，减少麻醉药的用量，且不延长麻醉恢复时间。张荣智等[35]研究了不同剂量右美托咪啶对单肺通气患者围术期炎性反应的影响。结果表明麻醉诱导前给予右美托咪啶1 μg/kg，术中以0.5 μg/(kg·h)的速率输注可明显降低单肺通气患者围术期的炎性反应。徐兴国等[36]观察了右美托咪定对胃癌根治术患者围术期白介素-6(IL-6)、皮质醇(Cor)及T淋巴细胞亚群的影响。在全麻期间持续应用可降低血清IL-6、血浆Cor浓度和T淋巴细胞亚群的升高，一定程度上减轻围术期患者的应激反应，减轻细胞免疫功能的抑制。

汤和青等[37]观察了帕瑞昔布纳对两种不同靶浓度瑞芬太尼输注下七氟烷阻断肾上腺素能反应最低肺泡气浓度(MAC_{BAR})的影响。结果显示1 ng/ml瑞芬太尼靶控输注时，帕瑞昔布钠可减低七氟烷MAC_{BAR}的11%；而在3 ng/ml靶控输注时，则可减低七氟烷MAC_{BAR}的9%。李博等[38]以乳酸钠林格注射液为对照，研究了术中输注钠钾镁钙葡萄糖注射液对患者内环境的影响。结果发现与输注乳酸钠林格注射液相比，在手术中输注钠钾镁钙葡萄糖注射液对患者内环境的稳定无不良影响，且对维持围术期电解质Mg^{2+}的稳定更为有利。

4. 麻醉苏醒

同往年相似，麻醉苏醒仍关注于术后寒战、恶心呕吐的防治等方面。

何万友等[39]比较了TCI舒芬太尼和瑞芬太尼复合麻醉用于腹腔镜下结直肠癌根治术患者的麻醉恢复质量。结果与瑞芬太尼组比较，舒芬太尼组苏醒时间和拔除气管导管时间延长，但是高血压、心动过速、呛咳、躁动和寒战的发生率降低；两组均无1例患者发生苏醒延迟或呼吸抑制。说明与TCI瑞芬太尼复合麻醉比较，TCI舒芬太尼复合麻醉用于腹腔镜下结直肠癌根治术患者麻醉恢复质量较高。王灿琴等[40]研究了不同剂量瑞芬太尼对术后寒战的影响。术中使用大剂量瑞芬太尼维持麻醉易导致术后寒战的发生，可能与瑞芬太尼的痛觉过敏有关，与体温及疼痛无关。姚新宇等[41]*研究了不同时机针刺经穴对直肠癌根治术患者术后恶心呕吐(PONV)发生的影响。结果表明术前针刺经穴可降低直肠癌根治术患者PONV的发生，且与常规药物防治效果近似，其机制与降低术后血浆促胃液素浓度有关。

(范晓华)

参考文献

1 向诗琪，等. 中华麻醉学杂志，2012，32(7)：836

2* 张丽峰，等. 中华麻醉学杂志，2012，32(4)：488

3* 林思芳，等. 中华麻醉学杂志，2012，32(7)：781

4 斯妍娜，等. 中华麻醉学杂志，2012，32(3)：301

5 艾艳秋，等. 中华麻醉学杂志，2011，31(12)：1489

6* 陈英圳，等. 中华麻醉学杂志，2012，32(7)：839

7 刘国利，等. 临床麻醉学杂志，2011，27(11)：1116

8 马雷雷，等. 浙江大学学报(医学版)，2012，41(5)：553

9 胡凡艳，等. 山东大学学报(医学版)，2012，50(7)：101

10 金文杰，等. 临床麻醉学杂志，2012，28(8)：798

11 赵艾华，等. 中华麻醉学杂志，2012，32(7)：802

12 徐　钊，等. 临床麻醉学杂志，2011，27(12)：1153

13 许斌兵，等. 上海医学，2012，35(2)：111

14 王正林，等. 临床麻醉学杂志，2012，28(4)：397

15 周　翔，等. 中华麻醉学杂志，2012，32(4)：457

16 朱小兵，等. 中华麻醉学杂志，2012，32(4)：497

17* 周树勤，等. 中华麻醉学杂志，2011，31(12)：1424

18 黄小静，等. 上海医学，2012，35(4)：287

19* 魏　越，等. 中华医学杂志，2012，92(33)：2327

20 李　露，等. 中华麻醉学杂志，2011，31(8)：955

21 马浩南，等. 临床麻醉学杂志，2012，28(6)：531

22 沈社良，等. 中华麻醉学杂志，2011，31(11)：1306

23* 严　佳，等. 中华麻醉学杂志，2012，32(5)：579

24 陈彦青，等. 中华麻醉学杂志，2012，32(6)：713

25 车　昊，等. 心肺血管病杂志，2012，31(4)：478

26 姜　燕，等. 中华麻醉学杂志，2012，32(7)：805

27* 庞国勋，等. 中华麻醉学杂志，2012，32(7)：808

28 冯　翠，等. 中华医学杂志，2012，92(27)：1889

29 谷昆峰，等. 中华麻醉学杂志，2011，31(12)：1446

30 曾海波，等. 中华麻醉学杂志，2012，32(1)：57

31 吴奇伟，等. 中华麻醉学杂志，2012，32(7)：795

32 张　弦，等. 中华麻醉学杂志，2012，32(4)：451

33 李坤河，等. 中华麻醉学杂志，2012，32(7)：799

34 李　云，等. 临床麻醉学杂志，2012，28(5)：454

35 张荣智，等. 中华麻醉学杂志，2011，31(12)：1443

36 徐兴国，等. 临床麻醉学杂志，2012，28(5)：480

37 汤和青，等. 临床麻醉学杂志，2011，27(11)：1067

38 李　博，等. 上海医学，2012，35(4)：280

39 何万友，等. 中华麻醉学杂志，2012，32(4)：447

40 王灿琴，等. 临床麻醉学杂志，2012，28(5)：466

41* 姚新宇，等. 中华麻醉学杂志，2012，32(7)：820

二、各科手术麻醉

(一) 心脏手术麻醉

1. 风险评估

杨彦伟等[1]研究了非体外循环(CPB)冠状动脉旁路移植术患者围术期血浆血管加压素(VP)和血管紧张素Ⅱ(AngⅡ)的变化及其对转归的影响。结果显示非CPB冠状动脉旁路移植术患者术中血VP和AngⅡ浓度变化趋势相反；低血VP浓度患者术中血管麻痹发生率升高，术后转归较差；术前低LVEF是术中低血VP浓度的危险因素。

2. 麻醉处理

麻醉处理集中关注冠脉搭桥等常见心脏手术的麻醉，但随着药物的更新和技术的进步，管理方法有了新的改变。

李肇端等[2]采用Meta分析比较心脏手术患者瑞芬太尼复合麻醉与芬太尼或舒芬太尼复合麻醉的效果。检索Cochrane图书馆等文献数据库，收集心脏手术瑞芬太尼复合麻醉与芬太尼或舒芬太尼复合麻醉效果比较的临床随机对照研究。采用Cochrane协作网系统评价法评价纳入文献的质量。采用RevMan5.0软件进行Meta分析。共纳入16项研究，1 473例患者，其中芬太尼组或舒芬太尼组664例，瑞芬太尼组573例。与芬太尼组或舒芬太尼组相比，瑞芬太尼组术后机械通气时间和总住院时间缩短，围术期心肌肌钙蛋白水平和正性肌力药物使用率降低，围术期病死率、痛觉过敏和心肌梗死的发生率差异无统计学意义。表明心脏手术患者瑞芬太尼复合麻醉的效果优于芬太尼或舒芬太尼复合麻醉。徐凯智等[3]研究了舒芬太尼用于不同心脏手术患者的药代动力学特征。结果显示舒芬太尼在心脏手术患者的药代动力学特征符合三室模型，心功能差和低温CPB导致药物代谢减慢，作用时间延长。

胡义凤等[4]比较了七氟烷吸入麻醉与丙泊酚静脉麻醉对心内直视手术患者CPB期间应激反应的影响。结果显示心内直视手术CPB期间七氟烷吸入麻醉较之丙泊酚静脉麻醉可显著降低机体应激反应。刘醒帅等[5]观察了尼卡地平用于覆膜支架主动脉腔内修复术中控制性降压的效果，并与传统降压药物硝普钠进行比较。结果发现尼卡地平用于夹层动脉瘤覆膜支架主动脉腔内修复术中的控制性降压作用迅速，用药后对心率无显著影响，其效果优于硝普钠，特别适用于伴有冠心病行主动脉夹层腔内修复术的患者。

林多茂等[6]观察了右美旋托咪啶用于B型主动脉夹层覆膜支架腔内隔绝术中的镇静效果及安全性。结果认为右旋美托咪啶具有良好的镇静效果，对呼吸影响小，不良反应轻微，可安全用于覆膜支架腔内隔绝术中镇静。凌云志等[7]研究了右美托咪定在小儿心脏手术麻醉中对血流动力学和应激反应的影响。试验组经静脉微量注射泵注射右美托咪定，而对照组注射等量0.9%氯化钠溶液。结果试验组在术中的MAP均显著低于对照组，T_1、T_2、T_4的HR显著低于对照组；试验组在各时间点的BIS值与对照组的差异均无统计学意义；在T_5的Ramsay镇静评分显著高于对照组；在T_1、T_2、T_3和T_4的血糖水平均显著低于对照组，T_2、T_3、T_4和T_5的皮质醇水平均显著低于对照组，术中醛固酮水平均显著低于对照组；在T_4和T_5的血糖和醛固酮水平以及T_5的皮质醇水平均显著高于同组T_1。对照组在T_2、T_4和T_5的血糖和皮质醇水平，以及T_2、T_3、T_4和T_5的醛固酮水平均显著高于同组T_1。认为右美托咪定应用于小儿心脏手术麻醉中具有良好的循环稳定性，且能有效地抑制应激反应。

3. 心肌保护与抗炎症反应

张亮等[8]*研究了不停跳冠脉搭桥术(POCAB)中急性等容血液稀释(ANH)对心肌酶、肌钙蛋白I(cTnI)的影响。结果表明适度ANH在OPCAB患者中应用安全性高，且对心肌具有一定保护作用。张文静等[9]观察了主动脉根部注射腺苷辅助心脏停搏对二尖瓣置换术患者心肌损伤的影响。结果显示主动脉根部注射腺苷辅助心脏停搏可在一定程度上减轻二尖瓣置换术患者心肌损伤。

4. 并发症防治

李偲等[10]*观察了远隔肢体缺血预处理对腹主动脉瘤手术患者肺损伤的影响。结果发现远隔肢体缺血预处理可减轻腹主动脉瘤手术患者肺损伤，其机制与抑制炎性反应及脂质过氧化反应有关。王准等[11]研究右美托咪啶对体外循环(CPB)心内直视手术患者脑氧代谢和糖代谢的影响。结果表明术中静脉输注右美托咪啶0.5 μg/(kg·h)可降低CPB心内直视手术患者脑氧代谢率，有助于维持脑氧供需平衡，而对脑糖代谢无明显影响。彭明清等[12]观察了婴幼儿体外循环心脏直视手术中异氟烷预处理对脑的保护作用并测定术前、术中及术后血清中S100β蛋白和神经特异性烯醇化酶(NSE)表达变化情况。结果对照组在术后与异氟烷预处理组相比显著上升。对照组和异氟烷预处理组S100β蛋白和NSE浓度的变化均呈明显的正相关性。表明异氟烷预处理后能够显著降低婴幼儿CPB心脏直视手术中S100β和NSE的含量。

5. 再灌注损伤与保护

朱德浩等[13]观察了舒芬太尼后处理对体外循环下心脏瓣膜置换术患者心肌缺血再灌注损伤的影响。结果发现舒芬太尼后处理可减轻体外循环下心脏瓣膜置换术患者心肌缺血再灌注损伤，其机制与抑制脂质过氧化反应有关。

6. 术后认知功能障碍

吴金丽等[14]观察了两种不同剂量的氯胺酮对在体外循环(CPB)下青壮年患者术后早期认知功能(POCD)的影响。各组患者均在6个时间点分别取动脉及颈静脉球部血进行血气分析，计算脑氧摄取率(CEO2)及测定血浆S-100β蛋白、神经特异性烯醇化酶(NSE)含量；于术前1天和术后第7天应用认知能力筛查量表(CASI)进行测验，评价患者术后认知功能。发现麻醉剂量与亚麻醉剂量的氯胺酮不影响CPB下心脏手术患者术后早期认知功能障碍的发生率，对CPB下心脏手术引发的脑损伤具有一定保护作用。

(二)胸科手术麻醉

丁超等[15]*研究了肺保护性通气策略对食管癌根治术老年患者单肺通气期间脑氧饱和度(rSO_2)的影响。结果显示肺保护性通气策略可改善食管癌根治术老年患者单肺通气期间的氧合，降低肺内分流，减少低rSO_2的发生。李季等[16]观察了不同单肺通气模式对开胸手术患者血流动力学的影响。结果发现开胸手术患者通气侧肺采用IPPV模式，术侧肺加用5 cmH_2O CPAP模式对患者血流动力学无明显影响，而通气侧肺IPPV+PEEP模式虽然可导致血流动力学波动，但程度较小，可维持正常的机体氧供。沈颖彦等[17]研究了选择性肺叶隔离通气用于慢性阻塞性肺病老年患者开胸手术时的通气效果。单肺通气组(OLV)组患者采用双腔气管导管实施单肺通气，选择性肺叶隔离通气组(SLC)组患者使用支气管堵塞器堵塞肺叶支气管，实施选择性肺叶隔离通气。表明COPD老年患者胸科手术时，单肺通气和选择性肺叶隔离通气均可安全完成手术，实施肺叶隔离通气能改善氧合，具有更好的通气效果。李晓征等[18]观察了参附注射液对肺叶切除术患者单肺通气期间气道阻力和氧合功能的影响。结果与对照组比较，参附注射液组单肺通气30、60 min时气道峰压降低，氧合指数升高。表明参附注射液可降低肺叶切除术患者单肺通气期间气道阻力，提高氧合功能，提示其具有肺保护作用。徐美英等[19]分析了右美托咪定在普胸手术患者中应用的安全性和可能获益。结果表明普胸术中，以1 μg/kg的右美托咪定10 min内输注，在麻醉诱导前、诱导同步或诱导后给药均是安全的。给予右美托咪定的主要获益在于可降低麻醉维持期丙泊酚TCI的靶浓度，减少苏醒过程中其他药物的使用。个别患者应用右美托咪定后可产生严重的心动过缓应予以注意。赵力等[20]观察了浅低温对肺癌根治术患者Th1/Th2型细胞因子的影响。结果表明浅低温可抑制Th1型细胞因子的水平，升高Th2型细胞因子的水平，对免疫功能产生抑制作用。

(三)颅脑手术麻醉

李凤仙等[21]研究了川芎嗪、尼莫地平单一或联合应用对幕上肿瘤切除术患者围手术期颈内静脉球部血清S100β蛋白(S100β)与神经元特异性烯醇化酶(NSE)的影响。结果表明幕上肿瘤切除术中单独输注川芎嗪或尼莫地平可降低颈内静脉球部中脑损伤指标浓度，且尼莫地平优于川芎嗪，联合用药脑保护作用强于单一用药。刘欣等[22]观察了右美托咪定对颅脑手术全麻苏醒期机体应激反应的影响。结果与对照组比较，手术结束时(T_2)及气管导管拔管时(T_3)右美托咪定组MAP明显降低，HR明显减慢，血糖和肾素活性降低；T_3时去甲肾上腺素明显降低。表明右美托咪定能明显抑制颅脑手术患者全麻苏醒期的应激反应，有利于血流动力学的稳定。张彦等[23]比较了七氟烷与丙泊酚对颅内动脉瘤夹闭术患者脑能量代谢的影响。结果表明七氟烷改善颅内动脉瘤夹闭术患者脑能量代谢的效果优于丙泊酚。张学康等[24]观察了颅内动脉瘤夹闭术患者在急性高容量血液稀释(AHH)联合瑞芬太尼控制性降压(CH)后血流动力学和脑氧代谢的变化。结果表明AHH联合瑞芬太尼CH用于颅内动脉瘤夹闭术中，不但维持血流动力学的相对稳定，而且明显降低脑氧代谢率，较AHH联合硝酸甘油CH更具优越性。郑羡河等[25]*研究了右美托咪啶对重度颅脑损伤患者术后颅内压(ICP)的影响。结果表明右美托咪啶可降低重度颅脑损伤患者术后ICP，有利于患者预后，且与剂量有关；其机制可能与降低TNF-α、IL-1β水平，抑制炎性反应有关。王高翔等[26]比较了右美托咪啶和丙泊酚用于难治性精神病患者脑立体定向手术的麻醉效果。结果显示，与丙泊酚组比较，右美托咪定组体动、呛咳、呼吸暂停、心动过速、低血压和低氧血症的发生率降低，心动过缓的发生率升高，高血压发生率差异无统计学意义。表明与丙泊酚麻醉比较，右美托咪啶用于难治性精神病患者脑立体定向手术时麻醉效果好，且对呼吸及循环功能的影响小。

(四)骨科手术麻醉

白雪等[27]研究了吸入不同浓度七氟烷复合麻醉对青少年脊柱侧弯矫形术患者体感诱发电位(SEP)的影响。结果表明1.8%、4.0%、6.0%七氟烷复合麻醉均可抑制青少年脊柱侧弯矫形术患者SEP，不宜用于临床上需行SEP监测的手术。保国锋等[28]观察了手术时间对俯卧位脊柱手术患者闪光视觉诱发电位的影响。将择期行俯卧位脊柱后路手术患者82例按照手术时间分为3组：手术时间≤2 h组(S组)；2 h<手术时间<4 h组(M组)；手术时间≥4 h组(L组)。采用protektor视觉诱发电位监测仪监测视觉诱发电位。结果与S组比较，M组术毕时P100波波幅降低，L组术毕时P100波潜伏期延长，波幅降低；与M组比较，L组术毕时潜伏期延长，波幅降低。与S组和M组比较，L组恢复时间延长；S组与M组恢复时间比较差异无统计学意义。表明时间≥4 h的俯卧位脊柱手术可影响患者的闪光视觉诱发电位。张媛等[29]研究了自体血小板分离联合术中自体血回输技术在脊柱侧弯矫形术中的临床价值。结果表明自体血小板分离联合术中自体血回输可显著改善脊柱侧弯矫形术患者术后血小板聚集及凝血功能，减少术后切口引流量及异体血输注量。徐成明等[30]比较了使用和不使用肌松药全身麻醉下进行脊柱手术的优缺点。70例脊柱手术患者随机均分为研究组(T组)和对照组(C组)。T组术中只用丙泊酚、瑞芬太尼维持麻醉，C组按常规使用阿曲库铵。结果发现两组患者瑞芬太尼用量、外科肌松效果评价、术中体动次数、血管活性药使用次数差异无统计学意义；切皮时、手术后30 min、60 min和拔管时T组TOFr明显高于C组，拔管时T组BIS明显高于C组。丙泊酚用量多于C组，睁眼时间、拔管时间明显短于C组，拔管后20 min OAA/S评分明显低于C组。表明无肌松药全身麻醉下进行脊柱手术患者呼吸恢复早、拔管快、清醒程度好，具有优势。倪诚等[31]*筛选脊柱手术患者术后谵妄(POD)和术后认知功能障碍(POCD)的危险因素。结果显示术前执行功能降低、抑郁状态和合并症多是脊柱手术患者POD和POCD共同的危险因素，精神病史是POD的危险因素，饮酒量多是POCD的危险因素。

(五)腔镜微创手术麻醉

王金保等[32]观察不同气腹条件下腹腔镜胆囊摘除术患者的血流动力学变化，探索合适的气腹压力。结果表明在腹腔镜胆囊摘除术中采用flotrac/vigileo

心排血量监护系统监测及时提供可靠依据，提高了腹腔镜手术安全性。吴建华等[33]研究了轻中度高血压患者腹腔镜胆囊切除术中脑电双频指数(BIS)指导降压的临床麻醉效果。对照组使用艾司洛尔控制性降压，研究组根据BIS值调节丙泊酚用量。结果显示降压后10 min时2组MAP和HR与诱导前比较均明显下降，停止降压后10 min MAP和HR恢复至诱导前水平，与降压后10 min比较差异有统计学意义；研究组的术后苏醒时间和拔管时间长于对照组。研究组停止麻醉后患者均很快苏醒，麻醉恢复期无躁动，所有患者均无术中知晓情况。表明轻中度高血压患者腹腔镜胆囊切除术中BIS指导降压可以控制较理想的镇静程度，自然苏醒理想，避免了全麻药物的过量或不足。

陈延周等[34]比较了3种不同麻醉方式在老年结直肠癌腹腔镜手术中的应用效果。结果表明全麻复合硬膜外阻滞麻醉应用于老年结直肠癌腹腔镜手术，术中循环呼吸较平稳，麻醉并发症较少。周桥灵等[35]*比较了在相同麻醉深度下不同全麻对腹腔镜结肠癌切除术患者围术期细胞免疫功能的影响。结果表明与吸入麻醉和静吸复合麻醉比较，全凭静脉麻醉对腹腔镜结肠癌切除术患者围术期细胞免疫功能的抑制程度低。

刘俊等[36]观察了右美托咪定对腹腔镜胆囊切除术患者应激反应及肝肾功能的影响。结果显示右美托咪定对腹腔镜胆囊切除术患者血流动力学更稳定，应激反应较轻，对肝肾功能无明显影响。季晓燕等[37]研究了双腔Supreme喉罩(SLMA)与ProSeal喉罩(PLMA)应用于腹腔镜胆囊切除术气道管理的效果。结果发现SLMA组和PLMA组两组间喉罩置入时间、置管成功率、手术时间、麻醉时间、气管插管拔管时间、苏醒时间，以及拔除喉罩后低氧血症、呛咳、咽喉痛的发生率均无差异；两组均无患者发生反流、误吸；各时间点的HR、MAP、SpO_2、$P_{ET}CO_2$和P_{peak}均在正常范围内；两组的气道密封压差异无统计学意义；两组的喉罩对位准确率均为98%，胃管放置成功率均为100%。表明SLMA可安全有效地用于腹腔镜胆囊切除术患者全身麻醉时的气道管理。

（六）器官移植

喻文立等[38]*研究了乌司他丁对活体肝移植术患者心肌损伤的影响。结果表明静脉输注乌司他丁可在一定程度上减轻肝移植术患者心肌损伤。姜一新等[39]观察了乌司他丁对原位肝移植术患者围术期肾功能的影响。结果与对照组比较，乌司他丁组无肝期和新肝期呋塞米用量减少，尿量增加，无肝期15 min(T_2)、新肝期15 min(T_3)、术毕(T_4)和术后48 h(T_5)时血清Cr浓度降低，肌酐清除率升高，$T_{4,5}$时尿NAG活性和微量白蛋白浓度降低，$T_{3\sim5}$时血清BUN浓度降低。表明乌司他丁对原位肝移植术患者围术期肾功能有一定的保护作用。

疏树华等[40]研究了活体肾移植患者围术期输注不同剂量6%羟乙基淀粉130/0.4(6%HES 130/0.4)对肾功能的影响。将45例活体肾移植患者随机均分为三组，围术期分别输注6% HES130/0.4 15 ml/(kg·d)(A组)、20 ml/(kg·d)(B组)、30 ml/(kg·d)(C组)。结果显示三组术中SBP、DBP、HR和CVP均较平稳，组间差异无统计学意义。与术前比较，三组术后24 h、72 h Cr、BUN明显降低；与A组比较，术后24 h液体入量和术后24 h尿量C组明显减少。表明6%HES 130/0.4在15～30 ml/(kg·d)用于活体肾移植患者术中输液能有效维持血流动力学稳定，对围术期肾功能无明显影响。

（七）老年麻醉

项小兵等[41]观察了舒芬太尼复合小剂量布比卡因蛛网膜下隙注射在老年患者麻醉中的临床效果。结果表明舒芬太尼2.5、5 μg复合小剂量布比卡因蛛网膜下隙注射用于老年患者均可产生良好的感觉和运动阻滞，且对血流动力学影响小。蔡团序等[42]观察了右美托咪定在老年患者髋关节置换术中的应用。实施全麻的髋关节置换术老年患者分为右美托咪定组(D组)和对照组(C组)。比较两组维持相同麻醉深度的丙泊酚用量、血流动力学变化等指标。结果发现右美托咪定可减轻老年患者全麻气管插管时的心血管反应，减少术中丙泊酚用量。闵佳等[43]观察了右美托咪定在中老年胃肠道肿瘤手术患者全身麻醉中的临床应用效果。结果表明右美托咪定用于中老年胃肠道肿瘤手术患者，心率减慢，血压稳定，苏醒及时，烦躁等不良反应少。李明等[44]*研究了术前应用低分子肝素(LMWH)预防老年人工髋关节置换术后下肢深静脉血栓(DVT)的有效性和安全性。结果表明LMWH术前应用可以预防髋关节置换术后DVT的发生，对于已发生的DVT有良好的治疗效果，不良反应发生率低。

陆姚等[45]研究了右美托咪啶对老年骨科手术患者全麻恢复期质量的影响。结果显示全麻诱导前静脉输注右美托咪啶0.25 μg/kg可改善老年骨科手术患者全麻恢复期的质量。夏燕飞等[46]*观察了观察全身麻醉和硬膜外麻醉对老年骨科患者术后短期认知功能的影响。结果发现全身麻醉在术后12 h内对老年骨科患者认知功能的影响较硬膜外麻醉更为明显。

潘宁等[47]研究了氨甲环酸对老年全髋关节置换术患者的血液保护效果。结果两组术中出血量比较差异无统计学意义。与对照组比较，氨甲环酸组术后出血量、异体红细胞使用率降低，两组未见术后并发症的发生。表明氨甲环酸对老年全髋关节置换术患者具有一定血液保护效应。陈龙等[48]观察了胸段硬膜外阻滞对全麻下开胸手术老年患者心肌损伤的影响。结果发现胸段硬膜外阻滞可减轻全麻下开胸手术老年患者的心肌损伤。

(八) 小儿麻醉

小儿麻醉相关文章仍注重方法学，以各类手术中采用何种麻醉方式获得更好的管理效果为重点。不同种麻醉方法的复合应用以及药物的应用对减少小儿麻醉并发症的效果是研究的主要方向。

1. 术前用药

潘守东等[49]比较了静脉输注右美托咪啶与咪达唑仑用于患儿术前用药的效果。患儿随机咪达唑仑组(M组)和右美托咪啶组(D组)，分别于术前10 min内静脉输注咪达唑仑0.1 mg/kg或右美托咪啶1 μg/kg。结果与用药前比较，两组与家长分离和进入手术室时耶鲁术前焦虑评分降低、镇静评分升高，D组与家长分离时HR及镇静后MAP降低，M组HR升高；与M组比较，D组镇静评分和睡眠发生率升高，HR降低，耶鲁术前焦虑评分、RR、MAP、SpO_2、七氟烷呼气末浓度、瑞芬太尼输注速率、拔除喉罩时间、意识恢复时间、麻醉恢复室观察时间、苏醒期谵妄发生率、补救镇痛药使用率、不良反应发生率比较差异无统计学意义。表明静脉输注右美托咪啶用于患儿术前用药的镇静效果优于咪达唑仑，对血流动力学的影响更强，需注意血流动力学的变化。

2. 麻醉诱导与插管

胡璟等[50]计算了出生3个月内的婴儿Airtraq喉镜气管插管时七氟烷吸入诱导的半数肺泡气浓度($MAC\ EI_{50}$)。新生儿23例(N组，<1个月)，出生1～3月的婴儿25例(Ⅰ组)，均采用七氟烷吸入诱导行Airtraq喉镜气管插管，采用序贯法测定$MAC\ EI_{50}$。结果N组$MAC\ EI_{50}$为4.12%，95%可信区间(CI)为3.94%～4.24%。I组$MAC\ E1_{50}$为4.07%，95%CI为3.74%～4.42%。表明认为Airtraq喉镜用于新生儿和1～3个月婴儿气管插管时的$MAC\ EI_{50}$分别为4.12%和4.07%。张雪丰等[51]比较了置入食管引流型喉罩(PLMA)与经典喉罩(CLMA)对小儿伤害性刺激的程度。结果显示丙泊酚抑制小儿PLMA和CLMA置入反应的半数有效血浆靶浓度及其95%置信区间分别为5.87(5.62～6.11)μg/ml和4.53(4.38～4.69)μg/ml。表明置入PLMA对3～12岁小儿的伤害性刺激程度较CLMA增强。

3. 术中麻醉维持

小儿专科麻醉的方法选择多样化，近期文献对一些特定手术采用特定麻醉方法以观察效果。

南洋等[52]研究了超声引导下髂腹股沟/髂腹下神经阻滞在小儿腹股沟区手术中的应用效果。结果显示超声引导下小儿髂腹股沟/髂腹下神经阻滞是一种安全有效的方法，可减少局麻药用量、提高神经阻滞及术后镇痛效果。文晓兵等[53]研究了氯胺酮和丙泊酚复合静脉麻醉用于小儿先天性心脏病介入封堵术的麻醉效果及安全性。结果所有患儿术中麻醉效果满意，3例患儿术中出现轻度肢体扭动，静脉追加丙泊酚后平稳。血压、心电及脉搏氧饱和度保持平稳。并发症包括呼吸暂停2例(2.9%)，舌后坠1例(1.5%)，恶心呕吐1例(1.5%)。术毕停药后患儿均能迅速清醒。表明氯胺酮和丙泊酚复合静脉麻醉用于小儿先天性心脏病介入封堵术麻醉效果满意，对呼吸、循环影响小，是较理想的麻醉方法。

4. 药物与术后躁动

贾继娥等[54]*研究了右旋美托咪定对扁桃体剥离合并腺样体吸切手术患儿七氟烷麻醉后苏醒期躁动的影响。结果表明小儿扁桃体剥离合并腺样体吸切手术中，应用右旋美托咪定可以减少七氟烷麻醉后苏醒期躁动。

5. 脏器功能影响

贾鹤龄等[55]采用Meta分析研究了预防剂量的皮质类固醇在体外循环下小儿心脏手术中的作用。结果仅有5篇文献包括147例患儿符合纳入标准。结果显示，围手术期使用皮质类固醇不能缩短患者在重症监护室的停留时间[SMD-0.32，95%CI(−0.69，0.05)]和机械通气时间[SMD-0.11，95%CI(−0.50，0.29)]，但可降低直肠温度峰值[MD-0.52，95%CI(−0.65，−0.39)]。表明预防剂量的类固醇不能减轻手术后的炎症反应，需要进一步精心设计和高质量的随机对照试验评估该干预措施的利弊。

(九) 其他

姜一新等[56]观察控制性低中心静脉压技术联合Habib 4X射频止血切割器应用对肝叶切除术中出血量的影响。结果发现控制性低中心静脉压联合Habib 4X组手术总出血量、输血量、输血率、肝门阻断率、肝实质离断时间明显低于正常中心静脉压联合传统缝扎法组。两组患者尿量差异无统计学意义，肝实质离断后、术后24 h肾功能无明显变化。表明控制性低中心静脉压技术联合Habib 4X射频止血切割器应用可减少肝叶切除术出血量和输血量。应俊等[57]观察了乌司他丁对肝脏肿瘤切除术患者肝脏缺血-再灌注损伤的保护作用。结果表明乌司他丁能抑制氧自由基生成和炎症因子的释放，对肝脏缺血-再灌注损伤具有保护作用。王莉琴等[58]研究了术中单次应用右美托咪定对甲状腺切除手术血流动力学的影响及安全性。结果显示，给药 5 min 后(T_1)、切皮时(T_2)、切除甲状腺时(T_3)、拔管时(T_4)、出手术室(T_5)时右美托咪定组 HR 明显慢于、SBP、DBP 明显低于生理盐水组；T_1～T_4 时生理盐水组 SBP、DBP 明显高于给药前。术中右美托咪定组丙泊酚用量明显低于生理盐水组，术后 Ramesay 镇静评分右美托咪定组明显高于生理盐水组。表明单次注射右美托咪定有利于甲状腺手术中的血流动力学的稳定，减少麻醉药用量，而不影响拔管时间。

刘炜炜等[59]* 观察了呼气末正压通气对阻塞性睡眠呼吸暂停综合征(OSAS)肥胖患者全麻术中呼吸功能的影响。结果表明呼气末正压通气(PEEP 8 cmH_2O)可抑制 OSAS 肥胖患者全麻术中肺不张，改善气体交换和胸肺顺应性。陈果等[60]研究了低于 4%七氟烷对潜在呼吸道塌陷所致通气困难患者镇静时气道通畅性进行快速评估的影响。结果发现从低浓度开始逐渐增加吸入七氟烷的剂量(最高不超过 4%)，可在逐渐增加患者的镇静深度时安全、快速地评估气道通畅性，适用于有潜在呼吸道塌陷所致通气困难的患者。刘建明等[61]研究了硬质支气管镜呼吸道微创手术的麻醉方式和通气管理。结果显示，24 例(89%)患者置镜满意，3 例(11%)患者调整后置镜成功。与麻醉前(T_1)时比较，手术开始后 15 min(T_3)、30 min(T_4)、60 min(T_5)时患者的 HR 减慢，置镜时(T_2)、手术开始后 60 min(T_6)时 MAP 升高，T_4 时降低，T_2～T_6 时 PaO_2 均升高，T_5 时 $PaCO_2$ 升高。表明在静脉全麻下，使用硬质支气管镜外套充气套囊控制呼吸，可安全应用于呼吸道微创手术。

周汉鲲等[62]观察了帕瑞昔布钠用于烧伤患者的镇痛效果。将烧伤患者 120 例随机均分两组：和对照组。两组均为丙泊酚复合氯胺酮麻醉维持。结果显示帕瑞昔布钠组(P 组)谵妄、躁动例数明显少于对照组(C 组)，苏醒时间明显短于 C 组，轻度疼痛患者例数明显多于 C 组，氯胺酮和丙泊酚用量均显著少于 C 组。表明帕瑞昔布钠用于烧伤患者丙泊酚复合氯胺酮麻醉能减少氯胺酮和丙泊酚用量，缓解患者术后疼痛。刘孝文等[63]比较了靶控输注与静脉输注瑞芬太尼复合丙泊酚用于局部麻醉患者镇静镇痛术的效应。结果显示与静脉输注组比较，靶控输注组术中低氧血症、呼吸过缓和(或)暂停的发生率明显降低，丙泊酚和瑞芬太尼总用量明显减少。表明靶控输注瑞芬太尼复合丙泊酚用于局部麻醉患者镇痛镇静术具有良好的安全性且效应优于静脉输注。

(孟　岩　王晓琳)

参 考 文 献

1 杨彦伟，等. 中华麻醉学杂志，2012，32(6)：653

2 李肇端，等. 中华麻醉学杂志，2012，32(7)：860

3 徐凯智，等. 中华麻醉学杂志，2011，31(8)：919

4 胡义凤，等. 临床麻醉学杂志，2012，28(4)：346

5 刘醒帅，等. 心肺血管病杂志，2012，31(2)：121

6 林多茂，等. 心肺血管病杂志，2012，31(2)：109

7 凌云志，等. 上海医学，2012，35(2)：96

8* 张　亮，等. 临床麻醉学杂志，2012，28(3)：216

9 张文静，等. 中华麻醉学杂志，2012，32(5)：531

10* 李　偲，等. 中华麻醉学杂志，2012，32(3)：269

11 王　准，等. 中华麻醉学杂志，2011，31(11)：1293

12 彭明清，等. 第三军医大学学报，2012，34(5)：445

13 朱德浩，等. 中华麻醉学杂志，2012，32(7)：824

14 吴金丽，等. 贵阳医学院学报，2012，37(2)：162

15* 丁　超，等. 中华麻醉学杂志，2012，32(5)：576

16 李　季，等. 中华麻醉学杂志，2012，32(7)：849

17 沈颖彦，等. 中华麻醉学杂志，2012，32(4)：467

18 李晓征，等. 中华麻醉学杂志，2011，31(11)：1313

19 徐美英，等. 临床麻醉学杂志，2011，27(11)：1059

20 赵　力，等. 中华麻醉学杂志，2011，31(9)：1151

21 李凤仙，等. 临床麻醉学杂志，2012，28(6)：525

22 刘　欣，等. 临床麻醉学杂志，2011，27(11)：1070

23 张　彦，等. 中华麻醉学杂志，2011，31(10)：1206

24 张学康，等. 临床麻醉学杂志，2012，28(2)：109

25* 郑羡河，等. 中华麻醉学杂志，2012，32(2)：148

26 王高翔，等. 中华麻醉学杂志，2012，32(6)：749

27 白　雪，等. 中华麻醉学杂志，2012，32(7)：811

28 保国锋，等. 中华麻醉学杂志，2012，32(4)：401

29 张　媛，等. 临床麻醉学杂志，2012，28(3)：225

30 徐成明，等. 临床麻醉学杂志，2012，28(7)：646

31* 倪　诚，等. 中华麻醉学杂志，2012，32(5)：541

32 王金保，等. 临床麻醉学杂志，2012，28(2)：163

33 吴建华，等. 河北医科大学学报，2012，33(1)：103

34 陈延周，等. 临床麻醉学杂志，2011，27(11)：1099

35* 周桥灵，等. 中华麻醉学杂志，2011，31(8)：909

36 刘　俊，等. 中华老年医学杂志，2012，31(4)：309

37 季晓燕，等. 上海医学，2011，34(10)：756

38* 喻文立，等. 中华麻醉学杂志，2012，32(3)：274

39 姜一新，等.中华麻醉学杂志，2011，31(8)：913
40 疏树华，等.临床麻醉学杂志，2012，28(8)：742
41 项小兵，等.临床麻醉学杂志，2012，28(5)：469
42 蔡团序，等.临床麻醉学杂志，2012，28(6)：590
43 闵　佳，等.临床麻醉学杂志，2012，28(4)：326
44* 李　明，等.徐州医学院学报，2012，32(3)：158
45 陆　姚，等.中华麻醉学杂志，2012，32(6)：742
46* 夏燕飞，等.中华老年医学杂志，2012，31(2)：144
47 潘　宁，等.中华麻醉学杂志，2012，32(5)：548
48 陈　龙，等.中华麻醉学杂志，2012，32(4)：509
49 潘守东，等.中华麻醉学杂志，2012，32(6)：745
50 胡　璟，等.临床麻醉学杂志，2012，28(8)：754
51 张雪丰，等.中华麻醉学杂志，2012，32(5)：582
52 南　洋，等.中华医学杂志，2012，92(13)：873
53 文晓兵，等.徐州医学院学报，2011，31(10)：652
54* 贾继娥，等.复旦学报(医学版)，2012，39(3)：293
55 贾鹤龄，等.兰州大学学报(医学版)，2011，37(4)：50
56 姜一新，等.临床麻醉学杂志，2012，28(4)：352
57 应　俊，等.临床麻醉学杂志，2012，28(5)：421
58 王莉琴，等.临床麻醉学杂志，2011，27(11)：1077
59* 刘炜炜，等.中华麻醉学杂志，2012，32(2)：180
60 陈　果，等.四川大学学报(医学版)，2012，43(5)：792
61 刘建明，等.临床麻醉学杂志，2011，27(11)：1080
62 周汉鲲，等.临床麻醉学杂志，2011，27(12)：1208
63 刘孝文，等.中华麻醉学杂志，2012，32(5)：622

三、重症监测与治疗

(一) 容量治疗

容量治疗目前仍存在一定的争议，特别是不同类型患者容量治疗时液体的选择尚未达成共识。不同种类的容量治疗对血流动力学和组织器官灌注的影响仍是目前研究的热点。

1. *容量管理*

陈慧等[1]采用创伤出血性休克模型研究了高渗氯化钠羟乙基淀粉溶液(HHS)对大鼠非控制UHS复苏的保护作用。结果显示，创伤失血性休克及复苏后，大鼠出现明显的器官功能损害，表现为CKMB、ALT、AST、Cr较正常明显增高，经低压复苏后，HHS组的各指标较NS组显著下降，这说明HHS低压复苏对UHS大鼠的器官功能具有保护作用，提示HHS对UHS大鼠早期有较好的复苏效果。徐国勋等[2]*观察了晶体液和不同比例晶/胶体液容量治疗对胃肠肿瘤根治术老年患者组织氧合的影响。结果表明采用单纯晶体液或晶∶胶1∶1或晶∶胶2∶1进行容量治疗时，胃肠肿瘤根治术老年患者组织氧合均得到改善，但采用晶∶胶1∶1或晶∶胶2∶1时能更好地维持循环稳定，更适于该类患者。

2. *脏器保护*

有多篇关于容量治疗对肺、肝和肾脏等脏器功能保护的研究。昝莉莉等[3]研究了复方乳酸钠(LR)或6%羟乙基淀粉溶液(6%HES)行液体复苏对毒血症犬呼吸动力学的影响。结果显示，HS组毒血症犬应用6%HES扩容后能维持较高的血压及心排量，血流动力学指标明显优于LR组，表明6%HES有利于毒血症犬血容量的维持。HS组肺水较LR组明显减少，相应地在肺动力学表现为HS组吸气峰压(PIP)、呼吸机作功(Wob)较LR组明显降低；LR组的无效腔比率(V_d/V_t)明显高于HS组，显示6%HES的应用对毒血症犬的肺功能影响较复方乳酸钠溶液明显减少，保护了肺功能。杨东升等[4]观察了在肝叶切除术中应用急性高容量血液稀释(AHHD)联合低中心静脉压(LCVP)减少出血量的临床效果。结果表明，LCVP联合AHHD应用于肝叶切除术中能够减少术中出血量，且对氧供需平衡无影响，可安全用于肝叶切除术。欧珊等[5]观察了两种羟乙基淀粉(HES)(万汶和贺斯)急性高容血液稀释(AHH)对颅脑外伤急诊手术患者血流动力学及肾功能的影响。研究显示，万汶和贺斯AHH对术前肾功能正常的颅脑外伤急诊手术患者的肾功能均无明显影响，能明显减少异体血输注，是安全可行的血液保护措施。但应警惕长时间、大剂量使用可能导致的肾小球及肾小管损伤，同时对于术前有肾功能严重损伤的患者应加强监测，谨慎使用。

3. *微循环灌注*

吴艳辉等[6]观察了6%羟乙基淀粉130/0.4容量治疗对低血容量兔肠系膜微循环的影响。结果显示，6%羟乙基淀粉130/0.4组30 min内输注等放血量的6%羟乙基淀粉130/0.4后，收缩的微血管恢复到正常水平，血流速度显著加快，小肠系膜毛细血管网内血管清晰、扩张、明显开放，VO_2和ERO_2升高。提示6%羟乙基淀粉130/0.4容量治疗可改善低血容量兔肠系膜微循环，增加组织灌注，改善氧代谢。

(二) 急性肺损伤及ARDS

魏雨婷等[7]利用股动脉放血法制备心脏停搏供体模型，采用气相色谱-质谱法测定呼出气戊烷浓度，测定肺脏湿干重，计算肺湿干重(W/D)比，采用硫代巴比妥酸法测定丙二醛(MDA)含量，对肺脏进行肺组织损伤评分(LIS)；于气道压 30 cmH_2O 时记录最大肺容积(V_{max})，观察了呼出气戊烷浓度与心脏停搏兔肺损伤程度的关系。研究结果表明，呼出气戊烷浓度不能反映心脏停搏兔的肺损伤程度。

(三) 缺血再灌注及器官功能保护

1. 缺血再灌注损伤的预防

朱宇麟等[8]研究了乌司他丁(UTI)预处理对大鼠70%肝切除合并缺血再灌注损伤后残肝再生和 TNF-α/IL-6/STAT-3 信号通路的影响。结果显示，UTI 组 24 h 和 48 h 肝再生度和 PCNA 阳性率、STAT-3、CyclinD1、Cdk4mRNA 表达及 CyclinD1 和 Cdk4 蛋白表达水平较肝切除合并缺血再灌注组(PHIR)组显著升高；UTI 组早期 TNF-α、IL-6 水平较 PHIR 组显著降低，但再灌注晚期 IL-6 水平显著高于 PHIR 组，由此表明乌司他丁对肝大部切除合并缺血再灌注损伤后残肝的再生具有促进作用，其机制与激活 IL-6/STAT-3 信号通路，促使肝细胞 CyclinD1－Cdk4 复合物合成，促进肝细胞增殖有关。孟庆涛等[9]研究了缺血后处理对小鼠肠缺血再灌注致肾损伤时核因子 E2 相关因子 2(Nrf2)蛋白表达的影响。研究表明，与缺血再灌注组比较，缺血后处理＋缺血再灌注组血清 BUN、Cr 和 NAGL 浓度降低，肾脏组织 Nrf2 及 HO－1 蛋白表达上调，MDA 含量降低，SOD 活性升高，肾脏组织病理学损伤评分降低，提示缺血后处理可减轻小鼠肠缺血再灌注致肾损伤，其机制可能与促进 Nrf2 蛋白表达，从而上调 HO－1 蛋白表达有关。卫炯琳等[10]观察了米力农雾化吸入对大鼠原位肺移植后肺缺血再灌注损伤的影响，并探讨了可能的机制。结果提示米力农雾化吸入可减轻大鼠肺移植后肺组织的缺血再灌注损伤，可能的作用机制与增加 eNOS 活性、降低 iNOS 活性、减少肺组织内炎性细胞浸润、减轻内皮细胞功能紊乱有关。薛阳辉等[11]研究了奥曲肽预处理对围术期肝脏缺血-再灌注损伤保护作用及可能的机制。结果显示，术后 24 h ALT、AST、LDH 水平开始下降，且研究组均低于对照组；两组 TNF-α 及 IL-1β 水平较术前均明显升高，且对照组明显高于研究组；研究组与对照组相比，肝脏组织的 MPO 含量明显降低，SOD 含量明显增高；在 5 个高倍镜视野下肝组织中的凋亡细胞数对照组明显高于研究组。表明奥曲肽对围术期肝脏缺血-再灌注损伤有保护作用，其可能的机制为稳定细胞膜、抑制炎性反应及细胞凋亡。

2. 其他脏器保护

孙剑等[12]观察了不同程度血管内热交换降温对犬重型创伤性脑损伤的影响。研究显示，与未降温组比较，31℃组和 35℃组在 24、48、72 h 时脑脊液 NSE、S－100β、MBP、Asp、Glu 和 Gly 浓度降低，GABA 浓度升高；35℃组比 31℃组脑脊液 NSE、Asp、Glu 和 Gly 浓度降低明显，GABA 浓度升高。提示血管内热交换降温可减轻神经元、神经胶质细胞和髓鞘的损伤，抑制兴奋性氨基酸的释放，增加抑制性氨基酸的释放，减轻兴奋性毒性作用，可减轻犬重型创伤性脑损伤，且降温至 35℃较 31℃效果好。秦秦等[13]研究了乌司他丁(UTI)对恶性肿瘤根治术患者凝血功能的影响。结果发现，UTI 可以抑制凝血酶和凝血因子的激活，抑制纤溶系统的激活，保护血小板功能，改善凝血系统功能。

郭荣等[14]*观察了颅内动脉瘤破裂行开颅夹闭术后患者 ICU 停留期间使用右美托咪定镇静治疗的效果及其对血流动力学的影响。结果表明右美托咪定用于颅内动脉瘤破裂行开颅夹闭术患者 ICU 停留期间的镇静治疗具有良好的安全性。

(四) 炎症和脓毒症的防治

林高翔等[15]观察了不同通气模式对腹腔肿瘤根治术老年患者围术期炎性反应的影响。结果显示与低 V_T 联合低 PEEP 通气组(A 组)比较，高 V_T 通气组(B 组)和低 V_T 联合高 PEEP 通气组(C 组)血清 IL-10、IL-8 和 TNF-α 的浓度升高。B 组比 A 组 PaO_2 和 PaO_2/FiO_2 降低，A-aDO_2 升高，C 组 PaO_2/FiO_2 降低，且 A 组 PaO_2/FiO_2 均≥300 mmHg，术后未见肺不张发生。表明低 V_T 联合低 PEEP 通气可改善腹腔肿瘤根治术老年患者的氧合，减轻全身炎性反应。罗兴均等[16]研究了静脉复苏辅助腹腔注射高渗液对感染性休克大鼠的治疗作用。研究显示，腹腔注射高渗液感染性休克大鼠 MAP 波动幅度小，血流动力学稳定，酸碱失衡状态减轻。表明静脉复苏辅助腹腔注射高渗液对感染性休克大鼠多项复苏指标的恢复能够产生积极的影响，从而改善感染性休克大鼠的复苏治疗效果。严六狮等[17]观察了乌司他丁对腹腔镜直肠癌手术围术期炎性反应的影响。结果显示，与气腹前比较，气腹消除后，两组 TNF-α、IL-6、IL-8、CRP 以及血清肠型脂肪酸结合蛋白 I－FABP 浓度明显升高，且对照组明显高于乌司他丁组，表明乌司他丁用于腹腔镜直肠癌手术可以减轻气腹期间促炎性细胞因子的生成和释放；对肠黏膜有一定的保护作用。刘毅等[18]对泌尿腔内手术患者术后尿脓毒症休克发生的相关因素及临床特征分析。发现女性和术后早期出现感染征象与尿脓毒症休克发生相关。血压突然下降是尿脓毒症休克的首发症状，最低收缩压与休克诊断时间呈正相关，与 ICU 停留时间和最高多器官功能障碍综合征评分呈负相关，但与休克纠正时间无关。结果表明，女性和术后早期出现感染征象的尿脓毒症患者术后易发生尿脓毒症休克;及时诊断和治疗尿脓毒症休克,预后良好。韩玉等[19]评价了中心静脉压(CVP)联合全心舒张末容积指数(GEDVI)指导感染性休克患者容量治疗的效果。结果表明,与CVP指导容量治疗比较,CVP联合GEDVI指导容量治疗组乳酸变化率升高。表明提示CVP联合GEDVI指导感染性休克患者容量治疗时可增加组织灌注,其效果较好。

(五)监测方法

1. 血流动力学监测

沈伟军等[20]比较了经动脉压力波形分析法(FloTrac系统)与传统经肺动脉导管间断热稀释法(Swan-Ganz导管技术)监测心排血量(CO)之间的相关性和一致性。一元线性回归分析结果显示,行择期非停跳冠状动脉旁路移植术(OPCAB)的患者,在麻醉诱导后的各个时间点,APCO与ICO之间都存在良好的相关性。Bland-Altman散点图分析结果提示两者在测定的绝对值之间存在±1.08 L/min的差异,但仍有较好的一致性。表明FloTrac系统测量的APCO与Swan-Ganz导管技术测量的ICO之间存在良好的相关性和一致性。李利彪等[21]观察了动脉脉压变异(PPV)评价老年患者胃癌根治术中液体补充的效果。结果发现,研究组经过PPV指导输液后液体的用量明显多于对照组,术中和术毕的生命体征均较平稳,对照组动脉血乳酸、尿素氮较研究组增高,研究组胃肠道功能恢复时间较对照组明显缩短,术后恶心呕吐的发生率明显下降。表明应用PPV指导老年人胃癌根治术中液体补充可以保证患者循环功能稳定、提高机体微循环灌注和减少术后恶心、呕吐的发生率,且具有良好的安全性。

2. 麻醉深度的监测

许亚超等[22]研究了选择性脊神经后根切断术(SPR)中脊髓背根电刺激检查过程中适宜的麻醉深度。结果发现,随着电刺激强度增加可引起患者的循环波动,因而SPR手术中需要合适的麻醉深度,以在保证患者舒适的同时避免过强电刺激引发不良反应,虽然存在个体差异,但开始实施电刺激时患者适宜的BIS值在60～75。万翠红等[23]研究了老年患者全麻期间大脑状态指数(CSI)监测的应用价值。根据临床经验判断麻醉深度和用药组,自麻醉诱导至术毕的MAP、HR普遍低于基础值,且有2例知晓,8例术后苏醒延迟。麻醉医师依据CSI判断麻醉深度并调整用药组,血流动力学平稳,无一例发生知晓,且苏醒较快。可认为全麻期间依据CSI值用药能维持血流动力学平稳,避免发生术中知晓。郭正纲等[24]观察了应用脑电双频指数(BIS)监测瑞芬太尼复合丙泊酚静脉靶控输注(TCI)重度烧伤患者麻醉深度的可行性及有效性。结果显示,与对照组比较,BIS组麻醉维持过程中瑞芬太尼和丙泊酚靶浓度明显降低,患者呼之睁眼和Aldrete为9分的时间明显缩短,提示BIS用于重度烧伤患者围术期瑞芬太尼复合丙泊酚TCI麻醉深度监测有助于减少丙泊酚用量,缩短患者恢复清醒时间。康茵等[25]探讨了Narcotrend监测在开颅脑肿瘤切除手术中的应用价值。记录麻醉药用量、脑电分级情况、患者恢复情况及术后恶心呕吐等不良反应。结果发现,Narcotrend监测有利于调控麻醉深度,缩短患者复苏时间,降低术后恶心呕吐发生率。

3. 其他监测方法

俞隼等[26]观察了监测腹腔内压力(IAP)在危重患者预后分析中的作用。采用经膀胱尿管间接测定方法每天监测患者IAP,连续7 d。采用受试者操作特征曲线(ROC)比较各预后指标对患者预后的判断。结果示存活患者IAP呈逐渐降低趋势,而死亡患者IAP呈逐渐升高趋势,其中第5、6、7 d死亡患者IAP显著高于存活患者。Logistic多因素回归分析显示患者入ICU后第7 d的IAP水平与危重患者的预后相关。IAP对预后的截断值为12.13 mmHg,预后评价的敏感性为43.9%,特异性94.4%。可认为观察IAP的变化有助于评估危重患者的预后情况。

(卞金俊)

参考文献

1 陈　慧,等. 第三军医大学学报,2012,34(19):1968
2* 徐国勋,等. 中华麻醉学杂志,2012,32(1):82
3 昝莉莉,等. 临床麻醉学杂志,2011,27(11):1110
4 杨东升,等. 临床麻醉学杂志,2012,28(4):355
5 欧　珊,等. 中华创伤杂志,2011,27(11):961
6 吴艳辉,等. 中华麻醉学杂志,2011,31(9):1099
7 魏雨婷,等. 中华麻醉学杂志,2012,32(7):857
8 朱宇麟,等. 南方医科大学学报,2012,32(9):1301
9 孟庆涛,等. 中华麻醉学杂志,2012,32(4):504
10 卫炯琳,等. 上海医学,2012,35(2):125
11 薛阳辉,等. 临床麻醉学杂志,2012,28(2):128
12 孙　剑,等. 中华麻醉学杂志,2012,32(4):416
13 秦　秦,等. 临床麻醉学杂志,2012,28(3):222
14* 郭　荣,等. 中国危重病急救医学,2012,24(5):306
15 林高翔,等. 中华麻醉学杂志,2011,31(12):1465
16 罗兴均,等. 临床麻醉学杂志,2012,28(8):801

17　严六狮，等. 临床麻醉学杂志，2012，28(8)：756
18　刘　毅，等. 中华麻醉学杂志，2012，32(6)：724
19　韩　玉，等. 中华麻醉学杂志，2012，32(1)：86
20　沈伟军，等. 上海医学，2012，35(4)：273
21　李利彪，等. 临床麻醉学杂志，2012，28(7)：672
22　许亚超，等. 北京医学，2012，34(8)：680
23　万翠红，等. 江苏医药，2012，38(11)：1314
24　郭正纲，等. 解放军医学杂志，2012，37(4)：354
25　康　茵，等. 临床麻醉学杂志，2012，28(4)：363
26　俞　隼，等. 临床麻醉学杂志，2012，28(4)：389

四、疼痛机制与治疗

(一) 疼痛的发病机制

疼痛的确切发病机制仍不明确，因此也是当前国际国内基础研究的热点内容。本年度发表在国内杂志上的关于疼痛发病机制的文献并不多，但仍有一定进展。

基因多态性导致的临床变异是近年来基础研究的焦点。邓婕等[1]* 研究了儿茶酚氧位甲基转移酶(COMT)G472A 基因多态性对患者芬太尼镇痛效应的影响。结果表明 COMT G472A 基因多态性是引起芬太尼药效学个体差异的遗传因素。

发生疼痛的中枢定位是疼痛学临床研究的另一个热点内容。谭宏宇等[2]* 应用功能性磁共振成像技术定位机械性伤害性刺激诱发疼痛的脑区，以期寻找疼痛相关的中枢部位。结果显示，300 g von Frey 纤维丝机械性伤害性刺激诱发疼痛的脑区包括：双侧前扣带回、右侧岛叶和双侧初级体感皮层，提示上述部位是与伤害性刺激密切相关的中枢反应部位。

(二) 手术后急性疼痛治疗

多篇文献探究了不同麻醉药物或麻醉方法对术后疼痛程度的影响。刘华等[3] 比较了吸入七氟烷、异氟烷及经靶控输注泵静脉输注丙泊酚维持全身麻醉对术后疼痛的影响，以探究不同全麻药物对术后疼痛的影响。结果提示七氟烷、异氟烷麻醉的术后疼痛较丙泊酚麻醉更为显著；异氟烷麻醉的术后疼痛的持续时间更长，且程度更强。吴一泉等[4] 比较了不同麻醉方式下胃癌根治术后患者的疼痛程度。结果表明全麻、全麻联合肋缘下腹横肌平面阻滞和全麻联合硬膜外阻滞下胃癌根治术后患者的疼痛程度依次降低。

麻醉性镇痛药对手术后患者免疫功能的影响越来越受到关注。维拉等[5] 比较了曲马多和吗啡术后镇痛对胃癌患者术后镇痛效果及免疫功能的影响。结果表明吗啡与曲马多均可有效抑制术后应激反应程度。与吗啡相比，曲马多减轻了胃癌患者围术期 T 淋巴细胞亚群和 NK 细胞下降的程度，减轻了术后细胞免疫功能的抑制，有利于机体恢复。李琼等[6] 观察了瑞芬太尼和芬太尼术后镇痛对肿瘤患者 T 淋巴细胞亚群的影响。结果显示瑞芬太尼术后静脉自控镇痛能减轻肿瘤患者术后免疫抑制，对机体免疫功能有一定的保护作用。张蔚青等[7] 观察了持续切口灌注罗哌卡因术后镇痛对局部炎症反应的影响。采用静脉吗啡患者自控镇痛辅助镇痛。记录术后 6、12、24 及 48 h 吗啡累积用量，采用 ELISA 法检测引流液中前列腺素 E2(PGE2)浓度。结果显示，与对照组比较，持续切口灌注局麻药组术后各时段吗啡累积用量降低，术后各时点引流液 PGE2 浓度降低。表明持续切口灌注罗哌卡因镇痛效应机制与抑制切口局部炎症反应有关。

不同麻醉药物的术后镇痛效果和安全性问题一直在临床麻醉中受到关注。殷霞丽等[8] 采用 Meta 分析的方法，系统评价了曲马多用于术后临床镇痛的效果及安全性。结果表明术中给予曲马多能明显降低患者的术后疼痛，且不增加术后恶心呕吐发生率。闫琦等[9] 比较了等效镇痛剂量瑞芬太尼、舒芬太尼和芬太尼的镇静效应和不良反应。结果显示，与对照组(C 组)比较，瑞芬太尼组(R 组)、舒芬太尼组(S 组)和芬太尼(F 组)组给药后警觉/镇静评分(OAA/S 评分)、小波指数(WLI)和呼吸频率(RR)的最低值降低，$dOAA/S_{APC}$、$dWLI_{APC}$，和 dRR_{APC} 均升高；R 组、S 组和 F 组 $dOAA/S_{APC}$ 的比值为 1.05∶1.99∶1，$dWLI_{APC}$ 的比值为 1.34∶3.31∶1，dRR_{APC} 的比值为 1.95∶1.37∶1。与 C 组比较，R 组呼吸暂停、恶心呕吐、瘙痒和头晕的发生率升高，S 组瘙痒和头晕的发生率升高，F 组头晕发生率升高。说明上述 3 种药物等效镇痛剂量用于清醒镇静时，舒芬太尼的镇静作用最强，瑞芬太尼的呼吸抑制作用最明显。何建伟等[10] 观察了氯胺酮持续皮下输注对舒芬太尼皮下自控镇痛(PCSA)效应的影响，研究氯胺酮皮下辅助镇痛的最佳剂量。结果表明氯胺酮 1 μg/(kg·min)可增强舒芬太尼 PCSA 效应，降低舒芬太尼需求量，且不良反应未有明显增加。王戡等[11] 观察不同剂量的氟比洛芬酯(FP)注射液复合舒芬太尼行术后镇痛的效果及其对炎性反应的影响。结果显示术后静脉镇痛泵中采用舒芬太尼 1 μg/ml 复合 FP 2 mg/(kg·d)可以达到较为满意的镇痛效果。斯妍娜等[12] 观察了右美托咪定(Dex)对术后吗啡自控镇痛患者疼痛的影响。结果显示，PCIA 后各时点两组 VAS 评分和 RSS 差异无统计学意义。Dex 组吗啡累积消耗量明显少于 C 组。Dex 组术后 24 h 内恶心、呕吐和寒战的发生率明显低于 C 组。表明手术结束前 30 min 缓慢静注(10 min)0.8 μg/kg Dex 可显著降低术后吗啡用量，并降低术后恶心、呕吐和寒战等不良反应发生率。刘晓宇等[13] 通过多中心、前瞻、随机、单盲和对照临床研究，观察地佐辛联合氟比洛芬酯用于上腹部手术术后镇痛的有效性及安全性。结果显示，两组术后各时点安静状态VAS评分及Ramsay镇静评分差异均无统计学意义，90°翻身活动时地佐辛组(D组)各时点VAS评分均低于舒芬太尼组(S组)。出汗、恶心和寒战发生率D组明显低于S组。表明地佐辛联合氟比洛芬酯较单用舒芬太尼对术后运动痛有较好的疗效，且副作用少。李露等[14]研究了罗哌卡因局部浸润联合氯诺昔康静脉自控镇痛(PCIA)在颈椎后路术后镇痛的效果。结果表明罗哌卡因切口局部浸润联合氯诺昔康PCIA应用于颈椎后路术后镇痛效果优于单纯氯诺昔康PCIA。李肇端等[15]采用Meta分析法评价氯胺酮麻醉患儿术后疼痛程度的变化。结果显示，共纳入15项研究，包括955例患者，其中对照组455例，氯胺酮组500例。氯胺酮全身麻醉患儿术后6 h内疼痛评分降低，镇痛药物用量减少；氯胺酮局部麻醉患儿术后6～24 h疼痛评分降低，术后6 h内镇痛药物用量减少；氯胺酮骶管阻滞患儿感觉阻滞持续时间延长，术后6 h内镇痛药物用量减少。氯胺酮麻醉患儿术后恶心呕吐和精神类症状的发生率无变化。表明氯胺酮麻醉患儿术后6 h内疼痛程度减轻，镇痛药物用量减少。

随着可视化设备的临床应用，利用超声引导行区域或神经阻滞在术后镇痛方面也得到越来越多的应用。魏长娜等[16]研究超声引导下髂筋膜腔隙阻滞对全髋关节置换术患者术后镇痛的效果。将择期行全髋关节置换术患者36例随机分为2组($n=18$)：生理盐水组(NS组)和罗哌卡因组(R组)，手术结束后30 min内行患侧超声引导下髂筋膜腔隙阻滞，R组髂筋膜腔隙注射0.25%罗哌卡因30 ml，NS组注射等容量生理盐水。结果显示，与NS组比较，R组T_1～T_7时静态VAS评分、T_4～T_7时被动运动VAS评分和T_5～T_7时主动运动VAS评分均降低，各时段芬太尼用量减少。两组不良反应发生率差异无统计学意义，表明全髋关节置换术患者超声引导下髂筋膜腔隙阻滞的镇痛效果好，安全性良好。倪文宗等[17]研究了超声引导下连续股神经阻滞(CFB)用于全膝关节置换术(TKA)术后镇痛的临床效果。结果显示，试验组在术后各时间点静息及运动状态时的疼痛VAS评分均显著低于对照组，在各时间段吗啡用量及72 h总用量均显著少于对照组，在术后1、2、4 h的股四头肌肌力显著弱于对照组。试验组的阿片类药物相关不良反应发生率为40%，显著低于对照组的85%。试验组的总体满意率为95%，显著高于对照组的10%。表明超声引导下的CFB能有效缓解TKA术后疼痛，减少阿片类镇痛药物的使用量及相关不良反应，提高患者的满意度。

腔镜下微创手术已在全国普及。此类手术创伤小，患者术后出院快，因此对术后镇痛的质量也提出了新的挑战。本年度有多项研究探索了腔镜手术下不同镇痛方法和镇痛药物的使用，值得同道借鉴。赵彤等[18]比较了胸腔镜下肺叶切除术患者术后患者自控静脉镇痛(PCIA)、患者自控椎旁神经阻滞(PCPB)和患者自控硬膜外镇痛(PCEA)的效果。结果显示，与PCIA组比较，PCPB组和PCEA组血浆皮质醇浓度和嗜睡发生率降低；与PCPB组比较，PCEA组血浆皮质醇浓度降低。与基础值比较，PCIA组和PCPB组术后血浆皮质醇浓度升高，PCEA组血浆皮质醇浓度差异无统计学意义。表明与PCIA比较，在提供等效镇痛效果的前提下，PCEA可抑制胸腔镜下肺叶切除术患者应激反应，而PCPB可减轻应激反应，且安全性良好。李肇端等[19]观察了静脉输注利多卡因对行腹腔镜胆管探查术患者术后镇痛和肠功能的影响。结果显示小剂量利多卡因静注可促进腹腔镜胆管探查术患者肠蠕动恢复，缩短患者住院时间，有利于术后康复。王美青等[20]观察了罗哌卡因联合地塞米松腹腔内喷洒对腹腔镜胆囊切除术(LC)后疼痛的影响。结果表明罗哌卡因联合地塞米松腹腔内喷洒可增强罗哌卡因的术后镇痛效果和延长镇痛时间，但对术后早期(术后4 h)切口痛缓解不明显。

瑞芬太尼复合全身麻醉后患者常出现痛觉过敏现象，本年度有多项研究探讨了其解决方法。刘玥等[21]采用Meta分析评价N-甲基-D-天冬氨酸(NMDA)受体拮抗剂预防瑞芬太尼诱发术后痛觉过敏的效果。结果显示，共纳入14项研究，包括623例患者，其中氯胺酮组223例，硫酸镁组87例，对照组313例。NMDA受体拮抗剂可降低术后4 h时疼痛评分，对术后镇痛药需要量、第1次需要镇痛治疗的时间及不良反应的发生率无影响。表明NMDA受体拮抗剂(氯胺酮和硫酸镁)并不能预防瑞芬太尼诱发的术后痛觉过敏。黄子津等[22]观察了帕瑞昔布钠对瑞芬太尼复合麻醉诱发患者术后痛觉过敏的影响。结果表明麻醉前30 min静脉注射帕瑞昔布钠40 mg可抑制瑞芬太尼复合麻醉诱发患者术后痛觉过敏。沈国容等[23]观察了预注小剂量氯胺酮或帕瑞昔布对瑞芬太尼麻醉后痛觉过敏的影响。结果显示，与对照组(N组)比较，氯胺酮组(K组)和帕瑞昔布组(P组)术后VAS评分≥4分时间延长，PACU中吗啡总用量减少，术后30、45、60、90、120 min的VAS评分降低；K组和P组各指标差异无统计学意义。表明预先注射氯胺酮或帕瑞昔布均可缓解瑞芬太尼麻醉后痛觉过敏。陶佳等[24]* 观察了术前静脉预注射右美托咪定对术后疼痛及大剂量瑞芬太尼麻醉痛觉过敏的影响。结果表明术前预注右美托咪定能明显改善患者的术后疼痛及大剂量瑞芬太尼麻醉所导致的痛觉过敏，并减少术后恶心呕吐的发生率。崔伟华等[25]观察了小剂量利多卡因静脉输注能否减轻瑞芬太尼停药后疼痛。将40例择期行剖胸手术的患者，随机均分为两组：利多卡因组（L组）及对照组（C组）。结果显示，拔管后30、60、120 min吗啡用量L组明显低于C组。拔管后6 h PCA吗啡用量L组明显低于C组。拔管后6 h L组咳嗽时VAS评分低于C组，拔管后6 h内利多卡因血药浓度＞(0.34±0.18) μg/ml，L组PCA吗啡用量低于C组。表明利多卡因血药浓度＞(0.34±0.18)μg/ml时，能起到减轻瑞芬太尼停药后疼痛的作用。

唐碧云等[26]*研究了急性疼痛服务（APS）团队早期干预对患者术后自控镇痛效果的影响。结果表明APS团队早期干预可增强术后自控镇痛效果，提高患者的满意度。在不良反应发生率方面目前虽未见显著改善，但随着APS工作的不断深入，对于常见不良反应的提前预防性干预，将可能有望降低不良反应的发生。

（三）慢性疼痛治疗

颈椎间盘突出症发病率有逐年增高且发现呈年轻化的趋势，严重影响患者的工作和生活，非手术治疗难以治愈且复发率高，而开放性手术治疗创伤大、恢复慢、并发症较多，因此各种微创治疗手术应运而生。

贺永进等[27]研究了低温等离子射频盘内髓核消融术联合胶原酶盘外溶解术治疗颈椎间盘突出症的效果。结果表明低温等离子射频盘内髓核消融术联合胶原酶盘外溶解术治疗颈椎间盘突出症的效果优于单独应用胶原酶盘外溶解术。林泓怡等[28]比较了经皮激光椎间盘减压术（PLDD）和双极射频椎间盘髓核成形术（PIRFT）治疗颈椎间盘突出症的临床疗效及安全性。结果显示，所有患者均成功穿刺，PLDD组（A组）有2例随访脱漏，另有1例患者因接受了其他微创手术，排除本研究。两组术后1、3、7 d VAS评分均明显低于术前，术后3、7 d PIRFT组（B组）患者VAS评分低于A组。在术后180 d随访期内B组的MacNab评价均好于A组。两组均未发生严重并发症。表明与PLDD比较，PIRFT治疗颈椎间盘突出症疗效更好、不良反应更少。

超声引导下的可视化操作在慢性疼痛治疗中也逐渐得到应用。朱紫瑜等[29]观察了超声引导下行颈脊神经后内侧支阻滞治疗颈椎小关节综合征的临床可行性、准确性、有效性及安全性。结果超声引导下行颈脊神经后内侧支阻滞治疗颈椎小关节综合征具临床可行性，准确性、安全性高，疗效确切。

治疗手段的安全性是开展治疗的前提和基础。李慧等[30]*研究了侧隐窝注射臭氧（O_3）治疗腰椎间盘突出症致神经根炎对糖尿病患者血糖的影响。结果表明侧隐窝注射O_3治疗腰椎间盘突出症致神经根炎对糖尿病患者血糖无明显影响。

癌痛治疗也是慢性疼痛治疗中的一个重要领域。牛丽娟等[31]比较了芬太尼透皮贴剂与吗啡控释片控制高龄中、重度癌痛患者的疗效和不良反应。结果显示，芬太尼透皮贴剂组（A组）和吗啡控释片组（B组）治疗前后Karnofsky(KPS)评分差异无统计学意义，但嗜睡、便秘、排尿困难等不良反应发生率A组明显低于B组。表明两种药物治疗高龄中、重度癌痛疗效可靠，生活质量均可得到改善，但芬太尼透皮贴剂不良反应发生率较低。

（陈　辉）

参 考 文 献

1* 邓　婕，等. 中华麻醉学杂志，2011，31(9)：1039
2* 谭宏宇，等. 中华麻醉学杂志，2012，32(7)：784
3 刘　华，等. 上海医学，2011，34(10)：735
4 吴一泉，等. 中华麻醉学杂志，2012，32(1)：74
5 维　拉，等. 临床麻醉学杂志，2011，27(10)：979
6 李　琼，等. 临床麻醉学杂志，2011，27(10)：991
7 张蔚青，等. 中华麻醉学杂志，2012，32(4)：430
8 殷霞丽，等. 临床麻醉学杂志，2011，27(10)：965
9 闫　琦，等. 中华麻醉学杂志，2012，32(7)：853
10 何建伟，等. 临床麻醉学杂志，2012，28(4)：349
11 王　戡，等. 临床麻醉学杂志，2011，27(10)：941
12 斯妍娜，等. 临床麻醉学杂志，2011，27(10)：953
13 刘晓宇，等. 临床麻醉学杂志，2012，28(3)：213
14 李　露，等. 临床麻醉学杂志，2012，28(2)：158
15 李肇端，等. 中华麻醉学杂志，2012，32(4)：444
16 魏长娜，等. 中华麻醉学杂志，2011，31(10)：1175
17 倪文宗，等. 上海医学，2012，35(4)：291
18 赵　彤，等. 中华麻醉学杂志，2012，32(3)：330
19 李肇端，等. 临床麻醉学杂志，2012，28(6)：549
20 王美青，等. 临床麻醉学杂志，2012，28(6)：552
21 刘　玥，等. 中华麻醉学杂志，2011，31(10)：1170
22 黄子津，等. 中华麻醉学杂志，2012，32(4)：426
23 沈国容，等. 临床麻醉学杂志，2011，27(10)：995
24* 陶　佳，等. 临床麻醉学杂志，2011，27(10)：947
25 崔伟华，等. 临床麻醉学杂志，2011，27(10)：956
26* 唐碧云，等. 中华麻醉学杂志，2012，32(6)：680
27 贺永进，等. 中华麻醉学杂志，2011，31(9)：1042
28 林泓怡，等. 临床麻醉学杂志，2011，27(10)：970

29 朱紫瑜,等.上海医学,2012,35(2):122
30* 李 慧,等.中华麻醉学杂志,2012,32(4):397
31 牛丽娟,等.临床麻醉学杂志,2011,27(10):984

异丙酚对失血性休克/复苏兔胃黏膜细胞凋亡的影响[中华麻醉学杂志,2012,32(4):488] 张丽峰等研究了丙泊酚对失血性休克/复苏兔胃黏膜细胞凋亡的影响。将健康成年雄性新西兰大白兔100只,体重2.5～3.0 kg,采用随机数字表法,随机分为5组($n=20$):假手术组(S组)、模型组(M组)及丙泊酚不同给药时机组P_1组:预先给药组、P_2组:后处理组和P_3组:治疗组。采用股动脉放血及股静脉回输血、输液法制备失血性休克/复苏诱发胃黏膜损伤模型,MAP降至35～40 mmHg并维持60 min。P_1组、P_2组和P_3组分别于放血前10 min、复苏开始前10 min及复苏开始后20 min时静脉注射丙泊酚5 mg/kg后,以20 mg/(kg·h)静脉输注至复苏开始后90 min,S组和M组给予等容量生理盐水。复苏开始后90 min时取胃组织,肉眼下观察胃黏膜损伤情况,采用TUNEL法和免疫组化法分别测定胃黏膜细胞凋亡及Bcl-2和Bax蛋白表达。结果与S组比较,其余4组胃黏膜有不同程度损伤,凋亡指数(AI)及Bax蛋白表达升高,而Bcl-2蛋白表达及Bcl-2/Bax比值降低($P<0.05$或0.01)。与M组比较,P_1组、P_2组和P_3组胃黏膜损伤减轻,AI降低,P_1组和P_2组Bax蛋白表达降低,而Bcl-2蛋白表达和Bcl-2/Bax比值升高($P<0.05$或0.01)。与P_3组比较,P_1组胃黏膜损伤减轻,AI和Bax蛋白表达降低,而Bcl-2蛋白表达和Bcl-2/Bax比值升高($P<0.05$)。表明丙泊酚预先给药和后处理通过上调Bcl-2蛋白表达和下调Bax蛋白表达减轻失血性休克/复苏兔胃黏膜细胞凋亡。

(范晓华)

述评 丙泊酚不仅是临床广泛应用的静脉麻醉药物,而且还具有较强的抗氧化和抑制细胞凋亡作用。本研究表明丙泊酚预先给药和后处理通过上调Bcl-2蛋白表达和下调Bax蛋白表达减轻失血性休克/复苏兔胃黏膜细胞凋亡。该研究为丙泊酚抑制细胞凋亡作用提供了一定的理论依据,但在抑制细胞凋亡方面是否还有其他途径尚需进一步研究。

(刘 毅)

不同剂量芬太尼对疼痛激活脑区的影响:功能性磁共振成像研究[中华麻醉学杂志,2012,32(7):781] 林思芳等应用功能性磁共振成像技术,研究了不同剂量芬太尼对疼痛激活脑区的影响。选取右利手男性健康志愿者20名,年龄20～40岁,采用随机数字表法,将受试者随机分为2组($n=10$):芬太尼1.0 μg/kg组(F_1组)和芬太尼1.5 μg/kg组(F_2组)。300 g von Frey纤维丝刺激受试者左足心作为机械性伤害性刺激。静脉注射各组相应剂量芬太尼。于给药前、给药后5、10、15、20 min时给予机械性伤害性刺激,记录VAS评分。1周后行功能性磁共振成像扫描。扫描序列包括结构像扫描和功能像扫描,其中功能像扫描包括机械性伤害性刺激P_1扫描、不同剂量芬太尼的药物扫描(扫描前单次静脉注射芬太尼)和机械性伤害性刺激P_2扫描。P_1、P_2扫描包括10 s的初始采集信号扫描及静息态(20 s)与刺激态(20 s)交替循环6次扫描。给药扫描包括空白平衡扫描4 min和给药后扫描8 min。记录芬太尼给药前后疼痛激活脑区的改变。结果发现F_1组(P_2～P_1)激活的脑区:同侧扣带回;F_2组(P_2～P_1)激活的脑区:双侧扣带回和对侧岛叶。F_2组与F_1组功能磁共振成像叠加相比(F_2组～F_1组)可见同侧扣带回激活。表明机械性伤害性刺激时芬太尼可促进扣带回和岛叶的活动,且与剂量有关,提示这两个脑区可能是芬太尼发挥镇痛作用的靶位。

(范晓华)

述评 阿片类药物具体如何在人脑发挥镇痛效应以及在脑组织中的功能定位仍未阐明。功能性磁共振成像技术实现了对痛觉相关脑区的精确定位。该研究表明机械性伤害性刺激时芬太尼可促进扣带回和岛叶的活动,且与剂量有关,提示这两个脑区可能是芬太尼发挥镇痛作用的靶位。该研究为进一步明确阿片类药物如何发挥镇痛作用提供了一定的理论基础。

(刘 毅)

异氟醚麻醉对新生大鼠齿状回神经干细胞增殖及分化的影响[中华麻醉学杂志,2012,32(7):839] 陈英圳等研究了异氟烷麻醉对新生大鼠齿状回神经干细胞增殖及分化的影响。将SD大鼠10只,7 d龄,雌雄不拘,体重16～20 g,采用随机数字表法,随机分为2组($n=5$):对照组(C组)和异氟烷组(I组)。I组先吸入2.5%异氟烷3 min行麻醉诱导,然后吸入1.5%异氟烷4 h,C组只吸入空气。分别于给药前及停止给药后腹腔注射5-溴脱氧尿苷(Brdu)100 mg/kg,以标记齿状回的神经干细胞及其子细胞,第2次给予BrdU后24 h处死大鼠,取脑组织,采用BrdU和神经源性分化蛋白(NeuroD)(神经母细胞和未成熟神经元标志物)免疫荧光双标的方法测定$BrdU^+$和$NeuroD^+$表达情况,以$BrdU^+$细胞计数反映齿状回神经干细胞增殖情况,以$NeuroD^+$细胞计数与$BrdU^+$细胞计数的比值

(NeuroD$^+$/BrdU$^+$)反映神经干细胞向神经元分化情况。结果与C组比较,I组齿状回BrdU$^+$细胞计数减少,而齿状回NeuroD$^+$/BrdU$^+$升高($P<0.05$或0.01)。表明异氟烷麻醉可抑制新生大鼠齿状回神经干细胞的增殖,并促进其向神经元分化。

(范晓华)

述评　吸入麻醉药对幼龄动物的神经毒性作用有一个敏感期,这个敏感期处于大脑发育的激增期。新生大鼠海马神经发生主要由齿状回神经干细胞(NSC)的增殖和分化所调控,增殖和分化两者紧密联系并相互制约。该研究表明异氟烷麻醉可抑制新生大鼠齿状回神经干细胞的增殖,并促进其向神经元分化。为吸入麻醉药的神经毒性作用提供了一定的理论基础,该研究的不足之处是研究例数较少。

(刘　毅)

p38丝裂原活化蛋白激酶在罗哌卡因致SH-SY5Y细胞凋亡中的作用[中华麻醉学杂志,2011,31(12):1424]　周树勤等研究了p38丝裂原活化蛋白激酶(p38MAPK)在罗哌卡因致SH-SY5Y细胞凋亡中的作用,以探讨罗哌卡因诱发神经毒性的机制。采用随机数字表法,将SH-SY5Y细胞随机分为4组($n=18$):正常对照组(C组)、10 μmol/L p38MAPK特异性抑制剂SB203580组(SB组)、3 mmol/L罗哌卡因组(R组)、10 μmol/L SB203580+3 mmol/L罗哌卡因组(SB+R组)。C组在细胞培养液中继续培养;SB组在含10 μmol/L SB203580培养液中孵育;R组在含3 mmol/L罗哌卡因的培养液中孵育;SB+R组在含10 μmol/L SB203580的培养液中孵育30 min后,用含3 mmol/L罗哌卡因的培养液继续孵育。各组细胞培养或罗哌卡因孵育4 h后采用流式细胞仪检测细胞内活性氧(ROS)水平和细胞凋亡率,采用Western blot法检测p38MAPK和磷酸化p38MAPK(p-p38MAPK)的表达,采用MTY法检测细胞活力。结果与C组比较,R组和SB+R组ROS水平升高,p-p38MAPK表达上调,细胞活力降低,细胞凋亡率升高($P<0.01$),SB组上述指标差异无统计学意义($P>0.05$);与R组比较,SB组p-p38MAPK表达下调,细胞活力升高,细胞凋亡率降低($P<0.01$)。四组p38MAPK表达水平差异无统计学意义($P>0.05$)。表明罗哌卡因致SH-SY5Y细胞凋亡作用的机制部分与p38MAPK的激活有关。

(范晓华)

述评　局部麻醉药具有潜在的神经毒性,可能与局部麻醉药引起的神经细胞凋亡相关。p38MAPK信号转导途径是MAPK家族中重要的组成部分,主要参与应激反应和炎性反应的调控,还参与细胞增殖、分化和凋亡的调控。该研究表明罗哌卡因致SH-SY5Y细胞凋亡作用的机制部分与p38MAPK的激活有关。尚需进一步研究证实罗哌卡因导致细胞凋亡的其他途径。

(刘　毅)

连续肌间沟臂丛神经阻滞对关节镜肩袖修复术患者围手术期管理的影响[中华医学杂志,2012,92(33):2327]　魏越等观察了连续肌间沟臂丛神经阻滞(CISB)复合全身麻醉(GA)对行肩关节镜手术的患者术中血流动力学控制、全身麻醉用药量、术野出血情况、术后镇痛、并发症等方面的影响。经北京大学第三医院伦理委员会批准,选择2010年11月至2011年10月于北京大学第三医院行择期单侧肩关节镜下肩袖修复术的患者60例。使用随机数字表将患者随机分为肌间沟臂丛神经阻滞复合全身麻醉组(ISB+GA组)和全身麻醉组(GA组)。ISB+GA组患者首先接受ISB,两组患者均接受GA,术中实施控制性降压,维持外耳道水平平均动脉压(MAP)60~65 mmHg(1 mmHg=0.133 kPa),术后ISB+GA组采用CISB镇痛,GA组使用静脉患者自控镇痛(PCIA)。结果两组均能提供较好的手术视野,术野评分差异无统计学意义。维持期间ISB+GA组较GA组瑞芬太尼用量低[(0.04±0.03)vs(0.14±0.03)μg/(kg·min),$P<0.01$],七氟烷吸入浓度亦低(1.80%±0.5%比2.1%±0.5%,$P<0.01$)。术中两组患者均能维持理想的目标血压,组间比较各时点MAP和心率差异无统计学意义;手术结束后各时点MAP和心率ISB+GA组均低于GA组($P<0.05$)。术后ISB+GA组疼痛评分均低于GA组($P<0.01$),患者满意度高于GA组[8(6~10) vs 7(5~10),$P<0.01$]。表明与单纯GA比较,ISB复合GA能更好控制术中血压,减少术中全麻药用量,使患者苏醒更快,术后镇痛效果更好,并发症更少,患者满意度更高。在肩关节镜手术时采用ISB复合GA是更好的选择。

(范晓华)

述评　神经阻滞技术随着神经刺激仪以及超声技术的应用,在某些患者中具有独特的优势。该研究表明与单纯GA比较,ISB复合GA能更好控制术中血压,减少术中全麻药用量,使患者苏醒更快,术后镇痛效果更好,并发症更少,患者满意度更高。在肩关节镜手术时采用ISB复合GA是更好的选择。但是在所有这类患者中均采用复合麻醉有待进一步证实。

(刘　毅)

盲探气管插管装置联合呼气末二氧化碳监测用于困难气道患者经鼻气管插管的效果[中华麻醉学杂志,2012,32(5):579]　严佳等研究了盲探气管插管装置联合呼气末二氧化碳监测用于困难气道患者经鼻气管插管的效果。择期经鼻气管插管的口腔颌面外科手术患者60例，性别不限，年龄35～64岁，体重55～75 kg，ASA分级Ⅰ或Ⅱ级，张口度<3 cm，颈部后仰度<30°，Mallampati分级Ⅲ或Ⅳ级，甲颏间距<6.5 cm，预计为困难气道。采用随机数字表法，将患者随机分为2组($n=30$)：盲探气管插管装置组（Ⅰ组）和盲探气管插管装置联合呼气末二氧化碳监测（Ⅱ组）。Ⅰ组采用盲探气管插管装置进行气管插管；Ⅱ组采用盲探气管插管装置结合呼气末二氧化碳监测进行气管插管。记录气管插管情况、气管插管时间、气管插管期间（鼻出血、心动过速、高血压和低氧血症）和术后（咽痛和声音嘶哑）不良反应的发生情况。结果显示2组患者气管插管成功率均为100%。2组均未见心动过速、高血压、低氧血症和声音嘶哑的发生。与Ⅰ组比较，Ⅱ组首次气管插管成功率升高，气管插管时间缩短，鼻出血和咽痛的发生率降低($P<0.05$)。表明盲探气管插管装置联合呼气末二氧化碳监测用于困难气道患者经鼻气管插管时可缩短气管插管时间，提高气管插管成功率，减少不良反应的发生。

（范晓华）

述评　对于可能的困难气道患者，安全的处理是保持患者清醒和自主呼吸，解决气道问题后再行全麻诱导。以往采用盲探气管插管常通过听声辨位的方法来判断气管导管的尖端是否正对声门口，该方法完全依赖操作者的经验。该研究采用呼气末二氧化碳监测代替以往听声辨位的方法，提高了气管插管成功率，减少了不良反应的发生。为改善盲探气管插管技术提供了有益的探索。

（刘　毅）

不同剂量右美托咪啶对七氟醚抑制切皮诱发患者体动反应肺泡气最低有效浓度的影响［中华麻醉学杂志，2012，32(7)：808］　庞国勋等研究了不同剂量右美托咪啶对七氟烷抑制切皮诱发患者体动反应肺泡气最低有效浓度（MAC）的影响。择期拟在全麻下行下腹部手术患者，性别不限，年龄18～64岁，体重指数21～27 kg/m²，ASA分级Ⅰ或Ⅱ级。采用随机数字表法，将其随机分为4组：对照组（C组）和不同剂量右美托咪啶组(D_1组、D_2组和D_3组)。麻醉诱导前静脉输注右美托咪啶（生理盐水稀释至15 ml）0.2 μg/kg（D_1组）、0.4 μg/kg（D_2组）、0.6 μg/kg（D_3组）或生理盐水15 ml（C组），30 min内输注完毕。4组均采用吸入七氟烷麻醉诱导，气管插管后行机械通气。采用序贯法确定麻醉维持期间呼气末七氟烷浓度。C组、D_1组、D_2组和D_3组第1例患者呼气末七氟烷浓度分别设定为3.0%、3.0%、2.5%和2.0%，预定呼气末七氟烷浓度稳定15 min时进行切皮。评估患者切皮时体动反应，当发生体动反应时，上调一个浓度梯度，否则下调一个浓度梯度，相邻浓度比值为0.9，根据前一例患者是否发生体动反应确定下一例患者呼气末七氟烷浓度，直至每组出现第7个交叉点。以各交叉点呼气末七氟烷浓度的均数作为MAC值，并计算95%可信区间（CI）。结果显示，C组、D_1组、D_2组和D_3组入选病例分别18、20、20、22例；C组、D_1组、D_2组和D_3组七氟烷MAC值（95% CI）分别为2.5%（2.3%～2.8%）、1.5%（1.3%～1.7%）、1.3%（1.0%～1.6%）和1.1%（0.7%～1.5%）。与C组比较，D_1组～D_3组七氟烷MAC值降低($P<0.05$)；与D_1组比较，D_2组和D_3组七氟烷MAC值降低($P<0.05$)；D_2组和D_3组七氟烷MAC值差异无统计学意义($P>0.05$)。表明右美托咪啶0.2、0.4、0.6 μg/kg可明显降低七氟烷抑制手术患者切皮诱发体动反应的MAC值，且呈剂量依赖性。

（范晓华）

述评　MAC是评价吸入麻醉药效价的常用指标，单纯采用七氟烷麻醉并不能抑制术中切皮以及手术操作所诱发的强烈伤害性刺激。而右美托咪啶是一种高选择性α_2肾上腺素能受体激动剂，镇静、镇痛效果较好，且无呼吸抑制，目前在临床的应用越来越广泛。该研究表明右美托咪啶0.2、0.4、0.6 μg/kg可明显降低七氟烷抑制手术患者切皮诱发体动反应的MAC值，且呈剂量依赖性。该研究为临床麻醉中复合七氟烷时右美托咪啶剂量的选择提供了依据。

（刘　毅）

不同时机针刺经穴对直肠癌根治术患者术后恶心呕吐发生的影响：血浆促胃液素浓度的测定［中华麻醉学杂志，2012，32(7)：820］　姚新宇等研究了不同时机针刺经穴对直肠癌根治术患者术后恶心呕吐（PONV）发生的影响。择期拟行直肠癌根治术患者130例，年龄40～59岁，性别不限，BMI 20～25 kg/m²，ASA分级Ⅰ～Ⅲ级，采用随机数字表法，将患者随机分为5组($n=25$)：空白对照组（Ⅰ组）、常规药物治疗组（Ⅱ组）、术前针刺组（Ⅲ组）、术中针刺组（Ⅳ组）、术后针刺组（Ⅴ组）。Ⅰ组不予任何PONV干预；Ⅱ组于手术结束前静脉注射格拉司琼3 mg；Ⅲ组于麻醉诱导前30 min针刺经穴；Ⅳ组于切皮时针刺经穴；Ⅴ组于术毕时针刺经穴。选取双侧内关穴、合谷穴、支沟穴、曲池穴，针刺时间均为30 min。于入室(T_0)、切皮后1 h(T_1)、术毕(T_2)、术后24 h(T_3)时采集外周静脉血样，测定血浆促胃液素浓度，记录术后2 h内、2～6 h、6～12 h、12～24 h及24 h内PONV的发生情况。结果与Ⅰ组比较，Ⅱ组和Ⅲ组术后2 h内及 24 h 内 PONV 发生率及 T_3 时血浆促胃液素浓度降低($P<0.05$),Ⅳ组和Ⅴ组上述指标差异无统计学意义($P>0.05$)。与Ⅱ组比较,Ⅲ组 T_3 时血浆促胃液素浓度降低($P<0.05$),PONV 的发生率差异无统计学意义($P>0.05$),Ⅳ组和Ⅴ组术后 2 h 内及 24 h 内 PONV 的发生率升高($P<0.05$)。与Ⅲ组比较,Ⅳ组和Ⅴ组术后 2 h 内及 24 h 内 PONV 的发生率及 T_3 时血浆促胃液素浓度升高($P<0.05$)。Ⅳ组和Ⅴ组间各指标差异无统计学意义($P>0.05$)。表明术前针刺经穴可降低直肠癌根治术患者 PONV 的发生,且与常规药物防治效果近似,其机制与降低术后血浆促胃液素浓度有关。

(范晓华)

述评　术后恶心呕吐时围术期常见的并发症,可引起患者不同程度的生理和心理不适,影响术后恢复。常规药物治疗由于副作用以及费用等原因,并不能十分有效的控制术后恶心呕吐。而针刺经穴可提高胃肠道平滑肌张力,促进肠道平滑肌蠕动,调理胃肠功能。并且针刺经穴对机体生理影响小,并发症少。该研究为针刺经穴用于减少术后恶心呕吐的发生提供了理论支持,有助于该项技术在临床的应用。

(刘　毅)

不停跳冠脉搭桥术中急性等容血液稀释对心肌酶与肌钙蛋白 I 的影响[临床麻醉学杂志,2012,28(3):216]　张亮等研究了不停跳冠脉搭桥术(POCAB)中急性等容血液稀释(ANH)对心肌酶、肌钙蛋白 I (cTnI)的影响。试验中选择 OPCAB 患者 60 例,随机均分为 ANH 组(A 组)和对照组(C 组)。A 组于麻醉平稳后依靠重力经中心静脉采血,采血量=体重×60 ml/kg×(血液稀释前 Hct－血液稀释后 Hct)÷Hct 平均值,将血细胞比容(Hct)稀释到 30%,同时输入等容量胶体液 6%羟乙基淀粉;C 组不行血液稀释。记录麻醉诱导后 5 min(ANH 前,T_1)、ANH 后 5 min(T_2)、30 min(T_3)、60 min(T_4)、120 min(T_5)、自体血输注完毕后 10 min(T_6)及 60 min(T_7)的心脏指数(CI)、肺循环阻力(PVR)、体循环阻力(SVR)、肺毛细血管楔压(PCWP)。于术前及术后 4、24、48、72 h 采集血液检测肌酸激酶(CK)、肌酸激酶同工酶(CK－MB)及肌钙蛋白 I(cTnI)的变化。结果与 C 组比较,T_3～T_7 时 A 组 CI 明显升高($P<0.05$);T_4～T_7 时 A 组 PCWP、PVR、SVR、Hb 明显降低($P<0.05$ 或 $P<0.01$)。术后 24、48、72 h 两组 CK、CK－MB、cTnI 均明显高于术前,A 组 CK、CK－MB、cTnI 明显低于 C 组($P<0.05$ 或 $P<0.01$)。表明适度 ANH 在 OPCAB 患者中应用安全性高,且对心肌具有一定保护作用。

(王晓琳)

述评　急性等容血液稀释(ANH)是围术期节约异体血液输注的措施之一。ANH 后血液黏度下降,一方面静脉回流血量增加,心脏前负荷增加;另一方面外周血管扩张,使外周组织血液灌注增加。心肌酶 CK、CK－MB 和 cTnI 能一定程度的反映心肌缺血、缺氧的程度。该研究中 ANH 组 CI 明显升高,CK、CK－MB、cTnI 明显下降,提示可能对心肌具有一定保护作用。但是该研究中 ANH 的适应证控制比较严格,因而其临床指导意义可能有限。

(刘　毅)

远隔肢体缺血预处理对腹主动脉瘤手术病人肺损伤的影响[中华麻醉学杂志,2012,32(3):269]　李偲等观察了远隔肢体缺血预处理对腹主动脉瘤手术患者肺损伤的影响。择期行肾下型腹主动脉瘤切除人工血管置换术患者 62 例,性别不限,年龄 54～72 岁,体重指数 21～36 kg/m²,ASA 分级Ⅱ或Ⅲ级。采用随机数字表法,将患者随机分为 2 组($n=31$):对照组(C 组)和远隔肢体缺血预处理组(RLIP 组)。RLIP 组在麻醉诱导后手术前将左上肢用袖带加压至 200 mmHg 5 min 后袖带放气 5 min,重复 2 次。分别于气管插管后 10 min(T_0)、主动脉开放后 30 min(T_1)、术后 4 h(T_2)、8 h(T_3)、12 h(T_4)、24 h(T_5)时采集动脉和静脉的血样,进行动脉血气分析,计算肺泡-动脉血氧分压差($P_{A-a}O_2$)和呼吸指数(RI),并测定静脉血血清白介素－6(IL-6)、肿瘤坏死因子－α(TNF-α)浓度、血浆超氧化物歧化酶(SOD)活性和丙二醛(MDA)浓度。分别于上述时点记录气道峰压(P peak)、气道平台压(R plat)和呼气末正压(PEEP),以计算肺动态顺应性(Cs)和肺静态顺应性(Cd)。记录术后低氧血症发生情况、拔除气管导管时间和 ICU 停留时间。结果与 C 组比较,RLIP 组 $P_{A-a}O_2$、RI 和血 IL－6、TNF-α 和 MDA 的浓度降低,Cs、Cd 和血 SOD 活性升高,术后低氧血症发生率降低,ICU 停留时间和拔除气管导管时间缩短。表明远隔肢体缺血预处理可减轻腹主动脉瘤手术患者肺损伤,其机制与抑制炎性反应及脂质过氧化反应有关。

(王晓琳)

述评　缺血预处理是减轻器官缺血再灌注损伤的一种有效的方法。近期有研究表明,通过远隔肢体缺血预处理可减轻心、脑、肾等重要脏器的缺血再灌注损伤。该研究发现远隔肢体缺血预处理可减轻腹主动脉瘤手术患者肺损伤,可能与抑制炎性反应及脂质过氧化反应有关。由于缺血再灌注损伤机制复杂,对于该机制的研究尚需进一步深入研究。

(刘　毅)

肺保护性通气策略对食管癌根治术老年患者单肺通气期间脑氧饱和度的影响[中华麻醉学杂志,2012,

32(5)：576] 丁超等研究了肺保护性通气策略对食管癌根治术老年患者单肺通气期间脑氧饱和度(rSO_2)的影响。择期行食管癌根治术的患者40例，年龄65～76岁，体重45～75 kg，ASA分级，Ⅰ～Ⅲ级，采用随机数字表法，将其随机分为2组(n=20)：常规通气组(CV组)和保护性通气组(PV组)。静脉注射咪达唑仑0.05 mg/kg、舒芬太尼0.4 μg/kg、罗库溴铵1 mg/kg和丙泊酚1.5 mg/kg麻醉诱导，左侧插入左侧双腔支气管导管进行机械通气。CV组双肺通气和单肺通气期间V_T均为10 ml/kg，吸呼比均为1∶2；PV组双肺通气和单肺通气期间V_T均为6 ml/kg，吸呼比均为1∶2，并给予PEEP 5 cmH_2O；两组维持$P_{ET}CO_2$ 35～45 mmHg。吸入2%七氟烷，间断静脉注射罗库溴铵0.5 mg/kg维持麻醉。于麻醉诱导前、双肺通气10 min和单肺通气30 min时，进行动脉血气分析，计算肺内分流率(Qs/Qt)，记录rSO_2。记录单肺通气期间低rSO_2(rSO_2积分>3 000%)的发生情况。结果与CV组比较，PV组单肺通气30 min时PaO_2和rSO_2升高，Qs/Qt降低，低rSO_2发生率降低(P<0.05)。表明肺保护性通气策略可改善食管癌根治术老年患者单肺通气期间的氧合，降低肺内分流，减少低rSO_2的发生。

(王晓琳)

述评 肺保护性通气策略是维持较小的潮气量和气道压，允许一定范围的高碳酸血症，同时给予一定水平的PEEP以改善肺顺应性和氧和。单肺通气期间导致rSO_2下降的因素很多。该研究通过肺保护性通气策略可改善食管癌根治术老年患者单肺通气期间的氧合，降低肺内分流，减少低rSO_2的发生。结果对于老年患者围术期管理有一定的临床指导意义，但该研究病例数不多，尚需大规模的临床研究进行验证。

(刘 毅)

右美托咪啶对重度颅脑损伤患者术后颅内压的影响[中华麻醉学杂志，2012，32(2)：148] 郑羡河等研究了右美托咪啶对重度颅脑损伤患者术后颅内压(ICP)的影响。选择急诊行开颅手术的重度颅脑损伤患者90例，格拉斯哥昏迷量表评分3～7分，随机分为3组(n=30)：对照组(C组)和不同剂量右美托咪啶组(D_1组和D_2组)。气管插管后，D_1组或D_2组分别静脉输注右美托咪啶0.3或0.7 μg/(kg·h)，持续48 h。手术结束前，将微型传感器植入硬脑膜外，持续监测ICP，术后2 d内若ICP≥30 mmHg则静脉注射地塞米松0.2 mg/kg、甘露醇0.5 mg/kg和甘油果糖0.25 mg/kg。于麻醉诱导后(T_0)、术后6 h(T_1)、12 h(T_2)、24 h(T_3)时采集外周静脉血样测定血清IL-1β和TNF-α浓度；术后90 d采用格拉斯哥预后量表评分进行临床疗效分级；记录地塞米松、甘露醇和甘油果糖的用量。结果显示，与T_0时比较，三组T_1～T_3时血清IL-1β和TNF-α浓度升高(P<0.05)；与C组比较，D_1组和D_2组T_1～T_3时血清IL-1β和TNF-α浓度、地塞米松、甘露醇、甘油果糖用量降低，临床疗效分级升高(P<0.05)；与D_1组比较，D_2组T_1～T_3时血清IL-1β和TNF-α浓度、地塞米松、甘露醇、甘油果糖用量降低，临床疗效分级升高(P<0.05)。表明右美托咪啶可降低重度颅脑损伤患者术后ICP，有利于患者预后，且与剂量有关；其机制可能与降低TNF-α、IL-1β水平，抑制炎性反应有关。

(孟 岩)

述评 重度颅脑损伤后ICP升高可引起脑血流量降低，脑供血不足，进一步加重已损伤的脑组织缺氧。而右美托咪啶是一种高选择性α_2肾上腺素能受体激动剂，镇静、镇痛效果较好，且无呼吸抑制，目前在临床的应用越来越广泛。该研究表明右美托咪啶可降低重度颅脑损伤患者术后ICP，且与剂量有关；其机制可能与降低TNF-α、IL-1β水平，抑制炎性反应有关。重度颅脑损伤可引起明显的炎症反应，右美托咪啶抑制炎症反应的机制尚需进一步研究。

(刘 毅)

脊柱手术患者术后谵妄和术后认知功能障碍的危险因素[中华麻醉学杂志，2012，32(5)：541] 倪诚等筛选了脊柱手术患者术后谵妄(POD)和术后认知功能障碍(POCD)的危险因素。择期全麻下行脊柱手术的患者120例，性别不限，年龄50～76岁。根据术后2 d是否发生POD，将患者分为非POD组和POD组，根据术后3 d是否发生POCD，将患者分为非POCD组和POCD组。术前1 d分别采用Stroop色词测验和Beck抑郁自评量表评估执行功能和抑郁状态，记录年龄、性别、受教育程度、每周饮酒量、精神病史、ASA分级和Charlson合并症指数、麻醉方法和术中抗胆碱能药物使用情况、术后1 d时VAS评分，将组间差异有统计学意义的因素进行多因素logistic回归分析，筛选POD和POCD的危险因素。结果显示11例患者发生POD，发生率9.2%；30例患者发生POCD，发生率25.0%。logistic回归分析结果显示：Stroop评分低、Beck抑郁评分高、Charlson合并症指数高和精神病史是POD的危险因素；Stroop评分低、Beck抑郁评分高、Charlson合并症指数高和每周饮酒量多是POCD的危险因素(P<0.05或0.01)。表明术前执行功能降低、抑郁状态和合并症多是脊柱手术患者POD和POCD共同的危险因素，精神病史是POD的危险因素，饮酒量多是POCD的危险因素。

(孟 岩)

述评　全麻术后谵妄(POD)和术后认知功能障碍(POCD)是近五年来该领域内研究的热点。探索其复杂机制以及预防策略，是两大研究方向。该研究探索了POD和POCD共同的危险因素及各自的危险因素，具有一定创新价值。鉴于其具有复杂的机制，并且在临床中并不能完全将POD和POCD区分，因而多种因素的相互作用可能影响对机制的进一步研究。

(刘　毅)

不同全麻下腹腔镜结肠癌切除术病人围术期细胞免疫功能的比较[中华麻醉学杂志，2011，31(8)：909] 周桥灵等比较了在相同麻醉深度下不同全麻对腹腔镜结肠癌切除术患者围术期细胞免疫功能的影响。将择期行腹腔镜结肠癌切除术的患者90例，年龄40～64岁，ASA分级Ⅰ或Ⅱ级，随机分为3组($n=30$)：全凭静脉麻醉组(Ⅰ组)、吸入全麻组(Ⅱ组)和静吸复合全麻组(Ⅱ组)。Ⅰ组静脉注射咪达唑仑、舒芬太尼和维库溴铵，TCI丙泊酚和瑞芬太尼麻醉诱导；TCI丙泊酚和瑞芬太尼，间断静脉注射维库溴铵维持麻醉。Ⅱ组吸入七氟烷麻醉诱导，吸入七氟烷，间断静脉注射维库溴铵维持麻醉。Ⅲ组静脉注射咪达唑仑、舒芬太尼和维库溴铵，TCI丙泊酚和瑞芬太尼麻醉诱导，TCI丙泊酚和瑞芬太尼，吸入七氟烷，间断静脉注射维库溴铵维持麻醉。术中采用Nareotrend指数监测麻醉深度，维持Narcotrend指数37～64。于麻醉诱导前30 min(T_0)、切皮后2 h(T_1)、术毕(T_2)和术后24 h(T_3)时采外周静脉血样，采用流式细胞术测定T淋巴亚群$CD3^+$、$CD4^+$、$CD8^+$和NK细胞的水平，计算$CD4^+/CD8^+$。结果与T_0时比较，Ⅱ组T_2时$CD3^+$、$CD4^+$、$CD4^+/CD8^+$和NK细胞水平降低，Ⅲ组T_2时NK细胞水平降低($P<0.05$)；与Ⅰ组比较，T_2时Ⅱ组$CD3^+$、$CD4^+$、$CD4^+$、$CD8^+$和NK细胞水平降低，Ⅲ组NK细胞水平降低($P<0.05$)；与Ⅲ组比较，T_2时Ⅱ组$CD3^+$和$CD4^+$水平降低($P<0.05$)。表明与吸入麻醉和静吸复合麻醉比较，全凭静脉麻醉对腹腔镜结肠癌切除术患者围术期细胞免疫功能的抑制程度低。

(孟　岩)

述评　机体抗肿瘤免疫中细胞免疫占据主要地位。手术应激可引起细胞免疫功能抑制，不同方法的全身麻醉可能导致不同的手术应激程度，从而对细胞免疫功能的影响产生差异。该研究通过比较吸入麻醉和静吸复合麻醉，表明全凭静脉麻醉对腹腔镜结肠癌切除术患者围术期细胞免疫功能的抑制程度低。该结果对于肿瘤患者的麻醉有一定的指导意义。

(刘　毅)

乌司他丁对活体肝移植术患者心肌损伤的影响[中华麻醉学杂志，2012，32(3)：274] 喻文立等研究了乌司他丁对活体肝移植术患者心肌损伤的影响。将择期活体肝移植术患者40例，年龄40～64岁，AHA心功能分级A或B级，随机分为2组($n=20$)：对照组(C组)和乌司他丁组(U组)。U组于麻醉诱导后30 min内静脉输注乌司他丁300 000 IU，每4 h重复静脉输注300 000 IU，直至术毕。于切皮前即刻(T_0)、无肝期30 min(T_1)、新肝期30 min(T_2)、术毕(T_3)、术后4 h(T_4)及24 h(T_5)时，采集中心静脉血样，采用电化学发光免疫法分别测定血清氨基末端-脑钠肽前体(NT-pro BNP)、心肌肌钙蛋白I(cTnI)和磷酸肌酸激酶同工酶(CK-MB)的浓度。计算$T_{1\sim5}$时血清NT-pro BNP、cTnI和CK-MB浓度的变化率，记录术中心血管活性药物使用情况及心血管事件发生情况。结果与T_0时比较，两组$T_{2\sim5}$时血清cTnI、CK-MB和NT-pro BNP的浓度升高($P<0.05$)；与C组比较，U组$T_{2\sim5}$时血清cTnI、CK-MB和NT-pro BNP的浓度降低($P<0.05$)；C组cTnI、CK-MB和NT-pro BNP浓度最大变化率为4.71 ± 1.62、6.85 ± 1.53、4.96 ± 1.23，U组降低为3.26 ± 1.51、4.56 ± 1.62、3.67 ± 1.02。两组心血管不良事件发生率和多巴胺使用率比较差异无统计学意义($P>0.05$)。表明静脉输注乌司他丁可在一定程度上减轻肝移植术患者心肌损伤。

(孟　岩)

述评　肝移植术患者由于肝缺血再灌注不仅导致肝脏本身损伤，还可诱发全身炎症反应导致心、肺等重要脏器损伤。而乌司他丁作为广谱蛋白酶抑制剂，可减轻多种炎症反应和相关损伤。该研究表明静脉输注乌司他丁可在一定程度上减轻肝移植术患者心肌损伤。乌司他丁可能通过抑制髓过氧化物酶活性表达来减轻心肌的缺血再灌注，但导致心肌损伤除了炎症反应，低温、内毒素、酸碱平衡紊乱等也是可能的因素，尚需进一步深入研究其机制。

(刘　毅)

术前应用低分子肝素对老年人工髋关节置换术后下肢深静脉血栓的预防作用[徐州医学院学报，2012，32(3)：158] 李明等研究了术前应用低分子肝素(LMWH)预防老年人工髋关节置换术后下肢深静脉血栓(DVT)的有效性和安全性。将全麻下行人工髋关节置换术患者50例，年龄>65岁，随机分为治疗组(T组)和对照组(C组)，每组25例。治疗组：术前2天，每天下午4点于患者腹部皮下注射LMWH 5 000 U；术后每天注射1次，剂量同术前，术后治疗7天。对照组术前、术后均不应用LMWH。2组术后处理相同。记录治疗组使用LMWH的并发症，评价安全性；比较 2 组 DVT 的发生率。结果显示 2 组患者术中出血量、手术时间、血红蛋白(Hb)、纤维蛋白原(FIB)间差异无统计学意义($P>0.05$)。2 组血小板(PLT)、凝血酶原时间(PT)、活化部分凝血活酶时间(APTT)、D-2 聚体(DD)之间差异有统计学意义。C 组术后第 1 天及第 3 天 PLT 高于 T 组($P<0.05$)，C 组 PT 术后第 1 天及第 3 天低于 T 组($P<0.05$)，C 组术后第 3 天 APTT 低于 T 组($P<0.05$)，C 组术后第 1 天及第 3 天 DD 水平高于 T 组($P<0.05$)。2 组患者术后下肢 DVT 发生率差异有统计学意义，C 组高于 T 组($P<0.05$)。表明 LMWH 术前应用可以预防髋关节置换术后 DVT 的发生，对于已发生的 DVT 有良好的治疗效果，不良反应发生率低。

(王晓琳)

述评 下肢深静脉血栓(DVT)是骨科术后尤其是人工髋关节置换术后严重的并发症，随着年龄的增长，DVT 的发生率逐渐增加。机械性预防方法如弹力袜、间断气囊压迫等有一定的效果。该研究表明低分子肝素术前应用可以预防髋关节置换术后 DVT 的发生，对于已发生的 DVT 有良好的治疗效果，不良反应发生率低。对于临床预防和治疗 DVT 有一定的指导意义。

(刘　毅)

全身麻醉和硬膜外麻醉对老年骨科患者术后短期认知功能的影响[中华麻醉学杂志，2012，31(2)：144] 夏燕飞等观察了全身麻醉和硬膜外麻醉对老年骨科患者术后短期认知功能的影响。选择全髋关节置换或股骨骨折切复内固定手术患者 120 例，美国麻醉医师协会(ASA)病情分级Ⅰ、Ⅱ级，数字抽签随机分为全身麻醉组和硬膜外麻醉组各 60 例。记录术前、麻醉后手术前、手术 30 min、主要手术步骤操作时、手术结束时等不同时点平均动脉压和心率，采用简易精神状况检查(MMS)测定两组患者不同时间点的认知功能。结果显示两组患者术中平均动脉压、心率比较，差异无统计学意义(均 $P>0.05$)。MMS 评分全身麻醉组麻醉结束 6、12、24 h[分别为(26.5±0.5)、(25.4±0.7)、(27.4±0.3)分]与麻醉诱导前[(29.5±0.3)分]比较，差异有统计学意义(均 $P<0.05$)，与麻醉结束 72 h[(29.2±0.3)分]比较，差异无统计学意义($P>0.05$)；硬膜外麻醉组麻醉结束 6、12 h[分别为(26.6±0.4)、(25.6±0.8)分]与麻醉诱导前[(29.4±0.4)分]比较，差异有统计学意义(均 $P<0.05$)，麻醉结束 24、72 h[分别为(29.1±0.4)、(29.5±0.4)分]与麻醉诱导前比较，差异无统计学意义($P>0.05$)。在麻醉结束后 24 h，硬膜外麻醉组患者的 MMS 评分为(29.1±0.4)分，高于全身麻醉组(27.4±0.3)分，差异有统计学意义($P<0.01$)。表明全身麻醉在术后 12 h 内对老年骨科患者认知功能的影响较硬膜外麻醉更为明显。

(王晓琳)

述评 全麻术后认知功能障碍(POCD)是近几年来麻醉领域内研究的热点。POCD 复杂机制以及相应的预防策略，是两大研究方向。由于机制复杂，因此在 POCD 研究方面，很多文献最后得出的结论并不统一。该研究采用 MMS 评分测试法比较了两种麻醉方法对早期 POCD 的影响，为研究不同麻醉方法对 POCD 发生的机制提供了一定参考，但仅研究了术后 24 h 内 POCD 的发生，如果能进行长期随访，将更加有临床意义。

(刘　毅)

右旋美托咪定对小儿七氟醚麻醉后苏醒期躁动的影响[复旦学报(医学版)，2012，39(3)：293] 贾继娥等研究了右旋美托咪定对扁桃体剥离合并腺样体吸切手术患儿七氟烷麻醉后苏醒期躁动的影响。择期实施扁桃体剥离合并腺样体吸切手术的患儿 60 例，年龄 2～7 岁，体重 15～30 kg，ASA Ⅰ～Ⅱ级，随机分为右旋美托咪定组(D 组)和生理盐水对照组(C 组)，两组患儿均为七氟烷吸入诱导，芬太尼 2 μg/kg，罗库溴铵 0.6 mg/kg 静脉推注后气管插管。D 组静脉内右旋美托咪定 1 μg/kg 负荷并 1 μg/(kg·h)持续泵入，复合七氟烷维持麻醉；C 组给予同等容积生理盐水复合七氟烷维持麻醉。两组患儿在扁桃体剥离前、后进行两次 1%利多卡因局部浸润，术毕给予对乙酰氨基酚肛栓。术中根据心率、收缩压的变化(变化范围为基础值 30%以内)调节七氟烷的吸入浓度。记录患儿手术时间、麻醉时间；术中心率(HR)、平均动脉血压(MAP)和 MAC 变化；术后苏醒时间(TA)、拔管时间(TE)。PACU 期间，根据小儿麻醉苏醒期躁动量化评分表(pediatric anesthesia emergence delirium scale, PAED)进行躁动评估，面部表情量表法(faces pain scale-revised, FPS-R)进行疼痛评估；对比患儿呼吸道相关并发症、术后对止痛药物的需求。结果与对照组比较，右旋美托咪定组患儿苏醒期躁动明显减少[D 组 5/30(16%)、C 组 16/30(53%)]，苏醒期躁动峰值显著降低($P<0.05$)；术后疼痛评分、术中七氟烷的 MAC 值、术后呼吸道相关并发症以及术后对止痛药的需求均降低($P<0.05$)。表明小儿扁桃体剥离合并腺样体吸切手术中，应用右旋美托咪定可以减少七氟烷麻醉后苏醒期躁动。

(王晓琳)

述评 小儿术后躁动可进一步加重围术期风险，临床中已采取多种方法和药物来保障患儿苏醒期平稳。右旋美托咪定是一种高选择性 α_2 肾上腺素能受体激动剂，具有剂量依赖性镇静、镇痛、抗焦虑作用，且无呼吸抑制，已被用于减少小儿术后苏醒期躁动。该研究也表明其可以减少七氟烷麻醉后苏醒期躁动，但尚需大样本量的临床研究指导小儿手术后对剂量的选择。

（刘　毅）

呼气末正压通气对阻塞性睡眠呼吸暂停综合征肥胖患者全麻术中呼吸功能的影响［中华麻醉学杂志，2012，32(2)：180］　刘炜炜等研究了呼气末正压通气对阻塞性睡眠呼吸暂停综合征（OSAS）肥胖患者全麻术中呼吸功能的影响。将择期行悬雍垂腭咽成形术的OSAS患者40例，性别不限，年龄26～57岁，ASA Ⅰ或Ⅱ级，按照体重将患者分为2组（$n=20$）：正常体重组（A组），BMI＜26 kg/m^2；肥胖组（B组），BMI＞32 kg/m^2。气管插管后先行非呼气末正压通气60 min，再行呼气末正压通气60 min，PEEP为8 cmH$_2$O，维持$P_{ET}CO_2$ 35～45 mmHg和气道峰压＜28 cmH$_2$O。分别于气管插管后5 min（T_1）、60 min（T_2）和120 min（T_3）时记录胸肺顺应性（C_L）和气道阻力（R_{aw}）。于清醒状态未吸纯氧前（T_0）和$T_{1\sim3}$时，采集足背动脉血样进行血气分析，计算氧合指数（PaO_2/FiO_2）、呼吸指数（RI）和生理无效腔（V_D/V_T）。记录术后24 h内不良反应的发生情况。结果与T_0时比较，B组T_1和T_2时PaO_2/FiO_2降低，RI升高（$P<0.05$）；与T_1时比较，B组T_3时PaO_2/FiO_2、C_L升高，RI降低（$P<0.05$）；与A组比较，B组T_1和T_2时PaO_2/FiO_2和C_L降低，$T_{1\sim3}$时R_{aw}，RI和V_D/V_T升高（$P<0.05$）。两组患者术后24 h内均未见心脑血管意外、气胸或肺水肿等不良反应的发生。表明呼气末正压通气（PEEP 8 cmH$_2$O）可抑制OSAS肥胖患者全麻术中肺不张，改善气体交换和胸肺顺应性。

（孟　岩）

述评　阻塞性睡眠呼吸暂停综合征（OSAS）患者围术期处理复杂，风险较高。肥胖患者除可能存在困难气道外，还常伴有呼吸功能受损。该研究表明呼气末正压通气可通过改善OSAS肥胖患者肺不张、防止小气道闭合、增加呼气末容量和残气量来改善通气/血流比，并有助于降低咽腔闭合压力，减轻围术期气道塌陷，改善呼吸功能。对于临床中处理该类患者有一定的指导意义。

（刘　毅）

不同容量治疗方法对胃肠肿瘤根治术老年患者组织氧合的影响［中华麻醉学杂志，2012，32(1)：82］　徐国勋等研究了晶体液和不同比例晶/胶体液容量治疗对胃肠肿瘤根治术老年患者组织氧合的影响。将拟行胃肠肿瘤根治术的患者60例，年龄＞65岁，体重42～85 kg，ASA分级Ⅱ或Ⅲ，采用随机数字表法，将患者随机分为3组（$n=20$）：单纯晶体液组（Ⅰ组）、晶体液：胶体液2：1组（Ⅱ组）和晶体液：胶体液1：1组（Ⅲ组）。晶体液为乳酸钠林格液，胶体液为0.6%羟乙基淀粉130/0.4溶液。于输液前5 min内（T_0）、输液开始后25～30 min（T_1）、切皮前5 min内（T_2）、切皮后5 min内（T_3）、手术开始后第1 h内（T_4）、手术开始后第2 h内（T_5）、手术结束前5 min内（T_6）记录经皮氧分压（$TcPO_2$）和经皮二氧化碳分压（$TcPCO_2$），各时间段取平均值，并同时行动脉血气分析，记录PaO_2和$PaCO_2$。记录术中输液总量、尿量、出血量、去甲肾上腺素、红细胞和血浆的使用情况；记录排气时间、ICU停留时间、术后并发症（切口感染、吻合口漏、麻痹性肠梗阻）的发生情况。结果三组$TcPO_2$、$TcPCO_2$、PaO_2、$PaCO_2$、排气时间、ICU停留时间和术后并发症发生率比较差异无统计学意义（$P>0.05$）；与T_0和T_1时比较，三组T_2～T_6时$TcPO_2$和PaO_2升高，Ⅲ组T_3时$TcPCO_2$降低（$P<0.05$或0.01）；与T_2时比较，三组T_3时$TcPCO_2$降低（$P<0.05$）；三组$PaCO_2$各时点比较差异无统计学意义（$P>0.05$）；与Ⅰ组比较，Ⅱ组和Ⅲ组去甲肾上腺素使用率降低（$P<0.05$），输液总量、尿量、出血量、红细胞和血浆使用率差异无统计学意义（$P>0.05$），Ⅱ组和Ⅲ组上述指标比较差异无统计学意义（$P>0.05$）。表明采用单纯晶体液或晶：胶＝1：1或晶：胶＝2：1进行容量治疗时，胃肠肿瘤根治术老年患者组织氧合均得到改善，但采用晶：胶＝1：1或晶：胶＝2：1时能更好地维持循环稳定，更适于该类患者。

（万小健）

述评　容量治疗时采用晶体液还是胶体液以及晶/胶比一直是争论的焦点。虽然在此方面有大量的文献报道，但是争议仍持续存在。该研究表明采用单纯晶体液或晶：胶＝1：1或晶：胶＝2：1进行容量治疗时，胃肠肿瘤根治术老年患者组织氧合均得到改善，但采用晶：胶＝1：1或晶：胶＝2：1时能更好地维持循环稳定，更适于该类患者。容量治疗应具体化、个体化，而不应该只是单纯的照本宣科。在容量治疗方面尚需多中心、大样本、随机对照研究进行深入探索。

（卞金俊）

右美托咪定用于重症监护病房颅内动脉瘤破裂患者开颅夹闭术后镇静的效果评价［中国危重病急救医学，2012，24(5)：306］　郭荣等观察了颅内动脉瘤破裂行开颅夹闭术后患者ICU停留期间使用右美托咪定镇静治疗的效果及其对血流动力学的影响。采用回顾性分析方法，将符合规定条件的患者分为治疗组和对照组,治疗组为右美托咪定 200 μg 加氯化钠注射液 50 ml(4 μg/ml),以 0.2 μg/(kg·h)的速度泵注,对照组给予常规治疗、不给予药物镇静,由主治医师判定给予物理约束或静脉推注 0.5～1.0 mg/kg 丙泊酚。记录 ICU 停留期间的 MAP 和 HR,血管活性药物的使用情况,物理约束以及其他镇静药物的使用情况,ICU 停留期间的格拉斯哥昏迷评分(GCS),右美托咪定的平均泵注速度。结果显示,治疗组物理约束使用率为 6.67%,对照组为 81.50%,差异有统计学意义($P<0.05$)。治疗组患者均未使用其他镇静药,右美托咪定持续泵注速度平均为(0.23±0.10)μg/(kg·h)。两组患者 ICU 期间 MAP 稳定,治疗组 HR 明显低于对照组($P<0.05$)。治疗组降压药物使用率少于对照组($P<0.05$)。表明右美托咪定用于颅内动脉瘤破裂行开颅夹闭术患者 ICU 停留期间的镇静治疗具有良好的安全性。

(万小健)

述评　右美托咪定作为一种新型的高选择性 α_2 肾上腺素能受体激动剂,具有独特的清醒镇静、镇痛、交感神经阻滞作用,可有效抑制围手术期的应激反应且无呼吸抑制。该研究对颅内动脉瘤破裂行开颅夹闭术后患者 ICU 停留期间使用右美托咪定镇静治疗的效果及其对血流动力学的影响进行了初步评价,发现其疗效具有良好的安全性,有利于促进临床上该类患者接受规范化的镇静治疗。但目前尚没有公认的单独用于评价神经外科患者镇静深度的方法,而该研究中采用回顾性分析的方法,镇静治疗中未应用统一的镇静深度评价方法,镇静治疗的目标由主治医师根据临床情况确定,因此仍需要进一步明确探讨。

(卞金俊)

儿茶酚氧位甲基转移酶 G472A 基因多态性对病人芬太尼镇痛效应的影响[中华麻醉学杂志,2011,31(9):1039]　邓婕等评价了儿茶酚氧位甲基转移酶(COMT)G472A 基因多态性对患者芬太尼镇痛效应的影响。COMT 是体内儿茶酚胺物质的代谢酶,参与去甲肾上腺素、肾上腺素和多巴胺的代谢,其基因外显子上的 G472A 突变将降低 COMT 活性 3～4 倍。择期行腰椎手术患者 129 例,年龄 19～71 岁,体重 44～78 kg,性别不限,ASA 分级Ⅰ或Ⅱ级。采用聚合酶链反应-限制性片段长度多态性技术进行 COMT G472A 基因多态性分析。根据基因型将患者分为野生型组和突变型组。手术完成、患者清醒后行 VAS 评分,当 VAS 评分>3 分时,间断静脉注射芬太尼 20 μg,直至 VAS 评分≤3 分时行 PCIA。PCIA 药物为芬太尼 20 μg/kg＋氟比洛芬酯 150～250 mg 或丙帕他莫 4～6 g,用 0.9%氯化钠注射液稀释至 75 ml,负荷量 3 ml,背景输注速率 1 ml/h,PCA 量 0.5 ml/次,锁定时间 15 min,维持 VAS 评分≤3 分。将氟比洛芬酯或丙帕他莫的用量转换为芬太尼用量,记录 PCIA 24 h 内和 48 h 内芬太尼的用量。结果显示,COMT G472A 基因突变频率为 20.9%。两组年龄、体重指数、切口长度和手术时间等比较差异无统计学意义($P>0.05$)。与野生型组比较,突变型组 PCIA 24 h 内芬太尼用量差异无统计学意义($P>0.05$),而 48 h 内芬太尼用量降低($P<0.05$)。结果表明 COMT G472A 基因多态性是引起芬太尼药效学个体差异的遗传因素,推测 COMT G472A 基因突变使酶代谢去甲肾上腺素的能力下降,提高了疼痛的耐受性,从而降低了芬太尼的需求量。

(陈　辉)

述评　很多文献已经明确基因多态性可以影响药物的药效学,是造成药效学个体差异的主要因素。儿茶酚氧位甲基转移酶(COMT)是体内儿茶酚胺物质的代谢酶,COMT 编码基因外显子 3 上的 G472A 突变会降低 COMT 活性。该研究表明 COMT G472A 基因突变使酶代谢去甲肾上腺素的能力下降,提高了疼痛的耐受性,从而降低了芬太尼的需求量。但结论是否具有明确的临床意义有待商榷。

(许　华)

机械性伤害性刺激诱发疼痛的脑区定位:功能性磁共振成像研究[中华麻醉学杂志,2012,32(7):784]　谭宏宇等应用功能性磁共振成像技术(fMRI)定位机械性伤害性刺激诱发疼痛的脑区,以期寻找疼痛相关的中枢部位。选择无慢性疼痛病史的健康男性志愿者 20 名,年龄 20～40 岁,体重指数 18～25 kg/m²。采用 von Frey 纤维丝刺激志愿者左足心直径约 2 cm 圆形区域内的不同部位,造成机械性伤害性刺激。实施方法:分别采用 26、60、100、180、300 g 不同压力的 von Frey 纤维丝垂直皮肤刺激至轻微弯曲,每个压力重复 3 次,每次刺激间隔 5～15 s。以志愿者报告的第 1 个疼痛感觉的平均值为机械性痛阈。采用 VAS 评分评价志愿者在 300 g von Frey 纤维丝下的疼痛强度。1 周后行功能性磁共振成像扫描,扫描流程包括解剖扫描和功能扫描,具体为 10 s 的初始采集信号扫描及静息态(20 s)与刺激态(20 s)交替循环 6 次扫描,采用 SPM2 软件进行图像分析,采用 Talairach 坐标分析脑区解剖位置。结果显示,20 名志愿者均完成试验,基础痛阈为(81±20)g,300 g von Frey 纤维丝机械性伤害性刺激诱发疼痛时的 VAS 评分为(5.0±1.3)分。根据 fMRI 结果,分析诱发疼痛的脑区包括:双侧前扣带回(BA32)、左侧扣带回(BA23)、右侧岛叶和双侧初级体感皮层,提示上述部位是与伤害性刺激密切相关的中枢反应部位。这一功能性定位结果与以往文献报道相似。

（陈　辉）

述评　功能性磁共振成像技术（fMRI）结合了解剖、影响和功能三要素，能够在体无创的研究人脑动态工作情况，直接准确显示机械性伤害性作用脑区的确切位置和脑功能快速变化的过程，是目前唯一无侵入性、可精确定位的人脑高级功能研究技术。该研究发现，机械性伤害性刺激诱发疼痛的脑区包括双侧前扣带回（BA32）、左侧扣带回（BA23）、右侧岛叶和双侧初级体感皮层。对于疼痛在大脑皮质的定位具有重要意义。

（许　华）

右美托咪定预先给药对术后疼痛及瑞芬太尼痛觉过敏的影响［临床麻醉学杂志，2011，27（10）：947］　陶佳等观察了术前静脉预注射右美托咪定对术后疼痛及大剂量瑞芬太尼麻醉痛觉过敏的影响。选择 ASA Ⅰ或Ⅱ级择期行妇科腹腔镜手术的患者 80 例，年龄 20～40 岁，体质量 45～70 kg，随机分为小剂量右美托咪定组（L 组）、中剂量右美托咪定组（M 组）、大剂量右美托咪定组（H 组）和对照组（C 组），每组 20 例。L、M 组和 H 组患者分别于诱导前静脉注射右美托咪定 0.2 μg/kg、0.4 μg/kg 和 0.8 μg/kg，C 组患者静脉注射生理盐水。麻醉诱导及术中维持均标准化进行。记录手术时间、苏醒时间、拔管后 Ramsay 评分，拔管后 30 min、1、4、8、24 h VAS 评分。当 VAS 评分≥6 分时，静脉注射曲马多 1 mg/kg，必要时重复给药。记录苏醒 1 h 内追加及 6 h 内重复追加曲马多镇痛的患者例数，平均使用曲马多的剂量。记录麻醉苏醒期的恶心呕吐、寒战、头痛头晕、呼吸抑制等不良反应的发生情况。结果显示，四组患者年龄、身高、体质量、手术时间以及术后拔管时间差异均无统计学意义（$P>0.05$）。L、M 和 H 组拔管后 VAS 评分均明显低于 C 组（$P<0.05$），且呈现剂量依赖性。L 组改善 VAS 评分的作用一直持续到拔管后 8 h，而 M 组和 H 组则持续了至少 24 h。C 组术后使用曲马多例数明显多于 L、M 和 H 组（$P<0.05$）。术后恶心呕吐发生率 C 组明显高于 L、M 和 H 组（$P<0.05$）。表明术前预注右美托咪定能明显改善患者的术后疼痛及大剂量瑞芬太尼麻醉所导致的痛觉过敏，并减少术后恶心呕吐的发生率。

（陈　辉）

述评　大剂量瑞芬太尼引起的痛觉过敏现象一直受到临床医师的关注。右美托咪啶是一种高选择性 α_2 肾上腺素能受体激动剂，具有镇静、镇痛以及抗焦虑作用，且无呼吸抑制。该研究表明术前预注右美托咪定能明显改善患者的术后疼痛及大剂量瑞芬太尼麻醉所导致的痛觉过敏，并减少术后恶心呕吐的发生率。但研究中仅通过 VAS 评分来判断痛觉过敏的发生是不合适的，因而其结论的可靠性有待进一步证实。

（许　华）

急性疼痛服务团队早期干预对患者术后自控镇痛效果的影响［中华麻醉学杂志，2012，32（6）：680］　唐碧云等所在医院于 2010 年 6 月成立了由麻醉科急性疼痛服务（APS）医师和复苏室专职疼痛护士为核心、病房疼痛护士为辅助的 APS 团队，并评价了 APS 早期干预对患者术后自控镇痛效果的影响。选择 2011 年 11～12 月进行手术并要求术后镇痛的患者 1 467 例，按手术月份分为对照组和干预组，其中 11 月份患者为对照组（$n=725$），12 月份患者为干预组（$n=742$）。术后均采用舒芬太尼 PCIA。对照组由负责麻醉的医生和责任护士常规术前宣教、介绍 PCA 使用的意义、操作要点、注意事项，嘱咐患者疼痛时，按压电子镇痛泵，如 10 min 后无缓解，由 APS 医生调整镇痛泵参数或加用其他镇痛药物；干预组由麻醉科 APS 医生、复苏室专职疼痛护士和病房疼痛护士给予系统的疼痛控制教育，包括 PCA 使用的意义、操作要点、镇痛药物的介绍和注意事项、疼痛评估方法及超前镇痛的必要性，在手术前和出复苏室前给予 2 次疼痛教育，嘱咐患者在活动前或轻度疼痛时（VAS≤3 分）按压自控镇痛泵，疼痛剧烈时由 APS 医生调整镇痛泵参数或加用其他镇痛药物。记录镇痛不全、不良反应的发生情况及患者满意度。结果显示，与对照组比较，干预组镇痛不全发生率降低，患者满意度升高（$P<0.05$），不良反应发生率差异无统计学意义（$P>0.05$）。表明 APS 团队早期干预可增强术后自控镇痛效果，提高患者的满意度。

（陈　辉）

述评　尽管很多镇痛药物和高科技的镇痛技术不断问世并应用于临床，但仍有相当一部分患者术后仍承受中度到重度的疼痛。要解决这种镇痛效果不良的问题，不仅仅只是发展镇痛技术本身的问题，而应建立一个有效的镇痛服务组织。该作者所在医院建立了由麻醉科医师和复苏室专职疼痛护士为核心、病房疼痛护士为辅助的急性疼痛服务（APS）团队，为进一步完善镇痛服务组织进行了有益的探索，取得的经验应进一步推广应用。

（许　华）

侧隐窝注射臭氧治疗腰椎间盘突出症致神经根炎对糖尿病患者血糖的影响［中华麻醉学杂志，2012，32（4）：397］　李慧等研究了侧隐窝注射臭氧（O_3）治疗腰椎间盘突出症致神经根炎对糖尿病患者血糖的影响。腰椎间盘突出症致神经根炎患者 96 例，糖尿病和非糖尿病患者各 48 例，糖尿病和非糖尿病患者分别采用随机数字表法各分为 2 组(n=24)，非糖尿病-O_3 组($N-O_3$ 组)、非糖尿病-糖皮质激素组(N-GC 组)和糖尿病-O_3 组($D-O_3$ 组)、糖尿病-糖皮质激素组(D-GC 组)。$N-O_3$ 组和 $D-O_3$ 组分别于侧隐窝注射 30 mg/L O_3 10 ml，N-GC 组和 D-GC 组分别于侧隐窝注射复方倍他米松注射液 3.5 mg。于治疗前(T_2)、治疗后 1 h(T_3)、4 h(T_4)、治疗后 1 d(T_5)、3 d(T_6)、7 d(T_7)时测定血糖。于 T_1、治疗后即刻(T_2)、T_5、T_6、T_7 时行 VAS 评分，于 T_1 和 T_7 时行健康调查简表评分，于 T_7 时评定治疗效果，记录不良反应的发生情况。结果与 T_1 时比较，4 组治疗后 VAS 评分降低，T_7 时生理功能、躯体疼痛、情感职能、精神健康评分及 N-GC 组的一般健康状况评分、$D-O_3$ 组和 $N-O_3$ 组的精力评分升高，N-GC 组、$D-O_3$ 组 T_4 时及 D-GC 组 $T_{3\sim7}$ 时血糖升高($P<0.05$)。$N-O_3$ 组治疗前、后血糖比较差异无统计学意义($P>0.05$)；与 $N-O_3$ 组比较，N-GC 组血糖升高($P<0.05$)；与 $D-O_3$ 组比较，D-GC 组血糖升高($P<0.05$)；$N-O_3$ 组、N-GC 组及 $D-O_3$ 组、D-GC 组的优良率和健康调查简表各项评分比较差异无统计学意义($P>0.05$)，且未见不良反应发生。表明侧隐窝注射 O_3 治疗腰椎间盘突出症致神经根炎对糖尿病患者血糖无明显影响。

(陈　辉)

述评　糖皮质激素是治疗腰椎间盘突出症所致神经根炎症的经典用药，但糖皮质激素可导致血糖升高，因此在糖尿病患者中应用受限。臭氧(O_5)注射用于治疗腰椎间盘突出症，其效果已在临床应用中得到证实，但其对糖尿病患者血糖的影响有待探讨。该研究表明侧隐窝注射 O_5 治疗腰椎间盘突出症致神经根炎对糖尿病患者血糖无明显影响。该研究为 O_5 治疗腰椎间盘突出症在糖尿病患者中的应用提供了一定的理论指导。

(许　华)

甲状腺、甲状旁腺

本年度收集到论文 193 篇，纳入回顾 60 篇，占 31%；收入文选 9 篇，占 5%。

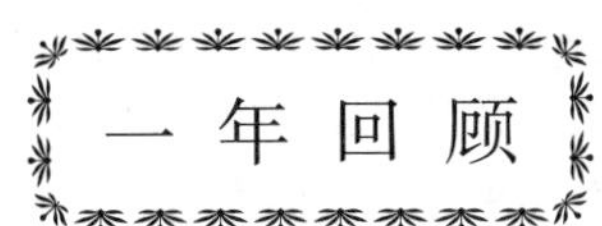

一、甲状腺

(一) 甲状腺癌

1. 流行病学研究

近年来甲状腺癌发病率呈上升趋势。李卫东[1]等对河北省沿海水源性高碘地区 2005 年至 2009 年间甲状腺癌的发病率及死亡率进行分析，结果显示，2005 年至 2009 年 5 年间河北省沿海水源性高碘地区甲状腺癌平均发病率为 3.000/10 万，标化发病率为 1.443/10 万。5 年来甲状腺癌发病率逐年上升（$P=0.043$），从 2005 年的 1.794/10 万上升至 2009 年的 4.492/10 万，共增长 150.6%。其中男性平均发病率 1.469/10 万，5 年增长 250%，女性发病率 4.532/10 万，5 年增长 117.7%，女性甲状腺癌平均发病率高于男性，差异有统计学意义（$P=0.043$），但发病增长幅度低于男性，男女发病率性别比为 1∶3.070。甲状腺癌中位年龄 48 岁，其中男性 50～64 岁高发，中位年龄 52 岁，女性 35～50 岁高发，中位年龄 43 岁，女性明显早于男性，差异有统计学意义（$P<0.001$）。5 年间甲状腺癌平均死亡率 0.765/10 万，标化死亡率 0.204/10 万，死亡率有上升趋势但差异无统计学意义。分析研究结果说明，高碘地区的发病率逐年增高可能与高碘摄入有关。发病率逐年增高而死亡率变化不大，可能与医疗水平的提高，医生对甲状腺癌的认知和早期癌检出率提高有关。

2. 基础研究

易文君[2]* 等对 73 例散发的甲状腺乳头状癌患者和 16 例甲状腺瘤患者肿瘤组织 DNA 行 PCR 扩增和测序，发现 73 例甲状腺乳头状癌组中 42 例存在 BRAF T1799A 基因突变，突变率达 57.5%，而在甲状腺瘤组中未发现突变，两组相比差异有统计学意义（$P<0.01$）。BRAF 突变率在有淋巴结转移组（79.17%）明显高于无淋巴结转移组（46.94%），在临床Ⅲ、Ⅳ期（70.83%）明显高于临床Ⅰ、Ⅱ期（51.02%），差异有统计学意义（$P<0.05$），但与性别、年龄及肿块大小无明显关系。李霞[3]等应用免疫组织化学法检测 Annexin Ⅱ、尿激酶型纤溶酶原激活剂（uPA）蛋白在 35 例甲状腺乳头状癌组织、10 例甲状腺腺瘤组织、16 例结节性甲状腺肿组织、7 例甲状腺正常组织中的表达。结果发现 Annexin Ⅱ、uPA 蛋白在甲状腺乳头状癌组织中的表达较正常、结节性甲状腺肿和腺瘤组织中的表达显著增高（$P<0.05$），且两者在癌组织中的表达呈正相关（$P<0.05$）。Annexin Ⅱ蛋白的表达在肿瘤直径≥1.0 cm 组及有淋巴结转移组分别为 86.96% 及 94.44%，明显高于肿瘤直径＜1.0 cm 组及无淋巴结转移组 50% 及 52.94%，差异显著。uPA 蛋白的表达只与淋巴结转移有关，在有淋巴结转移组为 100%，明显高于无淋巴结转移组 76.47%（$P<0.05$）。因此推论 Annexin Ⅱ、uPA 蛋白参与了甲状腺乳头状癌的发生发展，并在甲状腺乳头状癌淋巴结转移中发挥促进作用。刘柳[4]等为探讨血管内皮生长因子 C（VEGF-C）蛋白在分化型甲状腺癌组织中的表达及与临床病理特征的关系及意义，应用免疫组化 SP 法检测 50 例甲状腺乳头状癌（PTC）、50 例甲状腺滤泡状癌（FTC）和 20 例正常甲状腺（NT）组织 VEGF-C 蛋白的表达。结果显示，VEGF-C 在 PTC、FTC、NT 组织的表达不一，阳性率分别为 48.0%、24.0%、10.0%（$P<0.05$）；PTC 组织的 VEGF-C 阳性率在淋巴结转移组为 85.7%，高于无转移组的 40.0% 及骨或肺转移组的 50.0%（$P<0.05$）；FTC 组织的 VEGF-C 阳性率在淋巴结转移组为 57.1%，高于无转移组的 17.1% 及骨或

肺转移组的25.0%($P<0.05$);PTC与FTC组织的VEGF-C表达差异主要存在于无转移及骨或肺转移组($P<0.05$)。这一结果表明,VEGF-C在分化型甲状腺癌的淋巴道转移中起着重要的作用,分化型甲状腺癌组织VEGF-C高表达可能可以预测其淋巴结转移。PTC组织VEGF-C表达明显高于FTC组织,可以解释两者不同的淋巴结侵犯倾向。薛晓婕[5]等探索了维甲酸诱导甲状腺癌细胞的凋亡情况及凋亡相关斑点样蛋白(ASC)的表达。取甲状腺滤泡状癌细胞株FIE-133(A组)、乳头状甲状腺癌细胞株W3(B组)、未分化甲状腺癌细胞株8505C(C组)三组细胞用维甲酸刺激24 h共同培养。流式细胞术观察细胞活性,发现维甲酸均导致三组细胞凋亡,A组的凋亡率53.8%,强于B组13.2%和C组6.6%($P<0.01$)。RT-PCR和Western blotting检测ASC mRNA及蛋白的表达,发现A、B、C三组均有表达,A组强于B、C两组($P<0.05$)。采用双向电泳分离蛋白质,采用PDQuest2-DE软件分析维甲酸+A组与A组细胞两组间差异表达的蛋白质斑点,并用Western blotting进一步验证确认为ASC蛋白,结果显示,经维甲酸作用的甲状腺滤泡状癌ASC蛋白的表达与未处理组相比较,呈高表达状态,差异有统计学意义。

3. 诊断

赵勇[6]* 等回顾性分析1 630例甲状腺结节患者的一般特征、结节的超声特征、实验室检查、核医学表现与最终病理诊断间的关系,筛选高危因素,建立风险预测模型并进行准确率、敏感性和特异性分析。结果显示甲状腺结节病例可通过结合自身一般特征及术前常规检查结果较准确地预测结节的性质,指导手术治疗。387例囊性为主的甲状腺结节中癌的比例为0.78%,1 243例实性为主的甲状腺结节中癌的比例为17.2%。多因素分析显示实性为主的甲状腺结节恶变的高危特征包括:年龄小于40岁,单侧腺叶受累,低回声,边界不清,无囊性变,微钙化,粗钙化,结节最大径≤2 cm;癌风险指数公式为:Y=0.80×年龄+0.59×腺叶+0.72×回声+0.82×边界+1.32×实性+1.90×微钙化+0.70×粗钙化+0.71×大小;取风险指数=2.8为临界值,其预测恶性结节的敏感度、特异性和准确率分别为74.4%、80.4%和75.2%。

徐晓波[7]等回顾性分析了632例结节性甲状腺肿患者的TSH浓度与合并甲状腺癌间的关系。根据TSH值不同,将患者分成5组进行统计分析后发现,结节性甲状腺肿合并甲状腺癌患者血清TSH浓度为2.10±1.38 mU/L,较未合并者的1.51±0.98 mU/L高($P<0.000\ 1$);随着血清TSH浓度的升高,合并甲状腺癌比率升高($P=0.023\ 5$),TSH0.3~0.9 mU/L组为9.91%,0.9~1.7 mU/L组为12.37%,1.7~4.8 mU/L组为20.09%,>4.8 mU/L组为27.27%。肿瘤直径<2 cm组、2~4 cm组和>4 cm组比较,直径较大的TSH浓度更高($P=0.018\ 6$)。TNM分期T_3~T_4期患者TSH浓度高于T_1~T_2期患者($P=0.030\ 6$)。因此推断术前血清TSH浓度可能是预测结节性甲状腺肿合并甲状腺癌风险的一个指标。李玺[8]等分析了甲状腺过氧化物酶抗体(TPOAb)和甲状腺球蛋白抗体(TGAb)水平与甲状腺癌的关系。选取2001年1月至2009年12月手术治疗的分化型甲状腺癌患者283例为研究组,同期结节性甲状腺肿患者500例为对照组,将甲状腺癌患者按有无淋巴结转移分组,比较两组间甲状腺自身抗体阳性率差异。结果显示,甲状腺癌患者中TGAb的阳性率(27.9%)明显高于结节性甲状腺肿患者(13.4%),伴淋巴结转移的甲状腺癌患者TGAb阳性率(32.58%)明显高于无淋巴结转移组(23.84%)($P<0.05$)。而甲状腺癌与结节性甲状腺肿两组中TPOAb的阳性率差异无统计学意义。多因素logistic回归分析与甲状腺癌相关的独立危险因素为肿物较小、TGAb升高和TSH升高。崔传友[9]等采用ELISA法检验86例甲状腺癌患者、78例结节性甲状腺肿患者和69例健康人对照组的血浆高迁移率蛋白1(HMGB-1)和肿瘤特异性生长因子(TSGF)水平,发现联合检测HMGB-1和TSGF对甲状腺癌的早期诊断有一定的应用价值。分析血浆HMGB-1及TSGF水平与临床病理参数间的关系,结果显示TSGF和HMGB-1在三组之间的差异具有统计学意义(均$P<0.05$),以甲状腺癌最高,结节性甲状腺肿次之,健康人最低。甲状腺癌患者血浆HMGB-1及TSGF水平与患者性别、年龄、淋巴结转移及临床分期无关。HMGB-1/TSGF的曲线下面积为0.912,联合检测对甲状腺癌的诊断价值大于HMGB-1和TSGF单独检测(均$P<0.05$)。

在影像学诊断方面,高分辨率超声检查仍然是评估甲状腺结节的首选方法。近年来随着弹性超声和超声造影技术的发展,其在甲状腺癌诊断中的应用也日益增多。江将[10]等回顾性分析3 924例甲状腺疾病患者的超声资料和病理结果,发现甲状腺癌钙化和微小钙化的发生率明显高于良性疾病($P<0.01$),甲状腺良性疾病钙化和微小钙化的发生率分别为32.05%和6.50%,甲状腺癌则为80.07%和51.53%;单发结节和多发结节伴钙化的恶性率分别为53.31%和22.16%,伴微小钙化的恶性率则分别为74.12%和47.92%,单发结节伴钙化和伴微小钙化的恶性率均要高于多发结节,差异有统计学意义($P<0.01$);<70岁患者钙化的恶性率随年龄增加逐渐下降($P<0.05$);

微小钙化的恶性率在44岁及以下年龄组高于44岁以上年龄组($P<0.01$)。因此钙化和微小钙化是甲状腺癌的高危因素,单发结节和年轻患者的钙化和微小钙化的恶性率更高。李万湖[11]等对130例桥本氏甲状腺炎合并结节患者术前进行超声诊断,结合相应的术后病理结果,分析比较桥本氏甲状腺炎合并乳头状癌与桥本氏甲状腺炎合并良性结节超声图像特性的差别。结果发现桥本氏甲状腺炎合并乳头状癌患者的结节在超声图像上有如下特征:结节形状不规则,边界欠清晰;结节内部呈低回声且不均匀;结节中多见钙化灶。乳头状癌结节钙化灶的位置和形状与良性结节存在明显差别,乳头状癌结节钙化灶多位于结节内部,以簇状钙化多见,良性结节钙化灶多位于结节边缘,以针尖样钙化多见。此外,桥本氏甲状腺炎合并的良恶性结节在结节内部的血流分布也存在明显差别,良性结节的血流以周边环绕和周边及内部无明显血流信号为主,血流走形规则,无扭曲变形,乳头状癌结节血流分布以内部血流为主,血管走行扭曲,粗大变形。对比结节内部血流参数发现,乳头状癌结节多为高速、高阻血流,频谱多普勒显示结节内动脉的收缩期峰值前移。南彩玲[12]等对116个甲状腺结节行灰阶超声和超声弹性成像检查,计算病灶在弹性图/灰阶图的直径变化率和面积比值,与病理结果对照,分析甲状腺良、恶性结节的超声弹性指标。结果表明超声弹性分级4级及以上者在恶性甲状腺结节中所占比例为82.6%,显著高于良性结节11.8%($P<0.05$)。甲状腺恶性结节弹性图/灰阶图直径变化率和面积比值均显著高于良性结节($P<0.05$)。分析甲状腺结节灰阶图和弹性图面积比值和直径变化率的ROC曲线,面积比值ROC曲线下面积大于直径变化率,诊断价值高,诊断准确性亦高($P<0.05$)。选择直径变化率0.31为诊断界点,相应敏感性、特异性、准确性分布为82.6%,81.5%,88.8%;选择面积比值1.52为诊断界点,相应敏感性、特异性、准确性分布为95.7%,95.7%,95.6%。由此提示超声弹性成像灰阶图和弹性图直径变化率和面积比值是鉴别诊断甲状腺结节良恶性的良好指标。联合应用常规超声和超声弹性成像技术可提高对甲状腺良、恶性结节的定性诊断价值和诊断准确性。林诗彬[13]等对164个经手术病理证实的甲状腺良、恶性结节的超声造影和弹性成像特征进行对比分析,结果发现良性结节在注射造影剂后均早于周围腺体增强,晚于周围腺体廓清,多数结节表现为周边环状增强,恶性结节大多以低增强为主,增强回声不均匀,早于周边甲状腺组织消退。超声造影的灵敏度、特异度、阳性预测值及阴性预测值分别为91.18%、93.75%、91.18%及93.75%;弹性成像的灵敏度、特异度、阳性预测值及阴性预测值分别为88.24%、91.67%、88.24%及91.67%;两者联合诊断的灵敏度、特异度、阳性预测值及阴性预测值分别为97.06%、85.42%、82.50%及97.62%。因此认为,超声造影和弹性成像对甲状腺良、恶性结节有较高的鉴别诊断价值,两者联合可提高对该病的诊断率。

甲状腺细针吸取细胞学检查(FNAC)在甲状腺良、恶性结节术前诊断中作用显著。B超引导下FNAC可提高穿刺取材的成功率和诊断准确率。张昶[14]等对186例甲状腺疾病行甲状腺细针吸取细胞学检查,并对其中具有组织病理学诊断结果的78例行对照分析,186例中共检出甲状腺良性病变166例,检出率89.24%,可疑恶性4例,检出率2.15%,恶性16例,检出率8.60%。FNAC诊断的可疑恶性4例、恶性16例、桥本甲状腺炎20例及结节性甲状腺肿38例行手术治疗并获取病理学对照,其中FNAC诊断为桥本甲状腺炎的20例中,2例病理证实为桥本甲状腺炎合并甲状腺乳头状癌。FNAC诊断的4例可疑恶性及16例恶性均证实为甲状腺癌,无假阳性报告。刘晓云[15]*等回顾性分析南京医科大学第一附属医院内分泌科2011年5月至2012年1月1 016份超声引导下甲状腺细针穿刺细胞病理报告,1 016例中怀疑或确定为恶性肿瘤者72例(7.09%),诊断为甲状腺囊性变者132例(12.99%),明确诊断慢性淋巴细胞性甲状腺炎者165例(16.24%)、亚急性甲状腺炎者56例(5.51%)。150例无诊断价值,占14.76%。同时对比分析其中44例接受外科手术患者的组织病理报告,发现超声引导下甲状腺细针穿刺对于恶性或怀疑为恶性疾病诊断的敏感性为65.22%,特异性为76.19%,阳性预测值为75.00%,阴性预测值为66.67%,假阳性率为25.00%,假阴性率为33.33%,总体阳性细胞率85.24%。由此可见,超声引导下甲状腺细针穿刺对于甲状腺囊性变、慢性淋巴细胞性甲状腺炎、亚急性甲状腺炎的细胞病理诊断及甲状腺良、恶性结节的鉴别,有非常重要的价值。

甲状腺CT扫描虽不作为诊断甲状腺癌的常规检查,但可较好显示甲状腺病灶及其转移灶的边界、形态、密度、囊变、钙化等,并能很好地辨析病灶与周围组织器官的关系,对甲状腺疾病的良、恶性诊断及术前评估有重要作用。郭峰[16]等回顾性分析300例甲状腺癌CT的影像学表现,发现99.33%(298/300)的甲状腺癌在CT下为低密度,31.33%(94/300)见钙化,平扫CT值28~65 HU,增强后CT值60~178 HU。300例患者术前CT判定淋巴结转移253例,术后病理251例相符,CT判断转移淋巴结的敏感度达93.3%,特异度达93.55%。彭蓉蓉[17]等回顾性分析149例甲状腺乳头状癌行中央区淋巴结清扫患者的临床资料，术前均行颈部CT平扫+增强，并与术后病理比较，发现有无钙化、包膜外侵、强化及坏死及淋巴结的长短径是CT诊断甲状腺乳头状癌中央区淋巴结转移的重要指标。149例甲状腺乳头状癌患者中，CT可见的淋巴结共350枚，其中病理诊断有中央区淋巴结转移的患者99例，可见292枚淋巴结，病理诊断无中央区淋巴结转移的患者50例，可见58枚淋巴结。有转移组淋巴结短径和长径的平均值分别为6.5 mm和8.5 mm，明显大于无转移组淋巴结短径和长径的平均值4.4 mm和6.1 mm，差异有统计学意义（$P<0.05$）。有淋巴结转移组淋巴结钙化4.5%（13/292），无淋巴结转移组无1例钙化；有淋巴结转移组淋巴结包膜外侵犯68.5%（200/292），无淋巴结转移组12.1%（7/58）；有转移组淋巴结强化50%（146/292），无转移组15.5%（9/58）；有转移组淋巴结坏死16.4%（48/292），无转移组淋巴结坏死13.8%（8/58）。CT诊断甲状腺乳头状癌中央区淋巴结有无转移的灵敏度为100%，特异度为34.0%，当短径为5.65 mm时诊断的灵敏性和特异性最高，分别为53.1%和82.8%，当长径为7.35 mm时诊断的灵敏性和特异性最高，分别为53.1%和84.5%。韩志江[18]等回顾分析了经手术、病理证实的47例共50枚直径在0.5～1.0 cm微小甲状腺癌的CT资料，结果显示50枚瘤体中，38枚瘤体CT平扫呈均匀低密度，CT值45～80 HU，增强后不同程度均匀强化，较平扫提高25～110 HU，提高幅度均小于同层面甲状腺强化程度；33枚瘤体出现甲状腺平扫边缘中断征；增强后30枚瘤体轮廓较平扫模糊，瘤体相对低密度范围缩小；31枚瘤体不规则形；15枚瘤体钙化，其中细颗粒状钙化13枚。因此瘤体形态不规则、甲状腺平扫边缘中断征、瘤体增强后相对低密度区小于平扫、细颗粒状钙化、瘤体周围多发小淋巴结有助于微小甲状腺癌的诊断。

4. 临床研究

(1) 分化型甲状腺癌

高学强[19]等回顾性对照分析了47例孕产期女性分化型甲状腺癌患者的临床资料，根据手术时机将其分为生育前组（34例）及生育后1年内手术的生育后组（13例），对其临床特点及其对妊娠的影响进行评估。结果两组诊治年龄、手术方式、肿瘤病理类型、病理学TNM分期、肿瘤多灶性、包膜外侵犯、局部复发率、死亡率及分娩期并发症的差异均无统计学意义。因此认为，孕产期分化型甲状腺癌可于产后手术，对患者妊娠及预后无明显影响，妊娠期间发现甲状腺癌即终止妊娠是不必要的。张宗敏[20]*等收集并分析1994—1999年中国医学科学院肿瘤医院头颈外科收治的600例甲状腺乳头状癌患者的临床资料和随访资料，其中TNM分期为Ⅰ期385例，Ⅱ期37例，Ⅲ期17例，Ⅳ期161例。患者行手术治疗，其中术后放疗19例，131Ⅰ治疗71例，同时行放疗和131Ⅰ治疗1例。术后复发94例。随访期内死亡27例，以复发和转移为主要死因。600例患者的中位生存时间为96个月，10年生存率为93.2%。Ⅰ期患者10年生存率为99.1%，Ⅱ期为94.7%，Ⅲ期为93.8%，Ⅳ期为78.5%，差异有统计学意义（$P<0.01$）。年龄<45岁组10年生存率为99.4%，≥45岁组为82.1%，差异有统计学意义（$P<0.01$）。气管受侵者10年生存率为66.5%，气管未受侵者为95.1%，差异有统计学意义（$P<0.01$）。高分化乳头状癌患者10年生存率为94.9%，低分化乳头状癌为38.9%，差异有统计学意义（$P<0.01$）。多因素Cox回归分析显示，TNM分期、病理分级和手术切除彻底性是甲状腺乳头状癌患者预后的独立影响因素，相对危险度分别为2.380、7.057和2.751。邵堂雷[21]等回顾性分析上海交通大学医学院附属瑞金医院和远洋分院自2007年1月至2011年12月收治的28例甲状腺峡部乳头状癌的临床资料，71.43%（20/28）双侧中央区均发现淋巴结转移，28.57%（8/28）双侧中央区淋巴结均未发现转移。21.4%（6/28）在淋巴组织中发现甲状旁腺组织。13例术前伴双侧甲状腺多发结节者，9例为结节性甲状腺肿，4例为慢性淋巴细胞性甲状腺炎伴结节性甲状腺肿，其中1例发现微小癌。3例术前伴一侧多发结节者，为结节性甲状腺肿。术后有10.71%（3/28）出现暂时性声嘶，25%（7/28）发生暂时性低钙血症。分析结果发现，甲状腺峡部乳头状癌行双侧中央区淋巴结清扫是必要的；对伴双侧甲状腺多发结节者，应同时行甲状腺全切除术；但对仅峡部单发癌结节或一侧腺叶多发结节者，行双侧甲状腺次全切或结节侧腺叶切除及对侧无结节侧腺叶次全切，以减少术后并发症。陈振宇[22]*等回顾性分析比较复旦大学肿瘤医院头颈外科1999年和2009年双侧甲状腺癌的临床资料，结果发现双侧甲状腺癌占总甲状腺癌的比例1999年（13.3%）与2009年（10.9%）相比无显著差异，但同时发生的双侧甲状腺癌占总甲状腺癌的比例在1999年为61.5%，明显低于2009年的80%，差异有统计学意义（$P<0.05$）。1999年同时发生的双侧甲状腺癌病例中，双侧微小癌12.5%，单侧微小癌31.2%；2009年同时发生的双侧甲状腺癌病例中，双侧微小癌26.9%，单侧微小癌77%，两组比例差异有统计学意义（$P<0.05$）。2009年收治的双侧同时甲状腺癌，中央区淋巴结转移率达70%，无中央区淋巴结转移病例颈侧区转移率为13.3%，而有中央区转移的病例颈侧

区转移率达56%,提示双侧甲状腺癌应该常规作中央区淋巴结清扫,并且仔细探查有无颈侧区转移。

随着甲状腺癌诊断技术的提高,早期甲状腺癌检出率增高,对于术前临床淋巴结阴性的患者是否行淋巴结清扫成为研究热点。夏婷婷[23]* 等回顾性分析2001年8月至2006年8月天津医科大学附属肿瘤医院收治的具有完整病例资料的甲状腺乳头状微小癌286例,其中病理证实存在Ⅱ～Ⅴ区淋巴结转移者35例,51.4%(18/35)的患者以侧颈部肿物就诊,40.0%(14/35)的患者伴发桥本氏甲状腺炎,28.6%(10/35)的患者原发灶侵出甲状腺腺叶,多灶性(40.0%)及癌灶位于甲状腺上极的比例(54.3%)均高于同期不伴侧颈淋巴结转移的甲状腺乳头状微小癌($P<0.05$)。侧颈淋巴结转移Ⅳ区最常见,其次为Ⅲ区、Ⅱ区,Ⅴ区最少见。11例患者Ⅵ区未见转移而侧颈出现淋巴结转移。伴颈侧淋巴结转移的甲状腺乳头状微小癌患者多数以颈部肿物就诊,因甲状腺原发灶隐匿,容易误诊。与同期不伴侧颈淋巴结转移者比较,在性别、年龄、伴发桥本氏甲状腺炎及腺外侵犯率方面差异不明显。多灶性及癌灶位于甲状腺上极可能是甲状腺乳头状微小癌出现侧颈淋巴结转移的危险因素。此类患者复发率高,应采取积极的治疗方案,并应加强随访。王东[24]等对1986—1990年收治的498例cN_0期甲状腺乳头状癌患者的临床、病理及随访资料进行回顾性分析,所有患者均获得10年以上的随访。498例患者16例死于原发癌,其中13例因癌局部复发致死,而死于远处器官转移的仅3例。498例总颈淋巴结转移率为52.2%,其中260例患者的转移率分别为Ⅱ区14.1%、Ⅲ区27.1%、Ⅳ区24.6%、Ⅴ区12.5%、Ⅵ区20.1%;癌灶无包膜组淋巴结转移率为65.6%、侵出包膜组为64.5%、侵出腺叶组为56.5%、侵犯邻近组织组为52.0%、局灶癌变组为33.3%、隐性硬化型组为26.9%、包膜内和侵犯包膜组为0。全颈淋巴结清扫术后复发率为2%,中央区淋巴结清扫术后的复发率为9.9%。由于患者死亡的主要原因是局部复发,因此对cN_0甲状腺乳头状癌患者,如病理检查发现癌已经侵出包膜、侵出腺叶、侵犯邻近组织和无包膜,应考虑行预防性功能性全颈淋巴结清扫术。张焕虎[25]等回顾分析102例甲状腺微小乳头状癌临床资料,其中行患侧+峡部甲状腺全切67例,患侧甲状腺全切+对侧甲状腺次全切除34例,甲状腺全切1例。27例术前B超提示淋巴结肿大,术中行功能性淋巴结清扫,术后病理证实24例有淋巴结转移(85.7%);12例术前B超阴性,术中探查淋巴结肿大,均行功能性淋巴结清扫术,术后病理证实1例有淋巴结转移(8.3%)。其余63例行中央区淋巴结清扫,术后病理证实11例有淋巴结转移(17.46%)。因此认为,术前B超检查对发现甲状腺乳头状微小癌淋巴转移有重要意义,常规颈部淋巴结清扫术并无必要,腺叶切除+中央区淋巴结清扫可作为主要手术方式,对临床淋巴结肿大者应行同侧功能性颈淋巴结清扫术。鄢丹桂[26]等对2007年8月至2010年9月间手术的51例临床淋巴结阴性甲状腺乳头状癌患者进行前瞻性分析,所有患者均于术前1.5～8 h在超声引导下向甲状腺原发肿瘤内注入^{99m}锝-右旋糖酐,体积0.4 ml(74 MBq),注射30～90 min后行淋巴闪烁显像或头颈CT断层融合片,术中在肿瘤周围注射1%亚甲蓝0.2～0.8 ml。采用联合法(核素法和染料法)定位前哨淋巴结,并行术中冰冻病理检查,与术后颈清扫标本常规病理进行对照。结果51例患者中颈侧前哨淋巴结检出率94.1%(48/51),其中核素法和染料法检出率分别为90.2%和66.7%。颈侧淋巴转移30例,其中3例前哨淋巴结中未发现转移癌灶。颈侧隐匿性淋巴转移率58.8%,Ⅱ区、Ⅲ区、Ⅳ区、Ⅴ区淋巴转移率分别为17.6%、52.9%、29.4%、0%。前哨淋巴结活检灵敏度、特异度、准确度、阳性及阴性预测值分别为90%、100%、94.1%、100%和87.5%。因此,前哨淋巴结活检安全、可行,对预测临床淋巴结阴性甲状腺乳头状癌颈侧淋巴转移和指导颈侧淋巴结清扫有重要的临床意义。魏金丽[27]等对19例45岁以上cN_0的甲状腺乳头状癌患者先行前哨淋巴结(SLN)活检术,在肿瘤周围4点注射2%美蓝,获取染色淋巴结,再行肿瘤侧甲状腺腺叶、峡部切除、对侧次全切除及改良式颈部淋巴结清扫。所有淋巴结分区送常规病理检查。结果19例中,18例显示了SLN,SLN检出率94.7%。与改良式颈部淋巴结清扫病理结果比较,SLN阳性13例,SLN活检的灵敏度86.6%,准确度94.4%,阴性预测值80%,阳性预测值100%。因此,SLN活检能准确预测颈部淋巴结状态,对cN_0甲状腺乳头状癌的手术治疗方案有重要指导意义。姚廷敬[28]等探讨了位于颈前方至甲状软骨下半部的所有中线淋巴结即甲状腺德尔法淋巴结在甲状腺乳头状癌淋巴结转移中的临床价值。前瞻性分析了2008—2011年首次手术并经病理证实的86例单发甲状腺乳头状癌患者的临床资料,所有患者均行患侧甲状腺全切+对侧甲状腺次全切+中央区域淋巴结清扫,并同时行Ⅲ和Ⅳ区域淋巴结清扫,将其德尔法淋巴结转移情况与患者的临床病理学因素做相关性分析后发现,德尔法淋巴结转移与原发性肿瘤被膜侵犯明显相关(60%比24%,$P=0.019$),且与中央区(80%比27%,$P<0.001$)和侧方区域(40%比5%,$P<0.001$)淋巴结转移有关。德尔法淋巴结阳性也与转移的淋巴结数(平均7比2个淋巴结;$P=$

0.002)以及淋巴结大小(2.1 cm 比 0.8 cm，$P=0.002$)有关。与病灶大小及患者年龄无关。德尔法淋巴结在预测原发肿瘤的被膜侵犯时，敏感性为 40%，特异性 86%，阳性预测值 60%，阴性预测值 76%；在预测中央区淋巴结转移时，其敏感性为 49%，特异性 93%，阳性预测值 80%，阴性预测值 73%；在预测侧方区域淋巴结转移时，其敏感性为 74%，特异性 84%，阳性预测值 40%，阴性预测值 95%。

赵静[29]等回顾性分析 1970—1990 年天津市肿瘤医院收治的 105 例甲状腺滤泡癌患者的临床资料，结果发现甲状腺滤泡癌患者的年龄、临床分期、双侧甲状腺叶发病和颈部淋巴结转移与预后关系密切。甲状腺滤泡癌 5、10 和 15 年生存率分别为 85.3%、76.7%和 72.9%。年龄≥45 岁及年龄<45 岁患者 15 年生存率分别为 45.9%、89.8%。双侧腺叶及单侧腺叶发病患者 15 年生存率分别为 50.0%、76.2%。颈淋巴结转移率 22.9%，有颈淋巴结转移及无颈淋巴结转移患者 15 年生存率分别为 54.2%、79.2%。AJCC 分期Ⅰ、Ⅱ、Ⅲ、Ⅳ期患者 15 年生存率分别为 89.3%、70.0%、45.5%、35.3%。随访中 11 例发生远处器官转移，发生转移时间为术后 1～33 年，9 例在发生转移后 5 年内死亡，17 例发生局部复发，复发时间为术后 3 个月至 34 年，10 例因复发死亡，占 55.8%。早期诊治和密切随访是改善患者预后、延长术后生存的主要手段。白东方[30]等对 47 例分化型甲状腺癌患者术后行 ^{131}I 治疗，对每次口服 ^{131}I 后 5～7 d ^{131}I 全身显像进行对比观察作为判断疗效的依据，根据患者病理类型、转移部位、服 ^{131}I 次数分别观察其总体疗效。结果显示，分化型甲状腺癌术后患者大剂量 ^{131}I 治疗总有效率 80.9%，颈部转移有效率 91.7%，纵隔转移有效率 87.5%，疗效明显优于肺(62.5%)和骨(50%)转移，无明显不良反应。分化型甲状腺癌手术后加用大剂量 ^{131}I治疗是一种安全有效的治疗方法，其疗效受癌灶转移部位的影响。

(2) 甲状腺未分化癌

夏婷婷[31]等回顾性分析 108 例甲状腺未分化癌患者的临床及随访资料，结果显示甲状腺未分化癌患者的中位生存时间为 6 个月；1 年生存率为 40.3%，2 年生存率为 30.9%，5 年生存率 21.9%。单因素分析显示，肿物最大径、远处转移、分期、白细胞数、放疗、原发灶切除加术后放疗、综合治疗是影响甲状腺未分化癌患者预后的因素，肿物最大径≤6 cm、无远处转移、分期早、白细胞数<10.0×10^9/L、接受放疗且剂量≥40 Gy、接受原发灶切除＋术后放疗、接受综合治疗者预后好。多因素分析显示，肿物最大径≤6 cm、分期早、白细胞数<10.0×10^9/L、接受放疗且剂量≥40 Gy 是决定甲状腺未分化癌预后较好的独立因素。

(3) 甲状腺髓样癌

王军轶[32]等回顾性分析 73 例甲状腺髓样癌初治病例资料，研究颈淋巴结转移规律及术后复发情况。73 例甲状腺髓样癌中多灶性癌占 26.0%(19/73)。全组颈淋巴结转移率为 58.9%(43/73)，其中中央区淋巴结转移率 52.1%(38/73)，同侧颈淋巴结转移率 53.4%(39/73)，双侧侧颈转移率 11.0%(8/73)，临床 N_0 颈淋巴结隐匿性转移率为 18.9%(7/37)。多因素 logistic 回归分析显示，同侧中央区淋巴结转移是该侧侧颈淋巴结转移的独立危险因素，对侧中央区淋巴结转移及原发灶 T_4 是对侧侧颈淋巴结转移的独立危险因素。全组局部区域复发率 28.8%(21/73)，5 年累积生存率为 86.4%。多因素分析表明远处转移、年龄≥45 岁和原发灶 T_4 是影响预后的独立危险因素。因此，甲状腺髓样癌手术应常规行患侧中央区清扫，并包含上纵隔区域；术中证实有中央区淋巴结转移的病例，建议行该侧侧颈清扫术；T_4 病例建议行全甲状腺切除＋中央区＋双颈清扫术。

(4) 甲状腺多原发癌

运新伟[33]等收集天津医科大学附属肿瘤医院 1978 年 1 月至 2004 年 12 月收治的甲状腺与乳腺多原发肿瘤 235 例进行分析，将其分为三组：A 组 144 例先证肿瘤为乳腺肿瘤，B 组 91 例先证肿瘤为甲状腺肿瘤，C 组 27 例为保存有完整组织蜡块的甲状腺与乳腺多原发癌，并设置对照组(甲状腺癌及乳腺癌各 25 例)。比较 A、B 两组先证肿瘤良恶性、发病年龄、发病间隔时间等对第二原发肿瘤性质的影响，并对 C 组和对照组行免疫组化检测，分析 ER、PR 在甲状腺癌及其并发的乳腺癌中的表达，探讨其差异及相关性。结果发现，发病间隔时间与后发肿瘤的良恶性关系有统计学意义(A 组 $t=-2.102$，$P=0.047$；B 组 $t=-3.044$，$P=0.003$)；>50 岁的 A 组患者及>40 岁的 B 组患者其发病间隔时间明显缩短(A 组 $t=3.738$，$P=0.000$；B 组 $t=2.472$，$P=0.018$)；C 组与对照组甲状腺癌 ER 强表达率差异有统计学意义($\chi^2=4.638$，$P=0.031$)，C 组甲状腺癌的 ER 强表达率更高；C 组中的甲状腺癌及乳腺癌 ER 免疫组化表达呈正相关(rs=0.516，$P=0.006$)，而 PR 免疫组化表达则无显著相关性。这一结果说明年龄>40 岁的甲状腺肿瘤患者或年龄>50 岁的乳腺肿瘤患者患良性第二原发肿瘤的可能性较大，间隔时间越长，则并发对应部位恶性肿瘤的可能性更大。甲状腺与乳腺多原发癌患者的甲状腺癌组织的 ER 强表达率更高，提示雌激素可能促进了甲状腺与乳腺多原发癌的发生。

(二)甲状腺炎

王建红[34]等对175例临床确诊为桥本甲状腺炎HT的患者进行常规超声及实时超声弹性成像检查，根据二维声像图特征分为回声不均型、斑片型、弥漫型及结节型，并与30例健康者作对照，分析正常对照组及各型HT弹性图分级及应变率比值。HT弹性图分级四型之间存在差异($P<0.05$)，回声不均型多为0、1级，斑片型以1、2级为主，弥漫型以2、3级为主，结节型以3级为主。回声不均型与正常对照组之间弹性分级、应变率比值差别无统计学意义($P>0.05$)，四型HT之间弹性分级、应变率比值差异有统计学意义($P<0.05$)，且从回声不均型到结节型，分级程度逐次增高，应变率比值依次增大($P<0.05$)。实时超声弹性成像能够估测不同类型HT甲状腺实质硬度的差别，可作为HT常规超声诊断辅助信息。蔺原[35]等回顾性分析了10例慢性纤维性甲状腺炎患者的临床资料，发现慢性纤维性甲状腺炎女性多见，女：男=4：1，平均年龄48.6岁。该病起病隐匿，病程长，以甲状腺肿大为主要表现，可合并有气管、食管的压迫症状。由于发病率低，临床表现、实验室检查机影像学检查无特异性，且由于甲状腺广泛纤维化，细针穿刺细胞学检查常不能取得满意效果，故术前易误诊，10患者术前均行穿刺检查，仅1例行穿刺病理检查明确诊断，误诊9例。慢性纤维性甲状腺炎为良性自限性疾病，预后良好，手术治疗可明确诊断并同时改善患者压迫症状，部分病例可试用肾上腺皮质激素或三苯氧胺治疗，合并甲减时予以甲状腺激素治疗。

(三)甲状腺腺瘤

傅侃达[36]等回顾性分析23例甲状腺嗜酸细胞瘤的临床资料，其中术前细针穿刺活检12例，7例确诊，阳性率58.3%。术中快速病理切片16例，13例为甲状腺嗜酸细胞腺瘤，阳性率87.5%，1例确诊为嗜酸细胞癌，2例未明确诊断。23例患者中行单侧甲状腺次全切除12例，单侧甲状腺腺叶切除7例，单侧甲状腺腺叶切除及峡部切除2例，甲状腺全切除术2例。术后随访6个月至10年，未见复发或转移。吴文艺[37]等对56例甲状腺自主高功能腺瘤患者行手术治疗，其中14例甲亢症状明显者术前口服抗甲状腺药物直至甲亢症状基本控制，基础代谢率控制在20%以下，未服用碘剂，直接手术；42例甲亢症状轻或无明显甲亢症状者直接进行手术治疗。56例患者均术前1次、术后连续3天应用肾上腺皮质激素(地塞米松10 mg)静脉点滴，每天1次。56例中并发甲亢性心脏病者4例，术前予以营养心肌，抗心律失常等处理，待甲亢症状控制、心功能改善达到Ⅰ～Ⅱ级、心率80次/分左右，即手术。44例行患侧甲状腺腺叶切除，12例行腺瘤摘除。所有患者术后无甲状腺功能危象、甲亢或甲状腺功能腺瘤复发、永久性甲状腺功能低下等并发症发生。2例行腺瘤摘除术者术后7～11个月再发甲状腺腺瘤，再次行患侧甲状腺残叶切除术。并发甲亢性心脏病患者术后心功能明显改善。因此，甲状腺高功能腺瘤围手术期不用碘剂而用地塞米松是安全有效的。对于甲亢性心脏病者，术前控制甲亢症状，改善心功能后即可手术，心律失常不必完全纠正。

(四)其他甲状腺疾病

王志宏[38]等回顾性分析了17例原发性甲状腺恶性淋巴瘤患者的临床资料，发现所有患者均存在颈部肿物近期快速增大的病史，10例患者合并桥本甲状腺炎，8例患者术前行甲状腺增强CT检查，其共同特点为：平扫肿物密度低于正常腺体，接近或略低于邻近肌肉密度，CT值为50～60 HU；增强扫描肿物密度均匀，强化不明显，仍低于正常腺体及邻近肌肉，CT值为65～74 HU。因此，若患者在桥本甲状腺炎的基础上具有颈前肿物长期存在，近期快速增大病史，CT扫描具有特征表现，应高度怀疑原发性甲状腺恶性淋巴瘤。术后病理及免疫组化为确诊的依据。患者的临床分期、病理学类型及发病年龄是影响预后的主要因素。周韬[39]等总结原发性甲状腺恶性淋巴瘤的诊断和治疗经验。10例患者均行甲状腺全切除术，4例颈部淋巴结转移的患者行甲状腺全切及颈部淋巴结清扫术。术后CHOP方案(环磷酰胺，阿霉素，长春新碱)单纯化疗8例，化疗加放疗1例。术前9例患者被误诊为甲状腺癌，1例误诊为结节性甲状腺肿。所有患者术后病理诊断为甲状腺弥漫性大B细胞淋巴瘤，其中60%(6/9)伴有桥本甲状腺炎。术后随访至2010年10月31日，存活9例，死亡1例。甲状腺恶性淋巴瘤诊断困难，与甲状腺癌临床表现相似，术前难以鉴别，确诊主要依靠病理诊断。甲状腺恶性淋巴瘤的发病与桥本甲状腺炎有关，手术治疗及术后综合治疗可提高患者的治愈率及生存率。

(五)甲状腺手术

1. *微创手术*

刘嘉[40]等对902例甲状腺疾病患者行Miccoli术式微创甲状腺手术，采用腔镜辅助颈部小切口手术，术中使用前端带有吸引装置的改良的悬吊拉钩，使手术视野清晰且暴露更深更广。平均手术时间前50例为60±13 min，后852例为39±5 min，与前50例相比明显缩短($P<0.05$)。术中出血量10～80 ml，术后引流量3～35 ml，均术后第2天拔除引流管，术后注意时间3±1 d。手术切口长度2.0～2.5 cm，患者均对疤痕满意。术后均未使用止痛药，无术后出血或感染发生。出现暂时性声音嘶哑1例，皮下气肿1例，因甲状腺癌

伴颈部淋巴结转移中转开放手术 11 例。术后随访1～12 个月,无 1 例复发。康杰[41]等为探讨经乳晕双孔双通道腔镜甲状腺手术的可行性和疗效,按病人意愿,前瞻性地将 30 例单侧甲状腺肿瘤病人配对分为两组,腔镜组和传统组各 15 例。对两组的手术时间、肿瘤大小、标本重量、术后疼痛评分、并发症、血清 C 反应蛋白变化水平、术后住院时间、术后美容效果等进行对比研究。30 例手术均获成功。两组间年龄、肿块直径、切除标本重量和术后住院时间,无统计学差异。腔镜组术后视觉模拟疼痛评分和血清 C 反应蛋白值与传统组间无统计学差异。腔镜组手术时间 146±26.3 min,较传统组 80±13.5 min 为长。术后 3 个月随访,腔镜组对美容效果满意 15 例,满意率 100%;传统组满意 12 例,不满意 3 例,满意率 80%。腔镜组有颈部感觉减退 1 例;传统组有颈部感觉减退和吞咽不适感各 3 例。经乳晕双孔双通道腔镜甲状腺手术是一种安全可行、创伤不大、疼痛较轻、美容效果极佳的手术方式。鲁瑶[42]等为 66 例甲亢患者在全麻下经胸乳入路行内镜双侧甲状腺次全切除术,60 例成功完成内镜手术,中转传统手术 6 例、手术时间 80～240 min,平均 95 min,术中出血量 10～80 ml,平均 30 ml,颈部引流管术后 2～3 d 拔除,术后住院 3～6 d,平均 4 d。手术均未损伤喉上神经、喉返神经及甲状旁腺,术后随访 6～48 个月,3 例于术后 3 个月甲亢症状复发,采用放射碘 131 治愈;10 例发生暂时性甲状腺功能轻度低下,未服用优甲乐药物,3 个月后甲状腺功能恢复正常;4 例发生甲状腺功能低下,3 个月仍未恢复正常功能,需口服优甲乐每天 50～75 mg。术后患者均对美容效果满意。经胸乳入路行内镜手术治疗甲亢安全可行,疗效确切,患者创伤轻,美容效果好。张伟[43]等回顾对比分析完全腔镜和中转开放甲状腺癌根治术的临床效果,将接受腔镜甲状腺手术且术中确诊为甲状腺癌的患者,根据继续腔镜手术或中转开放手术分为腔镜组(15 例)和中转组(10 例)。手术范围均为患侧腺叶切除+峡部切除+对侧次全切除+中央区淋巴结清扫。回顾性对比分析两组肿瘤直径、手术时间、出血量、中央区淋巴结清扫数量、术后住院时间、手术并发症发生率以及随访结果的差异。结果腔镜组乳头状微小癌(直径<1 cm)的比例显著高于中转组(9/15 vs 1/10,$P=0.018$),且肿瘤直径显著小于中转组(1.1±0.6 cm vs 1.6±0.5 cm,$t=-2.132$,$P=0.045$)。两组手术时间、出血量、淋巴结清扫数量和术后住院时间差异无显著性。腔镜组术后 24 h 疼痛评分显著低于中转组(3.1±1.2 vs 4.6±1.4,$t=-2.945$,$P=0.007$),术后 3 个月美容评分显著高于中转组(7.7±1.1 vs 3.5±1.2,$t=9.009$,$P=0.000$)。腔镜组低钙血症 2 例、暂时性喉返神经麻痹 1 例,中转组低钙血症 1 例,均于出院前缓解。两组分别随访 41.5±22.6 月和 46.8±22.3 月,均未见肿瘤复发和转移。因此,对经验丰富、技术熟练的医师,严格选择的甲状腺癌病例可以作为腔镜手术适应证。

2. 其他手术

耿中利[44]等回顾性分析 2008 年 12 月至 2011 年 7 月新疆医科大学附属肿瘤医院乳腺头颈外科施行的保留颈丛皮神经颈淋巴结清扫术(即保留颈丛皮神经的Ⅱ、Ⅲ、Ⅳ、Ⅵ区清扫)的 58 分化型甲状腺癌患者临床资料,发现颈部两切口颈淋巴结清扫术不增加相关并发症,其在不影响颈淋巴结清扫效果的同时又兼顾了功能与美容,是甲状腺癌保留颈丛皮神经的Ⅱ、Ⅲ、Ⅳ、Ⅵ区域淋巴结清扫的一种较为理想的手术入路。58 例中 26 例采用颈部两切口(两切口组),即胸骨上凹距离胸锁关节 1～2 横指处做顺皮纹的弧形切口切除甲状腺及清扫Ⅵ区淋巴结,另于颌下 1～2 横指处再做皮纹切口,两切口配合清扫Ⅱ、Ⅲ、Ⅳ区淋巴结;32 例采用颈部传统“L”型切口(传统“L”型切口组)行颈淋巴结清扫。两切口组 26 例甲状腺癌患者手术均顺利完成,无一例改用其他方式颈淋巴结清扫,术后随访 1.5～31 个月未出现局部及颈部淋巴结复发。与传统“L”型切口组比较,两切口组术后引流量明显减少,引流时间明显缩短,差异有统计学意义,且颈部水肿程度、瘢痕程度及功能障碍程度明显减少,美容效果好。两组出血量、颈部积液及皮瓣坏死无显著差异。两切口组手术时间稍长,但无统计学差异。

3. 甲状腺手术并发症及预防

(1) 喉返神经

姜立新[45]等对 220 例复杂甲状腺开放手术行术中喉返神经监测,术中用两针刺记录电极斜行刺入环甲肌,同时用刺激电极刺激气管食管沟,如发现喉返神经,即发出“嘟、嘟”长音,在监视器上显示肌电波形后小心分离,完全解剖出喉返神经至入喉处。结果 207 例(278 条)清晰显示引出肌电波形;13 例未引出肌电波形,其中 9 例系机器和麻醉因素造成假阴性,4 例肿瘤浸润环甲肌无法有效插入记录电极。无永久性喉返神经损伤,暂时性神经损伤 2 例,术后 1 个月内恢复。因此,甲状腺复杂术中应用喉返神经监测可有效保护喉返神经。周刚[46]等对 37 例 40 侧颈丛麻醉下甲状腺手术患者,术中经环甲肌置入双极电极,通过针刺电极记录环杓侧肌复合肌肉动作电位,间断刺激暴露或未暴露的喉返神经,对颈丛麻醉下甲状腺手术中喉返神经功能进行监测,并与同期手术的 37 例 39 侧常规显露喉返神经的甲状腺手术患者做对照研究。结果监测组与非监测组在手术时间、出血量及术后住院天数相比差异均无统计学意义(均 $P>0.05$)。32 侧神经在暴露前利用监护仪描记出解剖走行,其中 25 侧继续解剖暴露神经,神经暴露后走行与未暴露前解剖走行完全一致;未暴露前喉返神经刺激阈值 2.23±0.57 mA,暴露后刺激阈值 0.44±0.20 mA,差异有统计学意义($P<0.01$);未暴露前诱发肌电图波幅 307.98±253.47 μV,暴露后诱发肌电图波幅234.36±142.18 μV,差异无统计学意义($P>0.05$)。因此,颈丛麻醉下监测环杓侧肌肌电图探查解剖暴露喉返神经、术中评估喉返神经功能是一项安全、有效、可行的方法。王圣应[47]* 等 2001 年 1 月至 2007 年 12 月收治 214 例再次手术甲状腺疾病患者,术中通过解剖显露并保护喉返神经,降低喉返神经损伤。再次手术时间间隔较近或甲状腺癌外侵的患者从带状肌外侧、胸锁乳突肌前缘入路,在上纵隔气管食管沟外侧区或入喉处显露喉返神经,伴淋巴结转移的患者从肿大淋巴结旁显露喉返神经;再次手术间隔时间较长、良性或肿瘤未外侵的甲状腺癌从颈前中线显露甲状腺,从甲状腺中静脉平面的侧后方或甲状腺下动脉区显露喉返神经。全组共解剖显露喉返神经 344 条,喉返神经入喉处显露 44 条,甲状腺中静脉平面的侧后方显露 104 条,甲状腺下动脉区显露 40 条,上纵隔气管食管沟外侧区 124 条,肿大淋巴结旁 32 条。全组喉返神经分支损伤为 0.87%(3/344)。因此,甲状腺再次手术时,熟悉并识别喉返神经正常、变异或病理状况下的解剖,避开粘连、疤痕组织,选择适当的解剖途径显露喉返神经,可降低术中喉返神经的损伤发生。李孟[48] 等对 325 例甲状腺手术致单侧声带麻痹的患者施行颈袢主支喉返神经吻合术,动态喉镜随访发现术后声门闭合程度、声带边缘直线性、患侧声带位置、声带振动的对称性和规律性与术前相比有明显改善($P<0.01$);嗓音功能评价的各种主客观参数(GRBAS 评分、基频微扰,振幅微扰,噪谐比,最长发声时间)术后与术前比较,均有显著改善($P<0.01$);321 例患者总嘶哑度至少恢复 1 个等级,总有效率达 98.8%(321/325),且 93.5%(304/325)的患者嗓音恢复正常。术后喉肌电图检查证实麻痹侧喉肌获得充分的神经再支配。

(2) 甲状旁腺

程若川[49]* 等筛选 2009 年 7 月至 2010 年 12 月间在昆明医学院第一附属医院行甲状腺全切术且术前查血钙及 PTH 正常的患者 232 例,随机分为 A 和 B 组,再根据术后 3 d 内最低 1 d 的甲状旁腺素(PTH)值,将 A、B 组再分为 A1(87 例,PTH≥8 pg/ml)和 A2(30 例,PTH<8 pg/ml)组;B1(83 例,PTH≥8 pg/ml)和 B2(32 例,PTH<8 pg/ml)组。术后 A 组给予静脉补钙 6 g/d,B 组术后暂时不给予补钙;术后不论是否出现低钙血症,但 PTH<8 pg/ml 均给予静脉补钙 6 g/d。所有患者检测术前术后第 1、2、3 天、1 周及 1 个月血钙及 PTH 的水平,发生甲状旁腺功能减退的患者增加监测术后 2、3 周血钙及 PTH 水平,观察并记录患者术后是否出现低血钙及低钙血症、甲状旁腺功能减退。结果:①术后 1 周 A1 组 PTH 及术后第 1、2、3 天和术后 1 周血钙水平高于 B1 组($P<0.05$),A1 组低血钙及低钙血症的发生率明显低于 B1 组($P<0.05$)。②术后第 1、2、3 周 A2 组 PTH 水平高于 B2 组($P<0.05$),并较 B2 组 PTH 先恢复到正常范围;术后第 1 天至第 3 周,A2 组血钙水平高于 B2 组($P<0.05$),并较 B2 组先恢复到正常范围;A2 组低血钙及低钙血症的发生率明显低于 B2 组($P<0.05$)。因此,甲状腺全切术后预防性补钙有利于甲状旁腺功能恢复。

(3) 术后淋巴漏

陈少全[50] 等采用粘贴式负压冲洗法治疗 20 例颈淋巴结清扫术后并发乳糜瘘患者。在 B 超定位下将直径分别为 0.4 cm 和 0.2 cm 的两根吸痰管分别作为吸引管和冲洗管置于颈静脉角处,外套自制的封闭式负压吸引袋,形成密闭空间进行生理盐水持续冲洗和负压吸引,负压维持在 0.02～0.04 kPa,待引流量<200 ml/d,一般情况好转后逐步恢复患者饮食,待患者创面肿胀消失,引流量<50 ml/d,引流液变清后改为干吸。20 例患者中 18 例经粘贴式负压冲洗后,在 5 d 内引流量明显减少,住院时间 10～12 d,平均 11.3 d,在治疗过程中未出现感染、水肿、皮肤破溃等并发症。另外 2 例经粘贴式负压冲洗治疗无效,转为手术治疗,分别于术后 15 d 及 17 d 痊愈出院。

(4) 甲状腺功能

耿中利[51] 等检测了 88 例行甲状腺叶全切或次全切除的甲状腺癌患者术前(0 d)、术后第 1 天(1 d)、术后第 3 天(3 d)和术后第 5 天(5 d)的甲状腺功能[游离三碘甲腺原氨酸(FT_3)、游离甲状腺素(FT_4)、血清三碘甲腺原氨酸(T_3)、四碘甲腺原氨酸(T_4)、促甲状腺激素(TSH)],对比手术前后变化规律。结果发现 88 例行甲状腺叶全切或次全切除患者的 FT_3 和 T_3 在各时点均呈下降趋势,差异有统计学意义(FT_3:$F=47.752$,$P<0.01$;T_3:$F=15.317$,$P<0.01$),且术后 3 d起 FT_3 和 T_3 逐渐上升接近正常值下限;FT_4 和 T_4 术后 1 d 均上升,随后逐渐下降,FT_4 值在 0 d、术后 1 d 及 5 d 差异无统计学意义($P>0.05$),T_4 值在0 d、术后 1 d 差异无统计学意义($P>0.05$),其余各时间点间差异均有统计学意义($P<0.05$);TSH 在术后 1 d 下降,3 d 及 5 d 逐渐上升,TSH 值在 0 d、术后 1 d 差异无统计学意义($P>0.05$),其余各时间点间差异均有统计学意义($P<0.05$),且 TSH 在术后 3 d 接近正常值上限,于术后 5 d 超过正常值上限。由此可见,甲状腺癌患者行甲状腺全切或次全切除术后 1 d 甲状腺功能不降或下降不明显,可不检测甲状腺功能和补充甲状腺激素;术后 3 d 起甲状腺功能明显下降,应及时监测,并根据甲状腺功能下降情况适当补充甲状腺激素。

(六) 甲状腺良性病变的非手术治疗

牛少雄[52]* 等将 73 例符合入选条件的良性单结节甲状腺肿患者按双盲随机法分为治疗组和对照组,治疗组 38 例,服用左旋甲状腺素片($L-T4$),100～200 μg/d,随访多次复查血 TSH 浓度,根据 TSH 水平调整 $L-T4$ 用量,将 TSH 控制在 0.3～1.0 mIU/L;对照组不服药仅作随访。分别于 6、12、24 个月后复查两组甲状腺 B 超,观察甲状腺体积及结节变化情况。两组患者给药前甲状腺体积差异无统计学意义,服药 6 个月后治疗组与对照组之间甲状腺体积差异有统计学意义($F=5.783, P=0.017$),并呈时间依赖性($F=33.686, P<0.001$)。给药 24 个月时,治疗组中有 44%甲状腺结节体积变小,14%甲状腺结节消失,36%无变化,8%增大。对照组中 11%甲状腺结节体积变小,3%甲状腺结节消失,46%无变化,40%增大,两组比较,差异有统计学意义($P<0.05$)。给药后 6 个月时甲状腺腺叶体积变化最为显著。对照组观察期间甲状腺体积差异无统计学意义($P>0.05$)。段华山[53]采用穿刺抽液及无水乙醇注射治疗老年良性甲状腺囊性疾病共 84 例,其中男 11 例,女 73 例;年龄60～82 岁,平均(69±6.4)岁。术前彩超检查均为囊性肿块,直径(4.8±1.7) cm。术前所有患者均主诉吞咽或活动时颈部不适感,术后所有患者均诉颈部症状消失或减轻。术后半年复查彩超,肿块直径(1.9±1.2) cm,与术前相比明显缩小($P<0.05$),有效率 100%。54 例患者注射无水乙醇后出现面色潮红、局部皮肤发红等症状,在 1～2 d 内消失。无感染、死亡等发生。术前、术后甲状腺功能比较无变化。郭文斌[54]等对 46 例甲状腺单发良性结节行超声引导下射频消融治疗,术前超声检查实性 18 例,囊实性 16 例,囊性 12 例,病变区无明显沙砾样钙化,颈部无淋巴结肿大,甲状腺功能正常。术前结节穿刺病理诊断均为结节性甲状腺肿,肿瘤大小 0.9～2.6 cm。46 例均成功行射频消融手术,治疗时间 5～15 min。术中无明显并发症发生,1 例术后出现穿刺部位感染,抗炎治疗7 d后痊愈。经过 6 个月随访,47.8%(22/46)患者结节全部吸收,其中囊性 100%(12/12),囊实性 56.2%(9/16),实性 5.55%(1/18);26.1%(12/46)患者结节体积较术前缩小≥50%(显效),26.1%(12/46)患者结节体积较术前缩小 25%～50%(好转),且以直径 2 cm 的实性结节为主。夏振雄[55]等对 80 例甲状腺肿块患者行超声介导下射频消融术治疗,80 例手术均获成功,手术时间 30～60 min,平均 40 min,无并发症,无中转手术,术后 2～3 d出院,术后美容效果满意,术后 1 年复查无复发。因此,超声介导下射频消融治疗甲状腺肿块的技术方法安全有效,并具有明显的美容效果。

二、甲状旁腺

钟春林[56]等研究了 β-连环蛋白(β-catenin)及细胞周期蛋白 D1(cyclin-D1)在散发性甲状旁腺瘤中的表达及其临床意义。应用免疫组化、荧光定量 PCR (RT-PCR)检测 20 例散发性甲状旁腺瘤、10 例甲状旁腺增生、8 例正常甲状旁腺组织中 β-catenin、cyclin-D1 的表达。结果免疫组化显示:β-catenin 在正常甲状旁腺组织、甲状旁腺增生及散发性甲状旁腺瘤胞膜中的表达强度呈下降趋势,而在胞质和细胞核内逐渐增强;cyclin-D1 在腺瘤组和增生组的表达明显高于正常组($P<0.05$),而腺瘤组与增生组比较差异无统计学意义($P>0.05$);β-catenin 异常表达与 cyclin-D1 的高表达在散发性甲状旁腺瘤中存在显著相关性($P<0.05$)。荧光定量 PCR 分析显示:cyclin-D1 mRNA 在腺瘤组织和正常甲状旁腺组织中的表达分别为 2.36 ± 1.12 和 1.50 ± 1.03 ($P<0.05$),β-cateninmRNA 在腺瘤组织和正常甲状旁腺组织中的表达分别为 1.02±0.45 和 0.88±0.56($P>0.05$)。这一结果表明,β-catenin 异常表达激活 cyclin-D1 引起细胞增殖和分化失控,可能是散发性甲状旁腺瘤发生机制之一。

张平[57]等回顾分析了 8 例甲状旁腺癌患者的临床资料后指出,甲状旁腺癌与甲状旁腺良性肿瘤鉴别困难,当血钙≥3.5 mmol/L,血清甲状旁腺素水平升高达正常的 3～8 倍,颈前区触及质硬肿块,或压迫喉返神经引起声音嘶哑时应引起注意。多种影像学检查相结合可以准确定位及评估病灶,但不推荐细针穿刺检查。8 例患者术前均有骨关节疼痛,5 例可触及颈前区随吞咽运动的肿物,其中 3 例质地较硬。血钙浓度均升高(3.5～4.5 mmol/L),平均 3.92 mmol/L。血清甲状旁腺素水平升高(84～204 pmol/L),平均 204 pmol/L。术前彩超检查均发现甲状旁腺区占位性病变,7 例颈部增强 CT 发现甲状旁腺区肿块,6 例 ECT 检查甲状旁腺阳性显像。由于甲状旁腺癌常伴远处转移,故肿瘤的完整扩大切除是目前公认的手术方式,切除范围应包括同侧甲状腺及周围软组织,若喉返神经受侵则一并切除,并清扫中央区淋巴结。周玮[58]等回顾了 63 例原发性甲状旁腺功能亢进患者影像学定位检查结果,对比分析超声、CT 及 ^{99m}Tc-MIBI

放射性核素显像三种定位方法在术前定位中的作用。63例患者中58例行超声检查，38例有阳性发现，敏感度65.5%；43例行CT检查，28例有阳性发现，敏感度65.1%；58例行^{99m}Tc-MIBI检查，56例有阳性发现，敏感度96.6%。63例中行手术治疗56例，其中51例术前行^{99m}Tc-MIBI检查，对比术中所见，定位准确率96.1%(49/51)，高于超声定位诊断率82.9%(29/35)和CT88.5%(23/26)，差异有统计学意义($P<0.01$)。因此，^{99m}Tc-MIBI放射性核素双时相显像可作为原发性甲状旁腺功能亢进患者的首选检查。

三、甲状舌管囊肿

甲状舌管囊肿是颈部常见的先天发育畸形之一，其易并发感染及瘘管形成，手术是唯一有效的治疗方法，但手术切除不彻底易至复发。席红卫[59]等手术治疗48例2～14岁儿童甲状舌骨囊肿及瘘管，术后复发5例，行再次手术治愈，其中行3次手术治愈者2例。术中分离不彻底，游离不充分，解剖结构不清晰导致切除不彻底是术后复发的主要因素。李学庆[60]等则回顾性分析了36例成人甲状舌管囊肿的临床资料，36例中6例术前合并感染，先行抗感染治疗待炎症控制2月后再行手术治疗。所有患者均行Sistrunk手术，手术范围包括甲状舌管囊肿及瘘管、舌骨中段及部分舌骨舌肌。对反复感染致与周围组织粘连者，行扩大切除，切除包括双侧部分粘连的舌骨下肌群，舌骨大部分周围的脂肪筋膜组织。术后1例并发切口感染，2例复发率5.6%，复发患者经再次手术治疗后痊愈。正确处理舌骨及其以上的病变部位，彻底切除病灶是决定术后复发与否的关键因素。

(李　莉)

参考文献

1 李卫东，等. 中国肿瘤临床，2011，38(24)：1568
2* 易文君，等. 中南大学学报(医学版)，2012，37(4)：370
3 李　霞，等. 中华内分泌外科杂志，2012，6(4)：217
4 刘　柳，等. 南京医科大学学报(自然科学版)，2012，32(5)：686
5 薛晓婕. 中华内分泌外科杂志，2012，6(1)：11
6* 赵　勇，等. 中华普通外科杂志，2012，27(2)：155
7 徐晓波，等. 中国普外基础与临床杂志，2012，19(1)：58
8 李　玺，等. 中华实验外科杂志，2011，28(11)：1986
9 崔传友，等. 中国普通外科杂志，2012，21(5)：536
10 江　将，等. 中华普通外科杂志，2012，27(8)：623
11 李万湖，等. 山东大学学报(医学版)，2011，49(9)：140
12 南彩玲，等. 中国普外基础与临床杂志，2012，19(6)：627
13 林诗彬，等. 中国肿瘤临床，2012，39(11)：792
14 张　昶，等. 中华内分泌外科杂志，2011，5(6)：431
15* 刘晓云，等. 南京医科大学学报(自然科学版)，2012，32(6)：831
16 郭　峰，等. 中华内分泌外科杂志，2012，6(1)：21
17 彭蓉蓉，等. 中国肿瘤临床与康复，2012，19(2)：160
18 韩志江，等. 中华放射学杂志，2012，46(2)：135
19 高学强，等. 临床外科杂志，2012，20(6)：398
20* 张宗敏，等. 中华肿瘤杂志，2011，33(10)：779
21 邵堂雷，等. 中国实用外科杂志，2012，32(10)：841
22* 陈振宇，等. 中国实用外科杂志，2012，32(1)：77
23* 夏婷婷，等. 中国肿瘤临床，2011，38(24)：1588
24 王　东，等. 中华普通外科杂志，2012，27(1)：17
25 张焕虎，等. 中国肿瘤临床，2012，39(1)：49
26 鄢丹桂，等. 中华普通外科杂志，2012，27(8)：627
27 魏金丽，等. 中华内分泌外科杂志，2012，6(4)：240
28 姚廷敬，等. 中华普通外科杂志，2012，27(6)：449
29 赵　静，等. 中华普通外科杂志，2011，26(12)：977
30 白东方，等. 中国现代普通外科进展，2012，15(1)：5
31 夏婷婷，等. 中华普通外科杂志，2012，27(4)：282
32 王军轶，等. 中国肿瘤临床，2012，39(7)：410
33 运新伟，等. 中华内分泌外科杂志，2012，6(1)：28
34 王建红，等. 中国现代普通外科进展，2012，15(2)：115
35 蔺　原. 四川医学，2012，33(8)：1453
36 傅侃达，等. 中华内分泌外科杂志，2012，6(1)：32，
37 吴文艺，等. 中国医科大学学报，2012，41

(2)：180，
38 王志宏，等.中华外科杂志，2012，50(1)：87
39 周 韬，等.重庆医学，2011，40(34)：3460
40 刘 嘉，等.中华普通外科杂志，2012，27(3)：248
41 康 杰，等.外科理论与实践，2011，16(5)：491
42 鲁 瑶，等.腹腔镜外科杂志，2011，16(11)：804
43 张 伟，等.中国微创外科杂志，2012，12(1)：33
44 耿中利，等.新疆医科大学学报，2012，35(7)：962
45 姜立新，等.中华内分泌外科杂志，2012，6(4)：231
46 周 刚，等.中华普通外科杂志，2012，27(4)：272
47* 王圣应，等.中华内分泌外科杂志，2012，6(4)：228
48 李 孟，等.中华普通外科杂志，2012，27(4)：267
49* 程若川，等.中华内分泌外科杂志，2012，6(4)：243
50 陈少全，等.中国普外基础与临床杂志，2011，18(10)：1084
51 耿中利，等.中华实验外科杂志，2012，29(2)：324
52* 牛少雄，等.中国普通外科杂志，2012，21(5)：640
53 段华山.中国普外基础与临床杂志，2012，19(8)：878
54 郭文斌，等.中国普通外科杂志，2012，21(5)：634
55 夏振雄，等.临床外科杂志，2011，19(10)：715
56 钟春林，等.中华内分泌外科杂志，2012，6(4)：221
57 张 平，等.中国医科大学学报，2012，41(9)：862
58 周 玮，等.中华普通外科杂志，2011，26(10)：872
59 席红卫，等.中华内分泌外科杂志，2012，6(4)：282
60 李学庆，等.中华内分泌外科杂志，2011，5(6)：416

BRAF基因突变与甲状腺乳头状癌的相关性[中南大学学报(医学版)，2012，37(4)：370]　易文君等为探讨BRAF基因突变与甲状腺乳头状癌的相关性，采用PCR和测序技术，对2008年1月至2010年12月间在中南大学湘雅二医院手术治疗的73例散发的甲状腺乳头状癌患者和16例甲状腺瘤患者肿瘤组织BRAF基因突变进行筛查，结果发现，73例甲状腺乳头状癌组中42例存在BRAF T1799A基因突变，突变率达57.5%，而在甲状腺瘤组中未发现突变，两组相比差异有统计学意义($P<0.01$)。BRAF突变率在有淋巴结转移组为79.17%(19/24)，明显高于无淋巴结转移组的46.94%(23/49)。在临床Ⅲ、Ⅳ期，BRAF突变率70.83%(17/24)，明显高于临床Ⅰ、Ⅱ期51.02%(25/49)，差异有统计学意义($P<0.05$)。而与性别、年龄及肿块大小无明显关系。这说明BRAF基因突变与甲状腺乳头状癌发生及其淋巴结转移、临床分期相关。

(李　莉)

述评　甲状腺癌的发生和发展是一个多基因参与的多步骤的过程，存在多种基因突变。近年来，甲状腺癌相关基因研究进展很快，涉及的基因有Ras，Ret，Neu，p53，Bcl-2等10余种。其中BRAF为RAF家族成员，是编码B型有丝分裂原激活的蛋白激酶依赖性激酶的激酶，已有研究表明BRAF基因突变可能持续激活BRAF激酶，造成MAPK信号通路持续活化，从而导致促进甲状腺癌发生。本研究也证实甲状腺乳头状癌中BRAF基因突变率高而良性肿瘤中未见突变，其与甲状腺乳头状癌发生及其淋巴结转移、临床分期相关。因此BRAF基因突变可望作为特异性的诊断标志物和新的治疗靶点，具有重要的研究价值。

(施俊义)

甲状腺结节良恶性的多因素分析预测[中华普通外科杂志，2012，27(2)：155]　赵勇等为探讨术前常规检查预测甲状腺结节良、恶性的可行性和临床价值，回顾性分析了1 630例甲状腺结节患者的一般特征、结节的超声特征、实验室检查、核医学表现与最终病理诊断间的关系，筛选高危因素，建立风险预测模型并进行准确率、敏感性和特异性分析。结果显示甲状腺结节病例可通过结合自身一般特征及术前常规检查结果较准确地预测结节的性质，指导手术治疗。387例囊性为主的甲状腺结节中癌的比例为0.78%；1 243例实性为主的甲状腺结节中癌的比例为17.2%。将男性、年龄<40岁、单侧腺叶、单发结节、低回声、边界不清或形态不规则、血流丰富、微钙化、大钙化(包括各种形状>2 mm的钙化)、结节最大径≤2 cm，同侧颈部淋巴结肿大、冷结节、TSH升高、TgAb/TPOAb升高赋值为1，否则为0。多因素分析显示实性为主的甲状腺结节恶变的高危特征包括：年龄小于40岁，单侧腺叶受累，低回声，边界不清，无囊性变，微钙化，粗钙化，结节最大径≤2 cm。癌风险指数公式为：Y＝0.80×年龄＋0.59×腺叶＋0.72×回声＋0.82×边界＋1.32×实性＋1.90×微钙化＋0.70×粗钙化＋0.71×大小，取风险指数＝2.8为临界值，甲状腺结节风险指数≥2.8考虑癌风险较大，其预测恶性结节的敏感度、特异性和准确率分别为74.4％、80.4％和75.2％。对于此类患者应行FNA检查或限期手术治疗，并且风险指数越高手术的必要性越大。作者同时指出，由于良、恶性结节风险指数存在相当的重叠区域，指数＜2.35时也不能盲目除外癌，应严密随访或行FNA检查进一步明确诊断。

（李　莉）

述评　随着人们对甲状腺疾病的重视和各种检查技术的进步，甲状腺结节的发现率逐渐增高。对于良性甲状腺结节无症状者，大多只需定期随访观察，而临床怀疑恶性的甲状腺结节则需要手术治疗。因此术前如何依据常规检查鉴别甲状腺结节的良、恶性一直是临床医生和患者关注的焦点。本文作者对术前常规检查预测甲状腺结节良、恶性的临床价值行多因素分析，得到癌风险指数公式，对临床上甲状腺结节良、恶性的鉴别具有重要的参考价值。

（施俊义）

超声引导下甲状腺细针穿刺在甲状腺疾病诊治中的临床应用评价［南京医科大学学报：自然科学版，2012，32(6)：831］　刘晓云等为提高超声引导下甲状腺细针穿刺（us－FNAB）对于甲状腺疾病的诊断水平，回顾性分析南京医科大学第一附属医院内分泌科2011年5月至2012年1月1 016份US－FNAB细胞病理报告，同时对比分析其中44例接受外科手术患者的组织病理报告。结果显示，1 016例报告中怀疑或确定为恶性肿瘤者72例(7.09％)，诊断为甲状腺囊性变者132例(12.99％)，明确诊断慢性淋巴细胞性甲状腺炎者165例（16.24％)，亚急性甲状腺炎56例(5.51％)。有穿刺阳性细胞或成分但尚不足以达到直接病理学诊断的456例，占44.88％。总体阳性细胞率85.24％。其中44例患者接受手术治疗，对比术后病理资料发现，US－FNAB对于恶性或怀疑为恶性疾病诊断的敏感性为65.22％，特异性为76.19％，阳性预测值为75.00％。阴性预测值为66.67％，假阳性率为25.00％，假阴性率为33.33％，总体阳性细胞率85.24％。作者分析资料后指出：①US－FNAB对于甲状腺良恶性结节的鉴别以及对于甲状腺囊性变、慢性淋巴细胞性甲状腺炎、亚急性甲状腺炎的细胞病理诊断有非常重要的价值。②有穿刺阳性细胞或成分但尚不足以达到直接病理学诊断的患者中，最常见的阳性细胞为甲状腺滤泡细胞，根据甲状腺细针穿刺Bethesda细胞病理报告系统，属于“未知意义的滤泡病变或不典型病变（AUS/FLUS)”，或“滤泡状肿瘤/怀疑滤泡状肿瘤（FN/SFN)”。此两类别的存在是US－FNAB固有缺陷所致，因为不能看到组织形态特征，而只是滤泡细胞不同形态的排列，所以很难做出可靠的细胞病理诊断。对于AUS/FLUS类患者，癌的可能性5％～15％，故临床上如果促甲状腺激素偏低，可考虑同位素扫描或3～6月后行重复穿刺；而FN/SFN类则建议外科就诊，因为该类别的癌症可能性为15％～30％。③研究中尚有14.76％(150例)穿刺细胞无诊断价值，分析原因可能与结节本身性质有关，如质地坚硬，血流丰富、B超下未见明显异常回声等，也可能与穿刺者经验不足未能获取有效标本或标本制作和运输过程中存在缺陷，导致标本破损或丢失有关。

（李　莉）

述评　各项国际和国内的甲状腺疾病诊治指南均将甲状腺细针穿刺活检作为一项重要的检查手段，其被认为是术前评估甲状腺结节良、恶性的敏感度和特异度最高的方法，有助于减少不必要的甲状腺结节手术，并帮助确定恰当的手术方案。超声引导下甲状腺细针穿刺相比传统的穿刺方法有更高的准确性及安全性。但其也存在一定的局限性，如不能区分甲状腺滤泡状肿瘤的良恶性，并对操作者的技术要求较高等。因此为提高诊断准确率，经验丰富的操作者和细胞病理诊断医师是十分必要的。此外，对多个可疑结节的多次穿刺以及与分子学检测方法相结合有助于提高恶性病变检出率。此外，本文作者报道超声引导下甲状腺细针穿刺结果，假阳性与假阴性率均高于文献报道，可能与其样本量偏少有关，需要继续扩大样本进一步统计。

（施俊义）

甲状腺乳头状癌外科治疗分析［中华肿瘤杂志，2011，33(10)：779］　张宗敏[20]等为探讨甲状腺乳头状癌患者规范化治疗方案，收集和分析了1994—1999年中国医学科学院肿瘤医院头颈外科收治的600例甲状腺乳头状癌患者的临床资料和随访资料，观察甲状腺乳头状癌患者外科治疗后的复发和生存情况。600例患者中，原发灶位于甲状腺左叶188例，右叶290例，峡部8例，双侧同时发生109例，单侧同时多发病灶5例。TNM分期为Ⅰ期385例，Ⅱ期37例，Ⅲ期17例，Ⅳ期161例。患者均接受手术治疗，其中术后放疗19例，^{131}Ⅰ治疗71例，同时行放疗和^{131}Ⅰ治疗1例。术后复发94例，随访期内死亡27例，以复发和转移为主要死因。600例患者的中位生存时间为96个月，10年生存率为93.2％。Ⅰ期患者10年生存率为99.1％，Ⅱ期为94.7％，Ⅲ期为93.8％，Ⅳ期为

78.5%,差异有统计学意义($P<0.01$)。年龄<45岁组10年生存率为99.4%,≥45岁组为82.1%,差异有统计学意义($P<0.01$)。气管受侵者10年生存率为66.5%,气管未受侵者为95.1%,差异有统计学意义($P<0.01$)。高分化乳头状癌患者10年生存率为94.9%,低分化乳头状癌为38.9%,差异有统计学意义($P<0.01$)。多因素Cox回归分析显示,TNM分期、病理分级和手术切除彻底性是甲状腺乳头状癌患者预后的独立影响因素,相对危险度分别为2.380、7.057和2.751。作者指出,由于甲状腺乳头状癌TNM分期、病理分级和手术切除彻底性是影响患者预后的独立影响因素,因此对甲状腺癌患者早期诊断,彻底手术治疗有助于提高生存率。对于手术切除不净或病理分化程度较低可疑不净者,有必要行手术后放疗。对于远处转移或具有远处转移倾向的病例有必要行^{131}Ⅰ治疗。

(李　莉)

述评　甲状腺乳头状癌是甲状腺癌中最常见的病理类型,占60%～80%。其大部分进展缓慢,10年生存率高,预后较好。目前手术还是其主要的治疗方式,但手术范围还存在争议。有学者认为由于甲状腺乳头状癌患者死亡率相对较低且手术方式对其疗效影响不大,所以手术范围可以适当缩小。本文作者通过研究发现甲状腺乳头状癌TNM分期、病理分级和手术切除彻底性是影响患者预后的独立影响因素,因此彻底的手术切除是非常必要的。个体化的综合治疗也是甲状腺癌的总体发展趋势。

(施俊义)

双侧甲状腺癌的临床新特点[中国实用外科杂志,2012,32(1):77]　陈振宇等为探讨双侧甲状腺癌的临床新特点,回顾性分析比较复旦大学肿瘤医院头颈外科1999年和2009年双侧甲状腺癌的临床资料。1999年收治双侧甲状腺癌26例,其中同时发生的双侧甲状腺癌16例,先后发生的甲状腺癌病例10例;2009年收治双侧甲状腺癌130例,其中同时发生的双侧甲状腺癌104例,先后发生的双侧甲状腺癌病例26例。双侧甲状腺癌占总甲状腺癌的比例,1999年(13.3%)与2009年(10.9%)相比无显著差异,但同时发生的双侧甲状腺癌占总甲状腺癌的比例在1999年为61.5%,明显低于2009年的80%,差异有统计学意义($P<0.05$)。1999年同时发生的双侧甲状腺癌病例中,双侧微小癌12.5%,单侧微小癌31.2%;2009年同时发生的双侧甲状腺癌病例中,双侧微小癌26.9%,单侧微小癌77%,两组比例差异有统计学意义($P<0.05$)。2009年收治的104例双侧同时甲状腺癌,中央区淋巴结转移率74%,颈侧区淋巴结转移44.2%。原发灶大小及中央区淋巴结转移情况是影响颈侧区淋巴结转移的主要因素,中央区淋巴结转移率在最大直径<1 cm的微小癌为46.4%,>1 cm的病灶均>70%;颈侧区淋巴结转移率直径<1 cm的微小癌为10.7%,1～2 cm的病灶为43.5%,2～4 cm的病灶为71.4%,>4 cm的病灶为88.9%,且其中77.8%发生双侧转移;无中央区淋巴结转移病例颈侧区转移率为13.3%,而有中央区转移的病例颈侧区转移率达56%。这一结果提示双侧甲状腺癌应该常规作中央区淋巴结清扫。对有中央区淋巴结转移的病例应主要仔细探查颈侧区。

(李　莉)

述评　近年来随着高分辨率B超等影像学技术的不断发展,甲状腺癌的检出率不断提高。很多以往不能发现的微小病灶现在也能早期发现,这也是同时发现的双侧甲状腺癌和微小甲状腺癌所占比率升高的原因之一。因此对于临床发现的一侧甲状腺癌应仔细检查对侧腺体有无可疑病灶,以防双侧甲状腺癌漏诊。同时由于双侧甲状腺癌具有淋巴结转移率高的特点,行双侧甲状腺全切＋双侧中央区淋巴结清扫,并对中央区淋巴结转移的患者探查颈侧区是非常必要的。

(施俊义)

甲状腺未分化癌108例的治疗和预后分析[中华普通外科杂志,2012,27(4):282]　夏婷婷等为探讨甲状腺未分化癌的临床生物学特性、治疗方法、预后以及影响预后的主要因素,回顾性分析了天津市肿瘤医院1981年1月至2009年4月收治的108例甲状腺未分化癌患者的临床及随访资料,结果显示甲状腺未分化癌患者的中位生存时间为6个月,1年生存率为40.3%,2年生存率为30.9%,5年生存率21.9%。单因素分析显示,肿物最大径、远处转移、分期、白细胞数、放疗、原发灶切除加术后放疗、综合治疗是影响甲状腺未分化癌患者预后的因素,肿物最大径≤6 cm、无远处转移、分期早、白细胞数<10.0×10^9/L、接受放疗且剂量≥40 Gy、接受原发灶切除＋术后放疗、接受综合治疗者预后好。多因素分析显示,肿物最大径≤6 cm、分期早、白细胞数<10.0×10^9/L、接受放疗且剂量≥40 Gy是决定甲状腺未分化癌预后较好的独立因素。作者分析指出,由于甲状腺未分化癌发病率低,恶性度高,故对此类患者应积极行手术联合放疗、化疗的综合治疗,尤其是原发灶切除加术后放疗(放疗剂量应≥40 Gy)。有手术机会的患者行原发灶切除,但不建议行常规颈淋巴结清扫术,即使失去手术机会的患者放疗仍能延长其生存期。

(李　莉)

述评 甲状腺未分化癌发病率低，仅占所有甲状腺癌的2%～10%，但恶性程度高，进展快，易侵犯邻近组织或早期发生远处转移，是甲状腺癌中预后最差的一种病理类型。由于目前临床上缺乏大样本的统计资料来评价各种治疗模式的疗效，故仍缺乏明确统一的治疗方案。本研究探讨了影响甲状腺未分化癌预后的主要因素，提示对甲状腺未分化癌应采用包括手术、放疗及化疗的个体化的综合治疗方案，而新的更有效的治疗靶点和治疗方法有待于进一步研究。

（施俊义）

甲状腺疾病再次手术中喉返神经的显露与保护［中华内分泌外科杂志，2012，6(4)：228］ 王圣应等探讨了甲状腺疾病再次手术中喉返神经的显露途径与保护方法。作者回顾性分析214例甲状腺疾病再次手术的临床资料，间隔较近再次手术或甲状腺癌外侵的患者从带状肌外侧、胸锁乳突肌前缘入路，在上纵隔气管食管沟外侧区或入喉处显露喉返神经，伴淋巴结转移的患者从肿大淋巴结旁显露喉返神经，再次手术间隔时间较长、良性或肿瘤未外侵的甲状腺癌从颈前中线显露甲状腺，从甲状腺中静脉平面的侧后方或甲状腺下动脉区显露喉返神经。全组共解剖显露喉返神经344条（右侧188条，左侧156条），单侧显露84例，双侧显露130例。全组喉返神经分支损伤0.87%（3/344）。作者总结甲状腺再次手术解剖后喉返神经的经验指出，术中显露喉返神经有5条途径：①喉返神经入喉处，显露44条；②甲状腺中静脉平面的侧后方，显露104条；③甲状腺下动脉区，显露40条；④上纵隔气管食管沟外侧区，显露124条；⑤气管食管沟肿大淋巴结旁，显露32条。甲状腺再次手术时，熟悉并识别喉返神经正常、变异或病理状况下的解剖，避开粘连、瘢痕组织，选择适当的解剖途径显露喉返神经，可降低术中喉返神经的损伤发生。

（李　莉）

述评 喉返神经损伤是甲状腺手术中常见的严重并发症，如何降低这一并发症是甲状腺外科研究的重要内容之一。越来越多的研究表明甲状腺手术中解剖显露喉返神经可降低喉返神经损伤的发生率。但甲状腺疾病再手术中，因局部组织粘连，解剖层次不清，喉返神经损伤率较首次手术明显上升。本文作者总结了甲状腺再手术中解剖喉返神经的经验，指出了5条解剖途径和喉返神经保护措施，对临床工作有一定的指导意义。

（施俊义）

甲状腺全切术后预防性补钙对甲状旁腺功能的影响［中华内分泌外科杂志2012，6(4)：243］ 程若川等为探讨甲状腺全切术后预防性补钙对甲状旁腺功能恢复的影响，筛选2009年7月至2010年12月间在昆明医学院第一附属医院行甲状腺全切术患者232例，所有患者均为第一次甲状腺手术，且由同一手术小组完成，且术前查血钙及PTH正常的，无低蛋白血症。而甲状腺髓样癌、既往有导致钙磷代谢紊乱的疾病、甲状腺功能亢进者不能入组。将232例患者随机分为A和B组，再根据术后3 d内最低1 d的甲状旁腺素(PTH)值，将A、B组再分为A1(87例，PTH≥8 pg/ml)和A2(30例，PTH＜8 pg/ml)组；B1(83例，PTH≥8 pg/ml)和B2(32例，PTH＜8 pg/ml)组。术后A组给予静脉补钙6 g/d，B组术后暂时不给予补钙；术后不论是否出现低钙血症，但PTH＜8 pg/ml均给予静脉补钙6 g/d。所有患者检测术前术后第1、2、3天、1周及1个月血钙及PTH的水平，发生甲状旁腺功能减退的患者增加监测术后2、3周血钙及PTH水平，观察并记录患者术后是否出现低血钙及低钙血症、甲状旁腺功能减退。结果显示：①术后1周A1组PTH及术后第1、2、3天和术后1周血钙水平高于B1组($P<0.05$)。A1组低血钙及低钙血症的发生率明显低于B1组($P<0.05$)。②术后第1、2、3周A2组PTH水平高于B2组($P<0.05$)，并较B2组PTH先恢复到正常范围；术后第1天至第3周，A2组血钙水平高于B2组($P<0.05$)，并较B2组先恢复到正常范围；A2组低血钙及低钙血症的发生率明显低于B2组($P<0.05$)。作者分析结果指出：PTH的分泌主要受血清钙离子浓度的负反馈调节，甲状腺全切术后预防性补钙可直接增加血钙浓度，尽量减少低血钙对甲状旁腺的刺激，暂时性减少PTH分泌，使受损的甲状旁腺细胞得以休息，促进腺体功能恢复。有利于甲状旁腺功能恢复。

（李　莉）

述评 甲状旁腺损伤或缺血导致甲状旁腺功能减退是甲状腺手术常见的严重并发症之一，文献报道其永久性损伤发生率0%～13%，但多数不足1%；而暂时性的损伤致一过性甲状旁腺功能不全和低钙血症发生率0.3%～49%，多数接近30%，尤其多见于甲状腺全切除或行VI区淋巴结清扫的患者。术中注意辨认和保护甲状旁腺预防甲状旁腺损伤至关重要。虽然是以预防为主，但正确处理已发生的甲状旁腺功能减退所致的低钙血症，对术后患者恢复起到重要作用。本研究通过不同补钙剂量及时间的对比，寻找一个最合适的治疗剂量与时机，对术后甲状旁腺功能减退的替代治疗具有一定的指导意义。

（施俊义）

左旋甲状腺素抑制疗法治疗甲状腺结节良性疾病疗效观察［中国普通外科杂志，2012，21(5)：640］ 牛少雄等为探讨左旋甲状腺素抑制疗法对未经治疗的女性甲状腺单结节良性疾病的疗效，选取 73 例未经治疗的绝经前女性患者，所有患者均经 B 超确诊为甲状腺体积增大合并有单一等回声结节，并经细针穿刺细胞学检查排除甲状腺癌的结节性甲状腺肿疾病，且均为促甲状腺素(TSH)、甲状腺素和甲状腺球蛋白正常、不伴有亚临床甲亢及心脏疾患。73 例患者按双盲随机法分为治疗组和对照组，治疗组 38 例，服用左旋甲状腺素片($L-T_4$)，100～200 μg/d，随访多次复查血 TSH 浓度，根据 TSH 水平调整 $L-T_4$ 用量，将 TSH 控制在 0.3～1.0 mIU/L；对照组不服药仅作随访。分别于 6、12、24 个月后复查两组甲状腺 B 超，观察甲状腺体积及结节变化情况。两组患者给药前甲状腺体积差异无统计学意义，服药 6 个月后治疗组与对照组之间甲状腺体积差异有统计学意义($F=5.783$，$P=0.017$)，并呈时间依赖性($F=33.686$，$P<0.001$)。给药 24 个月时，治疗组中有 44%甲状腺结节体积变小，14%甲状腺结节消失，36%无变化，8%增大。对照组中 11%甲状腺结节体积变小，3%甲状腺结节消失，46%无变化，40%增大。两组比较，差异有统计学意义($P<0.05$)，给药后 6 个月时甲状腺腺叶体积变化最为显著。对照组观察期间甲状腺体积差异无统计学意义($P>0.05$)。研究结果表明，左旋甲状激素抑制疗法治疗甲状腺单结节良性疾病可延缓病程发展，值得应用于临床。

(李　莉)

述评　对于良性甲状腺结节的治疗，目前仍以手术、观察随访或甲状腺素抑制治疗为主。但激素抑制疗法的效果至今尚无定论。关于激素抑制疗法的报道受不同病期、治疗时间、功能抑制程度及患者年龄等因素影响，疗效有较大差异，且因为服用甲状腺激素的副作用，具体治疗时间、治疗中 TSH 抑制程度目前尚无定论。本研究应用左旋甲状腺素片治疗绝经前甲状腺良性结节，将 TSH 控制在 0.3～1.0 mIU/L，0.5～2 年内对甲状腺腺叶增大起到明显抑制作用，治疗 2 年可使甲状腺部分结节变小或消失，这对于临床非手术治疗甲状腺结节具有一定的参考价值。

(施俊义)

乳　腺

本年度收集到论文253篇，纳入一年回顾87篇，占34.39%，收入文选12篇，占4.74%。

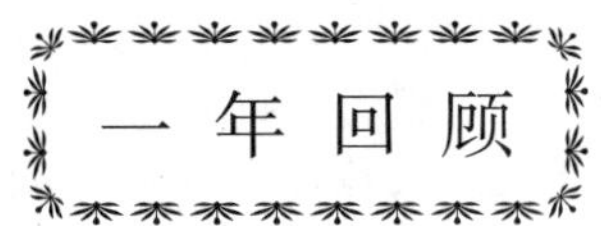

一年回顾

一、乳腺癌流行病学研究

（一）乳腺癌发病率和死亡率

黄哲宙等[1]描述了2003—2007年中国女性乳腺癌的发病和死亡情况。他们从经审核合格的全国32个肿瘤登记点收集2003—2007年女性乳腺癌发病、死亡和相应的人口数据，对数据进行汇总和描述分析。结果：2003—2007年全国32个肿瘤登记点女性乳腺癌合计发病率为41.64/10万，居女性癌症发病的第1位；合计死亡率为9.63/10万，居女性癌症死因的第6位。女性乳腺癌在全国城市地区的发病率和死亡率均高于农村地区，城市地区发病率是农村地区的3.04倍，城市地区死亡率是农村地区的1.92倍。肿瘤登记点合计女性乳腺癌发病率在GLOBOCAN 2008统计的184个国家中排位第110位，死亡率排位第172位。结论：女性乳腺癌已经成为中国女性最常见的癌症之一，中国城市女性乳腺癌的发病率和死亡率水平显著高于农村，但中国女性乳腺癌的发病率和死亡率在世界范围仍处于中低水平。

（二）乳腺癌发病危险因素分析

姚雪英等[2]对浙江地区女性乳腺癌危险因素进行了探讨，以期为有效防治乳腺癌提供科学依据。他们采用1∶1配对的病例对照研究方法，对经病理确诊的200例女性乳腺癌患者及200例匹配对照进行条件logistic回归分析。结果：单因素logistic回归分析显示：恶性肿瘤家族史、乳腺癌家族史、其他肿瘤家族史、近十年有大型装修、乳腺增生、负性生活事件（工作、亲友病故）、文胸含钢圈、睡觉戴文胸、常食肥肉和腌制品、睡眠质量差等能增加乳腺癌的发生；而环保型装饰材料、装修与入住间隔时间长、工作单位性质、哺乳和分娩次数多、常吃水果、充足的睡眠则能降低相关风险性。多因素logistic分析显示有意义的危险因素有：其他肿瘤家族史（*OR*=1.571，95%CI 1.029～2.396）、乳腺增生（*OR*=3.066，95%CI 1.834～5.126）、工作负性事件（*OR*=4.575，95%CI 1.690～12.390）、亲友病故（*OR*=2.555，95%CI 1.475～4.424）、睡觉戴文胸（*OR*=1.902，95% CI 1.177～3.072）、常吃肥肉（*OR*=2.709，95%CI 1.546～4.749）和腌制品（*OR*=2.460，95%CI 1.300～4.653）；保护因素有：装修用环保材料（*OR*=0.517，95%CI 0.339～0.789）、工作单位性质（*OR*=0.430，95%CI 0.243～0.762）、哺乳数（*OR*=0.109，95%CI 0.013～0.896）、充足的睡眠时间（*OR*=0.424，95%CI 0.205～0.880）。结论：浙江地区女性乳腺癌危险因素中，遗传、精神心理、生育、个人习惯、环境、饮食等相关因素起着重要作用，乳腺癌的发生和发展是多种因素作用的结果，因此需要采取综合措施才能有效控制乳腺癌。

脂肪酸与乳腺癌的关系的研究已广泛开展，但流行病学研究的结果不尽相同。刘蕾等[3]的研究旨在通过检测重庆市女性血浆游离脂肪酸组成，分析其与乳腺癌发生之间的相关性。他们在重庆市开展乳腺癌的病例对照研究，收集458位乳腺癌患者（绝经前期女性268例，绝经后期女性190例）和健康人群789例（绝经前462例，绝经后327例）。通过气相色谱法检测各组试验对象血浆游离脂肪酸的水平，使用SPSS 13.0软件比较各组血浆游离脂肪酸水平的差异，并分析不饱和脂肪酸暴露水平与乳腺癌发生风险的相关性。结果：绝经前、后女性血浆棕榈酸（C16∶0）（*OR*=0.66和0.31）、总单不饱和脂肪酸（monounsaturated fatty acid，MUFA）（*OR*=0.59和0.39）及油酸（C18∶1）n9（*OR*=0.54和0.42）水平升高显著降低乳腺癌的发病风险，而血浆总多不饱和脂肪酸（polyunsaturated fatty acid, PUFA）（*OR*＝2.12 和 2.32）、总 n－6 PUFA（*OR*＝1.46 和 3.24）、亚油酸（C18：2）（*OR*＝1.63 和 2.35）水平高，以及高 n－6/n 3 PUFA 比（*OR*＝1.73 和 2.64）则增加乳腺癌的发病风险。此外，绝经前女性血浆硬脂酸（C18：0）水平高也能增加乳腺癌的发病风险（*OR*＝2.53，95%CI＝1.21～4.82，*P*＝0.006）。结论：重庆市女性乳腺癌患者的血浆游离脂肪酸组成有明显的改变，其中 MUFA 与乳腺癌的发生呈负相关，而 n－6 PUFA 和 n－6/n－3 PUFA 与乳腺癌的发生呈正相关，提示合理的膳食脂肪摄入可能降低乳腺癌的患病风险。

（三）乳腺癌筛查情况分析

罗文杰等[4]建立了一套社区妇女乳腺癌筛查模式并探讨了其应用价值。他们自 2008 年 10 月至 2009 年 5 月间对社区的 7 051 名妇女进行临床扪诊及乳腺癌高危因素调查，将数据上传至临床中心，根据乳腺癌危险度评分量表开展危险度评分，筛选出高危人群。结果：7 051 名参加筛查的妇女中，高危人群有 380 名（5.39%）。有 23 例发现可疑病灶，筛查阳性率为 0.32%（23/7 051），乳腺癌检出率为 0.099%（7/7 051），8 个乳腺癌病灶中早期乳腺癌占 7/8。结论：依托临床中心的乳腺癌筛查模式能有效地提高筛查率，并能降低晚期乳腺癌的发病率。曾繁余等[5]采用临床乳腺检查初筛、选择性彩色超声、选择性乳腺钼靶 X 线摄片以及病理切片检查，对桂林市城区 35～69 岁 11 167 例妇女进行乳腺癌筛查，观察乳腺癌的发病情况。结果：共检出乳腺癌 7 例，检出率为 62.68/10 万。其中 60～69 岁年龄段的乳腺癌检出率为 322.23/10 万，50～54 岁者为 57.87/10 万，40～44 岁者为 41.46/10 万，35～39 岁者为 76.80/10 万，45～49 岁与 55～59 岁年龄段未检出乳腺癌。结论：桂林市城区妇女乳腺癌患病率较高。该筛查模式对于无肿块型乳腺癌有可能造成漏检。建议对我国乳腺癌筛查合适的模式还需要探索，重点探索基于 B 超检查的筛查模式。付志勇等[6]探讨了彩色多普勒超声和钼靶 x 线对乳腺肿瘤诊断的符合率及其差异产生的原因，对它们用于乳腺肿瘤普查的价值进行了对比分析，以期为临床医生选择最佳的检查手段提供依据。他们比较了经手术病理证实的 224 例（恶性 31 例、良性 193 例）乳腺肿瘤的彩色多普勒超声、钼靶 X 线的诊断符合率，对两者的阳性率进行分析。结果：彩色多普勒超声诊断恶性乳腺肿瘤符合率 83.9%（26/31），良性乳腺肿瘤符合率 94.3%（182/193）；钼靶 X 线诊断恶性乳腺肿瘤符合率 90.3%（28/31），良性乳腺肿瘤符合率 67.9%（131/193）。结论：彩色多普勒超声对乳腺良性肿瘤的诊断符合率高于钼靶 X 线（*P*＜0.05），两者对乳腺恶性肿瘤的诊断符合率差异无统计学意义（*P*＞0.05），两者结合可提高乳腺肿瘤诊断的符合率。张峰等[7]分析了中国妇女乳腺 X 线钼靶摄影普查的成本效益。他们结合中国妇女的人群年龄结构以及乳腺癌相关数据，利用 Markov 模型模拟乳腺癌发展过程，结合每一种状态的成本消耗和健康收益，通过 10 个周期（每个周期为 1 年）的循环运算，分析了乳腺 X 线钼靶摄影普查的成本效益。结果：35～59 岁人群的普查增量成本效益比（incremental cost-effectiveness ratio, ICER）为 216 656.00 元/质量调整生命年（quality adiusted life year, QLY），普查可降低乳腺癌死亡率 14.66%；35～69 岁人群的普查 ICER 为 248 727.50 元/QALY，普查可降低乳腺癌死亡率 14.79%。ICER 与乳腺癌发病率、X 线钼靶摄影检查的敏感度和特异度以及检查费用等密切相关。结论：中国女性采用乳腺癌普查可降低乳腺癌死亡率约 15%。根据当前中国女性乳腺癌发病率、普查平均效能（敏感度和特异度）以及检查成本，全国乳腺癌普查暂不具成本效益。鉴于普查的成本效益与发病率、普查效能以及普查中的检查价格密切相关，因此随着乳腺癌发病率的提高、普查中检查价格的降低以及普查敏感度或特异度的提高，中国妇女的乳腺癌普查将具有成本效益甚至极具成本效益。

二、乳腺疾病辅助检查

（一）钼靶

牟方胜等[8]探讨了乳腺 X 线摄影对判断乳腺癌腋窝淋巴结有无转移的价值。他们收集了 39 例乳腺癌患者根治术后 422 枚腋窝淋巴结，用数字乳腺 X 线机对每例患者根治术后的腋窝淋巴结按大小顺序编号后行乳腺 X 线摄影，然后逐一行组织病理学检查，分析淋巴结的影像学表现并与其病理结果对照。结果：转移淋巴结 114 枚，非转移淋巴结 308 枚。淋巴结长径≥12 mm 时，两者分别为 60 枚、92 枚；淋巴结短径≥8 mm 时，两者分别为 73 枚、103 枚；长×短径值≥130^2 mm 时，两者分别为 66 枚、52 枚。两者类圆形分别为 10 枚、41 枚；类椭圆形分别为 42 枚、133 枚；不规则形分别为 62 枚、134 枚。淋巴结内有脂肪密度者 24 枚、202 枚；淋巴结有融合者分别为 41 枚、10 枚。结论：两组淋巴结在长径、短径、长×短径值、密度及有无融合方面，经 χ^2 检验差异有统计学意义，形状方面差异无统计学意义。乳腺 X 线摄影对判断乳腺癌腋窝淋巴有无结转移有一定价值。但在实际工作中，对临床指导意义有限。师卫华等[9]观察与探讨了乳腺脂肪坏死的 X 线表现与鉴别诊断，以增强对脂肪坏死的认识。作者选择2007—2011年间的65例经病理证实为乳腺脂肪坏死患者，均为女性，年龄为26～58岁，对其进行诊断治疗，观察其X线表现。结果：在病因与时期不同的情况下，乳腺脂肪坏死的X线有多种表现，其中：①脂性囊肿6例；②结节3例；③肿物12例；④斑片影6例；⑤不对称致密5例；⑥脂肪层内索条状、星芒状、网状影19例；⑦片状、颗粒状多形性钙化、不规则性钙化3例；⑧结构扭曲2例；⑨未出现任何阳性X线表现9例。在多种X线的表现中，皮下脂肪层内索条状、星芒状、网状影与腺体内脂性囊肿属于乳腺脂肪坏死的典型表现。结论：紧密结合患者的临床病史，要先考虑发生乳腺脂肪坏死的可能性，能够提高对该病诊断的准确性，乳腺X线检查结果对脂肪坏死的诊断具有重要的作用。

（二）超声

张丽华等[10]以病理结果为金标准，对乳腺病变患者同时行彩色多普勒超声及组织弹性成像检查，分析了2种检查方法联合诊断在乳腺肿块定性诊断中的价值。他们对102例女性乳腺病变患者，172个病灶同时行彩色多普勒超声及组织弹性成像检查，对照术后病理结果，回顾性分析2种检查方法联合应用的价值。结果：172个病灶病理检查结果：良性病灶111个，恶性病灶61个，彩色多普勒超声诊断乳腺恶性病变的灵敏度、特异度、准确度分别为90.16%(55/61)、78.38%(87/111)、82.56%(142/172)。组织弹性成像诊断乳腺恶性病变的灵敏度、特异度、准确度分别为91.80%(56/61)、86.48%(96/111)、88.37%(152/172)。2种技术联合诊断乳腺恶性病变的灵敏度、特异度、准确度分别为91.80%(56/61)、93.69%(104/111)、93.02%(160/172)。结论：彩色多普勒超声与实时组织弹性成像联合应用，可以显著提高诊断特异度和准确度。黄泽君等[11]探讨了乳腺癌术后局部复发的超声表现特点。他们回顾性分析了2010年5～11月在重庆市肿瘤医院超声科检查并经病理证实的63例乳腺癌根治术或改良根治术后局部复发的患者的临床资料和超声声像图表现，并对其超声二维声像图特征及彩色多普勒血流特点进行总结。结果：超声诊断符合率为95%。2例误诊为胸壁术后瘢痕，1例误诊为胸壁淋巴管炎。局部复发灶二维声像图表现分为3型：不规则肿块型(75%)、均质性结节型(21%)、致密浸润型(4%)。彩色多普勒血流特点：81个复发灶血流检出率为86%，68%为Ⅰ级，18%为Ⅱ级。Ⅰ～Ⅱ级病灶内的动脉血流频谱，PSV：9.13±2.26 cm/s，RI：0.60±0.07。结论：超声对早期发现乳腺癌术后局部复发灶有一定价值，能为临床提供较准确的信息。陈雪松[12]*探讨了高频超声检测乳腺肿块内不同钙化类型在诊断乳腺癌中的价值。他们用高频超声检出合并钙化的乳腺肿块180个，术后以病理为诊断“金标准”，比较分析肿块内不同钙化类型与乳腺良、恶性肿瘤的关系。结果：经术后病理证实：180个肿块中良性42个，恶性138个。乳腺良性肿块钙化发生率低于恶性肿块，差异有统计学意义($P<0.01$)。内部粗大型钙化、周边粗大型钙化发生率在良性肿块虽低于恶性肿块，但差异无统计学意义($P>0.05$)。恶性肿块微钙化发生率高于良性肿块，差异有统计学意义($P<0.01$)。钙化类型诊断乳腺恶性肿瘤的敏感性为92.8%，漏检率为7.2%，诊断有效率为94.4%。结论：高频超声能够有效地显示乳腺肿块内的钙化类型，帮助乳腺良恶性肿块的鉴别诊断。

（三）MRI

尹喜等[13]探讨了鉴别乳腺良恶性病灶的客观评分方法，为乳腺团块型病灶的良恶性判断提供客观评价依据。他们将第4版乳腺影像和报告系统(BI-RADS)的MR部分对团块型病灶的描述作为病灶评价指标，对188个高血供团块型病灶进行评分，根据评分结果与病理结果进行ROC曲线分析，计算曲线下面积并计算最佳良恶性诊断阈值；根据最佳诊断阈值及病灶良恶性倾向将病灶归入Ⅰ～Ⅴ级(Ⅰ级阴性、Ⅱ级良性、Ⅲ级可能良性、Ⅳ级可疑恶性、Ⅴ级高度提示恶性)，最后检测评分方法诊断恶性团块型病灶的敏感度和特异度。结果病理证实188个高血供病灶中有91个恶性，97个良性。ROC曲线下面积为0.938±0.016，评分法鉴别病灶良恶性的最佳阈值为5分。病灶分级结果为Ⅱ级24例、Ⅲ级72例、Ⅳ级54例、Ⅴ级38例。评分法诊断恶性乳腺团块型病灶的敏感度为87.91%，特异度为87.62%。除去Ⅲ级中3例假阴性的导管原位癌，特异度提高到90.90%。结论：建立在多参数标准化分析基础上的评分方法有助于客观判读乳腺动态增强MR影像。李志等[14]回顾性比较研究了乳腺专用磁共振成像(dedicated breast magnetic resonance imaging，DBMRI)、超声(ultrasound，US)及乳腺X线摄影(mammography，MG)3种检查方法对乳腺癌的诊断价值。他们收集其院行手术治疗并于术前同时行DBMRI、MG及US三种检查的患者共612例，剔除36例于检查时已行新辅助化疗的患者，共576例患者纳入本研究，所有入组患者均以病理学结果作为金标准。数据分析与统计采用SPSS 13.0统计软件，以$P<0.05$为差异有统计学意义。结果：DBMR对乳腺癌病灶检出的敏感性为97.1%，高于MG(77.6%)($\chi^2=53.904$，$P=0.000$)及US(91.0%)($\chi^2=10.370$，$P=0.001$)；MG对乳腺癌病灶检出的特异性为88.8%，高于DB-MR(82.8%)($\chi^2=3.925$，

P=0.048)及 US(82.5%)(χ^2=4.383,P=0.036)。对于导管内癌,DBMRI 检出的敏感性为 97.9%,高于 US(77.8%)(χ^2=29.445,P=0.000)及 MG(71.1%)(χ^2=9.680,P=0.002)。在致密型乳腺中,DBMRI 诊断灵敏度为 96.0%,高于 MG(66.7%)(χ^2=35.806,P=0.000);US 诊断敏感性为 92.1%,高于 MG(66.7%)(χ^2=24.812,P=0.000)。在非致密型乳腺中,DBMR 诊断敏感性为 97.9%,高于 MG(85%)(χ^2=19.684,P=0.000)及 US(90.4%)(χ^2=19.684,P=0.002)。DBMRI、MG、US 对伴钙化的乳腺癌检出的敏感性分别为 98.3%、94.0%和 94.8%。结论:DBMRI 对乳腺癌的检出敏感性高,但特异性较低;对于导管内癌的诊断,DBMRI 具有显著优势;在致密型乳腺乳腺癌的检出中,DBMRI 与 US 均具有高敏感性,优于 MG。

(四)其他检查手段

郭磊等[15]探讨了乳腺可视化触诊成像系统(Sure-Touch)诊断乳腺癌的价值。他们对在湘雅医院乳腺科初诊的 111 例乳腺肿物患者,分别独立行 Sure-Touch、B 型超声、钼靶 X 线检查,全部病例经病理确诊恶性 64 例,良性 47 例。比较三种检查方法的差异。结果:Sure-Touch 对乳腺肿块诊断的敏感度、特异性、准确率分别为 87.5%、83.0%、85.6%,其诊断的准确率与 B 型超声(81.1%)比较,差异无统计学意义。三种检查方法对乳腺癌患者的检查结果比较,差异无统计学意义。Sure-Touch 联合 B 型超声或 Sure-Touch 联合钼靶对乳腺癌诊断的敏感度显著高于单一方法。结论:Sure-Touch 联合 B 型超声或 Sure-Touch 联合钼靶的联合诊断,可进一步提高乳腺癌的影像诊断符合率。杨开颜等[16]评价了乳腺实质密度对计算机辅助检测(CAD)诊断乳腺癌的影响。他们收集了 2008 年 2 月至 2009 年 12 月间确诊的 271 例乳腺恶性病变患者及随机抽取的 238 例正常对照者,依据美国放射学会制定的乳腺影像学报告及数据系统(BI-RADS)标准进行乳腺实质分型,乳腺 X 线片表现为 1 型或 2 型的定义为非致密型乳腺,表现为 3 型或 4 型的定义为致密型乳腺。乳腺 X 线摄影采用全视野数字化乳腺成像 X 线造影成像系统,常规采用头尾位和内外斜位投照。图像采集完毕后,数据传输到 SenoAdvantage 回放工作站,由 CAD 系统对病变组和对照组分别进行标记。对 CAD 在非致密型乳腺与致密型乳腺间的敏感性和假阳性率进行比较。结果:271 例乳腺恶性病变患者中,CAD 总的敏感性为 84.1%(228/271),致密型乳腺与非致密型乳腺之间敏感性比较,差异有统计学意义(P=0.015)。CAD 对肿块的敏感性为 76.5%(186/243),对钙化的敏感性为 79.1%(125/158),二者之间差异无统计学意义(P=0.547)。CAD 对肿块的敏感性在致密型乳腺与非致密型乳腺之间差异有统计学意义(P=0.001),对钙化的敏感性在二者之间差异无统计学意义(P=0.216)。正常对照组中,致密型乳腺与非致密型乳腺间假阳性肿块标记差异无统计学意义(P=0.207),假阳性钙化标记差异有统计学意义(P=0.001),假阳性标记差异有统计学意义(P=0.043)。结论:乳腺实质密度影响 CAD 对乳腺癌探查的敏感性,在非致密型乳腺与致密型乳腺间 CAD 的敏感性有显著差异;CAD 的假阳性率在致密型乳腺中低于非致密型乳腺。对致密型乳腺中无钙化的早期肿块,CAD 的探测有明显局限性。

三、乳腺手术治疗相关问题

张保宁等[17]研究了中国 10 年乳腺癌手术治疗方式的发展与变迁,比较分析乳腺癌手术治疗方式的选择在中国不同地区之间的差异。他们从中国女性原发性乳腺癌 10 年(1999—2008 年)抽样回顾性调查数据库中提取了乳腺癌手术治疗相关资料。结果:乳腺癌 10 年抽样(每年抽取 1 个月的全部收治病例)回顾性调查住院病历 4 211 例,行手术治疗者 4 078 例,其中乳腺癌改良根术 3 271 例(80.21%),1999 年乳腺癌改良根治术率为 68.89%,2008 年为 80.17%,10 年上升了 11.28 个百分点(χ^2=31.143,P<0.001)。保乳手术 231 例(5.66%),1999 年保乳手术率为 1.29%,2008 年为 11.57%,10 年上升了 10.28 个百分点(χ^2=102.835,P<0.001)。Halsted 根治术 469 例(11.50%),1999 年 Halsted 根治术率为 28.28%,2008 年为 4.96%,10 年下降了 23.32 个百分点(χ^2=206.202,P<0.001)。乳房切除手术(Halsted 根治术+改良根治术+乳房单纯切除术)合计 3 786 例(92.84%),1999 年乳房切除手术率为 98.46%,2008 年为 86.36%,10 年下降了 12.10 个百分点(χ^2=95.744,P<0.001)。在中国东、南部经济相对发达地区,1999 年乳腺癌改良根治术率为 45.64%,2008 年为 76.13%,10 年上升了 30.49 个百分点(χ^2=89.393,P<0.001);在中国中、西部经济欠发达地区,乳腺癌改良根治术率较高,每年均超过 80%,10 年变化不大(χ^2=2.113,P=0.146)。在中国东、南部经济相对发达地区,1999 年保乳手术率为 2.68%,2008 年为 16.87%,10 年上升了 14.19 个百分点(χ^2=69.544,P<0.001);在中国中、西部经济欠发达地区,1999 年保乳手术率为 0.42%,2008 年为 6.22%,10 年上升了 5.80 个百分点(χ^2=30.003,P<0.001)。在中国东、南部经济相对发达地区,1999 年乳腺癌 Halsted 根治术率高达 50.34%,2008 年为 3.29%,10 年下降

了 47.05 个百分点($\chi^2=274.830$，$P<0.001$)；在中国中、西部经济欠发达地区，1999 年 Halsted 根治术率为 14.58%，2008 年为 6.64%，10 年下降了 7.94 个百分点($\chi^2=8.166$，$P=0.004$)。在中国东、南部经济相对发达地区，1999 年乳房切除手术率为 96.64%，2008 年为 80.66%，10 年下降了 15.98 个百分点($\chi^2=53.446$，$P<0.001$)；在中国中、西部经济欠发达地区，1999 年乳房切除手术率为 99.58%，2008 年为 92.12%，10 年下降了 7.46 个百分点($\chi^2=36.758$，$P<0.001$)。结论：中国 1999—2008 年间乳腺癌手术以改良根治术为主，保乳手术比例不高但呈上升趋势，乳腺癌 Halsted 根治术逐渐被改良根治术和保乳手术所取代。在中国东、南部经济相对发达地区，乳腺癌乳房切除手术率的下降趋势和保乳手术率的上升趋势均较中、西部经济相对欠发达地区明显。保乳手术治疗将成为中国早期乳腺癌的主要治疗模式。

(一) 乳腺癌保乳手术

武正炎等[18]探讨了乳腺癌保乳手术的局部切除范围。他们回顾性分析了南京医科大学第一附属医院乳腺外科、镇江市人民医院乳腺外科和常州市中医医院行保乳手术的 275 例连续病例，所有患者均按统一的手术步骤操作，并采用相同的术后辅助治疗，定期随访患者局部和全身情况。结果：271 例患者获得随访，随访率 98.5%，随访时间 1 个月至 9 年 9 个月，中位随访 34 个月。2 例局部复发，6 例发生远处转移死亡。患者 1、3、5 年总生存率分别为 99.5%、98.1%、95.7%。结论：切除肿瘤周围 1 cm 乳腺组织，冷冻切片证实边缘无肿瘤浸润，术后辅助化疗、内分泌治疗及放疗，手术是安全的，有益于提高患者生存质量。以钼靶片结合体检确定有无多中心、多灶性病变是安全、有效的。

(二) 乳腺癌术后乳房重建、修复

陈天文等[19]评价了保乳手术联合应用带蒂胸背动脉穿支(thoracodorsal arterery perforator，TDAP)皮瓣行一期乳房部分重建(immediate partial breast reconstruction，IPBR)的皮瓣设计、手术结果、重建乳房外观以及供皮区并发症情况。他们回顾性分析了复旦大学附属肿瘤医院乳腺外科 2004 年 11 月至 2010 年 11 月 13 例应用带蒂 TDAP 皮瓣行 BCS＋IPBR 手术的乳腺癌患者随访资料。结果：胸背动脉主要穿支的位置位于腋后线、腋皱襞下 7.5～9.5 cm(中位距离 8.0 cm)，穿支术前多普勒超声体表定位与术中解剖的位置符合率为 100%。单纯解剖穿支 1 例，余 12 例均在穿支周围保留 1.0～3.0 cm 宽度的部分背阔肌。术后随访 4～71 个月，中位随访时间 41 个月。所有皮瓣均存活，供区均无血清肿及背阔肌功能障碍。重建乳房的外观以患者自我评价及门诊随访医生评价相结合的方式进行评估。结果：9 例为优良，3 例为一般，1 例为差。结论：TDAP 皮瓣能满足乳腺癌保乳术后任何象限的局部缺损修复和重建，尤其对肿块局部切除活检后行保乳手术的患者，能很好地重塑乳房外形，患者满意度较高。术前应用手持式多普勒超声对胸背动脉的主要穿支进行体表定位，有助于术中快速找寻及解剖穿支，减少血管损伤及血管危象的发生。宋向阳等[20]报道了乳腺癌保乳术后一期腹腔镜带蒂网膜瓣乳房重建的早期临床经验，并评价其安全性、可行性及临床效果。他们回顾分析了 2010 年 6 月至 2011 年 1 月 5 例施行保乳术后一期腹腔镜带蒂网膜瓣乳房重建术的前瞻性临床研究资料，包括手术时间、住院时间、术后并发症、乳房重建效果。结果所有病例均成功施行该手术，无中转开腹，平均手术时间 310 min，其中腹腔镜网膜收集时间为 60 min。所有患者术后均顺利恢复，平均住院时间 8 d。术后除 1 例出现轻度上腹部牵拉感外未见其他手术相关并发症。术后乳房重建效果令人满意。结论：乳腺癌保乳术后一期腹腔镜带蒂网膜瓣乳房重建术安全可行、创伤小、恢复快、供区隐匿且重建效果较佳，是目前乳房重建方式的有益补充。王会元等[21]总结了整形外科技术在乳腺癌保乳手术中应用的临床经验和术后美容效果。他们回顾性分析了 2009 年 10 月至 2011 年 8 月间采用整形外科技术完成的 50 例乳腺癌保乳手术的患者的临床资料，并分析了整形外科技术应用的条件、方法、并发症以及效果。结果：50 例患者均为乳腺单发肿瘤，其中 12 例患者接受术前新辅助治疗，38 例患者直接手术。肿瘤位于外上象限、内下象限、外下象限、乳头乳晕下方、乳头乳晕上方以及乳头乳晕附近与乳头乳晕深部的患者分别为 20 例、4 例、7 例、3 例、7 例以及 6 例与 3 例。采用的切口分别为放射状切口、水平状切口、“V”形切口、“J”形切口、倒“T”形切口、蝙蝠翼样切口以及双环切口与“J”形切口。术后 2 例出现乳腺内血肿，3 例出现伤口裂开并继发感染，1 例出现皮肤缺血坏死。35 例患者完成辅助放化疗，有 1 例患者出现乳头位置偏移，2 例患者出现切口处皮肤凹陷。其余患者的乳房外形均良好，患者对乳房外形的评分均较高。随访期限为 4～27 个月，2 例患者出现局部复发，重新接受手术，其余患者均未出现复发。结论：乳腺癌保乳手术中应用整形外科技术可使部分特殊位置的肿瘤获得保乳机会，术后乳房外形保持满意。杜稼苓等[22]* 探讨了术后即刻胸大肌包裹硅胶假体行乳房再造在早期乳腺癌保留乳头乳晕的改良根治术中应用的可行性。自 2006 年 1 月至 2009 年 11 月，扬州市第一人民医院对 28 例早期乳腺癌行保留乳头乳晕改良根治术后即刻采用胸大肌包裹硅胶假体的乳房再造，观察术后并发症及患者满意度。结果：术后随访13～58个月，出现假体渗漏1例，乳头感觉减退2例，包膜挛缩1例，骨转移1例，28例均存活。27例对术后乳房外形满意，满意率为96.43%。结论：保留乳头乳晕的乳腺癌改良根治术后即刻硅胶乳房假体再造，在保证肿瘤治疗的前提下，同时满足了患者对保持乳房外形美观的要求。手术简便、创伤小、恢复快，在术后并发症、局部复发率及死亡率等方面与单纯乳腺癌手术相比并无差异。

(三) 乳腺癌前哨淋巴结活检

颜博等[23]探讨了使用纳米碳混悬注射液在乳腺癌前哨淋巴结的示踪效果及影响因素。他们对2009年6月至2011年6月确诊为$T_1-T_2N_0M_0$的早中期乳腺癌患156例，将纳米碳混悬液0.4～0.6 ml分4～6点注射到患者的乳腺组织上，30 min后行乳腺癌改良根治术(Auchineloss术式)或保乳术，找到距乳腺最近的黑染淋巴结定为SLN，其余为非SLN，分别送病理检查。结果：156例患者中，成功检出前哨淋巴结者152例，检出率为97.4%，准确率为92.3%(144/156)，灵敏度为86.7%(52/60)，假阴性率为13.3%(8/60)，假阳性率为0。经统计学分析，检出率及假阴性率与患者临床分期、年龄、原发肿瘤部位、注射部位均无关。结论：应用纳米碳混悬注射液行前哨淋巴结活检可以准确预测早期乳腺癌患者的淋巴结状态，且示踪效果不受患者临床分期、年龄、原发肿瘤部位、注射部位的影响。前哨淋巴结活检代替腋窝清扫术已经日益成为临床工作中的标准术式。选择合适的示踪剂准确定位前哨淋巴结能够提高手术成功率、缩短学习曲线，更利于在基层医院推广。郭嘉嘉等[24]探讨了自发荧光物质在前哨淋巴结活检中的应用前景。他们用荧光光谱仪测定美蓝溶液最佳激发光谱和发射光谱；将美蓝注射到白兔乳房皮下，通过小动物活体成像系统观察美蓝在体内向腋窝淋巴结引流并且聚集在腋窝淋巴结区域的过程。解剖腋窝区域寻找蓝染前哨淋巴结并观察其发光情况。结果：美蓝具有自发荧光的性质，其发出的近红外荧光可以在体外对腋淋巴引流及前哨淋巴结起到定位作用。结论：近红外荧光自发荧光物质作为前哨淋巴结示踪剂具有一定的应用前景。

(四) 乳腺癌改良根治术中相关问题

李献哲[25]*介绍了保留肋间臂神经(inter cosbrachial nerve，ICBN)的手术技巧。①寻找ICBN的方法：剪开锁胸筋膜，解剖腋静脉，处理腋静脉、腋动脉向下的分支后，用右手持的脑膜剪和左手中指、示指"下扒"、"下推"脂肪、淋巴组织，在腋静脉下缘下方3～4 cm处，手指往往会触及一横向"琴弦"或剪刀"下扒"时会遇到横向"阻挡"，即为ICBN，往往是见到胸长、胸背神经后即遇到ICBN，这就是所谓的"腋静脉下方途经"。这是最常用的方法，也符合大多数术者的腋淋巴结清扫手术顺序。另有2条途径，即起始部途径与背阔肌途径。在处理胸大、小肌之间淋巴脂肪组织后顺势在胸小肌外缘第二肋间及上、下向下后方用脑膜剪"扒"、"剥"并用，在2～3 cm的范围内往往会见到出胸壁前锯肌、向腋窝的横向白色神经，即ICBN，此就是所谓的"起始部途经"。②解剖ICBN的方法：找到ICBN后，由助手适当牵拉乳腺标本，使"神经线"适度紧张，左手持止血钳，右手持脑膜剪，从内向外顺行解剖，在与胸背神经、胸背血管交叉处要耐心、仔细。③保留ICBN成功的标准：可视的ICBN神经穿出前锯肌主干及分支无切断及严重损伤。可视的ICBN分支无切断或严重损伤，直至入背阔肌及(或)腋窝皮下。郭琳等[26]分析了乳癌改良根治术后皮下积液、皮瓣坏死及患肢淋巴水肿的原因，并探讨其防治方法。他们设置了一个改进组：采用在靠近胸骨的切口端，用4号丝线间断缝合两针，深度达胸大肌深层，皮肤外用一块纱布加压，缝合线结扎，胸壁切口上下两侧放置长条纱布卷。该研究对比了改进组225例和对照组176例乳腺癌病人用不同的皮瓣游离法、不同的腋窝引流法和伤口包扎法所发生皮瓣下积液、皮瓣坏死及患肢水肿的区别。结果：改进组及对照组术后出现皮下积液分别为13例(5.8%)及71例(40.3%)，出现皮瓣坏死分别为5例(2.2%)及54例(30.7%)，出现患肢水肿分别为0及42例(23.9%)，三种并发症发生率均有统计学差异($P<0.01$)。改进组和对照组术后腋窝引流量和引流时间分别为(350±50) ml vs (430±70)ml，(5.7±0.7)d vs (7.3±1.5)d，均有统计学差异($P<0.01$)。结论：通过改进皮瓣游离方法、腋窝引流的方法及伤口包扎方法，可明显降低术后皮下积液、皮瓣坏死及患肢水肿的发生率，减轻患者痛苦。李有怀等[27]*探讨了乳腺癌患者手术合并腋窝淋巴清扫术后腋窝积液的发生原因与局部注射博莱霉素的效果和副作用。他们对65例乳腺癌患者实施手术，手术同时进行腋窝淋巴组织及锁骨下、胸大小肌之间淋巴组织清扫，并沿腋静脉、锁骨下静脉走向注射博莱霉素30 mg。结果：术后患者适当延长腋窝引流时间，全组患者无腋窝积液，局部无感染。结论：通过合理的术前准备、恰当的术中操作和术后护理可以降低乳腺癌患者术后腋窝淋巴积液的发生。贾实等[28]*在乳腺癌腋窝清扫术中利用上肢淋巴结反转定位(ARM)技术对引流上肢的淋巴管及淋巴结进行定位，分析其转移可能性及对上肢淋巴水肿的影响。他们选取了乳腺癌改良根治术20例，美蓝法进行术前定位。术中行淋巴结清扫，

蓝染淋巴结单独分组，行免疫组化方法病理检测。结果：在20例患者中术中发现16例患者存在蓝染淋巴管及淋巴结，4例未发现蓝染的淋巴管或淋巴结。术中发现蓝染的上肢淋巴结均位于腋静脉下方，肋间臂神经上方这一区域内。在施行上肢淋巴结清除的患者中，术后短期内上肢水肿的发生率高于未进行上肢淋巴结清扫的患者，上肢淋巴结可能出现转移。结论：利用美蓝法能够对腋窝处的上肢淋巴结进行定位；上肢淋巴结在腋窝的位置相对固定；肿瘤如仅在Level Ⅰ水平淋巴结发生转移，上肢淋巴结可能不会受累。

（五）其他乳腺手术相关问题

郭旭辉等[29]评价了应用11G活检针行X线立体定位真空辅助空芯针活检术（stereotractic vacuum-assisted biopsy，SVAB）在诊断乳腺微小钙化病变中的作用。方法：采用11G活检针对93例乳腺钼靶X线检测提示存在微小钙化病灶的患者实施SVAB检测，对病理结果为恶性或者不典型乳腺增生或不能明确诊断的病例，以及钼靶X线摄影诊断结果与活检病理明显不符的患者均实施开放手术，比较术后的病理结果和活检病理结果。结果：在97例次微小钙化病变中，通过SVAB共有96例次（99.0%）成功获得钙化组织；活检病理结果显示，71例次（73.2%）为良性病变，19例次（19.6%）为恶性病变，6例次（6.2%）为不典型增生。有25例患者最终行开放性手术，2例次（2/13，15.4%）导管原位癌最终诊断为浸润性癌，1例次（1/4，25.0%）导管不典型增生最终诊断为导管原位癌，1例钼靶影像与活检病理不符患者最终诊断为导管原位癌。71例病理诊断为良性的患者中有49例中位随访时间达14.5个月，均未发现明显异常。并发症包括血管迷走反应（1.0%）、出血（2.1%）和血肿形成（3.1%）。结论：SVAB对诊断乳腺微小钙化病变是可靠而有效的方法，其不良反应较小，但需要准确掌握适应证；对影像学、组织学诊断不一致、病理诊断为不典型增生或导管原位癌可能存在组织学低估的病例，需要实施进一步的手术活检。权毅等[30]总结了彩色多普勒超声（彩超）结合钼靶X线摄片标记定位对无临床体征乳腺肿块的定位诊断价值。方法：2010年3月至2011年10月对48例彩超和钼靶X线检查发现可疑病灶而无任何临床体征的患者，在彩超引导下穿刺病灶金属导丝标记定位，并结合钼靶X线检查切除病灶，同时快速冰冻活检明确诊断。结果：48倒中有11例确诊为乳腺癌（浸润性导管癌7例，导管内癌4例），37例为良性病变（纤维瘤5例，导管内乳头状瘤4例，乳腺腺病28例）。冷冻切片病理检查与术后石蜡病检结果一致。结论：彩超引导下穿刺钢丝标记定位活检结合钼靶X线摄片，有效地解决了乳腺细小钙化和微小病灶活检术中精确定位和完整切除的难题，对无临床体征的微小乳腺肿块的诊断准确、可靠、实用。

秦允生等[31]*探讨了同时性转移性乳腺癌患者外科治疗的方法和理论依据。他们分析了汕头大学医学院附属肿瘤医院1997年1月至2007年12月手术治疗的初次诊断即发生远处转移的乳腺癌7例的临床特征和疗效，并复习相关文献。结果：7例的中位生存期达到27.4个月，较同期非手术治疗的157例同时性转移性乳腺癌的中位生存期20.0个月长。结论：部分经选择的转移性乳腺癌患者行外科手术治疗，能提高其生活质量，延长生存期。杜稼苓等[32]*对腋部副乳腺手术方式的改进进行了探讨。①取站立或坐位，双手叉腰，用记号笔标出腋部肿块及乳头位置，沿腋窝皱纹作梭形切口（皮肤切除多少据副乳大小而定），小的副乳可直接用腋顶部沿皮纹横形切口，切口尽量选择在腋顶皱襞处。②手术时取仰卧位，患侧上肢外展90°，固定，用1%利多卡因（每10 ml利多卡因稀释液加1滴肾上腺素）先注入画线范围内皮下，然后用左手将副乳腺轻轻捏起，于腋窝副乳的基底部注射局麻药。③按术前画线梭形切开皮肤皮下，用组织剪在标记线内皮下游离皮瓣直至肿块边缘；拉勾拉起皮肤，用手术刀或组织剪游离副乳边缘和基底部，作副乳腺体组织及局部增生脂肪组织一并完整切除。④创腔彻底止血后，一般不放置引流条（副乳较大、创面渗出较多者，可置一皮片引流另戳孔引出），间断缝合皮下皮肤，切口外置纱布卷及棉垫并用弹力网兜加压包扎，术后10 d内避免抬起患侧肩膀，7～10 d切口拆线。⑤对未婚未育者或副乳头发育完全及有副乳头溢液者，需同时做小梭形切口切除副乳头，术后同期拆线。路玮等[33]总结了脂肪抽吸术、脂肪抽吸联合腺体切除术、腺体全部切除术对男性乳腺发育症治疗的体会。他们收集了内蒙古包钢医院整形科2005年7月至2010年7月收治的30例男子乳腺发育症患者，根据患者乳腺增生类型及程度分别采用脂肪抽吸术、脂肪抽吸联合腺体切除术及腺体全部切除术治疗，术后随访6个月至5年，比较三种手术的术中脂肪抽吸量、术后并发症及乳房外形满意度等情况。结果：脂肪抽吸术中吸出脂肪量（双侧）500～800 ml，脂肪抽吸联合腺体切除术吸出脂肪量（双侧）300～600 ml，切除腺体组织（双侧）50～200 g，腺体全部切除术切除腺体组织（双侧）300～500 g。术后按时随访，单纯脂肪抽吸手术的患者外形满意度稍差，脂肪抽吸联合腺体切除术、腺体全部切除术的患者外形均满意，切口瘢痕不明显，未出现乳头、乳晕坏死和乳头麻木。结论：对男性乳腺发育症的手术治疗应根据患者的乳腺组织增生的类型决定不同的手术方式；脂肪抽吸术、脂肪抽吸联合腺体切除术、腺体全部切除术手术切口瘢痕不明显,并发症少,外形改善明显。

四、乳腺病灶活检

李宏江[34]* 总结了应用麦默通技术实施乳腺活检术前与患者及家属的谈话主要内容,包括:①麦默通检查或治疗费用目前自费,国内很多地区该手术未被纳入社会基本医疗保险。②麦默通治疗是达到影像下切除,而不能保证肿瘤 100%被切除。因为影像检查有其局限性,尤其在局麻药及术中出血的干扰下,有肿瘤残留可能。③多发肿块无法彻底切除,只能将彩超检查显示很清楚的肿块尽量切除,太小的肿块则无法切除;有粗大钙化的肿块无法切除,需联合开放手术。④术后病理检查结果为最后诊断,如为恶性肿瘤则需再次行开放手术。⑤较大的肿瘤术后可能引起乳房局部凹陷,尤其是乳头乳晕区肿瘤可能引起乳头内陷。⑥切除浅表肿块时有可能切穿乳房皮肤而影响美观。⑦术后可能出现出血、血肿、切口感染、复发等相关并发症,尤其是术后血肿较为常见。刘晓珑等[35]探讨根据患者的不同需求选择 Mammotome 手术入路以减少乳房相关并发症的可行性。他们对 30 例有哺乳需求的女性患者根据就近原则采用放射状入路,11 例无哺乳需求的女性患者根据就近原则及美容原则采用水平状入路,观察各组患者的术中出血量、术后 72 h 皮肤瘀血、乳腺局部血肿形成情况、术后 6 天乳房皮肤感觉、术后哺乳期乳腺分泌受影响情况。结果:采用放射状入路可有效减少乳腺损伤,减少对术后泌乳的影响;采用水平状人路可有效控制血管、神经损伤。结论:选择恰当的麦默通手术入路可有效减少相关并发症并可满足患者的不同需求,但针对乳晕处肿物的手术方案仍需进一步研究。金玉春等[36]研究了运用微创技术(Mammotome)切除不同分布类型的乳腺多发性肿块的手术方式选择。他们选择 2006 年 1 月至 2008 年 8 月在复旦大学附属妇产科医院行 Mammotome 手术的 1 017 例患者(单侧乳房肿块数量≥3 个,共 3 253 个乳腺多发肿块),按肿块分布位置分为乳房多发性深部肿块组(A 组,320 例,997 个肿块),乳房多发性浅表肿块组(B 组,257 例,804 个肿块),乳房深部及浅表混合多发性肿块组(C 组,440 例,1 452 个肿块),分析比较各组手术方式。结果:A 组中,200 例选择乳腺后间隙切除,平均手术时间(40±3)min,术中活动性出血 9 例(4.3%),残留率(6 月后)0.5%(1 例),术中疼痛发生率 10.5%(21 例);120 例选择腺体内切除,平均手术时间(65±4)min,术中活动性出血 14 例(11.7%),残留率(6 月后)2.5%(3 例),术中疼痛发生率 18.3%(22 例)。两种术式结果比较,差异具有统计学意义($P<0.01$)。B 组为腺体内切除方式,进针方向分为由内而外,由外而内及由乳晕放射。105 例选择由内而外手术方式,平均手术时间(48±5)min,术中活动性出血 17 例(16.2%),残留率(6 月后)2.8%(3 例),术中疼痛发生率 15.2%(16 例);64 例选择由乳晕放射切除手术方式,平均手术时间(64±3)min,术中活动性出血 5 例(7.8%),残留率(6 月后)2.3%(2 例),术中疼痛发生率 20.3%(13 例);88 例选择由外而内切除手术方式,平均手术时间(68±4)min,术中活动性出血 16 例(18.2%),残留率(6 月后)3.1%(2 例),术中疼痛发生率 14.8%(13 例)。残留率差异无统计学意义,其余各项指标差异具有统计学意义($P<0.01$)。C 组 440 例患者的肿块分布浅部、深部均有,根据肿块分布位置选择手术方式,平均手术时间(64±6)min,术中活动性出血 70 例(15.9%),残留率(6 月后)2.5%(11 例),术中疼痛发生率 14.1%(62 例)。结论:运用微创技术切除乳腺多发肿块,手术方式应根据肿块分布的深浅选择进针位置及方向。深部肿块首先考虑乳腺后间隙切除,浅部肿块根据就近原则选择由内而外进针方向,乳晕切口适用于美观要求很高且为浅部肿块的患者。

五、乳腺癌化疗

(一) 乳腺癌新辅助化疗

新辅助化疗(NAC)是乳腺癌标准治疗的重要组成部分。2011 年美国国家综合癌症网络(NCCN)临床实践指南推荐 NAC 可用于临床分期ⅡA 期以上乳腺癌的治疗。对 NAC 生存优势的研究显示:NAC 反应好,尤其是达病理完全缓解(pCR)者,生存率明显提高。通过 3D-MRI 显像研究 NAC 后肿瘤体积的缩小模式及肿瘤病理组织学变化发现,化疗后肿瘤的退缩模式主要有:①肿瘤呈规律的向心性退缩,原瘤床无散在的癌灶残留(12/25),是临床肿瘤退缩的理想模式;②肿瘤的退缩无规律,呈树枝状、散在性退缩(13/25),可造成 NAC 后病灶或肿瘤细胞的不规则分布,导致保乳术后远离肿瘤中心可能有残余癌灶,进而会导致局部复发率增高。因此,NAC 后肿瘤变化的准确评价对术式的选择至关重要。杨奔等[37]对乳腺癌新辅助化疗疗效临床影像学评价方法进行了综述。目前 NAC 疗效评价的方法主要有临床触诊、影像学检查和生物学标志物检测(CA15-3、CA125、CEA、CYFRA21-1、Ki-67)。现用于 NAC 疗效评价的临床影像学评价方法各有优缺点,NAC 疗效评价的发展一方面应继续提高传统评价方法的准确性、特异性及敏感性;另一方面应重视现有评价方法之间的取长补短,提高综合评价准确度,积极开创更有效的评价方法。陈伟财等[38]观察了新辅助化疗联合曲妥珠单抗对 HER－2 过表达乳腺癌的临床疗效。他们对 39 例 HER－2 过表达的乳腺癌患者，均采用多西他赛及卡铂新辅助化疗联合曲妥珠单抗治疗，6 个周期后观察疗效并对乳腺癌组织中雌激素受体（ER）表达状态与病理完全缓解（pCR）率之间行单因素分析。结果：39 例患者总有效率（OR）为 94.9%（37/39）；其中临床完全缓解（cCR）26 例（66.7%），部分缓解（PR）11 例（28.2%），疾病稳定（SD）2 例（5.1%），无疾病进展（PD）病例。病理完全缓解（pCR）27 例（69.2%）。单因素分析显示，ER 阴性组的 pCR 率为 82.4%，ER 阳性组为 59.1%。结论：在 HER－2 过表达乳腺癌的新辅助化疗中，多西他赛及卡铂联合曲妥珠单抗疗效良好，且 ER 受体阴性患者可获较高的缓解率。重组人血管内皮抑制素（rh-Endostatin）是我国自主研发的新型血管生成抑制剂。陈江浩等[39]观察了 rh-Endostatin 联合新辅助多西他赛和表阿霉素（DE）方案治疗乳腺癌的前瞻、随机、对照性Ⅱ期临床试验，以评价 rh-Endostatin 联合化疗治疗乳腺癌的疗效和安全性。他们将 2008 年 2 月至 2010 年 3 月第四军医大学西京医院收治的 68 例经组织学穿刺确诊的ⅡA－ⅢC 期乳腺癌患者随机分为两组，分别给予标准 DE 三周方案（多西他赛，75 mg/m^2，dl；表阿霉素 75 mg/m^2，dl）化疗或 DE 联合 rh-Endostatin，7.5 mg/m^2，dl～d14，21 d 为 1 周期，治疗 3 个周期后手术。主要研究终点为肿瘤客观缓解率（ORR）和病理完全缓解率（PCRR），次要研究终点为患者生存质量（QOL）和不良反应。结果：64 例可评价疗效的患者中，试验组和对照组的 ORR 分别为 90.9%（30/33）和 67.7%（21/31），差异有统计学意义（P＝0.021）。分层分析发现，rh-Endostatin 对于绝经前及 ECOG 评分为 0 的病例疗效更显著，差异有统计学意义（P＜0.05）。试验组和对照组的 PCRR 分别为 15.2%（5/33）和 6.5%（2/31），差异无统计学意义（P＝0.428）。两组患者治疗前后的 QOL 评分与不良反应发生率差异亦无统计学意义（P＞0.05）。结论：rh-Endostatin 联合新辅助 DE 化疗在乳腺癌临床试验中显示出更好的疗效，ORR 明显增高，未增加不良反应，是一种安全有效的治疗方案。

（二）乳腺癌术后辅助化疗

节拍化疗是近年来兴起的一种全新的化疗模式，是利用低剂量、多次不间断给药的方式，通过持续抑制肿瘤新生血管生成，起到缩小肿瘤体积、控制肿瘤生长、减少相关药物的不良反应、提高相关疗效、减少相关药物耐药性的作用。目前，在转移性乳腺癌患者的临床治疗中已经取得了肯定的治疗效果。随着治疗模式的改变、概念的不断更新以及越来越多的相关治疗机制被发现，目前节拍式治疗已经不仅是节拍化疗，而是贯穿化疗、放疗、内分泌治疗及相关辅助治疗的治疗模式。但不同的节拍化疗药物对乳腺癌的疗效与不良反应是存在差异的，这与抗癌药的作用靶点以及给药途径密切相关。在乳腺癌移植瘤模型中发现，以节拍给药方式注射多柔比星，虽然和环磷酰胺节拍治疗组一样能够减慢肿瘤生长，但仍不能避免该药引起的心脏不良反应。经过多项临床前研究的筛选，目前用于临床研究比较多的节拍化疗药物有环磷酰胺、甲氨蝶呤、卡培他滨、替莫唑胺、紫杉类等。由于口服给药途径最能体现节拍化疗所要求的药代动力学特征，并具有给药方便和安全可靠的优势，因此更具有发展前景。李剑伟等[40]就节拍化疗在乳腺癌治疗中的应用进行了综述。但是，节拍化疗作为乳腺癌的一种新兴的治疗方法，目前相关的研究并不多，数据不全，因此将它作为常规治疗目前为时尚早。秦荣等[41]观察乳腺癌术后辅助局部灌注化疗对患者预后的影响，探讨手术过程中在术区置入化疗泵的操作方法及注意事项。他们收集了Ⅱ～Ⅲ期乳腺癌患者 102 例，其中 23 例（对照组）行单纯象限切除加腋窝淋巴结清扫术或乳腺癌改良根治术，79 例（置泵组）除接受手术以外，另在术中经胸外侧动脉或肩胛下动脉至腋动脉插入化疗泵导管，尾端经皮下引出，接化疗泵，并固定于皮肤表面，备术后局部辅助化疗使用。术后 1 周给予肝素冲管 1 次，防止泵管堵塞。手术后 10～14 d 经泵体注入氟尿嘧啶（5－Fu），0.25 g/次，共 4 次，总量 1.0 g，最后 1 次局部灌注后拔除泵管，拆除泵体，腋窝适当加压以减少局部血肿；术后常规予放射治疗、全身化疗和内分泌治疗。术后随访 18～48 个月，观察患者的局部复发情况。结果：对照组手术时间为 94～137（103±14）min，置泵组手术时间为 105～158（126±17）min，局部灌注化疗术中置管时间 15～60（25 ± 3）min。置泵组中，5 例（6.3%）泵管穿出皮肤处渗液及附近皮肤积液，3 例（3.8%）拔管后局部出现小血肿，但自行吸收，不影响上肢活动。随访期间，置泵组患者无局部复发，对照组 2 例出现局部复发。结论：乳腺癌术后辅助局部灌注化疗可降低局部复发率；术中放置化疗泵增加了手术时间，但不会造成严重并发症。

（三）晚期乳腺癌化疗策略

吉西他滨和长春瑞滨（GN）方案在治疗晚期紫杉类及蒽环类药物耐药型乳腺癌中的作用已得到验证，但对于晚期乳腺癌化疗的疗程，是联合用药还是单药使用，尚无标准方案。张凯等[42]比较了 GN 方案 8 疗程与 GN 方案 4 疗程后序贯 G 或 N4 疗程，对蒽环类及紫杉类均耐药转移性乳腺癌（MBC）的疗效及不良反应。他们选取 2008 年 1 月至 2009 年 12 月确诊的晚期乳腺癌患者 60 人,所有患者均已接受过蒽环类和紫杉类方案化疗,采用 GN 方案 8 疗程或 GN 方案 4 疗程序贯 G 或 N 方案化疗,比较患者的总有效率(ORR)及 1 年生存率。结果:GN 8 疗程组 ORR 为 35.5%(11/30),其中 CR 6.5%(2/31),PR 29%(9/31);GN 方案 4 疗程序贯 G 或 N 治疗组 ORR 为 34.5%(10/29),其中 CR6.9%(2/29),PR 27.6%(8/29)。两组 ORR 差异无统计学意义($P=0.935$)。GN 方案 8 疗程组 1 年生存率为 67.7%;GN 方案 4 疗程序贯 G 或 N 治疗组 1 年生存率为 65.5%,两组 1 年生存率($P=0.586$)差异无统计学意义。两组均无化疗相关死亡病例,主要不良反应为骨髓抑制及胃肠道反应。结论:GN 方案 8 疗程与 GN 方案 4 疗程序贯 G 或 N 治疗方案对蒽环类及紫杉类均耐药 MBC 均有较好的缓解率,不良反应均可耐受,同为有效解救方案。但从药物经济学上讲,GN×4－G or N 更符合晚期患者治疗原则。黄红艳等[43]探讨了卡培他滨单药或联合方案治疗晚期乳腺癌的疗效和安全性。376 例晚期乳腺癌患者接受如下方案治疗:①卡培他滨＋多西紫杉醇方案:卡培他滨 1 000 mg/m^2,口服,2 次/天,第 1～14 天;多西紫杉醇 60～75 mg/m^2,静脉滴注,第 1 天;21 d 为 1 个周期。②卡培他滨＋长春瑞滨方案:卡培他滨 1 000 mg/m^2,口服,2 次/天,第 1～14 天;长春瑞滨 25 mg/m^2,静脉滴注,第 1、8 天;21 d 为 1 个周期。中位治疗 3 个周期。③卡培他滨单药方案:卡培他滨 1 000 mg/m^2,口服,2 次/天,第 1～14 天,21 d 为 1 个周期。结果:卡培他滨单药组患者的有效率(ORR)为 12.8%,临床获益率(CBR)为 21.6%。一线治疗患者的 ORR(14.8%)与二线或二线以上治疗患者的 ORR(12.2%)差异无统计学意义($P>0.05$),但一线治疗患者的 CBR(35.2%)高于二线或二线以上治疗者(17.1%),差异有统计学意义($P<0.01$)。卡培他滨联合多西紫杉醇组患者的 ORR 为 53.8%,其中一线治疗患者的 ORR(48.5%)与二线或二线以上治疗患者的 ORR(57.4%)比较,差异无统计学意义($P>0.05$)。卡培他滨联合长春瑞滨组患者的 ORR 为 36.4%,其中一线治疗患者的 ORR(60.0%)明显高于二线或二线以上治疗患者(16.7%),差异有统计学意义($P<0.01$)。结论:卡培他滨单药或者含卡培他滨联合方案不仅可以用于晚期乳腺癌一线治疗,也是二线或二线以上治疗的有效选择方案,患者不良反应可耐受。联合化疗有效后序贯至单药可以进一步延长乳腺癌患者的治疗时间。

六、乳腺癌放疗

乳腺癌保乳手术后术中放疗(IORT)的研究近年来逐年增加。其优势在:①准确定位放疗靶区,直接照射高复发风险的乳腺;②避免重要脏器(心、肺等)受到照射,减少放射损伤和放射引起的第二原发肿瘤的发生;③单次大剂量照射提高放射生物学效应,术中单次照射剂量 21 Gy,可相当于常规放疗 58～60 Gy 的效应;④缩短手术-放疗间隔时间;⑤由于术中放疗仅对小部分乳腺照射,可避免全乳放疗后照射乳腺萎缩、皮肤粗糙及色素沉着等,美容效果较好。周士福等[44]的研究进一步评价了早期乳腺癌保乳手术术中放疗的可行性、术后并发症、乳房美容效果及肿瘤复发事件。他们研究了 2007 年 6 月至 2010 年 12 月 115 例做保乳手术的患者,59 例(研究组)做术中放疗,同期有 56 例(对照组)术后做全乳放疗,在术后 1 个月评估切口愈合状况及并发症;术后 1 年比较两组乳房美容效果;术后随访肿瘤复发及死亡事件。结果:研究组切口愈合天数为 13～22 d,对照组为 9～14 d。研究组 2 例出现切口脂肪液化,16 例有切口水肿,对照组未见切口脂肪液化、水肿;两组均未出现术后切口感染或血肿。术后 1 年乳房美容评价:研究组 41 例中优秀或好的有 36 例、一般或差的 5 例;对照组 37 例中优秀或好的有 25 例、一般或差的有 12 例($P=0.031$)。随访 3～42 个月(中位 24 个月),研究组局部复发 2 例(3.39%),其中 1 例(1.7%)死亡;对照组局部复发 1 例(1.8%),无死亡。结论:早期乳腺癌保乳手术术中放疗安全可靠、美容效果好、局部控制满意。刘桂红等[45]比较了左侧乳腺癌保乳术后常规放疗(CR)、三维适形放疗(3D－CRT)、四野及五野调强放疗(IMRT)靶区剂量分布差异。他们随机选择 14 例左侧乳腺癌保乳术后患者,为每例患者设计上述 4 种照射技术的治疗计划。处方剂量为 50 Gy/25 次。所有计划都使 90%～95% 靶区体积达到处方剂量要求。分别比较靶区剂量适形性、均匀性以及心肺所受剂量。结果:3D－CRT 和 IMRT 靶区剂量均匀度和适形度明显优于 CR;IMRT 技术在正常组织的保护方面优于 3D－CRT,3D－CRT 技术优于 CR。IMRT 技术使患侧肺、心脏高剂量区体积降低,低剂量区增加,使对侧肺平均受照剂量增加。与四野 IMRT 相比,五野 IMRT 虽然改善了靶区的均匀性及适形度,但增加了患侧肺 V5、V10 及右肺平均剂量,而心脏及患侧肺高剂量区却无明显改善。结论:与 CR 相比,3D－CRT 和 IMRT 能够明显改善靶区均匀性和适形度,降低了患侧肺、心脏高剂量受照体积;在降低心脏及患侧肺高剂量体积方面,IMRT 明显优于 3D－CRT;四野 IMRT 是取代 CR 的最佳选择。

七、乳腺癌内分泌治疗

癌症三级预防体系中的一级预防为病因预防,乳腺癌的一级预防除了改变生活方式、增加运动和避免肥胖等之外，预防治疗则是近年来研究者广为关注的新热点。乳腺癌的药物预防是通过自然或人工合成的化学药物干预肿瘤发生、发展的过程，以达到预防恶性肿瘤的目的。目前已知雌激素与乳腺癌的发生、发展存在密切联系，干预雌激素的药物可达到抑制乳腺癌的作用。郭子姮等[46]综述了几种与乳腺癌药物预防相关的临床试验以及对高风险人群评估的手段。虽然FDA已经批准了他莫昔芬和雷洛昔芬用于预防高危妇女的乳腺癌，但由于SERM类药物严重的不良事件限制了其广泛应用。2011年ASCO年会报道芳香化酶抑制剂依西美坦能够安全有效地预防乳腺癌，为乳腺癌化学预防提供了一种新选择。今后的研究应该着重解决乳腺癌高风险模型在中国妇女中的校验工作，找出最适合中国乳腺癌发病特征的评估模型，以最佳的预防治疗降低最高危人群乳腺癌的发生率。雌激素具有配体和底物的双重作用，它通过雌激素受体刺激细胞增殖、基因表达；同时通过形成氧化产物引起DNA损伤，从而参与肿瘤的发生、发展进程。雌激素水平升高的绝经后妇女患乳腺癌的危险也相应增加。然而绝经后妇女与绝经前妇女在雌激素很多方面有着根本区别，为此，李焰等[47]对绝经后妇女雌激素代谢物及其与乳腺癌危险性的关系进行综述。众多关于雌激素代谢、DNA加合物形成、细胞转化、致癌性和诱变性的实验表明：雌激素代谢是失活代谢路径与激活代谢路径的平衡，这个平衡一旦被打破，将形成过多的加合物，产生突变，触发癌症形成。有研究比较了17例乳腺癌与相应正常对照中尿液中脱嘌呤雌激素-DNA加合物与各自其他雌激素代谢物和轭合物总量之比，发现这个比值在乳腺癌患者中明显升高($P<0.001$)。因此脱嘌呤雌激素—DNA加合物的比值可以作为筛查、早期检测乳腺癌的新靶点。脱嘌呤雌激素-DNA加合物导致的突变启动癌症，天然抗氧化剂N乙酰半胱氨酸和白藜芦醇可以减少雌激素-DNA结合物的形成，被期待为预防乳腺癌的新途径。马焱等[48]评价了孕激素类药物解救治疗第三代芳香化酶抑制剂(AIs)耐药的复发转移性乳腺癌的临床疗效。他们回顾性分析了本院自2000年1月至2010年12月，87例接受孕激素类药物解救治疗AIs耐药的复发转移性乳腺癌的临床资料，对临床疗效、影响疗效的因素以及不同孕激素类药物疗效差别等进行了分析。结果：87例孕激素类药物解救治疗第三代AIs耐药的复发转移性乳腺癌患者，临床获益率21.8%，中位无进展生存期(PFS)3.0(2.5～3.5)个月。第三代AIs解救治疗是否获益与孕激素类药物PFS无关($P=0.796$)，第三代AIs未获益者接受孕激素类药物解救治疗仍然有22.8%患者临床获益。两种孕激素类药物甲羟孕酮、甲地孕酮有效率、临床获益率、PFS无差异($P=0.595$,0.737,0.664)。Cox多因素分析显示孕激素类药物PFS与术后病理分型、同侧腋窝淋巴结转移状态、年龄、ER/PR状态、Her-2状态、是否接受辅助治疗等因素均无相关性。结论：孕激素类药物是解救治疗芳香化酶抑制剂(AIs)耐药的转移性乳腺癌的重要治疗选择。肿瘤治疗引起的骨丢失(cancer treatment induced bone loss，CTIBL)越来越引起人们的关注，许多随机临床试验显示，许多肿瘤的治疗都会引起骨丢失，尤其是乳腺癌，无论是化疗还是内分泌治疗都可能造成骨丢失，从而增加骨折风险，而随着抗肿瘤治疗的进步，患者可长期生存，这就意味着在抗癌期间和之后保证骨健康是非常重要的。双磷酸盐在治疗乳腺癌患者转移和骨质疏松方面具有明显优势，一些临床研究显示其不仅能降低骨丢失，而且具有预防骨转移及提高生存率的作用。随着狄诺单抗(Denosumab)开始用于治疗骨转移，2011年最新的ASCO指南将骨质疏松治疗药物更新为骨调节剂(bone modifying agents，BMAs)，李惠平等[49]对这一领域的相关问题进行综述。越来越多的新的治疗骨质疏松的药物出现，需要我们关注癌症治疗导致的骨丢失的管理。骨转移必须通过X线检查、计算机断层扫描(CT)或核磁共振检查(MRI)来确诊，而且单次骨扫描结果异常不足以作为治疗指征。临床医生应该在转移性乳腺癌患者发生癌性骨疼痛时就立即开始对其使用骨调节剂，并同时给予止痛治疗。

八、乳腺癌靶向治疗

血管增殖在乳腺癌的进展和转移过程中起重要作用。贝伐单抗(bevacizumab)可以特异性阻断VEGF与其受体结合从而抑制肿瘤血管增殖。但目前对于贝伐单抗适应证的更新存在分歧。对于转移性乳腺癌的治疗加用贝伐单抗可以提高无进展生存率(PFS)和客观反应率(ORR)，但未证实有总生存率(OS)的显著提高。林燕等[50]就贝伐单抗在乳腺癌治疗的应用研究作一综述。在贝伐单抗这一新型靶向治疗药物的研究与应用过程中，有多领域的治疗获益评价，也存在众多争议。但目前可以获知的临床试验数据证明了抗血管增殖策略在乳腺癌的治疗中是确切有效的，贝伐单抗可以改善转移性乳腺癌的临床转归，在早期乳腺癌治疗中的价值也在研究之中。进一步的研究重心将转向辅助治疗和新辅助治疗领域的应用以及贝伐单抗联合激素类制剂或其他靶向治疗药物的疗效和安全性，以及预测最佳获益人群、确定评估指标等方面。对于同样的试验在管理机构和学术机构出现的不同解读，可以部分说明在权衡获益和风险的尺度上贝伐单抗并未在哪一方有显著的表现。其实,客观的药物相关事件的全貌也远不能被一个或几个临床试验的结论所涵盖,所以大量随机临床试验的继续开展和前述试验的随访观察是数据不断完善的一个必备过程,对贝伐单抗的有效性和安全性的权衡取舍也会在获得更多更新临床试验的结果中逐渐清晰。

九、乳腺疾病各论

(一) 三阴性乳腺癌

近年在发达国家,乳腺癌的死亡率显著降低,但几乎所有的生存受益者均来自于激素受体或 HER-2 受体阳性的乳腺癌患者。三阴乳腺癌是指雌激素受体(ER)、孕激素受体(PR)、表皮生长因子受体 2(HER-2)均为阴性的乳腺癌,约占所有乳腺癌的 15%,虽对化疗敏感但较激素受体阳性及 HER-2 受体阴性的乳腺癌预后差。它是一种高度异质性的肿瘤且不能从内分泌或曲妥珠单抗治疗中获益,故化疗为其唯一的全身治疗手段。最新的临床研究结果显示,在紫杉类/蒽环类为基础的传统化疗方案的基础上加用希罗达能显著改善三阴乳腺癌患者的无复发生存期(RFS)和总生存期(OS)。三阴乳腺癌与 BRCA1 突变之间有着一定的联系,尽管其机制未明但可以此为突破点作为治疗选择。多聚 ADP 核糖聚合酶抑制剂 BSI-201 和 olaparib、抗血管生成因子及表皮生长因子抑制剂在三阴乳腺癌的治疗中均显示了较高的有效率。关注这些最新的治疗进展将有助于发现新的治疗途径及寻找出标准的治疗三阴乳腺癌的化疗方案。陈玉娟等[51]探讨了三阴乳腺癌的特征及治疗现状。他们以“三阴乳腺癌”、“特征”、“治疗”为关键词进行检索并筛选阅读相关文献进行综述。结果:三阴乳腺癌是乳腺癌的一种特殊亚型,肿瘤细胞缺乏雌激素受体、孕激素受体及人类上皮细胞生长因子受体 2,其临床特点及预后不同于其他类型的乳腺癌,发病年龄小、无病生存率及总生存率较低。目前尚缺乏针对三阴乳腺癌的治疗指南,多参照非三阴乳腺癌的治疗,主要包括外科手术治疗,且保乳手术后推荐常规行放射治疗、全身化疗,靶向治疗正处于临床研究阶段。结论:三阴乳腺癌是乳腺癌表现异质性特征之一,其间还存在着许多的不同点。为了改善三阴乳腺癌的预后,我们期待在将来的工作中发现更多对于三阴乳腺癌有意义的检测指标,便于制定出三阴乳腺癌个体化治疗方案。李永强等[52]探讨了三阴乳腺癌行保乳治疗后的疗效。病例总数 593 例,均是保乳手术治疗的乳腺癌患者,所有病例的 ER、PR、HER2/neu 状态均经病理证实,根据 ER、PR、HER2/neu 的状态分为三阴乳腺癌(ER、PR、HER2/neu 均为阴性)及非三阴乳腺癌(ER、PR、HER2/neu 其中任何一项为阳性)两组。其中三阴乳腺癌 92 例,非三阴乳腺癌 501 例。结果:截止 2009 年 11 月,共随访 593 例,中位随访时间为 52 月,出现局部复发病例 11 例,远处转移 28 例,死亡 16 例。三阴乳腺癌组比非三阴乳腺癌组有较高的远处转移率,预后较差。但三阴乳腺癌和非三阴乳腺癌患者在术后的局部复发率上无明显差异。结论:三阴乳腺癌较非三阴乳腺癌总体预后差,但没有证据说明三阴乳腺癌行保乳手术后局部复发率更高。患者不必因为三阴乳腺癌而缩小其保乳治疗的指征,三阴乳腺癌患者仍是保乳治疗的合适人选。刘晓东等[53]分析了小肿块(直径≤1 cm)乳腺癌患者的临床及病理学特征,了解其生存状态,探讨三阴性对其预后的影响。他们收集了 312 例直径≤1 cm 乳腺癌患者的临床病理学资料,比较三阴性乳腺癌及非三阴性乳腺癌的临床病理学特征、复发转移及生存情况。结果:312 例直径≤1 cm 乳腺癌患者纳入研究,三阴组及非三阴组 5 年 DFS 分别为 81.4%及 90.5%(P=0.038),5 年 DFS 分别为 84.7%及 93.7%(P=0.047)。以淋巴结状态分组比较,淋巴结阴性患者中,三阴组及非三阴组 5 年 DFS 分别为 82.8%及 94.1%(P=0.033),5 年 DFS 分别为 85.0%及 96.1%(P=0.019)。Cox 比例风险模型多因素分析显示,淋巴结阳性患者复发转移风险增高(HR=3.721,95% CI 1.743～7.941,P=0.001),死亡风险亦增高(HR=3.560,95% CI 1.521～8.330,P=0.003),三阴性患者复发转移风险增高(HR=2.208,95% CI 1.028～4.742,P=0.042)。结论:淋巴结阳性及三阴性是影响直径≤1 cm 乳腺癌患者 DFS 的独立危险因素,淋巴结阳性是影响 DFS 的唯一独立危险因素。淋巴结阴性三阴性乳腺癌组较非三阴组预后差。廖瑜倩等[54]观察了长春瑞滨联合卡培他滨治疗复发转移性三阴性乳腺癌患者的疗效和生存情况。29 例复发转移性三阴性乳腺癌患者接受长春瑞滨联合卡培他滨化疗,一线治疗者 11 例,二线治疗者 18 例。方案:长春瑞滨 25 mg/m^2,静脉滴注,第 1 天和第 8 天;卡培他滨 825～1 000 mg/m^2,口服,每天 2 次,第 1～14 天,21 d 重复。结果:29 例患者共接受 124 个周期治疗,中位治疗周期数为 4 个周期(2～10 个周期)。10 例患者获得部分缓解(PR),占 34.5%(95% CI 18%～51%),13 例患者获得稳定(SD),占 44.8%(95% CI 28%～62%),其中 4 例患者稳定维持 6 个月以上。6 例患者获进展(PD),占 20.7%(95% CI 7%～35%)。临床获益患者为 14 例,临床获益率为 48.3%(95% CI 31%～66%)。中位疾病进展时间(TTP)为 5 个月(95% CI 4～6 个月),中位总生存期

(OS)为12个月(95% CI 6～32个月)。结论：长春瑞滨联合卡培他滨方案近期疗效好,不良反应轻,可作为晚期三阴性乳腺癌患者一线或二线治疗的选择。袁芃等[55]比较了多西他赛联合卡铂(TP)方案与表柔比星联合环磷酰胺序贯多西他赛(EC-T)方案辅助治疗三阴性乳腺癌(TNBC)的Ⅲ期临床研究的安全性。他们将2010年1月至2011年9月,经术后病理证实的95例Ⅰ～Ⅲ期TNBC患者随机分为EC-T组(47例)和TP组(48例)接受术后化疗。EC-T组：环磷酰胺600 mg/m²,表柔比星90 mg/m²,静脉滴注,第1天,每3周重复,共4个周期;序贯多西他赛80 mg/m²,第1天,每3周重复,共4个周期。TP组：多西他赛75 mg/m²,卡铂曲线下面积(AUC)=5,静脉滴注,第1天,每3周重复,共6个周期。化疗后根据病情给予辅助放疗。检验比较两组患者不良反应的发生率。结果：76例患者可评价不良反应,其中EC-T组37例,中位年龄47岁,绝经前21例(56.8%);TP组39例,中位年龄46岁,绝经前22例(56.4%)。EC-T组患者均按计划完成化疗,TP组有2例(5.1%)患者因骨髓抑制未完成化疗。在化疗期间,EC-T组和TP组均有9例患者进行剂量调整。76例患者的不良反应以1～2级较常见。EC-T组和TP组患者3～4级脱发的发生率分别为29.7%和10.3%(P=0.033),呕吐的发生率分别为21.6%和7.7%(P=0.085),白细胞减少的发生率分别为54.1%和25.6%(P=0.011),中性粒细胞减少的发生率分别为51.4%和35.9%(P=0.174)。其他3～4级不良反应少见。除周围神经毒性和色素沉着外,其他不良反应均在化疗结束后1个月内恢复。结论：EC-T和TP方案辅助治疗可手术TNBC患者的不良反应可以耐受,接受TP方案治疗的患者3～4级脱发和白细胞减少的发生率较低。段海波等[56]观察了吉西他滨联合铂类药物(顺铂、卡铂或奈达铂)治疗蒽环类及紫杉类耐药的转移性三阴乳腺癌(triple-negative breast cancer, TNBC)的疗效、影响因素和不良反应。38例转移性乳腺癌患者,病理确诊为浸润性导管癌或小叶癌,其雌激素受体、孕激素受体和人类表皮生长因子受体2亚型均为阴性,既往蒽环类及紫杉类药物治疗失败。采用吉西他滨联合铂类方案化疗,吉西他滨1 000 mg/m²,静脉滴注,第1、8天;顺铂25 mg/(m²·d),第1～3天,静脉滴注;或卡铂AUC=6,第1天,静脉滴注;或奈达铂80 mg/m²,第1天,静脉滴注。每21 d为1个周期,至少接受2个周期化疗。结果：38例患者中29例采用吉西他滨+顺铂方案化疗,5例采用吉西他滨+卡铂方案化疗,4例采用吉西他滨+奈达铂方案化疗。有效率为39.47%。中位无进展时间为4.3(2.5～8.2)个月,中位生存时间为14.3(8～22)个月。Ⅲ～Ⅳ度白细胞减少症为10.53%,无粒缺性发热。Ⅲ～Ⅳ度血小板减少症为10.53%。无化疗相关性死亡。结论：吉西他滨联合铂类方案对蒽环类及紫杉类均耐药的转移性TNBC有较好的近期疗效,不良反应可耐受,是有效的解救方案。张鹏等[57]利用细胞电融合技术制备外周血来源树突状细胞(DC)和三阴乳腺癌细胞(MDA-MB-231)全抗原肿瘤疫苗,观察其特异性抗肿瘤免疫效应。他们从健康人外周血中分离培养DC,利用电融合技术,将DC和三阴乳腺癌细胞融合;荧光显微镜观察融合疫苗的形态;流式细胞仪进行融合疫苗的表型鉴定;ELISA试剂盒检测IL-12、IFN-γ的分泌情况;CCK-8试剂盒测定融合疫苗刺激同源异体T淋巴细胞增殖和细胞毒性效应。结果：成功分离培养DC,其表面高表达DC的分子标记CD83、CD11c、CD86、HLA-DR;融合疫苗形态不规则,其表面共同表达DC和三阴乳腺癌的标记分子;T淋巴细胞增殖实验证明融合疫苗有很强的免疫刺激活性;细胞毒性实验证明融合疫苗具有比对照组更强的杀伤肿瘤细胞作用。结论：电融合技术成功诱导DC和三阴乳腺癌细胞融合,全抗原融合疫苗体外实验可显著增强抗肿瘤免疫效应。田吉征等[58]报道了解放军307医院乳腺肿瘤科收治的1例经3个联合化疗方案无效后采用苹果酸舒尼替尼治疗,并取得临床获益的TNBC患者的临床资料进行分析。对于HER-2阳性的患者,采用曲妥珠单抗靶向治疗已经成为标准。而对于复发转移TNBC患者,临床实践指南建议全身治疗,主要是化疗。小分子酪氨酸激酶抑制剂及靶向血管药物贝伐单抗的问世,为TNBC靶向治疗提供了重要的参考。贝伐单抗是一种靶向作用于血管的药物。临床试验证实,贝伐单抗能延长乳腺癌复发转移患者的无进展生存期,但不能延长总生存期,且不良反应较大。舒尼替尼是一种新型小分子多靶点酪氨酸激酶抑制剂,具有抑制血管内皮生长因子受体、血小板衍生生长因子受体、人FMS样酪氨酸激酶受体3等的功能,有很强的抗血管生成作用,而且能抑制肿瘤细胞增殖,已批准用于晚期肾癌及胃肠道间质瘤的治疗,而目前针对乳腺癌的临床研究正在进行中。《中国抗癌协会乳腺癌诊治指南与规范(2011版)》指出,对于复发乳腺癌的全身治疗主要以延长患者生存期及提高患者生活质量为目的,为此应该选择药物不良反应尽可能小的方案。本例患者系转移性TNBC合并肺部恶性占位,且既往接受过3个联合化疗方案无效,考虑兼顾肺部病变的原则,采用口服舒尼替尼进行治疗,结果取得了较好的疗效以及较低的不良反应,提高了患者的生活质量。目前乳腺癌已经进入了分子靶向药物治疗的时代,当复发转移性乳腺癌已接受过多种化疗方案且疗效欠佳时，应再次明确肿瘤的分子分型，尽早给予有效的分子靶向治疗。

(二) 转移性乳腺癌

傅军民[59]* 回顾性分析了 2003 年 3 月至 2010 年 12 月复发转移性乳腺癌患者 82 例，通过比例风险模型(COX 模型)进行多因素的预后相关因素分析，生存分析采用 Kaplan - Meier 法并进行 Log - rank 时序检验。结果：单因素分析显示肿块大小、腋窝淋巴结转移数目对总生存期有显著影响($P<0.05$)。但 COX 多因素分析显示只有腋窝淋巴结转移数目才是总生存期的独立预后因素($P<0.05$)。结论：腋窝淋巴结转移数目可以作为独立的预后因素，对于预测复发转移性乳腺癌患者的总生存期和复发转移后生存期有重要的意义。尹婧婧等[60]检索了 Medline、Embase、中国数字化期刊全文数据库(CNKI)、万方数据库及维普全文网，收集骨髓中微转移肿瘤细胞(disseminating tumor cell，DTC)预测乳腺癌患者预后的研究，以无进展生存期(progression-free survival，PFS)和总生存期(overall survival，OS)为观察终点，采用 Review Manager 5.1.4 进行 Meta 分析。结果：14 篇英文文献包含 4 091 例乳腺癌患者纳入荟萃分析。结果提示 DTC 阳性组较阴性组在 PFS[HR＝1.83(95% CI 1.51～2.22)，$n=12$，$I^2=75\%$]和 OS[HR＝1.59(95% CI 1.39～1.83)，$n=12$，$I^2=58\%$]上均有统计学差异($P<0.000\ 01$)。根据检测时间不同进行亚组分析，结果提示术前、术中和术后组 DTC 阳性的乳腺癌患者比 DTC 阴性者预后差；根据检测方法不同进行亚组分析，用免疫细胞化学(ICC)或逆转录定量聚合酶链反应(RT-qPCR)方法检测 DTC，阳性与阴性者相比，预后差异均有统计学意义($P<0.000\ 01$)。结论：术前、术中和术后 DTC 阳性的乳腺癌患者较 DTC 阴性者预后差。杨保庆等[61]观察了吉西他滨联合唑来膦酸治疗乳腺癌多发骨转移的疗效及安全性。他们采用随机对照研究，将 52 例乳腺癌多发骨转移分为治疗组与对照组比较和分析治疗结果。治疗组 28 例吉西他滨联合唑来膦酸，对照组 24 例单纯吉西他滨治疗。结果：两组治疗的有效率、临床获益率(CR＋PR＋SD ≥6 月)分别为 50.0%、67.9%和 45.8%、54.2%；两组近期疗效、生活质量改善及不良反应比较，差异无统计学意义($P>0.05$)。治疗组骨痛缓解率是 78.5%，高于对照组(45.8%)，差异有统计学意义($\chi^2=5.97$，$P<0.05$)。结论：吉西他滨联合唑来膦酸治疗乳腺癌多发骨转移具有协同效应，骨痛缓解、提高生活质量明显，不良反应可耐受。乳腺癌是女性常见的恶性肿瘤，占女性恶性肿瘤的第一位。70%以上的进展期乳腺癌会发生骨转移，是导致患者死亡的主要原因。目前，乳腺癌骨转移的机制仍不清楚，这也使得针对乳腺癌骨转移的各种治疗方法的效果均不明显。乳腺癌患者特别容易发生骨转移，其概率要比发生在肝和肺这两个部位高许多，表明骨是乳腺癌最常见的远处转移部位之一。由于其解剖特点，乳腺癌多转移到肋骨、脊柱和骨盆，患者常常表现为全身多处疼痛，严重影响生活质量。最常用的姑息疗法是体外放疗，它对单个或局限的骨转移病灶的止痛效果好，但对多个骨转移灶患者效果欠佳。药物治疗常选择骨磷治疗，其主要作用机制是直接抑制破骨细胞活性，从而抑制骨的吸收，使骨代谢恢复平衡，修复破骨，防止病理骨折。但需连续用药，消化道反应严重，且伴有肾功能改变。氯化锶是肿瘤骨转移体内放疗的放射性核素，经静脉注射后很快在血液中消失，物理半衰期为 50.6 d，有类似钙的性质，可沉积于骨组织，具有理想的骨肿瘤亲和力，可在骨转移瘤局部产生浓聚，在肿瘤转移灶中的积聚量是正常骨组织的 2～25 倍。通过发出纯 β 射线杀灭肿瘤细胞，其电离作用使瘤体破坏，骨膜张力减低并减轻溶骨作用，减少致痛物质如前列腺素等释放而缓解骨痛，而对骨髓抑制是轻微的、暂时的、可以重复治疗。氯化锶导向性好，对正常组织的毒副作用小，创伤小，门诊治疗即可，无需住院。一般注射 1 次后，镇痛效果至少可维持 3 个月以上，是目前治疗肿瘤骨转移，提高患者生活质量最理想的治疗方法。张伟民等[62]应用氯化锶治疗了 30 例乳腺癌骨转移的患者，患者治疗 3 个月后随访，进行 ECT 全身骨显像及 X 线检查，骨转移病灶消失 19 例，明显稀疏 11 例。王朝敏等[63]观察了吉西他滨(泽菲)联合卡培他滨(希罗达)治疗乳腺癌肺转移患者的临床疗效和不良反应，为临床提供依据。他们对 35 例乳腺癌肺转移患者，用吉西他滨注射液 1 000 mg/(m² · d)，第 1，8 天静脉点滴，卡培他滨 1 500 mg/(m² · d)，分早晚 2 次餐后 30 min 口服，第 1～14 天，21 d 为 1 个周期，连用 2～6 个周期，2 个周期和 6 个周期评价疗效。结果：35 例患者完全缓解(CR)11 例(31.4%)，部分缓解(PR)13 例(37.1%)，总有效率(CR＋PR)为 68.6%，稳定(SD)6 例(17.1%)，进展(PD)5 例(14.3%)。不良反应主要是骨髓抑制、手足综合征和胃肠道反应，对症治疗后均获缓解。结论：吉西他滨联合卡培他滨治疗肺转移性乳腺癌有较好疗效，不良反应能耐受，是一种安全有效的化疗方案。姜军等[64]对乳腺癌肝转移临床特点及外科治疗进行了综述。肝脏转移是乳腺癌常见的远处转移方式之一，传统治疗方法效果欠佳，是重要的预后不良因素。局限性乳腺癌肝转移手术切除的远期效果较好，部分病人可获得长期存活，但尚缺乏大规模临床资料

证据，须进一步规范手术适应证、手术方式选择和综合治疗方案等。经皮激光热疗和射频消融等介入治疗为乳腺癌肝转移病人提供了新的外科治疗选择，多适合较小的肝脏转移灶，其应用范围尚有局限性，亦缺乏相关的临床对照研究。乳腺癌肝转移（较大病灶和多发性病灶）的外科治疗正在积极探索中。综合文献报道，对有手术指征的乳腺癌肝转移病人，实施根治性切除术能够较大程度地延长病人生存期，取得比传统常规全身治疗更好的效果。其他外科介入治疗亦取得一定疗效。但由于各种外科治疗的入选和排除标准不一，对适应证的掌握也存在一些差异，其应用范围仍有一定的局限性，且缺少相应的对照研究。因此，尚难以评价不同的外科治疗方法在乳腺癌肝转移的治疗中的优劣。目前倾向于将辅助化疗与外科治疗相结合方式处理乳腺癌肝转移，以取得较以往单一治疗更好的疗效。综合治疗方案须根据病人的具体情况进行个体化治疗，使之最大获益。

钟颖等[65]就近年来乳腺癌脑转移的临床研究状况进行了综述。主要包括乳腺癌脑转移的发病率、危险因素、预后及治疗。其中重点介绍乳腺癌脑转移的预后评价体系。脑转移在转移性乳腺癌中较为常见。其发生与青年、ER(－)、HER－2(＋)、肺转移等因素有密切关系。临床实践中，应根据 RTOG－RPA 或 GPA 评分系统区别对待脑转移患者。对预后好的患者，给予手术及 SRS 等方案积极治疗；对预后差的患者，可给予 WBRT；对 HER－2(＋)的患者，应将拉帕替尼联合卡培他滨作为可选择的一线治疗方案。

（三）其他少见类型乳腺癌

乳腺导管内癌（ductalcarcinoma in situ，DCIS）是指肿瘤局限于乳腺导管内，未侵及基底膜和周围间质阶段的乳腺癌。张伟欣等[66]对乳腺导管内癌临床特点与外科治疗的选择进行了综述。DCIS 按组织结构类型分为：微乳头型、乳头型、实体型、筛状型和粉刺型。其中粉刺型在细胞学上具有更高的恶性表现、核分级较高、多表现出多形性和多中心性坏死，侵袭性行为更强，早期就可出现区域淋巴结转移，易发展为浸润性乳腺癌。对病史中肿块较小、分级较低的导管内癌单独通过活检证实后经长时间随访发展：部分患者发展成浸润性癌，且均是位于同一象限，导管内癌发展成浸润性癌的比例介于 14%～75%。众多学者认为 DCIS 患者，乳腺切除是过度治疗，保乳治疗适合于绝大多数患者，但应严格掌握保乳手术适应证。早期乳癌即使腋窝淋巴结阴性，只要存在以下高危风险因素之一者，仍应进行放疗：①原发肿瘤直径＞2 cm；②组织学分化差；③雌、孕激素受体阳性；④肿瘤 S 期细胞百分率高；⑤癌细胞分裂象多；⑥异倍体肿瘤及癌基因 Her-2 有过表达；⑦年龄＜35 岁。切缘阳性是指癌细胞距离切缘 5 mm 以上，但并未达成共识。切缘阳性主要是因存在导管内成分，广泛的导管内成分是复发高风险的重要因素。其次，淋巴浸润也是局部复发的重要因素，并约有 2%的患者频繁出现炎症性改变。有人建议不行术中活检而做细针穿刺，因活检形成的瘢痕很难精确判断切缘情况。在接受保乳手术加放疗、保乳手术加内分泌治疗及保乳手术加放疗和内分泌治疗的导管内癌患者，比单纯行保乳手术治疗的患者局部复发率低得多。但肿瘤一旦复发，其侵袭行为更明显，多表现出浸润性特点。发生在对侧比发生在同侧的概率高，不同的是对总体生存率无明显影响。接受前三种治疗的患者其远处转移的比例要远远大于后者，这一情况十分特殊。因此，做出正确的诊断并选择合适的治疗方案，可避免诊断过头、治疗过度。郭丰丽等[67]回顾性分析了天津市肿瘤医院 1997 年 10 月至 2011 年 10 月收治的 62 例隐匿性乳腺癌的临床病理资料，对其临床特征及影响预后的因素进行分析。结果 62 例隐匿性乳腺癌患者 3、5、10 年总生存率分别为 87.4%、76.4%、73.2%；中位生存期为 53 个月。阳性淋巴结数目＞4 个的患者 3、5、10 年总生存率低于阳性淋巴结数目≤4 个者（77.8%、64.8%、38.9% vs 90.7%、86.7%、86.7%，$P=0.015$）。乳腺癌根治术后病理切片发现原发灶组 3、5、10 年总生存率低于未发现原发灶组（60.0%、40.0%、40.0% vs 92.0%、83.6%、79.2%，$P=0.023$）。有复发转移组总生存率低于无复发转移组（63.5%、28.6%、19.0% vs 97.1%、97.1%、97.1%，$P=0.000$）。结论：隐匿性乳腺癌预后与阳性淋巴结数、乳腺病理切片能否发现原发灶以及有无复发转移有关。侯荣山等[68]回顾了 1994 年 1 月至 2010 年 12 月在上海交通大学医学院附属瑞金医院手术并经组织病理学证实的 2 957 例乳腺癌病人。选取符合条件的 45 例原发性双侧乳腺癌病人的临床资料，结合文献分析总结如下：45 例均符合原发性双侧乳腺癌诊断标准，第一癌发病年龄较轻，发生于绝经前 30 例，病理类型以浸润型导管癌和特殊类型为主，病期较早。随访结果显示，健在 23 例，非肿瘤死亡 7 例，乳腺癌相关性死亡 9 例，因其他癌症死亡 6 例。28 例异时性双侧乳腺癌第二癌术后生存 5 年以上 4 例，3 年以上 5 例，2 年以上 6 例，1 年以上 13 例。同时性双侧乳腺癌手术后生存 10 年以上 7 例，5 年以上 6 例，1 年以上 4 例。总之，原发性双侧乳腺癌的预后与其同时性或异时性的划分、随访时间的制定及原发性乳腺癌的诊断标准都有关系。如原发性乳腺癌的诊断以分子水平的基因分析来诊断，同时性的划分也要考虑诊断的分子生物学因素，规范其标准。现在一般标准是按 6 个月或 12 个月计算。但有人按 24 个月即 2 年来划分同时性和异时性原发性双侧乳腺癌，这样结果就大相径庭了。相信随着医学分子生物学的发展，基因分子研究水平的提高会提供更具有说服力的诊断标准，进而使原发性双侧乳腺癌的诊断更准确、规范，同时性癌和异时性癌的诊治也有一个统一规范的更科学的标准。那时对原发性双侧乳腺癌认识的提高也许会改变手术方式，进而使保乳手术成为可能，使更多的原发性双侧乳腺癌病人获益。许赪等[69]探讨乳腺癌术后发生在非乳腺部位的多原发恶性肿瘤(MPMN)的临床特点、发生原因及预后。他们回顾性分析了 2009 年 1 月至 2011 年 11 月治疗的 15 例经病理证实的乳腺癌术后非乳腺部位发生的 MPMN。结果：①乳腺癌与发生第二原发肿瘤中位间隔时间为 30 个月，同时性(间隔≤6 个月)发生 4 例，异时性(间隔>6 个月)发生 11 例。②第二原发恶性肿瘤部位依次为：肺、子宫内膜、胸壁、卵巢、食管、胰腺和甲状腺。③13 例乳腺癌无复发和转移，双侧胸腔积液和单侧进展各 1 例，第二原发肿瘤治疗中采用手术方法 7 例。15 例病人中 9 例死亡。8 例死亡原因为 MPMN。结论：乳腺癌术后易发生 MPMN；MPMN 的发生与乳腺癌治疗有关；MPMN 的预后比乳腺癌转移复发的预后好。韩梅等[70]初步探讨影响男性乳腺癌患者预后的因素。他们收集了 2003 年 1 月至 2011 年 12 月经病理确诊、接受治疗、临床资料较完整的 36 例男性乳腺癌患者的临床资料。采用对数秩检验和 Cox 回归分析影响男性乳腺癌患者预后的因素。结果：36 例患者无进展生存期(PFS)为 3～95 个月，中位 PFS 为 45 个月。单因素分析显示：肿瘤直径($P=0.001$)、阳性淋巴结($P=0.001$)、TNM 分期($P<0.001$)、手术方式($P=0.001$)是影响预后的因素。多因素分析显示：阳性淋巴结($P=0.024$)和 TNM 分期($P=0.022$)是影响预后的主要因素。结论：阳性淋巴结和 TNM 分期是影响预后的主要因素，以手术为主的综合治疗模式是提高男性乳腺癌患者生存率的重要措施。

(四) 乳腺良性疾病

杨越等[71]基于线粒体 DNA 的全基因组信息研究了线粒体 DNA 体细胞突变与乳腺良性疾病发生的相关性。他们对 2010 年 9 月至 2011 年 6 月来自云南昆明的 28 例良性乳腺疾病女性患者(年龄 30～50 岁，平均 33 岁)的病变组织及外周血，进行线粒体 DNA 全基因组序列的 PCR 扩增及 DNA 测序，以修订过的剑桥标准序列为标准并参照东亚线粒体 DNA 系统发育树记录突变位点，同时通过单倍型类群划分识别出私有突变与体细胞突变。结果：28 例患者中发现 7 个体细胞突变，其中 1 个位于控制区而另外 6 个均位于编码区，且存在于线粒体 DNA 编码区区段中的体细胞突变大部分(4/6)为非同义突变，其核苷酸的变异可引发编码氨基酸的变化。结论：线粒体 DNA 突变在乳腺良性疾病的发生、发展中可能存在潜在的作用。张超等[72]探讨了纤维乳腺导管内镜对 Tis 期乳腺癌的临床诊断价值。他们给 2001 年 5 月至 2010 年 5 月的 632 例乳头溢液患者进行了乳腺导管内镜检查 702 次，并对其中 310 例隆起性病变行乳腺导管内镜辅助定位手术。结果：475 例诊断为隆起性病变，包括乳管内乳头状瘤 388 例(61.4%)，乳管内乳头状瘤病 79 例(12.5%)，导管内癌 8 例(1.3%)；157 例为非隆起性病变，包括导管扩张症 82 例(13.0%)，慢性乳管炎 73 例(11.6%)和导管内癌 2 例(0.3%)。310 例行乳腺导管内镜辅助定位手术，内镜诊断对导管内癌的阳性预测值为 83.3%(10/12)。结论：纤维乳腺导管内镜检查弥补了伴有乳头溢液的 Tis 期乳腺癌诊断的空白，对乳腺癌的早期诊断有积极的意义。杨维良等[73]总结了乳房脂肪坏死(fat necrosis of beast, FNB)的病因、病理、诊断及治疗经验。他们回顾性分析了 1966 年至 2010 年经病理证实的 FNB 患者 77 例的临床资料。结果：FNB 以乳房局限性肿块为主要表现，有外伤史 57 例，占 74%。FNB 术前 36 例正确诊断(46.8%)；41 例(53.2%)误诊，其中 32 例(41.6%)误诊为乳癌。77 例均行手术治疗，分别采用肿块局部及包括周围 0.5 cm 健康脂肪组织切除术、乳房区段切除术、脂肪液化切开引流术等方法。77 例均痊愈，随访 1～5 年，未出现癌变及复发。结论：FNB 易误诊，难以与乳癌鉴别，术前应先行肿块切除或穿刺病理检查为上策。

十、实验研究

(一) 多种因子在乳腺癌中的表达及临床意义

高雪等[74]探讨了 caveolin-1 在乳腺癌中的表达及其意义。他们采用免疫组化二步法，检测 105 例乳腺癌和 50 例非癌乳腺组织中 caveolin-1 的表达情况，同时检测组织中 CK5/6、EGFR、E-cadherin 表达情况，研究其与 caveolin-1 表达的关系，并对 105 例乳腺癌患者的临床病理资料进行回顾性分析。结果：105 例乳腺癌按基因分型分为基底细胞样乳腺癌 20 例，腔上皮 A 型乳腺癌 22 例，腔上皮 B 型乳腺癌 23 例，HER2 高表达型乳腺癌 23 例，正常乳腺表型乳腺癌 17 例。Caveolin-1 蛋白在乳腺癌和非癌乳腺组织的表达率分别为 24.8%(26/105)和 88%(44/50)。Caveolin-1 在基底细胞样型、腔上皮 A 型、腔上皮 B 型、HER2 高表达型、正常乳腺表型乳腺癌的表达率分别为 75.0%(15/20)、4.8%(1/22)、17.4%(4/23)，

17.4%(4/23)、11.8%(2/17),Caveolin-1蛋白在基底细胞样型的表达水平强于腔上皮A、腔上皮B型、HER2高表达型和正常乳腺表型($P<0.01$)。基底细胞样型caveolin-1蛋白表达与CK5/6、EGFR水平正相关($P<0.01$),与E-cadherin水平无关($P>0.05$)。乳腺癌中表达caveolin-1蛋白者淋巴结转移率亦高(69.2% vs 46.8%, $P=0.047$)。乳腺癌患者中caveolin-1(+)5年无瘤生存率(10/26,38.46%)显著低于caveolin-1(-)患者(59/79,74.68%, $P=0.0004$)。但多因素分析未证明caveolin-1为乳腺癌患者无瘤生存的预后因素($P>0.05$)。结论:Caveolin-1可作为基底细胞样乳腺癌的一个筛选标记,可能促进癌细胞的转移,但不足为影响乳腺癌患者预后的独立因素。机体自身免疫功能与肿瘤的发生、发展有密切的关系。自然杀伤(natural killer, NK)细胞在天然免疫和获得性免疫中均发挥重要作用。目前已发现多种NK细胞表面受体,根据功能可分为抑制性受体和活化性受体二大类。抑制性受体NKG2A和活化性受体NKG2D对NK细胞的杀瘤功能发挥着相反的调节作用,在发生肿瘤的情况下,二者是如何表达以及与肿瘤免疫逃逸的关系尚不明确。魏兰等[75]探讨了乳腺癌与乳腺良性疾病患者外周血NK细胞表面受体NKG2A与NKG2D的平衡状态,分析宿主NK细胞受体与肿瘤免疫逃逸的关系。他们应用流式细胞术对37例乳腺癌患者和30例乳腺良性疾病患者血样标本行NKG2A、NKG2D检测,同时检测患者细胞免疫功能。结果:乳腺癌患者与乳腺良性疾病患者相比,NKG2A明显上调,NKG2D表达降低;CD+、CD4+、CD56+细胞百分比更低($P<0.05$)。在乳腺癌患者中,细胞免疫功能低下组及腋淋巴结转移数≥4枚组中,NKG2D表达更低($P<0.05$)。Ⅲ+Ⅳ期及C-erbB2高表达乳腺癌患者,NKG2A表达更高($P<0.05$)。NKG2A、NKG2D表达率在乳腺癌不同病理类型及组织学分级之间的差异均无统计学意义($P>0.05$)。结论:外周血NKG2A、NKG2D的测定对于了解肿瘤患者机体免疫功能的状态、估计病情及判断预后具有一定的临床价值。黄恒等[76]观察了乳腺癌及其转移灶Ezrin、RECK与Kiss-1蛋白表达情况。他们应用免疫组织化学法对乳腺癌患者乳腺癌组织及其转移灶中Ezrin、RECK与Kiss-1蛋白表达情况进行观察。结果:与对照组相比,不伴转移的乳腺癌肿瘤组织内Ezrin蛋白表达显著增高($P<0.05$),伴转移者乳腺癌肿瘤组织内Ezrin蛋白表达更高($P<0.05$),淋巴转移灶中也可见Ezrin蛋白表达($P<0.05$);与对照组相比,不伴转移的乳腺癌肿瘤组织内RECK及Kiss-1蛋白表达显著降低($P<0.05$),伴转移者乳腺癌肿瘤组织内RECK及Kiss-1蛋白表达量更低($P<0.05$),淋巴转移灶中也可见RECK及Kiss-1蛋白降低($P<0.05$)。结论:Ezrin蛋白表达增高,RECK及Kiss-1蛋白表达降低可望作为乳腺癌转移的生物学标志。许筱云等[77]研究了在乳房外Paget病(extramammary Paget disease, EMPD)组织及相应病灶旁正常皮肤黏膜组织中血管内皮生长凶子(vascular endothelial growth factor, VEGF)和碱性成纤维细胞生长因子(basic fibroblast growth factor, bFGF)蛋白表达之间的差异,并探讨它们在EMPD组织血管形成中的相互关系。方法:采用免疫组化法研究9例EMPD组织及相应病灶旁正常皮肤黏膜组织中VEGF及bFGF蛋白的表达,并结合临床资料进行统计分析。结果:通过配对t检验分析免疫组化染色检测结果,发现EMPD组织中VEGF及bFGF蛋白染色信号(信号评分)均显著强于癌旁正常皮肤黏膜组织($P<0.05$)。以bFGF和VEGF基因蛋白免疫组化染色“信号评分比值”(bFGF/VEGF)进行配对t检验发现,EMPD组织两基因蛋白“信号评分”比值显著高于癌旁正常黏膜组织($t=2.630$, $P=0.030$)。结论:VEGF和bFGF基因的表达产物是EMPD肿瘤血管形成中的关键信号蛋白,其相互作用提供的刺激信号在EMPD的发生、发展中起着促进作用,尤其是bFGF基因的高表达可能起到更为关键的作用。

(二)多种因子与化疗关系

周鑫等[78]研究了CD44基因rs4756195位点不同基因型乳腺癌患者对蒽环类药物化疗敏感性的差异,以期阐明CD44基因多态性与乳腺癌对蒽环类药物化疗敏感性的关系。他们利用Sequenom MassArray iPLEX GOLD系统检测120例接受以蒽环类药物为基础的新辅助化疗的乳腺癌患者CD44基因rs4756195位点多态性,2~3个治疗周期后,以非条件Logistic回归模型比较携带不同基因型的乳腺癌患者之间化疗总有效率和病理完全缓解率的差异。结果:携带GG基因型与携带AA和AG基因型的乳腺癌患者术前新辅助化疗总有效率差异无统计学意义(73.6% vs 69.0%, $\chi^2=0.240$, $P=0.625$);携带AA和AG基因型的乳腺癌患者的病理完全缓解率明显高于携带GG基因型的乳腺癌患者(55.2% vs 16.5%, $\chi^2=17.181$, $P=0.000$; $OR=13.935$, 95% CI=4.359~44.541, $P=0.000$)。结论:CD44基因rs4756195位点多态性与乳腺癌对蒽环类药物的化疗敏感性有关联,携带AA和AG基因型的乳腺癌患者有较高的病理完全缓解率,提示CD44基因rs4756195位点多态性可能成为预测乳腺癌化疗疗效的指标之一。杨桦等[79]探讨了肝细胞生长因子(HGF)在浸润性乳腺癌中的表达及其对新辅助化疗敏感性和预后的影响。他们以免疫组化法检测125例浸润性乳腺癌组织中HGF的表达，分析HGF与患者术前化疗及5年生存率的关系；利用si-RNA沉默乳腺癌细胞株MCF-7检测HGF的表达，MTT法检测加入不同浓度表阿霉素共培养后的细胞增殖能力。结果：HGF阳性组与阴性组在TNM分期、组织学分级、淋巴结转移、新辅助化疗疗效及预后方面差异有统计学意义($P<0.05$)，下调HGF后的MCF-7细胞对表阿霉素的耐药性减弱。结论：HGF在乳腺癌中表达与淋巴结转移、预后及化疗敏感性密切相关，有可能作为判断预后和预测化疗疗效的指标之一。欧柳菁等[80]* 观察了PI3K/mTOR通路状态与乳腺癌新辅助化疗疗效之间的关系。他们对2009年1月至2010年11月在北京大学第一医院乳腺疾病中心接受4～6个周期包含紫杉方案新辅助化疗的105例乳腺癌患者资料进行回顾性分析。用免疫组织化学方法检测新辅助化疗前肿瘤病灶PTEN、p-AKT(Ser473)和p-mTOR(Ser2448)的表达情况，用术后病理评价新辅助化疗疗效，病理学反应级别为G4、病理完全缓解(PCR)则认为化疗有效。通过χ^2检验、Fisher精确概率法和双边logistic回归探讨上述指标与新辅助化疗疗效之间的相关性。结果105例患者中新辅助化疗有效率为58.1%(61/105)，其中PCR占27.6%(29/105)。PTEN、p-AKT和p-mTOR的阳性表达率分别为52.4%(55/105)、68.6%(72/105)、43.8%(46/105)。χ^2检验、Fisher精确概率法分析表明p-mTOR与新辅助化疗疗效相关($P=0.003$)，与获得PCR相关($P=0.001$)；双边logistic回归表明p-mTOR是新辅助化疗疗效和获得PCR(均$P<0.01$)的独立预测指标。p-AKT与p-mTOR表达水平差异有统计学意义($P=0.000$)。p-AKT与PR表达差异同样有统计学意义($P=0.035$)。结论：p-mTOR状态对于包含紫杉方案的新辅助化疗有预测意义，高表达患者疗效差，低表达患者更多地从化疗中获益。

(三)多种因子或成分对乳腺癌细胞的影响研究

刘博文等[81]研究了自噬抑制剂3-甲基腺苷(3-methyladenine，3-MA)对芹菜素诱导乳腺癌T47D细胞系自噬和凋亡的影响。他们常规培养人乳腺癌T47D细胞，分为对照组、3-MA组、芹菜素组、3-MA+芹菜素组。MTT法检测各组的细胞增殖抑制率；GFP-LC3质粒转染观察各组细胞自噬情况；HochesfMito-Red/YO-PRO-1染色法观察各组细胞凋亡形态；AnnexinV/PI双染法流式细胞仪检测各组细胞凋亡率；Western blot法检测LC3及PARP的变化。结果：MTF示3-MA+芹菜素组的增殖抑制率明显高于其他各组($P<0.05$)；GFP-LC3质粒转染结果显示，对照组、3-MA组及3-MA+芹菜素组自噬不明显，而芹菜素组与其他各组相比自噬明显增多($P<0.05$)；3-MA+芹菜素组的凋亡细胞增多，各组凋亡率分别为(12.73±0.05)%、(18.46±0.03)%、(23.27±0.07)%和(34.14±0.05)%，与对照组相比有统计学意义($P<0.05$)；Western blot结果显示，芹菜素组LC3-Ⅱ增高，而3-MA组及3-MA+芹菜素组的LC3-Ⅰ显著减少，3-MA+芹菜素组PARP的剪切带相比其他各组明显增加。结论：自噬抑制剂3-MA抑制细胞自噬后，能够明显增强芹菜素对乳腺癌T47D细胞系的凋亡诱导效应。胡会永等[82]通过研究黄荆子的乙酸乙酯提取物Evn-50在体外对人乳腺癌MCF-7和耐三苯氧胺细胞株(MCF-7/TAM-R)的生长和凋亡的影响，探索Evn-50在逆转乳腺癌耐药中的作用及其可能机制。他们构建MCF-7/TAM-R细胞系，分别用DMS0、5 μmol/L TAM、5 μumol/L TAM+50 μg/ml Evn-50和50 μg/ml Evn-50处理细胞。然后，采用MTT法测定细胞存活率，PI单染流式细胞术检测细胞凋亡率及细胞周期分布情况，免疫蛋白印记法观察Evn-50和TAM单独或联合作用时的机制。结果：Evn-50单药或与TAM联合均可以降低人乳腺癌MCF-7和三苯氧胺耐药细胞株MCF-7/TAM-R的存活率，两药联合作用更为明显，同单用TAM组相比差异有统计学意义($P<0.01$)。Evn-50单药或与TAM联合应用对两株细胞的凋亡均有明显影响，且随着作用时间的延长细胞凋亡逐渐增多，其中以72 h时细胞凋亡率和G2期细胞比例最为明显($P<0.01$)。TAM和Evn-50联合处理无论是对MCF-7细胞还是对三苯氧胺耐药细胞MCF-7/TAM-R，均能明显下调p-AKT(Ser473)和p-MAPK44/42(Thr202/Tyr204)蛋白水平。结论：Evn-50能够抑制MCF-7和MCF-7/TAM-R细胞株的生长并诱导细胞凋亡，尤其在Evn-50与TAM联合处理时更为明显。其作用机制可能与AKT和MAPK信号通路的下调相关，但需要进一步研究证实。杨华伟等[83]建立了稳定过表达RSK4基因的MD-MB-231乳腺癌细胞株，观察过表达RSK4基因对乳腺癌体内成瘤的影响。他们将pcDNA3.1/Neo和pcDNA3.1/Neo-RSK4分别转染进人乳腺癌细胞MD-MB-231，筛选出稳定的细胞株，命名为空载体组(MN10，MN11)和转染组(MR11，MR12)并种植至免疫缺陷小鼠(SCID)皮下组织，建立SCID人乳腺癌MD-MB-231细胞移植瘤模型，种植后6～10周观察移植瘤的生长、侵袭转移的情况。结果：筛选出稳定表达的乳腺癌细胞株MR11和MR12和空白对照组MN10和MN11；构建SCID的人乳腺癌移植瘤模型，

解剖鼠发现：注射 MN10 和 MN11 对照组细胞后 6 周，SCID 鼠均有转移瘤生成(10/10)，而注射 MR11 和 MR12 细胞组后在第 6 周和 7 周分别有 6/10 和 7/10 鼠成瘤，注射 MR11 或 MR12 细胞的鼠在所形成的肿瘤大小和重量上明显小于 MN10 和 MN11 对照组；注射 10 周后，RSK4 高表达的 MR11 和 MR12 组有 4 只小鼠发生内脏转移瘤，而对照组有 8 只小鼠出现内脏转移瘤，HE 染色发现发生在肺的转移灶 MN10 和 MN11 组明显多于 MR11 和 MR12 组。结论：成功构建 SCID 人乳腺癌 MD-MB-231 细胞转移瘤模型，较真实模拟人乳腺癌生长过程，证实过表达 RSK4 基因在体内可抑制乳腺癌生长。李莎莎等[84]探讨了在乳腺癌细胞(MCF7)中瘦素诱导端粒酶反转录酶(hTERT)表达的分子机制。他们采用实时荧光定量逆转录聚合酶链反应(RT-PCR)法测定瘦素对沉默信号转导和转录激活因子 3(STAT3)基因后 MCF7 细胞 hTERT mRNA 表达水平的影响。采用 Western 印迹方法测定 MCF7 细胞经不同处理后 hTERT 蛋白的表达变化。采用染色质免疫共沉淀(ChIP)技术观察 STAT3 与 hTERT 启动子的结合情况。应用双荧光素酶分析，探讨瘦素及 P-STAT3 抑制剂(AG490)对 hTERT 启动子转录活性的影响。结果：STAT3 小干扰片段 RNA(siRNA)转染细胞后，瘦素诱导的 hTERTmRNA 的表达减少。Western 印迹结果示 hTERT 蛋白在瘦素处理组及 AG490 联合瘦素处理组的蛋白表达分别为 3.109±0.051、1.025±0.031，加入 P-STAT3 抑制剂 AG490 后，瘦素诱导 hTERT 蛋白表达明显减少($P<0.01$)。ChIP 结果显示对照组与瘦素处理组 mRNA 分别为 1、3.311±0.017，瘦素(160 ng/ml)作用 MCF7 细胞后，增加了 STAT3 与 hTERT 启动子之间的结合($P<0.01$)。双荧光素酶分析结果示，经瘦素(160 ng/ml)作用后，hTERT 启动子活性的变化倍率为 80.98±0.18，对照组为 20.76±0.31，加入 AG490 后，hTERT 启动子活性的变化倍率为 18.65±0.32，瘦素诱导的 hTERT 启动子的活性明显下降。结论：在乳腺癌 MCF7 细胞中，瘦素/STAT3 信号通路是上调 hTERT 表达的可能机制。姜黄素(curcumin)能有效增强放射线对肿瘤的作用，但其作用机制尚不清楚。王辉等[85]探讨了姜黄素是否对人乳腺癌 MDA-MB-231 细胞裸鼠移植瘤有放射增敏效应，并探讨其协同抑制效应的机制。方法：人乳腺癌裸鼠移植瘤模型建立成功后，将裸鼠随机分为 4 组：对照组、药物组、放射组和联合组(姜黄素+放射)，每组 6 只；检测裸鼠移植瘤的体积及体质量，计算抑瘤率，并绘制移植瘤的生长曲线；免疫组织化学法检测血管内皮生长因子(vascular endothelial growth factor, VEGF)表达；蛋白质印迹法(Western blot)检测基质金属蛋白酶-9(matrix metalloproteinases-9, MMP-9)及缺氧诱导因子-1α(hypoxia inducible factor-1α, HIF-1α)的蛋白表达。结果：联合组的抑瘤率[(71.62±6.11)%]显著高于放射组[(41.76±5.84)%]($P<0.05$)。免疫组化结果显示，单纯放射不能使 VEGF 表达下调($P>0.05$)，姜黄素联合放射能明显抑 VEGF 的表达($P<0.01$)。Western blot 结果显示，姜黄素与放射均可抑制 MMP-9 的表达，两者联用较单纯放射效果更加显著($P<0.05$)；单纯放射不能抑制 HIF-1a 的表达($P>0.05$)，姜黄素联合放射 HIF-1α 蛋白表达显著降低($P<0.01$)。结论：姜黄素可以增强乳腺癌裸鼠移植瘤的放射敏感性，其机制可能是通过下调 VEGF、MMP-9 和 HIF-1a 的蛋白表达而发挥作用。

(四) 肿瘤干细胞等方面研究

孙鑫等[86]采用无血清培养液(SFM)悬浮细胞聚球法体外培养人乳腺癌 MCF-7 细胞系，第 5、10、15 天拍照，观察干细胞球的生成。悬浮培养第 5 天可以开始观察到悬浮细胞球形成，细胞球形成效率为(0.6±0.5)%，第 10 天时细胞球形成效率为(2.4±1.2)%，比第 5 天时明显增多，培养第 15 天时细胞球形成效率达到(3.8±1.8)%，MCF-7 悬浮成球细胞中侧群细胞(SP)细胞含量为(3.9±1.4)%，高于常规培养的 MCF-7 贴壁细胞(1.1±0.5)%($P<0.05$)。结论：采用无血清悬浮细胞聚球培养法可以从 MCF-7 细胞系中简便、高效地富集乳腺癌干细胞。郭崇勇等[87]探讨了长程多柔比星(adriamycin, ADR)作用乳腺癌细胞株 MCF-7 对富集肿瘤干细胞的可能性。他们采用长程 ADR 诱导的方法建立 ADR 耐药细胞株 MCF-7/ADR'。ALDEFLUOR 法检测亲本 MCF-7 细胞及 ADR 耐药细胞 MCF-7/ADR' 中乙醛脱氢酶 1(aldehyde dehydrogenase 1, ALDH1)阳性的肿瘤干细胞亚群的比例，然后采用无血清悬浮培养和裸鼠成瘤实验分别检测两者在体外形成干细胞微球体和体内成瘤能力的差异。结果：MCF-7 和 MCF-7/ADR' 细胞中 ALDH1 肿瘤干细胞亚群的比例分别为(0.82±0.77)%和(8.21±2.38)%，两者差异有统计学意义($P<0.05$)；两者经无血清悬浮培养形成干细胞微球体的比例分别为(2.17±0.70)%和(7.87±1.39)%，差异有统计学意义($P<0.05$)。MCF-7/ADR' 细胞在裸鼠体内的成瘤能力明显强于 MCF-7 细胞。结论：长程 ADR 作用 MCF-7 后可富集肿瘤干细胞。

(胡　薇)

参考文献

1 黄哲宙,等. 肿瘤,2012,32(6):435
2 姚雪英,等. 浙江大学学报(医学版),2012,41(5):512
3 刘　蕾,等. 中国癌症杂志,2011,21(11):870
4 罗文杰,等. 上海医学,2012,35(5):412
5 曾繁余,等. 中国普通外科杂志,2012,21(5):508
6 付志勇,等. 实用癌症杂志,2012,27(5):492
7 张　峰,等. 肿瘤,2012,32(6):440
8 牟方胜,等. 临床放射学杂志,2011,30(10):1447
9 师卫华,等. 齐齐哈尔医学院学报,2012,33(7):904
10 张丽华,等. 河北医科大学学报,2012,33(8):958
11 黄泽君,等. 第三军医大学学报,2012,34(13):1332
12* 陈雪松. 广东医学,2012,33(10):1451
13 尹　喜,等. 中华放射学杂志,2011,45(12):1104
14 李　志,等. 临床放射学杂志,2012,31(6):794
15 郭　磊,等. 肿瘤防治研究,2012,39(6):645
16 杨开颜,等. 中华肿瘤杂志,2012,34(5):360
17 张保宁,等. 中华肿瘤杂志,2012,34(8):582
18 武正炎,等. 中华普通外科杂志,2011,26(10):833
19 陈天文,等. 中华普通外科杂志,2011,26(12):985
20 宋向阳,等. 中华整形外科杂志,2011,27(6):401
21 王会元,等. 中华普通外科杂志,2012,27(4):314
22* 杜稼苓,等. 中华内分泌外科杂志,2011,5(6):380
23 颜　博,等. 中国肿瘤临床,2011,38(21):1335
24 郭嘉嘉,等. 中国肿瘤临床,2011,38(22):1397
25* 李献哲. 实用癌症杂志,2012,27(3):297
26 郭　琳,等. 中国现代手术学杂志,2012,16(2):90
27* 李有怀,等. 中国肿瘤临床与康复,2011,18(6):533
28* 贾　实,等. 中国医科大学学报,2012,41(5):450
29 郭旭辉,等. 肿瘤,2012,32(3):214
30 权　毅,等. 华西医学,2012,27(8):1209
31* 秦允生,等. 中华内分泌外科杂志,2011,5(6):390
32* 杜稼苓,等. 中华内分泌外科杂志,2012,6(4):287
33 路　玮,等. 中华损伤与修复杂志(电子版),2012,7(2):61
34* 李宏江. 中国普外基础与临床杂志,2012,19(9):926
35 刘晓珑,等. 中国临床解剖学杂志,2012,30(4):462
36 金玉春,等. 复旦学报(医学版),2011,38(6):527
37 杨　奔,等. 中华内分泌外科杂志,2012,6(2):117
38 陈伟财,等. 中国普通外科杂志,2012,21(5):503
39 陈江浩,等. 中华医学杂志,2012,92(10):668
40 李剑伟,等. 中国癌症杂志,2012,22(3):223
41 秦　荣,等. 解放军医学杂志,2011,36(10):1098
42 张　凯,等. 中国肿瘤与临床康复,2011,18(5):454
43 黄红艳,等. 中华肿瘤杂志,2011,33(11):850
44 周士福,等. 中华普通外科杂志,2011,26(12):981
45 刘桂红,等. 徐州医学院学报,2011,31(10):666
46 郭子姮,等. 中国癌症杂志,2011,21(11):889
47 李　焰,等. 中华内分泌外科杂志,2011,5(6):392
48 马　焱,等. 中国肿瘤临床,2012,39(8):443
49 李惠平,等. 肿瘤防治研究,2012,39(6):619
50 林　燕,等. 中国普通外科杂志,2011,20(11):1255
51 陈玉娟,等. 中国普外基础与临床杂志,2012,19(9):1024
52 李永强,等. 实用肿瘤杂志,2011,26(6):605
53 刘晓东,等. 中国肿瘤临床,2012,39(9):578
54 廖瑜倩,等. 中国肿瘤临床与康复,2012,19(2):150
55 袁　芃,等. 中华肿瘤杂志,2012,34(6):465
56 段海波,等. 广东医学,2012,33(11):1663
57 张　鹏,等. 南方医科大学学报,2012,32(6):778
58 田吉征,等. 中国癌症杂志,2012,22(7):552
59* 傅军民. 河北医科大学学报,2011,32(12):1408

60 尹婧婧,等.南京医科大学学报(自然科学版),2012,32(5):726
61 杨保庆,等.肿瘤防治研究,2012,39(10):1258
62 张伟民,等.中国肿瘤临床与康复,2012,19(1):62
63 王朝敏,等.中国肿瘤临床与康复,2011,18(6):544
64 姜　军,等.中国实用外科杂志,2011,31(11):1017
65 钟　颖,等.中国普通外科杂志,2012,21(5):587
66* 张伟欣,等.中华内分泌外科杂志,2012,6(2):112
67 郭丰丽,等.中华普通外科杂志,2012,27(8):619
68 侯荣山,等.外科理论与实践,2012,17(2):166
69 许　赪,等.外科理论与实践,2012,17(3):262
70 韩　梅,等.华西医学,2012,27(4):495
71* 杨　越,等.中华医学杂志,2012,92(34):2394
72 张　超,等.中国微创外科杂志,2012,12(1):36
73 杨维良,等.临床外科杂志,2011,19(11):760
74 高　雪,等.中华普通外科杂志,2011,26(11):928
75 魏　兰,等.中国癌症杂志,2011,21(11):852
76 黄　恒,等.广东医学,2012,33(10):1433
77 许筱云,等.南京医科大学学报(自然科学版),2012,32(5):664
78 周　鑫,等.吉林大学学报(医学版),2012,38(1):110
79 杨　桦,等.安徽医科大学学报,2012,47(8):966
80* 欧柳菁,等.中华医学杂志,2012,92(34):2382
81 刘博文,等.中国肿瘤临床,2011,38(21):1318
82 胡会永,等.浙江大学学报(医学版),2012,41(5):498
83 杨华伟,等.中华医学杂志,2012,92(26):1845
84 李莎莎,等.中华医学杂志,2012,92(34):2386
85 王　辉,等.中国癌症杂志,2012,22(5):342
86 孙　鑫,等.安徽医科大学学报,2012,47(10):1247
87 郭崇勇,等.肿瘤,2012,32(1):27

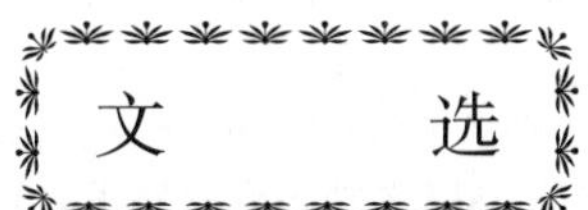

高频超声检测乳腺肿块内钙化类型在诊断乳腺癌中的价值[广东医学,2012,33(10):1451]　陈雪松探讨了高频超声检测乳腺肿块内不同钙化类型在诊断乳腺癌中的价值。他们用高频超声检出合并钙化的乳腺肿块180个,术后以病理为诊断“金标准”,比较分析肿块内不同钙化类型与乳腺良、恶性肿瘤的关系。结果:经术后病理证实:180个肿块中良性42个,恶性138个。乳腺良性肿块钙化发生率低于恶性肿块,差异有统计学意义($P<0.01$)。内部粗大型钙化、周边粗大型钙化发生率在良性肿块虽低于恶性肿块,但差异无统计学意义($P>0.05$)。恶性肿块微钙化发生率高于良性肿块,差异有统计学意义($P<0.01$)。钙化类型诊断乳腺恶性肿瘤的敏感性为92.8%,漏检率为7.2%,诊断有效率为94.4%。结论:高频超声能够有效地显示乳腺肿块内的钙化类型,帮助乳腺良恶性肿块的鉴别诊断。

(胡　薇)

述评　目前,超声是乳腺癌的主要筛查手段,而微钙化是早期乳腺癌的主要特征之一,而且超声对微钙化的检测不收乳腺癌分期和肿瘤大小的影响。但内部或周边粗大型钙化通常出现在良性乳腺疾病中。当出现肿块边界不清、结节实质呈低回声、弧形钙化位于结节内部,需应警惕乳腺癌可能。

(胡　薇　施俊义)

术后即刻硅胶假体乳房再造在保留乳头乳晕的乳腺癌改良根治术中的应用[中华内分泌外科杂志,2011,5(6):380]　杜稼苓等探讨了术后即刻胸大肌包裹硅胶假体行乳房再造在早期乳腺癌保留乳头乳晕的改良根治术中应用的可行性。自2006年1月至2009年11月,扬州市第一人民医院对28例早期乳腺癌行保留乳头乳晕改良根治术后即刻采用胸大肌包裹硅胶假体的乳房再造,观察术后并发症及患者满意度。结果:术后随访13～58个月,出现假体渗漏1例,乳头感觉减退2例,包膜挛缩1例,骨转移1例,28例均存活。27例对术后乳房外形满意,满意率96.43%。结论:保留乳头乳晕的乳腺癌改良根治术后即刻硅胶乳房假体再造,在保证肿瘤治疗的前提下,同时满足了患者对保持乳房外形美观的要求。手术简便、创伤小、恢复快,在术后并发症、局部复发率及死亡率等方面与单纯乳腺癌手术相比并无差异。

(胡　薇)

述评　目前保乳术已经广泛开展,但仍有一部分患者因不符合保乳要求或者惧怕保乳手术后的放疗而面临乳房切除,而她们中的一部分可以通过行腺体全切除术联合一期乳房重建避免乳房缺失,即刻硅胶假体乳房再造是其中一种术式。但该手术需要严格把握适应证,进行术前、术中评估,尤其需要评估NAC的浸润可能,术后按照乳腺癌常规治疗原则进行后续治疗。

（胡　薇　施俊义）

乳腺癌改良根治术中保留肋间臂神经的手术技巧［实用癌症杂志，2012，27(3)：297］　李献哲介绍了保留肋间臂神经(inter cosbrachial nerve，ICBN)的手术技巧。①寻找ICBN的方法：剪开锁胸筋膜，解剖腋静脉，处理腋静脉、腋动脉向下的分支后，用右手持的脑膜剪和左手中指、示指“下扒”、“下推”脂肪、淋巴组织，在腋静脉下缘下方3～4 cm处，手指往往会触及一横向“琴弦”或剪刀“下扒”会遇到横向“阻挡”，即为ICBN，往往是见到胸长、胸背神经后即遇到ICBN，这就是所谓的“腋静脉下方途经”。这是最常用的方法，也符合大多数术者的腋淋巴结清扫手术顺序。另有2条途径，即起始部途径、背阔肌途径。在处理胸大、小肌之间淋巴脂肪组织后顺势在胸小肌外缘第二肋间及上、下向下后方用脑膜剪“扒”“剥”并用，在2～3 cm的范围内往往会见到出胸壁前锯肌、向腋窝的横向白色神经，即ICBN，此就是所谓的“起始部途经”。②解剖ICBN的方法：找到ICBN后，由助手适当牵拉乳腺标本，使“神经线”适度紧张，左手持止血钳，右手持脑膜剪，从内向外顺行解剖，在与胸背神经、胸背血管交叉处要耐心、仔细。③保留ICBN成功的标准：可视的ICBN神经穿出前锯肌主干及分支无切断及严重损伤。可视的ICBN分支无切断或严重损伤，直至入背阔肌及(或)腋窝皮下。

（胡　薇）

述评　行腋窝淋巴结清扫时保留肋间臂神经术后可明显减少患侧上臂疼痛，麻木等症状，且不影响根治效果。熟悉ICBN的解剖，是手术成功的关键。推荐的ICBN解剖相关书籍有：柏树令主编的《系统解剖学》中，郝希山主编的《肿瘤手术学》。

（胡　薇　施俊义）

博莱霉素局部注射预防乳腺癌术后腋窝淋巴积液的应用［中国肿瘤临床与康复，2011，18(6)：533］　李有怀等探讨了乳腺癌患者手术合并腋窝淋巴清扫术后腋窝积液的发生原因与局部注射博莱霉素的效果和副作用。他们对65例乳腺癌患者手术，手术同时进行腋窝淋巴组织、锁骨下、胸大小肌之间淋巴组织清扫，并沿腋静脉、锁骨下静脉走向注射博莱霉素30 mg。结果：术后患者适当延长腋窝引流时间，全组患者无腋窝积液，局部无感染。结论：通过合理的术前准备、恰当的术中操作和术后护理可以降低乳腺癌患者术后腋窝淋巴积液的发生。

（胡　薇）

述评　淋巴漏是乳腺癌术后较为常见并发症，其中腋窝积液是乳腺癌术后最常见的积液好发部位。积液的诊断尚无统一的标准。近几年多采用Dalberg积液诊断标准：术后第5天引流量仍＞30 ml或引流管拔除后第2天术区皮下有波动感，穿刺皮下抽出液体量＞5 ml。腋窝，胸骨旁，胸壁上3处为易积液的位置。乳腺癌手术后为防止腋窝积液包括使用明胶海绵填塞腋窝预防乳腺癌术后淋巴漏、纤维蛋白胶表面喷洒的使用、术后腋窝灌注泛影葡胺、滑石粉混悬液局部的使用等。而局部使用抗肿瘤药物是受无瘤理念的启发。博莱霉素即是广谱抗肿瘤药，又有广谱抗菌作用，该研究结果提示博莱霉素血管周围局部注射有减少腋窝术后渗出，抗炎作用，并且副作用在可控范围。

（胡　薇　施俊义）

乳腺癌腋窝清扫术中上肢淋巴结定位及转移规律的研究［中国医科大学学报，2012，41(5)：450］　贾实等在乳腺癌腋窝清扫术中利用上肢淋巴结反转定位(ARM)技术对引流上肢的淋巴管及淋巴结进行定位，分析其转移可能性及对上肢淋巴水肿的影响。上肢淋巴结反转定位技术(axillary reversemapping，ARM)是指应用核素法或染料法将上肢淋巴在腋窝处的引流通路进行标记定位，其目的在于乳腺癌腋窝清扫术中发现并保留标记的淋巴管及淋巴结即引流上肢淋巴液的上肢淋巴结，进而降低上肢淋巴水肿的发生率。ARM技术的临床应用，使术中定位上肢淋巴结的位置并检测其转移成为可能，为保留上肢淋巴结的腋窝淋巴结清扫术的临床应用提供依据，从而有效地控制上肢淋巴水肿的发生。定位上肢淋巴结方法：在进行腋窝清扫术前10 min，于患侧上臂内侧距腋窝3～5 cm处沿肱二头肌与肱三头肌肌间沟分3～5点向皮下层注入美蓝注射液3 ml，按摩5 min。他们选取了乳腺癌改良根治术20例。美蓝法进行术前定位。术中行淋巴结清扫，蓝染淋巴结单独分组，行免疫组化方法病理检测。结果：在20例患者中术中发现16例患者存在蓝染淋巴管及淋巴结，4例未发现蓝染的淋巴管或淋巴结。术中发现蓝染的上肢淋巴结均位于腋静脉下方，肋间臂神经上方这一区域内；在施行上肢淋巴结清除的患者中，术后短期内上肢水肿的发生率高于未进行上肢淋巴结清扫的患者；上肢淋巴结可能出现转移。结论：利用美蓝法能够对腋窝处的上肢淋巴结进行定位；上肢淋巴结在腋窝的位置相对固定；肿瘤如仅在Level Ⅰ水平淋巴结发生转移，上肢淋巴结可能不会受累。

（胡　薇）

述评　上肢淋巴水肿是乳腺癌术后较为常见并发症，其原因主要是手术损伤了上肢引流至腋窝的淋巴通道所致，而且一旦发生水肿相当一部分无法逆转。该研究发现蓝染的上肢淋巴结均位于腋静脉下方，肋间臂神经上方，背阔肌外缘内侧以及胸长血管外侧这一区域内，而且肿瘤如仅在 Level Ⅰ水平淋巴结发生转移，上肢淋巴结可能不会受累，无需清扫上肢淋巴结无疑会降低上肢淋巴水肿的发生。但也有一些研究认为早期乳腺癌的患者存在腋窝上肢淋巴结的转移，所以仍需要大样本的实验依据。

（胡 薇 施俊义）

同时性转移性乳腺癌的外科治疗[中华内分泌外科杂志，2011，5(6)：390] 秦允生等探讨了同时性转移性乳腺癌患者外科治疗的方法和理论依据。他们分析了汕头大学医学院附属肿瘤医院 1997 年 1 月至 2007 年 12 月手术治疗的初次诊断即发生远处转移的乳腺癌 7 例的临床特征和疗效，并复习相关文献。结果：7 例的中位生存期达到 27.4 个月，较同期非手术治疗的 157 例同时性转移性乳腺癌的中位生存期 20.0 个月长。结论：部分经选择的转移性乳腺癌患者行外科手术治疗，能提高其生活质量，延长生存期。

述评 转移性乳腺癌以往的治疗往往是姑息性的，以减轻症状、减少并发症和延长生存时间为目的。手术治疗同时性转移性乳腺癌可以减少患者的肿瘤负荷和循环中的肿瘤细胞数目，能提高转移性乳腺癌患者的生存率，延长中位生存时间。

（胡 薇 施俊义）

腋部副乳腺手术方式改进的探讨[中华内分泌外科杂志，2012，6(4)：287] 杜稼苓等回顾 2006 年 1 月至 2011 年 12 月，该院结合整形技术手术治疗腋部副乳腺 136 例。手术方法：①取站立或坐位，双手叉腰，用记号笔标出腋部肿块及乳头位置，沿腋窝皱纹作梭形切口(皮肤切除多少据副乳大小而定)，小的副乳可直接用腋顶部沿皮纹横形切口，切口尽量选择在腋顶皱襞处。②手术时取仰卧位，患侧上肢外展 90°，固定，用 1%利多卡因(每 10 ml 利多卡因稀释液加 1 滴肾上腺素)先注入画线范围内皮下，然后用左手将副乳腺轻轻捏起，于腋窝副乳的基底部注射局麻药。③按术前画线梭形切开皮肤皮下，用组织剪在标记线内皮下游离皮瓣直至肿块边缘；拉勾拉起皮肤，用手术刀或组织剪游离副乳边缘和基底部，作副乳腺体组织及局部增生脂肪组织一并完整切除。④创腔彻底止血后，一般不放置引流条(副乳较大、创面渗出较多者，可置一皮片引流另戳孔引出)，间断缝合皮下皮肤，切口外置纱布卷及棉垫并用弹力网兜加压包扎，术后 10 d 内避免抬起患侧肩膀，7～10 d 切口拆线。⑤对未婚未育者或副乳头发育完全及有副乳头溢液者，需同时小梭形切口切除副乳头，术后同期拆线。

（胡 薇）

述评 副乳腺是胸部以外退缩不全或残留的乳腺原基，是最常见的乳腺畸形，多见于腋窝或乳头与脐之间的部位，约占成年女性的 2%～6%。腋部副乳腺手术适应证：①腋下肿块较大影响美观，或肿块逐渐增大显著；②随着月经周期出现周期性胀痛且症状明显；③腋部副乳同时伴有肿块。④有乳腺癌家族史；⑤有美容要求者。对无症状、无肿瘤、范围较小的副乳腺不主张预防性切除，但需定期随访。

（胡 薇 施俊义）

超声引导下麦默通乳腺微创手术的治疗规范[中国普外基础与临床杂志，2012，19(9)：926] 李宏江总结了术前与患者及家属的谈话，主要内容包括：①麦默通检查或治疗费用目前自费，国内很多地区该手术未被纳入社会基本医疗保险。②麦默通治疗是达到影像下切除，而不能保证肿瘤 100%被切除。因为影像检查有其局限性，尤其在局麻药及术中出血的干扰下，有肿瘤残留可能。③多发肿块无法彻底切除，只能将彩超检查显示很清楚的肿块尽量切除，太小的肿块则无法切除；有粗大钙化的肿块无法切除，需联合开放手术。④术后病理检查结果为最后诊断，如为恶性肿瘤则需再次行开放手术。⑤较大的肿瘤术后可能引起乳房局部凹陷，尤其是乳头乳晕区肿瘤可能引起乳头内陷。⑥切除浅表肿块时有可能切穿乳房皮肤而影响美观。⑦术后可能出现出血、血肿、切口感染、复发等相关并发症，尤其是术后血肿较为常见。

（胡 薇）

述评 麦默通手术最早应用于乳腺肿块活检，2004 年麦默通真空微创旋切系统被美国 FDA 批准用于影像学发现病灶的切除，逐渐成为诊断与治疗乳腺肿块性疾病新技术。以外的文献通常注重技术操作的改进和发现，该文除了在适应证、禁忌证、术前准备、常规操作、并发症、注意事项方面进行了阐述，还单列了术前谈话内容供业内人士学习参考。

（胡 薇 施俊义）

影响转移性乳腺癌预后相关因素分析[河北医科大学学报，2011，32(12)：1408] 傅军民回顾性分析了 2003 年 3 月至 2010 年 12 月复发转移性乳腺癌患者 82 例，通过比例风险模型(COX 模型)进行多因素的预后相关因素分析，生存分析采用 Kaplan－Meier 法并进行 Log－rank 时序检验。结果：单因素分析显示肿块大小、腋窝淋巴结转移数目对总生存期有显著影响($P<0.05$)。但 COX 多因素分析显示只有腋窝淋巴结转移数目才是总生存期的独立预后因素($P<0.05$)。结论：腋窝淋巴结转移数目可以作为独立的预后因素，对于预测复发转移性乳腺癌患者的总生存

期和复发转移后生存期有重要的意义。

（胡　薇）

述评　乳腺癌复发转移后预后极差，往往不可治愈。预后因素对总生存率的影响程度差距较大，寻求相关性更强的独立预后指标对于临床治疗选择具有重要的意义。目前发现的影响预后的新的因素非常多，但该研究提出了传统的影响预后的因素腋窝淋巴结转移数目仍可以作为独立的预后因素。

（胡　薇　施俊义）

乳腺导管内癌临床特点与外科治疗的选择［中华内分泌外科杂志，2012，6(2)：112］　张伟欣等对乳腺导管内癌临床特点与外科治疗的选择进行了综述。乳腺导管内癌（ductalcarcinoma in situ，DCIS）按组织结构类型分为：微乳头型、乳头型、实体型、筛状型和粉刺型。其中粉刺型在细胞学上具有更高的恶性表现、核分级较高、多表现出多形性和多中心性坏死，侵袭性行为更强，早期就可出现区域淋巴结转移，易发展为浸润性乳腺癌。众多学者认为DCIS患者，乳腺切除是过度治疗，保乳治疗适合于绝大多数患者，但应严格掌握保乳手术适应证。早期乳癌即使腋窝淋巴结阴性，只要存在以下高危风险因素之一者，仍应进行放疗：①原发肿瘤直径＞2 cm；②组织学分化差；③雌、孕激素受体阳性；④肿瘤S期细胞百分率高；⑤癌细胞分裂象多；⑥异倍体肿瘤及癌基因Her－2有过表达；⑦年龄＜35岁。切缘阳性是指癌细胞距离切缘5 mm以上，但并未达成共识；切缘阳性主要是因存在导管内成分，广泛的导管内成分是复发高风险的重要因素；其次，淋巴浸润也是局部复发的重要因素，并约有2％的患者频繁出现炎症性改变；有人建议不行术中活检而做细针穿刺，因活检形成的瘢痕很难精确判断切缘情况。在接受保乳手术加放疗、保乳手术加内分泌治疗及保乳手术加放疗和内分泌治疗的导管内癌患者，比单纯行保乳手术治疗的患者局部复发率低得多；但肿瘤一旦复发，其侵袭行为更明显，多表现出浸润性特点。发生在对侧比发生在同侧的概率高，不同的是对总体生存率无明显影响；接受前3种治疗的患者其远处转移的比例要远远大于后者，这一情况十分特殊。因此，做出正确的诊断并选择合适的治疗方案，可避免诊断过头、治疗过度。

（胡　薇）

述评　乳腺导管内癌是指肿瘤局限于乳腺导管内，未侵及基底膜和周围间质阶段的乳腺癌。以往治疗规范多采用单纯乳房切除，但目前众多学者认为DCIS患者，乳腺切除是过度治疗，保乳治疗适合于绝大多数患者。

（胡　薇　施俊义）

乳腺良性疾病与线粒体DNA体细胞突变的相关性［中华医学杂志，2012，92(34)：2394］　杨越等研究了基于线粒体DNA的全基因组信息研究线粒体DNA体细胞突变与乳腺良性疾病发生的相关性。他们对2010年9月至2011年6月来自云南昆明的28例良性乳腺疾病女性患者（年龄30～50岁，平均33岁）的病变组织及外周血，进行线粒体DNA全基因组序列的PCR扩增及DNA测序；以修订过的剑桥标准序列为标准并参照东亚线粒体DNA系统发育树记录突变位点，同时通过单倍型类群划分识别出私有突变与体细胞突变。结果：28例患者中发现7个体细胞突变，其中1个位于控制区而另外6个均位于编码区，且存在于线粒体DNA编码区区段中的体细胞突变大部分（4/6）为非同义突变，其核苷酸的变异可引发编码氨基酸的变化。结论：线粒体DNA突变在乳腺良性疾病的发生、发展中可能存在潜在的作用。

（胡　薇）

述评　乳腺良性疾病的基因学研究较少，良性疾病向恶变发展的过程中是否有某些基因突变的相关性，仍是未知的。线粒体DNA突变与乳腺癌的关系存在着显著相关性，该研究就是在这方面进行了探究，并发现确实可能存在潜在的作用。

（胡　薇　施俊义）

乳腺癌新辅助化疗疗效与PI3K/mTOR通路的相关性分析［中华医学杂志，2012，92(34)：2382］　欧柳菁，等观察了PI3K/mTOR通路状态与乳腺癌新辅助化疗疗效之间的关系。他们对2009年1月至2010年11月在北京大学第一医院乳腺疾病中心接受4～6个周期包含紫杉方案新辅助化疗的105例乳腺癌患者资料进行回顾性分析。用免疫组织化学方法检测新辅助化疗前肿瘤病灶PTEN、p－AKT（Ser473）和p－mTOR（Ser2448）的表达情况，用术后病理评价新辅助化疗疗效，病理学反应级别为G4、病理完全缓解（PCR）则认为化疗有效。通过χ^2检验、Fisher精确概率法和双边logistic回归探讨上述指标与新辅助化疗疗效之间的相关性。结果105例患者中新辅助化疗有效率为58.1％（61/105），其中PCR占27.6％（29/105）。PTEN、p－AKT和p－mTOR的阳性表达率分别为52.4％（55/105）、68.6％（72/105）、43.8％（46/105）。χ^2检验、Fisher精确概率法分析表明p－mTOR与新辅助化疗疗效相关（$P=0.003$），与获得PCR相关（$P=0.001$）；双边logistic回归表明p－mTOR是新辅助化疗疗效和获得PCR（均$P<0.01$）的独立预测指标。p－AKT与p－mTOR表达水平差异有统计学意义（$P=0.000$）。p－AKT与PR表达差异同样有统计学意义（$P=0.035$）。结论：p－mTOR状态对于包含

紫杉方案的新辅助化疗有预测意义，高表达患者疗效差，低表达患者更多地从化疗中获益。

（胡　薇）

述评　PI3K是肿瘤生物学中重要通路，AKT磷酸化是其活化标志。该通路在乳腺肿瘤中有不同程度的激活。有研究表明，紫杉醇能够抑制PI3K通路活性，通过该途径诱导细胞凋亡和细胞周期停滞。哺乳动物雷帕霉素受体roTOR是PI3K通路下游蛋白，应用mTOR特异性抑制剂对肿瘤有抑制作用，联合紫杉醇有协同效果。该研究提示PI3K/mTOR通路状态与乳腺癌新辅助化疗疗效有预测关系，但仍需要更大样本的统计分析验证。

（胡　薇　施俊义）

腹壁和腹腔

本年度收集论文141篇，纳入一年回顾45篇，占32%；收入文选7篇，占5%。

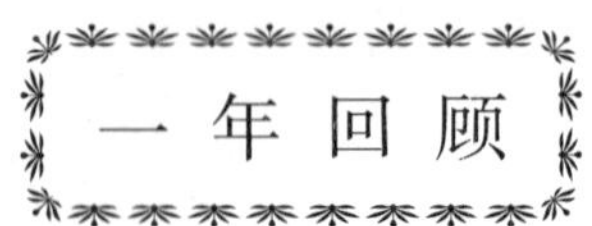

一、腹壁

(一) 腹外疝

腹股沟斜疝是小儿外科的常见疾病。黄寿奖等[1]分析了腹股沟斜疝对2岁内患儿睾丸的影响。作者收集手术治疗的127例左侧腹股沟疝患儿为斜疝组，132例左侧隐睾患儿为隐睾组，185例同年龄正常对照患儿(无腹股沟疝、鞘膜积液、睾丸外伤等)为对照组。每组再各自按年龄分为6～12个月龄和13～24个月龄两亚组，检测并分析各组间血清抑制素B(Inh B)和双侧睾丸容积的差异。结果显示：6～12月龄斜疝组及隐睾组Inh B水平均较对照组明显降低($P<0.01$)，隐睾组较斜疝组Inh B值更低($P=0.04$)；13～24月龄斜疝组与隐睾组Inh B水平均较对照组明显降低($P<0.01$)；13～24月龄组斜疝病程较6～12月龄组病程长($P<0.01$)；13～24月龄斜疝组随病程的延长血清lnh B水平有下降的趋势($P=0.019$)，隐睾组随年龄增加血清Inh B水平也有下降趋势$P<0.01$)；6～12月龄斜疝组左睾丸容积较右侧增大($P=0.019$)，同时也较对照组左睾丸增大($P=0.038$)。该研究显示腹股沟斜疝可使血清Inh B水平下降，并与病史呈负相关；早期可导致同侧睾丸容积增大，腹股沟斜疝对睾丸的影响随病史的延长而加重。作者建议适度将腹股沟斜疝的手术年龄提前，以减少腹股沟斜疝对睾丸的不良影响。完全腹膜外腹腔镜腹股沟疝修补术改变了传统疝修补手术入路，完全在腹膜外操作，患者疼痛轻、康复快，避免了腹腔被干扰及发生肠粘连，是目前疝修补术中较理想的方法。为探讨该手术对睾丸血流灌注及体积的影响，宋学民等[2]对62例完全腹膜外腹腔镜腹股沟疝修补术男性患者进行手术前后自身对照研究，比较术前、术后患侧睾丸的睾丸动脉(TA)、睾丸包膜动脉(CA)、睾丸内动脉(ITA)血流参数[收缩期峰值血流速度(PSV)、舒张末期血流速度(EDV)及血管阻力指数(RI)]、睾丸体积(TV)及血清睾酮的变化情况。患者随访7～24个月，平均15.6个月，无复发患者。术前及术后3、6个月时患侧TV及同期血浆睾酮水平比较，差异无统计学意义，且血浆睾酮水平均在正常范围内。术后3、6个月患侧TA、CA和ITA的EDV明显高于术前，RI较术前明显降低，差异均有统计学意义($P<0.05$)。术后3个月患侧睾丸各动脉PSV、EDV、RI与术后6个月比较差异无统计学意义。该研究显示完全腹膜外腹腔镜腹股沟疝修补术后患侧睾丸血流灌注情况可能会有所改善，不影响TV及血清睾酮水平。

脱细胞真皮基质材料(ADM)是采用脱细胞技术，将真皮组织中引起宿主免疫排斥反应的所有细胞成分、主要组织相容性复合体(MHC)Ⅰ类和Ⅱ类抗原去除，同时完整保留了真皮的细胞外基质和立体支架结构。庞国义等[3]* 回顾性总结应用ADM修补复杂性腹壁疝36例的经验。该组男性29例，女性7例。年龄15～86岁，平均43岁。体重指数(BMI)16.7～32.0，平均24.6。嵌顿性腹股沟疝24例，嵌顿性切口疝12例。切口疝腹壁缺损(4 cm×4 cm)～(12 cm×10 cm)。手术方法：①腹股沟疝修补：打开疝囊，若疝内容物无坏死，还纳后高位结扎疝囊，若有肠管坏死，则Ⅰ期行肠切除吻合术。选用6 cm×10 cm的ADM补片加强腹股沟管后壁；②腹壁疝修补：处理肠管及大网膜后，切除疝囊，缝合腹膜。游离腹膜前间隙，根据疝环大小选用适当的ADM补片置于腹膜前间隙，用2-0聚丙烯缝线间隔3～4 cm贯穿腹壁全层缝合悬吊。术后切口均Ⅰ期愈合。随访时间6～34个月，平均16个月,无术后切口感染、腹壁疼痛、腹壁僵硬感、腹壁膨隆等并发症,无术后复发。作者认为ADM补片修补复杂性腹壁缺损安全、有效。李绍杰等[4]*总结了4 438例开放式腹股沟疝无张力修补术的临床经验。该组男性4 123例,女性315例。平均年龄70.34(18～101)岁,其中60岁以上3 412例。单侧腹股沟疝4 214例,双侧腹股沟疝224例。原发腹股沟疝4 184例,复发性腹股沟疝254例。主要手术方式包括:Gilbert术(1 380例)、改良Kugel术(1 254例)、Rutkow术(615例)、前入路腹膜前修补术(544例)、Lichenstein术(397例)、Millikan术(171例)、Trabucco术(110例)等其他术式。无手术死亡病例。术后平均随访33.7个月,术后血肿18例,血清肿45例,切口感染或愈合不良16例,缺血性睾丸炎3例,复发14例,慢性疼痛7例,异常勃起1例,睾丸疼痛3例。作者指出,开放式无张力疝修补术治疗腹股沟疝安全有效,不同术式的疗效及并发症发生率情况接近,开展技术早期需特别注意预防手术并发症,对不同的病例宜采用个体化治疗方案,以期达到最佳的治疗效果。为探讨Lichtenstein无张力疝修补术中正确处理腹股沟区神经对术后慢性疼痛的预防效果,刘斌等[5]对158例腹股沟疝患者行Lichtenstein无张力疝修补术,并在术中注意辨认及保护腹股沟区神经,保持神经床的完整性,若神经被损伤或干扰了网片的放置,则予切除。术中髂腹下神经、髂腹股沟神经和生殖股神经生殖支辨认率分别为87.97%(139/158)、82.28%(130/158)和34.18%(54/158)。术后并发症发生率为5.06%(8/158),其中切口皮下积液5例,阴囊血肿2例,切口感染1例,均通过理疗、切口换药后治愈。随访12个月,无复发病例。术后1个月有轻度疼痛者63例(39.87%),中度疼痛者34例(21.52%),无重度疼痛者,平均疼痛评分为0.83分;术后6个月时慢性疼痛发生率为5.06%(8/158),其中轻度疼痛者7例(4.43%),中度疼痛者1例(0.63%);术后12个月时只有4例(2.53%)患者偶感轻微疼痛或不适,平均疼痛评分为0.03分。logistic回归分析显示:神经切除对术后疼痛无明显影响($P>0.05$);未辨清髂腹股沟神经会增加术后早期(1个月)中度疼痛的风险(疼痛风险比值=3.373,$P=0.030$)。作者指出,只要严格遵照Lichtenstein手术操作规范,术中正确处理腹股沟区神经,就能降低患者术后慢性疼痛的发生,改善其生活质量。

改良式Kugel补片是美国Bard公司在Kugel补片基础上经改进后发展的一种补片,结合了Kugel补片腹膜前修补和Lichtenstein平片修补的特点。王云峰等[6]回顾性分析改良式Kugel补片前、后入路腹膜前修补腹股沟疝106例临床资料。该组男97例,女9例;年龄35～91岁,平均年龄(66±0.5)岁。腹股沟斜疝61例侧,腹股沟直疝31例侧,马鞍疝12例,股疝2例。初发疝101例侧,复发疝5例侧。嵌顿性腹股沟疝7例侧。采用局部麻醉30例,连续硬膜外麻醉手术76例。前入路42例,后入路64例。平均手术时间(50±12) min,切口全部一期愈合,平均住院时间(4.3±1.5)d。手术后随访1～12个月无复发。作者指出,采用改良式Kugel补片前后入路行腹膜前腹股沟疝修补术安全有效、术后恢复快、并发症少、复发率低;并且开放式后入路较前入路方法更优。该手术方法较腹腔镜经腹腔途径腹膜前补片置入术及全腹膜外补片修补术更具有推广意义。随着对腹股沟区局部解剖结构的深入研究,肌耻骨孔及腹膜前间隙为广大疝外科学者重视,针对该解剖结构由人工生物材料制成的修补补片所形成的术式多达十余种,其中UPP术、UHS术为开放式前入路经腹股沟区腹膜前间隙三维网片修复法,是集各种无张力修补方法优点及针对疝成因的一种最新型修补方法。胡孔旺等[7]将85例原发单侧腹股沟疝患者随机采用UHS(29例)、UPP(26例)或Rutkow(30例),比较三种术式的治疗效果。结果显示UHS组及UPP组在恢复工作时间、并发症和复发率与Rutkow组比较,差异无统计学意义;住院费用UHS及UPP术较高,术后疼痛异物感方面UHS及UPP术较好。作者认为,在能承受住院费用且对生活质量要求高患者,建议用UHS术或UPP术。孙江阳等[8]回顾性分析局部麻醉下行腹股沟疝修补术的154例的临床资料。对病人的术前状况、手术时间、术后并发症、住院天数以及回访情况进行综合分析。该组手术时间为30～90 min(平均40 min),术后5～12 h下床活动,住院时间2～7 d(平均3 d)。术后无切口感染、尿潴留等并发症,术后疼痛症状轻,最多见并发症为阴囊轻度水肿(20例),垫高阴囊3～5 d可消失。随访4～24个月,无局部疼痛和睾丸萎缩,仅1例复发。作者认为局部麻醉下行腹股沟疝修补手术具有简单、有效、安全、并发症少、术后恢复快、缩短住院时间等优点,尤其适合并存慢性内科疾病的老年病人。

为评价临床药师干预腹股沟疝修补术患者围手术期抗菌药物应用的效果,王晨静等[9]抽取干预前和干预后腹股沟疝修补术出院患者病历各60份,对围手术期预防性应用抗菌药物的合理性进行比较。经临床药师干预,腹股沟疝修补术患者围手术期预防应用抗菌药物,在药物选择、用法用量、联合用药、用药时机与疗程、通用名书写、病历中抗菌药物用药分析等方面较干预前均有明显改善,抗菌药物应用时间由2.35 d下降至0.96 d,干预前后使用头孢一、二代的比例分别为

5.00%和 76.67%，抗菌药物预防应用时间和疗程合理率由 25.00%升至 90.00%，干预前后切口感染率分别为 1.60%和 0，差异均有统计学意义($P<0.05$)。作者指出，临床药师对腹股沟疝修补术围手术期预防应用抗菌药物的干预可行并且有效，可以对Ⅰ类切口围手术期预防用药的安全、有效、合理、经济起到积极的作用。刘飞德等[10]回顾性分析 16 例腹壁疝补片修补术后感染并接受外科处理的患者的临床资料，总结腹壁疝补片修补术后感染的外科处理方法及经验。该组男 10 例，女 6 例；年龄 24～73 岁，平均 45.2 岁。其中腹壁切口疝补片修补术后感染 11 例，腹壁肿瘤切除术后腹壁缺损补片修补术后感染 4 例，回肠代膀胱造口旁疝补片修补术后感染并尿瘘 1 例。患者表现有补片暴露、慢性流脓、腹壁慢性窦道及肠皮瘘，均就诊于初次手术的医师，经局部换药处理后 3～24 个月未愈。患者接受了根治性感染网片切除及腹壁重建术。所有患者均将感染补片取出，5 例采用成分分离技术自体组织游离修补，4 例同时应用聚丙烯平片加强修补，5 例同时行脱细胞基质生物补片修补，1 例未行修补给予切口创面负压吸引加局部换药，1 例去除补片后未行加强修补直接缝合关闭切口。术后切口一期愈合 13 例，其余 3 例切口经局部换药二期愈合。术后住院时间 9～25 d，平均 14 d。随访 6～34 个月，平均 22 个月，无疝复发。作者指出，腹壁疝或缺损补片修补术后感染的外科处理非常棘手，需根据患者个体具体情况处理方可取得满意效果。马锐等[11]回顾性分析腹股沟疝无张力修补术后发生 18 例并发症的临床资料，以探讨腹股沟疝无张力修补术后并发症发生的原因及处理方法。该组共行 910 例腹股沟疝无张力修补术，有 18 例因并发症再次入院。修补术后复发 8 例，其中 1 例为腹股沟疝修补(TEP)，1 例网塞修补，1 例 Lichtenstein 修补，5 例腹膜前间隙置入补片修补；3 例感染病人中 2 例为补片感染，1 例为缝线感染；2 例疼痛病人中 1 例为网塞修补，1 例为聚丙烯平片 Lichtenstein 修补；2 例术后出现严重的阴囊血清肿；1 例术后出现切口下血肿；1 例行 TEP 术后出现阴囊血肿；1 例术后出现肠梗阻。作者认为，虽然腹股沟疝无张力修补术较传统修补术并发症发生率低，但仍需注重提高临床医师的技术水平及规范化操作，以降低并发症发生率。

成人脐疝是中老年人常见的腹壁疝。庞国义等[12]报道应用赫美 OP(oval patch)定型补片修补成人脐疝 112 例。该组女 95 例，男 17 例，年龄 28～82 岁，平均(56±11)岁。体质量指数(BMI)：21.4～37.6，平均 31±6。病史从 3 个月至 23 年，平均 11±4 年。女性均有生育史。临床表现为脐部肿块伴脐部不适或伴隐痛。CT 扫描和彩色超声检查提示疝环直径 1.3～6.5 cm，平均(3.4±1.6)cm，1 例患者合并 3 处上腹壁白线疝，1 例患者合并脐下正中切口疝。应用腹膜前间隙放置补片治疗 68 例，术后引流管引出液体 10～90 ml，平均(45±18)ml，拔管时间 1～4 d，平均(2.5±1.6)d；腹直肌后间隙放置补片 44 例，术后引流管引出液体(50～170)ml，平均(90±28)ml，拔管时间 2～6 d，平均(4.5±2.4)d。111 例切口Ⅰ期愈合，1 例因术后剧烈咳嗽，切口裂开，行切口减张缝合后Ⅱ期愈合。所有病例无切口感染。2 例有少量浆液肿，未给与特殊处理，随访 3 个月后均自行吸收。随访病例 107 例，随访率为 95.5%。随访时间 18～36 个月，平均(24±8)个月，随访患者无疼痛、无局部发硬，1 例复发为切口裂开患者，切口缝合时将补片取出，术后 5 个月复发。作者认为，应用赫美 OP 定型补片修补成人脐疝可以简化手术操作，缩短手术时间，疗效确切，并发症少，是脐疝修补手术理想的材料。闭孔疝是一种少见的腹外疝，发生于盆底，是肠管等内容物通过闭孔管向股部突出的隐匿性疝。王华等[13]回顾性分析了经手术证实的 8 例闭孔疝患者的临床资料。该组均为女性，其中 7 例为老年、体弱的多产妇，1 例为已婚年轻女性。平均年龄 74.6 岁(46～85 岁)，平均体质量为 39.1 kg(34～43 kg)，平均生育 5 胎(1～10 胎)。5 例术前经 CT 检查确诊而行手术治疗，3 例由外院转入者在行急诊剖腹探查术中确诊。7 例行坏死小肠切除吻合术，1 例行嵌顿小肠复位术。术后 4 例出现并发症，其中 1 例肺炎、1 例切口感染、1 例低蛋白水肿，均经治疗痊愈出院。1 例并发酸中毒和低血钾而死亡。作者认为闭孔疝缺乏特异性表现，对年老体弱的经产妇出现腹痛、呕吐和股部疼痛应想到闭孔疝的可能；CT 检查能提高闭孔疝的诊断率。准确的诊断和及时的手术干预是改善闭孔疝患者预后的关键。

(二) 腹壁疾病

腹壁下动脉穿支(DIEP)皮瓣是穿支皮瓣中最具代表性的皮瓣之一，临床应用已有 20 余年历史。崔怀瑞等[14]通过对国人 DIEP 皮瓣层次解剖及 3D 可视化研究，以期为临床该皮瓣的设计提供更为直观的解剖学依据。该研究使用新鲜成人整尸标本 10 具，7 具行改良的明胶-氧化铅造影，3 具行聚乙烯醇-氧化铋全身动脉造影。血管造影标本先行螺旋 CT 扫描，应用 Mimics 进行 3D 可视化。扫描后 10 具尸体标本行应用解剖，经外科平面完整地截取腹前外侧壁皮肤及皮下组织并配合 X 线拍摄，利用 Photoshop 及 Scion image 研究 DIEP 有关数据。5 具普通防腐固定的标本用以层次解剖，全程追踪 DIEP 及其源动脉。结果：外径≥0.5 mm 的 DIEP 每侧约 6 支，内侧穿支约占

62%，外侧穿支约占38%。DIEP在腹前正中线两侧存在丰富的横行真性吻合支；脐下4 cm范围内或脐旁两侧，有较恒定的外径≥0.8 mm的穿支。该研究显示，腹壁下动脉内侧穿支为优势血管；DIEP皮瓣设计时首选近脐穿支；DIEP皮瓣具备切取跨越正中线横行皮瓣的解剖学基础。聚丙烯（polypropylene，PP）补片是最常用的修补材料，能够促进纤维组织长入，从而修补腹壁缺损且具有足够张力，但用于腹腔时会引起严重的肠粘连、肠梗阻、肠瘘及感染。进口防粘连补片效果较满意，但价格十分昂贵。丁国飞等[15]* 用三种新型国产复合补片来修复Wistar大鼠的腹壁缺损，观察这三种补片修补腹壁缺损及防粘连的效果。方法：Wistar大鼠120只，随机分为4组：①聚丙烯（PP）＋聚丙交己内酯（PLC）组；②PP＋透明质酸（HA）/PLC组；③PP＋胶原/PLC组；④PP＋膨体聚四氟乙烯（e-PTFE）组，每组30只。切除直径约1 cm的大鼠全层腹壁，以直径1.5 cm的补片进行修补，分别于术后30、60、90及180 d处死，每次处死5只，根据Nair评分标准进行粘连评分，并进行组织学检查。结果显示：术后各组大鼠均未出现死亡，在各时间点均出现腹腔粘连，主要为网膜、肠管，但PP＋胶原/PLC组粘连评分均低于PP＋e-PTFE组（$P<0.05$）；而PP＋HA/PLC组和PP＋PLC组粘连评分与PP＋e-PTFE组相比差异无统计学意义（$P>0.05$）。组织学检查显示，术后各时间点，各组补片周围均有炎性细胞浸润和成纤维细胞出现及胶原分泌，随时间推移炎症细胞逐渐减少，成纤维细胞逐渐增多，胶原分泌增多。术后30 d胶原及HA层消失，PLC层出现断裂，在术后180 d PLC层尚未被完全吸收，在4种补片腹腔面均有细胞或组织覆盖，将补片与腹腔内容物隔离，胶原/PLC复合补片的隔离层的连续性最好。该研究表明，PLC、HA/PLC和胶原/PLC三种国产复合补片在动物实验中均具有良好的防粘连效果，其中胶原/PLC复合补片的防粘连效果最佳，且价格低，临床应用前景良好。

为探讨脱细胞真皮基质材料对复杂的腹壁切口疝的修复治疗效果，李小军等[16]回顾性分析使用脱细胞真皮基质（ADM）材料修补7例复杂腹壁切口疝的治疗经验。该组男4例，女3例，年龄43～83岁，中位年龄53岁；7例中有2例伴有腹股沟斜疝，给予同时修补；5例同时进行了胃肠道手术，其中2例伴有小肠瘘；疝环直径为9.2～16.5 cm，平均（11.6±2.8）cm；5例使用腹腔内修补，2例为腹膜外修补。患者均手术顺利，放置ADM补片至关腹结束的平均手术时间为（33±12）min；术中平均出血量（16±4）ml；住院时间7～12 d。所有使用ADM的患者均痊愈出院，术后未发现有慢性疼痛、感觉异常、肺炎、尿路感染等并发症，手术切口无红肿、溃破、无血清肿。7例均获随访，随访时间5～26个月，中位随访时间为14个月，随访期间未发现浅部或深部感染，无疝复发。该研究显示，脱细胞真皮基质材料作为一种新的生物补片，适用于复杂腹壁切口疝，尤其是伴有污染的腹壁切口疝的修补。陈革等[17]回顾性分析因腹壁切口疝行开放式全腹腔内放置补片治疗的416例患者的临床资料，以探讨这种新型腹壁切口疝修补技术的特点及效果。该组男135例，女281例，平均年龄为（67.5±11.7）岁。12例患者发生早期并发症，其中2例感染患者行补片取出手术，1例深静脉血栓患者行抗凝治疗，3例血肿和6例切口延迟愈合患者均经保守治疗后治愈。8例患者发生晚期并发症，其中6例慢性疼痛患者行保守治疗或观察；1例患者腹壁伤口出现溃疡，经清创后愈合；1例患者出现腹壁创口积液，行穿刺抽液及抗感染治疗后痊愈。随访3～100个月，无复发。作者指出，采用开放式全腹腔内放置补片治疗腹壁切口疝的修补技术，早、晚期并发症发生率低，总感染率低，复发率低。该技术安全，患者预后佳，住院时间可以接受，但要严格掌握适应证。为总结人工材料修补腹壁切口疝的治疗经验，夏清华等[18]回顾性分析147例腹壁切口疝患者的临床资料。该组男81例，女66例。年龄29～84岁，平均（61.8±12.84）岁，50岁以上患者占81.3%。平均BMI（31.3±12.6）。原手术切口：脐上正中切口24例，脐下正中切口39例，旁正中切口57例，麦氏点切口11例，侧腹部切口16例。既往手术史：胆道疾病37例，肠梗阻、剖腹探查术30例，阑尾切除11例，大肠癌手术21例，肾、输尿管手术9例，妇产科手术28例，膀胱、前列腺切除11例。119例（81.1%）为术后发生伤口感染或裂开而导致的切口疝。手术时间80～300 min，平均（96±48.71）min。治愈出院147例，无伤口感染、血肿或死亡病例。随访3～24个月，复发2例。作者认为，应用人工合成补片治疗腹壁切口疝是一种安全、有效、复发率低的方法。刘飞德等[19]回顾性分析16例腹壁切口疝补片修补术后复发再次手术治疗的临床资料。该组男11例，女5例，年龄35～85岁，平均56.2岁。所有患者均再次采用补片进行修补，其中13例除去旧补片置入新补片修补，2例新补片与原补片重叠并扩大范围修补，1例在原补片上直接重叠新补片修补。术后所有患者切口均Ⅰ期愈合，3例发生补片上方积液，经穿刺加压后治愈。术后住院时间7～16 d，平均9 d。术后引流管拔除时间2～7 d，平均4 d。所有患者均获随访，随访时间5～36个月，平均20个月，1例有轻微腹壁异物感，无修补区慢性疼痛或疝复发。作者认为，补片修补术后复发性切口疝再次手术时需综合考虑复发疝的位置以及既往选用的补片类型和修补方法,再次手术需选用合适的补片及修补方法,方可取得满意效果。巫斌等[20]报道应用Histoacryl组织胶水替代医用丝线黏合小儿腹股沟疝手术切口,并取得较好疗效的经验。该组小儿腹股沟疝76例,其中男57例、女19例,年龄5个月至4岁,平均年龄(2.5±1.5)岁。右侧腹股沟斜疝43例,左侧腹股沟斜疝26例,双侧腹股沟斜疝7例。Histoacryl组织胶水黏合组在手术结束关闭切口时,在处理好手术切口皮下组织后,用手术器械或手指将切口皮肤轻轻挤压对合好后,用干纱布将切口拭干,直接将Histoacryl组织胶水均匀涂到切口皮肤上,拭尽多余胶水,待(15±5)s胶水干燥后,在切口外贴上水凝胶创面敷膜或无菌纱布。医用丝线缝合组则用医用丝线褥式缝合手术切口。两组在手术时间、住院天数相比差异无统计学意义,最终术后切口愈合均良好。Histoacryl组织胶水在术后(4±1)d脱落,此时切口已经愈合,切口无需拆线,外形美观。脐膨出是一种先天性腹壁缺损,其发病机制不明,目前认为与胚胎期腹前壁的四个腹褶未能在脐环处融合有关。杨星海等[21]应用脐带悬吊延期修补术治疗10例巨型脐膨出,并回顾性总结其治疗过程和临床效果。10例患儿开始悬吊的平均日龄1 d(1～2 d),悬吊平均时间21.7 d(15～37 d)。10例均一次手术修补缺损,2例同时行Ladd术。术后2例出现腹壁切口疝,1例出现呼吸困难,行呼吸机辅助通气3 d后好转。术后开始进食时间3 d(2～6 d),正常喂养进食平均时间7 d(5～10 d)。作者认为,脐带悬吊延期修补治疗巨型脐膨出具有治疗简单、经济,一次性手术完成,同时具有Silo袋法及保守疗法的优点,临床效果较好。

腹壁出现转移癌预示着肿瘤已发展至晚期,手术治疗并不能改善患者预后。然而腹壁转移癌常引起慢性腹壁疼痛,影响患者生活质量,甚至可浸润肠壁,引起肠瘘或肠梗阻。近年来,随着新型补片的出现,腹壁缺损修复技术得到提高,推动了扩大切除联合补片修补治疗腹壁肿瘤的应用。陈其龙等[22]回顾分析行肿块扩大切除联合补片修补术治疗12例腹壁转移癌患者的临床资料。该组男性8例,女性4例,年龄34～77岁,中位年龄55.5岁。患者原发疾病包括胃癌3例,胃肠恶性间质瘤1例,肠癌3例,结肠淋巴瘤1例,肝癌2例,胆囊癌1例,慢性胆囊炎1例(腹腔镜胆囊切除术后11个月,在腹壁戳孔处出现腺癌,再次复查原胆囊仍未见肿瘤组织)。发现腹壁转移癌距第1次手术时间4.5～40.0个月(中位时间8.5个月)。全部病例均行腹壁转移癌扩大切除联合补片修补术。术中距病灶边缘3 cm全层切除腹壁组织,常规冰冻病理检查确保切缘阴性,采用腹腔内网片植入术放置补片,补片固定采用多点悬吊法。手术时间2.0～5.5 h,中位时间3.4 h。住院天数7～39 d,中位数18 d。腹壁转移癌直径4.5～8.0 cm,中位数5.5 cm,切除病灶后腹壁缺损直径10.5～15.0 cm,中位数11.5 cm。术后发生应激性溃疡伴出血1例,肺部感染1例,补片感染1例(联合空肠-空肠侧侧吻合病例),全组无围手术期死亡病例。术后总体生存时间3～20个月(中位生存期10个月)。3例存活至今,未见腹壁肿瘤复发及疝发生。

二、腹膜

腹部手术所致的腹膜粘连,一直是医学界的难题。刘国辉等[23]应用大鼠腹腔粘连动物模型,观察Zn^{2+}改性羧甲基纤维素(Zn^{2+}-SCMC)对术后腹腔粘连的预防作用。将90只大鼠随机分为A、B、C 3组,每组各30只。各组均制作肠粘连模型,A组腹腔内不放药物,B、C组于腹腔内损伤部位分别置人3 ml浓度3%的羧甲基纤维素(SCMC)及3 ml浓度3%的Zn^{2+} SCMC。术后10 d处死大鼠,观察各组腹腔粘连情况。肠壁组织病理改变情况:A组纤维细胞增生明显,胶原纤维排列致密;B组纤维细胞增生较明显,胶原纤维排列略密;C组纤维细胞增生较轻,胶原纤维排列较疏松。术后10 d腹腔内粘连情况:C组腹腔内轻微粘连,粘连发生率44.8%,B组中度粘连,粘连发生率80.0%,A组广泛粘连,致密,粘连发生率100.0%。A组Ⅲ～Ⅳ级粘连最多为17只。B组Ⅱ级粘连最多12只,C组0级粘连最多16只,C组粘连分级较B组、A组明显减轻,差异有统计学意义($P<0.01$)。该研究显示Zn^{2+} SCMC能明显减轻术后腹腔粘连程度,其作用优于SCMC。传统化疗药物阿霉素(ADM)由于严重不良反应,临床应用受到限制。刘少平等[24]*应用SGC-7901胃癌腹膜癌动物模型,观察新型阿霉素前体药PADM(Ac-Phe-Lys-PABC-ADM)的疗效及不良反应。材料与方法:将人SGC-7901胃癌组织匀浆注入BALB/C裸小鼠腹腔,建立胃癌腹膜转移癌模型。随机分为对照组($n=9$,每4 d腹腔注射生理盐水10 ml/kg);阿霉素(ADM)组($n=10$,每4 d腹腔注射ADM 2 mg/kg);PADM组($n=10$,每4 d腹腔注射PADM 7.2 mg/kg)。检测动物体质量,实验性腹膜转移癌指数(ePCI)评分、血常规、血生化指标,评估PADM疗效和不良反应。结果:PADM组和ADM组ePCI评分分别为1.0(1～4)分和1.5(0～6)分,均显著低于对照组ePCI 6.0(1～10)分($P<0.01$)。与对照组体质量(24.32±1.40)g比较,PADM组体质量(23.61±0.80)g无显著下降,ADM组体质量(18.40±2.97)g明显下降($P<0.01$)。PADM对骨髓、心、肝等不良反应均有明显减轻,尤其是心脏不良

反应，而 ADM 则表现明显心脏不良反应。研究结论：PADM 能够显著抑制裸鼠胃癌腹膜转移癌形成，并显著降低心，肝，骨髓等不良反应。

为探讨渗出型结核性腹膜炎的 CT 改变特点，张奇志等[25]回顾性分析了 13 例取得临床确诊资料的渗出型结核性腹膜炎患者的 CT 征象。该组女 9 例，男 4 例。最小年龄 14 岁，最大年龄 67 岁，平均 34 岁。所有病例均出现发热、盗汗、乏力、食欲不振等结核中毒症状。腹部体征以腹痛、腹胀为主要表现。腹痛多为持续性隐痛或钝痛，其中脐周和下腹部胀痛 9 例，全腹压痛 4 例。轻度贫血 1 例，消瘦 2 例，红细胞沉降率升高 10 例，结核菌素试验 12 例(阳性 7 例)。CT 征象为腹腔积液，腹膜增厚伴表面颗粒结节，肠系膜、大网膜网线状阴影及颗粒结节等；腹腔及腹膜后淋巴结肿大，肠壁肿胀也是常见 CT 征象。作者认为腹部 CT 平扫＋增强扫描对发现和诊断渗出型结核性腹膜炎具有重要的临床价值。

恶性腹膜间皮瘤(MPM)是一种起源于腹膜上皮或间皮组织的少见恶性肿瘤，近年来发病率有增高趋势。王超等[26]报道了 5 例腹膜间皮瘤的临床资料。该组男 4 例，女 1 例，年龄 54～73 岁。5 例均否认石棉接触史。症状有腹胀 4 例，其中 3 例伴轻度腹痛。体征包括腹部膨隆 4 例，移动性浊音阳性 3 例，腹部可疑结节或包块 2 例。5 例均常规行胃肠检查排除消化道肿瘤。其中 2 例行血清肿瘤标记物检查，CYFRA211 及 CA125 均升高，癌胚抗原(CEA)均正常，1 例神经元特异性烯醇酶(NSE)升高。3 例多次行腹穿，均为渗出液，查脱落细胞均未发现肿瘤细胞；其中 1 例行腹膜活检见较多间皮细胞。5 例均行腹部 B 超检查，3 例腹水，1 例为后腹膜肿块；CT 检查 4 例发现腹水，大网膜增厚，增强后有不均匀强化结节，1 例为后腹膜肿块。该组行剖腹手术 3 例，1 例行后腹膜肿瘤切除术，2 例行姑息性减瘤手术；腹腔镜探查 2 例，术后予培美曲塞联合顺铂等药物化疗。失访 4 例，1 例随访 7 个月后死亡。作者认为，MPM 迄今尚缺乏统一的临床分期、精确的病理分型、密切的生存随访，临床资料难以进行大规模统计分析，该病的共识或规范亟待制定。尽管目前 CT 是诊断腹膜转移瘤的首选检查方法，但 CT 对腹膜转移瘤诊断的敏感度和特异度，文献报道差别较大。王晓燕等[27]对怀疑腹膜转移瘤的 97 例患者进行^{18}F－FDG PET－CT 和腹部增强 CT 检查，通过病理检查及临床随访最终证实有无腹膜转移瘤，比较两种检查方法对腹膜转移瘤的诊断价值。该组 97 例患者中，经病理检查(88 例)及临床随访(9 例)证实 77 例有腹膜转移，20 例无腹膜转移。PET－CT 诊断腹膜转移瘤的敏感度为 90.9%(70/77)，特异性 85.0%(17/20)，准确性 89.7%(87/97)，出现 3 例假阳性和 7 例假阴性。腹部增强 CT 诊断腹膜转移瘤的敏感度为 66.2%(51/77)，特异度为 80.0%(16/20)，准确性为 69.1%(67/97)；出现 4 例假阳性和 26 例假阴性。两种方法诊断准确率的差异有统计学意义($P<0.05$)。研究结论：^{18}F－FDG PET－CT 对于腹膜转移瘤的诊断价值明显高于腹部增强 CT。

三、网膜系膜

急性肠系膜血管栓塞(AMVO)是各种原因引起的肠系膜血管栓塞、肠道缺血坏死及运动障碍的一种综合征。由于 AMVO 起病初期症状体征多不典型，不易及时明确诊断，发现时往往已经并发肠坏死，或伴有全身中毒症状，病死率高。汪良芝等[28]* 对 45 例 AMVO 患者进行回顾性分析。该组男 24 例，女 21 例。年龄 22～89 岁，平均 58.1 岁。既往合并心脑血管疾病患者 19 例，合并有肝硬化 4 例，系统性红斑狼疮 1 例，糖尿病 2 例，早期妊娠 1 例，阑尾炎术后 1 例。其余 17 例既往无特殊病史。40 例患者好转出院，5 例死亡。患者早期均以腹部持续性疼痛为主要表现，性质为胀痛、绞痛或刀割样疼痛。随着病程的进展，出现肠坏死和休克的表现。患者血常规白细胞计数和 C－反应蛋白均有不同程度升高，12 例 *D*－二聚体升高，4 例尿淀粉酶升高，7 例 B 超检查发现腹腔积液，11 例腹部立位平片检查发现肠梗阻。45 例患者均行急诊腹部 CT 检查，对 CT 未能确诊患者行剖腹探查或肠系膜血管造影检查。该组 38 例通过急诊腹部 CT 确诊，确诊率为 84.4%，3 例通过剖腹探查确诊，4 例行肠系膜血管造影确诊。诊断肠系膜上动脉栓塞(SMAE)24 例，肠系膜下动脉栓塞(IMAE)1 例，肠系膜上静脉栓塞(SMVT)9 例，肠系膜血管栓塞(MVE)11 例。作者指出，腹部螺旋 CT 检查快速、无创，能准确判断肠系膜血管是否硬化、存在栓子、闭塞等情况，还可评估缺血肠襻，观察肠缺血的并发症和腹部其他脏器情况，以确定缺血原因，并有利于排除其他急腹症，避免了血管造影检查的局限，在早期诊断 AMVO 有重要的作用。为探讨肠系膜上动脉(SMA)血栓早期诊断及急诊置管溶栓介入治疗的应用价值，董祥军等[29]回顾分析 5 例 SMA 血栓患者行介入置管溶栓的临床资料，分析总结其临床表现、影像特征及介入置管溶栓治疗的方法与疗效。该组男 4 例，女 1 例，年龄 42～58 岁，平均 50 岁。患者发病至就诊时间为 6～24 h。5 例患者均有高血压、动脉硬化病史，有心房颤动史 4 例，有糖尿病病史 1 例。患者均以不同程度的急性腹痛起病，其中 3 例伴有恶心、呕吐，2 例腹胀。入院时休克 1 例。体格检查 4 例腹部平软，无明显腹部体征，肠鸣音减弱;1例腹部有轻度压痛及反跳痛,肠鸣音减弱。心电图检查示心房纤颤4例。5例患者均行CTA检查,显示SMA低密度充盈缺损,提示血栓形成。5例患者均急诊行介入手术行溶栓治疗。其中4例患者腹痛消失,1例腹痛缓解,无肠坏死的表现,1周后复查造影,其中4例见SMA主干及分支基本开放,1例SMA主干局部充盈缺损缩小,远端分支部分显影。作者认为,对可疑SMA血栓形成的患者,应及时早期行CTA检查明确诊断,急诊介入置管溶栓是一种有效的治疗方法。

原发性肠系膜肿瘤临床上相对少见。肠系膜有血管、神经和淋巴管、淋巴结、脂肪、平滑肌、纤维组织及残余胚胎组织等,上述组织均可发生肿瘤,因此病理类型繁多,表现多样。周翠屏等[30]回顾分析经手术、病理证实的19例原发性肠系膜肿瘤的CT表现,分析该部位肿瘤的位置、形态、大小、边界、密度及强化特点。该组男8例,女11例,年龄7~81岁,平均52岁。临床表现为腹部包块12例,腹痛13例,1例伴腹胀。良性肿瘤10例,其中淋巴管瘤5例,脉管瘤2例,巨淋巴结细胞增生症1例,血管平滑肌脂肪瘤1例,神经鞘瘤1例;中间型肿瘤2例(纤维瘤病);恶性肿瘤7例,其中高分化平滑肌肉瘤1例,淋巴瘤4例,肠系膜间质瘤2例。术前定位诊断率89.4%,定性诊断率为73.7%。作者指出CT能够精确显示病灶的形态及范围,对原发性肠系膜肿瘤的诊断及鉴别诊断具有重要价值。肠系膜淋巴管瘤系先天性淋巴管发育畸形所致的少见病变,因其缺乏特异性的临床症状和体征,确诊较困难。马春森等[31]收集经手术、病理证实的9例小儿肠系膜淋巴管瘤的临床资料,回顾性分析其临床表现、影像学特点及手术方式。该组男6例,女3例,年龄1~8岁,平均(46.7±27.4)个月,瘤体位于小肠系膜7例,横结肠系膜1例,小肠系膜及横结肠系膜均浸及1例。9例均行手术治疗,其中2例行完整瘤体切除术,3例行劈开瘤体分块完全切除术,4例行瘤体并肠管切除肠吻合术。8例术后恢复顺利,近期并发症1例为乳糜腹,远期并发症1例为粘连性肠梗阻,经保守治疗后治愈。随访3~59个月均无瘤体复发,患儿生长发育正常。作者认为,手术切除为首选治疗方法。对于侵及肠系膜根部的淋巴管瘤,采用瘤体劈开、分块完全切除的方式效果良好。

四、腹腔

当腹腔内压力(IAP)异常增高,且IAP≥12 mmHg时称为腹腔内高压(IAH)。IAH可通过机械压迫及压力传导引起心、肺、肝、肾、胃肠、中枢神经系统等多个系统器官功能障碍。当IAP升高到使腹腔内脏器血流受阻,器官组织功能和活力受到威胁这一临界点时,即形成腹腔筋膜室综合征(ACS)。陈煜等[32]制作家兔ACS模型,研究ACS对兔循环、呼吸功能及血液电解质水平的影响。将24只新西兰兔平均分为4组,分别为对照组、ACS5组(IAP=5 mmHg)、ACS10组(IAP=10 mmHg)和ACS20组(IAP=20 mmHg),ACS模型通过腹腔内出血(股动脉采血输入腹腔)合并腹腔内高压(注入不同量的氮气)实现,并在IAH后1 h观察兔血流动力学指标:左心室收缩压(LVSP)、左心室舒张末期压(LVEDP)、左心室内压力最大变化速率(±dp/dt max)、动脉收缩血压(SP)、动脉舒张血压(DP)、心率(HR)以及中心静脉压(CVP);呼吸功能指标:呼吸频率(R),动脉血氧分压(PaO_2),动脉二氧化碳分压($PaCO_2$),动脉血碳酸氢根[HCO_3^-];血液酸碱度及血K^+浓度。结果:ACS_{20}组循环功能及呼吸功能指标与对照组相比有显著下降,且有酸中毒及血钾升高(均$P<0.05$);ACS_{10}组循环功能指标及除R及PaO_2外的呼吸功能指标均有显著下降,但下降幅度小于ACS_{20}组,且同样有酸中毒及血钾升高(均$P<0.05$);ACS_5组除LVSP及HR有下降外($P<0.05$),其余指标均无明显改变。研究者认为,腹内出血合并腹内高压对兔循环、呼吸功能有一定损害并导致酸碱平衡及电解质紊乱,且可导致ACS发生。王楠等[33]回顾分析严重创伤后并发ACS病人的临床资料。该组11例病人中,男10例,女1例。年龄19~45岁,平均年龄(31.0±4.5)岁。9例为车祸伤、高空坠落伤或重物砸伤腹部;1例为摔伤后在外院剖腹探查、行阑尾切除术后急诊剖腹探查发现腹腔内大量陈旧性积血并形成巨大血肿,全小肠水肿明显;1例为电击伤致腹壁裂开、腹腔脏器外露。前10例均经尿道膀胱内置Foley导尿管间接测定IAP,结果示IAP均>25 cmH_2O,主要临床表现有腹部膨隆、腹壁张力高、少尿或无尿,心排出量降低,呼吸窘迫、缺氧、气道阻力升高,出现低氧血症和高碳酸血症等。11例均行腹腔开放减压,1例术后死于酸中毒、多脏器功能衰竭,其余病例二期行关腹或皮瓣移植术后出院。作者认为,腹部严重创伤合并ACS的病人伤情危重、复杂。早期诊断和及时的开腹减压是抢救的关键。遵循损伤控制原则和给予合理的营养支持治疗是改善预后的重要措施。王晓源等[34]回顾性分析26例手术及非手术治疗外科重症合并ACS患者的临床资料。分析患者治疗前后腹腔压力变化及其与腹腔灌注压、尿量、血乳酸浓度、超敏C反应蛋白水平及APACHE Ⅱ评分相互变化关系,比较两种方法的治疗效果,并分析影响患者预后的因素。该组26例,男17例,女9例,年龄17~63(平均40.2±6)岁。其中肠梗阻4例,急性胰腺炎14

例，全身多发伤 8 例。结果显示，手术及非手术治疗均能使患者腹腔压力下降，同时明显改善各项临床理化指标（均 $P<0.05$），手术治疗患者术后腹腔压力下降较非手术治疗腹腔内压力下降更加明显（$P=0.011$）。腹腔内压力，APACHE Ⅱ评分，超敏 C 反应蛋白水平是影响患者预后的独立危险因素。作者认为，外科重症合并腹腔间隔室综合征患者应积极手术干预，炎症反应是影响外科重症合并腹腔间隔室综合征患者预后的重要因素。合并脓毒症与脓毒性休克的腹腔感染即为严重腹腔感染，是外科重症监护病房（SICU）的常见病，易导致多器官功能障碍综合征（MODS）甚至衰竭，临床处理较为棘手。李育等[35]回顾性分析 69 例严重腹腔感染患者的临床资料，按患者治疗结局分为存活组（42 例）和死亡组（27 例），采用单因素分析和多因素 logistic 回归分析筛选和判定与 SICU 严重腹腔感染患者预后相关的危险因素。69 例患者中男性 57 例，女性 12 例，年龄 27～85 岁，平均（60.26±15.80）岁，入 SICU 当日 APACHE Ⅱ评分6～26 分，平均（15.48±5.52）分；基础疾病：原发性高血压 18 例，冠心病 15 例，慢性支气管炎 9 例，糖尿病 9 例，慢性肾衰竭 3 例；腹部疾病手术部位：胃 6 例，肠 18 例，胰 18 例，阑尾 3 例，肝胆 24 例。单因素分析结果显示，APACHE Ⅱ评分、腹腔感染灶处理不充分、初始抗菌药物治疗不适当以及合并脓毒性休克是影响 SICU 严重腹腔感染患者预后的危险因素；logistic 回归分析表明，APACHE Ⅱ评分>15 分和腹腔感染灶处理不充分是影响预后的独立危险因素。该研究显示，动态监测 APACHE Ⅱ评分、及时充分处理腹腔感染灶，可以降低 SICU 严重腹腔感染患者的病死率。

原发性腹茧症是一种极为少见的腹部疾病，其特点是腹腔全部或部分小肠被一层致密灰白色的纤维膜所包裹，形似蚕茧，术前很难对该病做出明确的诊断，通常是在剖腹探查术后得到确诊。李有国[36]等回顾性分析 6 例收治的原发性腹茧症患者的临床特征、CT 检查资料、治疗方法和预后。该组 6 例均为男性，年龄 39～47 岁，平均年龄（43.83±2.93）岁，均无腹部手术史及外伤史，否认结核病史及其他腹腔炎症病史，患者均以腹痛或伴有腹胀、恶心、呕吐和肛门减少排便排气等急、慢性肠梗阻为主要表现。均有类似症状反复发作史，病史 6 个月至 6 年。腹部 X 线平片可见小肠扩张积气肠襻及液气平面。腹部 CT 检查可见小肠扩张聚集成团，其周围似可见增厚的包膜包裹。腹部 B 超检查均发现小肠肠管部分扩张，4 例可见少量腹腔积液。5 例进行了消化道钡餐检查，均提示回肠远端钡剂通过缓慢，其中 1 例提示回肠远端狭窄，另 1 例造影后出现完全性肠梗阻。剖腹探查术中均显示全部或部分小肠被一层灰白色致密坚韧的纤维膜包裹，大网膜缺如。均行部分纤维膜剥除、粘连松解术等，1 例同时行部分小肠切除术。术后 6 例全部治愈。作者指出，消化道造影和腹部 CT 检查对于原发性腹茧症具有重要的诊断价值，手术是安全有效的治疗方法。腹腔内淋巴漏亦称为乳糜性腹腔积液，是由于淋巴系统的阻塞或破坏引起淋巴液在腹腔内聚集，形成富含三酰甘油的乳白色液体，持续的淋巴漏引起蛋白质、淋巴细胞、体液丢失，可以起血容量减少、电解质失衡、营养不良、免疫防御功能下降和局部或系统性感染等并发症，严重者可危及生命。黄永亨等[37]* 回顾性分析了 19 例消化系统恶性肿瘤术后淋巴漏患者的临床资料，探讨消化系统恶性肿瘤术后淋巴漏的治疗。作者从 2008 年 12 月至 2012 年 2 月对 1 206 例消化系统恶性肿瘤患者进行原发肿瘤切除加淋巴结清扫术，术后有 19 例（1.5%）出现淋巴漏，其中男 14 例，女 5 例，年龄 43～72（平均 62 岁）；胃癌 7 例，直肠癌 5 例，原发性肝癌 3 例，胰腺癌 4 例。19 例淋巴漏均发生于术后 2～4 d，表现为腹腔引流管引流液明显增多，引流出乳白色或淡黄色液体，均经引流液胆红素、淀粉酶、细菌学检查和引流管造影排除胆瘘、胰瘘、胃肠道瘘和腹腔感染等情况，并经乳糜试验阳性确认。患者均先采用早期禁食、肠外营养、24 h持续静滴生长抑素等保守治疗及腹腔引流管低负压吸引，其中 8 例引流液显著减少，经保守治疗 6～10 d治愈；10 例引流液减少并稳定至200 ml/d左右，进行肠内营养，并每天使用泛影葡胺 30 ml 经引流管反复冲洗，12～24 d 治愈；另 1 例患者经保守治疗 1 周后引流液无明显减少，且自觉腹胀明显，于术后第 11 天再次开腹手术缝扎淋巴瘘管裂口，术后第 4 天拔出腹腔引流管，治愈出院。作者认为，消化系统恶性肿瘤术后淋巴漏经保守治疗大多数能治愈，生长抑素的使用和腹腔引流管局部处理为主要措施。对于保守治疗无效者应行手术治疗，以防止严重并发症的发生。

五、腹膜后间隙

自发性胆瘘是一种非常罕见的胆道疾病并发症。毕永林等[38]报道自发性胆管后腹膜瘘 1 例。患者女性，81 岁。因油腻饮食后右中上腹持续性疼痛 2 d 于 2010 年 5 月 14 日入院。发病时无畏寒、发热，有恶心，无呕吐，无皮肤、巩膜黄染。30 年前因胆囊结石行胆囊切除术。既往有糖尿病、冠心病病史。查体：患者皮肤、巩膜轻度黄染，腹平软，中上腹压痛，无反跳痛、肌卫，移动性浊音阴性。入院后患者行上腹部 CT 平扫，发现胆总管下段结石合并梗阻性胆管扩张，肝右叶囊肿。4 d 后，患者出现右侧肋弓下及右侧腹疼痛。

复查CT发现肝裸区线状液体积聚及右侧肾后平面积液，怀疑胆瘘可能。于2010年5月20日行内镜下逆行性胰胆管造影(ERCP)，见胆管多发结石，十二胸椎旁见造影剂外渗，予放置鼻胆管引流，术后即刻上腹部CT扫描，发现肝尾状叶胆管异常增粗并与前次CT所示肝裸区线状液体积聚区连通，造影剂自下腔静脉沟旁向下流人右侧肾后平面。诊断为肝尾状叶自发性胆瘘伴后腹膜间隙胆汁性腹膜炎并感染。于2010年6月4日全麻下行腹膜后脓肿切开引流术。术中吸出脓肿液体约500 ml，留置引流管。术后2周余复查CT示右侧肾后平面积液明显减少。术后3周再次行ERCP+EST术，清除胆总管内结石，并痊愈出院。

腹膜后肿瘤相对少见，因其临床表现不明显、周围器官多而常常被误诊、漏诊。童明敏等[39]回顾性分析经病理证实的28例腹膜后肿瘤的CT图像，观察肿块的位置、形态、大小及强化程度，并结合病理结果分析腹膜后肿瘤的CT特点。该组男12例，女16例，年龄19～75岁，平均45.96岁。临床表现主要是腰酸、腹胀、腹痛，饱胀感。病理报告脂肪肉瘤3例，平滑肌肉瘤4例，恶性纤维组织细胞瘤3例，胃肠外恶性胃肠间质瘤2例，血管平滑肌脂肪瘤1例，神经鞘瘤4例，副神经节瘤2例，嗜铬细胞瘤3例，神经内分泌肿瘤1例，皮样囊肿1例，脉管瘤3例，囊性淋巴管瘤1例。其CT表现各不相同，CT定位腹膜后的准确率为71.42%(20/28)，其中准确定性率为21.42%(6/28)。另有8例错误定位于腹膜后的脏器。该研究显示腹膜后肿瘤种类多，其CT表现有很多重叠，但CT对腹膜后肿瘤的定位诊断率较高，对定性诊断及鉴别诊断也有一定的价值。张志鹏等[40]回顾性分析30例原发性腹膜后肿瘤患者资料，对其临床表现、影像检查及手术方法进行总结。30例患者中男8例，女22例，年龄15～82岁，平均年龄44.8岁。无症状体检发现者9例，有腹痛、腹胀者7例，腰痛者4例，腹部包块者5例，下肢疼痛、麻木者4例，体质量下降者1例。30例患者均行手术切除，其中14例行腹腔镜手术，16例行开腹手术。平均手术时间205 min，术后2.3 d恢复饮食，6.3 d出院，无重大手术并发症出现。随访27例，平均随访时间18个月。2例分别于术后15和24个月复发，再次行手术切除，其中1例2次术后局部再次复发，无法切除，转行放、化疗。作者认为，原发性腹膜后肿瘤主要依靠影像学检查，手术切除是其主要治疗手段，对于良性或恶性程度低的肿瘤，可尝试腹腔镜手术。李新宇等[41]* 回顾性分析了82例腹膜后肿瘤患者的临床资料，评估术前影像学检查对肿瘤累及周围大血管的准确性，对比有无大血管受累的全切除率、术中出血量及手术时间的差异，观察血管受累病例中全切除与非全切除患者术后12个月的随访资料，探讨大血管受累的原发性腹膜后肿瘤的诊治经验。该组男32例、女50例。年龄5～74岁，平均(45±8)岁；首发症状为腹痛、腹胀、腹部包块，腰痛、腰酸，下肢麻木、无力，血尿、低热、阵发性血压升高，经B超或CT发现包块等。肿瘤平均直径为(12±7) cm。分别来源于间叶、神经、胚胎残余及其他组织的肿瘤。全组被分为周围大血管受累组和未受累组。20例累及大血管的病例，再根据是否行全切除术分为全切除组及未全切除组。结果显示，术前影像学检查对评价肿瘤累及周围大血管的灵敏度及特异度分别为70%和73%。对比周围大血管受累组与未受累组，前者的全切除率明显降低、术中出血量更多、手术时间更长，差异有统计学意义($P<0.05$)。周围大血管受累组中，全切除术后12个月无一例死亡，而非全切除术后9个月内均死亡。作者指出，术前影像学检查可较准确和灵敏地评估腹膜后肿瘤累及血管的情况；周围大血管受累是影响原发性腹膜后肿瘤行全切除的重要因素。血管受累的原发性腹膜后肿瘤应争取全切除术。原发性腹膜后脂肪肉瘤(PRPLS)是腹膜后最常见的软组织肿瘤，其局部侵袭力强，常侵犯周围组织器官或血管，手术彻底切除率低，局部复发率高。夏志秀等[42]回顾分析37例PRPLS的生物学行为。该组男20例，女17例，年龄19～77岁，中位年龄51岁，26例为PRPLS原发患者，11例为术后复发患者。患者均行胸片、全腹CT等检查确定无远处转移，术后病理证实无局部淋巴结转移。26例行肿瘤根治性手术(R_0+R_1)，11例行姑息性手术治疗(R_2)，30例行肿瘤整块切除或联合周围脏器整块切除，7例行肿瘤分块切除。结果显示，组织学分型、亚型转化、手术方式、周围组织器官浸润对PRPLS术后复发有影响($P<0.05$)。作者认为，低度恶性的组织学分型、肿瘤无亚型转化、完整和彻底地切除肿瘤、周围组织脏器无浸润的PRPLS术后复发率低。而术后发生亚型转化后，肿瘤的分化程度降低，恶性度升高，周围脏器的侵袭力增强。游建等[43]回顾分析36例PRPLS复发再手术病例资料，探讨其治疗方法及再手术经验。该组男性26例，女性10例，年龄20～85岁，中位年龄55岁。病理分型：分化良好性脂肪肉瘤2例，黏液型脂肪肉瘤12例，多形性脂肪肉瘤7例，圆形细胞性脂肪肉瘤9例，未分化型或2次手术肿瘤细胞类型有改变者(再手术病理分型为未分化型)共6例。36例均为术后复发再行手术，首次手术完整切除肿瘤28例(77.8%)，部分切除8例(22.2%)。36例中有20例经历多次手术，再次手术行肿瘤完全切除32例次。第2次手术施行联合脏器切除者26例，2次以上手术实行联合脏器切除10例。联合切除的脏器

有左肾、肾上腺、部分结肠、脾、胰尾；大血管重建8例；尿道重建5例。12例2次手术后在随访期内未再复发。术后1～3年复发15例，术后4～6年复发5例，最多的1例5年内4次手术。主要以局部复发为主，复发时间最短半年。肿瘤不完全切除者均复发。作者认为，原发性腹膜后脂肪肉瘤再手术既有肿瘤本身原因，也与手术相关。再次手术治疗是治疗该病术后复发病例的积极手段，把握好手术时机、术中彻底切除是再手术成功的关键。郝玉娟等[44]回顾性分析84例PRPLS病人临床病理特征、外科处理方法及影响术后复发的因素。该组男47例，女37例，平均年龄为(51.8±13.9)(3～82)岁，中位病程27(1～159)个月。84例病人共行手术110例次，肿瘤完全切除72例次(65.5%)，联合周围脏器切除66例次(60.0%)，术后总复发率64.3%，中位复发时间10个月。多因素分析显示PRPLS分化程度和肉眼完全切除是影响术后复发的独立因素。联合周围脏器的肿瘤切除可明显提高肿瘤的完全切除率。腹膜后及为神经鞘瘤少见，两部位同时伴发更为罕见。任尚青等[45]报道腹膜后神经鞘瘤合并胃神经鞘瘤1例。患者女性，58岁，因"发现右肾上腺区占位5个月余"入院，5个多月前因呕血行腹部CT检查发现胃体前壁及右肾上腺区占位，肿块大小8.0 cm×6.5 cm，胃体前壁肿块，性质待查。近半年以来间断性头晕及乏力，无腰痛，既往有消化性溃疡病史，治疗欠佳。予行胃楔形切除术及右肾上腺肿瘤切除术，术后病理证实为腹膜后神经鞘瘤合并胃神经鞘瘤，随访半年无复发。

（奉典旭　陈　腾）

参考文献

1 黄寿奖，等. 中华小儿外科杂志，2012，33(3)：206
2 宋学民，等. 华西医学，2012，27(7)：1011
3* 庞国义，等. 中国实用外科杂志，2012，32(2)：156
4* 李绍杰，等. 中国实用外科杂志，2012，32(6)：459
5 刘　斌，等. 中国普外基础与临床杂志，2012，19(3)：314
6 王云峰，等. 中国普通外科杂志，2012，21(2)：38
7 胡孔旺，等. 安徽医科大学学报，2012，47(8)：1007
8 孙江阳，等. 腹部外科，2012，25(1)：43
9 王晨静，等. 中华医院感染学杂志，2012，22(10)：2174
10 刘飞德，等. 中国普外基础与临床杂志，2011，18(12)：1292
11 马　锐，等. 中国实用外科杂志，2012，32(6)：467
12 庞国义，等. 中华普通外科杂志，2012，27(2)：164
13 王　华，等. 中国普外基础与临床杂志，2012，19(1)：96
14 崔怀瑞，等. 中国临床解剖学杂志，2011，29(6)：614
15* 丁国飞，等. 中国普外基础与临床杂志，2011，18(10)：1049
16 李小军，等. 中华普通外科杂志，2011，26(11)：921
17 陈　革，等. 上海医学，2011，34(11)：863
18 夏清华，等. 临床外科杂志，2012，20(2)：105
19 刘飞德，等. 中国普外基础与临床杂志，2012，19(3)：300
20 巫　斌，等. 中华普通外科杂志，2012，27(1)：74
21 杨星海，等. 中华小儿外科杂志，2011，32(12)：900
22 陈其龙，等. 中华外科杂志，2012，50(4)：375
23 刘国辉，等. 中华实验外科杂志，2012，29(3)：427
24* 刘少平，等. 中国实验外科杂志，2012，29(3)：368
25 张奇志，等. 临床放射学杂志，2012，31(2)：228
26 王　超，等. 江苏医药，2012，38(5)：610
27 王晓燕，等. 中华胃肠外科杂志，2012，15(7)：702
28* 汪良芝，等. 中华急诊医学杂志，2012，21(8)：910
29 董祥军，等. 临床放射学杂志，2012，31(9)：1330
30 周翠屏，等. 临床放射学杂志，2012，31(8)：1131
31 马春淼，等. 中华小儿外科杂志，2012，33(2)：81
32 陈　煜，等. 南方医科大学学报，2012，32(9)：1312
33 王　楠，等. 外科理论与实践，2012，17(1)：59
34 王晓源，等. 中国普通外科杂志，2012，21(6)：709
35 李　育，等. 中国危重病急救医学，2012，24(3)：162
36 李有国，等. 首都医科大学学报，2012，33(1)：74
37* 黄永亨，等. 中华胃肠外科杂志，2012，15(4)：360
38 毕永林，等. 中华肝胆外科杂志，2012，18(1)：33
39 童明敏，等. 临床放射学杂志，2012，31(3)：374
40 张志鹏，等. 首都医科大学学报，2011，32

(5)：678
41* 李新宇，等. 中华普通外科杂志，2011，26(12)：994
42 夏志秀，等. 临床外科杂志，2012，20(9)：642
43 游 建，等. 腹部外科，2012，25(1)：22
44 郝玉娟，等. 外科理论与实践，2012，17(3)：275
45 任尚青，等. 华西医学，2012，27(5)：681

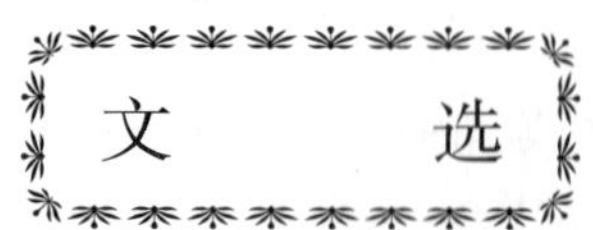

脱细胞异体真皮基质补片修补复杂性腹壁疝 36 例经验总结[中国实用外科杂志，2012，32(2)：156] 庞国义等对应用脱细胞真皮基质材料(ADM)修补复杂性腹壁疝 36 例的临床资料进行回顾性分析，总结 ADM 补片修补复杂性腹壁疝的经验。一般资料：男性 29 例，女性 7 例。年龄 15～86 岁，平均 43 岁。体重指数(BMI)16.7～32.0，平均 24.6。嵌顿性腹股沟疝 24 例，嵌顿性切口疝 12 例。切口疝腹壁缺损(4 cm×4 cm)～(12 cm×10 cm)。合并糖尿病 2 例，便秘 5 例，高血压 6 例，慢性肺部疾病 3 例。有长期吸烟史 4 例。手术方法：①腹股沟疝修补：打开疝囊，若疝内容物无坏死，还纳后高位结扎疝囊，若肠管坏死，则Ⅰ期行肠切除吻合。选用 6 cm×10 cm 的 ADM 补片平铺于腹股沟管后壁，补片头端和尾端分别超过内环口和耻骨结节 2～3 cm，展平补片，选用 2-0 聚丙烯缝线将补片分别与联合腱、耻骨结节及腹股沟韧带缝合固定；②腹壁疝修补：处理肠管及大网膜后，切除多余疝囊，缝合腹膜。游离腹膜前间隙，根据疝环大小选用适当的 ADM 补片置于腹膜前间隙，补片边缘覆盖超过疝环口 4～5 cm，展平后保持补片一定张力，用聚丙烯缝线间隔 3～4 cm 贯穿腹壁全层缝合悬吊，皮下打结固定。若腹膜缺损不能缝合，将生物补片置于腹腔内，保证补片表皮一侧面向腹腔，以聚丙烯缝线间隔 4～5 cm 贯穿腹壁全层缝合悬吊，在补片贯穿腹壁线之间每间隔 1.5～2.0 cm 将补片缝合到腹壁上，以免肠管钻入补片和腹壁之间。补片前放置高负压封闭引流装置。以聚对二氧环己酮可吸收线(PDS-Ⅱ)连续缝合缺损缘。若张力大，行组织分离技术，纵行切开一侧或两侧腹外斜肌腱膜与腹直肌前鞘的连接处，将缺损缘缝合。术后切口均Ⅰ期愈合。随访时间 6～34 个月，无术后切口感染、腹壁疼痛、腹壁僵硬感、腹壁膨隆等并发症，无术后复发。作者认为，ADM 补片修补复杂性腹壁缺损安全、有效。

(华 蕾)

述评 ADM 是采用脱细胞技术将真皮组织中引起宿主免疫排斥反应的所有细胞成分和主要抗原去除，同时完整保留了真皮的细胞外基质和立体支架结构的一种生物补片。与常规使用的人工合成补片相比，具有抗感染能力强、排斥反应低、可由自身结构替代等特点，近年来在临床上应用日趋广泛。腹外疝并发组织或器官嵌顿，特别是出现坏死的情况下，是否采用补片进行疝修补目前尚存在争议，有学者认为补片的存在增加了局部感染机会。该研究应用 ADM 补片治疗 36 例腹壁疝(包括嵌顿疝并肠坏死 8 例)取得满意疗效，但病例数较少，且随访时间较短，其确切疗效有待进一步扩大病例数及随访加以验证。

(陈 腾)

无张力疝修补术治疗腹股沟疝 4 438 例报告[中国实用外科杂志，2012，32(6)：459] 李绍杰等总结了 1997 年 11 月至 2011 年 12 月 4 438 例开放式腹股沟疝无张力修补术的临床经验。根据不同的无张力疝修补手术方式，应用相对应的不同补片进行修补手术治疗。对不同术式的手术时间，术后疼痛，疝复发，血肿，血清肿，慢性疼痛，生殖系统并发症及其他相关并发症进行，进行回顾性总结及分析。一般资料：男性 4 123 例，女性 315 例，平均年龄 70.34(18～101)岁，其中 60 岁以上 3 412 例(占 76.9%)。单侧腹股沟疝 4 214 例，双侧腹股沟疝 224 例(其中 128 例先后两侧接受手术治疗，共 4 566 侧)。原发性腹股沟疝 4 184 例，复发性腹股沟疝 254 例。手术方式：Gilbert 术 1 380 例，改良 Kugel 术 1 254 例，Rutkow 术 615 例，前入路腹膜前修补术 544 例，Lichenstein 术 397 例，Millikan 术 171 例，Trabucco 术 110 例，标准 Kugel 术 91 例，单侧内脏囊加强术 4 例。该组无手术死亡病例。术后随访 1 个月至 5 年，平均随访 33.7 个月。术后发生近期并发症 83 例，其中血肿 18 例(0.40%)，血清肿 45 例(1.01%)，切口感染或愈合不良 16 例(0.40%)，缺血性睾丸炎 3 例(0.07%)，复发再手术 1 例。远期并发症 24 例，复发 13 例(0.29%)，慢性疼痛 7 例(0.60%)，异常勃起 1 例(0.02%)；3 例睾丸疼痛(0.07%)。该组采用最多的术式是 Gilbert 术和改良 Kugel 术，作者认为，这两种术式都是针对腹横筋膜前后两个间隙进行修补，为"双保险"的修补技术，复发率为 0.4‰，疗效确切。开放式无张力疝修补术治疗腹股沟疝安全有效，不同术式的疗效及并发症发生率接近。开展技术早期需特别注意预防手术并发症，对不同的病例宜采用个体化治疗方案，以期达到最佳的治疗效果。

(华 蕾)

述评 腹股沟疝是外科常见病。随着我国人口老龄化进程的加快，发病率呈逐年上升趋势。腹股沟疝修补手术术式多达数十种，其中应用补片进行的无张力修补术已被更多的外科医师所接受。近年来各种新型补片的研发及问世，相应的手术方式也层出不穷。该文作者对近年来开展的 4 438 例应用各种不同补片及其相应手术方式进行疝修补术的临床资料进行回顾性分析及总结，其经验值得借鉴，对手术方式及补片的选择具有一定的参考价值。

（陈　腾）

三种新型复合材料修补大鼠腹壁缺损的研究［中国普外基础与临床杂志，2011，18(10)：1049］　丁国飞等应用 Wistar 大鼠腹壁缺损模型，观察三种新型国产复合补片修补大鼠腹壁缺损及防粘连效果。方法：Wistar 大鼠 120 只，采用完全随机方法随机分为 4 组：①聚丙烯(PP)＋聚丙交己内酯(PLC)组；②PP＋透明质酸(HA)/PLC 组；③PP＋胶原/PLC 组；④PP＋膨体聚四氟乙烯(e－PTFE)组，每组 30 只。切除直径约 1 cm 的大鼠全层腹壁，以直径 1.5 cm 的补片进行修补，分别于术后 30、60、90 及 180 d 处死，每次处死 5 只，根据 Nair 评分标准进行粘连评分，并进行组织学检查。结果：术后各组大鼠均未出现死亡，各组大鼠伤口愈合良好，无伤口感染及疝复发。在术后各时间点均出现腹腔粘连，主要为网膜、肠管。在术后 30、60、90 及 180 d 时，PP＋胶原/PLC 组粘连评分均明显低于 PP＋e－PTFE 组($P<0.05$)，PP＋HA/PLC 组和 PP＋PLC 组粘连评分与 PP＋e－PTFE 组相比差异无统计学意义($P>0.05$)。组织学检查显示，术后各时间点，各组补片周围均有炎性细胞浸润和成纤维细胞出现及胶原分泌，随时间推移炎症细胞逐渐减少，成纤维细胞逐渐增多，胶原分泌增多。术后 30 d 胶原及 HA 层消失，PLC 层出现断裂，在术后 180 d PLC 层尚未被完全吸收，在 4 种补片腹腔面均有细胞或组织覆盖，将补片与腹腔内容物隔离，胶原/PLC 复合补片的隔离层的连续性最好。作者认为：PLC、HA/PLC 和胶原/PLC 三种可吸收材料与 PP 复合的国产补片，均可用于腹壁缺损的修补。由于三种补片的吸收期均长于腹膜再生的时间，能够达到防粘连的目的，均具有良好的防粘连效果。其中胶原/PLC 复合补片的防粘连效果最佳，且价格低廉，具有良好的临床应用前景。

（华　蕾）

述评　各种原因导致腹壁较大面积缺损的修复，往往需要应用能够承受一定张力的补片来进行修补。PP 补片是最常用的修补材料，其能够促进纤维组织长入，从而修补腹壁缺损且具有足够张力。但该补片用于腹腔时会引起严重的肠粘连、肠梗阻、肠瘘及感染。进口防粘连补片效果良好，但价格十分昂贵，在国内很难普及。该动物实验研究为国产防粘连补片的进一步应用提供了重要的实验研究基础。

（陈　腾）

新型阿霉素前体药 PADM 治疗胃癌腹膜转移癌［中国实验外科杂志，2012，29(3)：368］　刘少平等应用 SGC－7901 细胞胃癌腹膜癌模型，观察 PADM (Ac－Phe－Lys－PABC－ADM)的疗效及不良反应。材料与方法：将人 SGC－7901 胃癌细胞皮下注射裸鼠形成皮下瘤，无菌获取瘤组织，匀浆过滤，调整细胞浓度为 1×10^7/ml。29 只 BALB/C 裸鼠腹腔注射匀浆 0.2 ml(Day0，D0)，建立胃癌腹膜转移癌模型。第 8 天随机分为对照组($n=9$，每 4 d 腹腔注射生理盐水 10 ml/kg)；阿霉素(ADM)组($n=10$，每 4 d 腹腔注射 ADM 2 mg/kg)；PADM 组($n=10$，每 4 d 腹腔注射 PADM 7.2 mg/kg)。第 40 天实验终止。每 2 d 观察裸鼠状态，每 4 d 称量裸鼠体质量，在裸鼠濒死或研究终点时，采取放血处死。检测血常规、血生化、实验性腹膜转移癌指数(ePCI)评分、组织病理学分析等指标，以评估 PADM 疗效和不良反应。结果：腹膜癌造模成功率 100%，腹腔内肿瘤分布与临床相似，证明腹膜癌模型建立成功。PADM 组和 ADM 组 ePCI 评分分别为 1.0(1～4)和 1.5(0～6)，均显著低于对照组 ePCI 6.0(1～10)($P<0.01$)。与对照组体质量(24.32±1.40)g 比较，PADM 组体质量(23.61±0.80)g 无显著下降，ADM 组体质量(18.40±2.97)g 明显下降($P<0.01$)。组织病理学分析显示，对照组、ADM 组和 PADM 组分别发现明显肝损伤 2、5、3 例，心肌损伤 3、7、4 例。组织病理学改变与生化指标相对应，说明 PADM 对骨髓、心、肝等不良反应均有明显减轻，尤其是心脏不良反应，而 ADM 则表现明显心脏不良反应。研究结论：PADM 能够显著抑制胃癌腹膜转移癌形成，显著降低心、肝、骨髓等不良反应。

（华　蕾）

述评　ADM 是治疗胃癌的传统化疗药物之一。由于该药物存在严重不良反应，特别是对心肌的损害，其临床应用受到限制。PADM 是阿霉素前体药，通过对 ADM 分子进行适当修饰，以期达到实现肿瘤靶向杀伤和降低不良反应的目的。作者采用胃癌腹膜转移癌模型，进一步证实 PADM 不仅能显著抑制裸鼠腹膜癌形成，疗效与 ADM 相当，而且能够减轻或延缓 ADM 所呈现的骨髓抑制及显著降低心脏、肝脏不良反应。该研究为 PADM 的进一步研发提供了有益的动物实验依据。

（陈　腾）

45 例急性肠系膜血管栓塞早期诊断分析［中华急诊医学杂志，2012，21(8)：910］　汪良芝等对其所在医院 2004 年 1 月至 2010 年 12 月期间行急诊腹部 CT

检查的 45 例急性肠系膜血管栓塞(AMVO)患者进行回顾性分析。一般资料：45 例患者中，男 24 例，女 21 例。年龄 22～89 岁。既往合并心脑血管疾病患者 19 例，合并有肝硬化 4 例，系统性红斑狼疮 1 例，糖尿病 2 例，早期妊娠 1 例，阑尾炎术后 1 例。其余 17 例既往无特殊病史。40 例患者好转出院，5 例死亡。45 例患者早期均以腹部持续性疼痛为主要表现，性质为胀痛、绞痛或刀割样疼痛。随着病程的进展，患者出现肠坏死和休克的表现。实验室及辅助检查：45 例患者血常规白细胞计数和 C-反应蛋白均有不同程度升高，12 例 *D*-二聚体升高，4 例尿淀粉酶升高，7 例 B 超检查发现腹腔积液，11 例腹部立位平片检查发现肠梗阻。45 例患者均行急诊腹部 CT 检查，对 CT 未能确诊患者行剖腹探查术或肠系膜血管造影检查。结果：45 例 AMVO 患者中，38 例通过急诊腹部 CT 确诊，确诊率为 84.4%，3 例通过剖腹探查确诊，4 例行肠系膜血管造影确诊。诊断肠系膜上动脉栓塞(SMAE)24 例，肠系膜下动脉栓塞(IMAE)1 例，肠系膜上静脉栓塞(SMVT)9 例，肠系膜血管栓塞(MVE)11 例。急诊腹部 CT 发现 38 例肠系膜血管内充盈缺损，CT 平扫显示栓塞部位在管腔内，CT 值较正常血管高，部分患者的主动脉及肠系膜上动脉的管壁显示斑片状钙化；CT 增强扫描显示部分性或完全性血管内充盈缺损。CT 显示 11 例不同程度肠腔扩张积液；26 例肠壁增厚；4 例纸样肠壁改变；5 例缆绳征；13 例肠系膜积液；18 例腹腔积液。作者认为，AMVO 是临床少见的急腹症，该病起病急，发展快，病情危重，早期诊断困难，预后较差，病死率高，在临床上诊断和治疗都非常困难。急诊腹部 CT 检查在早期诊断 AMVO 有重要的作用，是诊断急性肠系膜静脉血栓形成较为准确的方法。

(华　蕾)

述评　AMVO 是各种原因引起的肠系膜血管栓塞、肠道缺血坏死及运动障碍的一种综合征。心脑血管基础疾病仍然是 AMVO 的常见病因。由于 AMVO 起病初期症状体征多不典型，不易及时明确诊断，发现时往往已经并发肠坏死，或伴有全身中毒症状，病死率高达 13%～50%。作者总结分析了 45 例 AMVO 的临床表现及 CT 征象特征，强调 CT 检查对早期确诊该病的重要性。作者的经验对提高对 AMVO 早期诊断具有一定的参考价值。

(陈　腾)

消化系统恶性肿瘤术后淋巴漏的治疗[中华胃肠外科杂志，2012，15(4)：360]　黄永亨等回顾性分析了 2008 年 12 月至 2012 年 2 月间收治的 19 例消化系统恶性肿瘤术后淋巴漏患者的临床资料，探讨消化系统恶性肿瘤术后淋巴漏的治疗。一般资料：三年多共对 1 206 例消化系统恶性肿瘤患者进行原发肿瘤切除加淋巴结清扫术，术后有 19 例(1.5%)出现淋巴漏，其中男 14 例，女 5 例，年龄 43～72(平均 62 岁)；胃癌 7 例，直肠癌 5 例，原发性肝癌 3 例，胰腺癌 4 例。手术方式：腹腔镜下胃癌 D2 根治术 4 例；胃癌全胃切除、脾切除、肝十二指肠韧带骨骼化加 D3 淋巴结清扫 3 例；直肠癌 Dixon 术、上方和侧方淋巴结扩大清扫加左髂总动脉淋巴结清扫 5 例；原发性肝癌行右半肝切除，肝十二指肠韧带骨骼化，No. 8、9、10、11 组淋巴结清扫，肝下至肾前腹膜软组织加下腔静脉周围软组织及淋巴结清扫 3 例；胰头癌行胰头十二指肠切除，肝十二指肠韧带骨骼化，No. 7、8、9 组淋巴结清扫加胰头周围软组织清扫 2 例；胰体尾癌行胰体尾切除、脾切除，肝十二指肠韧带骨骼化，No. 8、9、11 组淋巴结清扫 2 例。19 例淋巴漏均发生于术后 2～4 d，表现为腹腔引流管引流液明显增多，引流出乳白色或淡黄色液体，均经引流液胆红素、淀粉酶、细菌学检查和引流管造影排除胆瘘、胰瘘、胃肠道瘘和腹腔感染等情况，并经乳糜试验阳性确认。19 例患者均先采用早期禁食、肠外营养、24 h 持续静滴生长抑素等保守治疗及腹腔引流管低负压吸引，其中 8 例引流液显著减少，经保守治疗 6～10 d 治愈；10 例引流液减少并稳定至 200 ml/d 左右，进行肠内营养，并每天使用泛影葡胺 30 ml 经引流管反复冲洗，12～24 d 治愈；另 1 例患者经保守治疗 1 周后引流液无明显减少，且自觉腹胀明显，于术后第 11 天再次开腹手术缝扎淋巴瘘管裂口，术后第 4 天拔出腹腔引流管，治愈出院。作者认为，消化系统恶性肿瘤术后淋巴漏经保守治疗大多数能治愈，生长抑素的使用和腹腔引流管局部处理为主要措施。对于保守治疗无效者应行手术治疗，以防止严重并发症的发生。

(华　蕾)

述评　乳糜性腹腔积液是消化系统肿瘤手术后较为少见的并发症。高流量淋巴漏可引起蛋白质、淋巴细胞、体液丢失，导致血容量减少、电解质失衡、营养不良、免疫防御功能下降和局部或系统性感染等并发症，严重者可危及生命。大部分患者通过保守治疗可治愈。对保守治疗无效的高流量淋巴漏应考虑手术治疗。而手术治疗成功的关键是寻找到淋巴漏的准确位置。笔者最近通过手术治愈 1 例胃癌根治术后高流量淋巴漏(3 000～5 000 ml/d)患者。该患者经保守治疗 6 周无明显好转，全身状态每况愈下。为便于术中发现淋巴漏位置，于术前 30 分钟口服全脂牛奶 200 ml，以促进淋巴液分泌，术中见到乳白色淋巴液自腹膜后溢出，给予缝扎后痊愈出院。

(陈　腾)

累及大血管的原发性腹膜后肿瘤的诊断与治疗
［中华普通外科杂志，2011，26(12)：994］　李新宇等回顾性分析了1990年1月至2010年1月82例原发性腹膜后肿瘤(PRT)患者的临床资料，评估术前影像学检查对肿瘤累及周围大血管的准确性，对比有无大血管受累的全切除率、术中出血量及手术时间的差异，观察血管受累病例中全切除与非全切除患者术后12个月的随访资料，以探讨大血管受累的原发性腹膜后肿瘤的诊治经验。82例中男32例、女50例。年龄5～74岁。首发症状为腹痛、腹胀、腹部包块，腰痛、腰酸，下肢麻木、无力，血尿、低热、阵发性血压升高，经B超或CT检查发现包块等。肿瘤平均直径为(12±7)cm。分别来源于间叶、神经、胚胎残余及其他组织的肿瘤。其中良性肿瘤47例，恶性肿瘤35例。全组被分为两组：周围大血管受累组和未受累组。20例累及大血管的病例，再根据是否行全切除术分为全切除组及未全切除组。针对肿瘤与周围大血管关系，术前由B超、CT进行评估，术中证实全切除率、术中出血量及手术时间。结果显示：82例中肿瘤全切除者72例，非全切除者10例。20例经手术证实累及周围大血管中全切除13例、非全切除者7例，全切除者中良性肿瘤8例、恶性肿瘤5例，7例非全切除者皆为恶性肿瘤。术前影像学检查对评价肿瘤累及周围大血管的灵敏度及特异度分别为70%和73%。对比周围大血管受累组与未受累组，前者的全切除率明显降低、术中出血量更多、手术时间更长，差异皆有统计学意义($P<0.05$)。周围大血管受累组中，全切除术后12个月无一例死亡，而非全切除术后9个月内均死亡。作者认为，术前影像学检查可较准确和灵敏地评估腹膜后肿瘤累及血管的情况；周围大血管受累是影响原发性腹膜后肿瘤行全切除术的重要原因。血管受累的原发性腹膜后肿瘤应争取行全切除术。

（华　蕾）

述评　PRT原发于腹膜后脂肪、淋巴、肌肉、神经及残留胚胎组织。因其解剖位置特殊，常沿不同径路侵及外周血管。而血管受累是影响PRT全切除的重要因素。除淋巴瘤及生殖源性肿瘤外，大多数PRT对放、化疗不敏感，因此全切除手术是取得良好治疗效果的重要手段。由于肿瘤常起止于大血管的粗大滋养血管，游离肿瘤创面的出血有时不易控制，因此大血管受累患者的手术难度更大。作者总结了82例PRT的诊治经验，特别是对累及大血管时的处理方法，其经验值得借鉴。

（陈　腾）

腹腔镜外科

本年度收集论文376篇，纳入一年回顾64篇，占17.0%；收入文选5篇，占1.0%。

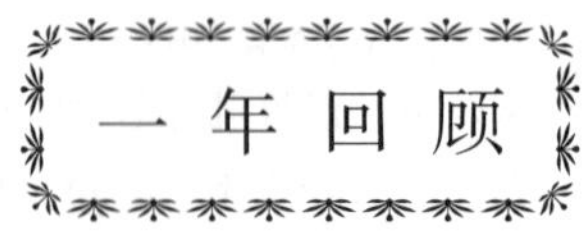

一年回顾

一、腹腔镜胆囊切除术中意外胆囊癌的处理

王梦远等[1]回顾1996年6月至2006年6月3 125例腹腔镜胆囊切除术(laparoscopic cholecystectomy，LC)术中发现胆囊癌16例的诊断和处理的临床资料。在术中仔细观察胆囊标本，若有异常则术中冷冻检查。诊断为胆囊癌的病例视具体情况做相应处理，Ⅰ期和Ⅱ期行LC或者胆囊癌根治切除术，Ⅲ期行根治术或者扩大根治术，Ⅳ期行根治术或者姑息术。16例患者中，病理分期按照Nevein分期，Ⅰ期4例，Ⅱ期8例，Ⅲ期3例，Ⅳ期1例。组织学类型，腺癌10例，黏液腺癌3例，腺鳞癌1例，鳞癌2例。Ⅰ期和Ⅱ期5年生存率100.0%，Ⅲ期5年生存率33.3%。作者认为，提高对胆囊癌高危人群的认识与警惕，做到早诊断、早处理，对减少术后意外胆囊癌的发生以及提高患者的生存质量有重要意义。付振刚等[2]*回顾分析了2000年1月至2010年1月期间5 832例行LC中16例意外胆囊癌患者的临床资料。16例意外胆囊癌中7例行LC，9例行开腹胆囊癌根治术。术后病理TNM分期：Ⅰ期10例，Ⅱ期4例，Ⅲ期2例。16例患者术后随访6～60个月，平均23.3个月。随访期内死亡15例。9例接受胆囊癌根治手术的患者术后1、3、5年生存分别为8/9、4/9及1/9，而7例仅行LC的患者术后1年生存为4/7，无生存超过2.5年者。结论，LC术中应高度警惕意外胆囊癌的发生，意外胆囊癌多为早期，应及时中转开腹行胆囊癌根治术，仅行单纯的LC治疗效果欠佳。陈洪流等[3]回顾性分析2001年1月至2010年12月4 236例腹腔镜胆囊切除术中和术后发现的18例意外胆囊癌的临床资料。18例意外胆囊癌，pT_{is}期1例，pT_1a期5例，pT_1b期4例，pT_2期5例，pT_3期2例，pT_4期1例。pT_{is}期及pT_1期仅行LC术；pT_2期5例中4例行开腹胆囊癌根治术，1例拒绝再次手术；pT_3期患者拒绝再次手术；pT_4期患者仅行腹腔镜探查活检术。1例腹腔镜胆囊切除术后腹壁Trocar出现种植转移灶。18例患者术后随访3～64个月，死亡12例，6例仍存活。结论，意外胆囊癌的早期确诊有助于改善预后，对pT_2期的意外胆囊癌宜再次开腹做根治性手术，pT_3期及pT_4期意外胆囊癌须权衡手术风险和生存利益作出选择。

二、单切口腹腔镜胆囊切除术的临床应用

彭毅等[4]比较微型腔镜下经脐单切口胆囊切除术与传统腹腔镜胆囊切除术(laparoscopic cholecystectomy，LC)的临床效果，探讨应用常规器械行经脐单切口微型腔镜胆囊切除的可行性。2010年6至11月60例胆囊良性疾病按手术日分为2组，由同一手术组医师分别施行经脐单切口微型腔镜胆囊切除术与传统LC，前者除换用3 mm尿道镜外，余均使用同样的设备和操作器械，比较2组手术时间、术中出血量、术后疼痛评分、术后并发症、总住院费用及术后住院时间。结果，2组均完成胆囊切除，无中转开腹手术，术后无并发症发生。传统组手术时间(47.7±21.6)min明显短于单切口组(62.6±30.6)min(t=2.179，P=0.033)，2组术中出血量、术后疼痛评分、总住院费用及术后住院时间无显著性差异(P>0.05)。结论，微型腔镜下单切口胆囊切除术可行，不仅具有传统LC的优点，还具有切口隐蔽性好，更好的美容效果等特点。张海江等[5]比较经脐单孔腹腔镜胆囊切除术(TUSPLC)与传统腹腔镜胆囊切除术(LC)的手术疗效。方法，选择山西医科大学第一临床医学院普外科近期施行的经脐单孔腹腔

镜胆囊切除术 50 例为单孔组，同一医师施行的传统腹腔镜胆囊切除术 50 例为对照组，比较两组的手术时间、术中出血量、术中有无副损伤、术后疼痛程度、术后肠功能恢复时间、术后并发症发生率及术后住院时间等指标。结果，两组手术均顺利完成，单孔组与对照组平均手术时间分别为(65.20±28.75) min 和(61.50±21.00) min，两组间差异无统计学意义($P>0.05$)；两组术中出血量、术后住院时间均无统计学差异($P>0.05$)；两组术后肠功能恢复时间分别为(22.76±4.22) h 和(28.02±5.04) h，单孔组早于对照组($P<0.05$)。单孔组术后疼痛程度明显低于对照组($P<0.05$)。两组术中均无副损伤，术后均无出血、胆瘘等并发症发生。结论，经脐单孔腹腔镜与传统腹腔镜胆囊切除术相比，具有术后疼痛轻、恢复快、腹部瘢痕不明显且隐避等优点，是安全、可行且更加微创的手术。周斌等[6]探讨经脐单孔腹腔镜胆囊切除术(TSPALC)的可行性。方法，将泰兴市人民医院 2009—2011 年期间行 TSPALC 的 48 例患者作为观察组(TSPALC 组)，并将同期施行 LC 术的 383 例中随机选取 36 例患者作为对照组(传统 LC 组)，比较两组的手术时间、术中副损伤、术后疼痛评估、术后肠功能恢复、术后并发症以及住院时间，并予以比较分析。结果，观察组与对照组平均手术时间分别为(49±12)、(40±10) min，两组差异无统计学意义。观察组和对照组术后肠功能恢复时间及术后住院时间分别为(18±10)、(30±11) h 和(2.0±0.4)、(5.0±0.6) d，观察组明显短于对照组($P<0.05$)。观察组患者术后即刻及术后 3、6、12、24、48 h 视觉模拟评分(VAS 评分)明显低于对照组($P<0.05$)。两组术中均无副损伤，术后均未发生并发症。结论，TSPALC 与传统 LC 同样安全可行，且 TSPALC 较传统 LC 具有腹部无明显手术瘢痕及术后疼痛更轻、恢复快等优点。段煜飞等[7]比较经脐单孔与传统腹腔镜胆囊切除术的临床效果。方法，回顾分析泰兴市人民医院 2009 年 2 月至 2011 年 1 月 86 例行经脐单孔 LC 患者的临床资料，并与同期 110 例行传统 LC 患者的临床资料进行对照分析比较两组手术时间、术中出血量、镇痛例数、术后并发症、术后住院时间、住院费用。结果，经脐单孔 LC 组与传统 LC 组相比，手术时间较长[(47.1±26.6) min vs (30.5±17.2) min，$P=0.001$]，但术后使用镇痛药者少(3.5% vs 16.4%，$P=0.004$)、术后住院时间短[(2.3±0.6) d vs (4.5±1.1) d，$P=0.000$]、住院费用低[(7 368±515)元 vs (8 987±909)元，$P=0.000$]；而两组术中出血量[(19.5±4.5) ml vs (20.4±4.7) ml，$P=0.458$]及并发症发生率(2.3% vs 3.6%，$P=0.912$)无显著性差异。结论，经脐单孔腹腔镜胆囊切除术安全可行，更具美观优势，目前可部分代替传统腹腔镜胆囊切除术。戈佳云等[8]探讨使用常规器械行经脐单切口三通道腹腔镜胆囊切除术的可行性。方法，2009 年 6 月至 2011 年 6 月选择 48 例单纯性胆囊结石及 10 例胆囊息肉样病变使用常规腹腔镜器械施行经脐单切口腹腔镜胆囊切除术(经脐单切口组，$n=58$)，并与同期 208 例三孔法腹腔镜胆囊切除术(传统三孔腹腔镜组，$n=208$)进行比较。结果，56 例使用常规器械经脐单切口在腹腔镜下完成手术，2 例因为三角区出血中转为三孔法。2 组均无并发症发生。2 组手术中出血量、肠功能恢复时间、住院时间无统计学差异($P>0.05$)，经脐单切口组手术时间为(110.3±14.6) min，显著长于传统三孔腹腔镜组的(44.0±7.6) min($t=46.725$，$P=0.000$)。经脐单切口组住院费用(0.7±0.1)万元，显著低于传统三孔腹腔镜组(0.8±0.1)万元($t=-6.734$，$P=0.000$)。结论，使用常规器械经脐单切口三通道腹腔镜胆囊切除术是安全可行的，切口美观无瘢痕。

三、腹腔镜胆道手术及腹腔镜胆囊切除术后胆道损伤的处理

潘步建等[9]探讨腹腔镜胆总管探查术(Laparoscopic Common Bile Duct Exploration)治疗胆总管结石合并胆囊结石的临床疗效和价值。方法，2006 年 7 月至 2010 年 6 月期间对 127 例胆总管结石合并胆囊结石患者进行微创治疗。其中 78 例采用 LCBDE＋腹腔镜胆囊切除术(LC)治疗，49 例采用内镜十二指肠括约肌切开术(EST)＋LC 治疗。比较二组的手术治疗成功率、术后并发症发生率、残余结石率、胃肠功能恢复时间、住院时间和费用等指标，并随访二组远期并发症发生率。结果，LCBDE＋LC 组：手术成功率 94.87%，术后并发症发生率 5.41%。EST＋LC 组：手术成功率 95.92%，术后并发症发生率 12.77%。两组手术成功率差异无统计学意义($P>0.05$)，术后并发症发生率差异有统计学意义($P<0.05$)。手术时间、住院费用的比较差异有统计学意义($P<0.05$)。出院后随访 1～5 年，平均(3.2±0.8)年，LCBDE＋LC 组结石复发率、胆管积气发生率、反流性胆管炎发生率显著低于 EST＋LC 组($P<0.05$)。结论，LCBDE＋LC 是治疗胆囊结石合并胆总管结石的安全、有效、可行的微创术式，对于适宜的患者行胆总管一期缝合更能体现微创的优势。纪艳超等[10]探讨腹腔镜、胆道镜联合钬激光碎石在治疗难取性胆道结石的安全性和疗效。方法，2008 年 3 月至 2010 年 3 月应用腹腔镜、胆道镜联合激光碎石治疗 16 例复杂性胆道结石，胆总管结石合并胆囊结石者先行腹腔镜胆囊切除术，再通过胆道镜工作通道，应用钬激光，功率为 1.5J/10 Hz，直径为 400 μm

光导纤维,在直视下接触结石,将胆总管结石击碎后注水冲出,或用取石篮套出。结果,16 例结石均一次性完全清除,碎石 22 枚。无胆道损伤、胆漏。16 例术后随访 5～30 个月,平均 16 个月腹部 B 超或磁共振胆胰管造影(magnetic resonance cholangiopancreatography, MRCP)检查未发现结石复发及残留,无胆道狭窄。结论,腹腔镜、胆道镜联合激光碎石治疗胆道结石具有直观、准确、方便、疗效确切的特点,是治疗复杂性胆道结石的一种安全、有效的新手段。毛志海等[11]通过对腹腔镜下处理 LC 术中胆总管横断伤的手术操作,术后恢复及随访结果的总结,探讨该手术方式的可行性及有效性。方法,回顾 2 例 LC 发生胆总管横断伤,男 1 例,女 1 例,均于腹腔镜下胆总管内置入 10 cm 输液皮条为内支撑并行胆管端端一期吻合。结果,2 例手术均顺利完成,手术时间分别为 100、120 min,术后出现轻度胆漏,经引流好转,分别于术后 10、11 d 出院,1 例于 3 个月后行 ERCP 取出胆道内支撑管,1 例支撑管自行排出,随访 24、36 个月无腹部不适,肝功能及 B 超检查均正常。结论,由经验丰富,技术娴熟的腔镜外科医师在腹腔镜下完成胆管横断伤的修复,可取得良好的远期疗效。

四、腹腔镜肝脏手术临床应用

杨学伟等[12]探讨腹腔镜肝切除术(laparoscopic hepatectomy, LH)与开腹肝切除术(open hepatectomy, OH)治疗肝癌的临床疗效。方法,广州医学院第二附属医院 2008 年 1 月至 2010 年 12 月期间收治原发性肝细胞癌患者 45 例,将其分为 2 组,LH 组 21 例,OH 组 24 例。比较 2 组患者术中、术后的情况与生存率,评价其疗效。结果,本组患者术中失血量和输血量 LH 组显著高于 OH 组(分别 $\chi^2=3.973$, $\chi^2=4.862$,均 $P<0.05$),近期并发症发生率 LH 组(2 例)显著低于 OH 组(9 例)($\chi^2=4.746$, $P<0.05$);总住院天数 LH 组为(17.3±5.0) d,OH 组为(21.5±5.1)d,2 组比较差异有统计学意义($t=-2.717$, $P<0.05$)。2 组患者随访的总生存率比较差异无统计学意义($\chi^2=0.172$, $P>0.05$)。LH 组的无瘤生存率为 52.4%,显著高于 OH 组(25.0%, $\chi^2=4.543$, $P<0.05$)。结论,腹腔镜与开腹肝切除均为肝癌治疗的有效方法,腹腔镜术式近期并发症少,住院时间短,但两组总体生存率无差异。王保富等[13]通过比较腹腔镜左肝肿瘤切除与常规开腹左肝肿瘤切除,探讨腹腔镜左肝肿瘤切除的优势及可行性。方法,回顾性分析 2008 年 1 月至 2012 年 1 月解放军总医院 40 例病灶位于左半肝的病人的临床资料。其中,行腹腔镜下肝肿瘤切除 20 例,行开腹左肝肿瘤解剖性切除 20 例,比较两者术后住院恢复时间。结果,行腹腔镜手术 20 例均成功完成手术,手术时间(132.7±28.8)min,术中出血 20～800 ml,术后住院时间(5.0±0.8)d。行开腹肝肿瘤切除 20 例的手术时间为(194.1±34.5)min,术中出血 50～1 000 ml,术后住院时间(8.7±0.7)d。两种手术方式在术后住院时间上存在明显的差异($P<0.05$)。结论,腹腔镜左肝肿瘤切除安全、可行,具有微创的优点;可作为治疗原发病灶局限于左肝疾病术式选择。黄玉斌等[14]探讨腹腔镜肝部分切除术的安全性、可行性。方法,2002 年 11 月至 2010 年 12 月我院行腹腔镜下肝部分切除术 165 例,与同期行传统开腹肝部分切除术 170 例进行比较。结果,腹腔镜组 159 例腹腔镜肝部分切除术成功,6 例因术中出血中转开腹肝部分切除术;开腹组 170 例均顺利完成肝部分切除术。腹腔镜肝切除术组住院时间(7.6±1.3)d 显著低于开腹组(14.6±3.3) d($t=-12.657$, $P=0.00$)。腔镜组总住院费用(31 767.4±220.1)元显著低于开腹组(35 127.3±392.2)元($t=-78.859$, $P=0.00$)。腔镜组肝门阻断时间(20.6±8.5) min 与开腹组(18.6±6.5)min 无明显差异($t=2.108$, $P=0.068$)。腔镜组术中出血量(420.8±76.5) ml 与开腹组(395.9±96.1)ml 无明显差异($t=2.157$, $P=0.063$)。两组术后并发症无明显差异($t=2.011$, $P=0.156$)。腹腔镜组手术时间(59.6±12.2)min 显著长于开腹组(42.7±22.6)min,($t=6.941$, $P=0.001$)。结论,对位于肝脏边缘、右肝表面或左肝外叶、左半肝、肝右叶下段的良恶性病灶,阻断肝门血流后行腹腔镜肝部分切除或行解剖性肝部分切除术是可行和安全的,且具有创伤小恢复快的特点。与传统开腹肝部分切除术相比除手术时间稍长外,阻断肝门时间、术中出血量、术后并发症及两年生存率无明显差异,而在住院时间和总住院费用方面开腹组明显高于腹腔镜组。刘松阳等[15]探讨不阻断肝门腹腔镜肝切除术(LH)应用的可行性。方法,回顾性分析 2007 年 1 月至 2011 年 11 月间吉林大学第一医院 47 例不阻断肝门 LH 病人的临床资料。结果,46 例不阻断肝门 LH 获成功,1 例中转开腹。其中肝左外叶切除 10 例,肝部分切除 36 例。恶性疾病 14 例,良性疾病 32 例。平均手术时间 92.6 min,平均术中出血量 173 ml,平均术后住院时间 6.7 d,无术后死亡,全部治愈。结论,对于位于肝脏第Ⅱ～Ⅵ段肿瘤,不阻断肝门 LH 术是一种安全可行的治疗方法。

岳平等[16]研究腹腔镜与开腹肝左外叶切除术治疗左肝内胆管结石,不同术式对人体应激反应的影响。方法,对本院 2006 年 5 月至 2010 年 9 月,因左肝内胆管结石行开腹肝左外叶切除及腹腔镜肝左外叶切除术的患者进行回顾性分析，两种手术各随机选择 30 例。于术前 24 h 以及术后即刻、24、48、72 h 抽取静脉血，检测中性粒细胞、肾上腺素、皮质醇、血糖、NK 细胞、白介素 6(IL6)、C 反应蛋白(CRP)水平，进行统计学分析。结果，肾上腺素、皮质醇术后即刻达到峰值，中性粒细胞、血糖、IL－6、CRP 术后 24 h 达峰值。术后各时段对应数值开腹手术组均高于腹腔镜手术组($P<0.05$)。NK 细胞术后 24 h 达最低值，但两组无明显差异($P>0.05$)。结论左肝内胆总管结石行肝左外叶切除术时，腹腔镜术式对机体应激反应影响较小。

机器人肝切除术目前在临床已有开展。周宁新等[17]总结机器人手术系统在肝脏切除术应用中的临床经验。方法，对于 2009 年 1 月至 2010 年 7 月实施的 17 例机器人外科手术系统所行肝切除术的资料进行回顾性分析。结果，17 例机器人肝脏手术病人中男：女＝8：9，平均年龄(55±16)(27～85 岁)。包括原发性肝细胞癌 3 例；胆管细胞癌 3 例(Bismuth Ⅲb 型肝门部胆管癌 1 例，肝内胆管囊腺癌 2 例)；转移性肝癌 3 例：良性肝脏肿瘤 4 例(肝血管瘤 3 例，胆管囊腺瘤 1 例)；左肝内胆管结石 4 例。手术方式：规则性左半肝切除术 2 例，左肝外叶切除术 5 例，肝局部或楔形切除 7 例，亚肝段(s5a)切除术 1 例，联合其他机器人术式 12 例。机器人肝切除的平均手术时间为 280 min，术中出血量为 150 ml。术中发生大出血 3 例，其中 2 例(11.8%)为巨大肝血管瘤中转开腹切除。采用 Pringle 法肝切除 4 例，采用肝实质缝扎和超声刀离断肝实质交替法实施左肝外叶切除 4 例。机器人肝切除病例的平均住院时间为 7 d(5～16 d)。术后发生严重并发症 2 例(11.8%)：腹腔内出血 1 例，肺部感染 1 例，经保守治疗治愈，无胆漏等严重并发症和围手术期死亡。结论，机器人肝切除术安全、可行，疗效确切。探索适合机器人手术系统优势的肝切除止血方法等创新性技术将是今后机器人肝切除的重点之一。赵舒霖等[18]探讨完全腹腔镜、手助式腹腔镜及机器人三种微创手术方式在肝脏切除术中的可行性、安全性及适用范围。方法，回顾性分析上海交通大学医学院附属瑞金医院普外科自 2012 年 1 月至 2004 年 9 月期间完成的微创肝脏切除术(minimally invasive liver resection, MILR)128 例患者的临床资料，根据手术方式分为完全腹腔镜肝脏切除术(pure laparoscopic resection, PLR)组、手助式腹腔镜肝脏切除术(hand-assisted laparoscopic resection, HALR)组及机器人辅助肝脏切除术(robotic liver resection, RLR)组，分别观察 3 组患者术中与术后恢复情况并进行对比分析。结果，PLR 组 82 例，中转开腹 3 例，手术时间为(145.4±54.4) min(40～290 min)、术中出血量为(249.3±255.7)ml(30～1 500 ml)，术后并发腹腔感染 3 例，胆瘘 5 例，经保守治疗后痊愈，无围手术期死亡，术后住院时间为(7.1±3.8)d(2～34 d)。HALR 组 35 例，中转开腹 3 例，手术时间为(182.7±59.2) min(60～300 min)、术中出血量为(754.3±785.2) ml(50～3 000 ml)，术后并发腹腔感染 1 例，胆瘘 2 例，切口感染 2 例，经保守治疗后痊愈，无二次手术，术后住院时间为(15.4±3.7)d(2～30 d)。RLR 组 11 例，中转开腹 2 例，手术时间为(129.5±33.5) min(120～200 min)、术中出血量为(424.5±657.5) ml(50～5 000 ml)，术后并发腹腔感染 1 例，胆瘘 1 例，经保守治疗后痊愈，术后住院时间为(6.4±1.6)d(5～9 d)。3 组中，RLR 组手术时间最短($P=0.001$)，术后住院时间最短($P=0.000$)，PLR 组术中出血量最少($P=0.000$)，其差异均有统计学意义。结论，肝脏肿瘤微创切除术安全、可行，临床工作中，需要根据不同的病例选择不同的手术方式。机器人辅助肝脏切除术为肝脏肿瘤的微创治疗带来了新的突破。

五、腹腔镜胰腺手术

张金山等[19]将腹腔镜胰管空肠吻合术应用于小儿胰管扩张的治疗，探讨其可行和有效性。方法，2009 年 7 月至 2010 年 8 月，3 例患儿因反复发作的胰腺炎，影像学检查发现胰管扩张来我院就诊，对其采用腹腔镜胰管空肠吻合术进行治疗。术中进行胆道造影和胰管穿刺造影，明确胆道和胰腺胰管的解剖结构。在胰管显影胰管扩张部纵形劈开胰管，发现胰管内蛋白栓存在，将其清除。距 Treitz 韧带 5 cm 处提取空肠 10～15 cm，将其经脐部切口拉出，行空肠-空肠 Roux－Y 吻合，还纳腹腔。将空肠 Roux－Y 支经结肠后提至小网膜囊，在系膜缘的对侧切开空肠，用 5－0 PDS 线将其与胰管行侧侧吻合。术后对所有患儿进行跟踪随访。结果，所有患儿手术过程顺利，手术时间为 103～154 min，术中出血较少，未进行输血。术后患儿腹痛症状消失，术后住院时间为 4～6 d。术后未有胰漏等并发症发生。迄今为止随访 9～22 个月，随访发现患儿血淀粉酶恢复正常，未再发生腹痛、呕吐等胰腺炎症状，B 超和 CT 检查未发现胰腺异常。结论，腹腔镜胰管空肠吻合术是治疗伴胰管扩张的小儿反复发作性胰腺炎的安全而有效的治疗方法，值得推广应用。张金山等[20]通过研究腹腔镜胰腺部分切除术治疗婴儿持续性高胰岛素血症性低血糖(persistent hyperinsulinemic hypoglycemia of infancy, PHHI)的技术和效果，探讨该技术的可行性和有效性。方法，分析 2008 年 9 月至 2011 年 4 月 4 例 PHHI 患儿接受腹腔镜胰腺部分切除术治疗的临床资料。术后对所有患儿进行跟踪随访,内容包括术后低血糖症状缓解与否,定期复查血胰岛素、血糖浓度等。结果手术时间 170~190 min,术中出血量较少,无输血者。术后腹腔引流时间为 2~7 d,术后住院时间为 12~24 d。术后空腹血糖浓度较术前升高(术前：0.4~8.0 mmol/L,平均 2.8 mmol/L;术后：2.6~15.2 mmol/L,平均 7.5 mmol/L),术后空腹血胰岛素浓度较术前降低(术前：52.9~102.3 mU/L,平均 77.4 mU/L;术后：3.7~13.3 mU/L,平均 7.2 mU/L)。迄今随访 2~32 个月,此间行胰腺大部切除的 3 例血糖浓度和血胰岛素浓度恢复正常,未出现复发。行腹腔镜局灶性病变切除 1 例术后 7 个月,因低血糖症状复发,手术探查发现胰头结节,再次行胰腺结节切除术,术后至今已 25 个月,恢复良好,未出现低血糖症状。结论,腹腔镜胰腺部分切除术治疗 PHHI 是安全、有效的。严加费等[21]总结腹腔镜胰体尾切除术(Laparoscopic Dictal Panreatectoung)的临床应用经验。方法,回顾性分析 2003 年 11 月至 2010 年 12 月行 LDP 的 68 例患者临床资料。其中男性 23 例,女性 45 例;年龄 17~77 岁,中位年龄 47 岁。对 LDP 的安全性、可行性及手术技术操作进行总结分析。结果,患者中除 2 例中转开腹外,余 66 例在腹腔镜下顺利完成手术。其中 48 例 LDP 联合脾脏切除术中 10 例合并多脏器切除,18 例保留脾脏 LDP 中 4 例合并多脏器切除。平均手术时间(209±58)min,平均术中出血量(191±123)ml,平均术后下床活动时间(1.2±0.6)d,首次进食流质时间(2.8±1.1)d,术后住院时间(8±4)d。术后发生胰漏 8 例(12.1%);4 例延长拔管时间、充分引流,抗感染治疗后痊愈,3 例行 CT 引导下腹腔积液穿刺引流后痊愈(1 例同时合并脾梗死),1 例因胰漏致腹腔感染行二次手术后痊愈。其余术后并发症包括腹腔感染 1 例,肺部感染 2 例,乳糜漏 1 例,总体并发症发生率为 18.1%;无围手术期死亡。术后病理结果显示肿块大小 1.5~15.0 cm,平均(6±3)cm;切除胰腺长度 6.5~10.0 cm,平均(7±2)cm。病理类型包括胰腺良性病变 29 例,交界性或低度恶性病变 27 例,恶性病变 12 例。结论,对于具有丰富腹腔镜手术及开腹胰体尾手术经验的术者,LDP 治疗胰腺体尾部占位性病变安全可行。陈金水等[22]* 对比分析腹腔镜远端胰腺切除术(LDP)与开腹远端胰腺切除术(ODP)术中及术后资料,探讨 LDP 的可行性、安全性及与临床疗效。方法回顾性分析 2011 年 5 月至 2012 年 2 月 68 例远端胰腺切除术患者的临床资料,其中 LDP 组 16 例,ODP 组 52 例,比较两组基线情况、术中及术后情况。结果两组均无死亡病例。LDP 组与 ODP 组患者性别比例、年龄、体质量指数、肿瘤直径及住院总费用差异均无统计学意义。LDP 组与 ODP 组手术切口长度分别为(3.50±1.34)cm 和(17.94±2.12) cm,手术时间分(145.63±56.80) min 和(87.21±32.06)min,两组切口长度、手术时间差异有统计学意义($P<0.001$)。LDP 组与 ODP 组术后住院时间分别为(5.06±1.24)d 和(8.06±2.53)d,术后卧床时间分别为(1.31±0.68)d 和(2.94±0.80)d,术后禁食时间分别为(1.31±0.57)d 和(2.86±1.34)d,两组术后住院时间、卧床时间、禁食时间差异均有统计学意义($P<0.001$)。两组术中失血量分别为(318.75±227.21)ml 和(306.35±378.36)ml 时,差异无统计学意义($P=0.898$)。LDP 组术后并发胰漏 4 例(25.00%),腹腔积液 1 例(6.25%);ODP 组术后并发胰漏 12 例(23.08%),腹腔积液 3 例(5.77%),其中有 1 例同时发生胰漏和腹腔积液;两组间胰漏及腹腔积液发生率差异均无统计学意义。LDP 组术后疼痛指数多分布于 1~2 级,而 ODP 组多分布于 2~3 级,两组差异有统计学意义($P<0.001$)。结论,LDP 用于治疗胰腺体尾部良性或交界性疾病是安全可行的,与常规开腹手术相比,LDP 具有创伤轻、痛苦小、恢复快等优势,且并未增加总住院费用。

六、腹腔镜疝手术

王卫军等[23]探讨腹腔镜腹股沟疝修补术和 Lichtenstein 无张力疝修补术的安全性、可行性及各自优缺点。方法,采用前瞻性随机对照研究将 2005 年 3 月至 2010 年 3 月 252 例成人腹股沟疝采用信封法随机分成 TAPP 组($n=84$)、TEP 组($n=84$)及 Lichtenstein 组($n=84$),比较 3 组手术时间、术后疼痛评分、术后阴囊血清肿或积液、术后局部皮肤感觉障碍、术后慢性疼痛、术后远期疝复发及住院费用等。结果,168 例腹腔镜手术均顺利完成,无中转开放手术。TAPP 组和 TEP 组术后疼痛评分明显低于 Lichtenstein 组[(2.94±0.99)分 vs(4.25±0.46)分,q=16.434,$P<0.05$;(1.98±0.64)分 vs (4.25±0.46)分,q=28.477,$P<0.05$],住院费用明显高于 Lichtenstein 组[(9 504±1 132)元 vs (5 852±864)元,q=33.481,$P<0.05$;(9 351±985)元 vs (5 852±864)元,q=32.079,$P<0.05$]。TAPP 组和 TEP 组术后均无复发,显著低于 Lichtenstein 组 4.8%(4/84)($P=0.012$)。3 组手术时间、术后阴囊血清肿或积液、术后局部皮肤感觉障碍、术后慢性疼痛无明显差异($P>0.05$)。结论腹腔镜疝修补术,无论是 TAPP 还是 TEP 都是安全可行的,在术后疼痛评分、术后复发方面要明显优于 Lichtenstein 术式,但腹腔镜疝修补术手术费用较高。梁伟潮等[24]比较完全腹膜外腹腔镜疝修补术(totally extraperitoneal prosthesis, TEP)、腹腔镜经腹腔腹膜前疝修补术(transabdominal preperitoneal prosthesis, TAPP)与开放式无张力疝修补术(Lichtenstein 式、Rutkow 式)治疗成人腹股沟疝的效果。方法,回顾分析 2010 年 5 月至 2011 年 5 月收治的 132 例患者的临床资料,评价三种手术方式的手术时间、住院时间、住院费用,术后疼痛及并发症。结果,手术时间 TAPP 组多于 TEP 组及开放组,TAPP 组术中发现隐匿疝 3 例;在术后下床活动时间、住院时间、术后不适感方面,TEP 组、TAPP 组少于开放组,TEP 组与 TAPP 组无明显差异;住院费用 TAPP 组最高,TEP 组次之,开放组最少。术后并发症 TEP 组、TAPP 组、开放组分别为 9.1%、4.5%、1.2%。三组病人随访至今无复发。结论,TEP、TAPP 手术安全,术后疼痛轻、恢复快、复发率低。TAPP 利于发现腹股沟隐匿疝。开放式无张力痴修补术费用低,易于推广。李兵等[25]比较腹腔镜切口疝修补术与常规开放无张力修补术治疗腹股沟疝的临床疗效。方法,回顾分析 2005 年 7 月至 2010 年 10 月腹腔镜疝修补术及开放式无张力疝修补术的临床资料,其中 136 例行开放式无张力疝修补术,84 例行腹腔镜手术。结果:腹腔镜组术后患者疼痛时间、下床时间、住院时间均优于开放组($P<0.05$)。结论,腹腔镜疝修补术具有患者创伤小、疼痛轻、康复快、切口美观等优点,疗效较开放手术好,为腹股沟疝的治疗提供了更好的选择,尤其适合双侧疝、复发疝。王东等[26]比较腹腔镜切口疝修补术(LVHR)与开放切口疝修补术(OVHR)的临床疗效。方法,总结 2005 年 1 月至 2011 年 1 月治疗的腹壁切口疝(VIH)72 例患者的临床资料,其中 OVHR 组 32 例,LVHR 组 40 例。结果,OVHR 组手术时间 60~145 min,平均手术时间(90±35)min;术中出血25 200 ml,平均(95±15)ml;住院时间 4~35 d,平均(7.5±5.8)d,术区感染 3 例。LVHR 组手术时间35~135 min,平均手术时间(82±32)min;术中出血15~160 ml,平均(85±12)ml,术区感染 0 例;住院时间 3~8 d,平均(5.5±1.6)d。患者随记 3 个月至 5 年,OVHR 组复发 2 例(6.3%),LVHR 组复发 3 例(7.5%)。结论,LVHR 同 OVHR 同样安全有效,但 LVHR 可明显降低切口感染并发症、减少术后疼痛、缩短术后住院时间。张云等[27]分析腹腔镜腹股沟疝修补术(LIHR)术后复发的原因,探讨再次手术治疗的策略。方法,回顾性分析 2001 年 1 月至 2010 年 12 月在上海交通大学医学院附属瑞金医院接受 LIHR 的1 557例(1864 侧)疝患者的临床资料,其中行经腹腹膜前修补术(TAPP)628 例(726 侧),全腹膜外修补术(TEP)922 例(1 128侧),腹腔内修补术(IPOM)7 例(10 侧)。手术由同组医师完成,术式的选择由术者决定,随访时间为 8~60 个月(中位随访时间为 36 个月)。结果,术后共有 6 例 6 侧复发,复发率为 0.33%(6/1 864)。TAPP 和 TEP 各有 3 例 3 侧复发,复发率分别为 0.41%(3/726)和 0.27%(3/1 128),差异无统计学意义($P=0.586$)。6 例复发者分别为第 8、19、34、92、255、409 例次,前 100 例中有 4 例复发,其中 3 例在术后 3 个月内复发;100 例后仅 2 例复发,复发时间在术后 3 年以上。6 例患者的复发部位均为前次手术疝发生的部位,4 例为直疝复发,其中 3 例有前列腺手术史;2 例为斜疝复发。再次手术时 1 例行 TAPP 修补,5 例行 Lichtenstein 修补,均未再复发。结论,LIHR 术后复发与学习曲线有关,与手术方式无关;直疝患者、有下腹部手术史患者的术后复发概率增加;再次手术时应避开腹膜前入径,可选择开放式前入路手术或腹腔镜腹腔内手术。

七、腹腔镜胃手术

黄景山等[28]比较腹腔镜与开腹手术在治疗胃肠道恶性肿瘤的效果,探讨腹腔镜手术在治疗胃肠道恶性肿瘤的可行性。方法,113 例胃肠道恶性肿瘤患者分为腹腔镜组和开腹手术组,比较其手术时间、术中出血量、清除淋巴结数目、排气时间、进固体食物时间、术后住院时间、并发症发生率。并于术后 1 个月随访,进行胃肠生存质量指标评分,比较 2 组的生存质量。结果,腹腔镜组出血量(71±22) ml、排气时间(28.3±6.5)h、术后住院时间(8.3±2.8) d 明显低于开腹组($P<0.05$),清除淋巴结数目与开腹组差异无统计学意义($P>0.05$),术后肺部感染、肠梗阻发生率明显低于开腹组($P<0.05$),且术后生存质量高于开腹组($P<0.05$)。结论,腹腔镜手术在治疗胃肠道恶性肿瘤中较开腹手术有明显优势。陈振伟等[29]对比腹腔镜与开腹胃切除术治疗Ⅱ、Ⅲ期胃癌的近期疗效,探讨腹腔镜胃切除术治疗Ⅱ、Ⅲ期胃癌的可行性及安全性。方法,回顾分析 2009 年 1 月至 2011 年 1 月收治的 74 例Ⅱ、Ⅲ期胃癌患者的临床资料,其中 38 例行腹腔镜手术(腹腔镜组),36 例行开腹手术(开腹组)。结果,两组患者术后并发症、术后胃肠功能恢复时间、围手术期死亡率、淋巴结数量、切缘阳性率均无显著差异,切口长度、手术时间、术中出血量、术后发热时间差异均有统计学意义。结论,腹腔镜胃切除术治疗Ⅱ、Ⅲ期胃癌安全可行,近期疗效与开腹手术相当。王道荣等[30]* 探讨对进展期胃癌患者进行腹腔镜 D2 根治性手术的安全性和可行性。方法,回顾性分析 2007 年 5 月至 2010 年 12 月间在苏北人民医院接受腹腔镜下根治性切除术的 210 例进展期胃癌患者(腹腔镜组)的临床资料,并与同期行开腹胃癌根治术的 180 例进展期

胃癌患者(开腹组)的临床资料进行比较分析。结果,腹腔镜组有206例患者完成胃癌D2根治术,4例(1.9%)中转开腹。与开腹组相比,腹腔镜组患者术中出血量更少[(208±38) ml vs (300±52) ml, $P<0.05$],术后胃肠功能恢复更快[(2.9±0.7) d vs (3.9±1.8) d, $P<0.05$],术后住院时间更短[(12.8±6.2) d vs (15.6±6.8) d, $P<0.05$],但手术时间长[(258±42)min vs (193±30)min, $P<0.05$]。腹腔镜组和开腹组患者淋巴结清扫数目分别为(20.5±1.9)枚/例和(25.8±1.5)枚/例,术后并发症发生率分别为8.1%(17/201) vs 8.5%(15/180),差异均无统计学意义(均 $P>0.05$)。两组患者术后复发转移率分别为2.9%(6/210) vs 2.8%(5/180),3年生存率分别为35.6%和37.8%,差异也均无统计学意义(均 $P>0.05$)。结论,腹腔镜下胃癌根治术安全、可行,与开腹手术具有相当的淋巴结清扫范围和远期生存。黄汉涛等[31]探讨腹腔镜与内镜联合应用治疗胃肠道良性肿瘤的临床价值。方法,回顾性分析29例腹腔镜与内镜联合治疗胃肠道良性肿瘤中成功27例(观察组)的临床资料,同期35例开腹手术患者为对照组,比较两组手术出血量、术后肠道功能恢复时间、血清IL-6、IL-10、TNF-α、CRP水平变化等指标。结果,观察组未发生腹腔镜操作相关并发症,术中出血量(59.35±16.30)ml,术后肠道功能恢复时间(2.08±0.45)d,禁食时间(3.17±0.57)d;对照组术中出血量(135.70±25.10)ml,术后肠道功能恢复时间(3.64±1.43)d,禁食时间(5.60±1.79)d, $P<0.05$。观察组术后IL-6、TNF-α、CRP水平下降趋势较对照组出现早,幅度明显;而IL-10上升趋势较对照组出现的早和明显。结论,腹腔镜与内镜联合微创治疗胃肠道良性肿瘤手术具有对病变定位准确、创伤小、恢复快、降低患者全身炎症反应的优点,值得在临床上推广。张广钰等[32]探讨腹腔镜结合胃镜治疗胃间质瘤的临床可行性和安全性。方法,回顾分析本科2008年3月至2011年10月行腹腔镜结合胃镜治疗胃间质瘤的16例患者临床资料,其中14例行胃镜辅助下腹腔镜胃楔形切除术,1例在胃镜辅助下行腹腔镜胃腔内肿瘤切除术,1例行腹腔镜辅助下胃镜肿瘤切除术。结果,16例患者均完成手术,无中转开腹和手术并发症发生。手术时间(80.3±23.7)min,术中出血(20.4±11.6)ml,术后住院(5.6±2.1)d。切除的肿瘤直径为1.3~2.7 cm,术后免疫组化结果:CD117阳性12例(75.0%),CD34阳性9例(56.2%),其中极低度风险11例,低度风险5例,无高危病例。结论,腹腔镜结合胃镜治疗胃间质瘤安全可行。邱伟箐等[33]探讨腹腔镜与胃镜联合技术治疗胃肠间质瘤(GIST)的可行性和安全性。方法,对上海交通大学医学院附属仁济医院普通外科2009年6月至2011年6月间接受双镜联合手术治疗的46例胃GIST患者的临床资料进行回顾性分析。结果,46例病例中男27例,女19例,平均年龄58.5岁;33例行胃镜辅助腹腔镜胃楔形切除术,13例行腹腔镜辅助胃镜手术。手术均获成功,无中转开腹和手术死亡病例。手术时间(85.5±29.3) min,术中出血量(31.4±12.2)ml,术后胃肠功能恢复时间(31.6±14.9)h,术后住院(5.1±2.9) d。术后肿瘤生物学危险行为评估:极低度危险34例,低度危险12例。无术后并发症出现。随访2~26(中位随访12.6)个月,未见肿瘤复发和远处转移。结论,双镜联合技术治疗胃GIST安全可行,具有微创、恢复快的特点,近期疗效满意。王荣等[34]探讨单孔腹腔镜胃间质瘤切除术的应用价值。方法,回顾分析2010年11月至2011年12月15例单孔腹腔镜胃间质瘤切除术的临床资料,以手术时间、术中出血量、术后排气时间、术后住院时间作为参考指标,评估手术安全性及有效性。结果,15例手术均获成功,无一例中转手术。切口长度平均4 cm,手术时间40~160 min,术中出血量10~100 ml,术后排气时间1~3 d,术后住院1~4 d。结论,单孔腹腔镜胃间质瘤切除术安全、有效,具有患者创伤小、术后康复快的优点,有望成为胃间质瘤切除的新选择。谢建伟等[35]探讨腹腔镜胃腔外胃楔形切除术(ELWR)治疗胃胃肠间质瘤(GIST)的安全性和可行性。方法,回顾性分析2007年10月至2011年6月间在福建医科大学附属协和医院接受腹腔镜ELWR治疗的31例胃GIST患者的临床资料。结果,31例胃GIST患者中男性19例,女性12例,平均年龄65.5岁。肿瘤位于胃底22例,胃体前壁9例;肿瘤直径(3.3±1.5)cm。所有患者均成功施行了ELWR,无一例中转开腹。手术时间(54.1±6.2)min,术中出血量(35.2±10.5)ml;术后胃肠功能恢复时间(1.5±0.2)d,术后住院时间(4.5±1.0)d。所有患者均未出现术后并发症,经过4~48个月随访,未见复发患者。结论,ELWR治疗直径小于5 cm的胃GIST是安全、可行的。

手术机器人系统在胃癌患者治疗中的应用已有报道。江志伟等[36]总结应用达芬奇手术机器人系统治疗胃癌的经验,并探讨其安全性及有效性。方法,2010年5月至2012年4月间应用达芬奇手术机器人系统治疗胃癌患者共计120例。综合分析这组患者的手术及近期康复结果。结果,120例患者中男74例,女46例;平均年龄58.5(22~80)岁。其中远端胃次全切除62例,全胃切除35例,近端胃次全切除23例;其中55例患者采用了腹部辅助小切口完成消化道重建;65例在机器人系统下完成消化道重建。中转开腹1例

(0.9%)。手术时间(245±50)min,其中装机时间(17±5)min。术中出血量(70±45)ml,获取淋巴结数为(22.5±10.7)枚/例;切除标本切缘均阴性。术后病理分期:ⅠB期24例,Ⅱ期28例,ⅢA期47例,ⅢB期21例。术后并发症发生率为5%(6/120),分别为十二指肠残端瘘1例,食管残胃吻合口瘘2例,术后肠梗阻1例,残胃排空障碍1例和术后出血1例;通过手术或保守治疗均获得治愈。无围手术期死亡者。术后住院时间(6.3±2.6)d。结论,达芬奇手术机器人系统应用于胃癌手术创伤小、出血少并安全有效。在淋巴结清扫及消化道吻合重建方面更具有独特的优越性。余佩武等[37]探讨达芬奇机器人胃癌根治术的安全性及可行性。方法,回顾性分析2010年3月至2011年12月间第三军医大学西南医院普通外科中心收治并实施达芬奇机器人胃癌根治术的41例患者的临床资料其中根治性全胃切除术12例远端胃大部切除术29例。结果,41例患者中1例中转开腹手术,1例中转传统腹腔镜手术;其余患者均顺利完成达芬奇机器人胃癌D2根治术。39例患者中28例远端胃大部分切除术手术时间(225±39)min,术中出血量(150±127)ml;11例全胃切除术手术时间(285±61)min,术中出血量(180±157)ml;全组清扫淋巴结(34.2±18.5)枚。术后胃肠功能恢复时间(3.1±1.2)d,下床活动时间(2.7±1.5)d,进流食时间(3.7±1.5)d;2例出现并发症,其中1例切口感染,另1例肺部感染。术后随访1~21(中位随访11)个月,4例患者因腹腔种植转移死亡,1例带瘤存活,其余36例患者均无瘤存活。结论,达芬奇机器人胃癌根治手术安全可行具有手术视野放大清晰、解剖分离精细灵巧、创伤小、恢复快等优点。

八、腹腔镜结直肠手术

(一)基础研究

曹广等[38]比较不同术式在大肠肿瘤手术中的应用效果及其对机体免疫的影响。方法,将实施大肠癌手术的123例患者分为3组,其中悬吊式腹腔镜组(悬吊组)42例,CO_2气腹腹腔镜组(气腹组)41例,开腹大肠癌手术组(开腹组)40例。比较不同术式在手术时间、出血量、排气时间、标本长度、淋巴总数等方面的治疗及根治效果;以及通过ELISA方法测定血清中IgA、IgM、IgG、C-反应蛋白(C-reactive protein, CRP)含量,比较不同术式对机体免疫功能的影响。结果,悬吊组、气腹组、开腹组的手术时间分别为(188.7±23.3)min,(192.5±24.0)min,(185.9±30.8)min;切除标本长度分别为(20.6±1.9)cm,(21.5±3.0)cm,(21.7±3.2)cm;清扫淋巴结数分别为(15.3±4.3)枚,(14.8±3.4)枚,(16.8±5.6)枚,差异均无统计学意义;而术中出血量分别为(194.0±79.0)ml,(187.1±80.9)ml,(231.2±67.6)ml;排气时间分别为(46.9±9.3)h,(49.1±10.3)h,(64.1±13.4)h,3组比较差异有统计学意义($P<0.05$)。开腹组、悬吊组、气腹组术前IgA,IgG,IgM、CRP差异无统计学意义,而术后第3天IgM(0.69±0.15;1.15±0.48;0.98±0.42)、CRP(58.75±10.74;39.38±14.48;44.53±11.08)的比较,差异有统计学意义($P<0.05$)。结论,悬吊组、气腹组及开腹组大肠癌手术在清除淋巴结数目、手术时间、切除肠管长度方面差异无统计学意义,而在手术出血量、术后排气时间以及IgM、CRP所反映的机体免疫方面,两个腹腔镜组均优于开腹手术组。陈欣等[39]探讨腹腔镜与开腹直肠癌根治术对机体应激及内脏蛋白的影响。方法,选择2009年9月至2011年9月收治的直肠癌患者132例,按照随机分组原则分为治疗组(62例)与对照组(70例),治疗组采用腹腔镜下直肠癌根治术,对照组采用开腹直肠癌根治术,对比2组患者在术前,术后第1、3、5天血浆C反应蛋白(C-reactive protein, CRP)、白介素-6(interleukin-6, IL-6)、肿瘤坏死因子(tumor necrosis factor-α, TNF-α)、丙二醛(malondialehyde, MDA)和超氧歧化物(superoxide dismutase, SOD)的含量高低。结果,2组患者术后1d内的CRP、IL-6,TNF-α均明显高于术前,但对照组术后上述指标始终高于治疗组平均水平,治疗组于第5天时上述指标水平恢复正常;治疗组术后MDA低于对照组,SOD高于对照组,于第5天时2组患者的MDA、SOD均恢复至正常水平。结论,腹腔镜手术根治直肠癌效果好、创伤小、术后炎症反应轻,且机体氧化应激反应较开腹直肠癌手术低、恢复快。钟秉政[40]等比较腹腔镜及同期开腹直肠癌切除术术后的长期肿瘤学结果。方法,回顾性分析南方医院自2003年1月至2008年12月收治的514例病人的临床随访资料,对186例腹腔镜组和328例开腹组病人术后复发类型及长期生存结果进行了比较。结果,两组病人的中位随访时间为(48.54±28.76)月,两组间远处转移(3.9% vs 5.5%;$P=0.284$)、5年累积总生存率(69.5% vs 61.7%;$P=0.085$)和5年无病生存率(67.7% vs 60.7%;$P=0.110$)的差异无统计学意义。Ⅳ期病例中腹腔镜组5年累计总生存率和5年无进展生存率均高于开腹组($P<0.05$)。结论,腹腔镜直肠癌切除术可以获得不劣于开腹手术的长期肿瘤学结果。姜洪伟等[41]比较直肠癌开腹手术与腹腔镜手术术后免疫功能的变化。方法,47例没有远处转移的直肠癌患者分为开腹手术组(22例)和腹腔镜手术组(25例)。术前,术后24、48和72h测定患者血中白细胞、单核细胞计数,C反应蛋白,白介素6(IL-6),白介素

8(IL-8),单核细胞表达的人血细胞 DR 抗原(HLA-DR),生长激素,催乳素和氢化可的松的水平。结果,腹腔镜手术组术后短期免疫功能得到保存。腹腔镜术后 24 h,单核细胞的 HLA-DR 表这明显升高(75% vs 58%,$P=0.024$),IL-6 水平没有明显升高(4.8vs 11.5,$P=0.002$)。开腹和腹腔镜手术患者的白细胞和单核细胞计数、C 反应蛋白、IL-8、生长激素、催乳素和氢化可的松水平没有统计学差异。结论,腹腔镜直肠癌术后短期免疫功能得到保存而炎症反应更轻微,说明腹腔镜手术创伤比开腹手术要小,可能有利于抑制术后肿瘤细胞转移。

(二) 临床研究

康建省等[42]* 对比腹腔镜手术与开腹手术治疗结肠癌的远期疗效。方法,检索 CHKD、维普数据库、PUBMED、EMCC、Ovid 等数据库 1995 年 1 月至 2011 年 7 月收录的对比腹腔镜手术与开腹手术治疗结肠癌远期疗效的随机对照研究。制定文献纳入与剔除标准,严格按标准筛选文献,并用 Jadad 量表评估入选研究的质量。从文献提取数据,用 RevMan 4.2.8 进行统计分析。结果,按筛选标准,共 8 篇 2 689 例结肠癌患者入选(腹腔镜手术 1 347 例,开腹手术 1 342 例)。腹腔镜手术组与开腹手术组两组患者基本数据除体重指数外,性别、年龄、肿瘤 TNM 分期与 ASA 分级差异均无统计学意义。腹腔镜手术治疗结肠癌与开腹手术相比,复发率、局部复发率、远处转移率、穿刺孔或切口种植转移率、3 年生存率、5 年生存率、3 年无瘤生存率、5 年无瘤生存率差异均无统计学意义。结论,腹腔镜手术治疗结肠癌的远期疗效与开腹手术相当。腹腔镜手术可作为治疗结肠癌的标准术式。陈加明等[43]对比分析腹腔镜与开腹直肠癌根治术的安全性、近期及远期疗效。方法,选择 2005 年 1 月至 2007 年 12 月进行腹腔镜根治术的直肠癌患者共 70 例作为观察组,选择同期本院进行开腹直肠癌根治术治疗的患者 70 例进行 1∶1 配对,通过门诊复查、电话等方式进行随访。对比分析两种治疗方法的安全性、肿瘤学结果、局部复发率及生存率等。结果,观察组术中出血量、术后肠功能恢复时间、进食流质时间、下床活动时间、住院时间均少于对照组($P<0.01$);两组淋巴结清扫数量、肿瘤标本长度、远切端距离间差异均无统计学意义($P>0.05$);两组局部复发率、转移率间的差异亦无统计学意义($P>0.05$);观察组和对照组 3 年累计生存率分别为 83.7%和 84.4%($P=0.73$)。结论,腹腔镜根治术安全可行,治疗近期和远期效果能够达到或优于开腹根治术。应晓江等[44]比较腹腔镜与开腹直肠癌根治术的远期和近期临床疗效。方法,2004 年 6 月至 2009 年 8 月由同一手术组完成腹腔镜直肠癌根治术 312 例及开腹直肠癌根治术 226 例,分析比较两组患者的远期生存率、手术情况、术后恢复情况及术后并发症。采用 Life table 分析法对资料进行生存分析,Gehan 法对生存曲线进行显著性检验。结果,两组患者在年龄、性别、肿瘤分期和肿瘤病理分型等方面无明显差异。术后 3、5 年生存率腹腔镜组分别是 84.5%和 66.7%;开腹组分别是 83.3%和 64.8%,两组患者术后生存率经 Life table 生存分析无明显差异。腹腔镜组和开腹组的出血量分别为 61±13 ml 和 174±84 ml($t=23.24$,$P<0.05$)、术后排气时间分别为(2.7±1.3)d 和(3.6±1.8) d($t=6.61$,$P<0.05$)、术后住院日分别为(9.1±2.4) d 和(12.0±3.4) d($t=11.8$,$P<0.05$)。腹腔镜组与开腹组淋巴结清扫数分别为(11.0±2.7)枚和(12.0±3.6)枚($t=1.72$,$P>0.05$),直肠标本长度分别为(16.0±3.4) cm 和(16.0±4.3)cm($t=0$,$P>0.05$),直肠肿瘤远端切缘分别为(3.2±1.3)cm 和(3.2±1.7) cm($t=0$,$P>0.05$),开腹组术后切口感染 28 例,腹腔镜组 8 例($P<0.05$),两组患者术后其他并发症发生率无统计学差异。结论,腹腔镜直肠癌根治术远期疗效与开腹手术相似,且具有创伤小、术后恢复快、并发症少等优势。周宪勇等[45]对比分析腹腔镜与开腹结直肠癌手术的短期效果。方法,回顾分析 2001 至 2010 年 1 743 例结直肠癌患者的临床资料,其中 864 例行腹腔镜手术,879 例行开腹手术。结果,相对开腹组,腹腔镜组切口小[(5.5±1.8)cm vs (23±3.5)cm,$P<0.01$];失血量少[(110±41)ml vs (350±56)ml,$P<0.01$)];术后阿片类镇痛剂使用例数少(179 vs 261,$P<0.01$);首次下床活动时间早[(1.9±0.9)天 vs (2.5±1.2)天,$P<0.01$];肠道功能恢复快[(2.5±0.6)天 vs (3.8±0.7)天,$P<0.01$];术后住院时间短[(6.5±1.3)天 vs (8.4±1.5)天,$P<0.01$];术后并发症发生率低(15.7% vs 27.6%,$P<0.01$)。淋巴结清扫数量、标本切缘阳性率两组差异无统计学意义($P>0.05$)。结论,腹腔镜结直肠癌手术安全可行,可取得与开腹手术相同的根治效果,且具有切口小、出血少、疼痛轻、术后住院时间短、并发症发生率低等优势,值得推广。李振军等[46]探讨腹腔镜全直肠系膜切除术(total mesorectal excision, TME)治疗直肠癌的临床疗效。方法,回顾分析 2005 年 6 月至 2010 年 6 月由同一手术组完成的腹腔镜 TME209 例和开腹 TME143 例患者的临床资料,以评价 2 组患者的远期生存率及术后并发症等。结果,腹腔镜组和开腹组患者出血量分别为(66±21)ml 和(170±92)ml($t=15.71$,$P<0.05$),术后排气时间分别为(2.9±2.5) d 和(3.9±2.6) d($t=3.63$,$P<0.05$),术后住院时间分别为(10.2±4.7) d 和

(13.8±5.9)d(t=6.35,P<0.05),腹腔镜组明显少于开腹组。2组患者淋巴结清扫数和直肠肿瘤远端切缘比较差异无统计学意义(P>0.05)。3、5年生存率腹腔镜组分别是80.8%和62.9%,开腹组分别是80.5%和60.0%,2组术后生存率差异无统计学意义(P>0.05)。开腹组术后切口感染发生机会多于腹腔镜组,2组患者吻合口瘘发生率基本相同(均P>0.05)。结论,腹腔镜直肠癌全系膜切除术手术安全,创伤小,恢复快,远期疗效与开腹手术相近。张键等[47]探讨腹腔镜下低位直肠癌全直肠系膜切除术(total mesorectal excision, TME)的可行性。方法,2005年1月至2008年1月将71例Duke's A、B期的低位直肠癌,按照序贯原则设计,采用信封抽签法随机分为2组,分别施行腹腔镜和开腹TME,比较2组患者围手术期及术后随访情况。结果,腹腔镜组手术时间(116.9±20.7)min显著短于开腹组(133.6±20.0)min(t=-3.456,P=0.000),术中出血量(84.4±27.6)ml显著少于开腹组(145.7±34.0)ml(t=-8.349,P=0.000),术后肠功能恢复时间(2.6±1.0)d显著短于开腹手术组(4.0±1.0)d(t=-5.898,P=0.000),淋巴结清扫数目2组间无显著性差异[(12.2±3.0)枚 vs (12.3±2.6)枚(t=-0.127,P=0.899)]。腹腔镜手术组保肛率明显高于开腹手术组[83.3%(30/36) vs 60.0%(21/35),χ^2=4.775,P=0.029]。71例随访24~60个月,中位随访40个月,2组局部复发各1例,远处转移各2例,差异无统计学意义(χ^2=0.000,P=1.000;χ^2=0.000,P=1.000)。结论,腹腔镜下低位直肠癌TME治疗低位直肠癌是安全可行的。殷红专等[48]分析对比腹腔镜手术与开腹手术治疗结肠癌患者术后3年的生存情况,为结肠癌的腹腔镜治疗提供数据支持。方法,对笔者所在科室经腹腔镜治疗的217例患者和开腹手术治疗的193例患者进行随访,对比分析其局部复发、远处转移、穿刺孔和手术切口种植转移以及生存率情况。结果,腹腔镜手术组患者术后3年的无病生存率为86.2%(187/217),总生存率为91.2%(198/217),开腹手术组的3年无病生存率为85.5%(165/193),总生存率为92.7%(179/193),2组比较差异无统计学意义(P>0.05)。2组患者的局部复发、远处转移、穿刺孔和手术切口种植转移结果差异均无统计学意义(P>0.05)。结论,腹腔镜手术治疗结肠癌的局部复发、远处转移、种植转移和总生存率均与开腹手术相似,说明腹腔镜手术具有良好的安全性和根治性。王征等[49]探讨应用腹腔镜技术施行腹会阴联合切除术治疗直肠癌的可行性、安全性及有效性。方法,回顾性分析2010年1月至2011年12月在腹部外科胃肠专业组施行腹会阴联合切除术的234例直肠癌患者的临床资料,其中腹腔镜组98例,开腹组136例,分析两组患者手术时间、术中出血量、术后排气时间、术后饮食恢复时间、术后住院时间、淋巴结清扫数目、并发症发生率等各项指标。计量资料采用t检验,计数资料采用χ^2检验。结果,两组病例在年龄、性别和肿瘤分期、分化程度的构成上差异无统计学意义。腹腔镜组与开腹组手术时间分别为(206.1±58.2) min和(206.2±62.0) min,差异无统计学意义(P=0.991);术中出血量分别为(188.7±151.5)ml和(296.3±274.3)ml,腹腔镜组明显少于开腹组(P=0.014);术后排气时间腹腔镜组为(2.8±1.5) d,开腹组(3.9±2.1) d,两组比较,差异有统计学意义(P=0.002);饮食恢复时间腹腔镜组为(4.8±1.5)d,开腹组为(5.9±2.1)d,差异有统计学意义(P=0.002);术后住院时间腹腔镜组为(11.1±6.4)d,开腹组为(13.9±7.5)d,差异有统计学意义(P=0.037);两组在瘤体直径、肠段切除长度、肿瘤下缘距肛门距离及淋巴结清扫范围方面比较,差异无统计学意义(P>0.05);术后并发症发生率分别为4.0%和14.7%,两组比较,差异有统计学意义(P=0.015)。结论,腔镜直肠癌腹会阴联合切除术具有创伤小、出血量少、术后恢复快的优点,且不影响手术的彻底性。吴新军等[50]评价腹腔镜直肠癌根治术的临床应用价值及疗效。方法,顾分析77例直肠癌患者的临床资料,其中35例行腹腔镜直肠癌根治术,42例行开腹直肠癌根治术。对比分析两组患者术中失血量、手术时间、术后恢复情况、术后并发症、直肠全系膜切除情况、淋巴结清除数量、保肛率、术后排尿功能等。结果,7例直肠癌根治术均获成功,腹腔镜组无一例中转开腹。术中出血量、术后下床活动时间、胃肠功能恢复时间、直肠系膜切除质量腹腔镜组显著优于开腹组;术时间腹腔镜组长于开腹组;肛率、淋巴结清除数量、术后并发症发生率及术后排尿功能两组差异无统计学意义。结论,腔镜直肠癌根治术微创、安全、有效,患者术后下床活动时间、胃肠功能恢复、住院时间及术中失血量、直肠系膜切除质量均优于开腹手术。关心等[51]探讨腹腔镜低位直肠癌Miles术的临床效果及应用价值。方法,分析120例低位直肠癌Miles术患者的临床资料,其中腹腔镜组50例,遵循全直肠系膜切除原则行腹腔镜低位直肠癌Miles术;腹组70例,行常规开腹手术。对比两组患者围手术期情况、淋巴结清扫数量、住院时间等指标。结果,组标本直肠系膜均完整,腹腔镜组无一例中转开腹。腹腔镜组患者术后肠功能恢复快[(39.5±28.5) h vs (52.4±12.2)h,P<0.05],住院时间短[(11.0±5.4)d vs (14.6±4.1)d,P<0.05]。手术时间、术中出血量及淋巴结清扫数量两组差异无统计学意义。术后无一例死亡及盆腔复发、

穿刺孔种植转移。结论，腔镜低位直肠癌 Miles 术效果良好，具有患者创伤小、康复快等优点，值得推广应用。葛磊等[52]探讨腹腔镜中下段直肠癌手术的安全性、可行性及近期疗效。方法，2008 年 1 月至 2010 年 1 月新疆医科大学附属肿瘤医院胃肠外科收治 108 例中下段直肠癌患者，按照手术方式分为腹腔镜组（63 例）及开腹组（45 例）进行手术；回顾性分析比较两组患者手术及术后恢复情况。结果，腹腔镜组中有 7 例（11.1%）中转开腹，腹腔镜组手术时间与开腹组比较差异无统计学意义[(246±57) min vs (229±53) min，$P>0.05$]；腹腔镜组平均术中出血量更少，肠道功能恢复时间更短[(51±20) ml vs (110±41) ml，(3.0±0.8)d vs (3.7±1.3) d，均 $P<0.05$]；在切除标本长度、肿块下缘距离及术后并发症方面，两组比较差异均无统计学意义（均 $P>0.05$）；每例患者手术清扫淋巴结中位数腹腔镜组为 13 枚，开腹组为 12 枚，差异无统计学意义（$P>0.05$）。两组均无切口肿瘤种植、局部复发及近期死亡病例腹腔镜组肺转移 2 例，开腹组肝转移 1 例、肺转移 1 例。结论，腹腔镜中下段直肠癌根治术安全、可行、微创、根治良好，近期疗效满意，具有较好的应用前景。张维涛等[53]评价腹腔镜辅助下左半结肠癌根治术与同期开腹手术在短期疗效方面的差异。方法，回顾性分析解放军总医院普通外科 2005 年 6 月至 2009 年 12 月实施的 89 例左半结肠癌根治术的临床资料，其中腹腔镜组（LAP）38 例，开腹组（OS）51 例，对两组术后并发症以及复发、转移、生存等结果进行比较。结果，腹腔镜组平均手术时间 145 min，其中 2 例中转开腹；开腹组平均手术时间178 min。术中平均出血量腹腔镜组（78 ml）明显少于开腹组（167 ml）（$P=0.025$）；与开腹组相比较，腹腔镜组病例术后平均排气时间和平均住院天数均缩短（$P=0.03$，$P=0.027$）。平均随访 28 个月，两组 3 年累计存活率无统计学差异（$P>0.05$）；与开腹组相比，腹腔镜组病例术后发生粘连性肠梗阻明显减少（$P=0.047$）。结论，腹腔镜辅助下左半结肠切除术技术上安全可行，短期疗效与开腹组相似，但术后并发症较少。任镜清等[54]比较腹腔镜结直肠癌根治术与开腹手术的远期临床疗效。方法，回顾性分析行结直肠癌根治性手术的 375 例患者的临床资料，根据其手术方式分为腹腔镜手术组（$n=72$）和开腹手术组（$n=303$），两组资料具有可比性（$P>0.05$）。比较两组的术后无瘤生存率及总生存率。结果，全组总的术后 3、5 年无瘤生存率分别为 66.9%、54.7%，腹腔镜手术组分别为 67.7%、60.3%，开腹手术组分别为 66.8%、53.5%，两组比较差异无统计学意义（$P=0.719$）；按病理分期进行亚组分析，术后无瘤生存率差异仍无统计学意义（$P>0.05$）。全组总的术后 5 年生存率为 66.8%，腹腔镜手术组为 69.9%，开腹手术组为 66.0%，两组比较差异无统计学意义（$P=0.441$）；按病理分期进行亚组分析，术后总生存率差异仍无统计学意义（$P>0.05$）。结论，腹腔镜结直肠癌根治术与开腹手术比较，远期疗效相当。孙艳武等[55]探讨腹腔镜与开腹结肠癌完整结肠系膜切除术（CME）疗效的差异。方法，收集 2000 年 9 月至 2008 年 12 月间福建医科大学附属协和医院外科同一组医师连续实施的 273 例结肠癌 CME 手术患者的临床资料，其中腹腔镜手术 147 例，开腹手术 126 例，比较两组术后的肿瘤根治性及远期疗效。结果，两组的近端切缘、远端切缘长度及淋巴结清扫数目的差异均无统计学意义（均 $P>0.05$）。273 例患者中，有 251 例（91.9%）接受了术后随访，中位随访时间 50 个月。腹腔镜组与开腹组的局部复发率分别为 6.1%(9/147) 和 7.9%(10/126)，远处转移率分别为 23.8%(35/147) 和 16.7%(21/126)，差异均无统计学意义（均 $P>0.05$）。两组 5 年总生存率分别为 69.4% 和 74.0%，5 年无瘤生存率分别为 68.5% 和 70.9%，差异均无统计学意义（均 $P>0.05$）。结论，腹腔镜结肠癌 CME 手术能达到与开腹手术相同的肿瘤根治范围有望成为结肠癌新的手术规范。杜金林等[56]价腹腔镜直肠癌根治术应用于老年患者的可行性及安全性。方法，选取腹腔镜直肠癌根治术患者 45 例（腹腔镜组），另择同期直肠癌开腹手术患者 45 例（开腹组），对两组患者的术中及术后相关情况、术后 1 h 血气分析、肿瘤根治程度相关因素、并发症及短期随访情况进行比较分析。结果，与开腹组比较，腹腔镜组术中出血量少、术后肛门排气时间早、术后下床活动早（$P<0.05$ 或 0.01），手术时间则较长（$P<0.05$），住院时间无统计学差异 $P>0.05$）。两组患者 TME 完成数、切除淋巴结个数、肿瘤距下切缘距离、术后切缘侵犯情况均无统计学差异（均 $P>0.05$）。腹腔镜组呼吸系统严重并发症发生率明显低于开腹组（$P<0.05$），其他并发症发生率及随访情况的差异均无统计学意义（均 $P>0.05$）。两组患者术后 1 h 血气分析各指标的差异均无统计学意义（均 $P>0.05$）。结论，尽管老年患者行腹腔镜直肠癌根治术对腹腔镜技术要求较高，但安全可行，手术创伤小、术后恢复快，短期效果较为理想。郝荣等[57]探讨腹腔镜手术治疗老年直肠癌的短期生命质量。方法，收集 2009 年 9 月至 2011 年 5 月中国医科大学附属盛京医院结直肠肛门病外科年龄 70 岁以上直肠癌患者资料，依据调查表及生命质量测定核心量表（QLQ－C30）中文第三版，共收集 132 例完整资料，分为腔镜组（LR 组）54 例，开腹组（OR 组）78 例，两组进行统计学比较。结果，两组均无死亡病例。

LR组患者排气、进食、镇痛药使用、SIRS持续的时间及术后住院时间明显低于OR组($P<0.01$),LR组留置尿管时间及切口感染少于OR组($P<0.05$)。两组肿瘤下切缘距离、吻合口瘘、肠梗阻、尿滞留、术后转移率及无进展生存期比较差异均无统计学意义(均$P>0.05$)。术后2周在5个功能领域、1个症状领域(疼痛)、1个总体健康状况领域和4个单一领域(气促、食欲丧失、失眠、经济困难)对比,LR组优于OR组($P<0.05$)。4周后认知功能、疼痛、气促、食欲丧失、失眠领域比较,LR组与OR组比较差异无统计学意义($P>0.05$)。结论,腹腔镜直肠癌根治术使老年患者短期生命质量得到显著改善。臧怡雯等[58]评估≥75岁高龄结直肠癌患者手术安全性、远期疗效及腹腔镜手术的可行性。方法,回顾性分析2007年9月至2010年10月在复旦大学附属华山医院普通外科接受手术治疗的≥60岁的301例结直肠癌患者,分为高龄组(≥75岁,132例)及低龄组(≥60且<75岁,169例),评估高龄结直肠患者的手术危险因素,高龄患者接受根治手术的风险因素、安全性及远期疗效。回顾性分析2009年1月至2010年10月共27例年龄≥75岁并接受一期腹腔镜下根治性手术的结直肠癌患者(腔镜组)及同期56例年龄≥75岁并接受一期开放根治术的患者(开放组)的临床资料,比较两组近期疗效,探讨腹腔镜手术在高龄结直肠癌患者中的安全性和适用性。结果,高龄组内科合并症发生率为75.8%(100/132),显著高于低龄组的50.9%(86/169,$P=0.000$)。高龄组术后并发症发生率为48.5%(64/132),显著高于低龄组的32.0%(54/169,$P=0.004$);两组手术相关死亡率分别为2.3%(3/132)、1.8%(3/169),差异无统计学意义;两组术后镇痛要求、术后排气时间、进食半流质时间、保留导尿管时间的差异均无统计学意义(P值均>0.05),高龄组术后住院时间显著长于低龄组($P<0.05$)。患者随访于2011年4月30日完成,平均随访时间为(34.5±0.8)个月,其中213例健在,18例带瘤生存,59例死亡,失访11例。高龄组术后平均生存时间为(32.1±1.0)个月,术后3年总生存率为62.1%,无进展生存率为56.9%。低龄组平均生存时间为(36.6±1.2)个月,术后3年生存率为79.0%,无进展生存率为74.5%。COX多因素回归分析显示,手术根治性及肿瘤分期、分化程度是影响预后的主要因素(均P值<0.05)。结论,在≥75岁高龄结直肠癌患者中,通过进行术前综合病情评估,选择合适的病例进行根治性手术治疗,加强监护,积极治疗合并症,不仅可使患者安全耐受手术,而且可获得满意的远期效果。腹腔镜手术安全可靠,近期疗效满意,应成为治疗高龄结直肠癌患者的首选。

达芬奇机器人系统在直肠癌根治术中的已有应用报道。刘凤涛等[59]探讨达芬奇机器人系统治疗直肠癌的安全性及有效性。方法,回顾分析2010年6月至2011年10月为70例直肠癌患者行达芬奇机器人直肠癌根治术的临床资料。结果,70例均顺利完成手术,无一例中转开腹,无吻合口漏、吻合口狭窄发生,手术时间平均(220.2±50.3) min,系统装配时间平均(10.1±5.4)min,术中出血量平均(55.8±20.2)ml,术后胃肠功能恢复时间平均(2.6±1.6)d;标本残端均无肿瘤细胞残留,平均清扫淋巴结(17.1±4.2)枚;术后平均住院(4.5±2.1)d。术后1例发生骶尾部切口脂肪液化,2例骶尾部切口感染,1例尿潴留,2例肠梗阻,均经保守治疗后好转。随访至2011年10月,患者生活质量良好。结论,达芬奇机器人技术应用于直肠癌根治术安全可行,疗效显著。潘华峰等[60]总结对直肠癌施行经肛门拖出标本及达芬奇手术机器人系统下进行直肠重建的临床经验。方法,回顾性分析2012年2月至5月间15例在南京军区南京总医院接受机器人系统施行直肠癌根治术患者的临床资料。结果,15例患者中男9例,女6例,年龄(61.5±9.2)岁。所有病例均顺利完成机器人手术,手术时间(154.7±10.6)min,术中出血量(17.3±6.5)ml,术后肛门排气时间(2.3±0.8)d,术后住院时间(3.3±0.6)d。标本内获取的淋巴结(15.0±1.2)枚/例,切缘均为阴性。术后所有患者均接受了4~8周的随访,无术后感染、吻合口瘘及切口疝等并发症,无近期死亡病例。结论,达芬奇手术机器人系统以其独特的光源系统及灵活的器械操作,极大地降低了直肠癌手术的难度。

九、腹腔镜脾脏手术

潘光栋等[61]* 探讨完全腹腔镜下巨脾切除联合贲门外周血管离断术治疗肝硬化门静脉高压症的手术技巧和临床应用价值。方法,对我科2009年3月至2010年8月期间,12例肝硬化门静脉高压症致食管下段胃底静脉曲张患者应用超声刀和血管闭合切割系统(Ligasure),行完全腹腔镜下巨脾切除联合贲门外周血管离断术治疗的临床资料进行回顾性分析与总结。结果,12例均在处理脾蒂前夹闭脾动脉,其中10例完成腹腔镜手术(其中7例应用二级脾蒂离断法处理脾蒂),2例中转开腹。10例腹腔镜手术患者的手术时间为180~300 min,平均210 min;术中失血200~1 000 ml,平均480 ml;术后住院时间8~15 d,平均9 d;术后发生少量(<300 ml)胸腔积液2例,少量(<300 ml)腹水2例,轻度(<10 ml/d)胰瘘1例,均未作特殊处理,带管出院后1个月好转拔管,无死亡病例。12例患者术后平均随访7个月(4~20个月),均未发

生再出血。结论,用超声刀预夹闭脾动脉,联合应用超声刀和Ligasure进行二级脾蒂离断法处理脾蒂是完全腹腔镜下巨脾切除联合贲门外周血管离断术成功的关键技术要领,该技术安全、有效、微创,具有一定的临床应用价值。王钊等[62]探讨完全腹腔镜下巨脾切除联合贲门外周血管离断术治疗肝硬化门静脉高压症的可行性、有效性和安全性。方法,对26例患者行巨脾切除联合贲门外周血管离断术,其中16例行完全腹腔镜下二级脾蒂离断法脾切除联合贲门外周血管离断术,10例行传统开腹手术。比较两组的手术时间、术中出血量、术后并发症发生率、术后外周血血小板数值及术后住院时间等。结果,腹腔镜组成功完成手术12例,中转开腹4例。腹腔镜组与开腹组平均手术时间分别为(315±77)min和(291±31)min,两组相比差异无统计学意义,$t=0.892$,$P=0.384$;术中平均出血量分别为(409±216)ml和(980±402)ml,两组相比差异有统计学意义,$t=4.105$,$P<0.01$;术后并发症发生率分别为17%和30%,两组相比差异无统计学意义,$\chi^2=0.064$,$P=0.525$;术后平均住院时间分别为(10±3)d和(17±8)d,两组相比差异有统计学意义,$t=2.539$,$P<0.01$。结论,完全腹腔镜下巨脾切除联合贲门外周血管离断术安全、可行、有效,具有出血少、痛苦小、术后住院时间短的优点,是一种值得推广的微创手术。谢志杰等[63]探讨腹腔镜小儿巨脾切除术(LS)的安全性和有效性。方法,定义小儿脾脏下缘过脐平面,内侧缘过中线为小儿巨脾。按此定义回顾性分析1997年4月至2011年10月同一治疗组诊治的25例腹腔镜小儿巨脾切除和同期的21例开腹巨脾切除(OP)病例,对比手术时间、术中出血、住院时间、脾脏大小等资料。结果,腹腔镜中转开腹1例,其余24例LS顺利完成。腹腔镜与开腹平均手术时间为(69.0±34.5)min和(66.0±41.3)min,两者无统计学差异($P>0.05$),其中脾脏游离时间(48.5±24.5)min和(57.8±29.1)min;术中出血(64.0±26.4)ml和(92.8±48.6)ml,住院时间(3.6±2.0)d和(5.8±2.7)d;两者具有统计学差异($P<0.01$);脾脏大小为(19.2±7.4)cm和(18.3±7.9)cm,两者无统计学差异($P>0.05$)。术后并发症发生率分别为12.0%和33.3%。结论,腹腔镜小儿巨脾切除术是安全、有效、切实可行的,能缩短住院时间,减少术后并发症。文宇等[64]评价腹腔镜下脾切除不同阶段的手术效果,探讨其学习曲线问题。方法:回顾性分析中南大学湘雅二医院普通外科近2年内由同一手术团队完成的40例腹腔镜下脾切除手术。按施行手术的时间次序分为4组(Ⅰ,Ⅱ,Ⅲ,Ⅳ),每组10例。比较各组手术时间、术中出血量、中转开腹率、中转手助腹腔镜脾切除率、术后住院时间、术后恢复流质时间、术中术后并发症情况以及手术频数,分析不同阶段的手术效果。结果,4组患者在年龄、性别方面差别无统计学意义($P>0.05$)。Ⅲ,Ⅳ组手术时间、术中出血量和术后住院时间明显少于Ⅰ,Ⅱ组($P<0.05$)。各组术后恢复流质时间依次缩短但差异无明显统计学意义($P>0.05$)。4组在中转率和术后并发症方面差异无统计学意义($P>0.05$)。Ⅰ～Ⅳ组手术频数从1.25台/月增加到2.5台/月。结论,有丰富开腹脾切除经验和一定腹腔镜基础的普外科医师,腹腔镜下脾切除手术的学习曲线约为20例,手术频数为1.33台/月。

(印　慨)

参考文献

1　王梦远,等. 河北医科大学学报,2012,33(5):510

2　付振刚,等. 中国普外基础与临床杂志,2012,19(2):214

3*　陈洪流,等. 临床外科杂志,2011,19(12):812

4　彭　毅,等. 中国微创外科杂志,2012,12(1):14

5　张海江,等. J Shanxi Med Univ,2012,43(7):528

6　周　斌,等. 山东大学学报,2011,49(11):105

7　段煜飞,等. 北京医学,2012,34(1):25

8　戈佳云,等. 中国微创外科杂志,2011,11(11):964

9　潘步建,等. 中华肝胆外科杂志,2011,17(10):816

10　纪艳超,等. 中国微创外科杂志,2012,12(8):730

11　毛志海,等. J Surg Concepts Pract,2011,16(6):538

12　杨学伟,等. 中华普通外科杂志,2012,27(2):100

13　王保富,等. 腹部外科,2012,25(2):79

14　黄玉斌,等. 中华肝胆外科杂志,2012,18(3):173

15　刘松阳,等. 腹部外科,2012,25(2):88

16　岳　平,等. 中华肝胆外科杂志,2011,17(10):813

17　周宁新,等. J Surg Concepts Pract,2011,16(6):526

18　赵舒霖,等. 中国普外基础与临床杂志,2012,19(7):697

19　张金山,等. 中华小儿外科杂志,2012,33(1):21

20　张金山,等. 中华小儿外科杂志,2012,33

(10)：771
21 严加费，等. 中华外科杂志，2012，50(9)：802
22* 陈金水，等. 第二军医大学学报，2012，33(9)：996
23 王卫军，等. 中国微创外科杂志，2012，12(8)：692
24 梁伟潮，等. 齐齐哈尔医学院学报，2011，32(20)：3275
25 李 兵，等. 腹腔镜外科杂志，2012，17(3)：206
26 王 东，等. 中国现代普通外科进展，2011，14(10)：776
27 张 兵，等. 上海医学，2011，34(11)：869
28 黄景山，等. 河北医科大学学报，2011，32(11)：1265
29 陈振伟，等. 腹腔镜外科杂志，2012，17(3)：196
30* 王道荣，等. 中华胃肠外科杂志，2012，15(9)：964
31 黄汉涛，等. 临床外科杂志，2012，20(5)：335
32 张广钰，等. 第三军医大学学报，2012，34(12)：1244
33 邱伟箐，等. 中华胃肠外科杂志，2012，15(3)：240
34 王 荣，等. 腹腔镜外科杂志，2012，17(5)：346
35 谢建伟，等. 中华胃肠外科杂志，2012，15(8)：824
36 江志伟，等. 中华胃肠外科杂志，2012，15(8)：801
37 余佩武，等. 中华胃肠外科杂志，2012，15(2)：121
38 曹 广，等. 首都医科大学学报，2012，33(1)：59
39 陈 欣，等. 河北医科大学学报，2012，33(4)：399
40 钟秉政，等. 南方医科大学学报，2012，32(5)：664
41 姜洪伟，等. 中国现代普通外科进展，2012，15(9)：699
42* 康建省，等. 腹腔镜外科杂志，2011，16(10)：737
43 陈加明，等. 结直肠肛门外科，2011，17(5)：296
44 应晓江，等. 中华普通外科杂志，2011，26(10)：823
45 周宪勇，等. 腹腔镜外科杂志，2012，17(3)：199
46 李持军，等. 河北医科大学学报，2012，33(1)：36
47 张 键，等. 中国微创外科杂志，2012，12(1)：27
48 殷红专，等. 中国普外基础与临床杂志，2012，19(6)：646
49 王 征，等. 肿瘤防治研究，2012，39(8)：906
50 吴新军，等. 腹腔镜外科杂志，2012，17(5)：371
51 关 心，等. 腹腔镜外科杂志，2011，16(11)：816
52 葛 磊，等. 中华医学杂志，2012，92(2)：98
53 张维涛，等. 军医进修学院学报，2011，32(10)：1011
54 任镜清，等. 广东医学，2012，33(3)：376
55 孙艳武，等. 中华胃肠外科杂志，2012，15(1)：24
56 杜金林，等. 浙江医学，2011，33(12)：1738
57 郝 荣，等. 中国肿瘤临床，2012，39(19)：1430
58 臧怡雯，等. 上海医学，2011，34(11)：831
59 刘凤涛，等. 腹腔镜外科杂志，2012，17(9)：677
60 潘华峰，等. 中华胃肠外科杂志，2012，15(8)：807
61* 潘光栋，等. 中国普外基础与临床杂志，2011，18(11)：1205
62 王 钊，等. 中华普通外科杂志，2012，27(5)：353
63 谢志杰，等. 中华小儿外科杂志，2012，33(7)：484
64 文 宇，等. 中南大学学报(医学版)，2012，37(5)：517

腹腔镜胆囊切除术意外胆囊癌的处理对策[临床外科杂志，2011，19(12)：812] 陈洪流等回顾性分析2001年1月至2010年12月4 236例腹腔镜胆囊切除术中和术后发现的18例意外胆囊癌的临床资料。18例意外胆囊癌，pTis期1例，pT_{1a}期5例，pT_{1b}期4例，pT_2期5例，pT_1期2例，pT_4期1例。pTis期及pT_1期仅行LC术；pT_2期5例中4例行开腹胆囊癌根治术，1例拒绝再次手术；pT_3期患者拒绝再次手术；pT_4期患者仅行腹腔镜探查活检术。1例腹腔镜胆囊切除术后腹壁Trocar出现种植转移灶。18例患者术后随访3～64个月，死亡12例，6例仍存活。作者指出，意外胆囊癌的早期确诊有助于改善预后，对pT_2期的意外胆囊癌宜再次开腹做根治性手术，pT_3期及pT_4期意外胆囊癌须权衡手术风险和生存利益作出选择。

（印 慨）

述评 意外胆囊癌一般是指腹腔镜术前诊断为慢性炎症或胆囊息肉，术后病理显示为胆囊癌。由于腹腔镜胆囊切除术一般术后1～3 d出院，因此5～7 d病理结果显示为胆囊癌后临床医生往往面临很大的被动。笔者认为，减少这种被动的有效方式是术前对可能是胆囊癌的患者一定要完善各种检查(如影像学、肿瘤指标等),并在术前对病患或家属详细告之,提出治疗方案。

(印　概)

腹腔镜远端胰腺切除术与开腹远端胰腺切除术对比分析[第二军医大学学报,2012,33(9):996]　陈金水等对比分析腹腔镜远端胰腺切除术(LDP)与开腹远端胰腺切除术(ODP)术中及术后资料,探讨LDP的可行性、安全性及与临床疗效。方法 回顾性分析2011年5月至2012年2月68例远端胰腺切除术患者的临床资料,其中LDP组16例,ODP组52例,比较两组基线情况、术中及术后情况。结果 两组均无死亡病例。LDP组与ODP组患者性别比例、年龄、体质量指数、肿瘤直径及住院总费用差异均无统计学意义。LDP组与ODP组手术切口长度分别为(3.50± 1.34)cm和(17.94 ± 2.12) cm,手术时间分(145.63 ± 56.80)min和(87.21±32.06)min,两组切口长度、手术时间差异有统计学意义($P<0.001$)。LDP组与ODP组术后住院时间分别为(5.06±1.24)d和(8.06±2.53)d,术后卧床时间分别为(1.31±0.68)d和(2.94±0.80)d,术后禁食时间分别为(1.31±0.57)d和(2.86±1.34)d,两组术后住院时间、卧床时间、禁食时间差异均有统计学意义($P<0.001$)。两组术中失血量分别为(318.75±227.21)ml和(306.35±378.36)ml时,差异无统计学意义($P=0.898$)。LDP组术后并发胰漏4例(25.00%),腹腔积液1例(6.25%);ODP组术后并发胰漏12例(23.08%),腹腔积液3例(5.77%),其中有1例同时发生胰漏和腹腔积液;两组间胰漏及腹腔积液发生率差异均无统计学意义。LDP组术后疼痛指数多分布于1~2级,而ODP组多分布于2~3级,两组差异有统计学意义($P<0.001$)。

(印　概)

述评　腹腔镜胰腺手术难度大及风险均较高,但对于胰腺体尾部的病变,由于手术不涉及消化道重建,因此腹腔镜技术的应用具有较高的可行性及安全性。目前,有学者探索胰十二指肠腹腔镜切除技术,但多年下来该术式并未获得大的推广。笔者认为,腹腔镜手术与常规手术相比的主要优势在于创伤轻微,而腹腔镜胰十二指肠手术比较常规开腹手术时间数倍延长,因此其合理性值得商榷。

(印　概)

腹腔镜与开腹进展期胃癌D2根治术的临床对照研究[中华胃肠外科杂志,2012,15(9):964]　王道荣等回顾性分析2007年5月至2010年12月间在苏北人民医院接受腹腔镜下根治性切除术的210例进展期胃癌患者(腹腔镜组)的临床资料,并与同期行开腹胃癌根治术的180例进展期胃癌患者(开腹组)的临床资料进行比较分析。结果腹腔镜组有206例患者完成胃癌D2根治术,4例(1.9%)中转开腹。与开腹组相比,腹腔镜组患者术中出血量更少[(208±38) ml vs (300±52) ml,$P<0.05$],术后胃肠功能恢复更快[(2.9±0.7)d vs (3.9±1.8) d,$P<0.05$],术后住院时间更短[(12.8±6.2)d vs (15.6±6.8)d,$P<0.05$],但手术时间长[(258±42)min vs (193±30)min,$P<0.05$]。腹腔镜组和开腹组患者淋巴结清扫数目分别为(20.5±1.9)枚/例和(25.8±1.5)枚/例术后并发症发生率分别为8.1%(17/201) vs 8.5%(15/180),差异均无统计学意义(均$P>0.05$)。两组患者术后复发转移率分别为2.9%(6/210) vs 2.8%(5/180),3年生存率分别为35.6%和37.8%,差异也均无统计学意义(均$P>0.05$)。

(印　概)

述评　腹腔镜胃癌技术多年的发展目前以在临床应用日益增多。在中国,胃癌患者多为进展期胃癌,因此国内的趋势是由主要应用于早期胃癌逐渐拓展到进展期胃癌的治疗。笔者认为,对于进展期胃癌的腹腔镜手术,特别是那些病灶巨大、侵犯浆膜面、胃周淋巴结融合性转移、肥胖患者,由于腹腔镜手术存在术中播散种植、解剖层次复杂等因素,应慎重开展。

(印　概)

腹腔镜与开腹手术治疗结肠癌远期疗效的Meta分析[腹腔镜外科杂志,2011,16(10):737]　康建省等检索CHKD、维普数据库、PUBMED、EMCC、Ovid等数据库1995年1月至2011年7月收录的对比腹腔镜手术与开腹手术治疗结肠癌远期疗效的随机对照研究。制定文献纳入与剔除标准,严格按标准筛选文献,并用Jadad量表评估入选研究的质量。从文献提取数据,用RevMan 4.2.8进行统计分析。结果:按筛选标准,共8篇2 689例结肠癌患者入选(腹腔镜手术1 347例,开腹手术1 342例)。腹腔镜手术组与开腹手术组两组患者基本数据除体重指数外,性别、年龄、肿瘤TNM分期与ASA分级差异均无统计学意义。腹腔镜手术治疗结肠癌与开腹手术相比,复发率、局部复发率、远处转移率、穿刺孔或切口种植转移率、3年生存率、5年生存率、3年无瘤生存率、5年无瘤生存率差异均无统计学意义。结论:腹腔镜手术治疗结肠癌的远期疗效与开腹手术相当。

(印　概)

述评　腹腔镜结直肠癌手术近20年的发展,临床已有大宗的病例报道。和常规开腹手术相比,具有切口小、腹腔干扰轻微、术后胃肠道功能恢复快、疼痛轻;特别在肿瘤的根治性如淋巴结获取数量方面和常规无差别甚至优于开腹手术。对于患者的长期生存率和开腹手术相比也不差别。笔者认为，腹腔镜结直肠手术，将来应该是该疾病外科治疗的首选术式。

（印 慨）

完全腹腔镜下巨脾切除联合断流术治疗门静脉高压症的体会[中国普外基础与临床杂志，2011，10(11)：1205] 潘光栋等对2009年3月至2010年8月期间，12例肝硬化门静脉高压症致食管下段胃底静脉曲张患者应用超声刀和血管闭合切割系统（Ligasure），行完全腹腔镜下巨脾切除联合贲门外周血管离断术治疗的临床资料进行回顾性分析与总结。结果，12例均在处理脾蒂前夹闭脾动脉，其中10例完成腹腔镜手术（其中7例应用二级脾蒂离断法处理脾蒂），2例中转开腹。10例腹腔镜手术患者的手术时间为180～300 min，平均210 min；术中失血200～1 000 时，平均480 ml；术后住院时间8～15 d，平均9 d；术后发生少量（<300 ml）胸腔积液2例，少量（<300 ml）腹腔积液2例，轻度（<10 ml/d）胰瘘1例，均未作特殊处理，带管出院后1个月好转拔管，无死亡病例。12例患者术后平均随访7个月（4～20个月），均未发生再出血。

（印 慨）

述评 腹腔镜脾脏切除术术中出血的风险极高，术中出血是中转开服的最主要及常见原因。对脾门血管的合理处理，是降低出血风险的重要措施。作者认为，腹腔镜脾切除术中，采用二级血管离断风险较高，特别对于巨脾或门脉高压导致的血管曲张患者风险更高。因此，充分游离脾脏周围韧带，采用血管切割闭合器一次性处理脾蒂血管更为合理。

（印 慨）

肝 脏 外 科

本年度共收集论文299篇,纳入回顾85篇,占28.4%;收入文选14篇,占4.7%。

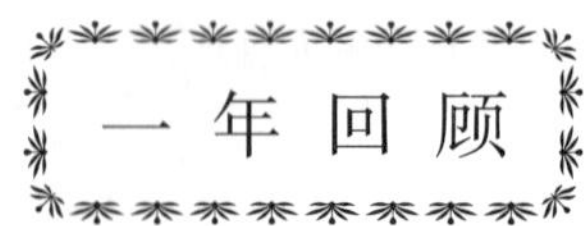

一、肝脏基础研究

(一) 肝脏的病理生理学

肝纤维化是各种慢性肝病的共同病理学基础。研究提示肝纤维化的形成机制是从HSC(肝星状细胞)瀑布样激活效应开始的。HSC在肝纤维化的过程中起着关键作用。在刺激因素下,HSC由静息型转变成激活型,并释放出大量细胞因子,合成ECM从而促进纤维化的发展,并逐渐缓慢进展为肝硬化。肝硬化一旦形成后多为不可逆的过程,因此如何在肝硬化形成前就进行有效干预,如何抗纤维化治疗一直是亟待解决的难题。脂褐素为脂肪细胞产生的一种脂肪因子。钟艳丹等[1]通过观察外源性脂联素对体外培养大鼠肝星状细胞(HSC)增殖和活化的作用,探讨了脂联素对肝纤维化的影响。作者通过用不同浓度的脂联素处理体外培养的HSC-T6,用MTT法分析其对HSC-T6增殖的影响,Western blot法检测HSC-T6细胞中α-SMA的表达。结果表明脂联素对HSC的抑制作用随药物浓度的增加而增强,α-SMA的蛋白表达随脂联素浓度增加而下降。因而该研究得出结论:脂联素能抑制HSC-T6的增殖,从而发挥抗肝纤维化作用。

肝脏屏障主要包括细胞-细胞屏障、细胞-血液屏障和血液-胆汁屏障。其中血液-胆汁屏障已获世界公认,肝细胞和肝细胞之间的紧密连接是其重要组成部分,在维持肝细胞正常生理功能以及抗损伤方面起着重要作用。肝切除后肝细胞紧密连接蛋白的形态和功能发生改变,从而影响肝脏功能及其再生过程。ω-3多不饱和脂肪酸(ω-3PUFA)是静脉营养支持中使用的一种脂肪乳剂。谈谈等[2]* 观察了ω-3PUFA对围手术期肝部分切除大鼠残肝的作用,探讨了ω-3PUFA保护肝功能的可能机制。作者采用雄性SD大鼠肝部分切除模型,给予ω-3不饱和脂肪酸治疗,术后观察肝脏病理形态学改变,并检测术后3 d肝细胞Occludin蛋白的表达和超微结构改变。研究结果表明肝切除术后大鼠围手术前应用ω-3不饱和脂肪酸可能通过增加Occludin蛋白表达和维持肝细胞间紧密连接,从而产生保护肝脏屏障的效果。

缺血再灌注损伤(IRI)是肝脏手术中常见的病理过程,是加重肝脏功能损伤甚至引发肝功能衰竭的重要因素,严重影响手术成功率和患者生存率,因此研究如何减轻缺血再灌注损伤的发生显得尤为重要。赵鸽等[3]探讨缺血后处理对肝大部切除后残肝缺血再灌注损伤的影响。作者选取健康清洁级雄性SD大鼠115只,体质量230~280 g,其中25只随机分为5组:70%单纯肝切除1组(PH1)、70%肝切除合并缺血再灌注1组(PHIR1)、10 s~10 s循环3次后处理组(IPO1)、30 s~30 s循环3次后处理组(IPO2)和60 s~60 s循环3次后处理组(IPO3)。再灌注6h后取各组大鼠下腔静脉血及残肝组织,测定血清ALT、AST活性及肝细胞凋亡指数,选取保护效果最佳的后处理方案。剩余90只大鼠随机分为3组:PH2组、PHIR2组和IPO组,并于再灌注1、6、12、24、48 h取各组大鼠下腔静脉血及残肝组织,每时点6只,测定血清ALT、AST活性及肝组织丙二醛(MDA)、超氧化物岐化酶(SOD)、髓过氧化物酶(MPO)水平。结果显示,与PH1组比较,PHIR1组、IPO1组、IPO2组和IPO3组血清ALT和AST活性、肝细胞凋亡指数均升高($P<0.05$);与PHIR1组比较,IPO1组、IPO2和IPO3组血清ALT和AST活性、肝细胞凋亡指数均降低,但仅IPO2组差异有统计学意义($P<0.05$)。选择IPO2组作为后处理方案,与PHIR2组比较,IPO组各时点ALT、AST活性和

MDA、MPO 表达水平降低($P<0.05$)，SOD 表达水平升高($P<0.05$)。结论提示，缺血后处理可以减轻肝大部切除后残肝的缺血再灌注损伤，其机制与抑制氧化反应，减少自由基生成，减轻炎细胞浸润等有关。

LIPC 对 I-R 的肝脏是否具有保护作用目前尚未见相关报道。陈闯等[4]观察了肢体缺血预处理(LIPC)对大鼠肝缺血-再灌注(I-R)损伤的延迟性保护作用。作者采用雄性 SD 大鼠 36 只，随机分为对照组(S 组)，I-R 组，LIPC 组，每组 12 只，S 组仅行开腹，不作其他处理；I-R 组行肝缺血 1 h，再灌注 3 h；LIPC 组先行双后肢缺血 5 min，反复 3 次 24 h 后行肝缺血1 h，再灌注 3 h。手术完毕，腹主动脉采血用于检测总超氧化物歧化酶(T-SOD)、丙二醛(MDA)、血清 ALT 与 AST；切取肝组织，测定肝脏的湿干比(W/D)，免疫组化检测肿瘤坏死因子 α(TNF-α)的表达，同时光电镜观察肝组织显微、超微结构的变化。结果显示，与 I-R 组比较，LIPC 组 T-SOD 活性增加($P<0.01$)，MDA 水平、ALT、AST、W/D 值及 TNF-α 的阳性表达均明显降低($P<0.01$)，肝脏的显微及超微结构损伤减轻。结论提示，LIPC 对大鼠肝脏 I-R 损伤有明显的延迟性保护作用，其机制可能与增加机体抗氧化能力、抑制肝脏炎症反应、减轻肝脏水肿、抑制 TNF-α 的表达和改善肝组织微循环有关。

细胞内许多信号通路对肿瘤的病理生理过程有重要作用，研究这些信号通路中关键分子的表达对于了解肿瘤的发生及进展具有重要意义。马晋峰等[5]研究肝癌组织和人肝癌细胞系中甘油二酯激酶 ζ(diacylglycerol kinase，DGKζ)和蛋白激酶 C(PKC)的表达及意义。作者采用免疫组织化学和细胞化学法检测 DGKζ 和 PKC 在 60 例肝癌与癌旁组织、10 例正常肝组织和体外培养的正常人肝细胞系、癌旁肝细胞系和人肝癌细胞系的表达情况，对肝癌组织中 DGKζ 和 PKC 的表达进行相关性分析。结果显示，DGKζ 在正常肝组织呈阴性表达，在癌旁组织肝细胞胞质和肝癌细胞的细胞膜上有阳性表达；肝癌组织中 DGKζ 的阳性率为 86.7%，显著高于癌旁组织和正常肝组织，PKC 表达在正常肝细胞的胞质和胞核、癌旁组织肝细胞的细胞膜和肝癌组织的胞质或胞膜；肝癌组织中 PKC 的阳性率为 71.7%，与癌旁组织和正常组织相比无统计学差异，癌旁组织中 PKC 的阳性率显著低于正常肝组织。肝癌组织中 DGKζ 与 PKC 的表达呈正相关，DGKζ 和 PKC 均主要表达在三种细胞系肝细胞的胞质。结论提示，DGKζ 主要在肝癌组织被激活，可能有抑制肝癌细胞增殖的作用。

(二) 肝癌的复发和转移

探讨肝癌侵袭、转移的分子调控机制，一直是当今研究的热点和难点。长链非编码 RNA(IncRNA)是编码 RNA 的重要成员，在生命活动中发挥关键的调节作用，参与多种生物学功能，包括肿瘤的发生与发展。潘延凤等[6]* 探讨新的长链非编码 RNA(IncRNA) UC001kfo 在肝癌中的表达与肝癌侵袭、转移的关系。作者收集肝脏组织 60 例，分为肝硬化组、肝癌组、癌旁组、门静脉转移癌栓组，采用原位杂交检测 UC001kfo 和 ACTA2(α-平滑肌肌动蛋白的基因)在肝癌组织的表达。结果显示，UC001kfo 在肝硬化组不表达或低表达，在其他 3 组均为阳性表达，以上 4 组的表达值分别为 113.30 ± 11.79、137.59 ± 6.23、148.78 ± 8.23、160.28±9.47，方差分析显示 UC001kfo 表达差异有统计学意义，4 组间的差异有统计学意义，分别为肝硬化组＜癌旁组织＜肝癌组＜门脉癌栓组。ACTA2 的表达分别为 109.89±9.74、125.22±32.16、149.06±8.43、156.57±8.86，ACTA2 表达差异有统计学意义，4 组间差异有统计学意义，表达分别为肝硬化组＜癌旁组织＜肝癌组＜门脉癌栓组。结论提示，UC001 kfo 和 ACTA2 在肝癌中表达明显增加，特别是门静脉癌栓组，UC001 kfo 可能通过调控 ACTA2 的表达促进肝癌的侵袭转移。

刘亮等[7]探讨抑制残癌细胞上皮间质转化对肝动脉断流后肝癌增强的转移潜能的影响。作者采用 MHCC97 肝癌细胞系和 52 只 BALB/c－nu/nu 裸鼠，建立转移性人肝癌裸鼠原位移植并肝动脉结扎(hepatic artery ligation, HAL)模型。另 12 只荷瘤裸鼠行假手术设为对照。分别观察肝动脉结扎＋阻滞剂 LY294002 以及肝动脉结扎＋不同剂量干扰素 α(intererin-α，IFN-α)对移植瘤生长和肺转移率的影响。体外将肝癌细胞 MHCC97 置于缺氧环境中培养。Western blot 检测细胞和移植瘤内 HIF－1α、E-cadherin、N-cadherin、Twist 表达。结果显示，动脉结扎虽然减小肝癌移植瘤体积，但增加荷瘤裸鼠肺转移率。联合阻滞剂 LY294002 治疗不能进一步抑制肝癌生长，但显著减少裸鼠肺转移。中等以上剂量的 IFN-α(7.5×106 U/kg)显著降低肝动脉结扎诱导的肺转移率。对移植瘤和细胞样本的分析证实阻滞剂 LY294002 或中等以上剂量的 IFN-α 均抑制缺氧肝癌细胞内 N—cadherin 和 Twist 上调，增加 E-cadherin 表达。结论提示，阻断肝癌细胞上皮-间质转化能够抑制缺氧诱导的肝癌侵袭、转移。

(三) 肝癌的监测和预后判断

缺氧是多数实体肿瘤的最基本特征之一。缺氧诱导因子家族(HIF-1)的表达可以调控多条信号通路，维持肿瘤干细胞特征，与肿瘤的血管生成、运动侵袭、远处转移以及放化疗抵抗等恶性生物学表型密切相关。张巨波等[8]探讨肝癌以及癌旁肝组织中缺氧诱导因子 2α(HIF-2α)预测原发性肝癌切除术后复发和预后的价值。作者从 968 例原发性肝癌患者中随机选取 105 例制成组织芯片,随访至 2010 年 3 月,采用免疫组织化学方法染色并半定量分析肝癌以及相应的癌旁组织中 HIF-2α 的表达,分析 HIF-2α 高低组主要临床相关资料的差异,并评价其与患者复发、预后的相关性。结果显示,肝癌中 HIF-2α 表达高低和预后无显著相关性。肝癌癌旁肝组织中 HIF-2α 阴性患者 57 例,1,3,5 年生存率(92.7%,74.5%,58.6%)、无瘤生存率(80.1%,58.6%,44.6%)和早期复发(19 例)显著好于癌旁 HIF-2α 阳性患者(46 例)的总体生存率(75.4%, 50.3%, 41.0%)、无瘤生存率(55.1%, 35.3%,22.9%)和早期复发(25 例)。两组患者的临床病理特征的差异无统计学意义。多因素结果提示癌旁 HIF-2α 高表达为术后总体生存和无瘤生存的独立预后因素。该研究提示,HIF-2α 可有效预测原发性肝癌切除术后患者的复发和预后。

研究发现肝癌组织 TNF-α 表达增多,肝癌患者体内 TNF-α 水平相对健康人群明显增加。TNF-α 参与了肝损伤、肝纤维化及肝癌的病理发生、发展过程。杨艳等[9]* 探讨广西地区人群 TNF-α 基因启动子区-1031C/T 和-308A/G 的单核苷酸多态性及其与环境因素的交互作用与 HCC 遗传易感性的关系。选择来自广西地区的新发 HCC 患者 620 例,相同地区年龄、性别和民族频数匹配的非肿瘤患者 625 例。采用实时荧光定量 PCR 方法对 TNF-α 基因-1031 位点和-308 位点进行基因分型,比较不同基因型与 HCC 患病风险的关系,并探讨基因-环境的交互作用对患病风险的影响。结果提示,TNF-α 基因-1031 位点和-308 位点单核苷酸多态性在 HCC 发生过程中,可能无独立的危险作用,但与吸烟、饮酒、食鱼生及 HbsAg 阳性等环境因素交互作用能增加 HCC 的发病风险。

王先明等[10]建立了肝癌根治术后早期肺转移临床因素及 CXCR7 蛋白数学预测模型。收集了 279 例根治性肝癌切除患者的癌组织、癌旁组织及 14 例正常肝组织构建了组织芯片,利用免疫组织化学方法检测 CXCR7 蛋白在肝癌组织、癌旁组织及正常肝脏组织中的表达情况。回顾性分析了 279 例患者的临床资料,以 10 项相关的临床病理因素及肝癌细胞中 CXCR7 蛋白表达情况进行单因素分析,筛选相关影响因素,并进行多因素分析及建立术后肺转移的预测模型。结果显示,术后 1 年肺转移发生率为 12.9%,单因素分析提示肺转移组和无肺转移组在 CXCR7 蛋白表达、性别、肿瘤大小、术前 AFP、镜下脉管癌栓方面相比较有显著性差异;多因素分析提示术后发生肺转移的独立判断因素为 CXCR7 蛋白阳性表达、肿瘤大小。结论提示,随着肿瘤直径增大、CXCR7 蛋白阳性表达,患者术后早期肺转移可能性较大;本预测数学模型具有较高的预测准确率。

(四) 肝癌的治疗

1. 凋亡诱导

周婷等[11]探讨缺氧时 5-氟尿嘧啶(5-fluorouracil, 5-Fu)和三氧化二砷(As_2O_3)联合及序贯治疗对肝癌细胞凋亡的影响。作者采用 MTT 法,分析 2 种药物联合治疗及序贯治疗对肝癌细胞 BEL-7402 的细胞毒作用,流式细胞仪检测细胞周期和凋亡情况。结果显示,与单用 5-Fu 及序贯用药相比,联合用药毒性明显增强,与单用 5-Fu 相比序贯用药毒性明显增强。联合用药可增加 G_1 期细胞,减少 S 期细胞,序贯用药可减少 G_1 期细胞,增加 S 期细胞,且联合用药组细胞凋亡率较高。结论提示,As_2O_3、5-Fu 可导致细胞凋亡,两者联合有协同作用,与序贯用药相比,联合用药细胞毒作用更强,细胞凋亡率更高,治疗效果更强,实验结果可为临床提供参考依据。

王中焕等[12]探讨塞来昔布对肝癌细胞 huh-7 增殖抑制及放疗增敏作用。以人肝癌细胞株 huh-7 为研究对象,以塞来昔布和高能射线作为干预手段,采用四唑氮蓝还原法(MTT),检测不同浓度塞来昔布和作用不同时间对 huh-7 细胞的增殖抑制作用,采用流式细胞技术,检测塞来昔布联合放疗对 huh-7 细胞凋亡和增殖的影响。结果显示,塞来昔布对人肝癌细胞 huh-7 生长有显著抑制作用,且呈时间和剂量依赖性;塞来昔布对肝癌放疗具有明显增敏作用。与对照组比较,药物组 G_0/G_1 期细胞比例增加,S 期细胞比例减少,G_2/M 变化无明显意义;照射组 G_2/M 期细胞比例升高,联合组 G_0/G_1 期细胞比例增加,S 期细胞比例减少。结论提示,塞来昔布能提高人肝癌细胞株 huh-7 放疗敏感性作用,其作用可能是通过诱导细胞凋亡、改变细胞周期时相分布来实现的。

2. 调控自噬

细胞自噬与肿瘤发生、发展之间的关系是目前国际研究的热点,自噬对肿瘤可能具有保护和杀伤的双重作用。杜海磊等[13]研究分子靶向药物索拉非尼在体外对人肝癌细胞株 HepG2 增殖抑制过程中自噬的表达及作用,并探讨其可能的机制。作者以吖啶橙染色荧光显微镜对自噬进行定性观察,cell counting kit-8 检测活性氧抑制前后 HepG2 细胞成活率的变化;RT-PCR 检测自噬基因 Beclin-1 表达的变化。Western 印记检测自噬相关蛋白 Beclin-1 的变化;荧光分光光度计检测细胞内二氯荧光素 DCF 的荧光强度。结果显示,索拉非尼对肝癌细胞 HepG2 具有显著的抑制作用;索拉非尼可诱导肝癌细胞 HepG2 产生自噬及 ROS,自噬在基因及蛋白水平表达均增加;抑制 ROS 的产生可减少索拉非尼诱导的肝癌细胞 HepG2 自噬的表达量,自噬的抑制增强了索拉非尼对肝癌细胞的抑制作用。结论提示,ROS 参与索拉非尼诱导肝癌细胞 HepG2 的自噬表达,自噬在索拉非尼抑制肝癌细胞增殖过程中起到保护作用,抑制自噬可能为提高进展期肝癌病人索拉非尼分子靶向治疗敏感性提供新的思路。

3. 生物人工肝

生物人工肝的研究在近年来也得到了快速发展,已有多种生物人工肝应用于临床,并取得了较为满意的疗效。施晓雷等[14]* 评价新型多层平板型生物人工肝治疗急性肝功能衰竭动物的疗效。作者以新鲜猪肝细胞及猪骨髓基质干细胞为细胞来源,共培养于新型多层平板型生物反应器内,从而构建一种新型的生物人工肝。采用 D-氨基半乳糖给药方式构建犬急性肝功能衰竭模型,实验组($n=8$)给予生物人工肝治疗;对照组($n=8$)仅给予一般监护。观察和检测所有动物一般情况、生化指标及生存率。结果显示,实验组动物经生物人工肝治疗后,肝性脑病及一般精神状况均得到较明显改善,丙氨酸氨基转移酶从(1512±183) U/L 降至(86±25) U/L;天冬氨酸氨基转移酶从(1 472±365) U/L 降至(46±11) U/L;总胆红素从(28.8±6.2) μmol/L 降至(12.5±3.6) μmol/L;血氨从(56±15) μmol/L 降至(34±10) μmol/L,同时凝血功能及白蛋白水平亦得到改善。8 条犬中,5 条存活、3 条死亡,治疗过程中未出现严重并发症。对照组动物一般情况未见明显改善,各项化验指标呈逐渐加重趋势,最终 8 条犬中 5 条死亡,3 条存活。但两组生存率的差异无统计学意义。结论提示,新型多层平板型生物人工肝对急性肝功能衰竭动物具有显著疗效,是治疗急性肝功能衰竭的一种有效支持手段。

(卫立辛　高　璐)

二、原发性肝癌的临床诊治

(一) 肝癌的流行病学及诊断

高静等[15]分析上海市 2006—2008 年原发性肝癌的发病和死亡数据。根据上海市肿瘤登记处积累的原发性肝癌发病和死亡资料,统计和分析原发性肝癌粗发病率和粗死亡率、年龄别发病率和死亡率、世界标化发病率和死亡率等指标。结果显示,上海市新发肝癌病例共 11 972 例,死亡合计 10 669 例,各年份原发性肝癌的标化发病率分别为 15.59/10 万、14.87/10 万和 14.56/10 万,标化死亡率分别为 13.85/10 万、13.00/10 万和 12.21/10 万。发病率和死亡率均随年龄增长而上升,有郊区高于市区和男性高于女性的特点。结论提示,2006—2008 年,上海市原发性肝癌的发病率和死亡率均呈逐年下降趋势。倪雅琼等[16]探讨新疆地区原发性肝癌(PLC)的临床流行病学特征及主要病因,回顾性分析 2002 年 1 月至 2010 年 12 月 3 602 例 PLC 患者病历首页资料的临床流行病学相关信息。结果显示,3 602 例 PLC 患者中,男女之比为 3.72∶1,汉族、维吾尔族、哈萨克族、回族及其他民族(蒙古族、满族、锡伯族)所占的比例分别为 81.95%、9.30%、4.14%、2.89%和 1.72%,且维吾尔族与汉族的比较差异有统计学意义。肝炎病毒检测结果显示,乙型肝炎表面抗原(HBsAg)呈阳性者 1 680 例(59.57%),丙肝抗体(HCV-Ab)呈阳性者 229 例(9.41%);维吾尔族和哈萨克族的乙肝病毒检测阳性率均低于汉族。结论提示,新疆地区维吾尔族与哈萨克族的乙肝病毒感染率明显低于汉族,而性别和年龄分布与其他地区比较并无明显不同,新疆地区 PLC 具有一定的区域特点和特征。

肝癌的早期诊断对治疗意义重大,高东梅等[17]利用多重定量抗体芯片同时检测肝细胞癌(HCC)及肝硬化患者血清中肿瘤相关血清学标志物的水平,建立 HCC 早期诊断模型。运用双抗体夹心原理建立了相关指标的多重定量抗体芯片检测系统,8 种肿瘤相关血清学标志物作为芯片检测目标:甲胎蛋白(AFP)和 7 种细胞因子包括肝细胞生长因子、胰岛素样生长因子、白介素 6、白介素 8、白介素 10、转化生长因子 β1 和血管内皮生长因子,应用该系统检测临床确诊的 160 例 HCC 和 58 例肝硬化(LC)患者血清,随机抽取其中 60%为训练集,40%为测试集,对结果和临床资料进行回顾性研究,应用 SPSS 软件做 logistic 回归分析,利用训练集创建诊断模型,获得受试者工作曲线(ROC 曲线)下面积以及 cut off 值,并在测试集中验证模型的诊断价值。结果显示,AFP 联合 7 种细胞因子在训练集中诊断的敏感度为 93.3%,特异度为 83.3%,准确度为 90.9%;而在测试集中敏感度为 89%,特异度为 77.3%,准确度为 86%。传统血清 AFP 值(cut off 值为 20 ng/ml)诊断的敏感度为 70%,特异度为 59%,准确度为 64%。结论提示,多重定量抗体芯片检测系统具有较高敏感度和特异度,AFP 联合 7 种细胞因子诊断模型对肝癌早期诊断优于传统 AFP,具有潜在的临床应用价值。梁嵘等[18]探讨 GP73(Golgi protein-73)在肝细胞癌诊断中的价值。外周血血清 504 例,其中肝细胞癌 144 例、肝硬化 50 例、乙型病毒性肝炎 100 例、乙型肝炎病毒携带者 84 例、其他恶性肿瘤 50 例、肝良性肿瘤 26 例和健康志愿者 50 例;应用双抗体夹心酶联免疫定量测定方法和电化学发光法检测血清中

GP73 和甲胎蛋白(AFP)的表达水平。结果显示,肝细胞癌组血清 GP73 的表达水平显著高于其他各组,受试者工作特征(ROC)曲线设定 GP73 临界值为 64 ng/ml 时,GP73 诊断肝细胞癌的灵敏度和特异度分别为 83.3%和 88.3%,显著高于 AFP(72.2%和 76.7%),血清 GP73 联合 AFP 检测诊断肝细胞癌的灵敏度可达 94.4%。结论提示,血清 GP73 的表达水平用于诊断肝细胞癌的灵敏度和特异度优于 AFP,血清 GP73 联合 AFP 检测可提高肝细胞癌的诊断率。

(二) 围手术期处理

方驰华等[19]探讨腹部医学图像三维可视化系统(MI-3DVS)在复杂性肝切除中的诊疗价值。因肝癌或肝脏局灶性结节增生而行复杂性肝切除术者共 24 人,利用 MI-3DVS 三维重建肝脏、肿瘤、血管等,术前行仿真手术,明确手术可行性,统计分析肿瘤直径、术中出血量、输血量、并发症、住院死亡率及 1 年生存率等。结果显示,所有患者都安全并成功实施了肝切除术,无围手术期死亡,肝肿瘤直径(9.8±4.3)cm,术中出血量和输血量中位数分别为 800 ml 和 600 ml,输血率 91.7%(22/24),住院死亡率 0,并发症发生率 29.2%(7/24),1 年生存率 37.5%。结论提示,肝脏容积分析法、剩余肝血流障碍风险评估等 3D 技术可增加复杂性肝切除手术规划的准确率及手术安全性。谢于等[20]评价可视化 3D 影像辅助下的精准肝切除。回顾性分析利用 3D 可视化影像辅助下进行的肝脏外科手术 23 例,从 3D 影像角度行术前评估和手术方案设计。结果显示,23 例均按照术前设定方案顺利完成手术,术后 2 例发生胆瘘,2 例胸腔积液,3 例腹腔积液,术后死亡率为 0,所有患者均安全出院,平均住院时间 13 d。结论提示,可视化 3D 影像辅助可提供更加丰富的信息,有助于外科医师进行准确的术前评估和合理的手术方案设计,符合精准的肝胆外科理念。

李斌等[21]研究原发性肝癌患者肝切除术后肝功能代偿不全的危险因素,探讨常规肝功能检查在肝储备功能评估中的价值。对行手术切除的 562 例 Child-Pugh A 级肝细胞肝癌患者资料进行回顾性分析,探讨术后肝功能代偿不全及肝功能衰竭病死的危险因素。结果显示,术前高总胆红素(TB)、低前白蛋白(PA)是术后肝功能代偿不全的独立危险因素,ROC 曲线显示术前 PA 预测术后肝功能代偿不全的界值为 0.14 g/L,当 TB≥20.4 μmol/L 且 PA<0.14 g/L 时,肝功能代偿不全的发生率为 16.0%。结论提示,Child-Pugh A 级原发性肝癌肝切除者,术前 TB<20.4 μmol/L 并且 PA≥0.14 g/L 时,术后肝功能恢复较好。罗皓等[22]探讨吲哚氰绿清除试验与 Child-Pugh 肝功能分级在术前评估肝脏储备功能的价值。选择 103 例肝癌肝切除患者为对象,手术前测定 ICG15 min 潴留率(ICGR15),并评估肝纤维化百分比,对手术前、后肝功能进行 Child-Pugh 分级,分析三者之间的关系。结果显示,随着肝功能级别的升高,肝纤维化百分比逐渐升高,在 Child-Pugh A、B、C 分级间两两比较差异有统计学意义。ICGR15 与肝纤维化百分比呈直线相关趋势,术后 Child-Pugh 分级由 A 级变为 B 级或由 B 级变为 C 级的患者术的 ICGR15 值均明显高于术前、术后 Child-Pugh 分级不变的患者。结论提示,联合 ICGR15 和 Child-Pugh 分级能提高术前对于肝脏储备功能评估的准确性。

(三) 肝癌的手术治疗

肝脏血流阻断在肝切除术中具有重要的作用。李君等[23]探讨一种新的入肝动脉血流选择性阻断技术,以减少手术失血量、降低手术风险。选择肝右叶肝癌患者 56 例,其中实验组 25 例,对照组 31 例,2 组患者均采取常规后入路法行肝肿瘤切除。实验组先选择性阻断右肝动脉血流,再游离肿瘤所在肝右叶,当游离完成后再结合门静脉阻断,行肝肿瘤切除。对照组不先行阻断肝动脉血流,其他手术步骤与实验组相同。结果显示,实验组与对照组的年龄、性别、肿瘤直径、肝硬化、HBsAg、AFP、门静脉主干癌栓、肝门阻断时间、手术时间、切除范围均无明显差别,实验组较对照组术中出血量明显减少,(272±113)ml vs (547±221)ml,两组比较差异有统计学意义,实验组患者术后恢复顺利,住院时间较对照组缩短差异有统计学意义。结论提示,选择性阻断右肝叶的入肝动脉血流技术安全、可靠,能有效减少手术失血量,降低手术风险,提高安全性。隋承军等[24]探讨肝下下腔静脉(IVC)阻断联合入肝血流阻断(Pringle 法)在复杂肝切除术中的应用价值。回顾分析 91 例符合条件的手术病人的临床资料。结果显示,行 Pringle 法+肝下 IVC 阻断 43 例(A 组),行 Pringle 法 48 例(B 组),A 组术中总出血量及断肝过程中的出血量均明显低于 B 组,两组阻断前的中心静脉压(CVP)无差别,A 组阻断后的 CVP 明显低于 B 组,两组术后并发症发生率差异无统计学意义,术前及术后肝肾功能比较差异无统计学意义。结论提示,肝下 IVC 阻断联合 Pringle 法应用在复杂肝切除术中可明显降低 CVP,显著减少术中失血量,对肝肾功能无不良影响,不增加并发症的发生率和病死率。王黎明等[25]* 观察解剖性血流阻断法的临床效果,探讨其在大肝癌切除过程中的适用范围。接受手术切除的大肝癌病例 212 例,按血流阻断方式分为 A 组(解剖性血流阻断法)与 P 组(Pringle 法),按肿瘤与肝内血管的毗邻关系,分为中央型和周围型,比较 A 组与 P 组的临床效果。结果显示,术中失血量、输血病例数差异无统计学意义，A组较P组术后第1天、第7天丙氨酸转氨酶(ALT)及总胆红素(TBIL)水平恢复的快，术后并发症及住院时间差异无统计学意义；按部位分类后，中央型肝癌A组较P组术中出血量、输血病例数减少，术后ALT及TBIL恢复快，术后并发症发生率低，住院时间缩短。周围型肝癌A组较P组术中出血量、输血病例数增加；术后ALT、TBIL水平及并发症发生率、住院时间差异无统计学意义。结论提示，解剖性血流阻断法适用于邻近主干血管的大肝癌切除。

肝癌的精准切除是外科治疗的趋势。许丙辉等[26]探讨经门静脉置管肝段染色在精准肝切除中应用的安全性和有效性。肝切除患者52例随机分为2组，治疗组30例开腹后行门静脉置管，B超引导肝段染色确定切除范围后行精准肝切除，对照组22例应用常规肝切除术。比较2组手术时间、肝门阻断时间、术中出血量、手术并发症及病死率。结果显示，治疗组与对照组手术时间比较差异无统计学意义，治疗组肝门阻断时间较对照组缩短，术中失血量较对照组减少，差异有统计学意义；治疗组手术并发症发生率低于对照组，差异有统计学意义。结论提示，应用经门静脉置管肝段染色指导精准肝切除可减少术中出血量、术后并发症，降低手术病死率。冯龙等[27]评价控制性低中心静脉压技术对精准肝切除患者术中出血量和肾功能的影响。50例择期行精准肝切除患者随机分为低中心静脉压(LCVP)组25例和对照组25例，均采用静吸复合麻醉方法，术中连续监测中心静脉压和有创动脉压。LCVP组从麻醉诱导后到肝病灶切除并止血完成后通过限制液体输入、调节头高脚底体位(头高10°～15°)及吸入异氟醚和(或)持续微量泵注硝酸甘油0.1～2 μg/(kg·min)将中心静脉压控制在<4 mmHg，对照组术中采取正常麻醉管理方法，中心静脉压维持在正常范围，记录术中出血量和输血量，术前和术后24 h抽静脉血查肌酐(Cr)和尿素氮(BUN)值。结果显示，LCVP组和对照组术中失血量分别为(342.3±208.2)ml和(648.4±381.2)ml($P<0.05$)，两组手术前后肾功能变化差异无统计学意义。结论提示，控制性低中心静脉压麻醉技术应用在精准肝切除手术中可明显降低术中出血量且对患者肾功能无明显影响。

彭宝岗等[28]探讨射频消融辅助下前入路右半肝切除术治疗原发性肝细胞癌的安全性和有效性。回顾性分析12例原发性肝细胞癌患者的临床资料，对手术方法和治疗结果进行回顾性分析，12例患者术中均先行建立肝后下腔静脉前隧道，悬吊肝脏后沿Cantline线进行消融，以手术刀在消融区域中间直接切开肝实质，直至完整离断右半肝，处理右侧肝短静脉、肝右静脉后游离右半肝周围韧带，完整切除右半肝，组间资料比较采用t检验。结果显示，手术时间165～295 min，平均(230±55)min，术中出血量150～1 500 ml，平均(516±378)ml，优于前入路右半肝切除术的(1 291±1 159)ml和传统右半肝切除术的(2 129±2 012)ml。术后住院时间平均(12±4)d，无医疗并发症，无术后死亡病例，所有患者治愈出院，结论提示，射频消融辅助下的前入路右半肝切除术治疗原发性肝细胞癌可减少术中出血、缩短手术时间，是一种安全、有效的治疗手段。张克明等[29]评价术中超声(IOUS)在原发性肝癌首次肝切除及再次肝切除中的有效性。对430例原发性肝癌、555次肝切除患者资料进行回顾性分析，观察IOUS在第一次和第二次肝切除中的作用，随访患者手术后的远期效果。结论提示，尽管影像技术不断发展，但IOUS仍为目前最敏感的检查手段，在复发性肝癌行再次肝切除时，IOUS对于发现新的肿瘤同样重要；IOUS发现新肿瘤的患者术后极容易复发，术后定期随访对延长患者生存期非常重要。

大肝癌的手术切除风险较大。左朝晖等[30]探讨原发性大肝癌的外科治疗方法，回顾性分析180例原发性肝癌临床资料，对肝硬化、肿块大小、部位、分期和合并症进行分析。结果显示，患者均行手术治疗，其中肝细胞癌170例，胆管细胞癌7例，混合性肝癌3例，肿瘤最大径平均9(5.3～26.3)cm，合并肝硬化150例。规则性肝切除112例，非规则性肝切除68例，行第一肝门完全阻断88例，选择性半肝血流阻断62例，全肝血流阻断10例，未进行血流阻断20例；术后并发症发生率为13.89%，病死率为1.61%；1、3、5年累积生存率分别为76.11%，48.89%，30.0%。结论提示，手术切除为主的综合治疗方法是治疗原发性大肝癌主要手段，难以手术切除的大肝癌在采取经皮肝动脉化疗栓塞术(TACE)后，应争取二期切除，合理选择肝血流阻断法是保证手术成功和患者术后顺利恢复的关键。雷正明等[31]亦探讨巨大原发性肝癌的外科治疗。回顾性分析患者的临床资料，结果显示，63例非破裂肝癌择期手术切除后1、3、5年生存率分别为44.07%、13.06%和7.84%。结论提示，巨大肝癌切除近期效果优良，远期效果仍待提高；具备条件的巨大肝癌破裂出血可行一期切除。

杨连粤等[32]探讨评估中肝叶切除治疗中央型大肝癌的临床结果。回顾性分析中肝叶切除治疗的136例直径>5 cm的中肝叶大肝癌病例资料，并对所有手术患者均进行临床随访。结果显示，中肝叶切除术的肝门阻断时间、手术时间、术中出血量、术中输血量及住院时间分别为(13.3±9.1)min、(173.1±41.1)min、(548.7±320.5)ml、(511.4±231.7)ml和(18.6±8.8)d，11例患者术中未输血，全组无手术死亡，仅4

例(2.9%)患者发生主要并发症，中肝叶切除术术后患者1、3、5年总生存率分别为71%、46%、29%，1、3、5年无瘤生存率分别为65%、40%、24%。结论提示，中肝叶切除术治疗中央型大肝癌安全可行，能最大限度地保留有功能的肝实质，可作为首选术式。刘鹏等[33]*探讨肝尾状叶巨大肿瘤的手术疗效及最佳手术方法。33例肝尾状叶巨大肿瘤(≥10 cm)患者资料进行回顾性分析，对单独尾状叶切除与联合切除病例的临床病理特征、手术结果、并发症、远期生存率进行比较。结果显示，33例患者中15例(45.5%)接受了全部或部分尾状叶切除，18例(54.5%)接受了全部或部分尾状叶切除联合部分肝切除，肿瘤的平均直径为12.3(范围10.2～21)cm。与联合肝尾状叶切除术比较，单纯尾状叶切除患者有较长的手术时间(280 min vs 170 min)及住院天数(17 d vs 12 d)，失血量较多(1 250 ml vs 670 ml)，单纯肝尾状叶切除术与联合肝尾状叶切除术两组患者的并发症发生率分别为26.7%与16.7%，恶性病变组患者1、3、5年无瘤生存率，单纯肝尾状叶切除术组分别为25.9%、0、0，联合肝尾状叶切除术组为74.3%、46.7%、31.2%，两组恶性病变患者的总生存率分别为68.6%、19.7%、0和100%、66.5%、41.8%。结论提示，肝尾状巨大肿瘤切除术的术式取决于病变的大小、位置及肝脏的功能储备，肝功能储备良好的病例，肝尾状叶切除联合其他部分肝切除是首选，而对于肝功能储备处于临界值的患者，唯一可行的术式是单纯的肝尾状叶切除术。

林新居等[34]*探讨原发性肝癌合并门静脉癌栓的手术疗效，对227例经手术治疗的原发性肝癌合并门静脉癌栓患者的临床诊治资料进行回顾性分析。结果显示，217例获手术切除，术后因并发症死亡14例；手术切除病例术后中位生存时间为17.7个月，1、2、3、5年生存率分别为61.9%、37.2%、21.7%和4.0%；Ⅰ型癌栓者40例，其1、2、3、5年生存率分别为82.3%、61.7%、38.6%和6.6%，明显高于Ⅱ型癌栓者；癌栓连同肿瘤切除者84例，其1、2、3、5年生存率分别为67.3%、43.2%、28.1%和7.9%，明显高于肝创面门静脉取栓者和门静脉切开取栓者；术后行经导管肝动脉化疗栓塞/经动脉灌注化疗(TACE/TAI)治疗的76例患者1、2、3、5年生存率分别为75.3%、53.2%、33.1%和5.7%，明显高于术后未行TACE/TAI治疗者。结论提示，手术治疗是肝癌合并门静脉癌栓的有效治疗方法，手术应争取肿瘤和癌栓一并切除，术后联合TACE/TAI治疗可提高患者远期生存率。骆助林等[35]亦探讨原发性肝癌合并门静脉癌栓的外科治疗效果。结论提示，与非手术治疗比较，手术治疗能相对延长肝癌合并门静脉癌栓患者的生存时间，方便术后使用大网膜静脉插管灌注化疗。

原发性肝癌常合并肝硬化、门静脉高压症。张郁峰等[36]探讨探讨肝细胞肝癌合并中重度门静脉高压症(PHT)手术治疗的安全性和有效性。247例符合相关标准的HCC-PHT患者分为单纯肝癌切除组(不伴门静脉高压或伴中、轻度门静脉高压)和肝切除联合门奇静脉断流组，进行实验室指标和术后肝性脑病、腹腔积液、胃溃疡、再出血等风险因素对比分析。结果显示，联合手术组患者术后肝功能恢复、肝性脑病、腹腔积液、胃溃疡、再出血等并发症的发生率与单纯手术组无统计学差异，但术后白细胞及血小板明显升高，远期出血率明显降低。结论提示，同期联合手术是治疗原发性肝癌伴有重度门脉高压症患者的安全有效的治疗方法，可改善患者生活质量，且并不增加手术的病死率及术后并发症的发生率。

胡智明等[37]*探讨难以根治切除原发性肝癌TACE的效果以及二期手术的时机、指征与手术方式。对18例二期切除患者资料进行回顾性分析，患者先行TACE 1～3次，原发肿瘤缩小后施行右半肝切除10例，右肝肿瘤切除＋肝转移灶切除2例，右肝肿瘤切除＋肝转移灶射频消融1例，右半肝切除＋门静脉取栓1例，左半肝切除＋右肝转移灶射频消融2例，中肝叶切除1例，左半肝切除＋肝转移灶切除1例，结果显示，TACE后原发肿瘤直径缩小超过30%者6例，缩小10%～30%者8例，缩小不足10%者4例。TACE1～3次后原发肿瘤均已位于半肝以内，B超、CT等影像学检查肿瘤边界清楚，与肝门及主要血管有一定距离，6例有转移子灶患者TACE后子灶均有不同程度缩小。结论提示，对难以根治性切除原发性肝癌均可先行TACE术，一旦条件具备应尽早手术，手术应遵循安全有效的原则，应最大限度保存正常肝组织，使用选择性出入肝血流阻断技术可减少出血，避免残肝缺血损害。张向化等[38]亦探讨肝功能不良的影像学可切除肝癌的二期手术治疗方法，术前先行TACE治疗，同时加强保肝、抗病毒治疗，待肝功能好转后，再行二期手术切除。结果治疗组均成功切除肿瘤，无手术死亡，术后未发生肝功能衰竭。

肝癌术后复发率较高，预后欠佳。叶甲舟等[39]探讨对规则性肝切除与非规则性肝切除术后肝癌肝内复发情况进行比较。于PubMed、Medline、Embase等主要数据库中系统检索1991年至2010年所有比较规则性肝切除与非规则性肝切除的研究，以肝内复发(包括早期复发与晚期复发)和局部复发为主要观察的指标，5年总生存率与5年无瘤生存率为次要观察指标。结果显示，研究共纳入11项非随机对照试验、1 576例肝细胞癌患者，其中规则性肝切除术组810例，非规则性肝切除组766例，与非规则性肝切除组比较，规则性肝切除组患者具有肝硬化程度低、肝功能储备好，但肿瘤体积大及血管侵犯程度高等特点。结论提示，对于肝细胞癌，规则性肝切除作为一项安全有效的手术方式，在降低术后早期肝内复发和局部复发风险并提高5年无瘤生存率等方面优于非规则性肝切除。然而，对于肝功能储备差的患者，非规则性肝切除仍然是安全且有效的。陈焕伟等[40]探讨解剖性肝切除治疗肝细胞癌的安全性、长期结果以及预后影响因素，采用Kaplan-Meier法计算无瘤生存率和累积生存率，肿瘤复发与相关单因素分析采用log-rank检验，通过Cox回归进行多因素分析确定影响患者无瘤生存期和总生存期的独立因素。结果显示，切缘阳性和子灶为影响预后的独立因素，术后1、3、5年总的累积生存率分别为94.4%、80.0%和60.0%，Cox回归分析显示切缘阳性和TNM分期为影响预后的独立因素。结论提示，术后复发主要与肿瘤切缘阳性和TNM分期有关，在保证切缘阴性方面，解剖性肝切除具有明显优势。吴力群等[41]探讨原发性肝细胞癌患者肝切除术后1年生存状况及影响因素。结果显示，患者1年累积生存率为84%。1年内死亡原因主要为HCC复发转移及与原发的肝病相关合并，大肝癌、血管癌栓、组织学中低分化和病理切缘肿瘤残留者是患者1年内HCC复发转移死亡的独立危险因素；伴有门静脉高压症是预示术后肝病相关死亡的独立因素，非RO切除的患者是1年内死亡最重要的因素。李涛等[42]等探讨影响透明细胞型肝癌（PCCCL）术后早期及晚期复发的相关危险因素。回顾性分析214例PCCCL患者临床病理及随访资料，术后≤1年复发者定义为早期复发，术后1年以上复发者定义为晚期复发。结果显示，99例患者术后复发，复发患者的3年及5年总生存率分别为88.7%和46.2%，显著低于未复发患者。晚期复发患者1、3、5年的总生存率分别为100%、80.3%和54.6%，显著优于早期复发患者（85.7%、39.3%和25.0%）。多因素分析显示丙氨酸转氨酶水平和血管侵犯是PCCCL术后早期复发的独立危险因素，而年龄则是PCCCL患者术后晚期复发的唯一独立危险因素。结论提示，复发时间是影响PCCCL术后复发患者预后的主要因素，明确PCCCL早期及晚期复发的不同危险因素，有助于指导患者术后随访并及时发现复发，提高生存率。

钱光阳等[43]探讨原发性肝细胞癌组织中甲胎蛋白表达与肝祖细胞激活状态及患者预后的关系。回顾性分析92例接受根治性切除术的原发性肝癌患者资料，对手术病理标本进行AFP和细胞角蛋白19（CK19）染色观察并定量，采用单因素Kaplan-Meier生存分析，观察AFP的表达对术后生存时间的影响，Cochran-Armitage线性趋势检验分析祖细胞激活状态（CK19阳性染色）评分与AFP表达的相关性。结果显示，肝癌组织AFP高表达组总生存期短于肝癌组织AFP低表达组，祖细胞激活状态评分与血清AFP浓度、肝癌组织AFP表达正相关。结论提示，肝细胞癌甲胎蛋白高表达对肝癌预后不利，可能与肝脏祖细胞的激活状态有关。邓治亮等[44]利用micmRNA芯片技术分析比较两组不同复发倾向肝癌患者的miRNA表达谱，并在更大样品的基础上进行实验验证。收集10例原发性肝癌组织标本根据术后复发情况分早期复发组与非早期复发组，运用microRNA芯片技术筛选出差异表达显著的microRNAs。结合文献报道，选择mir-144、mir-502-3p作为其他82例肝癌组织标本qReal-time PCR验证的检测指标。并利用生物信息学方法预测其靶基因。结果显示，共筛选获得7个差异表达的microRNAs，在早期复发组中有4个表达上调，3个表达下调，qReal-time PCR验证与microRNA芯片筛选的结果一致。生物信息学方法预测miR-144靶基因可能为Rb1，miR-502-3p靶基因可能为SET。结论提示，microRNA芯片筛选的mir-144、mir-451、mir-486-5p、mir-602、mir-551b、mir-96、mir-502-3p与原发性肝癌术后早期复发密切相关。

吕昕亮等[45]探讨原发性肝细胞癌切除术后，经皮经肝门静脉穿刺化疗栓塞（PVCE）预防肿瘤复发的效果。回顾性分析89例肝癌手术切除患者临床资料，其中术后进行预防性经皮经肝门静脉穿刺化疗栓塞（治疗组）41例，未行预防性门静脉化疗栓塞（对照组）48例，随访术后肿瘤复发情况，应用Kaplan-Meier方法分析两组累积无瘤生存率，组间比较用对数秩检验，采用Cox风险比例模型进行多因素分析。结果显示，治疗组患者术后1年及2年无瘤生存率分别为76.5%、48.0%，对照组分别为53.8%、25.8%，差异有统计学意义；治疗组累积无瘤生存率高于对照组，Cox模型多因素分析显示，预防性门静脉化疗栓塞、肿瘤大小、术前门静脉癌栓、术后经导管动脉化疗栓塞是影响患者肝癌切除术后复发的独立因素。结论肝癌切除术后经皮经肝门静脉穿刺化疗栓塞能有效预防肿瘤复发。区应亮等[46]探讨不同治疗模式对早期复发肝癌患者预后的影响。回顾性分析收治的68例肝癌根治性切除术后肝内复发患者的临床资料结果发现，接受手术再切除者1、2、3年累计生存率分别为85.4%、57.0%和47.5%，肝移植者1、2、3年累计生存率分别为69.7%、34.5%和31.1%，TACE者1、2年累计生存率分别为40.1%和16.2%，无3年存活者，射频消融

(RFA)/瘤内无水酒精注射(PEI)者 1、2 年累计生存率分别为 60.1%和 34.1%。结论提示,手术再切除、肝移植、TACE、RFA/PEI 及保守治疗等各种治疗模式能不同程度改善早期复发患者的预后,针对不同复发类型的患者选择个体化的治疗方案方能达到最佳的疗效。

现肝移植治疗肝癌临床开展较多,许秋然等[47]通过 meta 分析对肝移植术(OLT)和肝切除术(RT)治疗原发肝细胞癌的疗效进行综合比较。通过计算机检索 PubMed、EMBASE、Ovid、ScineceDirect、Springerlink 等数据库及万方、维普关于肝移植和肝切除治疗肝细胞癌的相关文献,选择 RevMan5.0 软件、用固定效应模型进行 Meta 分析。结果显示,按照入选标准有 9 项临床试验纳入,Meta 分析结果显示,肝移植组和肝切除组患者术后 1 年生存率相似,肝移植组术后 3、5 年生存率均高于肝切除组;肝移植组术后 5 年无瘤生存率高于肝切除组,肝移植组术后复发率低于肝切除组。结论提示,肝移植术和肝切除术均是治疗肝细胞癌的有效手术方法,但肝移植术预后较肝切除术有优势。吴春等[48]* 探讨 HCC 患者肝移植 LT 术后肿瘤复发的危险因素。回顾性分析 230 例因 HCC 行 LT 术患者的临床及肿瘤影像学特点,将这些特点视为肿瘤复发的预测因素,运用 Kaplan-Meier 法计算 HCC 患者 LT 术后生存率,绘制不同预测因素水平 HCC 患者 LT 术后的无瘤生存曲线,分别运用 Log-rank test 及 Forward Conditional Cox 回归分析对预测因素进行单因素分析和多因素分析,得到肿瘤复发相关危险因素和独立危险因素。结论提示,HCC 患者 LT 术后肿瘤复发的主要危险因素为,肿瘤的病理分级差、术前血清 AFP 浓度＞400 μg/L、活性肿瘤直径总和≥7.7 cm 及门静脉癌栓,HCC 患者 LT 术前积极的介入治疗有助于减少患者术后复发。贺轶锋等[49]在肝肿瘤细胞中筛选与肝癌肝移植术后复发相关的差异蛋白,为预测患者预后寻找更灵敏、特异的生物标记物。19 例符合"上海标准"的肝癌肝移植患者纳入本项研究,6 例术后出现肿瘤复发和转移(复发组),其余 13 例患者均无瘤存活(无瘤生存组),利用表面加强激光解吸电离-飞行时间质谱技术(SELDI-TOF-MS)建立肝肿瘤细胞蛋白质指纹图谱,生物信息软件(Biomarker Wizard)比较两组之间的蛋白质差异。结果共检测出 163 个蛋白峰,在建立的蛋白指纹图谱中,复发和无瘤生存组相比较,6 个蛋白差异有统计学意,复发组中上调蛋白 4 个,下调 2 个,结论提示,由 SELDI-TOF 筛选出的肿瘤细胞差异蛋白对判断肝癌肝移植患者预后可能有重要意义,差异蛋白可能与微血管癌栓形成有关。

(四) 肝癌的介入治疗

徐峰等[50]通过前瞻性队列研究进一步探讨根治性肝切除术后辅助性肝动脉化疗栓塞(TACE)的应用价值。104 例符合条件的患者纳入本研究,其中治疗组 56 例,术后 1 个月接受了辅助性 TACE 治疗;对照组 48 例,术后不接受任何辅助性治疗,统计分析术后无瘤生存及总生存情况。结果显示,治疗组中位无瘤生存时间较对照组缩短,术后 1、2、3 年复发率,治疗组与对照组分别为 50%、85.7%、89.3%和 46.8%、58.3%、62.5%,COX 回归多因素分析提示:术后辅助性 TACE、AFP、完整包膜、肝硬化、合并肉眼血管侵犯及肿瘤 Edmondson-Steiner 分级是影响术后肿瘤复发的危险因素。术后 1、2、3 年生存率,治疗组与对照组分别为 85.6%、59.5%、36,5%和 75%、50%、41.7%,COX 回归多因素分析提示:AFP、完整包膜及肿瘤 Edmondson-Steiner 分级是影响术后生存的危险因素。结论提示,根治性肝切除术后辅助性 TACE 并不能显著改善肝细胞癌患者的无瘤生存及总生存,甚至可能会弊大于利,因此在治疗方案的选择上应慎重考虑。华永飞等[51]探讨术后 TACE 对肝癌合并门脉癌栓手术切除疗效的影响并分析其预后因素。55 例合并门脉主干和(或)一级分支癌栓的手术患者,收集临床和随访资料,按术后是否接受 TACE 治疗分为 A 组(术后 TACE 组)和 B 组(术后非 TACE 组),统计分析两组可能影响预后的临床资料差异,术后 TACE 对手术疗效的影响及其可能影响预后的因素。结果显示,术后 TACE 无论在单因素分析还是在多因素分析中均为显著影响术后生存的因素。此外,肿瘤多发、肝静脉癌栓、肝内转移、浸润型癌栓在单因素分析中是预后差的显著相关因素,多因素分析中,浸润型癌栓、肝静脉癌栓及肝内转移是预后不佳的独立相关因素。结论提示,部分 HCC 合并门脉一级分支和主干癌栓患者手术切除后可获得较长的术后生存期,术后 TACE 可显著改善此类患者的预后,其他影响预后的因素有浸润型癌栓、肝静脉癌栓及肝内转移。张宁宁等[52]对原发性肝癌伴门静脉癌栓的患者行肝动脉-门静脉联合化疗栓塞治疗后 1 年内的疗效进行观察。结果显示,肝动脉-门静脉联合化疗栓塞治疗 HCC 伴 PVTT 患者改善生存质量、提高生存率方面均有较明显的短期疗效。陈哲宇等[53]比较肝癌合并门静脉癌栓术后,TACE 和经门静脉化疗两种治疗方式的疗效。回顾性分析 51 例肝细胞癌合并门静脉主干或门静脉左右主分支癌栓患者的临床资料,按术后化疗方式不同分为门静脉置泵化疗组(PVIDDS,$n=19$)和肝动脉化疗栓塞组(TACE,$n=32$),比较 2 组患者的疗效。结果显示,2 组术后 1 个月、1 年和 5 年复发率差异无统计学意义，术后 3 年复发率 TACE 组低于 PVIDDS 组；TACE 组和 PVIDDS 组的中位生存期、1 年及 3 年生存率差异均无统计学意义，5 年生存率 TACE 组高于 PVIDDS 组，TACE 组并发症发生率低于 PVIDDS 组。结论提示，肝动脉化疗栓塞的疗效优于门静脉化疗。

TACE 与其他治疗的联合对肝癌能取得更好的效果。魏照光等[54]探讨 TACE 联合索拉非尼治疗中晚期肝细胞癌的疗效和安全性。回顾性对比分析 44 例中晚期肝细胞癌患者（联合组），和同期仅行 TACE 的 44 例类似患者（介入组）的疗效，疗效判断采用修正后的实体瘤治疗疗效评价标准（mRECIST），结果采用 Kaplan-Meier 法和 Log-rank 检验进行生存评估。结果显示，两组均没有完全缓解病例，疾病控制率两者差异无统计学意义，中位总生存期（OS）、至疾病进展时间（TPP）两者差异有统计学意义；两组不良反应主要是 1～2 级，经对症处理后大部分能够缓解。结论 TACE 联合索拉非尼治疗中晚期肝细胞癌较单用 TACE 治疗能够延长患者 OS 和 TTP，但疾病控制率两组无差异。胡鸿涛等[55]探讨^{125}I 粒子结合动脉化学栓塞治疗原发性肝癌伴门静脉癌栓的临床价值。回顾性分析不能行手术治疗的原发性肝癌伴Ⅱ型或Ⅲ型门静脉癌栓的 23 例患者的临床资料，门静脉癌栓的平均直径为(20.5±1.5)mm，平均长度为(37.4±2.6)mm，所有患者均行动脉化学栓塞治疗肝内原发病灶，同时经皮穿刺门静脉癌栓内^{125}I 粒子植入治疗门静脉癌栓，通过治疗计划系统计算出处方剂量、所需粒子数、粒子的空间分布、粒子放射性活度、匹配周边剂量等参数，然后在 CT 监视下，依次在肿瘤的不同层面及位置植入^{125}I 粒子。门静脉穿刺粒子植入次数 1.0～2.0 次，植入粒子数 4～17 枚。结果显示，患者中位生存期 18 个月，患者 3、6 和 12 个月生存率分别为 91.3%和 69.6%和 60.9%，所有患者均未见与治疗相关的严重并发症发生。结论提示，^{125}I 粒子植入联合动脉化学栓塞治疗，可以显著延长伴有门静脉癌栓的原发性肝癌患者的中位生存期。

可手术小肝癌的治疗首选手术还是微创治疗存在争议，周大臣等[56]* 应用 meta 分析，评价经皮射频消融与手术切除治疗符合 Milan 标准的小肝癌的疗效。选取发表于 1990 年 1 月至 2010 年 2 月的临床随机对照试验研究文献，并应用 meta 分析方法评价总体生存率以及术后复发率等相关指标。结果有 4 篇前瞻性随机对照研究纳入此分析，包括 539 例患者，其中经皮射频消融治疗 252 例患者，手术切除治疗 287 例患者，两方法之间术后总体生存率的差异无统计学意义，经皮射频消融术治疗患者术后肿瘤复发率高于手术切除，经皮射频消融术治疗患者术后并发症的发生率低于手术切除。结论提示，对于符合 Milan 标准且适应手术切除和经皮射频消融治疗指征的小肝癌，经皮射频消融与手术切除治疗患者的术后总体生存率相似，经皮射频消融具有侵袭性小、术后并发症发生率低等优点，但是手术切除能够较好的预防术后肿瘤复发，对于不愿意行手术切除的患者，可推荐选择经皮射频消融治疗。游伟[57]等亦对 PubMed、Medline 和 CNKI 上收录的关于小肝癌射频消融与手术切除疗效比较的文献数据进行系统同顾和 Meta 分析，共选取 6 篇随机对照研究和 9 篇非随机对照研究，这些研究总共包括了 2 284 例肝癌患者。结论提示，小肝癌的治疗中射频消融与肝切除相比 1 年累计生存率及复发率无明显差别，但是就远期生存情况来看，肝切除仍优于射频消融。

姚健楠等[58]讨论射频消融术治疗原发性肝癌的安全性及其并发症的防治。531 例原发性肝癌患者共 653 个病灶，本组病例总死亡率 0.3%，总并发症发生率为 4.1%，其中 CT 引导下并发症发生率为 10.9%，DSA 引导下及 DSA 与 Dyna-CT 联合引导下并发症发生率为 2.1%，两者比较有显著性差异。结论提示，射频消融术治疗原发性肝癌有发生合并症的风险，根据病灶内碘油沉积情况、病灶与重要器官或组织的关系选择不同的引导方式，会降低发生合并症的风险。

张建平等[59]探讨肝细胞癌经皮射频消融联合 TACE 的治疗效果、评价及其安全性。回顾性分析 96 例采用经皮 RFA 联合 TACE 治疗的肝细胞癌病人的临床资料，比较联合治疗前、后血清甲胎蛋白（AFP）水平及阳性率变化，计算治疗后 1、2、3 年的累积生存率，观察联合治疗后近期并发症及远期死亡原因。结果显示，治疗前、后 AFP 数值变化及阳性率比较，差异均有统计学意义，治疗后肿瘤完全坏死率为 53.1%，治疗有效率为 87.5%，1、2、3 年累积生存率分别为 87.6%、51.3% 和 29.1%。结论提示，PRFA 联合 TACE 是一种安全、有效的治疗方法，若病人肝功能代偿良好，应行 PRFA 和 TACE 多次序贯治疗。牟楠楠等[60]亦探讨经皮肝穿刺射频消融联合肝动脉化疗栓塞治疗原发性小肝细胞癌的疗效，回顾性分析 162 例原发性小肝细胞癌的临床资料，85 例（第一组，共 92 个病灶）采用经皮肝穿刺射频消融联合肝动脉化疗栓塞治疗，77 例（第二组，共 85 个病灶）采用单纯经皮肝穿刺射频消融治疗。结果显示，两组间肿瘤完全坏死率，1、3、5 年生存率及无瘤生存率的差异皆无统计学意义。结论提示，经皮肝穿刺射频消融联合肝动脉化疗栓塞治疗原发性小肝细胞癌的疗效与单纯采用经皮肝穿刺射频消融方法疗效相近，对于小肝细胞癌而言，单纯采用经皮肝穿刺射频消融方法是安全有效的。

袁强等[61]探讨微波消融（MWA）治疗肝脏恶性肿

瘤的临床疗效及并发症。208 例肝脏恶性肿瘤患者,其中 HCC 171 例,肿瘤总数 301 个,肿瘤平均最大直径(2.9±1.3)cm;肝转移癌(MLC)37 例,肿瘤总数 67 个,平均最大直径(2.6±1.5)cm,全组病例的治疗通过经皮和开腹两种途径,治疗后定期进行影像学和肿瘤标志物检查。结果显示,HCC 完全消融率为 94.7%,MLC 完全消融率为 92.5%;HCC 局部复发率为 8.4%,1、2、3 年生存率分别为 89.0%、74.2%、53.6%,其中肝切除联合 MWA 治疗的患者 1、2、3 年生存率分别为 81.3%、66.4%、46.7%;MLC 局部复发率为 9.7%;HCC 患者 MWA 的严重并发症发生率为 2.5%,MLC 患者的治疗未出现严重并发症。结论提示,MWA 治疗肝脏恶性肿瘤创伤小,安全有效,具有重要的临床价值。

(五) 肝癌的放化疗

索拉非尼现已成为治疗中晚期原发性肝癌的常用药物。赵鹏等[62]* 评估索拉非尼治疗原发性肝细胞癌的疗效和安全性,并探索可能预测其疗效的临床因素。回顾性分析应用索拉非尼治疗的 54 例无法手术切除的原发性肝细胞癌病例的临床资料。患者连续口服索拉菲尼,400 毫克/次,2 次/天(8 例曾减量或短时间停药),6 周为一个观察周期,根据 WHO 实体瘤的疗效评估标准进行评估,分析临床因素与疗效的关系,按照美国癌症研究所常见毒性反应标准对药物不良反应进行评价和分级,应用 Cox 比例风险模型进行分析。结果显示,本组患者疾病控制率为 48.1%,中位疾病进展时间(TTP)3.8 个月,多因素分析显示,治疗前 Child 肝功能分级 B 级和东部肿瘤协作组(ECOG)评分 1 分者 TTP 缩短,常见药物毒性反应为手足皮肤反应、脱发、腹泻。结论提示,索拉菲尼治疗晚期原发性肝细胞癌安全有效,用药前 Child 分级和 ECOG 评分情况可能对预测索拉菲尼的疗效有帮助。王春平等[63]亦评价索拉非尼治疗进展期肝细胞癌的疗效及分析其预后影响因素。前瞻性分析 110 例接受索拉非尼治疗的进展期 HCC 患者,评价其疗效、不良反应,以总生存期和无肿瘤进展生存期为预后指标进行单因素和 Cox 比例风险模型多因素分析。结果显示,中位生存期和无肿瘤进展生存期分别为 10.5 个月和 5.0 个月,多因素分析显示:联合局部治疗(肝动脉化疗栓塞或氩氦刀)、美国东部肿瘤协作组活动状态评分和 Child-Pugh 分级是影响无肿瘤进展生存时间的独立预后因素,而联合局部治疗、ECOG PS 评分和 AFP 水平是影响总生存期的独立预后因素。亚组分析显示:在肝癌进展组患者中继续服用索拉非尼其总生存期明显长于终止索拉非尼治疗者。苑珩珩等[64]亦观察索拉非尼单用或联合 TACE 治疗 30 例晚期肝细胞癌的疗效和不良反应。结果发现:索拉非尼联合 TACE 治疗较单用索拉非尼治疗可延长患者的 TTP 和 OS,但两组差异无统计学意义,患者用药 1～2 周开始出现不良反应:手足皮肤反应、腹泻、高血压、乏力等,不良反应可耐受,不良反应发生率差异无统计学意义。

亦有研究对原发性肝癌的化疗做了有益的探索。屈凤莲等[65]* 评价亚砷酸注射液单药治疗原发性肝癌的客观疗效和不良反应,观察亚砷酸注射液在人体内的药代动力学变化。给药方法为亚砷酸注射液 7～8 mg/m^2,静脉滴注,1 次/天,连用 14 d 为 1 个周期,间歇 7～14 d,完成 2 个周期治疗后评价疗效和不良反应。有效和稳定的患者继续治疗到病变进展或不能耐受。结果显示,本组完成治疗且可评价疗效的患者共 102 例,客观有效率为 6.9%,临床获益率为 76.5%;生活质量改善率为 22.5%,镇痛有效率为 71.7%。102 例患者的中位疾病进展时间(TTP)为 97 d,中位生存时间(MST)为 195 d。不良反应主要为可逆性的Ⅰ～Ⅱ度胃肠道反应和骨髓抑制。结论提示,亚砷酸注射液治疗原发性肝癌有一定的疗效,且有明显的镇痛作用,能在一定程度上延长中晚期肝癌患者的 TTP 和 MST,不良反应轻,患者可以耐受。苏小琴等[66]观察沙利度胺联合吉西他滨及奥沙利铂组成的 Gemox 方案治疗中晚期肝癌前后 VEGF 的变化及不良反应。56 例患者随机分为两组,治疗组 29 例采用沙利度胺联合吉西他滨及奥沙利铂组成的 Gemox 方案治疗,对照组 27 例采用吉西他滨联合奥沙利铂的 Gemox 方案治疗,治疗 2 个周期后观察临床疗效,并检测治疗前后 VEGF 水平的变化。结果显示,两组有效率分别为 51.72%和 44.44%,差异无统计学意义,治疗组治疗后 VEGF 较治疗前明显下降,对照组治疗前后 VEGF 变化的水平不明显;两组不良反应的发生无明显差异,治疗组 KPS 评分明显高于对照组。结论提示,沙利度胺联合 Gemox 方案有望提高中晚期肝癌的治疗有效率,降低血清 VEGF,且能改善患者的一般状况,提高患者对全身化疗的耐受性。

(六) 肝癌破裂出血

张同军等[67]探讨肝癌自发性破裂出血的诊治方法。回顾性分析 36 例肝癌自发性破裂出血患者的临床资料,36 例患者中,单纯保守治疗组 9 例,介入治疗组 13 例,手术治疗组 14 例,其中急诊行肝癌切除术 8 例,出血局部缝扎加肝动脉结扎 4 例,大网膜填塞缝扎 2 例。结果显示,保守治疗组术后再出血 3 例,其中 2 例死于肝功能衰竭;介入治疗组均彻底止血,围手术期无肝功能衰竭发生;外科手术组术后均彻底止血。结论提示,手术及介入治疗均是治疗肝癌破裂出血的有效方法,介入治疗止血满意,术后并发症少,可作为不能行切除手术患者的首选治疗方法,应根据患者肝功能状态、肿瘤大小、肿瘤分期,制定个体化治疗方案,争取最佳疗效。

杨诚等[68]探讨非休克型肝癌自发性破裂出血术后接受肝动脉栓塞术(TAE)治疗的远期效果。收集162例非休克型肝癌自发性破裂出血并接受手术治疗患者的临床病理资料和随访资料,对影响预后的相关因素行单因素和多因素分析,并根据术后是否接受TAE治疗分为两组,用Kaplan-Meier法比较两组生存差异。结果显示,单因素分析表明,对于非休克型肝癌自发性破裂出血的患者,肿瘤直径、肝硬化、肿瘤位置以及治疗方法与预后有关。多因素分析提示,肿瘤直径、肝硬化、肿瘤位置、治疗方法是影响非休克型肝癌自发性破裂出血患者预后的独立危险因素。生存分析表明术后接受TAE治疗者预后较单纯手术者好。

三、其他肝恶性肿瘤

鲁伟群等[69]探讨手术切除联合术中氩氦刀冷冻和无水乙醇注射治疗结直肠癌多发性肝转移的疗效与安全性。回顾性分析接受手术切除联合术中B超引导下氩氦刀冷冻消融和无水乙醇注射的23例无法完全切除的结直肠癌多发性肝转移患者的临床和随访资料。结果显示,23例患者均顺利完成治疗,98个肝转移灶中,经手术切除45个,经氩氦刀联合无水乙醇注射处理53个;肝转移灶手术时间27～96 min,术中出血量50～450 ml;无围手术期死亡病例;术后出现少量胸腔积液和肌红蛋白尿各1例。所有患者均接受了8～70个月的术后随访,1、3、5年总体生存率分别为83.2%、45.5%和37.6%。结论提示,对于无法完全切除的结直肠癌多发性肝转移,采用手术切除联合术中氩氦刀冷冻和无水乙醇注射治疗安全有效。周进学等[70]探讨再次肝切除术在结直肠癌肝转移复发治疗中的应用价值。回顾性分析43例结直肠癌肝转移复发再次肝切除术和67例结直肠癌肝转移复发内科化疗的临床资料。结果显示,结直肠癌肝转移复发再手术组和化疗组1、3、5年生存率分别为83.7%,51.1%,27.9%和65.7%,20.6%,3.0%,再次肝切除组无手术死亡病例,并发症发生率为32.6%。单因素分析显示肝脏复发转移灶个数、切缘情况、CEA、肿瘤大小、肿瘤分化程度与预后有关;多因素回归分析结果表明,仅有肝脏复发转移灶个数和肿瘤大小为影响预后的独立因素。结论提示,再次肝切除术对于结直肠癌肝转移复发是安全的治疗方案,肿瘤负荷较小的患者预后较好,再次手术可以延长结直肠癌肝转移复发患者的生存时间。叶涛[71]探讨TACE治疗结直肠癌肝转移患者的疗效和价值,并探讨影响预后的因素。回顾性分析183例接受TACE治疗的结直肠癌肝转移患者的生存结果,以Log rank法分析影响预后的因素,以Cox比例风险模型确定独立的危险因素。结果显示,肝转移瘤累及多叶、癌胚抗原(CEA)和糖类抗原19-9(CA19-9)水平升高是影响患者预后的独立危险因素;而女性患者、TACE治疗>2次、联合局部治疗、治疗后行Ⅱ期手术是具有保护性的独立预后因素。结论提示,对于无法手术切除的结直肠癌肝转移患者,TACE是有效的治疗方法,接受多次TACE、联合局部治疗、治疗后行Ⅱ期手术有助于提高结直肠癌肝转移患者的疗效,延长患者的生存时间。

刘才峰等[72]探讨手术治疗乳腺癌肝转移的疗效及预后影响因素。回顾性收集47例乳腺癌术后肝转移手术治疗资料和随访结果,分析乳腺癌肝转移患者的临床特征及其与预后的关系。结果显示,本组患者术后1、3、5年累积生存率分别为74.5%、42.5%和17.0%,中位生存时间为29个月。其中肝内转移灶数目<3个者平均生存时间为79.4个月,1、3、5年累积生存率分别为86.7%、53.3%和23.3%;肝内转移灶数目≥3个者平均生存时间为34.6个月,1、3、5年累积生存率分别为52.8%、23.5%和5.9%,两组间差异有统计学意义。伴有肝脏周围局部淋巴结转移者平均生存时间为和1、3、5年累积生存率明显低于无局部淋巴结转移者,患者生存率和生存时间与转移瘤分化程度以及雌激素受体、孕酮受体、Her-2受体阳性与否无关。结论提示,乳腺癌术后肝转移患者,手术治疗安全性好,与转移灶数目≥3者相比,转移灶数目<3个者可取得更好的远期疗效;局部淋巴结转移者预后要比无转移者差。

四、肝脏良性肿瘤

(一)肝海绵状血管瘤

杨维良等[73]总结肝海绵状血管瘤的诊断与治疗经验。回顾性分析经手术证实的肝海绵状血管瘤77例临床资料。结果显示,手术前确诊73例,确诊率94.8%;3例腹腔出血、休克,急诊剖腹探查均死于术中;4例肿瘤巨大,经剖腹探查未能切除,70例均皆手术切除,手术切除率90.9%。结论提示,手术是治疗肝海绵状血管瘤最有效的手段,剥除术操作简单、创伤小、出血量少,便于推广应用。

邹华等[74]探索加强型射频消融新技术治疗巨大肝血管瘤的安全性、有效性。对30例巨大肝血管瘤患者[直径5.0～12.8 cm(7.7±1.9)cm]进行加强型射频消融新技术治疗,术中对血管瘤直径进行测定,并记录射频消融时间及烧灼次数,术后对血管瘤毁损情况进行监测,观察患者术后不良反应及肿瘤直径变化情况，对患者术前、术后随访测定的肿瘤直径大小进行配对 t 检验，并对单个巨大血管瘤病灶的直径与其 RFA 时间进行 Pearson 相关性分析。结果显示，巨大血管瘤一次新疗法完全毁损率达 70.96%，血管瘤病灶缩小率为 87.1%，血管瘤病灶的射频消融时间与巨大血管瘤直径呈正相关，所有患者均无严重不良反应，术后随访时血管瘤直径缩小为(6.2±1.8) cm，与术前[(7.7±1.9) cm]相比，差异有统计学意义。结论提示，加强型射频消融新技术治疗巨大肝血管瘤安全，近期疗效明显。

(二) 其他肝良性肿瘤

孙建宇等[75]探讨肝脏局灶性结节性增生(FNH)的临床特点、诊治原则与经验。回顾性分析 42 例经病理学检查证实的肝脏局灶性结节增生患者的临床资料，其中 38 例经手术切除病理证实，另 4 例经穿刺活检确诊。结果显示，本组 42 例患者多无明显症状，肝功能正常者占 97.6%；FNH 的影像学特征性为中央瘢痕和轮辐状改变，38 例患者行手术切除，术后均恢复良好，术后经随访 6～90 个月均无复发；4 例患者经穿刺活检确诊后定期影像学观察，随访 27～88 个月，病灶无明显增大。结论提示，FNH 是一种肝脏良性病变，对于诊断明确且无临床表现者，可定期随诊，对于有上腹部不适、疼痛及明显压迫症状及不能除外恶性肿瘤者，可手术治疗。郝志强等[76]亦探讨 FNH 的临床诊断与治疗。回顾性分析 26 例 FNH 病例的临床资料。结果显示，CT 14 例呈低密度，5 例呈等密度，10 例病灶中央可见不规则低密度影，动脉期全部病灶均明显均匀强化，门脉期病灶密度有所下降，但仍高于肝实质，延迟期病灶呈等密度或略低于肝实质，7 例中央瘢痕延迟强化；大多肿瘤质软，肉眼剖面呈较肝脏颜色略浅的棕色或黄褐色，部分病例可见中央瘢痕和放射状纤维间隔。提示，增强 CT、MRI 检查是 FNH 重要的诊断方法，手术切除是有效的治疗手段。陈建雄等[77]探讨射频治疗肝脏局灶性结节增生的治疗效果。12 例患者 FNH 结节在 B 超引导下射频消融治疗，随访时间为 6 个月至 6 年，结果，13 个结节在射频消融 3 个月后病灶明显缩小，均无血流信号，在 3 个月至 6 年后有 10 个结节完全消失，随访期间无复发。提示射频消融治疗肝脏 FNH 结节是一种安全性高疗效好的微创治疗方法。

李智宇等[78]回顾性分析 72 例肝切除术后病理证实为增生性瘤样病变患者的临床资料。结果显示，72 例患者中，肝局灶性结节性增生 47 例，肝腺瘤样增生 3 例，肝不典型增生结节 3 例，肝炎性假瘤 3 例，肝肉芽肿 4 例，肝硬化结节 3 例，肝炎结节 6 例，肝再生结节 1 例，肝淋巴组织增生 2 例。结论提示，对于合并症状、不能完全排除恶性或有恶变倾向的病变，如肝腺瘤样增生、不典型增生结节、肝硬化再生结节等应积极行手术治疗。

杨维良等[79]总结肝细胞腺瘤(HCA)的诊断与外科治疗经验。回顾性分析 47 例 HCA 患者的临床资料。结果显示，肝细胞腺瘤均为单发病变，术前误诊率高达 85.1%，最后诊断经术中快速冰冻病理切片或术后病理证实，本组 47 例 HCA 均无明确诱因，均采取手术治疗随访 6 年患者均存活，未见肿瘤复发。结论提示，HCA 临床少见，术前误诊率高，手术切除是 HCA 唯一有效的治疗方法，预后良好。

刘立国等[80]探讨肝脏孤立性坏死结节的临床表现、治疗方法和预后。回顾性分析经手术治疗的 10 例肝脏孤立性坏死结节患者的临床资料。结果显示，该病好发于男性，患者多无临床症状，多不合并肝炎病毒感染，肿瘤标记物 CA199，AFP，CEA 等正常。MRI 检查 T_1WI 扫描肿瘤呈低信号或中信号，T_2WI 扫描肿瘤呈低或稍高信号，增强扫描无强化或有周边强化，MRI 有较高的诊断准确率，达 66.7%，术前穿刺活检较难定性。结论提示，该病病因尚未达成共识，容易误诊，本病预后良好。

吐尔干艾力等[81]探讨肝囊型包虫病破入腹腔和胆道的急诊疗效。根据 2002 年新疆医科大学第一附属医院包虫病专业组提出包虫病规范化治疗方案，185 例肝囊型包虫病破裂患者分为两组，对其临床资料进行回顾性分析，并加以对比。结论提示，肝囊型包虫病破裂患者应在积极抗休克、抗感染、抗过敏治疗的同时，积极完善术前检查实施急诊手术，改良内囊摘除术的术后复发、残腔并发症等明显低于传统内囊摘除术；肝囊型包虫病破裂患者术后应服用抗包虫药，以防止复发。冉博等[82]探讨总结小儿肝囊性包虫病的诊断与外科治疗经验。回顾性分析 67 例 14 岁以下(包含 14 岁)肝囊性包虫病患儿，对其临床表现、治疗方法及术后并发症进行分析。结果显示，67 例患儿均行手术治疗，行传统内囊摘除术 47 例，行完整外囊剥离术式 11 例，外囊次全切除术 6 例，行肝叶切除术 3 例；1 例患儿围手术期死亡，余病人随访 1～8 年。结论提示，小儿肝囊性包虫具有生长快，囊壁薄，较易合并其他脏器等特点，超声、CT 及实验室检查等可明确术前诊断，内囊摘除术为有效治疗肝囊性包虫术式，内囊次全切除术及术中胆道造影可有效降低术后残腔并发症。

五、肝外伤

肝外伤是常见的腹部脏器损伤，卢昕等[83]探讨损伤控制性手术原则(DCS)在肝外伤治疗中的应用价值。回顾性分析 168 例Ⅲ级以上严重肝外伤患者临床资料，按是否实施损伤控制性手术原则分为两组，比较两组在平均手术时间、并发症、病死率以及住院时间方面的差异。结果显示，DCS组的住院时间长于一期手术对照组，但其平均手术时间、术后并发症发生率及病死率较对照组明显降低。结论提示，损伤控制性手术原则在肝外伤治疗中对患者是有益的，可降低患者术后并发症及病死率。储文军等[84]亦探讨损伤控制性手术在严重肝脏外伤救治中的应用价值。45例严重肝脏外伤手术病例，其中按AAST分级Ⅲ级15例，Ⅳ级21例，Ⅴ级9例，合并其他器官损伤38例；行损伤控制性肝脏手术19例，一期确定性手术26例，对比分析损伤控制性手术与一期确定性手术在住院时间、并发症发生率、死亡率等指标的差异。结果显示，住院时间和术后并发症发生率两组差异无统计学意义，而损伤控制性手术组的死亡率较一期确定性手术组明显降低。吴宝强等[85]总结肝破裂的个体化治疗体会。结果发现，手术治疗的病死率和并发症率最高，介入治疗无死亡病例。结论提示，肝破裂患者应采用个体化治疗方案以体现“创伤控制”和“微创”的理念，最大程度的提高患者治愈率。

（沈　锋　葛瑞良）

参考文献

1 钟艳丹，等.肝脏，2012，17(5)：330
2* 谈　谈，等.中国普通外科杂志，2012，21(1)：35
3 赵　鸽，等.西安交通大学学报(医学版)，2012，33(3)：356
4 陈　闯，等.江苏医药，2012，38(13)：1500
5 马晋峰，等.山西医科大学学报，2012，43(4)：241
6* 潘延凤，等.中华实验外科杂志，2012，29(3)：539
7 刘　亮，等.中华普通外科杂志，2012，27(2)：123
8 张巨波，等.复旦学报(医学版)，2012，39(5)：449
9* 杨　艳，等.中国癌症杂志，2012，22(1)：35
10 王先明，等.福建医科大学学报，2012，46(3)：173
11 周　婷，等.实用癌症杂志，2012，27(2)：114
12 王中焕，等.实用癌症杂志，2012，27(1)：15
13 杜海磊，等.外科理论与实践，2011，16(3)：270
14* 施晓雷，等.中华外科杂志，2011，49 (11)：1026
15 高　静，等.肿瘤，2012，32(7)：526
16 倪雅琼，等.中华肿瘤杂志，2012，34(5)：374
17 高东梅，等.中华肝脏病杂志，2012，20(10)：785
18 梁　嵘，等.肿瘤，2012，32(2)：115
19 方驰华，等.南方医科大学学报，2012，32(8)：1116
20 谢　于，等.中国现代普通外科进展，2012，15(7)：527
21 李　斌，等.中华肝胆外科杂志，2011，17(10)：805
22 罗　皓，等.中国普外基础与临床杂志，2011，18(12)：1314
23 李　君，等.中华普通外科杂志，2012，27(5)：364
24 隋承军，等.中国实用外科杂志，2012，32(9)：771
25* 王黎明，等.中华医学杂志，2012，92(4)：259
26 许丙辉，等.河北医科大学学报，2012，33(8)：898
27 冯　龙，等.军医进修学院学报，2012，33(5)：482
28* 彭宝岗，等.中华外科杂志，2012，50(6)：494
29 张克明，等.中华肝胆外科杂志，2012，18(4)：273
30 左朝晖，等.中国普通外科杂志，2012，21(1)：9
31 雷正明，等.中国普通外科杂志，2012，21(1)：5
32 杨连粤，等.中华肝胆外科杂志，2012，18(4)：245
33* 刘　鹏，等.中华肝胆外科杂志，2012，18(7)：515
34* 林新居，等.中国普外基础与临床杂志，2012，19(4)：382
35 骆助林，等.江苏医药，2012，38(1)：48
36 张郁峰，等.中国普通外科杂志，2012，21(7)：787
37* 胡智明，等.中华肝胆外科杂志，2012，18(5)：361
38 张向化，等.肝胆胰外科杂志，2012，24(2)：89
39 叶甲舟，等.中华肝胆外科杂志，2012，18(8)：582
40 陈焕伟，等.中华肝胆外科杂志，2012，18(2)：110
41 吴力群，等.中华普通外科杂志，2012，27(2)：95
42 李　涛，等.中华肝胆外科杂志，2012，18(8)：578
43 钱光阳，等.第二军医大学学报，2012，33(2)：136
44 邓治亮，等.中山大学学报(医学科学版)，2012，33(4)：494
45 吕昕亮，等.中华肝胆外科杂志，2012，18(1)：15

46　区应亮,等. 广东医学,2012,33(5):622
47　许秋然,等. 西安交通大学学报(医学版),2012,33(5):576
48* 吴　春,等. 中华医学杂志,2012,92(29):2023
49　贺轶锋,等. 复旦学报(医学版),2012,39(5):480
50　徐　峰,等. 第二军医大学学报,2012,33(4):390
51　华永飞,等. 中华肝胆外科杂志,2012,18(5):357
52　张宁宁,等. 实用肿瘤杂志,2012,27(4):436
53　陈哲宇,等. 中国普外基础与临床杂志,2012,19(3):252
54　魏照光,等. 中华放射学杂志,2012,46(3):252
55　胡鸿涛,等. 中华放射学杂志,2012,46(6):552
56* 周大臣,等. 中华外科杂志,2011,49(12):1132
57　游　伟,等. 南京医科大学学报(自然科学版),2012,32(8):1179
58　姚健楠,等. 中国肿瘤临床,2012,39(7):404
59　张建平,等. 腹部外科,2011,24(6):350
60　牟楠楠,等. 肝胆胰外科杂志,2012,24(4):271
61　袁　强,等. 中国肿瘤临床,2012,39(15):1104
62* 赵　鹏,等. 中华外科杂志,2012,50(6):514
63　王春平,等. 中国肿瘤临床,2012,39(9):587
64　苑珩珩,等. 中国癌症杂志,2012,22(1):52
65* 屈凤莲,等. 中华肿瘤杂志,2011,33(9):697
66　苏小琴,等. 胃肠病学和肝病学杂志,2012,21(7):604
67　张同军,等. 中国现代普通外科进展 ,2012,15(3):196
68　杨　诚,等. 中国普通外科杂志,2012,21(7):796
69　鲁伟群,等. 中华胃肠外科杂志,2012,15(4):370
70　周进学,等. 中国普通外科杂志,2011,20(10):1029
71　叶　涛,等. 中华肿瘤杂志,2012,34(9):706
72　刘才峰,等. 中华肝胆外科杂志,2012,18(6):420
73　杨维良,等. 中国现代普通外科进展,2011,14(10):757
74　邹　华,等. 中华肝脏病杂志,2012,20(4):261
75　孙建宇,等. 中华普通外科杂志,2012,27(4):292
76　郝志强,等. 中华医学杂志,2012,92(22):1556
77　陈建雄,等. 中国普通外科杂志,2012,21(1):112
78　李智宇,等. 中华外科杂志,2012,50(2):97
79　杨维良,等. 中华普通外科杂志,2012,27(4):292
80　刘立国,等. 中华普通外科杂志,2011,26(10):853
81　吐尔干艾力,等. 中华肝胆外科杂志,2012,18(2):91
82　冉　博,等. 中华小儿外科杂志,2011,32(12):893
83　卢　昕,等. 中国普通外科杂志,2012,21(1):13
84　储文军,等. 肝胆胰外科杂志,2012,24(4):275
85　吴宝强,等. 肝胆胰外科杂志,2012,24(2):120

ω-3不饱和脂肪酸对肝部分切除大鼠残肝的保护作用及机制[中国普通外科杂志,2012,21(1):35]　谈谈等探讨ω-3不饱和脂肪酸对肝部分切除大鼠残肝的保护作用和机制。作者采用雄性SD大鼠肝部分切除模型,给予ω-3不饱和脂肪酸治疗,术后观察肝脏病理形态学改变,并检测术后3 d肝细胞Occludin蛋白的表达和超微结构改变。研究结果表明,肝切除术后大鼠围手术前应用ω-3不饱和脂肪酸可能通过增加Occludin蛋白表达和维持肝细胞间紧密连接,从而产生保护肝脏屏障的效果。

(杨　雪)

述评　最近的研究发现,肝细胞间紧密连接是肝血液-胆汁屏障的重要组成部分,在维持肝细胞正常生理功能以及抗损伤方面起着重要作用。肝切除术后肝细胞紧密连接蛋白的形态和功能发生改变,从而影响肝功能和肝再生。ω-3不饱和脂肪酸是临床静脉营养支持中使用的一种脂肪乳剂。研究发现,在腹部大手术围手术期使用ω-3不饱和脂肪酸,可以保护肝脏功能,促进患者早期康复。但其具体机制目前不甚明了。该研究说明,ω-3不饱和脂肪酸可以通过降低炎症因子的释放,减轻过度炎症反应对肝脏血液-胆汁的损伤,保护肝功能。

(卫立辛　杨　雪)

肝癌侵袭转移与新的长链非编码RNA UC001kfo的关系[中华实验外科杂志,2012,299(3):539]　潘延凤等探讨新的长链非编码RNA(IncRNA) UC001kfo在肝癌中的表达与肝癌侵袭、转移的关系。作者收集肝脏组织60例,分为肝硬化组、肝癌组、癌旁组、门静脉转移肝癌组,采用原位杂交检测UC001kfo和ACTA2(α-平滑肌肌动蛋白的基因)在肝癌组织的表达。结果显示,UC001kfo在肝硬化组不表达或低表达,在其他3组均为阳性表达,以上4组的表达值分别为 113.30±11.79、137.59±6.23、148.78±8.23、160.28±9.47，方差分析显示 UC001kfo 表达差异有统计学意义（$P<0.01$），4 组间的差异有统计学意义（$P<0.01$），分别为肝硬化组<癌旁组织<肝癌组<门脉癌栓组。ACTA2 的表达分别为 109.89±9.74、125.22±32.16、149.06±8.43、156.57±8.86，ACTA2 表达差异有统计学意义（$P<0.01$），4 组间差异有统计学意义（$P<0.05$），表达分别为肝硬化组<癌旁组织<肝癌组<门脉癌栓组。该研究说明 UC001 kfo 和 ACTA2 在肝癌中表达明显增加，特别是门静脉癌栓组，UC001kfo 可能通过调控 ACTA2 的表达促进肝癌的侵袭转移。

（颜　斐）

述评　肝癌在恶性肿瘤中恶性程度极高，预后极差，近 90%的患者因侵袭、转移死亡，因此探讨肝癌侵袭、转移的分子调控机制，是当今研究的热点和难点。长链非编码 RNA(IncRNA)是编码 RNA 的重要成员，在生命活动中发挥关键的调节作用，参与多种生物学功能，包括肿瘤的发生与发展。近来研究表，IncRNA 以顺式和反式方式发挥很大和重要的基因调节作用。本研究通过原位杂交检测 UC001kfo 和 ACTA2 在肝癌组织的表达，探讨长链非编码 RNA（IncRNA）UC001kfo 在肝癌中的表达与肝癌侵袭、转移的关系。该研究说明，UC001kfo 参与了肝癌的发病机制，并且与肝癌的侵袭转移有关，可能是调节肝癌侵袭转移的关键靶点。

（卫立辛　颜　斐）

广西地区人群 TNF-α 基因启动子区多态性与肝癌的易感性研究［中国癌症杂志，2012，22(1)：35］杨艳等探讨广西地区人群 TNF-α 基因启动子区-1031C/T 和-308A/G 的单核苷酸多态性及其与环境因素的交互作用与 HCC 遗传易感性的关系。作者采用以医院为基础的病例对照研究，选择来自广西地区的新发 HCC 患者 620 例，相同地区年龄、性别和民族频数匹配的非肿瘤患者 625 例。采用实时荧光定量 PCR 方法对 TNF-α 基因-1031 位点和-308 位点进行基因分型，比较不同基因型与 HCC 患病风险的关系，并探讨基因-环境的交互作用对患病风险的影响。结果显示，TNF-α 基因-1031 位点和-308 位点单核苷酸多态性在 HCC 发生过程中，可能无独立的危险作用，但与吸烟、饮酒、食生鱼及 HbsAg 阳性等环境因素交互作用能增加 HCC 的发病风险。

（杨　雪）

述评　原发性肝细胞癌是一种高度恶性的肿瘤，目前普遍认为它的发生是遗传因素和环境因素共同作用的结果，近年已证实慢性乙肝病毒感染是导致肝癌的重要因素，慢性 HBV 患者中有 10%～25%的患者最终发展为 HCC。在我国 90%以上肝癌患者伴有 HBV 感染。TNF-α 是主要由单核巨噬细胞和 T 淋巴细胞分泌的细胞因子，其基因位于 6 号染色体 p21 区域内，包含于 HLA Ⅲ 基因中。研究发现肝癌组织 TNF-α 表达增多，肝癌患者体内 TNF-α 水平相对健康人群高，TNF-α 参与了肝损伤、肝纤维化及肝癌的病理发生、发展过程。本研究表明，吸烟、饮酒、食生鱼及 HbsAg 这些环境因素与 SNPs 在 HCC 的发生中存在一定的交互作用，这种交互作用加重了单一因素对机体的危害。

（卫立辛　杨　雪）

新型多层平板型生物人工肝治疗急性肝功能衰竭犬的疗效［中华外科杂志，2011，49(11)：1026］施晓雷等评价新型多层平板型生物人工肝治疗急性肝功能衰竭动物的疗效。作者以新鲜猪肝细胞及猪骨髓基质干细胞为细胞来源，共培养于新型多层平板型生物反应器内，从而构建一种新型的生物人工肝。采用 D-氨基半乳糖给药方式构建犬急性肝功能衰竭模型，实验组（$n=8$）给予生物人工肝治疗；对照组（$n=8$）仅给予一般监护。观察和检测所有动物一般情况、生化指标及生存率。结果显示，实验组动物经生物人工肝治疗后，肝性脑病及一般精神状况均得到较明显改善，丙氨酸氨基转移酶从（1512±183）U/L 降至（86±25）U/L；天冬氨酸氨基转移酶从（1472±365）U/L 降至（46±11）U/L；乳酸脱氢酶从（463±76）U/L 降至（312±84）U/L；总胆红素从（28.8±6.2）μmol/L 降至（12.5±3.6）μmol/L；血氨从（56±15）μmol/L 降至（34±10）μmol/L，同时凝血功能及白蛋白水平亦得到改善。8 条犬中，5 条存活、3 条死亡，治疗过程中未出现严重并发症。对照组动物一般情况未见明显改善，各项化验指标呈逐渐加重趋势，最终 8 条犬中 5 条死亡，3 条存活。但两组生存率的差异无统计学意义（$P=0.294$）。该研究说明新型多层平板型生物人工肝对急性肝功能衰竭动物具有显著疗效，是治疗急性肝功能衰竭的一种有效支持手段。

（于丹丹）

述评　体外培养的肝细胞难以存活，很大程度上是由于它们脱离了体内的微环境。因此，要想保持细胞的活性和功能，很重要的一点就是要尽可能模拟细胞在体内的微环境。首先，作者采用共培养的猪肝细胞及猪骨髓基质干细胞作为新型生物人工肝的细胞来源；其次将乳糖酰基壳聚糖纳米纤维膜引入到构建的新型生物反应器中来；进一步用该新型生物人工肝治疗急性肝功能衰竭动物，从而对该系统的功能进行评估。结果显示，急性肝功能衰竭犬经过人工肝治疗后，其黄疸、腹腔积液及肝性脑病等症状均得到明显改善。但猪肝细胞属于异种细胞,使用异源细胞存在的主要问题是免疫排斥和病毒传播。因此,本系统可能具有良好的应用前景。

(卫立辛　于丹丹)

解剖性血流阻断在大肝癌切除中适应证的选择［中华医学杂志,2012,92(4):259］　王黎明等观察解剖性血流阻断法的临床效果,探讨其在大肝癌切除过程中的适用范围。接受手术切除的大肝癌病例212例,按血流阻断方式分为A组(解剖性血流阻断法)与P组(Pringle法),按肿瘤与肝内血管的毗邻关系,分为中央型和周围型,比较A组与P组的临床效果。结果显示,两组病例背景资料差异无统计学意义,术中失血量［A组(632±437)ml,P组(546±549)ml］、输血病例数(A组44.33%,P组33.04%)差异无统计学意义;A组较P组术后第1天、第7天丙氨酸转氨酶(ALT)及总胆红素(TBIL)水平［ALT:A组术后第1天(384±171)U/L,第7天为(53±24)U/L;P组:第1天(446±253)U/L,第7天为(66±30)U/L。TBIL:A组第1天(22.2±8.6)μmol/L,第7天为(17.6±5.1)μmol/L;P组第1天(25.7±8.1)μmol/L,第7天(20.4±7.7)μmol/L］恢复得快;术后并发症及住院时间差异无统计学意义。按部位分类后:中央型肝癌A组较P组术中出血量、输血病例数减少;术后ALT及TBIL恢复快;术后并发症发生率低,住院时间缩短。周围型肝癌A组较P组术中出血量、输血病例数增加;术后ALT、TBIL水平及并发症发生率、住院时间差异无统计学意义。结论提示,解剖性血流阻断法适用于邻近主干血管的大肝癌切除。

(葛瑞良)

述评　解剖性血流阻断可以阻断肝术野相应血流,保留其余肝脏的正常血供,理论上是一种更合理的肝血流阻断方法。但结合多项临床研究结果,解剖性血流阻断并未体现显著临床优势。作者体会,依据肿瘤与主干血管的毗邻关系进行分类,更能体现不同血流阻断方法的临床优势。对于临近主干血管的大肝癌,采用解剖性血流阻断可以更清晰的暴露术野,并且得到更充足的手术时间,减少肝损害和术后并发症的发生。但针对具体病例,仍需根据各术者不同的技术经验,以及不同的病变解剖状况才能确定合适的血流阻断方法。

(沈　锋　葛瑞良)

射频消融辅助下前入路右半肝切除术治疗原发性肝细胞癌［中华外科杂志,2012,50(6):494］　彭宝岗等探讨射频消融辅助下前入路右半肝切除术治疗原发性肝细胞癌的安全性和有效性。回顾性分析2010年1月至2011年7月接受射频消融辅助下前入路右半肝切除术治疗的12例原发性肝细胞癌患者的临床资料,对手术方法和治疗结果进行回顾性分析。12例患者均为男性;年龄38～57岁,平均(48±6)岁。其中10例(10/12)有乙肝病史,术中均先行建立肝后下腔静脉前隧道,悬吊肝脏后沿Cantline线进行消融,以手术刀在消融区域中间直接切开肝实质,直至完整离断右半肝,处理右侧肝短静脉、肝右静脉后游离右半肝周围韧带,完整切除右半肝。组间资料比较采用t检验。结果显示,手术时间165～295 min,平均(230±55)min;术中出血量150～1 500 ml,平均(516±378)ml,优于前入路右半肝切除术的(1291±1159)ml和传统右半肝切除术的(2129±2012)ml。术后住院时间8～19 d,平均(12±4)d;无医疗并发症,无术后死亡病例,所有患者治愈出院。结论提示,射频消融辅助下的前入路右半肝切除术治疗原发性肝细胞癌可减少术中出血、缩短手术时间,是一种安全、有效的治疗手段。

(葛瑞良)

述评　前入路肝切除术对肿瘤挤压少,避免反复翻转肝脏,增加了肝细胞癌的切除率,但手术时间长,出血相对增加。作者通过积极尝试,发现射频消融装置Habib™4X具有良好的效果,并分析了其安全性和有效性。现类似装置还有LIGASURE等,均可使肝组织脱水凝固后再行离断,有效避免了出血,合理使用可最大限度保护残肝功能,减少肿瘤残留,达到肝癌精准切除的目的。

(沈　锋　葛瑞良)

手术切除治疗肝尾状叶巨大肿瘤的病例对照研究［中华肝胆外科杂志,2012,18(7):515］　刘鹏等探讨肝尾状叶巨大肿瘤的手术疗效及最佳手术方法。对2001年1月至2007年6月,东方肝胆外科医院手术治疗的33例肝尾状叶巨大肿瘤(≥10 cm)患者资料进行回顾性分析,对单独尾状叶切除与联合切除病例的临床病理特征、手术结果、并发症、远期生存率进行比较。结果显示,33例患者中15例(45.5%)接受了全部或部分尾状叶切除,18例(54.5%)接受了全部或部分尾状叶切除联合部分肝切除,手术切除最常用于原发性肝癌(HCC)(51.5%)、其次为血管瘤(21.2%)、肝内胆管癌(9.1%)、血管平滑肌脂肪瘤(6.1%)、肝腺瘤(3%)、局灶性结节性增生(3%)、结肠癌肝转移(3%)和肉瘤(3%),肿瘤的平均直径为12.3(范围10.2～21)cm,与联合肝尾状叶切除术比较,单纯尾状叶切除患者有较长的手术时间(280 min vs 170 min)及住院天数(17 d vs 12 d),失血量较多(1 250 ml vs 670 ml),两组病例均无围手术期死亡,单纯肝尾状叶切除术与联合肝尾状叶切除术两组患者的并发症发生率分别为

26.7%与16.7%,恶性病变组患者1、3、5年无瘤生存率,单纯肝尾状叶切除术组分别为25.9%、0、0,联合肝尾状叶切除术组为74.3%、46.7%、31.2%,两组恶性病变患者的总生存率分别为68.6%、19.7%、0和100%、66.5%、41.8%。结论提示,肝尾状巨大肿瘤切除术的术式取决于病变的大小、位置及肝脏的功能储备;肝功能储备良好的病例,肝尾状叶切除联合其他部分肝切除是首选,而对于肝功能储备处于临界值的患者,唯一可行的术式是单纯的肝尾状叶切除术。

(葛瑞良)

述评 肝尾叶肿瘤位置深在,手术切除风险巨大。作者在临床肝巨大尾叶肿瘤切除中,应用单独尾状叶切除或联合其他肝叶切除的经验有较大的参考价值,肝功能储备良好的病例,肝尾状叶联合其他肝段切除是首选。但在具体实施过程中,由于肿瘤的位置及压迫,肝静脉、肝短静脉、下腔静脉易损伤大出血,手术技术和安全保障条件是不同治疗者必须考虑的问题。所以临床上针对具体病例,仍需根据各术者的技术经验,以及病变解剖状况才能确定合适的手术方法。

(沈 锋 葛瑞良)

原发性肝癌合并门静脉癌栓的手术疗效分析[中国普外基础与临床杂志,2012,19(4):382] 林新居等观探讨原发性肝癌合并门静脉癌栓的手术疗效,对227例经手术治疗的原发性肝癌合并门静脉癌栓患者的临床诊治资料进行回顾性分析。结果显示,217例获手术切除,术后因并发症死亡14例;手术切除病例术后中位生存时间为17.7个月,1、2、3、5年生存率分别为61.9%、37.2%、21.7%和4.0%;Ⅰ型癌栓者40例,其1、2、3、5年生存率分别为82.3%、61.7%、38.6%和6.6%,明显高于Ⅱ型癌栓者($n=129$,61.1%、34.3%、20.8%及5.3%)和Ⅲ型癌栓者($n=48$,46.8%、24.0%、9.6%和0);癌栓连同肿瘤切除者84例,其1、2、3、5年生存率分别为67.3%、43.2%、28.1%和7.9%,明显高于肝创面门静脉取栓者($n=85$,65.1%、38.8%、22.3%及3.4%)和门静脉切开取栓者($n=48$,46.8%、24.0%、9.6%及0);术后行经导管肝动脉化疗栓塞/经动脉灌注化疗(TACE/TAI)治疗的76例患者1、2、3、5年生存率分别为75.3%、53.2%、33.1%、5.7%,明显高于术后未行TACE/TAI治疗者($n=141$,54.8%、29.1%、15.9%及3.2%)。结论提示,手术治疗是肝癌合并门静脉癌栓的有效治疗方法,手术应争取肿瘤和癌栓一并切除,术后联合TACE/TAI治疗可提高患者远期生存率。

(葛瑞良)

述评 目前,临床对原发性肝癌伴门静脉癌栓常用的治疗手段包括肝脏原发肿瘤灶切除加门静脉癌栓清除术、肝动脉化疗栓塞术、肝动脉置泵连续化疗、放疗术等。手术切除肿瘤和癌栓+术后TACE术后生存期相对较长。本研究中的结果进一步证实了此结论,手术应争取肿瘤和癌栓一并切除;同时,肝功能的保护、并发症的治疗亦是应该关注的问题。

(沈 锋 葛瑞良)

难根治切除原发性肝癌经肝动脉插管化疗栓塞后二期手术切除的体会[中华肝胆外科杂志,2012,18(5):361] 胡智明等探讨难以根治切除原发性肝癌经肝动脉插管化疗栓塞的效果以及二期手术的时机、指征与手术方式。对2005年1月至2010年8月18例难以根治性切除原发性肝癌TACE后二期切除患者资料进行回顾性分析,患者先行TACE 1~3次(1次4例,2次12例,3次2例),待肿瘤缩小后施行右半肝切除10例,右肝肿瘤切除+肝转移灶切除2例,右肝肿瘤切除+肝转移灶射频消融1例,右半肝切除+门静脉取栓1例,左半肝切除+右肝转移灶射频消融2例,中肝叶切除1例,左半肝切除+肝转移灶切除1例。结果显示,TACE后原发肿瘤直径缩小超过30%者6例(33.3%),缩小10%~30%者8例(44.4%),缩小不足10%者4例(22.2%),TACE前有6例(33.3%)肿瘤无明显包膜,TACE后仅1例(5.6%)肿瘤无包膜。TACE 1~3次后原发肿瘤均已位于半肝以内,B超、CT等影像学检查肿瘤边界清楚,与肝门及主要血管有一定距离,6例有转移子灶患者TACE后子灶均有不同程度缩小,本组病例术中均采用选择性出入肝血流阻断技术。结论提示,对难以根治性切除原发性肝癌均可先行TACE术,一旦条件具备应尽早手术,手术应遵循安全有效的原则,应最大限度保存正常肝组织,使用选择性出入肝血流阻断技术可减少出血,避免残肝缺血损害。

(葛瑞良)

述评 对大肝癌患者临床上主要采用TACE等姑息性治疗措施,然而预后不尽如人意。反复的TACE必须考虑肿瘤的坏死程度和受损肝功能的平衡。合理选用TACE作为手术的桥接手段,可以控制肿瘤进展,减少术中癌细胞播散的概率。同时,经TACE后此类手术仍存在较大难度,具体实施应结合术者经验,遵循安全有效的原则。

(沈 锋 葛瑞良)

肝细胞癌患者肝移植术后肿瘤复发的多因素分析[中华医学杂志,2012,92(29):2023] 吴春等分析肝细胞癌患者临床及肿瘤影像学特征,探讨HCC患者肝移植术后肿瘤复发的危险因素。回顾性分析2003年10月至2009年7月广州中山大学附属第三医院230例(男210例、女20例,中位年龄50岁)因HCC

行 LT 术患者的临床及肿瘤影像学特点,将这些特点视为肿瘤复发的预测因素,运用 Kaplan-Meier 法计算 HCC 患者 LT 术后生存率,绘制不同预测因素水平 HCC 患者 LT 术后的无瘤生存曲线,分别运用 Log-rank test 及 Forward Conditional Cox 回归分析对预测因素进行单因素分析和多因素分析,得到肿瘤复发相关危险因素和独立危险因素。结果显示,定期随访3～68 个月(中位随访时间 29 个月),230 例 HCC 患者 LT 术后在随访期间,肿瘤复发患者 77 例,无肿瘤复发患者 153 例,死亡 63 例。1、3、5 年累积生存率分别为 84%、75%、69%,累积无瘤生存率分别为 73%、65%、63%;单因素分析 HCC 患者 LT 术后肿瘤复发的相关危险因素为:患者年龄<50 岁、超出米兰标准、TNM 分期Ⅱ～Ⅲ期、肿瘤数目≥2、活性肿瘤最大直径>5 cm、肝移植术前介入治疗后活性病灶直径减小小于原病灶直径的 30%、肿瘤分布>1 叶、肿瘤边界不清晰、肿瘤的病理分级差、术前血清 AFP 浓度>400 μg/L、活性肿瘤直径总和≥7.7 cm 及门静脉癌栓。多因素分析肿瘤复发的独立危险因素为:肿瘤的病理分级差、术前血清 AFP 浓度>400 μg/L、活性肿瘤直径总和≥7.7 cm 及门静脉癌栓。结论提示,HCC 患者 LT 术后肿瘤复发的主要危险因素为:肿瘤的病理分级差、术前血清 AFP 浓度>400 μg/L、活性肿瘤直径总和≥7.7 cm 及门静脉癌栓,HCC 患者 LT 术前积极地介入治疗有助于减少患者术后复发。

(葛瑞良)

述评　影响原发性肝癌患者肝移植术后生存的主要因素是肿瘤复发,本研究提示肿瘤的病理分级、术前血清 AFP 浓度、活性肿瘤直径总和、门静脉癌栓等为危险因素。本组中超过 60%患者移植术前不符合米兰标准,可能是研究中复发率较高的主要原因。为避免等待肝源期间肿瘤进展,可对 LT 术前 HCC 实施积极地介入治疗,抑制肿瘤的增长,减少术中肿瘤的转移,为进一步的个体化治疗和预后奠定基础。

(沈　锋　葛瑞良)

经皮射频消融与肝切除治疗小肝癌的疗效比较 meta 分析[中华外科杂志,2011,49(12):1132]　周大臣利用 meta 分析的方法,评价经皮射频消融与手术切除治疗符合 Milan 标准的小肝癌的疗效。选取发表于 1990 年 1 月至 2010 年 2 月的文献,对比分析经皮射频消融与手术切除两种方式治疗符合 Milan 标准的小肝癌疗效的临床随机对照试验研究,并应用 meta 分析方法评价总体生存率以及术后复发率等相关指标。结果显示,共有 4 篇前瞻性随机对照研究纳入此分析,包括 539 例患者,其中经皮射频消融治疗 252 例患者,手术切除治疗 287 例患者。经皮射频消融与手术切除治疗患者之间术后总体生存率的差异无统计学意义($P>0.05$),经皮射频消融术治疗患者术后 2、3、4 年无瘤生存率均低于手术切除,差异有统计学意义($P<0.05$)。经皮射频消融术治疗患者术后肿瘤复发率高于手术切除,差异有统计学意义(OR:2.63,95%CI:1.67～4.15,$P=0.000$)。经皮射频消融术治疗患者术后并发症的发生率低于手术切除,差异有统计学意义(OR:0.14,95%CI:0.09～0.22,$P=0.000$)。结论提示,对于符合 Milan 标准且适应手术切除和经皮射频消融治疗指征的小肝癌,经皮射频消融与手术切除治疗患者的术后总体生存率相似,经皮射频消融具有侵袭性小、术后并发症发生率低等优点,但是手术切除能够较好的预防术后肿瘤复发,对于不愿意行手术切除的患者,可推荐选择经皮射频消融治疗。

(葛瑞良)

述评　长期以来手术切除一直是小肝癌的首选治疗方法,无法行手术切除或肝脏移植的患者则射频消融最佳。但对于符合米兰标准的小肝癌,治疗方法则存在争议。本研究通过 meta 分析,定量汇总分析高质量的前瞻性 RCT 研究,给出了有力的回答。经皮射频消融与手术切除治疗疗效相似,手术切除能够较好的预防术后肿瘤复发,但射频消融创伤小,并发症少。具体临床实践中,应根据患者的具体情况如肿瘤分布、患者意愿、肝功能评估等,选择恰当的个体化治疗。

(沈　锋　葛瑞良)

索拉菲尼治疗晚期原发性肝细胞癌的疗效及其预测因素[中华外科杂志,2012,50(6):514]　赵鹏等评估索拉菲尼治疗原发性肝细胞癌的疗效和安全性,并探索可能预测其疗效的临床因素。回顾性分析 2008 年 12 月至 2011 年 10 月应用索拉菲尼治疗的 54 例无法手术切除的原发性肝细胞癌病例的临床资料,其中男性 46 例,女性 8 例;年龄 21～77 岁,平均年龄 48.7 岁,患者连续口服索拉菲尼,400 mg/次,2 次/天(8 例曾减量或短时间停药),6 周为一个观察周期,根据 WHO 实体瘤的疗效评估标准进行评估,分析临床因素与疗效的关系,按照美国癌症研究所常见毒性反应标准对药物不良反应进行评价和分级,应用 Cox 比例风险模型进行分析。结果显示,本组患者随访 2～33 个月,平均 17.6 个月,完全缓解 0 例,部分缓解 2 例(3.7%),稳定 24 例(44.4%),疾病进展 28 例(51.9%);疾病控制率为 48.1%,中位疾病进展时间(TTP)3.8 个月,多因素分析显示,治疗前 Child 肝功能分级 B 级和东部肿瘤协作组(ECOG)评分 1 分者 TTP 缩短(HR=1.361,95%CI:1.081～12.665,$P=0.041$;HR=1.449,95% CI:1.151～12.305,$P=0.032$)。常见药物毒性反应为手足皮肤反应 35 例

(64.8%),脱发 25 例(46.3%),腹泻 24 例(44.4%)。结论提示,索拉非尼治疗晚期原发性肝细胞癌安全有效,用药前 Child 分级和 ECOG 评分情况可能对预测索拉非尼的疗效有帮助。

(葛瑞良)

述评 原发性肝癌的发生发展是多病因、多危险因素和多种信号传导通路参与的综合结果,作为多靶点的药物,索拉非尼在临床治疗中显示出明显疗效。但超过一半的患者在服用索拉非尼治疗的同时仍有疾病进展,提示应从基础和临床两面入手,寻找能够预测索拉非尼疗效的因素或标志物。本研究提示,用药前 Child 分级和 ECOG 评分情况对预测索拉非尼的疗效有帮助。但肝细胞癌的分子特征、接受药物的时机差异等未被列入,具体结论仍需前瞻性研究进一步探讨。

(沈 锋 葛瑞良)

亚砷酸注射液治疗原发性肝癌的Ⅱ期多中心临床研究[中华肿瘤杂志,2011,33(9):697] 屈凤莲等评价亚砷酸注射液单药治疗原发性肝癌的客观疗效和不良反应,观察亚砷酸注射液在人体内的药代动力学变化。对 111 例中晚期原发性肝癌患者接受亚砷酸注射液单药治疗,给药方法为亚砷酸注射液 7～8 mg/m², 静脉滴注,1 次/d,连用 14 d 为 1 个周期,间歇 7～14 d,完成 2 个周期治疗后评价疗效和不良反应。有效和稳定的患者继续治疗到病变进展或不能耐受。结果显示,本组完成治疗且可评价疗效的患者共 102 例,其中治疗后部分缓解 7 例,稳定 71 例,进展 24 例;客观有效率为 6.9%,临床获益率为 76.5%;生活质量改善率为 22.5%,镇痛有效率为 71.7%。102 例患者的中位疾病进展时间(TTP)为 97 d,中位生存时间(MST)为 195 d。不良反应主要为可逆性的Ⅰ～Ⅱ度胃肠道反应和骨髓抑制。药代动力学结果显示,亚砷酸注射液在人体内的分布和清除符合二室模型特征,血浆清除半衰期为(23.94±18.39)h。结论提示,亚砷酸注射液治疗原发性肝癌有一定的疗效,且有明显的镇痛作用,能在一定程度上延长中晚期肝癌患者的 TTP 和 MST,不良反应轻,患者可以耐受。

(葛瑞良)

述评 国际多中心的Ⅲ期临床研究(EACH)首次证实了系统化疗(FOLFOX 4)可以使晚期肝癌患者受益,且疾病控制率与 SHARP、ORIENTAL 研究相似。在治疗白血病成功经验的基础上,国内外学者近年来开展了亚砷酸治疗多种实体肿瘤的研究。本研究作为Ⅱ期多中心研究,取得了可喜的结果,临床安全性较好。但仍需在机制上进一步研究,以及能否在多药联合上取得更好效果。

(沈 锋 葛瑞良)

胆 道 外 科

本年度共收集论文 242 篇,纳入一年回顾 96 篇,占 39.7%;文选 15 篇,占 6.2%。

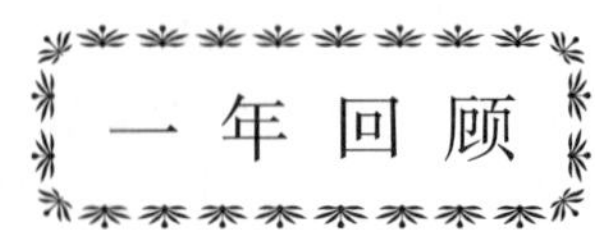

一年回顾

一、胆道疾病的影像学诊断

王春等[1]* 回顾性分析 16 例经手术病理证实的肝内胆管乳头状肿瘤的多排螺旋 CT 和临床资料。经方差齐性检验后,采用 t 检验对 2 组计量资料进行统计学分析。16 例病人中,乳头状腺瘤 9 例,5 例为多发,4 例为单发;乳头状腺癌 7 例,4 例为多发,3 例为单发。9 例乳头状腺瘤中,7 例表现为扩张的肝内胆管内结节或肿块,CT 平扫呈不均匀低密度;2 例表现为胆管重度扩张,内壁毛糙如绒毛状。7 例乳头状腺癌表现为扩张的肝内胆管内结节或肿块,形态及密度类似于乳头状腺瘤。增强扫描 9 例乳头状腺瘤均表现为轻-中度不均匀持续强化;乳头状腺癌 7 例,2 例表现为轻-中度强化类似于乳头状腺瘤,5 例持续较明显强化;1 例突破胆管壁并侵犯临近肝组织。9 例瘤和 7 例癌病人平扫 CT 值差异无统计学意义($t=-1.17$,$P=0.2632$),但动脉期($t=6.53$,$P<0.01$)和门静脉期($t=5.63$,$P<0.01$)增强 CT 扫描差异有统计学意义。王余等[2]探讨 MR 扩散加权成像(DWI)及表观扩散系数(ADC)值对肝外胆管癌的诊断价值。结果显示,DWI 对肝外胆管癌病灶的信号显示优于 T_2WI 及 T_1WI。随着 b 值的增大,病灶 ADC 值逐渐降低,病灶与正常肝脏间对比噪声比(CNR)呈逐渐下降趋势,差异有统计学意义($P<0.05$)。不同 b 值时,肝外胆管癌病灶 ADC 值与细胞密度之间均呈负相关($P<0.05$);$b=800\ s/mm^2$ 时,其相关性最高。胡金月等[3]对 100 例诊断为胆道系统结石的病人均行术前磁共振胰胆管造影术(MRCP)检查,其中 79 例术前均行至少 1 次 B 超检查,13 例行 CT 检查。结果表明,MRCP 对胆管结石的检出率为 90.77%,对胆囊结石的检出率为 80.56%;而 B 超和 CT 对胆管结石的检出率分别为 62.0%和 69.23%,对胆囊结石的检出率分别为 98.53%和 83.33%。提示 MRCP 更适合于胆管结石的诊断,是胆总管结石最理想最可靠的诊断方法。贾玉静等[4]分析 256 例病人的磁共振成像(含 MRCP)资料,分为结石组(仅胆总管有结石)和无结石组(胆道系统无结石)两组,以及"转角≤125°、125°<转角≤1 45°、转角>1 45°"三水平,比较两组胆总管转角的大小及不同水平胆总管结石的发生率,分析胆总管结石的发生与胆总管转角的关系。结果显示,结石组的胆总管转角较小(双尾 $P<0.05$);仅"转角≤125°"与"转角>145°"的胆总管结石发生率不同(双尾 $P<0.05/3$),"转角≤125°"的胆总管结石发生率较高。邹金钊等[5]对 80 例胆囊切除术后综合征出现不明原因发热、黄疸、右上腹痛等症状的病人进行 B 超及 MRCP 检查,并与直接胆管造影或手术结果相比较。MRCP 可以满意显示术后胆道全貌,对胆道结石、胆道狭窄、残余胆囊、吻合口狭窄、胆管炎诊断的准确率分别为 93.3%、66.6%、100%、83.3%、60%;B 超检查对上述指标的准确率则分别为 42.2%、44.4%、40%、50%、0;两种检查方法差异均有统计学意义(均 $P<0.05$)。谢佳平等[6]比较 ERCP 与超声、多排螺旋 CT(MSCT)及 MRCP 对梗阻性黄疸的部位及病因诊断的准确率。128 例病人行超声、MSCT 及 ERCP 检查,其中 35 例行 MRCP 检查。结果显示,在梗阻部位的诊断上,四种方法对肝内胆管和胰头部的诊断准确率差异无统计学意义;ERCP 对肝外胆管梗阻的诊断准确率与 MRCP 差异无统计学意义,但显著高于超声和 MSCT;在病因诊断上,对于胆系结石、胆管炎和胰头癌的诊断准确率,四种方法差异无统计学意义;MRCP、ERCP 和 MSCT 对于胆管癌诊断准确率均优于超声;此外,

ERCP在诊断乳头部肿瘤、十二指肠乳头旁憩室时优于超声和MSCT。谷鑫金等[7]回顾性分析32例肝门胆管癌病人的PET/CT表现，并与手术及病理对照分析。按照Bismuth-Corlette分型，32例中Ⅰ型、Ⅱ型、Ⅲa型、Ⅲb型和Ⅳ型分别为3、2、4、8和15例。16例行根治性切除术，其中Ⅰ型、Ⅱ型、Ⅲa型、Ⅲb型和Ⅳ型分别为3、2、1、7和3例，7例行姑息性手术，9例仅行剖腹探查术。PET/CT判断原发肿瘤部位及Bismuth-Corlette分型的准确性达81.2%(26/32)。PET/CT检测肝门部胆管癌淋巴结转移的敏感度、特异度和准确度分别为64.7%、86.7%及75.0%，检测肝门部胆管癌远处转移方面的敏感度、特异度和准确度分别为41.7%、95.0%及75.0%。PET/CT术前可切除性评价与术中评价一致率为75.0%(24/32)，其对肝门部胆管癌术前可切除性评价与术中评价结果对照差异无统计学意义。

二、胆道系统结石

杨林华等[8]回顾性比较分析3种常用手术方式在不同类型肝内胆管结石中的治疗效果。29例行单纯胆总管切开取石T管外引流术(20.9%)，24例行胆管空肠Roux-Y吻合术(17.3%)，81例行肝段或肝叶切除术(58.3%)，4例行肝移植术(2.9%)，1例行肝门胆管切开整形术(0.7%)。术后残余结石36例(残石率25.9%)，随访术后大于1年且出院时证实无残余结石83例，随访59例(随访率71.1%)，7例结石复发(复发率11.9%)；肝段或肝叶切除术病例组术后结石残余率低于单纯胆总管切开取石T管外引流术病例组($P<0.05$)，术后胆管炎发生率和结石复发率低于单纯胆总管切开取石T管外引流术病例组和胆管空肠Roux-Y吻合术病例组($P<0.05$)。唐荣等[9]回顾性比较分析三种术式行胆总管切开取石术(217例)的临床效果。其中，行腹腔镜胆囊切除(LC)+腹腔镜下胆总管切开取石术(LCBDE)69例(腹腔镜组)；行LC+小切口胆总管切开取石术85例(小切口组)；行开腹胆囊切除+胆总管切开取石术63例(开腹组)。结果显示，腹腔镜组、小切口组在术中出血量、术后肠道功能恢复时间、术后疼痛、并发症发生率以及术后住院时间上明显优于开腹组(均$P<0.05$)，小切口组在手术时间及气腹时间上明显少于腹腔镜组(均$P<0.05$)。作者认为，与LCBDE相比，小切口手术减少了手术时间及术中气腹时间，尤其适用于不能耐受长时间气腹及心肺功能较差的年老病人。杨华等[10]对152例60～83岁老年胆囊结石病人的临床特点、并存病、手术时机、手术方式及治疗结果进行分析。急诊手术15例(9.9%)，择期手术137例(90.01%)；并存高血压、心脏病、肺部炎症、糖尿病等88例占57.9%(13/152)；传统开腹胆囊切除109例，LC24例，胆囊切除胆总管切开取石T管引流13例，胆囊大部分切除4例，胆囊造瘘术2例，全组病例术后恢复良好，治愈出院。结论提示，老年人胆囊结石要重视术前并存病的治疗，做好术前风险评估及围手术期的处理。魏志力等[11]报道33例Mirizzi综合征病人中仅3例(9.09%)术前确诊。15例Ⅰ型者行单纯胆囊切除术；12例Ⅱ型和3例Ⅲ型，其中14例行胆囊切除+胆道修补+T管引流术，1例行胆囊切除+Roux-Y胆肠吻合术；3例Ⅳ型者均行胆囊切除+Roux-Y胆肠吻合术。33例病人中行腹腔镜治疗4例，其中3例中转开腹手术，1例成功实施LC。作者认为，Mirizzi综合征术前确诊困难，术前诊断不明确或者术中处理不当可能会严重影响病人的生活质量。结合临床特点、B超、ERCP或MRCP检查，可以提高Mirizzi综合征的术前确诊率，手术方式应根据胆管缺损的类型及局部炎症反应状况决定。对于术前怀疑为Mirizzi综合征的病人，开腹手术为治疗首选。魏建文等[12]亦认为Mirizzi综合征术前明确诊断率不高，手术方式依病情而定。由于该病癌变率较高，术中尽量冷冻切片病理检查；如无此技术则术后及时送检，及早行根治手术。

陈峰等[13]对21例左肝内胆管结石合并胆总管结石的病人施行肝左外叶或肝左叶切除术联合胆道镜经左肝断面胆管的胆总管探查术，取得良好治疗效果。与同期完成的传统肝左外叶或肝左叶切除加胆总管切开探查T管引流术(33例)比较，前者手术时间、术后肛门排气时间以及住院时间和住院费用均显著低于后者(均$P<0.05$)。焦成文等[14]在21年间行术后胆道镜取石1 226例，共取石2 685次，平均2.2次，取石最多次数者为12次。取净1 182例，取净率96.4%。除1例为了重新放置T管而扩张窦道时引起出血、2例取石过程中引起窦道破裂外，未发生其他严重并发症。结论提示，术后胆道镜取石，是肝胆管结石治疗环节中不可或缺的一环。刘勇等[15]回顾性分析35例经胆囊管胆道镜取石治疗继发性胆总管结石。术中通过该方式均顺利取出胆总管结石，其中3例通过胆总管微切开取石成功。术后1例胆瘘，1例切口感染。长期随访，无结石残留、复发，无缩窄性乳头炎等发生。郑侃等[16]观察乳头括约肌小切开联合气囊扩张术对胆总管结石(CDS)病人的疗效。将161例CDS病人分为3组，54例行内镜下乳头括约肌切开术(EST组)，54例行内镜下乳头气囊扩张术(EPBD组)，53例行内镜下乳头括约肌小切开联合气囊扩张术(sEST+EPBD组)，均根据实际情况在乳头治疗后行取石篮取石和(或)气囊取石，部分病人以碎石篮碎石后取石。结果

显示，与EST组比较，sEST＋EPBD组术后并发症的发生率显著降低，出血发生减少，较EPBD组提高了一次取石的成功率，明显降低了术后高淀粉酶血症的发生率。任培土等[17]采用iMES-I型体内微爆破碎石术治疗肝内外胆管嵌顿性结石43例均获得成功。术中一次性结石取净率83.7%，术后二次碎石、取石成功率100%。无胆道损伤、穿孔、出血、胆漏等严重并发症发生。耿良元等[18]前瞻性研究41例胆道镜下经T管窦道口取石的肝内胆管多发性结石病人，将符合标准的肝内胆管结石配对，标记并随机分入微爆破碎石组和对照组，比较两组结石的取净率、取石用时、并发及碎石成功率。纳入标准：术前胆管造影显示有多处充盈缺损或有胆管不显影，经B超诊断疑似肝内胆管多发结石。术中行胆道镜检查肝内胆管再次证实有2枚以上相似嵌顿结石，或＞3 cm的结石。病人已签知情同意书。排除标准：肝内胆管狭窄或窦道较细，胆道镜进入困难，碎石设备无法很好碎石。结果显示，微爆破碎石组的结石取净率高于对照组($P<0.05$)，微爆破碎石组的取石用时短于对照组($P<0.05$)，微爆破碎石组并发症数与对照组并发症数差异有统计学意义($P<0.05$)，微爆破碎石成功率为100%，对照组碎石成功率为27%。吴勇等[19]报道应用胆道镜联合液电碎石术中取石18例，术后取石6例，击打结石35枚，全部击碎成泥沙样或＜5 mm。未出现胆道穿孔及T管窦道穿孔，无严重并发症。碎石治疗后2周内均行B超复查，结石取净22例，取净率91.7%。随访3个月～5年，平均28个月，其中＞3年13例，行B超复查均无结石复发。赵国刚等[20]* 回顾性分析经术后T管窦道置入胆道镜联合钬激光碎石治疗肝内外胆管残余结石300例，其中292例结石全部取净，8例结石位于Ⅲ，Ⅳ级肝管碎石未成功。碎石总数568枚，结石排净率97.3%(292/300)。术中无胆道大出血、穿孔、胆管壁灼伤、胆瘘等严重并发症发生。268例随访6～18个月，平均10个月，未发现结石复发及残留，无胆道狭窄。林美举等[21]对13例行胆肠吻合术后肝内胆管复发结石的病人，术中找出胆肠吻合输出襻肠管行胆道镜诊治，留置T管并在其周围使用钛夹标记。利用经T管窦道行胆道镜检查，利用胆道镜下电切技术和球囊扩张处理胆管狭窄，辅助等离子碎石取净复发结石。本组13例病人全部取净结石，术后最多取石次数为9次，平均3.9次，其中狭窄胆管行电切开4例，球囊扩张5例，等离子碎石5例。结论提示，上述治疗方法及治疗过程安全、微创、有效、可行。刘京山等[22]对32例胆囊嵌顿结石在手术中联合进行了钬激光碎石治疗。在术中于胆囊底部切开胆囊约1 cm，置入胆道镜，发现嵌顿结石后应用钬激光碎石，将结石切割成直径5 mm以下后以取石网取出。若碎石后结石取净，胆囊黏膜水肿不明显、无渗血，术中造影提示胆囊管通畅、胆总管无结石，则缝合胆囊(27例)。若结石无法完全击碎或击碎后胆囊黏膜水肿明显，则行胆囊造瘘术(5例)。结果显示，该组治疗效果良好。刘远光等[23]报道120例胆管结石病人行ERCP取石治疗，成功率为97.50%。一次取净结石109例；2次取净8例；造影不成功2例；由于结石形大质硬，碎石失败1例。术后11例病人出现并发症(9.17%)，其中发生胰腺炎6例，胆管炎3例，创面出血2例，经保守治疗后均得到有效缓解。未出现穿孔现象。术后随访6个月，4例复发(3.3%)。

三、胆道梗阻、狭窄及胆道感染

牛焕章等[24]* 观察改良式经皮肝穿刺胆道内外引流术(PTBIED)治疗高位胆道恶性梗阻的临床效果。胆道梗阻部位在肝门部至胆总管近段，残留的胆总管长度＞3 cm，血清总胆红素(TBIL)≥70 μmol/L的病人，纳入试验组，行改良式PTBIED；符合前述条件但不愿行改良式PTBIED的病人和低位恶性胆道梗阻的病人纳入对照组，按常规行传统式PTBIED。试验组病人根据术中造影，对胆道外引流管增加测孔改造，将改造后的引流管头端置入残留的肝总管或胆总管，同时将增加的测孔置入梗阻近侧扩张的胆管内。46例病人被纳入本研究，其中21例行改良式PTBIED，25例行传统式PTBIED，2组病人均手术成功，无手术相关死亡。2组病人在皮肤瘙痒、纳差、腹胀、腹痛等临床症状改善方面相似，术后胆汁日均引流量、血清TBIL下降水平、中位生存期等方面差异均无统计学意义。试验组病人术后胆道感染发生率(1/21)明显少于对照组(8/25)，差异有统计学意义($P<0.05$)。邹建伟等[25]对高位恶性胆道梗阻44例，按Bismuth-Corlette分型，在X线透视下以不同方式行胆道引流或支架置入。以术后4周直接胆红素降至正常或下降超过50%为有效，作为近期疗效评价标准，并进行随访。结果表明，Ⅰ型、Ⅱ型、Ⅲa型、Ⅳ型有效分别为9例、8例、5例和8例，1例Ⅲb型无效。随访4周～17个月，失访5例。15例完全无黄疸生存；3例复发黄疸；7例有效但持续轻度黄疸生存；3例有效后黄疸再次加深；11例无效。生存时间：≤3个月14例；或＞3个月≤6个月13例；＞6个月＜1年8例；≥1年4例。吴林波等[26]回顾性恶性梗阻性黄疸病人146例，其中男84例，女62例，平均年龄(63±13)岁。所有病人先行经皮经肝胆管穿刺，随后置入引流管行胆管引流(105例)和(或)置入胆管内支架(41例)。术后129例黄疸症状好转，总有效率88.4%；胆管支架减轻黄疸

的幅度优于胆管引流，但黄疸缓解的比例组间无差异；单纯外引流组、内外引流组及胆管支架组的中位生存期分别为 3.2 个月、4.5 个月及 6.1 个月。石莹等[27]观察内镜置入可膨式金属胆道支架(56 例)与手术治疗(90 例)对恶性梗阻性黄疸病人的疗效及生存期的影响。结果显示，支架和手术均可显著降低血清胆红素及胆系酶($P<0.01$)，两者在降低总胆红素方面差异无统计学意义。支架组和手术组的中位生存时间分别为 340 d 和 795 d，两组术后 3、6、12 个月累积生存率分别为 82.6%、61.1%、46.4% 和 97.0%、90.9%、65.4%，两组的累积生存率差异有统计学意义($P<0.01$)。作者认为，内镜下置入支架与手术相比，对恶性梗阻性黄疸病人有同样的退黄效果，对于延长病人的生存时间则无明显作用，对手术无法切除者可采用之。闫勇等[28]比较经 PTC 或 ERC 两种途径放置胆道支架治疗恶性胆管梗阻的疗效。结果显示，经 PTC 和 ERC 途径放置胆道支架成功率分别为 100%(68/68)和 96.2%(51/53)，2 组均未发生出血及漏胆并发症。全部病人获随访 1～18 个月(平均 12.4 个月)。两组 6 个月内死亡者分别为 7 例和 5 例，18 个月仍存活者分别为 17 例和 9 例。作者认为，对失去手术机会或不能耐受手术的恶性胆管梗阻病人采取支架置入是有效解除梗阻、延长生存时间和提高生存质量的最佳方法。位于胆总管下端和壶腹部的梗阻首选 ERC 途径放置支架；位于肝门部及以上的梗阻应以 PTC 途径放置支架为宜。王华等[29]对 80 例无法行根治性手术的恶性梗阻性黄疸病人采用不同的减黄术式，结果显示，经皮经肝胆管穿刺引流(PTCD，9 例)组的住院时间和住院费用明显低于经皮经肝胆管支架置入(PTBS，42 例)组和经内镜胆管支架置入(ERBD，29 例)组($P<0.05$)。

转化生长因子 β_1(TGF-β_1)是目前认为促纤维化的关键细胞因子。环氧化酶-2(COX-2)是前列腺素的关键酶，在肿瘤和瘢痕发生发展中起促进作用。李常恩等[30]用免疫组化法(SABC)分别检测胆管良性瘢痕中 TGF-β_1 和 COX-2 的表达及分布，以肝移植供体胆总管组织 6 例作为对照组。结果显示，两组的阳性细胞率和病例阳性率差异明显，有统计学意义，TGF-β_1 和 COX-2 表达增高与胆管瘢痕形成有关。玉苏甫·依米提等[31]* 对 64 例胆囊切除胆总管探查术后 T 管造影发现胆总管末端狭窄病人资料进行回顾性分析。其中未做任何处理拔管 30 例。延长带管时间到 6 个月，复查 T 管造影后再拔管 14 例。7 例夹闭 T 管有症状，其中 3 例逐渐延长夹管时间后再拔管；另 4 例一直未能拔管，第一次术后 3 个月再次手术。行气囊扩张置管支撑半年后拔管 13 例。结果表明，能够夹闭 T 管的 47 例中，41 例(87.23%)在 2～6 年的随访期内没有出现胆道梗阻症状。6 例出现胆道梗阻症状，占 12.77%。气囊扩张后支撑半年的 13 例中，7 例出现胆道梗阻症状，占 53.85%。作者认为，胆总管探查术后，胆道造影发现胆总管末端狭窄，如果能夹闭 T 管，最妥当的临床处理是可以不做任何处理拔管，密切随访。急性重症胆管炎(ACST)是一种极为严重的胆道感染性疾病。杨飞[32]对 36 例老年 ACST 病人的手术时机进行回顾性分析，认为经术前积极抗休克等处理，8 h 内急诊手术治疗的病死率(8.3%)明显低于 8 h 后延迟手术治疗的病死率(33.3%)。傅永清等[33]* 认为，ACST 一旦明确诊断，就应及时治疗，争取在 12 h 内处理。在有条件的医院内镜介入治疗为首选，特别适用于高龄、并存病多、病情严重的病人，可为根治性择期手术创造条件。开放手术治疗对胆管引流效果可靠，结石清除率高，特别是 ACST 多发性胆管结石的病人。

四、胆道系统肿瘤

(一) 胆囊癌

任培土等[34]* 回顾性分析 111 例原发性胆囊癌的临床资料。全组术前诊断率为 61.3%；111 例中行单纯胆囊切除术 22 例，标准根治性切除术 47 例，扩大根治术 18 例，行姑息性手术 12 例，因腹腔内广泛转移而仅取活检 12 例。术后 3 年生存率为 29.7%(33/111)，5 年生存率为 9.9%(11/111)。结论提示，B 超、CT 仍是诊断胆囊癌的首选方法，高危人群可放宽胆囊手术切除适应证。任培土等[35]还回顾性分析了 48 例 70 岁以上高龄原发性胆囊癌病人的临床资料。全组术前诊断率为 60.4%。其中实施单纯胆囊切除术 9 例，标准根治性切除术 18 例，扩大根治术 7 例，姑息性手术 8 例，腹腔内广泛转移而仅取活检 6 例。术后 3 年生存率为 20.8%，5 年生存率为 8.3%。梁建伟等[36]* 回顾性分析 54 例胆囊癌根治性术后的临床资料，根据病人接受辅助放疗和化疗情况分为放疗组、未放疗组、化疗组、未化疗组，对之生存时间进行分析。54 例病人总的 1、3、5 年生存率分别为 81%、54%、48%。T_1、T_2、T_3 和 T_4 病变切除术后病人的 5 年生存率分别为 100%、92%、28%和 12%($\chi^2=25.307, P<0.01$)。对辅助治疗作用的分析时剔除 T1N0M0 病变 5 例。未行放疗的 38 例和放疗的 11 例的中位生存时间分别为 28 和 128 个月($\chi^2=3.942, P=0.047$)。T_3-T_4 分期未放疗组和放疗组的中位生存时间分别为 16 和 95 个月($\chi^2=5.387, P=0.02$)；N1 未放疗组和放疗组的中位生存时间分别为 12 和 19 个月($\chi^2=3.959, P=0.047$)；G3/4 病变未放疗组和放疗组的中位生存时间

分别为 12 和 128 个月，差异有统计学意义($\chi^2=7.401$，$P=0.007$)。21 例未化疗组和 28 例化疗组的中位生存时间分别为 38 和 24 个月($\chi^2=0.086$，$P=0.770$)。表明放射治疗能够延长 T_3/T_4、淋巴结阳性和 G_3/G_4 胆囊癌病人术后的生存时间。毛拉艾沙·买买提等[37]回顾性分析 164 例原发性胆囊癌后认为，该病外科治疗后预后较差，其与黄疸、肿瘤分化程度、AJCC 分期、处理方式和民族(维吾尔族较差)等有关。

(二) 胆管癌

王健等[38]用免疫组织化学染色检测 59 例胆管癌手术标本和同时随机选取其中经 HE 染色、病理组织检查确定为癌旁组织 26 例的乙酰肝素酶(Hpa)表达情况，与临床病理因素进行相关性分析。结果表明，Hpa 在 59 例胆管癌组织中阳性表达 48 例，阳性表达率为 81.3%，TNM 分期Ⅰ期＋Ⅱ期、Ⅲ期＋Ⅳ期阳性率分别为 77.8%、87.0%，但差异无统计学意义($P>0.05$)，癌旁组织中有 3 例表达弱阳性，阳性表达率为 11.5%。胆管癌组织及癌旁组织阳性表达率比较差异有统计学意义($P<0.05$)。相关分析认为，Hpa 表达与淋巴结转移密切相关($P=0.002$)。与病人的性别、年龄、肿瘤大小和分化程度无关($P>0.05$)。王向群等[39]* 在处于指数生长期的人肝胆管癌 FRH-0201 细胞株培养基中添加二十碳五烯酸(EPA)，采用噻唑蓝法、流式细胞仪等方法检测细胞株的生长和增殖情况。结果显示，EPA 作用后，人肝胆管癌 FRH-0201 细胞增殖受抑制。随 EPA 浓度的递增，FRH-0201 细胞增殖率逐次下降，呈现明显量效关系，同时诱导细胞凋亡；流式细胞仪检测出凋亡峰，经不同浓度 EPA 作用后，人肝胆管癌 FRH-0201 细胞的超氧化物歧化酶(SOD)活性显著或极显著降低($P>0.05$；$P>0.001$)，丙二醛(MDA)含量极显著上升($P>0.01$；$P>0.001$)。研究认为，EPA 可能通过增加脂质过氧化反应而阻遏人肝胆管癌 FRH-0201 细胞的增殖，诱发细胞凋亡。李勤裕等[40]联合表皮生长因子受体酪氨酸激酶抑制剂(EGFR TKI)埃罗替尼和环氧合酶(COX-2)抑制剂塞来昔布作用于胆管癌细胞株 QBC939 荷瘤裸鼠，结果表明能显著抑制肿瘤生长，与对照组、埃罗替尼、塞来昔布单药组相比，均有显著性差异。抑制肿瘤生长的作用伴随 EGFR 下游活性蛋白 p-MAPK 的下调和 VEGF、Ki-67 表达的降低。抑制肿瘤新生血管而表现为肿瘤组织微血管密度降低。

徐云峰等[41]* 回顾性分析原发性肝内胆管结石病 709 例，其中合并胆管癌 20 例(2.8%，20/709)，获得随访 17 例，随访率为 85%，中位随访时间 2(0～15)年。胆管癌诊断前原发性肝内胆管结石病程 15±11 年(3～38 年)。作者认为，对于原发性肝内胆管结石病例中病史较长，有胆管炎反复发作；有肝脏继发病变(肝脓肿、肝硬化或门静脉高压症)；影像学上提示胆管壁增厚或肝内占位病变；以及肿瘤标志物(CA19-9、CA125、CEA)升高者，要高度怀疑合并胆管癌之可能。根治切除者预后较好，未切除者存活时间均未超过 1 年。程玉等[42]报道肝胆管结石病人 2 333 例，合并胆管癌 38 例。其中 21 例行肝部分切除术，平均生存时间为 32.9 个月。介入治疗 13 例，平均生存时间为 6.85 个月。

崔培元等[43]对 7 例Ⅲ、Ⅳ型肝门胆管癌行 Kasai 术式进行手术。结果 3 例胆漏，其中 2 例量少，引流 5～7 d 后停止，1 例较多，每日 100～200 ml，4 周后自行愈合。1 例切口感染，2 例出现腹腔积液，给予营养支持、保肝、利尿等治疗后痊愈。作者认为，选择性 Kasai 胆肠内引流术式应用于Ⅲ、Ⅳ型肝门胆管癌切除中简易、安全、实用。王建国等[44]回顾性分析行肝门空肠扣式吻合术的 12 例晚期肝门部胆管癌病人的疗效及近期并发症。根据 Bismuth-Corlette 分型，Ⅲa 型 3 例、Ⅲb 型 3 例，Ⅳ型 6 例。均行肝门部胆管癌切除，将残留的 5 支左右胆管断端与空肠襻行胆管空肠扣式吻合术。所有病人术后血清总胆红素均明显下降，术后引流有效率 100%。术后发生吻合口胆瘘 1 例，切口感染 2 例，肺部感染 2 例，无围手术期死亡病例。2 例分别于术后 3、5 个月死于多器官功能衰竭，1 例于术后 10 个月死于肿瘤复发广泛转移，其余均健在。表明该术式是一种可行的治疗方法。王春等[45]对一个治疗组收治的 20 例Ⅳ型肝门部胆管癌病人的临床资料进行分析。20 例中行手术切除 15 例(根治性切除 15 例，非根治性切除 5 例)，其中 2 例因总胆红素>400 mmol/L 而先行 PTCD 和门静脉栓塞(PVE)后再手术，1 例行根治性切除术，另 1 例行非根治性切除术。不能切除者 5 例，行术中或术后 PTCD。手术切除者术后 1 年生存率为 100%，术后生存时间 1～3 年，平均 1.5 年；肿瘤未切除者生存 3～6 个月，平均 4.2 个月。何培生等[46]报道肝门部胆管癌 80 例，其中根治性手术切除 46 例，1、2、3 年生存率分别为 54.3%、30.4%、15.2%；姑息性手术切除 18 例，1、2 年生存率分别为 55.6%、6.2%；内、外胆管引流 16 例，1、2 年生存率分别为 25.0%、12.5%；根治性切除术病人 1～3 年生存率均高于其他手术方式。石力等[47]对行金属胆道支架置入的肝门部胆管癌病人的临床资料进行回顾性分析。PTBD 组 29 例中 26 例成功置入支架，并发症发生率为 6.5%，中位生存时间为 26 周；ERCP 组 44 例中 38 例成功置入支架，并发症发生率为 13.6%，中位生存时间为 28 周。29 例单侧支架置入者和 35 例双侧支架置入者中位生存时间均为

28周。杨永光等[48]对12例肝门部恶性梗阻病人施行姑息性桥式胆肠内引流术，均一次置管成功，引流有效率100%，并发症发生率8.3%，其中胆瘘1例，中位生存时间330 d。结论提示，对于不能切除的肝门部恶性梗阻病变，桥式胆肠内引流是一种简单、安全、有效的减黄方法。邢冬娟等[49]将肝门部胆管癌病人57例分为两组，将预保留肝占全肝体积<50%、术前接受门静脉栓塞(PVE)，并最终接受扩大肝切除者为PVE手术组(24例)。同期未行PVE而接受扩大肝切除术者为非PVE组(31例)，预保留肝叶占全肝体积比>50%。结果表明，两组在性别、年龄、术前引流情况、Bismuth分型、术中出血、手术前后肝功能等方面差别均无统计学意义，两组术后并发症发生率和死亡率的差别无统计学意义，两组术后中位生存时间分别为25.99月、26.14月，PVE手术组与非PVE手术组术后1、2年生存率分别为82%、53%和87%、51%。两组总生存率比较无统计学意义($P=0.89$)。朱宏毅等[50]回顾性分析71例肝门胆管癌病例资料。多因素生存回归分析提示，血清CEA水平、手术方式、TNM分期与肝门胆管癌预后显著相关。血清CEA升高者和正常者平均生存时间分别为(7.1±5.6)个月和(10.6±7.4)个月，存在统计学差异($P<0.05$)；根治性切除、姑息性切除、单纯引流及未经治疗者平均生存时间分别为(17.1±9.6)个月、(10.6±4.2)个月、(7.4±2.5)个月、(3.4±1.4)个月，存在统计学差异($P<0.05$)；Ⅰ期、Ⅱ期、Ⅲ期、Ⅳa期、Ⅳb期平均生存时间分别为(18.5±5.9)个月、(16.7±10.0)个月、(13.2±8.7)个月、(10.9±7.4)个月、(8.3±6.3)个月，存在统计学差异($P<0.05$)。结果表明，术前血清CEA正常、根治性手术切除、分期较早的肝门胆管癌预后相对较好。劳万升等[51]对89例肝门胆管癌切除术后肠内、外营养的作用进行比较分析。其中52例早期应用肠内(EN)，37例术后行肠外营养(PN)。结果显示，与PN组比较，EN组肠功能恢复早、胆瘘发生率低、术后体温恢复快、平均住院费用低(均$P<0.05$)。詹茜等[52]分析10年间收治的242例胆管癌病人生存率的影响。单因素分析显示，功能状态、单发或多发肿瘤、原发肿瘤大小、是否发生远处转移、手术与否均是影响胆管癌病人预后的因素(均$P<0.05$)。将单因素分析有意义的5个因素纳入COX回归模型进行分析，结果显示功能状态、原发肿瘤大小和手术与否是独立的预后因素(均$P<0.05$)。在手术病人中(115例)，联合化疗者(84例)的中位生存时间(18.7个月)显著长于未联合化疗者(10.2个月，$P=0.03$)；在未手术病人中(127例)，联合化疗者(91例)的中位生存时间(9.6个月)显著长于未化疗者(3.1个月，$P=0.006$)。作者认为，进展期胆管癌病人需行多学科综合治疗，吉西他滨联合草酸铂化疗方案可延长晚期胆管癌病人的生存时间。张巾娜等[53]*回顾性分析11年间收治的49例晚期胆管癌病人的临床资料，按化疗途径分单纯全身化疗组、全身化疗联合肝动脉插管化疗(TAC)组；按化疗方案分为吉西他滨联合氟尿嘧啶(GF)组、非吉西他滨(NG)组；肿瘤原发灶起源于肝内胆管、肝外胆管和胆囊，按不同位置分3组。所有病人中位随访时间为7个月，比较分析各组的疗效和预后。结果显示，①全身化疗组34例，全身化疗联合TAC组15例，客观有效率分别为11.8%和13.3%；疾病控制率分别为52.9%和66.7%，中位生存期均为8个月，1年生存率为23.5%和25.0%，上述各指标2组比较差异均无统计学意义($P>0.05$)。②GF组19例，GP组17例，NG组13例，客观有效率分别为10.5%、17.6%和7.7%，疾病控制率分别为52.6%、76.5%和38.5%。上述各指标3组比较差异均无统计学意义($P>0.05$)。中位生存期分别为8、11和6个月，3组间差异有统计学意义($P<0.05$)。1年生存期为24.1%、42.1%和7.7%，3组间差异无统计学意义($P>0.05$)。③肝内胆管癌组7例，肝外胆管癌组17例及胆囊癌组25例，客观有效率分别为28.6%、5.9%和12.0%，疾病控制率分别为71.4%、41.2%和64.0%，平均生存期均为8个月，1年生存期分别为28.6%、33.6%和12.0%，上述各指标3组间差异无统计学意义($P>0.05$)。研究认为，晚期胆管癌接受全身化疗联合TAC治疗并未表现明显疗效和预后优势；病人的疗效和预后与化疗方案、肿瘤原发灶有关。刘磊等[54]分析肝外胆管癌神经及脉管浸润转移与临床病理因素之间的关系。128例肝外胆管癌中发生神经及脉管浸润转移50例(39.1%)。单因素分析显示，肿瘤大小($P=0.010$)和肿瘤浸润深度($P=0.000$)与肝外胆管癌神经及脉管浸润转移有关，病人的性别、年龄、乙型肝炎病毒感染、肿瘤部位、肿瘤病理类型、肿瘤分化程度、淋巴结转移和术前血清CA19-9水平均与肝外胆管癌神经及脉管浸润转移无关($P>0.05$)。多因素logistic回归分析显示，肿瘤大小和肿瘤浸润深度与神经及脉管浸润转移相关($P<0.05$)。结论提示，肿瘤大小和肿瘤浸润深度是影响肝外胆管癌神经及脉管浸润转移的独立危险因素。

五、胆管先天性畸形

赵文涛等[55]*利用免疫组化(SABC法)，Western blot及RT-PCR技术对9例胆道闭锁(BA)患儿和6例胆总管囊肿(CBD)患儿的肝脏组织标本进行对比研究。免疫组化结果显示BA组和CBD组患儿肝组织细胞及肝内胆管上皮细胞中 HMGB1(高迁移率族蛋白 1,一种炎症介质)的表达分别为 0.58±0.05 和 0.19±0.03、RAGE(糖基化终产物受体)的表达分别为 0.45±0.06 和 0.11±0.03、NF-κB(核转录因子)的表达分别为 0.49±0.06 和 0.12±0.03,BA 组明显高于 CBD 组;Western blot 及 RT-PCR 的检测结果也是 BA 组明显高于 CBD 组。在 BA 组患儿肝组织中,HMGB1 与 RAGE 蛋白表达强度呈正相关($r=0.721\,9$,$P<0.05$,$OR=1.908\,2$),而 CBD 组患儿表达无相关性。结论提示,BA 患儿肝组织细胞及肝内胆管上皮细胞中 HMGB1、RAGE 与 NF-κB 的表达异常升高,可能在 BA 发病中有重要作用。邢国栋等[56]回顾性分析行 Kasai 手术 60 例胆道闭锁患儿术前部分临床指标(症状出现年龄、手术年龄、术前病程)。结合术中肝脏标本,予以 Ohkuma's 分级,以肝脏病理 F3 级作为有无早期肝硬化的分界点(F0～3,无肝硬化;F4,早期肝硬化)进行统计学分析,观察上述指标与 Kasai 术中肝脏标本早期肝硬化之间的关系,并用 ROC 曲线评价相关指标在诊断胆道闭锁早期肝硬化方面的应用价值。结果显示,术前病程<52.5 天的胆道闭锁患儿无早期肝硬化比例最高,为 Kasai 手术最佳年龄段。林海伟等[57]回顾性分析行 Kasai 手术 152 例(男 68 例,女 84 例)胆道闭锁患儿临床资料。研究结果表明,手术年龄和分型与 Kasai 术后的近中期效果无明显相关。胆管炎是影响 Kasai 术后效果的重要因素。胆管炎发生率 57%(85/149),有无胆管炎发作的黄疸消退率分别为 31%、75%,差异有统计学意义($P<0.01$);有胆管炎组和无胆管炎组的 2 年自体肝存活率分别为 43%、77%,差异有统计学意义($P<0.01$)。

目前先天性胆管扩张症一直沿用 Todani 的五型分型法。刁美等[58]对 107 例先天性胆管扩张症的影像学特征、临床表现、病理改变和外科治疗进行分析,据此进行分型探讨。结果显示,胆总管远端狭窄患儿(狭窄组)的胆总管内压力明显高于胆总管远端无狭窄的患儿(非狭窄组)[静息压:(30±8)mmHg vs (10±8)mmHg,$P<0.001$;灌注压(65±16)mmHg vs (52±13)mmHg,$P<0.001$]。狭窄组肝功能指标均明显高于非狭窄组,且胆总管远端越狭窄,肝功能指标越差。非狭窄组血清及胆汁中的淀粉酶明显高于狭窄组[(660±21)U/L vs (104±77)U/L,$P<0.001$;(77 354±43 759)U/L vs (2 398±1 173)U/L,$P<0.001$]。共同管蛋白栓仅发生在非狭窄组,而狭窄组中肝总管狭窄、肝内胆管扩张及结石的发生率高于非狭窄组。作者认为,先天性胆管扩张症可分为两型,据此采用不同的手术策略:①胆总管远端狭窄型:呈囊肿型扩张,肝功能异常明显,多伴肝总管狭窄肝内胆管扩张,手术时在囊肿远端狭窄处切除,远端囊肿残端不必结扎,肝管成形术矫正伴发的肝总管狭窄,探查冲洗肝内胆管;②胆总管远端非狭窄型:呈梭型扩张,多伴有胰腺炎及共同管蛋白栓形成,手术时在囊肿远端胰胆合流处上方切除,远端囊肿残端结扎,探查冲洗共同管清除蛋白栓。沈阳等[59]回顾性分析采用改良胆肠襻式(warren)吻合术治疗 30 例胆道扩张症患儿的临床资料,并与同期所行胆管空肠 Roux-Y 吻合术的 25 例患儿资料进行比较。结果显示,改良胆肠襻式(warren)吻合组完成吻合术的时间(56±9)min、术后肠功能恢复时间(23.0±3.4)h 及住院时间(9±1)d,均短于胆管空肠 Roux-Y 吻合组(85±13)min、(42.3±4.2)h,及(12±2)d,两种术式具有相同的胆汁引流效果,近期并发症发生率的差别无统计学意义。白雪洁等[60]的研究认为,超声检查、术中造影、CT 和 MRCP 均对儿童先天性胆管扩张症(CBD)诊断有一定价值;MRCP 为 CBD 合并胰胆管合流异常首选诊断方法;儿童 CBD 的治疗应早期采用肝管空肠 Roux-Y 吻合术,其所报道的 58 例随访 1～9 年,无胆道梗阻、胆管炎、肠梗阻和胆道肿瘤发生。张国伟[61]报道先天性胆管扩张症 147 例中接受手术治疗 126 例,其中术式包括:①囊肿完整切除、肝总管空肠端侧吻合 98 例;②囊肿大部分切除、肝总管空肠端侧吻合 14 例;③胰十二指肠切除术 3 例;④11 例癌变中 1 例行胰十二指肠切除术,7 例行胆管癌根治术,3 例行姑息性外引流术;⑤1 例因合并胆总管囊肿破裂出血并胆汁性腹膜炎而行单纯外引流术。作者认为,先天性胆管扩张症的手术方式已较为规范,但是关于囊肿切除范围、胆道重建中抗反流袢的长度以及成人先天性胆管扩张症等治疗方面应引起外科医师的重视。贾波等[62]联合检索维普数据库和中国期刊网的多家中文数据库中 1990 年 1 月至 2010 年 11 月有关成人先天性胆管扩张症的文章,分析其流行病学特征和诊治经验。结果显示,中国近 21 年共报道 5 146 例成人先天性胆管扩张症,有准确年龄及平均年龄报道 4 298 例,平均年龄 34.84 岁,男女比例约为 1:2.55,43.44%分布在华东地区 68.38%有不同程度腹痛表现,25.22%有发热症状,32.46%有不同程度黄疸,18.31%可触及腹部包块,具有典型三联征表现占 15.98%。Tonani 分型 Ⅰ 型 80.41%,Ⅱ 型 4.27%,Ⅲ型 1.23%,Ⅳ型 11.55%,Ⅴ型 2.54%。手术治疗为主要治疗手段,胆管囊肿切除加胆管空肠 Roux-Y 吻合术占 71.63%;术后并发症以胆管炎症状为主,发生率为 12.24%;术后随访率 83.55%,治愈率 86.84%。张瑞锋等[63]、刘崇清等[64]、吕军等[65]的研究表明,成人先天性胆管囊肿扩张症常见临床表现为

腹痛、黄疸、腹部包块。B超、MRCP、CT以及ERCP等影像学检查是其术前诊断的重要手段。囊肿切除、肝管空肠Roux-Y吻合术是其基本和首选术式。囊肿外引流术仅在合并严重感染、全身情况差时采用。术后并发症主要为胆道感染,经抗生素治疗后常获痊愈。

六、胆道疾病手术及并发症

胡文军等[66]回顾性分析利用带蒂肝圆韧带修复右肝动脉骑跨引起的肝门部胆管狭窄5例的临床资料。胆管狭窄处直径1.5~3 mm。5例均采用离断右肝动脉,游离带蒂肝圆韧带,将肝圆韧带覆盖于胆管缺损处,自上而下,以3~0血管缝合线间断全层缝合胆管切缘与肝圆韧带,重建胆管前壁,放置T管引流的方法。手术时间90~170 min,平均120 min。无围手术期死亡。T管放置3~6个月,平均4.3月。随访8~26个月,平均18.8月,未发生腹痛、黄疸、发热等胆管狭窄、胆管炎症状。张鹏等[67]*比较开腹胆总管切开取石术与内镜下十二指肠乳头括约肌切开取石术(EST)两者治疗胆总管结石的疗效与费用。结果显示,EST手术时间短,出血量少,术后恢复排气时间短,腹痛持续时间短,住院时间短;但围手术期高淀粉酶血症发生率及手术费用高于开腹手术。鞠春慧等[68]将20只成年家兔随机均分为实验组和对照组。在胆总管结扎后,实验组行胆囊空肠Roux-Y吻合胆支肠襻套叠瓣成形胆道重建术(肠肠吻合口上方约5 cm处胆支肠襻上成形1个套叠瓣,即将近端肠襻套入远端肠襻0.5 cm,为兔小肠直径的1/2),对照组仅行单纯胆囊空肠Roux-Y吻合术。术后饲养3个月,测量两组胆道顺流压和逆流压,并在测压同时给予造影。结果显示,胆道顺流压实验组为(5.91±1.46)cmH_2O(1 cmH_2O=0.098 kPa),对照组(4.82±0.39)cmH_2O;逆流压实验组为(14.32±1.67)cmH_2O,对照组为(4.90±0.37)cmH_2O。前者差异无统计学意义($P>0.05$),后者差异显著($P<0.01$)。实验组逆流压明显大于自身顺流压($P<0.01$),而对照组两者间差异无统计学意义($P>0.05$)。造影结果显示,套叠瓣能阻止造影剂进入其上方胆支肠襻。春朱继巧等[69]对28例腹腔镜囊肿切除术中胆囊三角解剖不清的病例予以逆行分离胆囊至壶腹部并横断,取出胆囊及结石。术中超声确认胆囊管、胆总管无残留结石后,旷置胆囊管残端、留置腹腔引流管,观察术后经过和预后。结果,所有病人均治愈,无胆漏、黄疸、出血等并发症,于术后2~4 d拔管出院。经单因素分析结果提示Calot三角粘连、胆囊萎缩、急性发病(≤2周)、颈部结石嵌顿、胆囊壁厚(≥5 mm)、白胆汁是胆囊管闭塞的危险因素。多因素分析显示,Calot三角粘连、急性发病(≤2周)、白胆汁是胆囊管闭塞的独立危险因素。作者认为,腹腔镜胆囊切除术中遇急性发病、胆囊三角致密粘连、术中白胆汁的病例时,通过术中超声确认胆囊管闭塞、无残留结石后,旷置胆囊管残端、留置腹腔引流管,避免中转开腹手术是安全可行的。牟一等[70]对6例经病理学检查证实的胆管乳头状瘤病人在行"胆道探查+T管引流术"后6~8周行胆道镜下高频电刀烧灼术,对术后疗效进行评估。6例病人术后胆汁引流量逐渐增多至100~400 ml/d(平均250 ml/d),胆汁黏稠度明显减轻,黄疸减退。术后随访1~3年,平均2年,3例病人术后黄疸、腹痛明显减轻,至今无复发;2例在继续治疗中;1例随访半年,T管引流通畅,但因严重肺部感染并发多器官功能衰竭死亡。作者认为,内镜下高频电刀烧灼治疗胆管乳头状瘤能有效缓解病人的临床症状,提高生活质量。

医源性胆管损伤是肝胆外科手术严重并发症之一,每年均有不少病例的报道。周文等[71]分析15例医源性胆管损伤资料后认为,胆囊切除时胆囊三角解剖不清是其主要原因,占80.0%(12/15)。15例中术中发现10例,采用直接修补或对端吻合、T管支撑引流术7例;直接置T管引流1例;胆管与空肠Roux-Y吻合术2例。术后发现5例,行胆管空肠Roux-Y吻合术2例;行胆总管十二指肠吻合术1例,2年后因吻合口狭窄再次行胆管空肠Roux-Y吻合术治愈;胆总管置管引流1例;拆除胆总管前后壁之间缝线1例。全组死亡1例,生存14例全获随访,疗效优良率为80.0%。杨华等[72]报道医源性胆管损伤发生率0.65%(21/3 226),其中机械性胆管损伤19例,热力(电灼伤)损伤2例,均经外科干预而治愈。术式包括胆管修补、胆管吻合或加T管引流术、胆管空肠Roux-Y吻合术等。仔细解剖术区、充分显露视野、腹腔镜胆囊切除手术遇困难时及时果断开腹等,是预防胆管损伤的有效措施。肖开银等[73]报道胆管损伤30例中27例为医源性胆管损伤(另3例为腹部外伤所致),胆囊切除术中所致胆管损伤者占60%,提示临床医生应对胆囊手术给予充分的重视。缺血性损伤、电热伤及存在感染等情况下,应延期修复;而切割伤、感染轻或肝功能损害明显者应及时手术修复。胆道重建术式最多的还是胆管空肠Roux-Y吻合术,本组71%的病人采用该术式进行治疗。江华山等[74]回顾性分析14例医源性胆总管远段损伤病人的临床资料。14例中,术中发现12例,行胆总管穿孔修补加T管引流,术后顺利痊愈,无手术并发症发生;2例术后经T管窦道行胆道镜检查取石术,1例行ERCP/EST取石术。术后发现2例,行腹膜后脓肿引流术,1例术后4个月痊愈,1例术后3 d死于感染性休克。结论提示,医源性胆总管远段损伤重在预防,术中正确窦道探查,可能减少胆总管远段损伤。胆总管下端结石嵌顿或狭窄时,术者站病人左侧,游离十二指肠降段侧腹膜及胰腺头部,左手置于胰头后方,可扪及嵌顿结石和指引胆道探查器械方向,同时轻柔地将嵌顿结石缓慢向上推挤取出。如不能取出,则应知难而退,术后通过胆道镜或ERCP/EST可较易取出结石,恢复胆道通畅。山蒲森水等[75]报道31例医源性肝门部胆管损伤,术中发现25例,术后发现6例。胆道修复手术为胆肠Roux-Y吻合术、胆管端端吻合术和胆管修补术,以前者的效果较好。邹树等[76]报道医源性胆管损伤17例病人均为胆囊切除术时损伤胆管,其中5例为开腹胆囊切除,12例为腹腔镜胆囊切除。修复手术(肝管空肠吻合术)时间离前次胆囊手术最短者为4个月,最长者为6年。术后经2个月至5年随访,病人情况良好。骆助林等[77]报道医源性胆管损伤后胆管狭窄130例,其中31例并发肝胆管结石。男22例,女9例;年龄28~64岁,中位年龄为49岁。根据Bismuth分型,Ⅰ型9例,Ⅱ型7例,Ⅲ型4例,Ⅳ型10例,Ⅴ型1例。Ⅰ、Ⅱ型胆管狭窄采用手术切除狭窄的胆管,术中经胆道镜取石后行胆管空肠吻合;Ⅲ、Ⅳ、Ⅴ型胆管狭窄采用手术切开狭窄部,术中视情况切除部分肝脏,经胆道镜取石后行肝管空肠吻合,并于吻合口内放置扩张球囊,术后定期行球囊渐进性扩张并随访观察。31例病人均顺利完成手术,术后随访6个月至5年,中位随访时间2.8年。所有病人术后均未出现腹痛、发热、黄疸、皮肤瘙痒等胆管炎及胆管狭窄症状,B超、胆道镜、MRCP检查吻合口均未见狭窄。易为民等[78]对54例因胆管损伤行胆肠内引流术术后吻合口狭窄病人均施行了采用胆管空肠端-侧吻合的肝胆管盆式胆肠Roux-Y内引流术。其方法为:开腹后寻找到胆肠吻合口,切开吻合口的空肠侧,寻找左、右肝管的开口。将左、右肝管切开、拼合、整形,形成较为宽大的“肝胆管盆”。检查桥襻空肠血运良好,使吻合口无扭曲、张力适当,用5~0的无损伤血管缝线作胆肠端侧一层、间断、外翻缝合。吻合口内酌情留置引流管。本组病人术后均无胆漏、膈下脓肿、大出血等严重并发症。术后肝功能逐步恢复。於恩桥等[79]对15例因高位胆管空肠Roux-Y吻合术后吻合口狭窄病人全部施行吻合口重建,术中切除原胆肠吻合口行规范的肝门胆管空肠吻合7例,行肝总管空肠吻合6例,1例切除肝方叶后行左右肝管空肠吻合,左肝外叶切除3例;15例随访时间平均33.2月,术后胆漏1例,3例有胆管炎表现。作者认为,打开肝门板显露胆管汇合处是高位胆管空肠吻合得以重建的关键。鲁葆春等[80]对5例高位、复杂胆管损伤病人采用一种不吻合胆管而将其直接暴露于肠腔的Roux-Y肝门空肠吻合手术方式。结果显示,由于该术式不用吻合肠管,不需行胆管矫形手术,且修剪后的胆管无缝线刺激,故不易发生吻合口狭窄,手术操作亦较为简便。本组5例采用该手术方式,随访2~5年均未发生吻合口狭窄。吴军等[81]对33例损伤性胆管狭窄行ERCP治疗,分别采用气囊扩张加同期放置多根塑料支架和留置可回收式金属支架2种方式,在拔除支架后观察相关疗效及并发症。21例接受多根塑料支架支撑治疗,10例已拔除支架,狭窄均消除;7例目前仍在支架支撑治疗中;4例失访。12例接受可回收金属支架治疗;6例已拔除支架,其中5例狭窄消除;6例目前仍在支架支撑治疗中。全组拔除支架后平均随访时间为23个月,随访期间无狭窄复发;治疗相关总的并发症(轻度胆管炎或胰腺炎)发生率为9.1%(3/33)。结论提示,对于手术损伤所致的胆管狭窄,内镜下采用充分扩张加多/大口径支架支撑的方法能有效消除狭窄,且方法创伤小,安全简便,复发率低,值得临床推广。陈先祥等[82]报道采用带蒂脐静脉修复肝外胆管缺损33例,其中4例在住院期间出现胆漏,均经充分引流后好转出院。随访12~48个月,平均31个月,无结石复发、胆管狭窄及胆管炎发生。向昕等[83]选择10例良性胆管狭窄行带血管蒂胃瓣修复手术,术后3个月胆道镜检查显示移植胃瓣黏膜形态无明显变化,病理学检查提示有轻度炎症。影像学检查显示肝外胆管形态及功能正常。随访6个月至3年,除1例因肝十二指肠韧带转移性腺癌再次手术外,其余9例术后优良率100%。白雪巍等[84]* 回顾性分析医源性胆道损伤38例。根据实施确定性胆道修复手术的时间,将病人分为:术中修复($n=26$)、早期修复(72 h以内,$n=15$)和延迟修复($n=17$)三组进行比较。结果显示,胆道损伤发生后,术中修复病人的近期及远期治疗效果最佳,住院时间最短,医疗费用最少;早期修复次之。结论提示,医源性胆道损伤的修复时机及正确处理是影响病人预后的决定性因素,最好术中及时发现及时修复,修复手术应由经验丰富的胆道外科医生实施。吴刚等[85]回顾性分析14例因肝内外胆管结石而行再次、多次胆道手术病人,术中出现不同程度、不同部位的十二指肠损伤。其中9例于术中发现并及时修补破裂口,将胃管送入十二指肠修补处近端,并在修补缝合旁置引流管。或经胃空肠吻合、空肠营养造瘘、十二指肠旁充分引流等,术后予以充分引流、营养支持、抗感染的措施,愈合良好。3例愈合时间较长,2例死于严重的感染、多器官衰竭。作者认为,手术中细致操作,及时发现处理,充分的引流和术后肠内外营养是减少术中十二指肠损伤和术后并发症的有效措施。刘谨文等[86]回顾性分析22例创伤性肝外胆道损伤的诊治资料。22例均于术中确诊。其中，行单纯胆囊切除术5例，行胆囊切除加胆总管修补术8例，行胆囊切除加胆总管空肠Roux-Y吻合术7例，行胆囊切除加肝总管空肠Roux-Y吻合术2例。本组22例均治愈。作者认为，外伤性胆道损伤术前诊断困难，常于术中确诊，治疗则应根据病情采取相应的手术方式。沈颖洲等[87]探讨内镜下括约肌切开(EST)术后使用针形刀点焊式电凝预防常规创面出血的疗效。回顾性分析187例行EST病人，其中研究组予以针形刀点焊式电凝加1∶10 000去甲肾上腺素喷洒($n=102$)，对照组单纯使用1∶10 000去甲肾上腺素喷洒预防出血($n=85$)。结果对照组出血4例(4.70%)，研究组无一例出现发生，2组间出血率比较差异有统计学意义($P<0.05$)。4例出血病人经内镜下点焊式电凝止血成功。2组间并发症发生率无明显差异($P>0.05$)。韩民等[88]探讨EST对42例Oddi括约肌功能障碍(SOD)的疗效。结果成功率100%。发生并发症5例(11.90%)，均为急性胰腺炎，内科保守治疗3～7 d后痊愈；无重症急性胰腺炎发生，无消化道穿孔、出血、胆管炎等其他严重并发症。随访12～45个月，平均23.8个月，全部病例腹痛症状均明显改善或缓解，有效率100%，其中2例因高脂血症性胰腺炎发作返院行内科治疗痊愈。

七、其他

郑帅玉等[89]取Balb/c小鼠的肝外胆管进行肝外胆管上皮细胞培养至第三天，用激光共聚焦方法检测整联蛋白α2、β1亚基及轮状病毒NSP4。用siRNA干扰技术沉默培养至第三天的肝外胆管上皮细胞的整联蛋白α2后加入轮状病毒，用Real Time RT-PCR方法检测α2亚基及轮状病毒NSP4的mRNA，并进行统计学分析。结果显示，用激光共聚焦方法检测到了整联蛋白α2、β1亚基存在于肝外胆管上皮细胞膜表面；轮状病毒NSP4从感染细胞向紧邻的非感染细胞进行扩散；siRNA干扰技术表明沉默整联蛋白α2后轮状病毒NSP4 mRNA含量1±0.01较对照组0.56±0.09减低($P<0.05$)。结论提示，肝外胆管上皮细胞表面表达整联蛋白α2、β1且整联蛋白α2、β1与轮状病毒NSP4相互作用并进一步导致肝外胆管上皮细胞损伤。

吴田田等[90]探讨雷帕霉素(器官移植术后免疫抑制药物)对大鼠肝内胆管缺血术后肝功能、营养状态及生存率的影响。120只雄性SD大鼠随机分为4组，A组为对照组(假手术组)28只；B组为假手术+雷帕霉素组28只；C组为缺血组32只；D组为缺血+雷帕霉素组32只。雷帕霉素按每天2.0 mg/kg胃内注入。术前、术后7 d及术后14 d分别测量实验大鼠体质量。各实验组于术后第1、3、7 d分别处死6只大鼠，术后14 d处死全部大鼠。处死前抽血检测肝功能。结果表明，雷帕霉素加重胆管缺血后肝内胆汁淤积及胆管损伤，影响肝功能恢复，影响大鼠术后营养状态；Kaplan-Meier生存分析结果显示：缺血组术后14 d累积生存率为68.3%，与对照组差异无统计学意义，缺血+雷帕霉素组累积生存率下降明显(55.5%，$P<0.05$)。

王保春等[91]* 回顾性分析近10年间收治的1 098例胆管扩张症的病因构成及分类。结果显示，先天性胆管囊肿69例(6.3%)，继发性胆管扩张1 029例(93.7%)。22种病因中，排在前5位的病因分别为胆管结石(366例，33.3%)、胰头癌(137例，12.5%)、壶腹周围癌(122例，11.1%)、胆管癌(68例，6.2%)、慢性胰腺炎或胰头部囊肿(62例，5.6%)。

孟翔飞等[92]回顾性分析10例经病理学确诊的肝内胆管囊腺瘤。10例病人均为女性，平均年龄48.9(16～73)岁。无症状、轻微症状和明显症状的病人分别为4、4、2例。影像学检查均为多房性囊性肿块，平均直径为(13.3±4.9)cm。内部分隔、乳头或结节样增生、钙化的显示率分别为90%、60%、20%。病理检查大体均为多房性肿块，镜下检查囊内壁均被覆立方或柱状上皮，基质类型为卵巢样(50%)或纤维样(50%)。10例中完整切除8例，部分切除2例。平均随访55.3(12～164)月，所有病人均生存。完整切除者均无复发；部分切除者均已复发，且其中1例已恶变。故对该病应完整切除肿瘤，以期获得良好生存。

李聪等[93]回顾性分析手术切除并病理证实的肝内胆管囊腺癌6例。病人主要临床表现为非特异性症状，如右上腹不适等或缺乏明显症状。4例出现血CA19-9升高。1例术后病理证实区域淋巴结转移，术后8个月发现肝内多发转移并于术后10个月死亡；另1例外科切缘不足5 mm，术后6个月肝内多发转移及骨转移，在外院行全身化疗后疾病进展，术后21个月死亡；其余4例无瘤生存至今。结论提示，CA19-9升高、B超和增强CT扫描有助于鉴别肝内胆管囊腺癌和其他肝内囊性病变并提高诊断率。手术切除是其根治的首选治疗，保证充分的外科切缘可减少肝内复发并明显延长生存期，伴有区域淋巴结转移可能是影响预后的重要因素之一。

王平等[94]报道手术治疗胆汁瘤6例，术中均将相通胆管关闭，行囊肿开窗引流术。术中发现结石而行胆总管切开探查者均加行T管引流术。6例病人均痊愈出院，随访无复发。

谢于等[95]回顾性分析4例黄色肉芽肿性胆囊炎

的临床资料并复习相关文献。术前影像学检查均未能明确诊断,全部病例均术后病理确诊。4例病人均治愈,随访7个月至6年,无局部复发及恶变情况。作者认为,黄色肉芽肿性胆囊炎术前诊断较为困难,容易误诊为胆囊癌,确诊依赖病例检查,手术切除是治疗的最佳方法。术中冰冻病理检查可指导手术方案的实施。

刘志毅等[96]* 对20例胆道出血临床资料做回顾性分析。20例均经保守治疗,4例治愈,7例行肝动脉血管造影术与栓塞术,6例止血成功,1例失败,后经手术治疗痊愈。共有10例经保守治疗无效后手术治疗,均未发生再出血,无死亡病例。作者认为,在条件允许的情况下,肝动脉血管造影与栓塞是术后胆道出血诊断治疗的首选,如果非手术治疗无效或栓塞疗法失败,则应积极手术治疗。

(孙经建　张柏和)

参考文献

1* 王　春,等. 中华肝脏病杂志,2012,20(10):789
2 王　余,等. 临床放射学杂志,2011,30(10):1467
3 胡金月,等. 临床外科杂志,2012,20(9):664
4 贾玉静,等. 苏州大学学报(医学版),2012,32(2):274
5 邹金钊,等. 苏州大学学报(医学版),2012,32(2):277
6 谢佳平,等. 临床肝胆病杂志,2012,28(2):121
7 谷鑫金,等. 中华医学杂志,2012,92(20):1409
8 杨林华,等. 肝胆胰外科杂志,2011,23(6):459
9 唐　荣,等. 中国普通外科杂志,2012,21(2):132
10 杨　华,等. 贵阳医学院学报,2012,37(3):326
11 魏志力,等. 肝胆外科杂志,2012,20(4):286
12 魏建文,等. 临床肝胆病杂志,2012,28(7):513
13 陈　峰,等. 中华肝胆外科杂志,2012,18(3):230
14 焦成文,等. 肝胆外科杂志,2012,20(2):109
15 刘　勇,等. 腹部外科,2011,24(5):314
16 郑　侃,等. 肝胆胰外科杂志,2012,24(3):195
17 任培土,等. 腹腔镜外科杂志,2012,17(7):497
18 耿良元,等. 南京医科大学学报(自然科学版),2012,32(4):547
19 吴　勇,等. 中国微创外科杂志,2011,11(11):1042
20* 赵国刚,等. 中国普通外科杂志,2012,21(8):922
21 林美举,等. 肝胆胰外科杂志,2012,24(3):201
22 刘京山,等. 中华外科杂志,2012,50(9):854
23 刘远光,等. 中国普通外科杂志,2012,21(9):1169
24* 牛焕章,等. 中华放射学杂志,2011,45(11):1049
25 邹建伟,等. 临床放射学杂志,2011,30(10):1523
26 吴林波,等. 临床放射学杂志,2012,31(1):116
27 石　莹,等. 中华肝胆外科杂志,2012,18(2):118
28 闫　勇,等. 中国普外基础与临床杂志,2011,18(11):1184
29 王　华,等. 中国普外基础与临床杂志,2011,18(10):1100
30 李常恩,等. 西安交通大学学报(医学版),2012,33(2):220
31* 玉苏甫·依米提,等. 中华肝胆外科杂志,2012,18(6):430
32 杨　飞. 中华肝胆外科杂志,2012,18(4):264
33* 傅永清,等. 中华急诊医学杂志,2012,21(1):79
34* 任培土,等. 中华普通外科杂志,2011,26(11):947
35 任培土,等. 中华肝胆外科杂志,2012,18(4):270
36* 梁建伟,等. 中华普通外科杂志,2012,27(6):445
37 毛拉艾沙·买买提,等. 中国普通外科杂志,2012,21(9):1166
38 王　健,等. 中国医科大学学报,2011,40(12):1125
39* 王向群,等. 中华肝胆外科杂志,2012,18(4):302
40 李勤裕,等. 外科理论与实践,2012,17(2):130
41* 徐云峰,等. 中华普通外科杂志,2012,27(2):145
42 程　玉,等. 临床外科杂志,2012,20(7):473
43 崔培元,等. 肝胆外科杂志,2012,20(4):292
44 王建国,等. 中国现代手术学杂志,2012,16(2):93
45 王　春,等. 中国普外基础与临床杂志,2012,19(1):62
46 何培生,等. 中华医院感染学杂志,2012,22(14):3078
47 石　力,等. 中国普通外科杂志,2012,21(8):918
48 杨永光,等. 中国普通外科杂志,2012,21

(8)：1021
49 邢冬娟，等. 肝胆外科杂志，2011，19(6)：415
50 朱宏毅，等. 肝胆胰外科杂志，2012，24(2)：92
51 劳万升，等. 中国普通外科杂志，2012，21(2)：136
52 詹 茜，等. 上海医学，2011，34(11)：828
53* 张巾娜，等. 四川大学学报(医学版)，2012，43(4)：639
54 刘 磊，等. 肿瘤，2012，32(5)：376
55* 赵文涛，等. 中华小儿外科杂志，2012，33(10)：737
56 邢国栋，等. 中华小儿外科杂志，2012，33(10)：728
57 林海伟，等. 中华小儿外科杂志，2012，33(1)：16
58 刁 美，等. 中华小儿外科杂志，2012，33(4)：249
59 沈 阳，等. 中华小儿外科杂志，2011，32(12)：896
60 白雪洁，等. 中国普通外科杂志，2012，21(2)：153
61 张国伟. 肝胆外科杂志，2012，20(3)：168
62 贾 波，等. 中国现代普通外科进展，2012，15(5)：359
63 张瑞锋，等. 肝胆胰外科杂志，2012，24(3)：204
64 刘崇清，等. 中国普外基础与临床杂志，2012，19(1)：102
65 吕 军，等. 中国普通外科杂志，2012，21(8)：929
66 胡文军，等. 中国微创外科杂志，2012，12(7)：612
67* 张 鹏，等. 中华肝胆外科杂志，2011，17(9)：727
68 鞠春慧，等. 中国普通外科杂志，2012，21(2)：169
69 朱继巧，等. 中华肝胆外科杂志，2012，18(4)：261
70 牟 一，等. 中国普外基础与临床杂志，2012，19(1)：90
71 周 文，等. 腹部外科，2012，25(1)：33
72 杨 华，等. 中华创伤杂志，2012，28(1)：51
73 肖开银，等. 中华普通外科杂志，2012，27(8)：681
74 江华山，等. 腹部外科，2012，25(3)：170
75 蒲森水，等. 腹部外科，2012，25(5)：269
76 邹 树，等. 中国普通外科杂志，2012，21(8)：1023
77 骆助林，等. 上海医学，2011，34(11)：844
78 易为民，等. 中华肝胆外科杂志，2012，18(8)：640
79 於恩桥，等. 临床肝胆病杂志，2012，28(1)：26
80 鲁葆春，等. 中华肝胆外科杂志，2012，18(6)：482
81 吴 军，等. 腹部外科，2012，25(3)：156
82 陈先祥，等. 腹部外科，2012，25(1)：14
83 向 昕，等. 中华肝胆外科杂志，2011，17(12)：998
84* 白雪巍，等. 中华肝胆外科杂志，2011，17(9)：703
85 吴 刚，等. 中国医科大学学报，2012，41(5)：462
86 刘谨文，等. 腹部外科，2011，24(5)：277
87 沈颖洲，等. 中国普外基础与临床杂志，2011，18(10)：1074
88 韩 民，等. 中国普外基础与临床杂志，2011，18(10)：1091
89 郑帅玉，等. 中华小儿外科杂志，2012，33(7)：528
90 吴田田，等. 中华实验外科杂志，2011，28(11)：1847
91* 王保春，等. 中华肝胆外科杂志，2011，17(9)：752
92 孟翔飞，等. 南方医科大学学报，2011，31(10)：1733
93 李 聪，等. 中国实用外科杂志，2012，32(3)：220
94 王 平，等. 中华肝胆外科杂志，2012，18(4)：249
95 谢 于，等. 中国现代手术学杂志，2011，15(5)：343
96* 刘志毅，等. 中华肝胆外科杂志，2011，17(9)：745

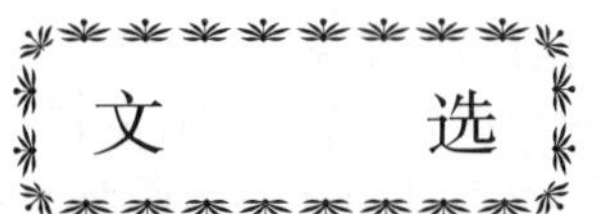

肝内胆管乳头状肿瘤的多排螺旋CT动态增强表现[中华肝脏病杂志，2012，20(10)：789] 王春等回顾性分析16例手术并经病理学证实的肝内胆管乳头状肿瘤的多排螺旋CT(MSCT)影像资料和临床资料，探讨MSCT在肝内胆管乳头状肿瘤诊断和鉴别诊断中的价值。16例病例中，男性10例，女性6例，年龄38～67岁，12例主要表现为反复发作的上腹部和右上

腹部疼痛,特你天天时间5个月至10余年,其中5例伴黄疸,4例有发热、寒战等反复发作,3例有胆石症及胆管炎病史,2例有胆囊切除手术史。4例无明显症状,3例因体检发现,1例因外伤进行腹部CT检查以外发现。MSCT影像学表现:主要观察征象:①病灶部位、数目、形态、密度、轮廓、大小;②胆管扩张,程度及技法改变等;③动态增强扫描病灶强化方式,肿瘤边界等。检查结果显示,16患者中,胆管乳头状腺瘤9例,4例单发,5例多发,5例位于肝右叶,2例位于肝左叶,2例位于近肝门处。胆管乳头状腺癌共7例,其中3例单发,4例多发,5例位于赶作业,2例位于肝门处。在CT平扫的影像学表现,良恶性结节2无特征,强化后则有差异,9例胆管乳头状腺瘤表现为轻～中度强化,动脉期CT值为49.6 HU(平均值),门脉期69.4 HU(平均值),7例胆管乳头状腺癌中有5例明显强化,动脉期CT值85.4 HU(平均值),门脉期CT值97.1 HU(平均值),病灶强化不均匀,病灶内部件芯样强化与点状无强化混杂分布,呈筛孔状改变。作者认为结合病史,MSCT的影像学特征表现,做出肝胆管乳头状腺瘤的诊断并不困难,并易于与肝胆管乳头状腺癌做出鉴别。

(于　勇)

述评　肝内胆管乳头状肿瘤并不是多发病,目前发病原因尚不明确,一般认为与肝内胆管结石,炎症以及寄生虫有一定关系。但肝内胆管年夜型乳头状瘤的发病可能与胆管上皮细胞的间变有关。在临床常可见到此类病人,往往经历多次手术而可能治愈。作者为探讨多排螺旋CT的诊断价值,对16例已经手术和病理证实的肝内胆管腺瘤和腺癌的病例的MSCT影像资料进行分析,并提供了诊断和鉴别诊断的经验,此文的实用价值是显而易见的,值得胆道外科医师的认真阅读。只有诊断明确,才能制定合理的治疗方案,使患者受益。

(张柏和)

胆道镜联合钬激光经T管窦道治疗肝内外胆管残余结石[中国普通外科杂志,2012,21(8):922]　赵国刚等采用回顾性分析法对作者所在医院2010年2月至2011年6月经术后T管窦道置入胆道镜联合钬激光碎石治疗300例肝内外胆管残余结石患者的临床资料进行整理和讨论,对胆道镜联合激光经T管窦道碎石治疗肝内外胆管残余结石的临床价值和安全性做出评估。300例患者,男142例,女158例,年龄26～75岁(平均47.8岁),该组病例入组标准是:①结石致肝内胆管狭窄,直径>1.0 cm的大结石、质地坚硬结石、嵌顿结石;②无胆道急性感染;③无全身出血性疾病。胆道镜取石前彩超和镜下证实,单发89例,多发211例。结石直径0.8～3.5 cm,平均1.8 cm。左右肝内胆管及胆总管结石98例,胆总管结石并有肝内胆管结石24例,胆总管结石并做肝内胆管结石72例,胆总管结石30例,做肝内胆管结石53例,有肝内胆管结石23例。其中Ⅱ级肝管结石156例,Ⅲ及肝管结石12例,Ⅱ、Ⅲ级肝管均有结石84例。肝胆管结石者,需反复多次激光碎石,尽可能取尽结石。两次取石时间应间隔一周。结果:292例经胆道镜下钬激光碎石,结石全部取净,碎石时间4～12 min,平均8 min,碎石次数1～5次,13例经5次碎石,碎石综述568枚,排石率97.3%(292/300)。每例每次治疗时间0.2～1.0小时,平均0.4小时。8例患者结石位于Ⅲ、Ⅳ级肝管碎石未成功,带管2月后经等离子体冲击碎石,6例取石成功,2例患者因年龄大放弃继续治疗。劝阻治愈率99.3%(298/300)。除4例胆道年末轻度渗血,经胆道镜用含肾上腺素生理盐水冲洗后止血。未发生其他并发症。作者认为胆道镜联合或激光碎石可显著提高肝内外胆管参与解释的治疗效果,是一种简便安全有效的方法。

(于　勇)

述评　肝内外胆管结石的发生有明显的区域性特征,如西南、中部和华东地区,特别是农村地区发病率比较高。近年来虽有下降的趋势,但在上述地区,每年就诊病人,肝内外胆管结石患者仍占有相当比例(胆道外科疾病中,约占25%)。肝内外胆管结石病人术后残石率较高,再次手术者不在少数,随着病程迁延,患者有可能发展为胆汁性肝硬化,甚至需肝移植来挽救生命。肝内外胆管结石可以列入胆道外科的难治性病种之中。我曾经收治过接受8次手术的肝内胆管结石患者。作者总结他的胆道镜联合钬激光经T管窦道碎石治疗肝内外胆管残余结石的实践经验,很有临床应用价值。但随访时间太短,远期疗效尚可待观察,因为这不是病因治疗,再次发生结石的可能性是存在的。

(张柏和)

改良式经皮肝穿刺胆道内外引流术治疗高位胆道恶性梗阻效果的初步临床观察[中华放射学杂志,2011,45(11):1049]　牛焕章等回顾性分析了3年之间连续就诊的,经影像检查(部分经病理检查)证实为恶性梗阻性黄疸患者的临床资料。实验组包括胆道梗阻部位在肝门部至胆总管近段,残留的胆总管长度>3 cm,血清总胆红素(TBIL)≥70 μmol/L的患者21例,行改良式PTBIED;符合前述条件但不愿行改良式PTBIED的患者和低位恶性胆道梗阻的患者纳入对照组,共25例,按常规行传统式PTBIED。试验组患者根据术中造影,对胆道外引流管增加侧孔改造,将改造后的引流管头端置入残留的肝总管或胆总管,同时将增加的侧孔置于梗阻近侧扩张的胆管内。2组患者在皮肤瘙痒、纳差、腹胀、腹痛等临床症状改善方面相似，术后胆汁日平均引流量、血清TBIL下降水平、中位生存期等两组比较无明显差异。术后对照组白细胞计数较术前明显增高，差异有统计学意义（$P<0.05$）；试验组术前白细胞计数较术后明显降低（$P<0.05$）。术后试验组患者未出现十二指肠液反流现象，1例发生胆道感染；对照组11例患者发生十二指肠液反流，其中8例发生胆道感染。术后胆道感染发生率对照组明显高于试验组（$P<0.05$）。据此作者认为：改良式PTBIED方便、可行，相对传统PTBIED，可减少胆道感染并发症发生率。

（张向化）

经皮肝穿刺胆道内外引流术是治疗恶性梗阻性黄疸的常用方法，传统的方法是将引流管头端置于十二指肠内，因易引起十二指肠液反流，而长致胆道感染。本研究对之进行改良，将引流管头端置于梗阻远侧的肝总管或胆总管内，胆道外引流管增加侧孔并置于扩张的胆管树内，由此达到充分引流，并降低胆道感染并发症，是为该研究的亮点，值得临床医生借鉴。

（孙经建　张向化）

T管造影发现胆总管末端狭窄的预后和处理[中华肝胆外科杂志，2012，18(6)：430]　玉苏甫·依米提等回顾性分析了64例胆总管结石行胆囊切除、胆总管探查术后T管造影发现胆总管末端狭窄患者的临床资料，其中未做任何处理拔管30例；延长带管时间到6个月，复查T管造影后再拔管14例；7例夹闭T管有症状，其中3例逐渐延长夹管时间后再拔管，另4例一直未能夹管，第1次术后3个月再次手术；行气囊扩张置管支撑半年后拔管13例。随访结果提示：能够夹闭T管的47例中，41例（87.23%）在2～6年的随访期内没有出现胆道梗阻症状，6例出现胆道梗阻症状，占12.77%。气囊扩张后支撑半年的13例中，7例出现胆道梗阻症状，占53.85%。据此作者认为：胆总管探查术后，胆道造影发现胆总管末端狭窄，如果能夹闭T管，最妥当的临床处理是可以不做任何处理拔管，密切随访。

（张向化）

胆总管探查术后T管造影发现胆总管末端狭窄在临床上较为常见，如何处理目前尚无定论。本文通过回顾性分析认为：大部分狭窄患者可不做任何处理拔管，密切观察，且预后较好。该观点可供临床医生借鉴。但此类患者可在术前行MRCP检查，或行ERCP检查及引流，能够获得较为清晰的诊断，加之术中的探查结果，从而可以避免或减少术后处理的随意性和盲目性。

（孙经建　张向化）

老年急性重症胆管炎三种手术方式的疗效比较[中华急诊医学杂志，2012，21(1)：79]　傅永清等对2003年3月至2011年8月浙江中医药大学附属第一医院收治的60岁以上的120例急性重症胆管炎（ASCT）患者的临床资料从手术时机、手术方式、病死率、残石率等方面进行回顾性分析研究，并探讨对老年ASCT的临床治疗的合理性。本组120例ASCT患者，男62例，女58例，年龄60～89岁，70岁以上患者51例（42.5%）。随机数字化分三个治疗组：开房手术组40例，腹腔镜手术组40例，内镜介入手术组40例。临床资料入选标准：60岁以上，符合国内ASCT的诊断标准：在腹痛。寒战高热、黄疸的基础上出现休克。或有以下情况两项者可诊断ASCT：①精神症状；②脉搏>120次/min；③Wbc>$20.0\times10^9/L^{-1}$④体温高于39℃或低于36℃；⑤胆道内压力明显增加，胆汁呈脓性；⑥血培养阳性。治愈标准为体温下降，腹痛缓解，黄疸消退，休克纠正。残余结石诊断：术后B超胆道造影或MRCP检查明确诊断。结果按手术时机分为两组，在发病12小时内手术患者96例，治愈率86例（89.6%），死亡10例（10.4%）；12小时后手术患者24例，治愈16例（66.7%），死亡8例（33.3%）。差异有统计学意义。按三种不同的治疗方法分为三组，内镜手术组40例，治愈39例（97.5%），死亡1例（2.5%），结石残余率22例（55%）。开放手术组40例，治愈31例（77.5%），死亡9例（22.5%），结石残余率7例（17.5%）。腹腔镜手术组40例，治愈32例（80.0%），死亡8例（20.0%），结石残余率12例（30.0%）。作者认为ACST一旦明确诊断，就应及时治疗，争取在12小时内处理。在有条件的医院内镜介入治疗为首选，特别适用于高龄，并发症多，病情严重的患者，可为根治性择期手术创造条件。

（于　勇）

述评　急性重症胆管炎是一种发病急骤，变化快，并发症多，处理比较困难的外科危重症，特别是发生在老年人，临床病死率很高，对于患有胆囊结石，胆总管结石和肝内胆管结石的老年病人，应尽量避免发生ACST，在有医疗条件的地方，这类病人应定期复查、随访。在条件许可的情况下，要采取适当的措施解除病因。老人一旦发生胆管炎的表现，应及时就诊。我同意作者研究的结论，不要首先选择开腹手术，内镜治疗，通畅引流是首选。腹腔镜治疗不宜提倡，老年患者能过气腹这一关吗？特别是在休克状态下。这是我不同意作者的认识之处。

（张柏和）

原发性胆囊癌111例临床分析[中华普通外科杂志，2011，26(11)：947]　任培土等回顾性分析了111

例原发性胆囊癌的临床资料，术前诊断率为61.3%。其中行单纯胆囊切除术22例，标准根治性切除术47例，扩大根治术18例，姑息性手术12例，因腹腔内广泛转移而仅取活检12例。术后3年生存率为29.7%(33/111)，5年生存率为9.9%(11/111)。作者得出结论：B超、CT是诊断胆囊癌的首选方法，对于高危人群应放宽胆囊手术切除适应证，中西医结合治疗可改善胆囊癌的预后。

(张向化)

原发性胆囊癌是消化道较为常见的恶性肿瘤之一，早期缺乏特异性临床症状，发现时常为中晚期，失去了最佳的外科治疗机会，预后较差。定期检查B超和CT有助于早期胆囊癌的诊治。对于高危人群，应及早行胆囊切除术。应重视对所有切除胆囊标本进行术中、术后的病理检查，以免早期胆囊癌的漏诊漏治。

(孙经建　张向化)

胆囊癌根治术后辅助治疗的价值[中华普通外科杂志，2012，27(6)：445]　梁建伟等回顾性分析了54例胆囊癌根治术后患者的临床资料，根据患者接受辅助放疗和化疗情况分为放疗组、未放疗组，化疗组、未化疗组，对不同分期患者是否接受放射治疗和化疗的生存时间进行分析。结果54例患者总的1、3、5年生存率分别为81%、54%、48%。T_1、T_2、T_3和T_4病变切除术后患者的5年生存率分别为100%、92%、28%和12%($P<0.01$)。未行放疗的38例和放疗的11例的中位生存时间分别为28和128个月($P=0.047$)。T_3－T_4分期未放疗组和放疗组的中位生存时间分别为16和95个月($P=0.02$)；N1未放疗组和放疗组的中位生存时间分别为12和19个月($P=0.047$)；G_3/G_4病变未放疗组和放疗组的中位生存时间分别为12和128个月，差异有统计学意义($P=0.007$)。21例未化疗组和28例化疗组患者的中位生存时间分别为38和24个月($P=0.770$)。据此作者认为：放射治疗能够延长T_3/T_4、淋巴结阳性和G_3/G_4胆囊癌患者术后的生存时间。

(张向化)

区域复发是胆囊癌术后失败的主要原因之一，术后放射治疗能降低局部复发，延长生存期，尤其对于T_3/T_4、淋巴结阳性和G_3/G_4胆囊癌患者。胆囊癌根治术后化疗的作用目前尚存在争议。传统方法以5－Fu为基础的联合方案疗效有限，不能延长患者的生存时间，本组结果与之一致。但本组资料的时间跨度大，化疗病例少，且化疗方案缺乏一致性，其研究结果缺乏说服力。胆囊癌术后辅助化疗的效果如何，尚需多中心、大样本、前瞻性的进一步研究。

(孙经建　张向化)

二十碳五烯酸对人肝胆管癌FRH－0201细胞生长的影响[中华肝胆外科杂志，2012，18(4)：302]　王向群等对二十碳五烯酸(EPA)在体外抑制人肝胆管癌FRH－0201细胞增殖和诱导细胞凋亡的能力在试验后进行评估。二十碳五烯酸属于n－3多不饱和脂肪酸(n－3PUFA)，已或动物实验和体外实验证实n－3PUFA对肿瘤特别是对乳腺癌，直、结肠癌，前列腺癌和胰腺癌等具有明显的抑制作用。作者希望通过体外细胞试验，观察n－3PUFA对人肝胆管癌细胞的增殖，诱导细胞凋亡是否具有作用能力。作者人肝胆管癌FRH－0201细胞购自美国模式培养物典藏所，并以正常细胞株小鼠成纤维细胞L－929(中科院上海细胞生物所)作为对照。具体方法是在处于指数生长期的FRH－0201细胞株培养基中添加EPA，采用噻唑蓝法、流式细胞仪等方法检测人肝胆癌FRH－0201细胞株的生长和增殖情况，通过生化检测及组织化学等方法，研究EPA对人肝胆管癌FRH－0201细胞生长的抑制作用。结果显示，EPA做用户，人肝胆管癌FRH－0201细胞增殖受到抑制。随浓度的递增FRH－0201细胞增殖率逐次下降，呈现明显的量效关系，同时诱导细胞凋亡；流式细胞仪检查出凋亡峰，经不同浓度EPA作用后，人肝胆管癌FRH－0201细胞的超氧化物歧化酶(SOD)活性显著或极显著降低($P<0.05$；$P<0.001$)，丙二醛(MDA)含量极显著上升($P<0.05$；$P<0.001$)。实验后得出EPA可能是通过增加脂质过氧化反应而阻遏人肝胆管癌FRH－0201细胞的增殖，诱发细胞凋亡的判断。

(于　勇)

述评　在相关领域对各种类型的胆管恶性肿瘤的病因学研究远不如其他肿瘤(肝癌、结直肠癌、肺癌、胃癌、乳腺癌等)那样热烈、究其原因，可能是发病率低，还不为研究者和学者们所重视。近年肿瘤流行病学研究已经反映出胆道系统肿瘤呈现出逐年上升的趋势。在临床上，胆道系统肿瘤的早期发现，早期诊断还是比较困难的，中晚期胆道系统恶性肿瘤的治疗效果极差，甚至是令人失望的。因此，无论是有关胆管癌的基础研究还是临床研究，应该引起人们的重视。我从作者的研究中看到了一线希望，尽管研究还缺乏说服力。如果n－3PUFA在人体内也能发挥抑制胆管癌细胞增殖、诱导期凋亡，那么治疗和预防就可以简单化了。深海鱼油的获取还是不那么困难的，文章的价值就在于此。

(张柏和)

原发性肝内胆管结石合并胆管癌[中华普通外科杂志，2012，27(2)：145]　徐云峰等回顾性分析了709例原发性肝内胆管结石患者的临床资料，其中合并胆管癌 20 例(2.8%),获得随访 l7 例,随访率为 85%,中位随访时间 2(0～15)年。胆管癌诊断前原发性肝内胆管结石病程 15±11 年(3～38 年)。有胆管炎的 l4 例,其中重症胆管炎 11 例。合并肝脓肿 12 例,肝硬化或门静脉高压症 15 例。术前辅助检查提示合并胆管癌诊断的依次为 CT、MRCP、B 超、肿瘤标志物等。胆管癌的术前临床诊断率为 55%(11/20)。行胆管癌根治术 4 例,姑息性手术 7 例,探查活检术 6 例,非手术治疗 3 例。根治术后 1 例失访,其余 3 例均存活,目前存活时间分别为 1 年 1 例,5 年 2 例。姑息性手术 7 例,术后失访 2 例,存活时间 1 年 2 例,3 年 1 例,5 年 1 例。未切除者存活时间均未超过 1 年。作者认为:对于病史较长、有胆管炎,合并肝硬化,影像学提示胆管壁增厚或肝内占位病变,肿瘤标志物升高的肝内胆管结石患者,应警惕胆管癌的发生。对这些病例应严格定期随访,以便早期发现,获得根治切除者预后较好。

(张向化)

原发性肝内胆管结石病在我国及东亚部分国家属常见病,该病病史长,合并胆管癌的病例缺乏特异性的临床表现,早期常被忽视,术前诊断率低。早期诊断与治疗是本病能够取得较好预后的关键。肝内胆管结石出现反复发作的胆管炎,以及影像学和肿瘤标志物的改变,是判断癌变的重要依据,需要临床医生的高度关注。

(孙经建　张向化)

以吉西他滨为主的全身化疗或联合局部化疗治疗晚期胆道癌的临床疗效分析[四川大学学报(医学版),2012,43(4):639]　张巾娜等回顾性分析了 49 例晚期胆道癌患者的临床资料,按化疗途径分单纯全身化疗组、全身化疗联合肝动脉插管化疗(TAC)组;按化疗方案分为吉西他滨联合氟尿嘧啶(GF)组、吉西他滨联合铂类(GP)组、非吉西他滨(NG)组;肿瘤原发灶起源于肝内胆管、肝外胆管和胆囊,按不同位置分 3 组。所有患者中位随访时间为 7 个月。结果提示,全身化疗组 34 例,全身化疗联合 TAC 组 l5 例,两组客观有效率、疾病控制率、中位生存期、1 年生存率差异均无统计学意义($P>0.05$);GF 组 19 例,GP 组 17 例及 NG 组 13 例,三组客观有效率、疾病控制率、1 年生存率差异无统计学意义($P>0.05$),但中位生存期差异有统计学意义($P<0.05$);肝内胆管癌组 7 例,肝外胆管癌组 17 例及胆囊癌组 25 例,三组客观有效率、疾病控制率、平均生存期、1 年生存率差异无统计学意义($P>0.05$)。据此作者认为:晚期胆道癌接受全身化疗联合 TAC 治疗并未表现明显疗效和预后优势;患者的疗效和预后与化疗方案、肿瘤原发灶有关。

(张向化)

晚期胆道癌姑息化疗方面尚缺乏大样本量、前瞻性的随机对照研究,目前临床证据表明含吉西他滨的化疗方案为优选,本研究也证实以吉西他滨联合铂类的疗效较好。此外,关于晚期胆道癌综合治疗的报道较少,如何利用现在的治疗方法如外科手术、放射治疗、内镜治疗等合理安排局部和全身治疗来提高疗效是重要课题。本研究探索了全身化疗联合 TAC 的价值,结果未提示联合治疗的优势。本文为回顾性研究,数据时间跨度较大,样本量小,尚需进一步的研究。

(孙经建　张向化)

胆道闭锁肝组织 HMGB1、RAGE 及 NF-kB 的表达及其意义[中华小儿外科杂志,2012,33(10):737]　赵文涛等利用免疫组化(SABC 法),Westen blot 及 RT-PCR 技术对 9 名胆道闭锁患儿和 6 名胆总管囊肿患儿的肝脏组织标本进行对比研究,以期探讨肝脏组织中 HMGB1、RAGE 及 NF-kB 的表达与胆道闭锁发生之间的关系。作者收集 2009 年 1 月至 2010 年 10 月所在医院收治的 9 例胆道闭锁和 6 例胆总管囊肿患儿的临床资料,手术中切取的肝脏标本,采用免疫组化检测肝内胆管上皮细胞 HMGB1、RAGE 及 NF-kB 蛋白的表达,Westen blot 方法检测肝脏组织上述三种蛋白的表达,RT-PCR 检测肝脏组织 HMGB1、RAGE 及 NF-kB 的 RNA 的表达。结果提示,免疫组化显示胆道闭锁组和胆总管囊肿组的患儿肝组织细胞和肝内胆管上皮细胞中 HMGB1 的表达分别为 0.58±0.05 和 0.19±0.03,RAGE 分别为 0.45±.06 和 0.11±0.03,NF-kB 的表达分别为 0.49±0.06 和 0.12±0.03,前者明显高于后者。Westen blot 及 RT-PCR 的检测结果也是胆道闭锁组高于胆总管囊肿组。在胆道闭锁组患儿肝组织中,HMGB1、RAGE 蛋白表达强度呈正相关($r=0.7602$,$P<0.05$),RAGE 及 NF-kB 蛋白表达强度亦呈正相关($r=0.7219$,$P<0.05$),而胆总管囊肿组患儿表达无相关性。由此,作者推断,先天性胆道闭锁患儿肝细胞和肝内胆管上皮细胞中 HMGB1(高迁移率族蛋白 1)、RAGE(糖基化终产物受体)和 NG-kB(核转录因子 Kappa B)的表达异常升高,可能在胆道闭锁的发病中有重要作用。

(于　勇)

述评　目前新生儿胆道闭锁的临床治疗除外肝移植,其他的外科手术方式都不能有效地保证恢复患儿正常发育,生长并达到健康儿童的水平。临床的研究应该集中到探讨预防和提前干预,避免胎儿发生此类先天性疾病。目前关于胆道闭锁发病机制失调研究最多,也被普遍认为是胆道闭锁的发病机制之一。作者的研究结果支持病毒感染引起肝细胞及胆管上皮细胞的损伤和炎症导致发病的这一假说。我认为除病毒感染之外,药物、环境和污染、放射性因素,遗传变异等诸多影响因子,都必须在发病机制的研发中去认识和探索,尽量避免胎儿变异的发生,才是我们应该努力争取的。

（张柏和）

开腹胆总管切开取石术与内镜下十二指肠乳头括约肌切开取石术的比较［中华肝胆外科杂志,2011,17(9)：727］　张鹏等回顾性分析了北京友谊医院及北京积水潭医院2002年至2009年符合入选条件(年龄在20～75岁之间,术前经影像学检查证实为单纯胆总管结石,既往无胆道手术及EST病史,无严重全身并发症)的胆总管结石病例共177例患者的临床资料,将其分为两组：开腹胆总管切开取石术组62组,内镜下十二指肠乳头括约肌切开取石术(EST)组115例,并对相关指标进行比较。在手术时间、出血量、术后恢复排气时间、腹痛持续时间、住院时间、围手术期高淀粉酶血症发生率、手术费用等方面,两组差异均有统计学意义。作者认为：EST手术时间短,出血量少,术后恢复排气时间短,腹痛持续时间短,住院时间短;但围手术期高淀粉酶血症发生率及手术费高于开腹手术。

（张向化）

胆总管切开取石＋T管引流术是治疗胆总管结石的标准术式,在临床上应用已有百余年,行之有效。EST手术取石近年临床应用较多,效果良好。文献报道EST取出结石的最大直径多在2.5 cm以下,且有十二指肠乳头括约肌切开后所致其功能紊乱和(或)狭窄之虞。故上述两种方法有其存在的必然性和必要性。临床医生应根据患者的具体情况来选择较为合适的治疗方案。

（孙经建　张向化）

医源性胆道损伤再手术时机对预后的影响［中华肝胆外科杂志,2011,17(9)：703］　白雪巍等回顾性分析了38例医源性胆道损伤患者的临床资料,其中外院转入31例,本院发生7例。所有病例均通过分析既往胆道手术史、术后病情变化、再次手术前的影像学表现和术中所见而最终确诊。根据实施确定性胆道修复手术的时间,将患者分为术中修复(n=26)、早期修复(72 h以内,n=15)和延迟修复(n=17)三组进行比较。胆道损伤发生后,术中修复患者的近期及远期治疗效果最佳,住院时间最短,医疗费用最少;早期修复次之。然而,能否及时发现胆道损伤、及时施行确定性的修复手术,受术者及所在医院胆道外科的水平所限。作者认为：医源性胆道损伤的修复时机及正确处理是影响患者预后的决定性因素,最好术中及时发现及时修复,修复手术应由经验丰富的胆道外科医师实施。

（张向化）

医源性胆道损伤在胆道外科不少见,往往给患者带来不同程度的身心损害,应引起临床医师的高度重视。避免胆道损伤的关键在于预防。胆道系统解剖变异,或因慢性炎症导致的解剖关系不清,这些均是胆道损伤发生的高危因素。手术操作过程应细致认真,手术难度大时更须慎之又慎。胆道损伤修复的时机强调“早”,术中及时发现并即时修复,及时请上级医生或经验丰富的胆道外科医生相助,常能取得较好的效果。

（孙经建　张向化）

98例胆管扩张症的病因构成及分类［中华肝胆外科杂志,2011,17(9)：752］　王保春等回顾性分析2000年1月至2009年12月在作者所在医院收治的1 098例胆管扩张症的临床资料,对胆管扩张症的病因构成和分类进行探讨,以期达到提高真的水平的目的。1 098例中,男性673例,女性425例,年龄13～85岁,平均56岁。全组均经B超、CT或MRI检查真的,179例(16.3%)行ERCP检查,62例(5.6%)行上消化道钡餐造影和内镜检查。全组均行手术治疗,手术方式依病因不同而定。904例(82.3%)术前诊断有胆管扩张症,110例(10.0%)系其他手术中发现的胆管扩张,40例(3.6%)为胆囊切除术后发生的胆管扩张。1 098例胆管扩张症的病因构成为先天性胆管囊肿69例(6.3%),继发性胆管扩张(胆总管直径≥8 mm)1 029例,其中胆总管结石366例(33.3%),胆囊切除术后40例(3.6%),胆道寄生虫39例(3.6%)胆管炎41例(3.7%),胆管狭窄11例(1.0%),肝外胆管癌68例(6.2%),Mirizzi综合征8例(0.7%),胆道出血8例(0.7%),缩窄性乳头炎7例(0.6%),十二指肠乳头癌31例(2.8%)。作者对继发性胆管扩张的病人依胆道压力何原因分为六种类型：①压力性扩张：是指胆道压力升高所致的扩张。主要是指因机械性因素造成胆管远端梗阻,胆道压力增高。常见于结石、肿瘤、异位胰腺等。②撑开性扩张：是指胆管腔内有较多成形的结石或寄生虫,胆道压力不高。③压迫性扩张：是指胆道远端受某些因素的压迫而引起近测胆管扩张。常见于慢性胆囊炎,胆囊颈部结石,胰十二指肠动脉瘤,急慢性胰腺炎,胰腺囊肿,胰头癌,或是其他部位肿瘤转移压迫,乳头旁憩室炎等。④感染性扩张：胆道反复感染,oddis括约肌功能紊乱。⑤代偿性扩张：胆囊切除术后。⑥粘连性扩张：胆道手术后,局部组织粘连、牵拉,使胆管成角畸形,导致近测胆管扩张。

（于　勇）

述评　胆管扩张的确是胆道外科就诊病人中常见的一种病理表现,在临床上此类患者有出现血清胆红素升高并表现为皮肤、巩膜黄染,或没有阻塞性黄疸的发生。造成肝外胆管扩张的因素很多,有生理学和病理性之分,有机械性和炎症性之分,有自发性和继发性之分等等。对于临床医师来说关键是明确致病原因,方能采取有效措施,达到有效治疗的目的。此外,作者将正常胆总管直径定义为<8 mm,凡胆总管最宽处直径≥8 mm 即称为胆总管扩张的观点值得探讨。学术界对胆总管直径 5～10 mm 视为正常值得认识是统一的。文章中胆总管扩张原因的分类不十分精确合理。文章对肝内胆管是否扩张未加讨论,有些令人遗憾,使之不符实。

(张柏和)

胆道大出血 20 例临床回顾分析[中华肝胆外科杂志,2011,17(9):745] 刘志毅等收集作者所在医院 1998 年 8 月至 2008 年 8 月收治的 20 例胆道出血临床病例资料并行回顾性分析,以期探讨胆道大出血的病因、诊断和治疗。20 例患者,男 11 例,女 9 例,年龄 25～71 岁,平均 44.2 岁。临床表现为典型胆绞痛 14 例,黄疸 8 例,呕血、黄便 17 例,伴畏寒、发热 6 例,胆道术后 T 管内出血 8 例。10 例胆道出血呈周期性,其中 8 例每隔 5～7 d 出血 1 次,每次出血量较大,月 500～1 000 ml;2 例每隔 2～3 d 出血 1 次,量不等。胆道出血原因:胆道结石伴感染 6 例,肝内胆管结石术中胆管壁损伤 5 例,肝叶切除术后创元出血 4 例,恶性肿瘤浸润肝内胆管癌栓取栓时出血 2 例,胆道镜取石胆管壁损伤出血 2 例,胰腺癌行胆肠吻合术后吻合口出血 1 例。出血部位:有肝内胆管 8 例,左肝内胆管 4 例,胆肠闻噩耗口 1 例,肝创面切缘出血 4 例,胆囊动脉假性动脉瘤 1 例,胆总管胆道镜取石术后胆管创面出血 2 例。治疗情况:全部病例经过保守治疗。保守治疗后出血停止 4 例。7 例经肝动脉血管造影超选肝动脉插管栓塞术止血,6 例止血成功。1 例失败后经手术治愈。手术治疗共 10 例,全部治愈。方式包括:甘谷有动脉结扎加 T 管引流术 5 例,单纯肝叶切除术和附加 T 管引流术 2 例,胆道探查管壁出血点缝扎止血加 T 管引流术 2 例,胆肠吻合口缝扎止血 1 例。无死亡病例。作者通过分析认为,对于胆道出血,保守治疗无效的患者,在条件允许情况下,肝动脉造影与栓塞等术后胆道出血诊断治疗的首选,如果保守治疗,栓塞治疗均无效,则应积极手术治疗。

(于 勇)

述评 胆道大出血是上消化道出血及失血性休克的常见原因之一,也是肝胆外科手术后严重并发症。导致胆道出血的病因极其复杂,包括创伤、手术、感染、结石、肝胆系统恶性肿瘤等。国内居上消化道出血第四位,仅次于消化性溃疡,门脉高压症,急性胃黏膜糜烂。由于出血定位困难,处理比较棘手,再次手术风险大,应该是从事肝胆外科的临床医师极为重视,除去患者疾病自身原因,也应该是肝胆外科手术尽量避免发生。我基本上同意作者在讨论中提出的观点。但有些认识应该是从丰富的临床实践经验基础上提炼了。比如,肝内胆管囊状扩张、结石填塞,病史较长,也可能长期压迫形成胆管-门静脉瘘,这样的病例,在取结石时,动作粗暴,可能导致危及生命的术中胆道出血,恐怕不是明胶海绵或正肾纱布填塞可以收效的。我曾经碰到过这样的情况,最后以大号气囊导尿管,充气压迫,并可引流胆汁而收效。凡遇肝内胆管结石或胆管内癌栓之类的手术,术者应三思而后行。

(张柏和)

胰 腺 外 科

本年度共收集论文 312 篇,纳入一年回顾 74 篇,占 23.7%;收入文选 16 篇,占 5%。

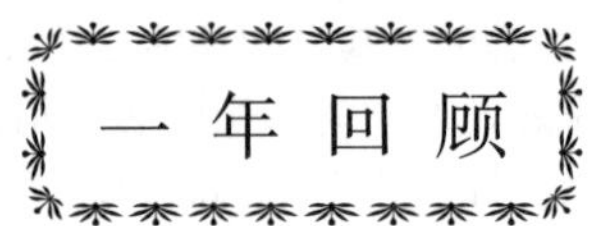

一、急性胰腺炎

急性胰腺炎(AP)的发病机制尚不完全明了、病理生理特点复杂、临床表现多样、诊断及治疗方法不尽相同。芦波等[1]* 探讨了重症急性胰腺炎(SAP)的病因,作者认为胆源性是 SAP 最常见病因,在老年 SAP 中其比例更高;高脂血症性 SAP 呈上升趋势;酒精性 SAP 多见于男性;高脂血症性和酒精性 SAP 多见于中青年病人。张国伟等[2]探讨了腹腔镜、十二指肠镜联合治疗急性胆源性胰腺炎(acute biliary pancreatitis, ABP)的治疗时机及治疗方法,推荐 ABP 的合理治疗方案。作者认为对于 ABP 患者,做好充足的围手术期准备,早期实施 LC(腹腔镜胆囊切除术)或 ERCP+LC 是首选治疗方式,重型胰腺炎患者早期提倡实施个体化治疗方案。苏进根等[3]* 探讨了高龄胆源性急性胰腺炎(biliary acute pancreatitis, BAP)病人早期内镜治疗的疗效及安全性,将 100 例 BAP 病人分为高龄组(80 岁及以上)22 例,对照组(80 岁以下)78 例,观察两组内镜治疗的疗效和安全性。结果显示,治疗性 ERCP 对于治疗高龄 BAP 具有微创、安全、有效等优点。余璐等[4]观察了内镜鼻胆管引流术(ENBD)预防内镜逆行胰胆管造影术(ERCP)术后急性胰腺炎及高淀粉酶血症的效果,收集 367 例胆总管结石行 ERCP 取石术的病例,其中 ENBD 组 309 例,对照组 58 例,比较两组术后 2 h 及 24 h 血清淀粉酶值、高淀粉酶血症及急性胰腺炎的发生率。结果显示,ENBD 能有效预防胆总管结石患者 ERCP 术后急性胰腺炎及高淀粉酶血症的发生。周祖邦等[5]探讨了超声引导下置管引流术治疗急性胆源性胰腺炎的临床价值。作者认为,应用彩色多普勒超声引导下置管引流术,使急性胆源性胰腺炎患者得到较好的治疗,其并发症发生率及死亡率显著降低,是介入治疗急性胆源性胰腺炎重要的方法。刘俊等[6]探讨了高脂血症相关胰腺炎的临床特点及其诊治。作者认为,高脂血症相关胰腺炎发病以中青年男性多见,病情较重,其高危因素有糖尿病以及酒精摄入,治疗上以保守治疗为主,目的是迅速降低血清三酰甘油(持续静脉滴注肝素和胰岛素),若为爆发性胰腺炎应立即采取手术措施。侯振宇等[7]回顾性分析他们收治的 86 例高脂血症性急性胰腺炎患者的临床资料,根据是否死亡分为死亡组和生存组,比较两组患者的基本资料、实验室资料、Ranson 评分、APACHE Ⅱ(Acute Physiology and Chronic Health Evaluation(急性生理与慢性健康)评分及 CTSI(CT Severity index, CT 严重指数)等方面的差异。结果显示,高脂血症性急性胰腺炎,死亡时间多集中在胰腺炎发病早期,死亡原因多为多器官衰竭,特别是呼吸、肾功能衰竭和代谢紊乱;胰腺本身的病变可能并不严重,不可控制的血糖和血钙可能是预示高脂血症性急性胰腺炎死亡的危险因素。张文洁等[8]对比研究了高脂血症性急性胰腺炎(hyperlipidemic acute pancreatitis, HLAP)与急性胆源性胰腺炎(acute biliary pancreatitis, ABP)的临床特征,作者认为,与 ABP 组相比,HLAP 组通常病情较重,常不伴有血淀粉酶的显著升高,住院时间长,易复发,积极降低血三酰甘油是治疗和预防复发的关键,重症者宜行血液净化滤过治疗。兰明银等[9]探讨了妊娠期急性胰腺炎有效的治疗手段。作者认为,遵循保守综合个体化治疗原则,掌握正确手术时机和方法有助于降低妊娠期急性胰腺炎孕妇及胎儿的病死率。王晓晔等[10]通过对 63 例确诊为急性胰腺炎患儿诊治过程的总结,分析近年来儿童急性胰腺炎的疾病特点,总结治疗经。作者认为,及时应用抗生素及胰酶抑制剂治疗小儿急性胰腺炎有良好的治疗效果,急性重症胰腺炎应积极手术治疗。肖波等[11]探讨了急性胰腺炎(AP)并发各类胰周血管疾病的MRI表现,作者认为AP能并发多种胰周血管病变,每种血管病变都有较特异的MRI表现。徐敏等[12]*探讨了益生菌在重症急性胰腺炎治疗中的作用,认为益生菌能缩短SAP腹部症状缓解时间、体温正常时间、C反应蛋白(CRP)恢复时间、血淀粉酶恢复时间及住院时间,能降低SAP并发症的发生率、转外科手术率及死亡率。李刚等[13]回顾性分析45例SAP患者临床资料,其中合并PI(SAP+PI组)19例,未合并PI(SAP组)26例,分析SAP合并PI临床特点及其预后。结果显示,SAP合并PI的CT影像主要表现为积气积液与巨大肠襻等,SAP合并PI患者常伴有腹腔高压、黄疸、肠内营养不耐受、胃潴留等并发症,从而增加患者病死率。胡瑞瑞等[14]探讨了新型BISAP评分体系(bedside index for severity in AP)对重症急性胰腺炎(SAP)的评估价值,选取临床拟诊为SAP的患者68例,分别进行BISAP、APACHEⅡ、Ranson以及CTSI评分。BISAP评分标准包括患者入院24 h内的尿素氮水平、受损精神状态、全身炎症反应综合征、年龄、胸腔积液5项内容,以BISAP≥3分、APACHEⅡ>8分、Ranson>3分、CTSI>3分为SAP的评估标准,分析这几种评分系统评估SAP的正确率,结果显示,BISAP评分系统与APACHEⅡ评分系统、Ranson评分系统以及CTSI评分系统比较,评估SAP的正确率均无显著性统计学差异,作者认为BISAP评分系统作为一种新型的、简便的评分体系可推广应用于SAP的评估。陈丽芬等[15]通过与传统的急性胰腺炎(AP)病情评分系统比较,了解急性胰腺炎严重程度床边指数(BISAP)评分对AP严重程度及预后评估的临床价值,作者认为BISAP评分对AP严重程度及预后的评估价值与其他传统的评分系统相同,但其只有5项指标,且均可在入院24 h内采集,可以早期、简便地预测SAP,值得在临床推广应用。陈都等[16]研究了血清乳酸脱氢酶早期预测急性胰腺炎(AP)继发多器官功能障碍综合征(MODS)的临床价值,通过绘制ROC曲线评价血清乳酸脱氢酶对AP继发MODS患者的预测价值。作者认为,血清乳酸脱氢酶早期预测对AP继发MODS有较高临床价值,通过绘制ROC曲线可以科学确定其最佳截断值。杨新静等[17]探讨了老年重症急性胰腺炎(SAP)患者的病因构成及相关临床特点,并利用4种评分方法对其严重程度进行早期评估,分别观察其病因构成及相关临床特点,根据不同评分标准评估其病情的严重程度。结果显示,老年组病因以胆源性和特发性急性胰腺炎为主,而对照组胆源性和高脂血症性为主。作者认为,老年SAP病因以胆源性和特异性SAP为主,全身并发症发生率和死亡风险高于非老年组,而局部并发症发生率与非老年组无明显差异。钟鸣等[18]探讨了早期液体复苏对重症急性胰腺炎(SAP)患者治疗效果的影响,作者认为SAP发病48 h内,合理的液体复苏策略有利于提高疗效,改善患者预后。陈宏等[19]探讨了重症急性胰腺炎(severe acute pancreatitis, SAP)早期2种不同液体治疗策略对患者预后的影响,作者认为,早期目标指导的液体治疗可在一定程度上缓解SAP病情,但能否改善SAP患者预后有待临床进行前瞻性随机对照研究。张健等[20]*观察了6%羟乙基淀粉130/0.4氯化钠注射液、地塞米松、速尿联合应用(VDF疗法)在重症急性胰腺炎液体复苏中的作用和治疗效果。作者认为,VDF疗法可迅速而有效地控制SAP病情,改善预后,降低病死率。杨杰等[21]观察了早期间断短时血滤(ISVVH)治疗重症急性胰腺炎的临床疗效,选择符合ISVVH指征的40例SAP患者,20例行普通治疗(B组),另20例在普通治疗的基础上加用ISVVH治疗(A组),比较两组患者的腹部症状、APACHEⅡ评分以及CT严重指数(CTSI)评分。作者认为,SAP早期行ISVVH治疗有利于控制病情,提高疗效。李梅等[22]探讨了连续静脉-静脉血液透析滤过(CVH)治疗不同病因引起的重症急性胰腺炎的临床疗效,73例患者按病因分为胆源性组(A组)、酒精性组(B组)及其他组(C组)3组,在接受内科综合治疗的基础上进行CVH治疗,3组分别在治疗开始0、24、72 h及停止CVH治疗后24 h时检测肿瘤坏死因子、白介素-1、白介素-6、血肌酐、血清胆红素、血淀粉酶、尿淀粉酶、尿素氮、白细胞,作者认为,CVH在非胆源性重症急性胰腺炎治疗中的早期应用效果较好。陈娟等[23]评价了连续性静脉-静脉血液滤过(CVVH)治疗急性重症胰腺炎的有效性和安全性,应用计算机检索电子数据库:PubMed(1980—2011年)、中国期刊全文数据库(CNK:1990—2011年)、万方数据库(1980—2011年),并手工检索Cochrane图书馆,采用Cochrane系统评价员手册4.2.2推荐的方法纳入文献,并对其进行Meta分析,结果显示,共有12篇文章纳入研究,共纳入383例患者,其中CVVH治疗者(CVVH组)208例,常规非手术治疗者(对照组)175例,对12个研究项目进行了Meta分析,结果显示:与常规非手术组相比,CVVH组明显提高了总体治愈率,降低了总体病死率,缩短了腹痛、腹胀症状改善时间,降低了并发症发生率。作者认为,根据目前证据,及早行CVVH治疗SAP患者可能是安全有效的。杨丽敏等[24]探讨了连续性静脉-静脉血液滤过(CVVH)治疗重症急性胰腺炎(SAP)的临床疗效,作者认为在常规综合治疗的基础上加用 CVVH 治疗 SAP,能有效清除患者体内致炎介质和毒素,维持内环境稳定,改善氧合功能,补充营养,提高抢救成功率。欧娅等[25]探讨了 infliximab(TNF-α 单抗)对大鼠急性坏死性胰腺炎(ANP)并发多器官功能障碍综合征(MODS)模型肠动力及肠屏障损害的保护作用,作者认为,早期使用 infliximab 可有效改善 ANP 大鼠的胃肠动力功能及减轻肠屏障损害。童智慧等[26]分析了经皮置管引流(percutaneous catheter drainage, PCD)治疗重症急性胰腺炎(severe acute pancreatitis, SAP)合并胰腺坏死组织感染的临床效果及影响因素,回顾性分析 PCD 治疗 34 例胰腺坏死组织感染的临床资料,根据治疗效果将 34 例 SAP 病人分为 PCD 治疗成功组和 PCD 治疗变更组,比较两组病人全身状况、局部病变以及 PCD 治疗过程的差异。结果显示,两组病人胰腺坏死组织感染的 CT 密度平均值、CT 分布范围值等方面比较差异有统计学意义($P<0.01$)。作者认为,胰腺坏死组织感染的 CT 密度平均值和 CT 分布范围值均为 PCD 治疗胰腺坏死组织感染的影响因素,其值越大,失败的风险性越高,不适合行 PCD 治疗,反之则建议首选 PCD 治疗。袁玉峰等[27]评价了早期经皮穿刺腹腔置管引流治疗重症急性胰腺炎的临床疗效,分析重症急性胰腺炎患者 52 例,根据经皮穿刺所置入引流管不同分为中心静脉导管置人组 29 例和肾造瘘管置人组 23 例;比较两组患者日均引流量、引流时间、住院时间及主要并发症发生率。结果显示,中心静脉导管引流组患者腹腔脓肿形成、转开腹手术引流的发生率明显高于肾造瘘管引流组;两组 ARDS、胃肠功能不全、肾功能不全、心功能不全等并发症发生率和死亡率的差异无统计学意义。作者认为,早期经皮穿刺腹腔放置肾造瘘管引流是治疗重症急性胰腺炎的一种有效方法,具有操作简单、创伤小、并发症少、引流效果好等优点。陈修涛等[28]探讨了 B 超引导下经皮穿刺置管引流(PCD)治疗重症急性胰腺炎(SAP)局部并发症的临床价值,并检查穿刺液是否伴感染,观察引流后临床症状、引流效果和影像学的改变,作者认为,B 超引导下 PCD 便捷安全,在治疗 SAP 不同局部并发症中有着不同的意义,对部分 SAP 局部并发症,B 超引导下 PCD 可避免传统外科干预。屈坤鹏等[29]探讨了 B 超引导下穿刺置管引流技术在重症急性胰腺炎治疗中的应用价值,36 例重症急性胰腺炎患者均行腹腔穿刺置管引流,其中经皮肝胆管(胆囊)穿刺置管引流(PTCD)23 例,腹膜后积液(脓肿)穿刺置管冲洗引流 16 例,配合常规内科治疗,取得满意效果。作者认为,B 超引导下穿刺置管引流术操作简单、创伤轻微,在重症急性胰腺炎治疗中有重要价值。潘杰等[30]探讨了经皮穿刺置管引流治疗重症急性胰腺炎的价值和时机,作者认为,当保守治疗重症急性胰腺炎无效时,经皮穿刺治疗引流可以有效地控制胰腺坏死、感染引起的全身脓毒症状,为择期外科手术治疗创造条件,甚至可以免于外科手术治疗。张春霞等[31]探讨了微创置管引流对重症急性胰腺炎(SAP)患者早期炎症反应的疗效,将 57 例 SAP 且有腹腔积液患者,采用随机数表法分为微创置管引流治疗组(观察组,29 例)和常规治疗组(对照组,28 例),两组均给予相同的基础治疗,观察组给予微创置管引流,对照组给予 B 超引导下穿刺置管引流,检测两组患者治疗前后 TNF-α,IL－6,IL－8及 C 反应蛋白(CRP)等急性炎症指标,并观察肠道功能恢复时间,全身炎症反应综合征(SIRS)持续时间及多器官功能不全综合征(MODS)的发生率,结果显示,两组患者均有急性炎症反应发生,两组血清炎症指标术后均不同程度逐渐降低,观察组引流后第 3,7 天 TNF-α,IL－6 及 CRP 的水平与对照组比较明显下降,而血清 IL－8 引流后第 7 天明显低于对照组;观察组肠道功能恢复时间、SIRS 持续时间均明显短于对照组的;观察组 MODS 发生率(13.8%)也明显低于对照组(28.6%),作者认为,微创置管引流治疗 SAP,能明显减轻早期炎症反应,促进肠道功能恢复,降低 MODS 的发生率。张世龙等[32]观察了低分子肝素(LMWH)区域动脉灌注(LAI)对家兔重症急性胰腺炎(SAP)的疗效及对血浆 TNF-α,IL－6,IL－10 的影响,24 只健康成年家兔随机均分为假手术组,SAP 组,SAP＋LMWH 静脉输注组(IV 组),SAP＋LMWH LAI 组(LAI 组),分别在术后 0.5,3,6,12 h 检测各组家兔静脉血浆 TNF-α,IL－6 和 IL－10 水平,并观察胰腺病理学改变,结果显示,假手术组术后血浆 TNF-α 和 IL－6 水平呈缓慢升高,其余各组血浆 TNF-α 和 IL－6 水平均在术后 0.5～6 h 内明显升高,与假手术组比较差异均有统计学意义,随后逐渐降低,其中 IV 组和 LAI 组血浆 TNF-α 和 IL－6 水平在各时点均低于 SAP 组,且 LAI 组两者降低程度大于 IV 组;假手术组术后 IL－10 水平在各时点无明显变化,SAP 组 IL－10 水平在术后 6 h 各时点明显降低,与假手术组比较差异有统计学意义,IV 组和 LAI 组 IL－10 水平明显升高,与 SAP 组比较差异均有统计学意义,且 LAI 组升高程度明显大于 IV 组;除假手术组外,其余各组均为轻重不同的 SAP 特征性病理表现,以 SAP 组最重,IV 组次之,LAI 组最轻,作者认为,LMWH 能降低 SAP 家兔 TNF-α 和 IL－6 的水平,提高 IL－10 的水平,对 SAP 具有治疗作用,且 LAI 优于静脉给药。闫军等[33]观察肠外和肠内阶段性营养治疗急性胰腺炎的临床效果,急性胰腺炎患者 60 例,分为全胃肠外营养组和肠外加

肠内阶段性营养组，全胃肠外营养组患者应用肠外营养持续至可以进食，肠外加肠内阶段性营养组患者在初期应用肠外营养，胃肠功能恢复后逐步减少肠外营养至全部用肠内营养替代，肠内营养持续至过渡饮食，观察两组临床指标及治疗效果。结果显示，肠外加肠内阶段性营养组患者均能耐受早期肠内营养，早期适时由肠外过渡到肠内营养后一周患者的血清总蛋白、白蛋白、血钙水平，与营养支持前、营养支持后全胃肠外营养组相比均增高；对肝脏功能的损害减小，肠外加肠内阶段性营养组血糖平均水平趋于正常且波动度小，与全胃肠外营养组相比，差异有统计学意义，肠外加肠内阶段性营养组平均住院天数短于全胃肠外营养组平均住院天数，且每日营养费用及住院总费用减少，作者认为肠内营养组患者的营养指标、对血糖的影响与全胃肠外营养组相比，效果更好。刘国辉等[34]探讨了经皮内镜空肠造瘘(PEG/J)术置管行早期肠内营养(EN)对重症急性胰腺炎(SAP)的治疗效果，作者认为PEG/J术置管行早期EN治疗SAP，疗效满意。汤可立等[35]探讨了采用大黄辅助早期肠内营养(EEN)治疗重症急性胰腺炎(SAP)的疗效，将127例SAP患者，分为大黄辅助EEN(EEN)组37例和大黄辅助中期肠内营养(MEN)组90例，观察两组：定量检测C-反应蛋白(CRP)和血清前白蛋白(PA)，记录两组患者肠道功能恢复时间、器官损害数、感染部位数、胰腺假性囊肿数、病死率、住院时间、住院费用和APACHE-Ⅱ评分等。作者认为，大黄联合EEN治疗SAP，能促进患者肠功能恢复，改善患者的营养状况，减少并发症，缩短住院时间，降低医疗费用。钟强等[36]探讨了重症急性胰腺炎并发多器官功能障碍及预后关系的临床研究。作者认为，引起重症急性胰腺炎患者死亡的最主要因素是多器官功能障碍，早预防、早发现、综合治疗多器官功能障碍有助于降低重症急性胰腺炎患者死亡率。孙存山等[37]探讨了手术治疗重症急性胰腺炎(SAP)的效果及影响因素，将141例重症急性胰腺炎患者根据病因分为胆源性SAP组和非胆源性SAP组，比较两组早期和延期手术存活率，以及生存患者与死亡患者年龄、Ranson' S评分、Binder评分、手术距发病平均天数。作者认为，手术早晚不是决定外科治疗重症急性胰腺炎的主要因素，而Binder评分可以作为一项评价重症急性胰腺炎手术治疗预后的良好指标。吴璟奕等[38]*分析了导致重症急性胰腺炎(SAP)死亡的原因，探讨早期高危因素对于SAP预后的关系。作者认为，导致重症急性胰腺炎死亡的高危因素为高龄、多器官功能衰竭、感染、出血，临床上要重视重症急性胰腺炎的早期重要脏器功能的支持治疗，积极控制并发症，特别是高龄患者，手术时机的把握以及后期对于感染的控制是降低病死率的关键。

二、慢性胰腺炎

慢性胰腺炎(CP)是由不同原因造成的一种胰腺进行性、破坏性炎性病变，以胰腺广泛纤维化、钙化为特征。胡志万等[39]探讨了胰头肿块型慢性胰腺炎的诊治方法，对38例胰头肿块型慢性胰腺炎的临床资料进行回顾性分析。结果显示，胰头肿块型慢性胰腺炎病人主要症状为上腹部疼痛(100%)、黄疸(47.4%)和体重明显下降(42.1%)，B超检查阳性率94.1%，CT、ERCP和MRCP阳性率均为100%，症状较轻，或因并存严重并发症的8例和病理切片排除恶性病变的5例行内科综合治疗，症状严重行胰头十二指肠切除16例，胆管空肠吻合5例、胰管空肠吻合1例，囊肿空肠吻合3例。作者认为，该病诊断主要依靠影像学检查，症状较轻，可行内科治疗，症状严重，发生胆胰管梗阻或不能排除恶性病变者应行胰头十二指肠切除手术。韩非等[40]探讨了慢性胰腺炎的诊治经验，作者对71例慢性胰腺炎病人的临床资料进行回顾性分析，结果显示，71例中行保守治疗15例，内镜治疗11例，手术治疗45例，手术治疗包括：胰管内引流术20例，胰体尾切除术3例，胰十二指肠切除术6例，保留十二指肠的胰头全切术9例，其他7例，全部病例均存活，无围手术期死亡，术后发生胆漏3例，胰漏1例，伤口感染1例，全部病人随访6个月至1年，均未复发。作者认为，对于慢性胰腺炎，CT＋ERCP或MRCP是较好的术前诊断方法，治疗方案应根据病理检查的结果来制定。魏晓平等[41]*探讨了胆道镜结合液电碎石治疗慢性胰腺炎合并胰管结石的可行性及疗效，回顾性分析5例慢性胰腺炎合并胰管结石接受胆道镜结合液电碎石治疗患者的临床资料，结果显示5例患者结石均取净，术后无出血、胰瘘等并发症。作者认为，胆道镜结合液电碎石是一种安全有效治疗胰管结石的操作方式，联合应用纤维胆道镜和液电碎石治疗胰管结石，可降低残石率，减少手术并发症，缓解临床症状，为治疗慢性胰腺炎合并胰管结石提供了新的选择。黄涛等[42]探讨了慢性胰腺炎合并胰管结石的临床特点及治疗方式，回顾性分析30例慢性胰腺炎合并胰管结石患者的临床资料。结果显示，长期酗酒和胆道疾病是慢性胰腺炎合并胰管结石的主要病因，上腹痛为最常见的临床表现，B超及CT为最常用的检查手段，2例胰管结石患者行手术治疗，18例胰管结石患者采用内镜治疗，效果满意。作者认为，慢性胰腺炎胰管结石的临床症状缺乏特异性，诊治比较复杂，目前手术仍然是最主要的手段，但应采取个体化手术方案，对于较局限的胰管结石，内镜治疗有其很大的优越性。杨诏旭等[43]探讨了胰管结石的诊断及手术治疗方式，回顾性分析进行外科手术的43例胰管结石患者的临床资料。结果显示，患者男女比例约为2∶1，主要症状为上腹痛，部分伴腰背痛，全组均采用影像学检查方法确诊，行胰管切开取石、胰管空肠侧侧Roux-en-Y吻合术34例(其中同时切除胰体尾2例)，保留十二指肠的胰头切除术5例，保留幽门的胰十二指肠切除1例，胰十二指肠切除术1例，胰体尾、脾切除1例，探查发现恶变无法切除1例，随访5个月至6年；43例患者中23例腹痛症状完全缓解，18例有不同程度的缓解，作者认为，影像学检查是确诊胰管结石的主要方法，对胰管结石的手术应制定个体化方案，胰管切开取石，胰管-空肠Roux-en-Y吻合术为胰管结石的主要术式，其他可根据情况采用保留十二指肠的胰头切除术或胰体尾切除等术式。魏洪吉等[44]观察了改良保留十二指肠的胰头切除术(改良Beger手术)对伴胰头炎性肿块的慢性胰腺炎病人的治疗效果，回顾性分析改良Beger手术治疗的51例伴胰头炎性肿块的慢性胰腺炎病人的临床资料，并对病人术后疼痛症状、生活质量及内分泌功能等进行随访。结果显示，无手术死亡，术后并发症发生率为15.7%，其中胰漏3例，胆漏2例，十二指肠漏1例，腹腔出血1例，切口裂开1例，术后6个月，病人疼痛得到明显缓解，EORTC QLQ-C30疼痛评分由(64.3±5.8)降至(12.5±3.7)($P<0.01$)，生活质量获显著提高，GLQI生活质量评分由(70.1±5.8)增至(86.4±6.6)($P<0.01$)，病人内分泌功能未受影响，无新增糖尿病病例，作者认为，采用改良Beger手术治疗伴胰头炎性肿块的慢性胰腺炎是安全、有效的。舒建昌等[45]总结了自身免疫性胰腺炎临床特征与诊治经验，以"自身免疫性胰腺炎"为关键词，通过中国医院知识数据库、万方数据、维普数据库，检索2011年1月以前发表的文献，并进行汇总分析，结果显示符合Kim标准的自身免疫性胰腺炎(autoimmune pancreatitis, AIP)患者共185例，临床表现主要为间歇性或进行性黄疸、轻度腹痛、体重减轻等，影像学特点包括胰腺肿大，尤以胰头明显；主胰管狭窄及胆总管胰腺段狭窄合并近端胆管扩张；病理检查可见胰腺组织内淋巴细胞、浆细胞浸润和实质纤维化。AIP诊断主要依赖临床表现、影像学和病理学特征。临床误诊为胰胆恶性肿瘤93例，其中85例实施手术，185例患者中127例使用糖皮质激素治疗后临床症状明显缓解。作者认为，AIP是一种特殊类型的慢性胰腺炎，易误诊为胰腺癌而采取手术治疗，临床医师需提高对该类疾病的认识和临床诊疗水平。李雪丹等[46]*探讨了自身免疫性胰腺炎(AIP)的影像特征及其在AIP诊断中的价值，作者认为AIP的影像学征象具有一定特征性，影像检查在AIP诊断中起重要作用，识别胰腺外脏器受累对正确诊断AIP有帮助。梁亮等[47]研究了自身免疫性胰腺炎(AIP)患者腹部的影像学改变，作者认为，AIP患者胰腺及其他腹部器官具有特征性的影像学改变(胰腺弥漫肿大者呈蜡状；局限肿大者呈局部肿块；胰管局部轻度扩张；病变周围可见条状包壳样结构)，对其诊断和鉴别诊断具有重要意义。

三、胰腺癌

(一) 基础研究

王晓辉等[48]研究caveolin-1对胰腺癌Panc1细胞在体外生长和增殖的影响，并初步探讨其机理。结果发现，caveo-lin-1通过抑制PI3K/Akt信号激活抑制Panc1细胞生长和增殖。林志川等[49]检测胰腺癌人RUNT相关转录因子3(RUNX3)基因启动子的甲基化情况并探讨其临床意义。结果认为，胰腺癌组织及胰腺癌细胞株均存在RUNX3基因CpG岛异常甲基化；RUNX3启动子的高甲基化与其基因表达降低有关，与胰腺癌组织分化程度、淋巴结转移相关。秦昌富等[50]观察靶向抑制表皮生长因子受体(EGFR)联合阻断Hedgehog信号通路对胰腺癌细胞增殖及凋亡的协同作用，探讨二者间的协同作用机制。结果发现，靶向抑制EGFR联合环巴明处理后胰腺癌细胞体内外增殖能力均进一步被抑制，细胞凋亡率进一步增加；其协同机制可能部分与调控ERK和AKT磷酸化水平相关。李海东等[51]研究发现STAT3沉默可导致人胰腺癌SW1990细胞多个与肿瘤侵袭转移相关基因表达的改变，其中MMP-7可能是受STAT3调控的主要靶基因。王铮等[52]研究发现cxcl12/cxcr4一方面增强胰腺癌细胞的侵袭能力，促进胰腺癌细胞神经浸润；另一方面，神经元与施万细胞等构成神经纤维分泌cxcl12并通过化学趋化作用，诱导表达cxcr4的胰腺癌细胞向神经迁移，导致神经浸润的发生。

(二) 诊断与鉴别诊断

马小龙等[53]通过回顾性分析经手术证实的10例胰腺腺泡细胞癌(acinar cell carcinoma of pancreas, ACCP)患者资料，探讨胰腺腺泡细胞癌的CT特征，认为ACCP在CT图像上具有扼要指出特征性表现，有助于疾病的诊断。丁玖乐等[54]回顾性分析符合2008年AIP亚洲诊断标准的24例自身免疫性胰腺炎(AIP)及病理证实的25例小胰腺癌(≤2 cm)的影像学资料，用以分析自身免疫性胰腺炎(AIP)与小胰腺癌的CT、MRCP影像学征象的差异，提高对AIP的认识及诊断的准确率。结果发现，弥漫性AIP的影像学改变具有特异性，与小胰腺癌容易鉴别诊断，但局灶性AIP与小胰腺癌鉴别诊断价值有限。肖明兵等[55]运用时间分解免疫荧光(TRFIA)法检测血清半乳糖凝集素 3(Gal-3)水平，并探讨 Gal-3 对胰腺癌的诊断价值。研究发现，TRFIA 法检测血清 Gal-3 具有较好的敏感性和稳定性；Gal-3 有望成为新的胰腺癌标记物。任艳等[56]收集 41 例胰腺癌、27 例慢性胰腺炎及 23 例健康者的粪便样本，采用酚-氯仿方法抽提粪便中基因组 DNA，应用实时定量 PCR 方法检测 Alu 重复序列的表达量检测胰腺癌患者粪便 Alu 序列表达量，探讨其对胰腺癌的诊断价值。结果发现胰腺癌患者粪便 Alu 序列表达量显著增加，对胰腺癌的诊断可能有一定价值。

(三) 手术治疗

覃虹等[57]* 回顾性总结 76 例保留器官功能胰腺切除术的临床资料，认为保留器官功能的胰腺切除术可明显减轻手术创伤、保留器官功能、降低手术并发症发生率，疗效与传统术式相似，应作为胰腺良性或低度恶性病变的首选术式。袁伟升等[58]通过回顾性总结 37 例保留幽门的胰十二指肠切除术的手术体会，术后并发症发生情况以及术后生存率。研究认为，保留幽门的胰十二指肠切除术不影响胰头癌、壶腹周围癌根治的彻底性，手术并发症低，术后恢复快，是一种安全有效的手术方式。沈柏用等[59]* 通过回顾分析应用机器人手术系统为 10 例患者行胰腺中段切除术的临床资料，并与同期收治的 36 例开腹胰中段切除术进行对比分析，探讨机器人手术系统用于胰腺中段切除术的可行性、安全性及优势。结果认为，机器人辅助胰腺中段切除术安全、可行，既满足了微创的要求，在一定程度上又很好地保留了胰腺的内、外分泌功能，其优势尚待进一步增加病例数及远期随访结果证实。杨诏旭等[60]通过分析 203 例因恶性肿瘤行胰十二指肠切除术的患者，其中行改良胰管空肠端侧吻合 86 例；行套入式胰肠端侧吻合 68 例；行套入式胰肠端端吻合 49 例。分别比较胰肠吻合手术时间、术后胰瘘等并发症情况。结果认为，胰管空肠端侧吻合操作简便省时，术后并发症发生率低，是胰十二指肠切除术中胰肠吻合的一种良好方法。冯留顺等[61]回顾性分析因慢性胰腺炎主胰管扩张行胰管-空肠 Roux-en-Y 术的 47 例患者临床资料，探讨不同吻合方式对胰管-空肠 Roux-en-Y 术后胰瘘的影响。依胰肠吻合口的处理方法分为 Prolene 线连续缝合和间断缝合两组，分别观察两组术后胰瘘发生的情况及临床效果。结果发现，胰管-空肠 Roux-en-Y 术中间断缝合容易发生胰瘘，Prolene 线连续缝合能降低胰瘘发生率，且操作简单易行。马晋平等[62]回顾性分析因十二指肠癌和胰头肿瘤施行胰十二指肠切除术 37 例(其中胰胃吻合组 19 例，胰肠吻合组 18 例)患者的临床资料，比较胰十二指肠切除(pancreatoduodenectomy, PD)后胰胃吻合术与胰肠吻合术的近期临床效果。结果认为，PD 后胰胃吻合并发症率不会高于胰肠吻合，可以作为 PD 后的另一种消化道重建的选择。

(四) 围手术期处理

冯健等[63]* 探讨了术前黄疸严重程度、持续时间及术前胆管引流对胰十二指肠切除术后并发症及病死率的影响。结果认为，术前黄疸对胰十二指肠切除术后除出血并发症以外的其余并发症及病死率并无影响。术前胆管引流并不能使患者行胰十二指肠切除术后获益，不应作为常规操作，但对于一般状况差，立即实施手术治疗的重度黄疸患者，术前胆管引流仍是必要的。张静等[64]* 回顾性分析 65 例胰腺癌伴梗阻性黄疸患者术中胆汁细菌培养及药敏结果，同时对患者年龄、胆道手术史、黄疸时间、CA199、胰头肿瘤大小、胆道梗阻部位、APACHEⅡ评分等因素与胆道感染的相关性进行研究。结果发现，胰腺癌伴梗阻性黄疸患者胆汁培养以革兰阴性菌为主；高龄、既往有胆道手术史、胆道下段梗阻以及 APACHEⅡ评分≥4 分是胆道感染的独立危险因素，围手术期需特别关注。刘辰等[65]* 比较肠内营养(EN)和肠外营养(PN)支持对胰十二指肠切除(PD)术后病人营养状态的改善、术后并发症发生率的影响，探讨 PD 术后营养支持的意义及临床应用的价值。作者认为，PD 术后病人 PN 和 EN 支持对营养状况都有明显改善作用，PN 营养支持在术后早期相对 EN 有一定优势，但长期应用存在较多不利因素，在胃肠功能恢复后，应尽早行消化道 EN，并以 EN 和 PN 联合方式进行术后营养支持。孟翔飞等[66]* 总结胰十二指肠切除术(PD)后迟发性出血(DMH)的诊疗经验和文献观点，以提高对该并发症的诊治水平。研究认为，DMH 是 PD 术后少见的严重并发症，诊治困难，病死率高。胰瘘可能是其危险因素，先兆出血是预测 DMH 发生的重要征象，常规行动脉造影检查是早期诊断，提高救治成功率的有效方法。顾钧等[67]探讨胰十二指肠切除术后出血的危险因素及治疗方法。作者认为确切的手术、术后预防胰瘘和控制腹腔感染是减少术后出血的关键，应根据出血的部位、时间和严重程度采取相应的止血措施，预防其发生是关键。

四、胰腺少见肿瘤

雷晓锋等[68]回顾性分析了 22 例经手术治疗，且术后病理证实为胰腺实性-假乳头状瘤(solid pseudopapillary tumor of the pancreas, SPTP)的患者的临床资料。认为 SPTP 是一种低度恶性肿瘤，手术是首选治疗方法，尽量首选肿瘤局部切除术，以减少手术创伤。杨蕾等[69]回顾性分析经内镜诊治的IPMN患者12例，总结并分析他们的一般情况、临床症状、影像学检查、实验室检查、内镜下治疗等方面资料。作者认为，胰管内乳头状黏液性肿瘤(IPMN)是一种特殊类型的胰腺囊性疾病，影像学检查有其独特的表现，ERCP对其诊断及治疗有重要意义。周杰等[70]*回顾性分析胰岛素瘤19例，认为胰岛素瘤的定性诊断有赖于典型的临床表现和实验室检查，定位诊断则依靠影像学检查，CT和MRI仍是首选，ASVS初步显示了在定位诊断中的优势。手术切除是该病唯一的治疗方法。姜鹏等[71]回顾性分析5例原发性胰腺淋巴瘤的临床资料，认为原发性胰腺淋巴瘤临床症状不典型，极易与胰腺癌混淆，影像学对诊断有提示作用，最终的诊断需要依靠病理学检查。治疗方法为手术切除术后加以化疗，无法切除的患者仅行化疗。胰腺原发淋巴瘤的预后明显优于胰腺癌。

五、胰腺损伤

杨诏旭等[72]对39例闭合性胰腺外伤的临床资料进行回顾性分析，认为早期发现胰腺损伤，并积极进行适当的外科处理是提高胰腺损伤救治成功率的关键.胰腺损伤的治疗要根据具体情况决定手术方式，充分引流、预防术后并发症。赵振国等[73]*回顾性分析了42例闭合性胰腺创伤患者的临床资料。作者发现腹部CT检查有助于闭合性胰腺创伤患者的术前诊断；以损伤控制外科理念处理闭合性胰腺创伤有可能提高患者生存率，但术后并发症的发生率仍很高，需要进一步完善现有的外科治疗措施。吴斌等[74]回顾分析6例严重胰十二指肠损伤的临床资料。结论认为，对于严重胰十二指肠损伤的病人，损伤控制性手术是较好的治疗选择。

(邵成浩)

参考文献

1* 芦　波，等. 中国实用外科杂志，2012，32(7)：571
2 张国伟，等. 中国现代手术学杂志，2011，15(5)：340
3* 苏进根，等. 腹部外科，2012，25(2)：97
4 余　璐，等. 胃肠病学与肝病学杂志，2012，21(4)：316
5 周祖邦，等. 兰州大学学报(医学版)，2012，38(2)：47
6 刘　俊，等. 中国普通外科杂志，2012，21(9)：1161
7 侯振宇，等. 临床外科杂志，2012，20(9)：623
8 张文洁，等. 河北医科大学学报，2012，33(7)：815
9 兰明银，等. 腹部外科，2012，25(3)：164
10 王晓晔，等. 中华小儿外科杂志，2013，33(1)：24
11 肖　波，等. 临床放射学杂志，2011，30(11)：1625
12* 徐　敏，等. 齐齐哈尔医学院学报，2012，33(17)：2369
13 李　刚，等. 中国普通外科杂志，2012，21(9)：1051
14 胡瑞瑞，等. 中华胰腺病杂志，2011，11(4)：231
15 陈丽芬，等. 中华胰腺病杂志，2012，12(4)：219
16 陈　都，等. 中国急救医学，2012，32(4)：349
17 杨新静，等. 中国急救医学，2012，32(9)：782
18 钟　鸣，等. 中华胰腺病杂志，2011，11(6)：386
19 陈　宏，等. 首都医科大学学报，2012，33(1)：68
20* 张　健，等. 中国实用外科杂志，2011，31(12)：1121
21 杨　杰，等. 江苏医药，2012，38(6)：729
22 李　梅，等. 兰州大学学报(医学版)，2012，38(3)：56
23 陈　娟，等. 胃肠病学与肝病学杂志，2012，21(3)：284
24* 杨丽敏，等. 中华急诊医学杂志，2012，21(6)：633
25 欧　娅，等. 中华胰腺病杂志，2012，12(1)：49
26 童智慧，等. 中国实用外科杂志，2011，31(11)：1041
27 袁玉峰，等. 临床外科杂志，2011，19(12)：837
28 陈修涛，等. 中国普通外科杂志，2012，21(3)：257
29 屈坤鹏，等. 中国普外基础与临床杂志，2012，19(4)：433
30 潘　杰，等. 中国实用外科杂志，2012，32(7)：568
31 张春霞，等. 中国普通外科杂志，2012，21(3)：253
32 张世龙，等. 中国普通外科杂志，2012，21(3)：290
33 闫　军，等. 中华损伤与修复杂志(电子版)，2011，6(5)：37
34 刘国辉，等. 中国普外基础与临床杂志，2012，19(3)：310
35 汤可立，等. 中国普通外科杂志，2012，21(9)：1137
36 钟　强，等. 华西医学，2012，27(4)：527

37 孙存山，等. 山东大学学报（医学版），2011，49（9）：96
38* 吴璟奕，等. 肝胆胰外科杂志，2011，23(6)：454
39 胡志万，等. 肝胆外科杂志，2012，20(2)：107
40 韩 非，等. 腹部外科，2012，25(1)：38
41* 魏晓平，等. 中国普通外科杂志，2012，21（9）：1164
42 黄 涛，等. 临床肝胆病杂志，2012，28(8)：584
43 杨诏旭，等. 中国普通外科杂志，2012，21（3）：340
44 魏洪吉，等. 外科理论与实践，2011，16(5)：448
45 舒建昌，等. 胃肠病学与肝病学杂志，2011，20（11）：1018
46* 李雪丹，等. 中华胰腺病杂志，2011，11(5)：352
47 梁 亮，等. 临床肝胆病杂志，2012，28(8)：579
48 王晓辉，等. 中国普外基础与临床杂志，2011，18（10）：1054
49 林志川，等. 上海交通大学学报：医学版，2012，32(8)：1034
50 秦昌富，等. 中华医学杂志，2012，92(26)：1849
51 李海东，等. 中华胰腺病杂志，2012，12(2)：103
52 王 铮，等. 西安交通大学学报：医学版，2012，2
53 马小龙，等. 中华放射学杂志，2012，46(8)：693
54 丁玖乐，等. 中华胰腺病杂志，2012，12(2)：79
55 肖明兵，等. 中华胰腺病杂志，2012，12(2)：75
56 任 艳，等. 中华胰腺病杂志，2011，11(6)：383
57* 覃 虹，等. 中国实用外科杂志，2012，32（9）：778
58 袁伟升，等. 中国普外基础与临床杂志，2012，19（6）；665
59* 沈柏用，等. 腹腔镜外科杂志，2012，17(7)；481
60 杨诏旭，等. 肝胆胰外科杂志，2012，24(3)：198
61 冯留顺，等. 中国普通外科杂志，2012，21(3)；327
62 马晋平，等. 中华肝胆外科杂志，2012，18（6）：432
63* 冯 健，等. 中华外科杂志，2012，50(4)；294
64* 张 静，等. 中华医院感染学杂志，2012，2（1）：93
65* 刘 辰，等. 外科理论与实践，2012，17(2)：125
66* 孟翔飞，等. 中华医学杂志，2012，92(16)：1119
67 顾 钧，等. 中国普外基础与临床杂志，2012，19（6）：653
68 雷晓锋，等. 中国现代普通外科进展，2011，14（11）：888
69 杨 蕾，等. 临床肝胆病杂志，2012，28(2)：108
70* 周 杰，等. 腹部外科，2012，25(5)：266
71 姜 鹏，等. 临床肝胆病杂志，2011，27（11）：1190
72 杨诏旭，等. 临床外科杂志，2012，20(2)：94
73* 赵振国，等. 中华外科杂志，2012，50(4)：299
74 吴 斌，等. 肝胆外科杂志，2012，(20)：113

重症急性胰腺炎337例病因分析[中国实用外科杂志，2012，32(7)：571] 芦波等探讨了重症急性胰腺炎（severe acute pancreatitis，SAP）的病因，作者回顾性分析2000年1月至2011年12月12年间北京协和医院住院治疗的337例SAP病人的临床资料。结果显示，337例病人胆源性SAP占46.9%，特发性占19.8%、高脂血症性占16.3%、酒精性占10.4%，高脂血症性SAP有上升趋势，酒精性SAP中男性比例明显高于女性，老年SAP病人中胆源性比例高于非老年，高脂血症性和酒精性则以非老年为高，作者认为胆源性是SAP最常见病因，在老年SAP中其比例更高；高脂血症性SAP呈上升趋势；酒精性SAP多见于男性；高脂血症性和酒精性SAP多见于中青年病人。

（欧阳柳 经 纬）

述评 重症急性胰腺炎（SAP）具有起病急、进展快、并发症多、病死率高等特点。胆源性为SAP首要原因，其次为特发性、高脂血症性和酒精性。国内外其他研究均表明，胆源性为SAP主要病因，我国酒精性比例明显低于国外，与我国人均饮酒量明显少于欧美国家有关；高脂血症性SAP的升高趋势，可能与我国生活水平的提高和饮食结构的不合理有关。老年以胆源性（56.5%）为主要病因，非老年以酒精性（45.8%）为主要病因，中青年人避免吃喝过度有可能减少急性胰腺炎的发生。

（邵成浩）

高龄胆源性急性胰腺炎的内镜治疗[腹部外科，2012，25(2)：97] 苏进根等探讨了高龄胆源性急性胰腺炎（biliary acute pancreatitis，BAP）病人早期内镜治疗的疗效及安全性，将100例BAP病人分为高龄组（80岁及以上）22例，对照组（80岁以下）78例，观察两组内镜治疗的疗效和安全性。结果显示，高龄组22例均顺利完成了内镜下逆行胰胆管造影（ERCP）操作，与对照组比较，治疗后血淀粉酶、白细胞计数、肝功能恢复正常时间、腹痛缓解时间、腹部体征消失时间及体温恢复正常时间、并发症发生率等差异均无统计学意义，作者认为治疗性ERCP对于治疗高龄BAP具有微创、安全、有效等优点。

(欧阳柳 经 纬)

述评 近年来内镜下乳头括约肌切开术(EST)+内镜下碎石/取石+经内镜鼻胆管引流(ENBD)治疗急性胆源性胰腺炎(BAP)已成为共识。BAP治疗的关键是解除梗阻,保持胰液引流通畅。内镜治疗BAP均采用ERCP+EST+ENBD+取石,术中尽量一次性取尽结石,如胆总管下端较大结石或多发结石,可在急性期先行ENBD,病情稳定后再行二期取石。由于高龄病人的重要脏器功能下降,对治疗的耐受性差,一旦ERCP术后发生严重并发症,病情复杂,处理棘手。应在围手术期各环节采取必要措施,避免并发症的发生:①充分做好术前准备,纠正水、电解质、酸碱平衡紊乱,凝血机制障碍等,积极治疗原有基础病变;术中常规心电监护和吸氧;妥善的术后治疗等;②对于存在肝外胆管结石者,术中注意乳头旁憩室,以防出血和穿孔。对无法确定结石是否取净或结石较大无法取出者,先置入鼻胆管引流等以防胆道感染的发生;③建议高龄病人选择有经验的内镜医师操作,尽量在短时间内插管成功。

(邵成浩)

益生菌在重症急性胰腺炎中的应用[齐齐哈尔医学院学报,2012,33(17):2369] 徐敏等探讨了益生菌在重症急性胰腺炎(SAP)治疗中的作用,对35例重症急性胰腺炎住院患者,随机分为益生菌治疗组及对照组,观察两组患者治疗后腹部症状缓解时间、体温正常时间、CRP恢复时间、血淀粉酶恢复时间、住院时间、并发症发生率、转外科手术率、死亡率。结果显示,治疗组腹部症状缓解时间、体温正常时间、CRP恢复时间、血淀粉酶恢复时间、住院时间均短于对照组,差异均有统计学意义,同时治疗组并发症的发生率、转外科手术率、死亡率均低于对照组,差异具有统计学意义。作者认为,益生菌能缩短SAP腹部症状缓解时间、体温正常时间、CRP恢复时间、血淀粉酶恢复时间及住院时间,并能降低SAP并发症的发生率、转外科手术率及死亡率。

(欧阳柳 经 纬)

述评 在SAP的病程中,80%的死亡与继发感染有关,继发感染的病原菌以大肠埃希氏菌最常见。继发感染的主要原因与SAP时肠道屏障功能损害、细菌易位有关。SAP时由于肠麻痹、炎症反应、抗生素的过度应用、休克等多种情况,极易造成肠道菌群紊乱、肠道屏障功能受损。益生菌能改善肠内菌群平衡,从而对宿主健康发挥有益作用的活微生物。研究表明,益生菌的有益作用在于:恢复巨噬细胞功能,增强肠黏膜屏障的功能、促进肠黏膜生长、刺激黏液素生成,增强机体免疫功能,从而抑制致病菌与肠上皮结合后穿过肠壁进入外周脏器。

(邵成浩)

重症急性胰腺炎联合用药液体复苏疗效观察[中国实用外科杂志,2011,31(12):1121] 张健等观察了6%羟乙基淀粉130/0.4氯化钠注射液、地塞米松、速尿联合应用(VDF疗法)在重症急性胰腺炎(SAP)液体复苏中的作用和治疗效果,选择2006年1月至2010年5月间符合入选标准的SAP病人47例,随机分为VDF组(26例)和对照组(21例),VDF组给予VDF疗法,对照组输注乳酸林格液,其他治疗措施二组相同。结果显示,VDF组病人较对照组72 h APACHEⅡ评分显著降低,达到血流动力学稳定时间显著缩短,72 h补液总量显著减少,肠道功能恢复所需时间显著缩短,腹腔室隔综合征的发生率显著降低,住院时间显著缩短,病死率显著降低,在并发症发生率和中转手术率方面二者差异无统计学意义,作者认为,VDF疗法可迅速而有效地控制SAP病情,改善预后,降低病死率。

(欧阳柳 经 纬)

述评 重症急性胰腺炎(SAP)急性反应期以全身炎性反应综合征(SIRS)、血流动力学不稳定、毛细血管渗漏综合征(SCLS)等为主要病理生理改变,构成SAP第一个死亡高峰,积极的液体复苏治疗是控制SAP病情,减少并发症,降低病死率的核心治疗环节之一。目前国内外SAP诊治指南多把SAP早期积极的液体复苏作为首要的治疗措施。在SAP早期表现类似的脓毒症休克的液体复苏治疗中,Rivers等提出了早期目标导向治疗的概念,旨在以快速(发病6 h内)恢复呼吸、循环系统的稳定为目标,通过积极液体复苏和供氧,将心脏指数及氧输送量提高到一个超常状态。实践证明,这一理念和原则在多种危重病,包括SAP的救治中具有较为肯定的效果。

(邵成浩)

连续性血液滤过治疗重症急性胰腺炎临床评价[中华急诊医学杂志,2012,21(6):633] 杨丽敏等探讨了连续性静脉-静脉血液滤过(CVVH)治疗重症急性胰腺炎(SAP)的临床疗效,对2005年6月至2010年6月天津医科大学第二医院ICU收治的45例SAP患者进行回顾性分析,随机(随机数字法)分为常规治疗组、综合治疗组,常规治疗组22例,采用快速而充分的液体复苏、血管活性药物改善脏器灌注、抑制胰酶分泌、足量广谱抗生素预防感染、早期肠道营养保护肠黏膜屏障等治疗;综合治疗组23例,在常规治疗基础上加CVVH治疗,分别观察两组患者入院时及治疗72 h后急性生理和慢性健康状况(APACHE Ⅱ)评分、多脏器功能障碍综合征(MODS)评分、肿瘤坏死因子-α(TNF-α)、白介素-6(IL-6)、白介素-8(IL-8)变化,比较两组患者呼吸机治疗时间、ICU住院时间及存活率差异(χ^2 检验,以 $P<0.05$ 为差异有统计学意义)。结果显示,两组患者入院时 APACHEⅡ评分、MODS评分及BUN、Scr、TBIL、ALT、AMS、TN-α、IL-6、IL-8及CRP比较差异均无统计学意义,与常规治疗组相比,治疗72 h后综合治疗组的临床症状改善明显,APACHEⅡ评分、MODS评分差异有统计学意义;BUN、Scr、TBIL、ALT、AMS、TNF-α、IL-6、IL-8及CRP均下降明显,差异具有统计学意义,综合治疗组和常规治疗组呼吸机治疗时间、ICU住院时间及抢救存活率比较差异有统计学意义,作者认为,在常规综合治疗的基础上加用CVVH治疗SAP,能有效清除患者致炎介质和毒素,维持内环境稳定,改善氧合功能,补充营养,提高抢救成功率。

(欧阳柳　经　纬)

述评　重症急性胰腺炎早期,促炎细胞因子过度释放,破坏了促、抗炎因子之间的平衡而造成SIRS,甚或出现肺、肾、肝间质水肿和炎性细胞浸润等组织学改变,引起组织间隙水肿,加重器官功能的损害,导致MODS。同时,急性胰腺炎的炎症组织中业已活化的中性粒细胞,在受到来自肠道内毒素的"攻击"后,释放大量"毒性物质"可引起组织损伤,从而构成"二次打击"。阻遏和切断上述的过度炎症反应过程并治疗SIRS引发的一系列病理变化决定患者的转归。连续性血液净化治疗(continuous bloodpurification, CBP)能有效清除炎症介质、保护脏器功能,改善患者的预后。

(邵成浩)

33例重症急性胰腺炎死亡原因分析[肝胆胰外科杂志,2011,23(6):454]　吴璟奕等分析了导致重症急性胰腺炎(SAP)病人死亡的原因,回顾性分析瑞金医院近5年33例SAP死亡病例的临床资料,探讨早期高危因素对于SAP预后的关系,结果显示,在33例SAP病例中,发病1周内死亡的有16例,心脏骤停占55%,老年患者(>60岁)占78.8%;发病>1个月的死亡病例有12例,其中感染性休克6例(胰性脑病1例),MODS占10例(83.3%),作者认为,导致重症急性胰腺炎死亡的高危因素为高龄、多器官功能衰竭、感染、出血,临床上要重视重症急性胰腺炎患者的早期重要脏器功能的支持治疗,积极控制并发症,特别是高龄患者,手术时机的把握以及后期对于感染的控制是降低病死率的关键。

(欧阳柳　经　纬)

述评　早期的多脏器功能衰竭与SAP死亡密切相关,特别在发病1周内是一个死亡高峰,心肺等脏器功能衰竭是死亡的主要原因。心跳骤停的原因多为电解质紊乱。重症胰腺炎引发的全身炎症反应可累及多个脏器,其中肾功能衰竭引起的高钾血症是诱发心跳骤停的主要原因。近1个月以后死亡比例有所上升,以严重感染和MODS为死亡的主要原因。积极预防和处理感染是降低死亡率的主要措施,包括:合理使用抗生素,包括早期针对性地选择敏感的、能透过血胰屏障的抗生素,对长期应用抗生素药物者应警惕二重感染,必要时预防性应用抗真菌药物;加强胃肠道保护,促进肠蠕动,尽早恢复肠道功能,早日启动肠内营养,减少细菌易位的发生;对已发生的腹腔感染应及时手术引流。

(邵成浩)

胆道镜结合液电碎石治疗胰管结石5例临床分析[中国普通外科杂志,2012,21(9):1164]　魏晓平等探讨了胆道镜结合液电碎石治疗慢性胰腺炎合并胰管结石的可行性及疗效,回顾性分析5例慢性胰腺炎合并胰管结石接受胆道镜结合液电碎石治疗患者的临床资料。结果显示,5例患者的结石均取净,术后无出血、胰瘘等并发症。作者认为,胆道镜结合液电碎石是一种安全有效治疗胰管结石的操作方式,联合应用纤维胆道镜和液电碎石治疗胰管结石,可降低残石率,减少手术并发症,缓解临床症状,为治疗慢性胰腺炎合并胰管结石提供了新的选择。

(欧阳柳　经　纬)

述评　慢性胰腺炎治疗目的是解除胰管梗阻、缓解疼痛、防止复发,并争取改善胰腺外分泌功能。传统的治疗方法主要有内科长期药物维持治疗及外科减压手术等,但疗效欠佳。内镜治疗慢性胰腺炎的目的主要是解除胰管或胆总管的流出道梗阻。目前,内镜治疗在一定程度上可替代手术治疗,成为治疗慢性胰腺炎的一个可选方案。

(邵成浩)

自身免疫性胰腺炎的影像特征及其诊断价值[中华胰腺病杂志,2011,11(5):352]　李雪丹等探讨了自身免疫性胰腺炎(AIP)的影像特征及其在AIP诊断中的价值,回顾性分析13例AIP患者的影像和临床资料,结果显示11例AIP表现为胰腺弥漫性肿大,2例胰头局限性肿大,CT平扫病变密度较均匀,4例在MR T_1WI上信号降低、T_2WI上信号轻度升高,增强后动脉期病变轻度强化,门脉期及延迟期进一步强化,9例胰腺周围有包膜样结构,横轴位图像上肝内外胆管扩张、胆总管胰腺段狭窄或闭塞10例,胰管未显影11例,6例行MRCP者有4例显示胆总管胰腺段较大范围狭窄或闭塞,胰管节段性狭窄,7例ERCP显示胰管弥漫性、不规则狭窄,胰周静脉受累8例,肾脏多发低密度灶 6 例，腹膜后纤维化 2 例，肝门部胆管狭窄 1 例，肺间质病变 1 例，强直性脊柱炎 1 例，作者认为 AIP 的影像学征象具有一定特征性，影像检查在 AIP 诊断中起重要作用，识别胰腺外脏器受累对正确诊断 AIP 有帮助。

(欧阳柳　经　纬)

述评　AIP 的平扫 CT 表现为弥漫性胰腺肿大，密度均匀，T_1 WI 信号减低，T_2 WI 信号轻度升高，增强后动脉期轻度均匀强化，门脉期及延迟期进一步均匀强化，胰腺周围可见低密度或低信号的包膜结构，诊断不困难。部分患者表现为局限性胰腺肿大，与胰腺癌鉴别困难。当肿块密度均匀、强化均匀，不伴有胰管扩张、无肝转移及淋巴结转移时应考虑 AIP。在 CT/MR 横轴位上胰管常常不显影，与胰腺癌远侧胰管扩张和慢性胰腺炎时胰管串珠状扩张不同，AIP 还需要与胰腺淋巴瘤、转移瘤、结节病等鉴别。AIP 时胰周血管也可以受累，最常累及静脉，如脾静脉、肠系膜上静脉、门静脉和肾静脉，胰周静脉狭窄闭塞是 AIP 的特征之一。AIP 也可以累及胰周动脉，亦可发生钙化或假性囊肿形成。目前认为，AIP 不是胰腺局部病变，而是系统性病变在胰腺的表现，淋巴浆细胞可浸润全身各脏器，因此对于腹膜后纤维化的患者，同时要注意观察有无胰腺异常改变。

(邵成浩)

保留器官功能胰腺切除术 76 例报告[中国实用外科杂志，2012，32(9)：778]　覃虹等回顾性总结了 1990 年 1 月至 2012 年 3 月中国医科大学附属第一医院普通外科施行的 76 例保留器官功能胰腺切除术的临床资料，其中男 21 例，女 55 例。年龄 15～75 岁。除胰腺壶腹癌及胰腺外伤各 1 例外，其余均为胰腺良性或低度恶性病变。76 例中，行保留幽门的胰十二指肠切除术(PPPD)8 例、保留十二指肠的胰头切除术(DPPHR)14 例、中段胰腺切除术(CP)14 例、保留脾脏的远侧胰腺切除术(SPDP)40 例。所有手术病例无死亡。发生手术并发症 13 例(17.1%)，其中胰瘘 11 例(14.5%)，胆瘘 1 例(1.3%)，术后胰肠吻合口出血 1 例(1.3%)。8 例行 PPPD 的病人中，1 例发生胰瘘。14 例行 DPPHR 的病人中，发生胰瘘 2 例、胆瘘 1 例。行 CP 的 14 例病人中，2 例发生胰瘘，1 例术后合并胰肠吻合口出血者行手术治疗后治愈。40 例行 SPDP 的病人中 6 例发生胰瘘，未发生迟发性脾梗死、脾脓肿或血小板升高。因此认为保留器官功能的胰腺切除术可明显减轻手术创伤、保留器官功能、降低手术并发症发生率，疗效与传统术式相似，应作为胰腺良性或低度恶性病变的首选术式。

(刘安安)

述评　行保留幽门的胰十二指肠切除术、保留十二指肠的胰头切除术、中段胰腺切除术以及保留脾脏的远侧胰腺切除术能够最大限度地保留器官的功能，在胰腺良性肿瘤以及低度恶性肿瘤的外科治疗中，这些手术方式均能达到对肿瘤的治疗效果，并且在手术创伤以及保留器官功能，提高术后生存质量方面均优于常规的根治性手术，值得在胰腺良性或低度恶性病变的手术治疗中谨慎选择。

(邵成浩)

机器人手术系统在胰腺中段切除术中的应用[腹腔镜外科杂志，2012，17(7)：481]　沈柏用等通过回顾分析 2010 年 3 月至 2012 年 3 月应用机器人手术系统为 10 例患者行胰腺中段切除术的临床资料，并与同期收治的 36 例开腹胰中段切除术进行对比分析来探讨机器人手术系统用于胰腺中段切除术的可行性、安全性及优势。结果表明，机器人组手术均获成功，无一例中转开腹。手术时间 150～330 min，平均(219.0±47.2) min，术中出血量 50～400 ml，平均(158.0±107.4) ml，术中、术后均无需输血。术后发生胰漏(ISGPF 标准)7 例(A 级 5 例，B 级 2 例)、出血 1 例，均经保守治疗后痊愈。住院 13～41 d，平均(19.2±9.4)d。两组患者年龄、术后肠道恢复时间、肿瘤大小、胰漏发生率及并发症发生率差异均无统计学意义。机器人手术组术中出血量明显少于开腹组，输血率及术后住院时间均优于开腹组。作者认为，机器人辅助胰腺中段切除术安全、可行，既满足了微创的要求，在一定程度上又很好地保留了胰腺的内、外分泌功能，但其优势尚待进一步增加病例数及远期随访结果证实。

(刘安安)

述评　随着微创技术的进步以及在临床的普及，机器人手术系统也逐渐在胰腺外科领域开展应用，该文的数据表明应用机器人系统进行胰腺中段切除与开放手术同样安全、可行，同时比开放手术手术创伤明显减少，但由于病例较少，机器人手术系统在胰腺外科治疗领域相对于传统手术方式的优势还需进一步在实践中评估。

(邵成浩)

术前梗阻性黄疸对胰十二指肠切除术后手术并发症及病死率的影响[中华外科杂志，2012，50(4)：294]　冯健等回顾性分析 1986 年 6 月至 2010 年 12 月 1 025 例胰十二指肠切除术患者的临床资料。其中男性 659 例，女性 366 例；年龄 4～81 岁。1 025 例患者中恶性病变 869 例，良性或交界性病变 156 例。行经典 Whipple 手术 746 例，保留幽门胰十二指肠切除术 279 例。根据黄疸严重程度、持续时间、术前减黄与否进行分组，对比各组术后并发症发生情况。统计学方法采用单因素方差分析及 χ^2 检验。结果术前不同黄疸严重程度的患者，胰十二指肠切除术后出血并发症的发生率存在差异；而术后临床胰漏、腹腔感染、胆漏、胃排空延迟、切口感染的风险及病死率并无差异。术前黄疸持续时间对术后并发症及病死率无明显影响。术前胆管引流不能减少胰十二指肠切除术后患者并发症及病死率，反而导致术后切口感染发生率增加。胆管引流时间对术后并发症及病死率无明显影响。术前黄疸对胰十二指肠切除术后除出血并发症以外的其余并发症及病死率无影响。术前胆管引流并不能使患者在胰十二指肠切除术后获益，不应作为常规操作，但对于一般状况差无法立即实施手术治疗的重度黄疸患者，术前胆管引流仍是必要的。

（刘安安）

述评 黄疸是胰头癌的最常见临床症状，对于术前是否行减黄的必要性一直为胰腺外科医师所关注，作者在1 025例胰十二指肠切除术基础上认为术前减黄对手术安全性并无统计学意义，由于该分析建立在大宗病例的基础上，因此其结论有临床参考意义。

（邵成浩）

胰腺癌伴梗阻性黄疸患者胆道感染高危因素分析［中华医院感染学杂志，2012，22(1)：93］ 张静等回顾性分析65例胰腺癌伴梗阻性黄疸患者术中胆汁细菌培养及药敏结果，同时对患者年龄、胆道手术史、黄疸时间、CA199、胰头肿瘤大小、胆道梗阻部位、APACHEⅡ评分等因素与胆道感染的相关性进行研究。结果发现，胰腺癌梗阻性黄疸患者胆汁细菌培养阳性率为38.5%，其中肠杆菌科等革兰阴性菌占72.4%，对多数抗菌药物敏感；年龄＞60岁、既往胆道手术史、胆道梗阻部位和APACHEⅡ评分为5～8分，是上述患者胆道感染独立危险因素。因此认为胰腺癌伴梗阻性黄疸患者胆汁培养以革兰阴性菌为主；高龄、既往有胆道手术史、胆道下段梗阻以及APACHEⅡ评分≥4分是胆道感染的独立危险因素，围手术期护理需特别关注。

（刘安安）

述评 黄疸是胰头癌的常见症状，而腹腔感染是胰十二指肠切除术后常见并发症，术前的胆道感染往往是导致术后腹腔感染的重要因素，因此在胰腺癌伴梗阻性黄疸患者，术中留取胆汁作细菌培养，并分析其高危因素，对于指导术后抗生素的正确选择和防治术后腹腔感染具有重要的意义。

（邵成浩）

胰十二指肠切除术后营养支持方式的探讨［外科理论与实，2012，17(2)：125］ 刘辰等比较肠内营养(EN)和肠外营养(PN)支持对胰十二指肠切除(PD)术后病人营养状态的改善、术后并发症发生率的影响，探讨PD术后营养支持的意义及临床应用的价值。作者回顾性分析在2008年至2011年间，按特定筛选标准入组40例病人。通过随机对照的方法比较PD术后病人EN和PN支持模式后的营养状态、术后并发症发生率的变化。结果证明，PN组白蛋白和转铁蛋白水平在术前1 d，术后第7、10天无统计学差异；前白蛋白水平在术后第7、10天有统计学差异。PN组和EN＋PN组术后单项并发症的发生率无统计学差异，但EN＋PN组并发症总数明显少于PN组。PN组病人出现肝功能损害机会较大，EN＋PN组病人中心静脉导管拔除时间和住院时间均明显短于PN组，住院费用也明显少于PN组。因此认为，PD术后病人PN和EN支持对营养状况都有明显改善作用，PN营养支持在术后早期相对EN有一定优势，但长期应用存在较多不利因素，在胃肠功能恢复后，应尽早行消化道EN，并以EN和PN联合方式进行术后营养支持。

（刘安安）

述评 胰十二指肠切除术由于消化道重建较多，因此肠外营养常作为主要的营养支持方式，该作者通过分析认为，肠内营养在术后营养支持具有重要的意义，特别是在胃肠道功能术后早期恢复后，可以改善肠外营养长期应用存在较多不利因素，因此在胰十二指肠切除术后的营养支持上应考虑肠内及肠外联合方式进行。

（邵成浩）

胰十二指肠切除术后迟发性出血诊疗分析［中华医学杂志，2012，92(16)：1119］ 孟翔飞等对解放军总医院14例术后迟发性出血(DMH)患者的临床数据进行回顾性分析，初步分析其危险因素，并对不同治疗方式的效果进行比较。总结胰十二指肠切除术(PD)后DMH的诊疗经验和文献观点，提高对该并发症的诊治水平。结果发现，1993年3月至2011年4月共有1 008例患者于解放军总医院肝胆外科进行PD术，术后DMH患者14例(1.4%)。其中10例曾发生胰瘘。DMH发生前10例患者发生先兆出血。DMH表现为单纯腹腔出血6例，消化道出血3例，腹腔＋消化道出血3例，低血压休克2例。13例患者止血成功，1例患者于院外未及救治死亡。止血方式中，采用介入治疗者8例，开腹手术者5例。组间比较止血后再出血例数、止血后并发症发生例数和病死例数分别为4例与2例(P＝0.83)，6例与2例(P＝0.96)和4例与2例(P＝0.62)。最终5例患者救治成功。作者认为，DMH是PD术后少见的严重并发症，诊治困难，病死率高。胰瘘可能是其危险因素，先兆出血是预测DMH发生的重要征象，常规行动脉造影检查是早期诊断,提高救治成功率的有效方法。

(刘安安)

述评　胰十二指肠切除术后迟发性出血是该手术的严重并发症,并且是该手术围手术期死亡的重要原因,发生原因主要是由于胰瘘导致的腐蚀性出血,并且在大出血的前期,可有少量出血的前兆,诊断和治疗上均以动脉造影为主要手段,该作者通过 1 008 例病例进行分析,结论可供临床参考。

(邵成浩)

胰岛素瘤的诊断及治疗(附 19 例报告)[腹部外科,2012,25(5):266]　周杰等回顾性分析 2006 年 1 月至 2011 年 12 月收治的胰岛素瘤 19 例。所有病人均有典型的 Whipple 三联征。化验均显示血糖降低及胰岛素升高,血糖最低者为 0.3 mmol/L,血清胰岛素最高达 257.5 U/L。影像学检查:B 超、CT、MRI 检查的阳性率分别为 47.4%、71.4%和 77.8%。3 例因 CT 及 MRI 无阳性发现而行选择性动脉钙刺激静脉采血(ASVS)测定胰岛素检查,阳性率达 100%。17 例接受手术治疗,其中局部切除 6 例,胰体尾联合脾脏切除 6 例,胰体尾切除 3 例,胰十二指肠切除 2 例。所有病例在肿瘤被切除后血糖均明显上升。随访 1~5 年,病人均血糖稳定,未发生低血糖症,也未见肿瘤复发和转移。所以认为胰岛素瘤的定性诊断有赖于典型的临床表现和实验室检查,定位诊断则依靠影像学检查,CT 和 MRI 仍是首选,ASVS 初步显示了在定位诊断中的优势。手术切除是该病唯一的有效治疗方法。

(刘安安)

述评　胰岛素瘤是胰腺功能性内分泌肿瘤,具有典型的临床症状,定性诊断并不困难,手术治疗是唯一的治愈手段,但在外科治疗中,难点在于肿瘤的定位诊断,目前定位诊断仍然是依靠影像学检查,相对 CT 和 MRI,选择性动脉钙刺激静脉采血(ASVS)测定胰岛素检查具有一定的优势。

(邵成浩)

损伤控制外科在闭合性胰腺创伤中的应用[中华外科杂志,2012,50(4):299]　赵振国等回顾性分析 2001 年 1 月至 2010 年 12 月收治的 42 例闭合性胰腺创伤患者的临床资料。其中男性 38 例,女性 4 例;年龄 13~65 岁。根据美国创伤外科协会脏器损伤委员会(AAST)的器官损伤分级:Ⅰ级 3 例,Ⅱ级 12 例,Ⅲ级 9 例,Ⅳ级 13 例,Ⅴ级 5 例。创伤严重程度评分:(27±21)分。AAST 分级Ⅱ级及以上患者均采取损伤控制性胰周外引流加三造口(胃造口、空肠造口、胆囊造口)术。结果:术前 CT 诊断阳性率 79.9%(30/38);手术治疗 40 例,非手术治疗 2 例。损伤控制外科理念指导下的单纯腹腔引流术及三造口术 32 例,胰腺修补或胰尾切除术 6 例,胰十二指肠切除或胰尾空肠吻合术 2 例。治愈 40 例(95.2%),死亡 2 例(4.8%),共有 16 例(38.1%)出现胰漏、肺部感染等并发症。结论认为,腹部 CT 检查有助于闭合性胰腺创伤患者的术前诊断;以损伤控制外科理念处理闭合性胰腺创伤有可能提高患者生存率,但术后并发症的发生率仍很高,需要进一步完善现有的外科治疗措施。

(刘安安)

述评　在急性腹部损伤中,胰腺损伤的处理目前仍为外科处理的难点,原因在于这种腹部损伤常合并有多个脏器损伤,胰腺的解剖位置深在,使得胰腺损伤的术前诊断率低,在术前,胰腺损伤的诊断主要依靠 CT 等影像学检查,胰腺损伤的程度也存在很大的差异,在处理损伤程度较轻的胰腺损伤,往往又矫枉过正,造成损伤的扩大,因此在处理胰腺损伤时,要根据损伤的程度,以损伤控制外科理念处理,可以提高患者生存率。

(邵成浩)

脾 脏 外 科

本年度共收集论文 43 篇，纳入一年回顾 9 篇，占 20.9%；收入文选 1 篇，占 2.3%。

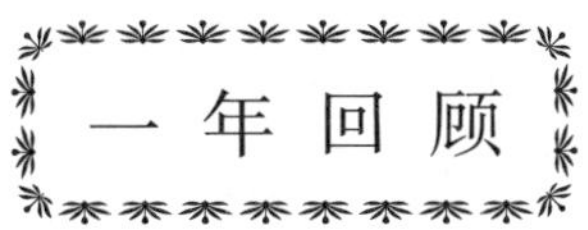

周党军等[1]探讨脾脏占位性病变的临床特点及诊治方法，作者认为，脾脏占位性病变的诊断主要靠临床表现及影像学检查，良恶性可根据超声、CT 或选择性脾动脉造影，治疗以外科手术为主，恶性占位应辅以放疗和化疗。陈斌等[2]比较了脾动脉瘤的传统手术方法与血管腔内微创治疗，作者认为与传统手术相比，血管腔内治疗具有安全、微创、恢复快等特点，应成为脾动脉瘤治疗方法的首选。王毅等[3]探讨原发性脾脏淋巴瘤的外科指征和效果。结果表明，脾脏切除术能提高Ⅰ、Ⅱ期原发性脾脏淋巴瘤的生存率，同时能减轻脾肿大引起的不适症状，且有利于进一步明确诊断，腹腔镜或手助式腹腔镜脾切除术有利于原发性脾脏淋巴瘤术后全身情况的恢复。刘志敏等[4]* 探讨脾动脉瘤的治疗方法及其中远期疗效，认为脾动脉瘤发病率低，症状多隐匿，脾动脉瘤破裂多有致死危险。开腹手术及腔内微创治疗预后良好。闫慧敏等[5]探讨脾切除对难治性特发性血小板减少性紫癜的治疗效果及影响因素，认为术前对激素的反应及术前血小板检查可作为脾切除术的疗效预测和指标。张秋学等[6]探讨门静脉高压症脾亢患者脾切除＋断流术后早期抗凝治疗预防门静脉系统血栓形成（PVT）的效果。认为 PVT 形成是多种原因促成的结果，术后早期进行抗凝治疗不仅安全，而且疗效满意。周俊晶等[7]比较了外伤性脾破裂患者与肝硬化门脉高压症患者脾切除术后血小板变化的差异，分析可能的原因及临床意义。作者认为，脾破裂和肝硬化患者，因肝功能及全身状况的差异，术后血小板数量的变化有明显的不同。术后应根据血小板计数及凝血功能情况采取相应的治疗，方可取得良好的治疗效果。董平等[8]观察了切除脾血管保留脾脏的胰体尾切除术后胃脾区血流情况的改变，作者发现切除脾血管保留脾脏的胰体尾切除术后脾胃区血流发生改变，但无证据证实上消化道出血是其远期并发症。宋进华等[9]探讨介入血管腔内治疗脾动脉瘤的临床价值。作者认为，介入血管腔内治疗是一种简便、微创、安全、有效的治疗真、假性脾动脉瘤的方法。

（郑楷炼　邵成浩）

参 考 文 献

1 周党军，等. 中国普通外科杂志，2012，21(9)：1107
2 陈　斌，等. 外科理论与实践，2011，16(5)：488
3 王　毅，等. 中国肿瘤临床，2012，39(3)：153
4* 刘志敏，等. 中华普通外科杂志，2012，27(2)：134
5 闫慧敏，等. 中国普通外科杂志，2012，21(6)：700
6 张秋学，等. 中国普通外科杂志，2012，27(4)：302
7 周俊晶，等. 中国普外基础与临床杂志，2012，19(4)：396
8 董　平，等. 上海医学，2011，34(11)：825
9 宋进华，等. 临床放射学杂志，2012，31(6)：868

脾动脉瘤的手术及微创治疗[中华普通外科杂志，2012，27(2)：134]　刘志敏等探讨脾动脉瘤的治疗方法及中远期疗效。结果表明，18 例患者中男 7 例，女 11 例；平均年龄 53.8±7.3 岁；8 例患者无临床症状于体检中发现，7 例表现为左上腹疼痛，3 例因动脉瘤破裂于急诊首诊。14 例经三维血管造影（3DCTA）、3 例经数字减影血管造影（DSA）、1 例经磁共振血管造影

(MRA)确诊。手术治疗 11 例,其中脾动脉瘤破裂行急诊手术 3 例,择期性手术 8 例。手术包括脾动脉瘤及脾切除 4 例,同时切除胰尾 5 例,脾动脉瘤切除、断端吻合 1 例,脾动脉瘤切除加脾及结肠脾区切除 1 例。另外,行脾动脉瘤介入栓塞治疗 3 例。本组中,4 例无临床症状且瘤体直径<2 cm 者行随访观察中。围手术期无死亡。随访 16 例平均 3.2 年。失访 2 例,1 例于术后 4 年死于脑溢血。作者认为,脾动脉瘤发病率低,症状多隐匿,脾动脉瘤破裂多有致死的危险。开腹手术及腔内微创治疗预后良好。

(郑楷炼)

述评　脾动脉瘤是一种最常见的内脏动脉瘤,其发病率仅次于腹主动脉瘤和髂动脉瘤。其形成的具体病因尚不明确,且由于症状不典型,难以对其早期发现,发现时动脉瘤往往已破裂,可伴有致死性失血性休克,死亡率高。超声诊断的准确率高,是重要的筛查手段,早期发现和干预治疗能明显提高生存率。目前,腔内治疗短期效果明显,但远期效果有待长期大量的随访证据。传统手术仍然是治疗脾动脉瘤的可靠及有效的方法,具体治疗方法应根据患者的具体病情及术者本身的经验及技术条件选择。

(邵成浩)

门脉高压症

共收集门脉高压症论文共46篇，收入一年回顾14篇，占30%；收入文选4篇，占8%。

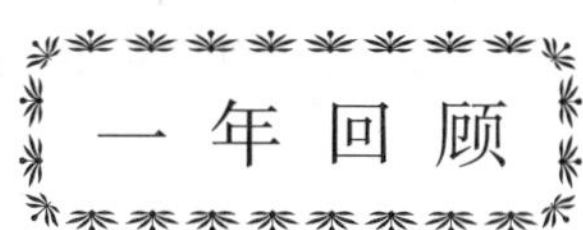

一年回顾

赵倩等[1]观察不同原因、不同程度的肝硬化门脉高压症患者血清胃蛋白酶原(PGI、PGⅡ)及促胃液素-17(G-17)的血清浓度变化，并探讨其临床意义。研究者采用了酶联免疫吸附试验(ELISA)定量测定80例肝硬化门脉高压症患者和69例正常对照者PGI、PGⅡ与G-17含量，计算PGI/PGⅡ比值(PGR)，血清幽门螺杆菌(H. pylori)抗体滴度≥35 EIU为阳性。实验结果显示，肝硬化门脉高压症患者PGI、PGⅡ、PGR、G-17水平均高于对照组，肝硬化门脉高压症患者G-17浓度水平在肝功能Child-Pugh B级高于A级。肝硬化患者中H. pylori感染者PGR低于非pylori感染者，病毒性肝硬化患者G-17浓度水平高于酒精性肝硬化。研究者认为，肝硬化门脉高压症可能会影响PGI、PGⅡ的血清水平，血清G-17的浓度与肝硬化肝功能分级有关，且肝硬化门脉高压症PGR的改变可能与H. pylori感染有关。同时肝炎病毒可能参与肝硬化门脉高压症的胃黏膜病变的发生发展。魏万昆等[2]研究肝硬化门脉高压症患者血浆脂多糖结合蛋白(LBP)检测的临床意义。研究者发现各组血浆LBP水平为Child-Pugh C＞Child-Pugh B～Child-Pugh A，在肝功能不同的患者之间Child-Pugh C级患者的检测结果显著高于Child-Pugh A级和Child-Pugh B级患者($P<0.01$)，研究表明血浆LBP水平是反映肝硬化程度的一个有效指标，升高的血浆LBP水平在肝硬化门脉高压症的发病过程中起着重要的作用。白力嘎等[3]应用PHILIPS 256层螺旋CT血管成像技术观察左侧门脉高压症患者脾静脉及其侧支循环改变情况。研究者回顾性分析30例经临床及CT影像诊断为左侧门脉高压症患者的腹部增强扫描影像资料，所得资料于门静脉期行门静脉系统CT血管重建(MIP和VR)，着重观察：原发病变表现、脾静脉受压、受侵表现、有无管腔狭窄、血栓形成及侧支循环建立。研究者发现30例资料的原发病变及脾静脉改变情况均清晰可见，脾静脉表现为各种受压、受侵、狭窄、闭塞等改变，其侧支循环形成情况亦显示清晰。左侧门脉高压症患者的CT影像改变复杂、表现多样，临床应用价值广泛，应用256层螺旋CT血管成像技术观察其改变是切实可行的。杨志强等[4]*探讨改良脾-肺固定术治疗门静脉高压症的疗效，研究者观察门静脉高压症患者行改良脾-肺固定术后不同时期白细胞、血小板，血清补体(C_3、C_4)、淋巴细胞亚群(CD4、CD8)及门静脉系统血流动力学的变化，结果表明，改良脾-肺固定术治疗门静脉高压症既能纠正脾功能亢进、维持机体免疫功能，又能降低门静脉压力、预防上消化道出血。赵云峰等[5]探讨高位肠系膜上静脉-下腔静脉人工血管架桥术(简称高位肠-腔人工血管架桥术，HMCS)联合门奇静脉断流术治疗门脉高压症的疗效。研究者回顾分析了2001—2011年收治的144例行高位肠-腔人工血管架桥术联合门奇断流术治疗门脉高压症患者的临床资料，结果发现高位肠-腔人工血管架桥术联合门奇断流术治疗门脉高压症的并发症低，近、远期疗效好，是一种治疗门静脉高压有效的方法。魏勇等[6]探讨脾切除联合贲门外周血管离断术治疗门脉高压引起上消化道大出血的临床效果。研究者回顾收治的27例门脉高压患者的临床资料，分析脾切除联合贲门外周血管离断术治疗门脉高压的临床疗效。结果发现该组27例门脉高压患者，全部急诊行脾切除联合贲门外周血管离断术，24例疗效满意，围手术期无死亡病例。研究者认为，脾切除联合贲门外周血管离断术，止血可靠，既解决了脾亢问题，又解决了出血问题，且手术并发症少，操作较简单，易推广，为急诊手术首

选。易永祥等[7]探讨了脾动脉阻断下脾脏微波消融联合腹腔病变脏器切除治疗脾肿大伴脾功能亢进合并其他疾病的临床安全性及近期疗效。研究者回顾分析了16例肝炎肝硬化后脾功能亢进合并其他疾病行脾动脉阻断下脾脏微波消融联合其他腹腔病变脏器切除患者的临床资料。研究者发现，脾动脉阻断下脾脏微波消融联合腹腔病变脏器切除治疗脾肿大伴脾功能亢进合并其他疾病安全，近期疗效显著。解记臣等[8]总结了18例门脉高压症门奇断流术后再出血手术治疗经验，探讨和分析门奇断流术后再出血原因及防治措施。研究者回顾性分析了1999年10月至2011年10月间手术治疗门静脉高压症行门奇断流术后上消化道再出血的18例。研究者发现对于断流术后再出血患者应积极手术治疗，手术方式应选肠腔分流术、分流加断流或者联合断流术，断流术应首选经胸断流术。李富生等[9]研究分析应用手助式腹腔镜技术对患有肝硬化门脉高压症的患者进行治疗的临床效果，研究者发现应用手助式腹腔镜技术对患有肝硬化门脉高压症的患者进行治疗的临床效果非常明显。徐新保等[10]*分析经颈静脉肝内门体分流术(TIPS)与断流术治疗门脉高压上消化道出血的疗效。研究者回顾了1993—2010年间治疗的309例门脉高压上消化道出血患者，其中行TIPS 235例，贲门外周血管离断术74例。与断流组相比，TIPS组术后自由门静脉压力(FPP)下降幅度显著大于断流组。TIPS、断流术术后近期再出血率分别为0.85%(2/235)、6.76%(5/74)。研究表明，与断流术相比，TIPS具有创伤小、适应证广、止血迅速可靠、疗效较好等优点。李名安等[11]介绍一种经皮经肝途径建立肝内门体分流道的新方法。研究者回顾了2009年11月至2011年1月间8例复杂门静脉高压患者行经皮经肝穿刺肝内门体分流术。经皮成功穿刺肝内门静脉后，沿同一穿刺道经门静脉穿刺肝段下腔静脉(或肝静脉)，建立肝内门体分流道。术后门静脉压力由术前(31.0±4.3)mmHg降至(18.9±2.7)mmHg($t=10.258, P<0.01$)。1例术后5 d死亡；余7例中位随访时间9个月。研究表明，经皮经肝穿刺肝内门体分流术为复杂门脉高压症患者的肝内门体分流提供了一种安全、有效的治疗方法。刘福全等[12]探讨经颈静脉肝内门-体分流术(TIPS)再次介入治疗肝硬化门静脉高压的安全性、有效性及临床影响因素。研究者回顾了771例应用TIPS治疗肝硬化门静脉高压患者的临床资料，其中再次介入463例，共计625例获得随访。研究表明，分流道狭窄或闭塞、症状复发及预示门静脉压力增高等是再次介入治疗的主要原因。TIPS再次介入治疗安全有效，可以提高患者的长期生存率及支架通畅率。潘孟等[13]*探讨腹腔镜下选择性贲门外周血管离断术治疗门静脉高压症的可行性、安全性，并对手术效果进行评估。研究者对7例诊断为肝炎后肝硬化、门静脉高压症、胃底食管下段静脉曲张并脾肿大的患者行腹腔镜下脾切除及选择性贲门外周血管离断术。术后无严重并发症发生，随访0.5～2.0年，无再出血发生。研究表明，腹腔镜下选择性贲门外周血管离断术在具有熟练的腹腔镜手术技巧及配合熟练的团队中开展是安全可行的，治疗门静脉高压症的近期效果良好。吕云福等[14]*探讨肝硬化门静脉高压症手术预后的危险因素。研究者分析了161例肝硬化门静脉高压症手术患者资料。研究表明，术中、术后创面大出血，肝脏重度萎缩，血液pH值<7.35，BE<−3 mmol/L，PLT下降，红细胞减少是手术预后的危险因素。总分5～6分手术有死亡可能；总分≥8分应列为手术禁忌。

(郑楷炼)

参考文献

1 赵 倩，等. 胃肠病学和肝病学杂志，2012，21(12)：1085
2 魏万昆，等. 中国误诊学杂志，2012，12(13)：3163
3 白力嘎，等. 黑龙江医药科学，2012，12(35)：76
4* 杨志强，等. 中华实验外科杂志，2012，29(4)：747
5 赵云峰，等. 中国普通外科杂志，2011，20(12)：1351
6 魏 勇，等. 肝胆外科杂志，2012，20(1)：38
7 易永祥，等. 肝胆外科杂志，2012，20(6)：411
8 解记臣，等. 医学理论与实践，2012，25(13)：1596
9 李富生，等. 吉林医学，2012，33(18)：3855
10* 徐新保，等. 中华医学杂志，2012，92(36)：2542
11 李名安，等. 中华医学杂志，2012，92(41)：2913
12 刘福全，等. 中华放射学杂志，2012，46(9)：830
13* 潘 孟，等. 中华普通外科杂志，2012，27(5)：357
14* 吕云福，等. 中华肝胆外科杂志，2012，18(4)：278

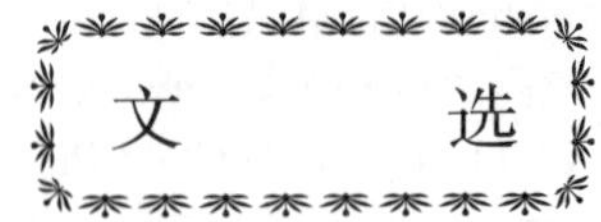

改良脾-肺固定术治疗门静脉高压症并上消化道出血[中华实验外科杂志，2012，29(4)：747] 杨志强等探讨改良脾-肺固定术治疗门静脉高压症的疗效，研究者观察门静脉高压症患者行改良脾-肺固定术后不同时期白细胞、血小板，血清补体(C_3、C_4)、淋巴细胞亚群(CD4、CD8)及门静脉系统血流动力学的变化，结果，术后不同时期白细胞、血小板，血清补体(C_3、C_4)、

淋巴细胞亚群(CD4、CD8),与术前比较差异均有统计学意义($P<0.05$);术后 6 个月彩色多普勒超声显示脾一肺间侧支循环形成。结论表明,改良脾-肺固定术治疗门静脉高压症既能纠正脾功能亢进、维持机体免疫功能,又能降低门静脉压力、预防上消化道出血。

(郑楷炼)

述评 改良脾-肺固定术在预防远期上消化道出血、纠正脾功能亢进、维持机体免疫功能,降低门静脉压力方面的疗效优于断流术,在减少术后肝性脑病和门静脉血栓形成等方面优于传统分流手术及一些报道的其他联合手术方式,为外科治疗门静脉高压症提供较好的思路,值得临床推广。

(邵成浩)

经颈内静脉肝内门体分流术与断流术治疗门脉高压食管胃底静脉破裂出血的效果比较[中华医学杂志,2012,92(36):2542] 徐新保等分析经颈静脉肝内门体分流术(TIPS)与断流术治疗门脉高压上消化道出血的疗效。研究者回顾了 1993—2010 年间治疗的 309 例门脉高压上消化道出血患者,其中行 TIPS 235 例,贲门外周血管离断术 74 例。与断流组相比,TIPS 组术后自由门静脉压力下降幅度显著大于断流组。TIPS、断流术术后近期再出血率分别为 0.85%(2/235)、6.76%(5/74),两者的 1、3 年生存率分别为 98.30%(231/235)、92.41%(146/158)及 93.24%(69/74)、88.06%(59/67)。研究表明,与断流术相比,TIPS 具有创伤小、适应证广、止血迅速可靠、疗效较好等优点。

(郑楷炼)

述评 断流术治疗门脉高压症上消化道出血在我国应用广泛,而 TIPS 由德国医生于 1991 年提出。这项单中心、基于 18 年间 309 例手术资料的研究提示,TIPS 在很多方面,尤其是对于肝功能 C 级并上消化道大出血患者的急救,优于断流术。这为临床实践提供了较好的启示,值得借鉴。

(邵成浩)

腹腔镜下选择性贲门外周血管离断术治疗门静脉高压症[中华普通外科杂志,2012,27(5):357] 潘孟等探讨了腹腔镜下选择性贲门外周血管离断术治疗门静脉高压症的可行性、安全性,并对手术效果进行评估。研究者对 7 例诊断为肝炎后肝硬化、门静脉高压症、胃底食管下段静脉曲张并脾肿大的患者行腹腔镜下脾切除及选择性贲门外周血管离断术。该组 7 例均在完全腹腔镜下顺利完成手术,无中转开腹。平均手术时间 4.2 h,平均出血量 430 ml,术后患者恢复顺利,无严重并发症发生,随访 0.5～2.0 年无再出血和肝性脑病发生。研究表明,腹腔镜下选择性贲门外周血管离断术在具有熟练的腹腔镜手术技巧及配合熟练的团队中开展是安全可行的,治疗门静脉高压症的近期效果良好。

(郑楷炼)

述评 与传统开腹行选择性贲门外周血管离断术比较,腹腔镜手术兼有分流术和断流术的优点,既能有效降低门脉压力,达到止血目的,又能减少肝性脑病的发生,对患者创伤打击更小、术后恢复更快、并发症更少、美容效果好,近期效果也比较理想。有较好的应用前景,可以在有丰富腹腔镜手术经验、设备齐全的团队中开展。

(邵成浩)

肝硬化门静脉高压症手术预后的危险因素[中华肝胆外科杂志,2012,18(4):278] 吕云福等探讨了肝硬化门静脉高压症手术预后的危险因素。研究者对近 10 年收治的 161 例肝硬化门静脉高压症手术患者资料按预先设计的表格对 24 项临床及实验室指标进行收集、登记和统计分析,每项指标又设 2～3 个不同的量化亚组进行比较。共筛选出 7 项指标与手术预后有明显关系:术后 30 h 内创面出血(B0.356,$P=0.000$),出血量>2 L 被评为 3 分;肝脏体积(B－0.160,$P=0.000$),重度肝萎缩(左肝前后径≤55 mm、右肝斜径≤110 mm)被评为 3 分;血液 pH(B0.141,$P=0.000$),pH<7.35 被评为 2 分;剩余碱(BE)(B－0.123,$P=0.000$)<－3 mmol/L 被评为 2 分;血小板(PLT)减少(B0.065,$P=0.015$)<3×10^9/L 被评为 2 分;术中创面出血(B0.062,$P=0.014$),出血量>2 L 被评为 2 分;红细胞减少(B0.053,$P=0.024$)<3 g/L,被评为 1 分。治愈好转组 147 例,除 1 例总分为 4 分外,其余病例均≤3 分;死亡组 14 例,除 1 例总分为 4 分外,其余病例均≥5 分。研究表明术中、术后创面大出血,肝脏重度萎缩,血液 pH 值<7.35,BE<3 mmol/L,PLT 下降,红细胞减少是手术预后的危险因素。总分 5～6 分手术有死亡可能;总分≥8 分应列为手术禁忌。要降低死亡率,术前应积极治疗,将总分控制在 4 分以内。

(郑楷炼)

述评 在最后确定的与预后有明显关系的 7 项危险因素中,除术中、术后创面出血外,其余 5 项均可在术前评估和预测。分析显示总分 4 分是痊愈好转组和死亡组共有的中心区域,各占 1 例。因此,要降低肝硬化门静脉高压症术后的死亡率,术前应积极治疗,将总分控制在 4 分以内。这种评分体系,除可避免盲目手术外,更重要的是为术前加强治疗提供了理论依据。

(邵成浩)

胃、十二指肠、空肠、回肠

本年度共收集论文 254 篇，纳入回顾 83 篇，占 32.7%，收入文选 14 篇，占 5.5%。

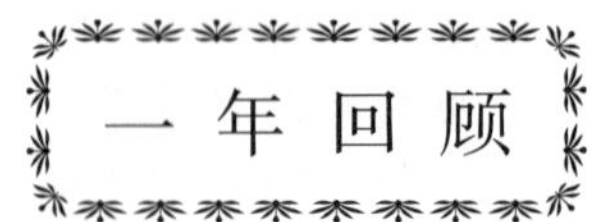

一、基础研究

(一) 胃癌

胃癌的发生和发展是通过复杂的基因改变，比如癌基因、抑癌基因及错配修复基因等的积累而形成的。杂合缺失是指来自父方或母方的一个等位基因的缺失，被认为是肿瘤形成的最关键步骤之一。通过对染色体进行微卫星位点的杂合缺失研究被认为是寻找等位基因缺失的有效方法。王权等[1]* 通过对胃癌 17 号染色体微卫星位点进行杂合缺失精细定位研究，以寻找新胃癌相关杂合缺失区域及可能存在的抑癌基因。首先在 17 号染色体上筛选出 13 个微卫星位点，然后与 48 例胃癌患者的肿瘤组织及正常组织进行多重聚合酶链反应(PCR)。产物在 ABI Prism 3730 自动荧光测序仪进行毛细管电泳，以 Genemapper3.2 对电泳结果进行杂合缺失分析。使用 Fisher'S 精确检验对杂合缺失与临床病例资料进行分析。结果显示，17 号染色体具有较高的杂合缺失现象(31%)，D17S2196、D17S808 和 D17S1853 位点没有有效数据。其中以 D17S796 位点杂合缺失率最高为 48%(10/21)，D17S956 位点杂合缺失率最低为 20%(6/30)；结合临床病例资料发现，D17S956、D17S805 位点与 pTNM 分期相关，D17S831、D17S921 位点与分化相关；通过杂合缺失研究，在 17 号染色体上发现 3 个候选抑癌基因可能存在的区域 D17S1857—D17S805、D175930—D17S1877、D17S1857—D17S805。陈晖等[2] 采用 Max Vision 免疫组化法检测 100 例进展期胃癌组织(AGC)、30 例基本正常胃黏膜(NGM)、30 例慢性炎症伴肠化(IM)、30 例不典型增生(DYS)组织中的ⅡA 分泌型磷脂酶 A2(ⅡA sPLA2)蛋白的表达情况、幽门螺杆菌(Hp)的感染率以及 CD34 标记的微血管密度。结果显示，ⅡA sPLA2 在 IM、DYS 及 AGC 中的阳性检出率分别为 88.3%、66.7%及 44.0%，显著高于阳性检出率为 23.3%的 NGM($P<0.05$)，但ⅡA sPLA2 在 AGC 中的表达水平明显低于 IM 及 DYS($P<0.05$)。IM、DYS、AGC 组的 Hp 感染率分别为 43.3%、36.7%及 38.0%，差异无统计学意义($P>0.05$)，且均高于 NGM 组的为 13.3%Hp 感染率($P<0.05$)。IM 及 DYS 组中，Hp 阳性感染的组织标本的ⅡA sPLA2 表达水平明显高于 Hp 阴性的组织标本($P<0.05$)，而在 AGC 组，Hp 阳性感染与 Hp 阴性的标本中ⅡA sPLA2 的表达差异无统计学意义($P>0.05$)。ⅡA sPLA2 的表达水平与 AGC 的浸润深度、淋巴结转移有关($P<0.05$)，ⅡAsPLA2 高表达的 AGC 标本间质微血管密度明显低于ⅡA sPLA2 低表达的 AGC 标本($P<0.05$)。认为，ⅡA sPLA2 参与了胃癌的发生与演化，其表达下调可能是胃癌形成的早期事件，且与 Hp 感染无关。ⅡA sPLA2 表达水平下调可能是胃癌抗肿瘤免疫失调的一个重要环节。ⅡA sPLA2 表达下调可能对胃癌的侵袭、转移以及肿瘤微血管生成存在一定的影响。培美曲塞是一种结构上含有核心为吡咯嘧啶基团的抗叶酸制剂，通过破坏细胞内叶酸依赖性的正常代谢过程，抑制细胞复制，从而抑制肿瘤的生长。任峰等[3] 采用不同浓度培美曲塞和奥沙利铂单独或联合作用于 BGC-823 细胞。应用 MTT 法检测 BGC-823 细胞生长抑制率，FCM 检测细胞周期的变化，蛋白质印迹法检测增殖细胞核抗原(proliferating cell nuclear antigen, PCNA)和细胞周期蛋白 D_1(cell cycle D_1, cyclin D_1)的表达水平。结果发现，培美曲塞和奥沙利铂均可抑制 BGC-823 细胞的生长($P<0.05$)，且呈时间和剂量依赖性。这两种药

物均可明显增加 G_1 期细胞比例，降低 S 期细胞比例。蛋白质印迹法检测结果显示，cyclin D1 和 PCNA 表达量均明显降低，其中培美曲塞和奥沙利铂联合处理具有协同效应，培美曲塞(80 μg/ml)处理 24 h 后序贯奥沙利铂(40 μg/ml)处理 24 h 组 BGC－823 细胞的生长抑制率明显高于双药联合处理组以及奥沙利铂(40 μg/ml)处理 24 h 后序贯培美曲塞(80 μg/ml)处理 24 h 组($P<0.05$)。提示培美曲塞和奥沙利铂均可抑制胃癌细胞 BGC－823 的生长，细胞被阻滞于 G_1 期。在双药联合处理中，以培美曲塞序贯奥沙利铂对胃癌细胞的生长抑制最强。

(二) 胃转流术

胃转流术(gastric bypass, GBP)治疗 2 型糖尿病(非胰岛素依赖型糖尿病，non-insulin dependent diabetes mellitus, NIDDM)在临床开展日益广泛，是内分泌外科重要进展。邹忠东等[4]观察了保留不同胃容量的 Roux-en-Y 胃旁路术(RYGBP)对糖尿病大鼠降糖效果的比较。将 36 只雄性 Goto-Kakizaki(GK)大鼠随机分 3 组，分别为全胃切除 RYGBP、胃大部切除 RYGBP 和保留全胃 RYGBP 组，每组 12 只。与术前比较，术后 1 周各组摄食量和体质量显著减少($P<0.01$)，术后 3 周胃大部切除 RYGBP 组和保留全胃 RYGBP 组大鼠摄食量及体质量较术后 1 周明显增加($P<0.01$)，而全胃切除 RYGBP 组大鼠摄食量及体质量较其余两组低($P<0.05$)。术后 24 周。3 组大鼠空腹血糖分别为(7.3±1.5)、(7.5±2.0)和(8.3±1.3)mmol/L，均低于术前水平[(13.2±1.6)、(13.6±2.5)和(12.9±2.0)mmol/L，$P<0.01$]。而 3 组间比较，差异无统计学意义($P>0.05$)；糖化血红蛋白则分别为(6.3±1.3)%、(6.4±2.0)%和(7.0±1.3)%，均低于术前[(10.2±2.6)%、(9.6±2.5)%和(9.9±2.0)%，$P<0.01$]，而 3 组间比较，差异无统计学意义($P>0.05$)；3 组术后糖耐量试验和糖耐量曲线下面积(AUC)变化趋势与之类似。说明 RYGBP 可有效控制血糖水平，其降糖效果与胃容积的大小无明显联系。付唆林等[5]采用内镜下行食管空肠覆膜支架转流术对 2 型糖尿病(T2DM)模型犬的治疗效果并探讨其机制。肥胖症并 T2DM 模型 Beagle 犬 5 只作为手术组，行内镜下食管空肠覆膜支架转流术；正常 Beagle 犬 5 只作为对照组，行胃镜观察和剖腹探查术。与手术前比较，手术组空腹血糖(FPG)、空腹胰岛素(FINS)、静脉葡萄糖试验(IVGTT)2 h 血糖和 IVGTT－2h 胰岛素均于术后 4 周出现显著下降($P<0.01$)，至术后 12 周接近对照组水平($P>0.05$)；术后 4 周胰岛素抵抗指数(HOMA-IR)值明显下降，HOMA－β 值显著升高($P<0.01$)，至术后 12 周均接近对照组水平($P>0.05$)；术后 4 周抑胃肽(GIP)显著下降 $P<0.01$)，胰高糖素样肽－1(GLP－1)平显著升高($P<0.05$)，至术后 8 周接近对照组水平 $P>0.05$)。认为食管空肠覆膜支架转流术治疗 T2DM 安全有效，其机制可能与胃肠激素的变化有关。郑志坚等[6]采用链脲佐菌素建立糖尿病 SD 大鼠模型 20 只，随机分为糖尿病胃转流手术组(DO 组)和糖尿病对照组(DC 组)，另取 20 只非糖尿病大鼠随机分为正常对照组(NC 组)和正常手术组(NO 组)。术前 DO 组与 DC 组以及 NC 组与 NO 组大鼠空腹血糖之间的比较差异均无统计学意义($P>0.05$)；DO 组大鼠术后空腹血糖进行性下降，术后 8 周由术前的(20.84±1.98) mmol/L 下降到(5.56±0.11)mmol/L($P<0.05$)；DC 组大鼠术前及术后各时相的差异无统计学意义($P>0.05$)。DO 组和 NO 组大鼠术后血清 GLP－1 浓度出现明显升高($P<0.01$)，术后 8 周分别由术前的(7.10±0.55)、(10.73±0.67)pmol/L 上升到(26.48±1.14)、(13.98±0.92)pmol/L($P<0.05$)。同样证明胃转流术对 2 型糖尿病大鼠具有明显的降糖作用，GLP－1 的升高在其中起着重要作用，但对正常大鼠血糖无影响。耿东华等[7]研究了 Roux-en-Y 胃旁路术(RYGB)后 GK 大鼠肝脏胰岛素抵抗缓解的机制。10 只 GK 大鼠行 RYGB(RYGB 组)，10 只 GK 大鼠(GK 组)和 10 只 Wistar 大鼠(WIS 组)行假手术。术前 RYGB 组与 GK 组大鼠存在明显的胰岛素抵抗，RYGB 组术后血糖、HOMA-IR 基本恢复至正常水平，血浆脂联素水平升高。与 WIS 组比较，RYGB 组大鼠肝细胞的、肝细胞内腺苷酸活化蛋白激酶(AMPK)α2 mRNA 水平上调 1.81 倍($P<0.05$)，胰岛素受体底物 2(IRS－2) mRNA 水平上调 3.24 倍($P<0.05$)。认为 RYGB 后脂联素升高，通过脂联素受体作用于 AMPK 信号通路，增加葡萄糖利用，减少肝糖原异生，并通过上调 IRS－2 达到缓解胰岛素抵抗的作用。李桢等[8]发现 Roux-en-Y 胃旁路术对糖尿病 GK 大鼠肾脏的保护作用。将 18 只 GK 大鼠随机等分为 Roux-en-Y 胃旁路手术组(RYGP 组)、假 RYGP 组和对照组。观察手术前、手术后 12 周各组大鼠血清血栓素(TXB2)、6－酮－前列环素(6－kET－lo－PGF1a)、内皮素－1(ET－1)、尿素氮(sCr)、肌酐(BUN)和 24 h 尿蛋白(24 h uPro)含量；手术后 12 周苏木素-伊红(HE)染色观察大鼠肾脏病理变化。结果显示，手术前 3 组大鼠各检测指标差异无统计学意义($P>0.05$)。与手术前比较，手术后 12 周，假 RYGP 组大鼠 TXB2(66.31±6.13) ng/L vs (101.42±9.70) ng/L、ET－1(58.31±5.32) ng/L vs (79.01±6.89) ng/L、sCr(48.78±3.66) μmol/L vs (70.33±6.21) μmol/L、BUN(5.41±0.68) mmol/L vs

(8.35±0.92) mmol/L 和 24 h uPro(0.44±0.10) g/24 h 比(0.86±0.17)g/24 h 均显著升高，6-kET-lo-PGF1a(85.72±6.87)ng/L vs (60.41±8.23)ng/L 显著降低，差异均有统计学意义($P<0.05$)；对照组与假RYGP组一样获得相似的结果；RYGP组大鼠各检测指标变化差异无统计学意义($P>0.05$)。手术后12周，RYGP组与假RYGP组比较TXB2(72.31±7.56)ng/L vs (101.42±9.70)ng/L、ET-1(62.11±6.26) ng/L vs (79.1±6.89) ng/L、sCr(54.36±4.12)μmol/L vs (70.33±6.21)μmol/L、BUN(5.71±0.86) mmol/L vs (8.35±0.92) mmol/L、24 h uPro (0.52±0.10) g/24 h vs (0.86±0.17) g/24 h 和 6-kET-10-PGF1a (83.22±5.62) ng/L vs (60.41±8.23)ng/L 差异均有统计学意义($P<0.05$)；RYGP组与对照组比较，各检测指标差异均有统计学意义($P<0.05$)；假RYGP组、对照组血清TXB2与6-kET-lo-PGF1a呈显著负相关，与ET-1呈显著正相关($P<0.05$)。手术后12周，假RYGP组和对照组大鼠肾脏有明显病理性损害；RYGP组大鼠肾脏病理变化不明显。

（三）小肠

沈凯等[9]*将12条成年犬，根据小肠吻合部位不同随机分为A、B 2组，A组距离屈式韧带100 cm小肠采用双层吻合，距离屈式韧带200 cm小肠采用单层吻合；B组反之。单层吻合和双层吻合时间分别为(17.08±3.20)和(23.50±2.50) min($P<0.01$)。术后7d再次手术，找到吻合口并评价吻合口周围粘连分级，测量吻合破裂压(ABP)、小肠浆肌层破裂压。结果显示，单层吻合与双层吻合后局部粘连分级未见明显差异；单层吻合与双层吻合的ABP分别为(325.83±88.03)和(331.25±70.33) cmH_2O(1 cmH_2O＝0.098 kPa，$P>0.05$)；单层吻合与双层吻合的浆肌层破裂压分别为(185.42±40.87)和(182.08±20.72) cmH_2O ($P>0.05$)。说明小肠单层吻合法是一种安全、有效的小肠吻合方法。喻宗繁等[10]将30只清洁级健康雄性Wistar大鼠随机分为3组，空白对照组：每天早晨9点给予大鼠经口腔插管于胃内，管饲生理盐水2 ml，连续3 d，在最后1次灌胃30 min后行假手术；I/R(缺血/再灌注)组：管饲生理盐水后行I/R损伤手术；Gln组：管饲：L-谷氨酰胺颗粒(Gln)后行I/R损伤手术。实验方法：显露中段小肠15 cm并分离出肠系膜上动脉，在其根部用无创血管夹夹闭45 min后松开，恢复肠襻血供60 min，使其发生I/R损伤。结果显示，与假手术组比较，I/R组大鼠肠绒毛高度、肠隐窝深度、肠黏膜厚度、肠绒毛面积明显减少($P<0.05$)；Gln组与假手术组比较则减少($P<0.05$)，但比I/R组多($P<0.05$)。末端脱氧核苷酸转移酶介导的dUTP缺口末端标记法(TUNEL)法检测显示，I/R组肠上皮凋亡细胞数明显多于假手术组($P<0.01$)；Gln组多于假手术组($P<0.01$)，但少于I/R组($P<0.05$)。用RT-PCR方法检测凋亡调控基因：假手术组大鼠肠黏膜细胞内bcl-2、bax、Caspase-9、Caspase-3 mRNA存在低水平表达；I/R组上述指标明显比假手术组多($P<0.05$)；Gln组上述指标均比假手术组多($P<0.05$)，但比I/R组少($P<0.05$，除外bel-2)。Gln能减轻I/R损伤对大鼠肠绒毛上皮的破坏，保护肠黏膜上皮形态完整，并可显著减少I/R损伤引起的肠黏膜过度凋亡，其减少I/R损伤引起的肠黏膜过度凋亡的机制，可能是通过上调了凋亡抑制基因bcl-2 mRNA的表达，下调了凋亡执行相关基因bax和信号转导分子Caspase-9、Caspase-3 mRNA表达的结果。陈延群等[11]研究了复方苦参注射液对放射诱导大鼠急性放射性小肠炎的防护作用及机制，为临床应用复方苦参注射液防治急性放射性小肠炎提供理论依据和实验基础。选择SD雄性大鼠42只，随机分为四组，Ⅰ组为健康对照组($n=6$)，Ⅱ组为X线照射＋复方苦参高剂量组($n=12$)，Ⅲ组为X线照射＋复方苦参低剂量组($n=12$)，Ⅳ组为X线照射＋0.9%氯化钠溶液组($n=12$)。实验第1天。Ⅱ、Ⅲ、Ⅳ组大鼠均予6MV的X射线10 Gy全腹部单次照射，制成大鼠急性放射性小肠炎模型。照射8h后，对大鼠腹腔注药：Ⅱ组予高剂量复方苦参注射液盐水(含原液2 ml/kg)；Ⅲ组予低剂量复方苦参注射液盐水(含原液0.4 ml/kg)；Ⅳ组予0.9%氯化钠溶液2 ml。连续7天注药，每天一次。第8天处死大鼠。结果发现，受照后第8天Ⅳ组大鼠体重(210.33±21.71)g不升反降，与Ⅰ组(276.83±18.68)g对比差异有统计学意义。而Ⅱ组大鼠体重(269.33±17.70)g与Ⅰ组对比差异无统计学意义。镜下观察到Ⅳ组大鼠回肠绒毛明显水肿，大量炎性细胞浸润，绒毛低矮、稀疏、脱落，肠壁明显变薄。而Ⅱ组大鼠回肠组织形态学，绒毛高度及疏密度等均与Ⅰ组无明显差别。Ⅱ、Ⅲ组大鼠回肠每厘米绒毛数(74±10、67±4)显著地多于Ⅳ组(51±8)；Ⅱ、Ⅲ组平均绒毛高度(283.8±47.17)μm、(260.3±38.59) μm显著地高于Ⅳ组(196.2±27.64)μm；检测到Ⅳ组大鼠回肠黏膜一氧化氮(NO)浓度显著地高于Ⅰ、Ⅱ、Ⅲ组($P<0.001$)。认为复方苦参注射液能减轻大鼠急性放射性小肠炎反应，促进小肠黏膜的修复，其作用机制可能与降低肠黏膜NO的产生有关。

（聂明明　毕建威）

参考文献

1* 王 权，等. 中华实验外科杂志，2011，28(12)：2148

2 陈 晖，等. 中国肿瘤临床，2011，38(23)：1435

3 任 峰，等. 肿瘤，2011，31(12)：1067

4 邹忠东，等. 中华胃肠外科杂志，2012，15(1)：39

5 付唆林，等. 解放军医学杂志，2012，37(9)：872

6 郑志坚，等. 中华实验外科杂志，2012，29(3)：401

7 耿东华，等. 中国医科大学学报，2012，41(4)：293

8 李 桢，等. 中华实验外科杂志，2012，29(3)：404

9* 沈 凯，等. 中华实验外科杂志，2012，29(1)：89

10 喻宗繁，等. 中华实验外科杂志，2012，29(2)：340

11 陈延群，等. 肿瘤防治研究，2011，38(10)：1129

二、临床研究

(一) 胃癌

1. 流行病学

孔桂香等[1]对 1977—2009 年甘肃省河西地区 36 所县级以上医疗单位胃镜检查并经病理证实的 17 644 例胃癌患者资料进行分析，结果发现，胃癌总检出率为 5.57%，胃癌高发于 50～69 岁，男性多见，好发于贲门、胃体小弯及胃窦部，且以低分化腺癌为主，且胃癌检出率呈逐年下降趋势。邹小农等[2]* 利用 2003—2007 年全国 32 个市/县肿瘤登记数据中胃癌的统计结果，分析了中国近期胃癌发病率和死亡率的水平及变化趋势。2003—2007 年中国胃癌发病率为 33.14/10 万，世界人口标化率为 23.09/10 万，居恶性肿瘤第 2 位，男性高于女性。同期胃癌死亡率为 24.34/10 万，世界人口标化率为 16.39/10 万，居恶性肿瘤死因第 3 位，男性高于女性。胃癌发病率和死亡率基本随年龄增长而上升；地区间男性胃癌世界人口标化发病率和世界人口标化死亡率最大差异分别为 16.3 倍和 19.1 倍，女性为 17.5 倍和 27.0 倍。说明在 2003—2007 年，中国胃癌发病率和死亡率仍处于较高水平，不同年龄和地区间的胃癌发病和死亡水平差异较大。庄庆昕等[3]* 回顾性分析 636 例胃癌患者的临床资料，其中Ⅲ期 234 例，Ⅳ期 290 例；远端胃癌 295 例，近端胃癌 263 例，印戒细胞癌 44 例，腺癌 546 例。284 例接受根治性手术，其中省级及以上医院的患者病理检测淋巴结数目≥10 枚的比例(57.9%)较地市级及以下医院明显提高(39.6%，$P=0.009$)；省级及以上医院的患者中位无病生存期(DFS)和中位总生存期(OS)分别为 21.7 和 52.9 个月，较地市级及以下医院患者明显延长(14.6 和 33.8 个月，P 值分别为 0.005 和 0.040)。接受辅助化疗 205 例，省级及以上医院辅助化疗≥6 个周期患者所占比例(42.1%)与地市级及以下医院(35.2%)比较，差异无统计学意义($P=0.318$)；在省级及以上医院行辅助化疗的患者 DFS 为 22.7 个月，较在地市级及以下医院行辅助化疗的患者明显延长(16.3 个月，$P=0.005$)。Ⅳ期或术后复发转移患者接受解救性化疗 387 例，中位 OS 为 11.1 个月。其中，接受二线及以上化疗的患者中位 OS 为 12.5 个月，明显长于未接受二线及以上化疗者(7.7 个月，$P<0.001$)。化疗联合曲妥珠单抗一线治疗患者的无进展生存期(PFS)明显延长($P<0.05$)，OS 较顺铂＋氟尿嘧啶类、紫杉烷＋铂类、紫杉醇＋铂类＋氟尿嘧啶类方案均明显延长($P<0.05$)，其余各方案间的 PFS 和 OS 比较，差异均无统计学意义(P 值均>0.05)。不同级别医院的医师对胃癌规范化治疗的理念不同，导致疗效差异较大。

2. 影像学诊断

宝石能谱 CT 的单能量 CT 成像(gemstone spectral imaging，GSI)突破了以往 CT 依靠 CT 值的单参数成像的诊断模式，提供了全新的多参数成像的诊断模式，并把 CT 成像推向了前所未有的 5 维空间 x、y、z、时间和能量，实现物质的分离和鉴别，对不同组织类型的肿瘤和肿瘤分级进行鉴别。庞丽芳等[4]* 对经胃镜诊断的 84 例胃癌病人，采用 GSI 检查，对病灶及淋巴结进行能谱成像分析；其结果与术后病理检查作对照。84 例胃癌病人中，37 例为管状腺癌，32 例为印戒细胞癌：两者的动脉期病灶碘基值比率分别为(0.225 2±0.132 1)，(0.260 9±0.102 5)；门静脉期病灶碘基值比率分别为(0.471 3±0.149 8)，(0.563 0±0.175 7)，门静脉期的差异具有统计学意义($P=0.02$)。腺癌的转移淋巴结和非转移淋巴结碘基值比率在动脉期有统计学差异：印戒细胞癌的转移淋巴结和非转移淋巴结在动脉期和门静脉期均有统计学差异。认为 GSI 检查可以反映胃癌的不同病理类型，有助于鉴别转移淋巴结，从而提高胃癌术前的分期准确率。王艳等[5]通过计算机检索 PubMed(Medline)、CBM、CNKI、VIP 及万方数据库相关文章。按照事先制定的纳入、排除标准筛选文献、提取资料和进行方法学质量评价后，采用 RevMan5.0 软件进行 meta 分析。共纳入 15 个临床试验，合计 1 019 例患者。meta 分析结果显示：①超声检查及螺旋 CT 对于 T_3 和 N_3 期的判断的准确率接近；②对于 T_1、T_2 和 N_0 期的判断，超声检查明显优于螺旋 CT；③对于 T_4、N_1、N_2 和 M 期的判断螺旋C明显优于超声检查。朱正伦等[6]回顾性收集2008年5月至2009年9月在上海交通大学医学院附属瑞金医院普外科病房接受经腹胃切除+D2淋巴结清扫术的226例胃癌患者的临床资料。患者在手术前通过CT扫描分别测量腹部前后径(APD)和腹部横径(TD)。按APD值将患者分为高APD组(APD≥18.5 cm)和低APD组(APD<18.5 cm);按TD值将患者分为高TD组(TD≥30 cm)和低TD组(TD<30 cm)。记录患者术中出血量、手术时间、术后住院天数、术后胃周淋巴结剥出个数及术后早期并发症情况,并进行组间比较。结果发现,高APD组与低APD组及高TD组与低TD组患者的手术时间、术中出血量、中位淋巴结检出个数的差异均无统计学意义(P 值均>0.05)。27例患者出现术后早期并发症,高APD组与低APD组间及高TD组与低TD组间并发症发生率的差异均无统计学意义(P 值均>0.05)。作为CT测量指标的APD、TD可能不能准确反映腹腔内脂肪的分布。不同人群或个体,其脂肪贮存的方式和部位也不同,男性较多贮存于腹腔内,女性则多贮存于小腹、臀部和大腿。该研究结果显示,APD、TD并不能准确反映腹腔内脂肪的分布情况,而胃周淋巴结多位于腹腔内重要血管及淋巴管周围的脂肪内。期望能找到更准确的影像学测量指标来反映腹腔内脂肪的分布情况。

3. 早期胃癌

朱燕华等[7]总结上海交通大学医学院附属瑞金医院10年间共行胃癌切除术4 197例,经手术确认早期胃癌727例。2001—2004年间早期胃癌手术率为12.3%;在建立了多学科联合的胃肠肿瘤学科群后,2005—2010年的早期胃癌手术率上升至19.0%,年手术率最高达20.7%,检出的早期胃癌中以凹陷型病灶多见,其中0-Ⅱc型327例(54.8%),Ⅲ型92例(15.4%),复合型63例(10.6%)。认为早期胃癌的检出有赖于多学科协作,我国早期胃癌手术率的提高仍需进一步开展无症状人群的筛查及高危人群的随访。何永林等[8]回顾性分析了接受手术治疗的112例早期胃癌患者的临床资料,包括腹腔镜胃癌根治术(腹腔镜组)55例和开腹胃癌根治术(开腹组)57例。腹腔镜组手术时间(196.5±48.9) min,术中出血量(142.3±142.7)ml,肛门排气时间(2.8±1.1)d,术后进食流质时间(5.1±1.8)d,术后住院天数(10.3±1.1)d,均显著低于开腹组[分别为(216.8±47.1) min,(246.0±148.4)ml,(4.5±1.5)d,(7.2±3.4)d,(13.2±3.6)d](均 P<0.05)。腹腔镜组肿瘤上下切缘[(4.1±1.6),(3.5±1.5) cm],术中清扫淋巴结数[(13.2±6.9)枚],术后并发症发生率(9.1%)与开腹组[(4.0±1.8,3.6±1.7)cm,(14.3±7.7)枚,10.5%]比较差异均无统计学意义(均 P>0.05)。术后腹腔镜组中位随访24(2~66)个月,未发现肿瘤复发及远处转移;开腹组中位随访23(2~63)个月,1例因肿瘤腹膜转移死亡。腹腔镜根治术治疗早期胃癌与开腹根治术比较有明显的优势。

4. 手术方式及手术技巧

进展期近端胃癌行近端胃切除术或全胃切除术,尚缺乏令人信服的依据。吴晖等[9]* 回顾性回顾性分析中山大学胃癌诊治中心自1994年8月至2010年12月近端为主胃癌366例,依手术方式分为根治性近端胃切除组(PG组,77例)和根治性全胃切除组(TG组,289例),两组患者性别、年龄、癌胚抗原(CEA)值差异均无统计学意义(均 P>0.05)。PG组肿瘤≥5 cm、脏器侵犯、淋巴结转移、远处转移、浸润癌、低分化癌比例均低于TG组[15.6%(12/77) vs 49.8%(144/289)、16.9%(13/77) vs 37.7%(109/289)、67.5%(52/77) vs 79.9%(231/289)、3.9%(3/77) vs 11.4%(33/289)、45.5%(35/77) vs 68.9%(199/289)、32.5%(25/77) vs 57.8%(167/289),均 P<0.05]。PG组手术时间、中位输血量、淋巴结清扫总数、淋巴结阳性中位数、联合脏器切除率均低于TG组[(256±83) vs (298±86)min、0 vs 400 ml、(15±12) vs (26±15)枚、0 vs 3(枚)、15.6%(12/77) vs 43.2%(125/289),均 P<0.05],而并发症发生率高于TG组[14.3%(11/77) vs 7.6%(22/289),P<0.05]。两组患者术后生活质量差异均无统计学意义(均 P>0.05)。肿瘤<5 cm、无脏器侵犯、无淋巴结转移、无远处转移时两组生存期差异均无统计学意义(均 P>0.05)。肿瘤≥5 cm、合并脏器侵犯、淋巴结转移、远处转移时PG组的中位生存期均短于TG组(15.0月 vs 29.0月、15.0月 vs 30.0月、34.0月 vs 45.0月、4.0月 vs 18.0月,均 P<0.05)。因此,对于合并脏器侵犯、淋巴结转移、远处转移、肿瘤≥5 cm的近端癌行根治性全胃切除较近端胃切除能显著改善预后。王国富等[10]针对近端胃癌患者手术后消化道重建设计两种新的吻合方法,即保留贲门结构的食管-残胃吻合术和环状襻式单通道空肠间置术,将两种术式临床效果与同传统的近端胃切除吻合和全胃切除相比较。4组患者的临床病理资料具有可比性(P>0.05)。各组术后体质量和营养指数在6个月时无明显差异(P>0.05),在24个月时两种新术式组明显优高于传统吻合术组(P<0.05);在术后3年时的生存质量、食管反流的发病率和食管炎的Visiek分级方面两种新术式组明显优于传统吻合术组(P<0.01);各组间的1、3、5年生存率差异均无统计学意义(P>0.05)。王黔等[11]还比较了远端胃癌根治术后 BillrothⅠ式(60 例)、BillrothⅡ式(41 例)和胃空肠 Roux-en-Y 吻合(68 例)3 种不同消化道重建方式的治疗效果。结果发现，与 BillrothⅠ式组和 BillrothⅡ式组相比，胃空肠 Roux-en-Y 吻合组患者手术时间更长[(266.3±70.4)min vs (196.2±54.3)min 和(228.5±67.7) min]，术中出血量更多[(220.9±67.6)ml vs (170.5±61.5)ml 和(188.5±76.7)ml]，但其术后拔除胃管时间更短[(2.6±1.5)d vs (3.1±1.3)d 和(3.6±1.2)d]，术后反流和烧心症状更为轻微(特殊症状量表评分(1.8±0.4)分 vs (1.9±0.6)分和(2.6±0.4)分，差异均有统计学意义(均 $P<0.05$)。认为 Roux-en-Y 吻合是较为理想的远端胃癌根治术后消化道重建术式。冯笑山等[12]比较了 3S 型空肠代胃和 P 襻型空肠代胃在全胃切除术消化道重建中的临床作用，共进行全胃切除术 85 例，其中 46 例采用 3S 型空肠代胃、39 例 P 襻型食管空肠 Roux-en-Y 吻合进行消化道重建。两种消化道重建方式手术时间、围手术期并发症发生率及病死率的差异均无统计学意义($P>0.05$)。术后 6 个月，与 P 襻型空肠代胃组患者相比，3S 型空肠代胃组患者倾倒综合征[4.3%(2/46) vs 10.3%(4/39)]和反流性食管炎[10.8%(5/46) vs 33.3%(13/39)]的发生率均更低，总蛋白[(55.7±3.1) g/L vs (50.3±5.1) g/L]、白蛋白[(36.5±3.6) g/L vs (31.6±4.4) g/L]、血红蛋白[(120.2±13.4) g/L vs (110.4±23.0) g/L]及营养评定指数(73.2±4.8 vs 56.0±6.3)均更高，生活质量(Cuschieri 分级)更优，差异均有统计学意义(均 $P<0.05$)，认为 3S 型空肠代胃术这一消化道重建方式能有效防止反流性食管炎及倾倒综合征的发生，改善患者的营养状况，提高术后生活质量。马岩等[13]对 191 例胃癌患者按全胃切除术后消化道重建方式的不同，分为 Roux-en-Y 空肠食管吻合术组(R 组)、襻式 Braun 吻合术组(B 组)和襻式空肠代胃改良Ⅰ式吻合术组(L 组)，3 种术式的患者手术死亡率、术后并发症发生率、3 年累积存活率比较差异无统计学意义($P>0.05$)；与其他 2 组比较，L 组术后 6、12 个月时单餐进食量明显占优($P<0.05$)；L 组术后 1 年的平均体重、血清学营养指标及预后营养指数均优于 R 组和 B 组，差异有统计学意义($P<0.05$)。认为袢式空肠代胃改良Ⅰ式吻合术是胃癌行全胃切除消化道重建较理想的术式。

曾玉剑等[14]回顾性分析了 68 例行 No. 12a 淋巴结清扫的Ⅳ期胃癌患者的临床资料，认为熟悉肝固有动脉周围解剖以及鞘内淋巴结清扫，胃左静脉和胃右动脉自根部结扎以及门静脉前壁和胃十二指肠动脉的充分显露是彻底清扫 No. 12a 淋巴结的关键。68 例Ⅳ期胃癌中共检出 No. 12a 淋巴结 556 枚(5～11 枚/例)，平均 8.17 枚/例，No. 12a 淋巴结转移率为 33.27%(185/556)。该组病例术后无吻合口漏、淋巴管瘘、出血等并发症发生。顾钧等[15]* 也认为对进展期远端胃癌患者 No. 12 组淋巴结进行规范区域淋巴清扫是安全可行的，通过回顾性分析 102 例进展期远端胃癌患者行胃癌根治术中清扫 No. 12 组淋巴结的临床资料，共清扫 No. 12 淋巴结个数为 443 枚，人均 4.3 枚；发生转移 22 例，转移率为 21.6%。发生胰瘘 4 例、淋巴管瘘 6 例，无吻合口漏、胆漏、术后黄疸、出血等术后近期并发症发生。彭根等[16]* 收集 72 例 D_2 根治术加 No. 13 组淋巴结清扫的Ⅱ～Ⅲ期胃癌患者(研究组)的临床资料，按照与研究组 1∶1 配对方式选择同期行 D_2 根治术的 72 例Ⅱ～Ⅲ期胃癌患者作为对照组。两组患者手术时间[(2.8±0.4) h vs (2.7±0.4)h]、术中出血量[(191.9±81.5) ml vs (186.0±81.7)ml]、术后并发症发生率(18.1% vs 15.3%)、住院时间[(12.3±4.2)d vs (11.9±3.2)d]以及术后 3 年生存率(63% vs 57%)的差异均无统计学意义(均 $P>0.05$)。研究组有 15 例(20.8%)患者 No. 13 组淋巴结阳性，其 3 年生存率为 13%，明显低于 57 例 No. 13 组淋巴结阴性患者的 73%($P<0.05$)。多因素分析结果显示，淋巴结 N 分期($P<0.01$)和组织学类型($P<0.05$)是影响 No. 13 组淋巴结转移的独立因素。因此，对于 TNM Ⅱ～Ⅲ期胃癌患者进行 No. 13 组淋巴结清扫是必要且安全可行的。

5. 辅助治疗

(1) 新辅助化疗

近年来，越来越多的外科医生接受晚期胃癌术前辅助治疗。张斌等[17]对 20 例进展期胃癌(治疗组)采用 mFOLFOX－6 方案术前化疗 2 周期，化疗后2～3 周行手术治疗，手术方式 D_2 或 D_3 切除；对照组 20 例行单纯手术治疗。治疗组总有效率 55.0%(11/20)，稳定 7 例(35.0%)，进展 2 例(10.0%)。2 组手术后 4、6 d 全身炎症反应综合征发生率，切口感染、吻合口瘘发生率差异均无统计学意义($P>0.05$)。治疗组 1、2、3 年复发转移率为 22.2%、50%、50%，对照组 1、2、3 年复发转移率为 25%、60%、65%，两组差异无统计学意义(均 $P>0.05$)。治疗组 1、2、3 生存率为 88.9%、61.1%、44.4%，对照组 1、2、3 年生存率为 90%、60%、30%；两组差异无统计学意义(均 $P>0.05$)。mFOLFOX－6 方案对进展期胃癌行新辅助化疗是可行且安全的，不增加手术风险，患者 3 年生存率有升高趋势，其远期疗效尚需观察。代佑果等[18]回顾分析采用紫杉醇联合卡培他滨(XPa 方案)行术前化疗的 12 例进展期胃癌患者的临床资料，全组有效率 75.0%

(9/12),手术切除率100%,与术后病理分期比较,50.0%(6/12)分期下降。不良反应主要为脱发,Ⅰ～Ⅱ度骨髓抑制。术中中位失血量为337.5 ml,中位住院时间为22.9 d,术后并发症发生率为8.33%(1/12),无手术相关死亡病例。李子禹等[19]筛选出11例胃癌新辅助化疗后原发病灶病理学完全缓解(pathological complete response,pCR)病人的临床资料。11例病人治疗前均为局部进展期胃癌,10例应用FOLFOX类方案、1例应用SOX化疗方案。1例病人术后病理提示有淋巴结转移;FOLFOX类方案的pCR率不足5%,现临床评效手段CT及超声胃镜(EUS)对于pCR病人的评估准确率低(2/11);所有病人至今均无病生存,提示预后好。同时认为,从pCR角度判断,目前应用的胃癌新辅助化疗方案及临床评效手段有待改良。刘锐锋[20]用计算机检索PubMed(2000年1月至2011年5月)、EMBASE(2000年1月至2011年5月),Cochrane Library(2011年第4期),中国生物医学文献数据库(CBM,2000年1月至2011年5月)、中国期刊全文数据库(CJFD,2000年1月至2011年5月)和中文科技期刊全文数据库(CSJD,2000年1月至2011年5月),同时从参考文献中追溯查找。按照纳入标准,全面搜集有关术前动脉灌注化疗(IAIC+S)与全身静脉化疗(IVC+S)或单独手术(S)治疗局部晚期胃癌方面的临床对照试验,无论是否采用随机对照研究。按照Cochrane系统评价方法,由两位研究者独立提取资料和进行质量评价。结果共纳入7个研究,792例患者。Meta分析结果显示,IAIC+S组与IVC+S组相比,根治性切除率差异有统计学意义,*RR*(95%CI)为1.70(1.41～2.015),姑息性切除率差异无统计学意义,*RR*(95%CI)为0.37(0.04～3.13)。在治疗应答率中,病理学应答率、临床应答率*RR*(95%CI)分别为1.33(0.96～1.84)和1.32(0.50～3.44)。化疗不良反应中,除胃肠反应*RR*(95%CI)为0.52(0.28～0.94),骨髓抑制、肝功能损害和其他不良反应方面,两组间差异均无统计学意义,*RR*(95%CI)分别为0.64(0.38～1.07)、0.88(0.29～2.64)、0.93(0.53～1.61)。术后并发症方面,吻合口瘘、腹腔感染和切口感染,两组间差异均无统计学意义,*RR*(95%CI)分别为2.46(0.49～12.34)、0.53(0.05～5.57)、2.10(0.20～22.26)。IAIC+S组与S组相比,根治性切除和姑息性切除率方面两组间差异均存在统计学意义,*RR*(95%CI)分别为1.30(1.16～1.45)和0.58(0.42～0.79)。1、2、3和5年生存率间差异均有统计学意义,*RR*(95%CI)分别为1.11(1.03～1.20)、1.36(1.09～1.69)、1.70(1.35～2.14)和1.85(1.30～2.65)。术后并发症方面,无论吻合口瘘、腹腔感染和切口感染方面两组间差异均无统计学意义,*RR*(95%CI)分别为0.78(0.27～2.28)、0.65(0.16～2.65)、1.15(0.43～3.10)。结论是,术前动脉灌注化疗是一种有效且安全的治疗方法。在手术切除率、总生存率、化疗不良反应以及并发症指标上,都显示出动脉灌注化疗的优势。

(2) 辅助化疗

虽然近几年早期胃癌的发现逐渐增多,但是,临床上仍以进展期胃癌多见,有部分患者发现时已无法手术。周围围等[21]收治晚期胃癌患者27例,替吉奥根据体表面积给药,<1.25 m^2,40 mg,2次/天;1.25～1.50 m^2,50 mg,2次/天;>1.50 m^2,60 mg,2次/天,早晚餐后口服,d1～14,顺铂;75 mg/m^2,分d 1、2,每21 d为1个周期,每完成2个周期评价疗效,共完成化疗周期139个,中位周期数6个(2～8个)。27例均可评价,其中完全缓解(CR)1例(3.7%),部分缓解(PR)14例(51.9%),稳定(SD)7例(25.9%),进展(PD)5例(18.5%),有效率(CR+PR)为55.6%(95%CI为35.5%～74.5%),疾病控制率(CR+PR+SD)为81.5%(95%CI为61.9%～93.6%)。主要不良反应表现为骨髓抑制、皮肤色素沉着及消化道反应。认为替吉奥联合顺铂治疗晚期胃癌近期疗效好,不良反应可以耐受。阚士锋等[22]对替吉奥单药与替吉奥联合顺铂治疗老年进展期胃癌的近期疗效进行了对比研究。48例老年进展期胃癌患者被随机分为观察组和对照组。观察组24例,患者接受替吉奥胶囊单药口服,连用28 d,停药14 d后再进行下1周期治疗,共完成4周期化疗;对照组24例,采用替吉奥胶囊口服,连用14 d,服药第1～3天给予顺铂静滴化疗,休息7 d后再进行下1周期治疗,用药4周期后评价疗效。观察组总有效率为45.8%,临床受益率为91.7%;对照组总有效率为54.2%,临床受益率为66.7%。两组比较近期疗效差异无统计学意义($P>0.05$),临床受益率、毒副反应的发生率两组间差异有统计学意义($P<0.05$)。认为替吉奥胶囊单药口服治疗老年进展期胃癌可取得较好的近期疗效,可明显提高患者生存质量,耐受性良好。傅国平等[23]回顾性评估了替吉奥联合奥沙利铂(SOX)和替吉奥联合顺铂(SP)一线治疗进展期胃癌的疗效和安全性。共63例接受的化疗,SOX组(31例)和SP组(32例)。所有患者均口服替吉奥40 mg/m^2,每日2次,第1～14天,21 d为1个疗程;SOX组第1天静脉滴注奥沙利铂100 mg/m^2;SP组第1天静脉滴注顺铂75 mg/m^2。每例患者完成的疗程数为3～8个,平均为4个。所有患者均可评估疗效,SOX组CR 2例(6.5%),PR 14例(45.2%),*RR*为51.6%。SP组CR 1例(3.1%),PR 16例(50.0%),

RR 为 53.1%，两组的客观有效率差异无统计学意义（$P<0.05$）。化疗主要不良反应为骨髓抑制、胃肠道反应、乏力、手足综合征和周围神经病变。其中 SOX 组周围神经病变发生率较 SP 组高(67.7% vs 12.5%，$P<0.05$)。提示两种化疗方案治疗进展期胃癌均具有较好的近期疗效，且不良反应可以耐受。徐雪明等[24]对比较研究了 SOX(替吉奥＋奥沙利铂)方案与 EOF(表柔比星＋奥沙利铂＋氟尿嘧啶)方案一线治疗进展期胃癌的疗效与不良反应。将 53 例经病理学诊断的进展期胃癌患者，随机分为 SOX 组与 EOF 组。SOX 组($n=27$)口服替吉奥胶囊 40 mg/m²，每天 2 次，第 1～14 天；奥沙利铂 130 mg/m²(静脉滴注 2 h)，第 1 天；21 d 为 1 个周期，至少完成 2 个周期。EOF 组($n=26$)给予表柔比星 50 mg/m²，第 1 天；奥沙利铂 130 mg/m²，第 1 天；氟尿嘧啶 750 mg/m²，第 1～5 天；21 d 为 1 个周期。至少完成 2 个周期。结果显示，SOX 组和 EOF 组有效率分别为 51.9%和 50%，差异无统计学意义($\chi^2=0.018$，P=0.894)；SOX 组 KPS 评分改善率较 EOF 组明显提高(74.1% vs 38.5%，$P=0.040$)。SOX 组和 EOF 组的中位疾病进展时间(time to progression，TTP)分别为 173 d 和 15 d($\chi^2=0.010$，$P=0.922$)，中位生存时间(mean survival time，MST)分别为 337 d～315 d($\chi^2=0.458$，$P=0.498$)。SOX 组Ⅲ～Ⅳ度骨髓抑制、恶心呕吐、脱发发生率均明显低于 EOF 组，差异有统计学意义($P<0.05$)。认为，SOX 方案和 EOF 方案一线治疗进展期胃癌的近期疗效相同，但 SOX 方案不良反应发生率较低，其远期疗效、TTP、生存期等资料还需扩大样本进一步验证。李倩等[25]对于不能根治的晚期胃癌，替吉奥及多西他赛均是治疗晚期胃癌的有效药物，但标准剂量 DCF(多西他赛、顺铂、氟尿嘧啶)方案的耐受性欠佳，限制了其在临床中的应用。李倩等[25]观察了小剂量多西他赛联合标准剂量替吉奥一线治疗晚期胃癌患者的疗效及不良反应。共收集 40 例局部晚期不能手术、复发或伴有远处转移的胃腺癌患者。多西他赛 40 mg/m² 第 1 天静脉滴注，联合替吉奥 80 mg/m² 第 1～14 天口服，每 21 d 重复，直至疾病进展或不能耐受。在化疗过程中，1 例残胃复发患者因上消化道出血，2 例腹膜转移患者因肠梗阻未完成第 1 个周期化疗，37 例患者可评价疗效，累计完成 211 个周期化疗，中位治疗周期数为6(3～14)。CR 1 例(2.7%)，PR 15 例(40.5%)，SD 17 例(46.0%)，PD 4 例(10.8%)，总有效率 43.2%，疾病控制率可达 89.2%。最佳 CBR 有效者 19 例(51.4%)，17 例稳定(45.9%)，1 例无效(2.7%)。中位 PFS 为 6.0 个月，MST 为 11.5 个月。主要的血液学和非血液学不良反应分别是白细胞/中性粒细胞降低(50%)和疲乏(50%)，多为Ⅰ、Ⅱ级。Ⅲ、Ⅳ级不良反应发生率较低：白细胞/中性细胞粒下降 7 例(17.5%)，恶心 4 例(10.0%)，食欲减低 3 例(7.5%)，疲乏 2 例(5%)，血小板降低、出血各 1 例(2.5%)。3 例因Ⅲ、Ⅳ级不良反应替吉奥减量 20%。认为小剂量多西他赛联合标准剂量替吉奥一线治疗晚期胃癌疗效令人满意，不良反应多为轻度，给药方便。孙鹏等[26]通过检索 Entrez PubMed 数据库、EMBASE 数据库、Ovid 数据库中的循证医学数据库、ISI Web of Knowledge 数据库和中国生物医学文献数据库中有关胃癌术后辅助化疗疗效的随机对照临床试验文献，分析病人术后总生存率的风险比率(hazard ratio，HR)及其 95%可信区间(confidence interval，CI)。从 1998 年 1 月至 2009 年 12 月间共检索到 13 篇文献(4 067 例病例)，Jadad 评分均为 3 分。发现手术合并化疗组相对于单独手术组病人的术后生存率的 HR(95% CI)为 0.79 (0.72，0.86)。亚组分析发现术后辅助化疗的有效性不受肿瘤淋巴结转移情况、淋巴结清扫手术类型、人种及化疗药物给药途径等因素的影响。源于日本之临床试验报道的术后生存率明显高于西方国家。得出的结论是，术后辅助化疗能使进展期胃癌病人获益。标准的 D_2 淋巴结清扫手术联合术后口服氟尿嘧啶化疗是这类病人的最佳选择之一。

(3) 腹腔化疗

董春禄等[27]将 102 例进展期胃癌患者随机分为治疗组和对照组，各 51 例。2 组均行 D2 根治术，治疗组在手术结束时局部植入 5-Fu 缓释剂进行间质化疗，术后 4 周进行 6 个周期常规化疗；对照组术中不进行腹腔内干预性治疗，术后化疗方案同治疗组。结果 2 组患者的腹腔引流量、白细胞水平、白蛋白水平及消化道不良反应方面的差异均无统计学意义($P>0.05$)；中位随访时间为 28 个月，治疗组肿瘤局部复发率低于对照组(16.3% vs 39.1%，$P<0.05$)，治疗组术后 3 年的总生存率高于对照组(85.8% vs 67.3%，$P<0.05$)。认为进展期胃癌行 D2 根治术时植入 5-Fu 缓释剂进行间质化疗无明显不良反应，能减少局部复发率，提高患者生存率。廖国清等[28]观察了腹腔循环热灌注联合化疗治疗晚期胃癌合并腹腔积液的有效性和安全性。将 102 例收治的胃癌合并腹腔积液患者随机分为腹腔热灌注化疗组和单纯化疗组。所有患者均应用多西紫杉醇 75 mg/m² 静脉滴注，每 3 周重复一次。腹腔热灌注化疗组同时腹腔内给予顺铂注射液 40 mg/m² 热灌注化疗，每周重复一次，连用 3 次。单纯化疗组给予顺铂注射液 40 mg/m² 腹腔热灌注化疗，每周重复一次，连用 3 次后观察疗效和不良反应。结果发现，联合组与单药者治疗有效率分别为

69.23%和46.00%($P<0.05$),治疗后两组KPS评分提高率分别为63.46%和40.00%($P<0.05$),两组的主要不良反应率类似,主要为恶心、呕吐和白细胞下降。因此,热灌注化疗治疗胃癌所致恶性腹腔积液疗效确切,同时可改善患者生活质量,且不良反应较低。

(4) 放疗

忙尼沙汗·阿不都拉等[29]收治胃癌根治术后出现腹腔淋巴结转移患者83例,随机分为治疗组和对照组。治疗组41例,给予三维适形放疗同步XELOX方案(奥沙利铂+希罗达)化疗;对照组42例,给予XELOX方案化疗。治疗组和对照组客观有效率分别为80.5%和57.1%,两者比较有显著性差异($P<0.01$),治疗组和对照组患者的腹痛、腹胀、腰痛总的控制率分别为87.8%和52.4%,有显著性差异($P<0.001$)。治疗组与对照组1、2年生存率分别为41.0%和19.5%、17.9%和4.9%,差异均具有统计学意义($P<0.001$)。治疗组因腹腔淋巴结转移导致死亡的患者占25.0%,明显低于对照组的61.5%($P<0.001$)。治疗组骨髓抑制和胃肠道反应的发生率明显高于对照组($P<0.001$),但不良反应主要为RTOG 1级和2级,经对症治疗后均好转。认为胃癌术后腹腔淋巴结转移对同步放化疗较敏感,可改善因腹腔淋巴结转移导致的症状,降低死亡率,延长生存期。

6. 围手术期处理

谢正勇等[30]对快速康复外科(FTS)应用于胃癌手术的有效性及安全性探讨。将196例胃癌手术患者分为两组,每组98例,FTS组采用FTS理念行围术期处理,传统组采用传统围术期处理。FTS组与传统组相比,术后首次排气时间[(2.8±0.2) d和(4.2±0.3)d]、首次排便时间[(3.5±0.6)d和(5.4±0.2)d]明显提前,术后住院时间[(4.9±0.7) d和(8.5±1.1)d]明显缩短,住院费用[(2.3±0.3)万元和(3.2±0.4)万元]明显降低,差异有显著性($P<0.05$)。FTS组肺部并发症发生率(6.1%,6/98)显著低于传统组(15.3%,15/98),差异有显著性($P<0.01$);术后消化道瘘发生率(5.1%,5/98)稍高于传统组(4.1%,4/98),但差异无统计学意义($P>0.05$),其中FTS组5例术后消化道瘘中3例再手术治疗,传统组4例均通过非手术治疗治愈;其余单个并发症发生率两组差异无显著性($P>0.05$);总体并发症发生率比较,FTS组(24.5%,24/98)稍低于传统组(29.6%,29/98),但差异无统计学意义($P>0.05$)。两组各有1例死亡,病死率差异无显著性。再入院率比较,FTS组(6.1%,6/98)稍高于传统组(4.1%,4/98),但差异无显著性($P>0.05$)。FTS应用于胃癌手术的优势在于可促进术后胃肠功能恢复,缩短住院时间,降低住院费用和术后总体并发症率。陈钶等[31]*从循证医学角度探讨了胃癌根治术后常规留置胃管(NGT)的必要性。检索2011年9月20日前公开发表的前瞻性随机对照试验(RCT)。按纳入标准筛选后进行质量评分,提取临床效应指标,采用RevMan 5.1软件对所纳入的数据进行荟萃分析。共纳入文献7篇,样本总量871例,其中留置胃管组436例,不留置胃管组435例。荟萃分析结果显示,与留置胃管组相比,不留置胃管组患者术后肛门排气时间早(WMD=0.10 d,95% CI 0.00～0.30,$P=0.05$),进食时间早(WMD=0.43 d,95% CI 0.25～0.61,$P<0.01$),术后住院天数短(WMD=0.60 d,95%CI 0.15～1.18,$P=0.01$),肺部并发症少($RR=1.30$,95% CI 1.00～1.68,$P=0.05$);而术后吻合口漏、总体并发症率及死亡率两组间差异无统计学意义。认为,胃癌根治术后除患者有明显的呕吐、腹胀等胃管放置指征外,应避免常规留置胃管。米磊等[32]观察了术后早期肠内营养对胃癌患者临床结局的影响。60例胃癌患者按随机数字表法分为试验组和对照组,每组30例。试验组患者术后早期少量多次进水加肠内营养制剂,对照组患者术后采用传统围手术期治疗方案。结果试验组与对照组患者术后发热时间[(81.1±6.4)h vs (87.3±8.0) h,$P<0.05$]、排气时间[(79.9±9.5)h vs (86.6±8.7)h,$P<0.05$]和住院时间[(7.83±2.23)d vs (9.57±1.96) d,$P<0.01$]比较,差异均有统计学意义;治疗费用分别为(30.22～3.22)千元和(34.60～32.12)千元,差异亦有统计学意义($P<0.01$);两组术后并发症发生率的差异无统计学意义[13.3%(4/30) vs 16.7%(5/30),$P>0.05$]。术后第3和第7天,试验组患者$CD3^+$、$CD4^+$、NK细胞、CD4/CD8、白蛋白和前白蛋白水平均明显高于对照组(均$P<0.05$),而$CD8^+$细胞显著下降,与对照组比较,差异亦有统计学意义($P<0.05$)。说明术后早期经口进食肠内营养制剂能够改善胃癌患者术后营养状况以及免疫功能,促进肠道功能早期恢复。全胃切除后可引起胰腺外分泌功能障碍,孙元水等[33]研究了补充外源性胰酶是否可以改善胃癌患者行全胃切除术后的生活质量。将106例符合试验要求的患者分为试验组和对照组,每组53例。试验组予口服胰酶胶囊,对照组不用胰酶。每例患者在术后6个月时填写1次EORTC QLQ-C30问卷和Korenaga问卷,并测定粪便脂肪含量。术后6个月时,86例患者接受评价,通过EORTC QLQ-C30和Korenaga评分系统对患者手术后生活质量的评估和粪便脂肪含量的分析显示,通过补充外源性胰酶可以减少体重丢失,缓解食欲减退、失眠、疲劳、餐后饱胀、恶心、呕吐和腹泻等症状,并且改善肠道对脂肪的耐受性及患者健康状况。

7. 手术并发症及处理

在胃癌根治术中，偶尔会遇到脾脏损伤，一般损伤程度为Ⅰ、Ⅱ级。王刚成等[34]介绍了12例集束式捆扎及缝合处理胃癌手术中脾脏损伤。具体方法是充分游离、暴露脾脏，如果脾脏出血部位在脾脏上、下极顶端，多采用集束式缝合，具体操作：选用细长圆针及3个0无损伤可吸收质软缝线，距离脾脏损伤部位月1.0 cm全层穿透脾脏，间断缝合3针以上，每针的针距为0.5～1.0 cm，在脾脏损伤表面覆盖凝胶海面或可吸收止血纱布，将所缝合线集中一起打结。如果脾脏出血位于脾脏体部或上、下极附近，多采用集束式捆绑，具体操作：将可吸收缝线分散围绕脾脏损伤部位，各线间距为0.5～1.0 cm，脾脏损伤表面覆盖凝胶海面或可吸收止血纱布，将所围绕脾脏可吸收线集中打结捆扎。该组患者通过上述方法全部成功修复止血，平均修复时间为11.2 min。郑锦等[35]比较了胃癌D_2手术与D_2手术联合腹主动脉旁淋巴结清扫术的术后并发症与死亡率。共手术75例，其中D_2手术33例，D_2手术联合腹主动脉旁淋巴结清扫术42例，两组术后总并发症发生率分别为36.4%和31.0%，无统计学差异($P>0.05$)。两组住院期间均无死亡病例，手术后3个月内两组各死亡1例，死亡原因分别为肺栓塞和瘘合并感染，两组死亡率无统计学差异($P>0.05$)。认为，在严格掌握手术适应证，熟练掌握D_2手术的基础上，再行联合腹主动脉旁淋巴结清扫是安全可行的。孙朝兵等[36]报道了291例胃癌手术病例中，术后发生淋巴漏17例，发生率为5.8%。17例淋巴漏中16例予以低盐、低脂、高蛋白饮食并纠正贫血和低蛋白血症等保守治疗后治愈，治疗时间7～27 d，平均11.2 d；1例在治疗4周后出现腹腔感染，予以手术清除感染灶并引流7 d后治愈。通过χ^2检验分析显示淋巴漏与术后低蛋白血症、肝硬化、胃切除范围无明显相关($P>0.05$)，而与肿瘤部位($\chi^2=8.460$，$P=0.015$)、淋巴结转移($\chi^2=3.906$，$P=0.048$)、术后贫血($\chi^2=4.005$，$P=0.045$)、早期肠内营养($\chi^2=4.409$，$P=0.036$)、pTNM分期($\chi^2=8.903$，$P=0.012$)及术中使用器械($\chi^2=6.532$，$P=0.038$)等因素有关。林涛等[37]回顾性分析了胃癌根治术后发生淋巴漏的19例病例。19例均先行保守治疗，1例严重淋巴漏病例经保守治疗后未见明显缓解，腹腔引流液最多达6 900 ml/d，行二次手术治疗后再经保守治疗后治愈。保守治疗主要方法如下：所有病例均采用醋酸奥曲肽治疗，19例中，4例因治疗过程中出现肝功能损害停药，其余均用药至引流量<200 ml/d后停用。同时加强营养支持治疗，对低蛋白血症患者予以静脉输注人血白蛋白。根据腹腔引流量不同，分别采取全胃肠外营养和低脂饮食进行支持治疗。具体为：腹腔引流量>500 ml/d的病例予以禁食，全胃肠外营养等治疗；当腹腔引流量<500 ml/d后，仍以静脉高营养治疗为主，辅予以低脂饮食补充。所有患者术中均留置鼻饲管，在腹腔引流量<500 ml/d之后，均经鼻饲管鼻饲低脂流质。童晓春等[38]探讨了胃癌根治术后腹腔淋巴漏并腹腔感染的影响因素以及预防措施。共回顾性分析了行胃癌根治术的1 246例患者的临床病理资料。共发生腹腔淋巴漏并感染的发生率为1.0%，贫血($P=0.029$)、低蛋白血症($P=0.017$)、肿瘤分期($P=0.000$)以及手术方式($P=0.000$)是胃癌根治术后发生腹腔淋巴漏并感染的影响因素；有8例(61.5%)引流量<300 ml未作特殊处理，1周后予以拔除引流管并缝合引流管口；其余5例(38.5%)采用肠外营养，以及奥曲肽治疗后腹腔引流液减少至<300 ml后，予以拔除引流管，所有患者均无明显不良反应。术前充分准备，术中选择合适的手术范围，是预防胃癌根治术后腹腔淋巴漏并感染的有效方法。陆逸庭等[39]收治了6例并发于胃癌术后早期的重症急性胰腺炎(SAP)资料作回顾性分析。其中以术后第3～5天发病者最多。临床症状均有上腹部疼痛，查体时均存在不同程度的腹膜刺激征，伴有休克1例；实验室检查发现白细胞和中性粒细胞计数上升，血、尿淀粉酶升高5例，5例血清Ca^{2+}下降；腹部超声检查，有5例发现中到大量腹腔积液，行诊断性穿刺，2例抽出血性液体，3例为啤酒色样液体，未见胆汁，穿刺液淀粉酶含量异常增高(>5 000 U/L)。6例均行腹部增强CT检查，均显示胰腺肿胀，边界模糊，胰腺实质内密度不均，5例胰周间隙有中到大量液体积聚。治疗方法：早期抗休克、纠正水电解质酸碱紊乱，可联合使用血浆、白蛋白及利尿药物达到负水平衡；对腹腔或后腹膜有积液的患者在B超、CT定位后放置1根或多根深静脉导管引流，禁食、胃肠减压，疏通肠道和增加肠道蠕动。本组患者在诊断明确后均予胃管内灌注25%硫酸镁、西沙比利灌胃，中药灌胃或(和)灌肠，2～4 d肠道功能恢复后给予鼻肠管肠内营养；应用抑制胰液分泌的药物，如生长抑素；防治胰腺继发感染。6例患者均治愈出院。该组共2 049例胃癌术病例，共有6例在早期并发SAP，发生率为0.29%。其中姑息性手术131例，无SAP发生；1 624例胃癌根治术(D_1+D_2)中有2例，发生率为0.12%(2/1 624)；259例全胃切除术后有3例，发生率为1.16%(3/259)；35例全胃切除+联合脏器切除中有1例，发生率为2.86%(1/35)。全胃切除与全胃切除+联合脏器切除手术后SPA发生率比较差异无统计学意义($P>0.05$)，但与D_1+D_2术式后SPA发生率比较差异有统计学意义($P<0.05$)。

8. 预后评估

洪骏等[40]回顾381例接受胃癌手术切除患者的临床资料,分别采用胃癌TNM分期标准第6版和第7版进行分期,比较不同分期患者生存曲线的差异。采用第7版胃癌TNM分期标准,各T、N分期的不同组别生存曲线的变化趋势具有统计学意义($P<0.05$)。与第6版相比,第7版分期标准更为细化,具体表现为第7版中T_2和T_3、N_1和N_2不同组别生存曲线的变化趋势均具有统计学意义($P<0.05$);第6版中为Ⅳ期,经第7版分期降期后的患者的生存率较未降期的患者增高,其差异具有统计学意义($P<0.05$)。与第6版胃癌TNM分期相比,第7版在T分期和N分期标准的划分更细致、更为合理,对胃癌手术后患者的预后判断更为准确。阿拉腾宝力德等[41]* 回顾性分析接受根治性手术的710例胃癌患者的临床资料,探讨了淋巴结转移率(rN)对胃癌根治术患者预后的评估价值。按淋巴结捡取数目将710例患者分为少于15枚组(327例)和15枚以上(含15枚)组(383例)。分别按淋巴结转移率进行rN分期和按淋巴结转移数量进行pN分期,分别采用Logrank检验和Cox比例风险模型来进行单因素和多因素预后分析。结果显示,少于15枚组和15枚以上组胃癌患者中位生存时间分别为74个月(95% CI 55.6～92.4个月)和96个月(95% CI 77.8～119.2个月),差异无统计学意义($P>0.05$)。多因素预后分析显示,rN分期既是少于15枚组($P<0.01$,$RR=1.225$.95% CI 1.102～1.362),又是15枚以上组($P<0.01$,$RR=1.421$,95% CI 1.269～1.592)胃癌患者的独立预后因素;而pN分期仅仅是少于15枚组胃癌患者的独立预后因素($P<0.01$,$RR=1.475$,95% CI 1.168～1.863)。采用rN分期系统,相同分期的两组胃癌患者生存时间的差异均无统计学意义($P>0.05$);而采用pN分期系统,在pN_1期患者中少于15枚组患者生存时间明显短于15枚以上组($P<0.01$)。认为淋巴结转移率是影响胃癌预后的独立因素,在判断胃癌预后中,按淋巴结转移率的rN分期不受检出淋巴结数目的限制,较pN分期系统更为可靠。胡祥等[42]回顾性分析行D_2或D_2以上胃癌根治术、且具有完整随访资料的616例无浆膜浸润胃癌患者的临床资料:并选取同期接受相同术式的有浆膜浸润的162例胃癌患者为对照组。无浆膜浸润胃癌患者的5年生存率为77.9%,明显高于浆膜浸润组的37.3%($P<0.0l$)。不同浸润深度患者5年生存率分别为T_{1a}(M)95.6%,T_{1b}(SM)92.5%,T_2(MP)73.5%,T_3(SS)62.7%,T_4(SE、SI)37.3%。按13本第13版《胃癌处理规约》,N_0、N_1(第1站)、N_2(第2站)和N_3(第3站)无浆膜浸润胃癌患者的5年生存率分别为91.5%、75.3%、54.8%和14.7%,差异有统计学意义($P<0.01$);按第7版TNM分期,N_0、N_1(1～2枚)、N_2(3～6枚)、N_{3a}(7～15枚)和N_{3b}(15枚以上)无浆膜浸润胃癌患者的5年生存率分别为91.5%、83.6%、59.8%、17.2%和11.8%,差异亦有统计学意义($P<0.01$)。淋巴结转移是无浆膜浸润胃癌患者预后的独立预后因素($P<0.01$)。因此,无论是按转移淋巴结的范围还是数量进行评价。淋巴结转移均能对无浆膜浸润胃癌患者的预后作出较好的预测。陈继达等[43]回顾性分析64例进展期胃癌术中冰冻诊断切缘阳性患者,该组患者的中位生存时间为17.0个月(95% CI 11.6～22.4),切缘阴性组为23.0个月(95% CI 20.5～25.5)($P=0.045$);切缘状态在多因素Cox回归分析中无统计学意义($P>0.05$)。在D_2淋巴结清扫的亚组中,切缘阳性组中位生存时间为17.0个月(95% CI 12.0～22.0),切缘阴性组为24.0个月(95% CI 19.8～28.1);多因素Cox回归分析进一步确认切缘状态为独立的预后影响因素。因此,对于术中切缘阳性的进展期胃癌再次切除后获得阴性切缘能改善预后,充分衡量手术风险的基础上应尽可能再次切除以获得阴性切缘。作者还建议根治性胃癌切除术应常规行术中冷冻切片检查评估切缘状况。马晋平等[44]* 回顾性分析经手术治疗的775例胃癌患者的临床资料,根据患者术前1周内外周静脉血中性粒细胞/淋巴细胞比值(NLR)大小分为低NLR组(NLR小于或等于3.79,652例)和高NLR组(NLR大于3.79,123例)。外周血白细胞总数均未超过正常值上限,外周血中性粒细胞百分比与淋巴细胞百分比均在正常范围之内。术前外周静脉血NLR介于1.20～4.31之间。根据ROC曲线,兼顾敏感性和特异性,取NLR=3.79作为评价的最佳分界点。结果发现,低NLR组和高NLR组胃癌患者5年生存率分别为44.0%和12.2%($P<0.01$)。TNM Ⅰ、Ⅱ、ⅢA、ⅢB及Ⅳ期病例中,低NLR组和高NLR组的5年生存率分别为97.8%和33.3%、55.4%和32.0%、30.2%和11.1%、15.5%和8.3%、10.7%和2.1%差异均有统计学意义(均$P<0.01$)。行D_1、D_2、D_3、D_4根治性手术及姑息性手术病例中,低NLR组和高NLR组的5年生存率分别为93.3%和33.3%、51.3%和20.4%、42.4%和10.5%、14.3%和2.0%、8.3%和2.2%,差异均有统计学意义(均$P<0.01$)。认为,NLR可以作为胃癌患者的预后因素,术前NLR大于3.79提示胃癌患者预后不良。袁嘉敏等[45]用流式细胞仪检测833例胃癌首诊患者外周血的淋巴细胞亚群$CD3^+$、$CD4^+$、$CD8^+$、$CD4^+/CD8^+$、$CD19^+$、$CD25^+$、$CD44^+$及NK^+细胞,并根据96名健康对照者的平均检测值分为高表达组和低表

达组。与健康对照者相比，胃癌患者 CD3⁺、CD8⁺ 低表达。而 CD4⁺，CD19⁺、CD25⁺、CD4⁺/CD8⁺、CD44⁺、NK⁺ 高表达（$P<0.05$）。CD19⁺ 高表达与低表达者分别为 444 例和 389 例，3 年生存率为 36.4% 和 18.5%，差异有统计学意义（$P<0.05$）；而其他 7 种淋巴细胞亚群表达水平则与患者生存率无关（均 $P>0.05$）。提示胃癌患者外周血淋巴细胞亚群发生显著变化，其中 CD19⁺ 高表达患者具有明显的生存优势。李昉璇等[46]回顾性分析行根治性切除且有完整随访资料的 367 例近端胃癌患者的临床资料，其中术后早期复发（2 年内）71 例（19.3%）。单因素分析结果显示，早期复的发危险因素有 Borrmann 分型（$P<0.01$）、病理类型（$P<0.01$）、浸润深度（$P<0.05$）和阴性淋巴结数与近端胃癌早期复发有关（$P<0.05$）；多因素分析显示，病理类型（$P<0.05$）、浸润深度（$P<0.05$）和阴性淋巴结数（$P<0.01$）是近端胃癌早期复发的独立危险因素（均 $P<0.05$）。早期复发患者的阴性淋巴结数为（8.4±7.2）枚，明显低于无早期复发者的（10.7±8.7）枚（$P<0.05$）。因此，对原发肿瘤浸润深度达 T_3 以上、病理类型为腺鳞癌的近端胃癌患者应适当扩大手术切除范围、积极行标准或扩大的淋巴结清扫，于术中或术后常规加行辅助治疗。赵敬柱等[47]* 进展期胃癌根治术后复发的 147 例患者进行回顾性研究，其中早期复发 86 例（距首次手术≤1 年），晚期复发 61 例（距首次手术>1 年）。多因素 Logistic 回归分析显示，TNM 分期和 N 分期是进展期胃癌术后早期复发的独立危险因素（$P<0.05$）。单因素分析结果显示，胃癌术后化疗（$P<0.05$）、T 分期（$P<0.05$）、N 分期（$P<0.01$）、TNM 分期（$P<0.01$）、复发时间（$P<0.01$）和再手术（$P<0.01$）是影响复发患者预后的主要因素；多因素分析结果显示，TNM 分期（$P<0.01$）、复发时间（$P<0.01$）和再手术（$P<0.01$）是复发患者的独立预后影响因素。认为，NM 分期和 N 分期是进展期胃癌术后早期复发的独立危险因素。胃癌术后复发患者的预后较差，积极行再手术治疗有助于延长患者的生存时间。张驰等[48]回顾性分析 52 例合并肝硬化的胃癌根治性手术患者的临床资料，1、3、5 年生存率分别为 78%、44%、33%。单因素分析表明：年龄、Borrmann 分型、病理组织分型、肿瘤大小、pTNM 分期、Child-Pugh 分级、有无并发症、有无腹水、血浆白蛋白水平对生存率有影响（$P<0.05$）；多因素分析提示 TNM 分期、Child-Pugh 分级、腹水是影响预后的独立危险因素（$P<0.05$）。Child-Pugh 分级的危险度为 3.005，TNM 分期的危险度为 1.594。说明肝功能状况比肿瘤分期对胃癌合并肝硬化患者预后的影响更显著。对 Child-Pugh 评分 B 级和 C 级胃癌患者在治疗时应以改善肝脏功能为主，Child-Pugh 评分 A 级患者的胃癌手术方式应选择标准的 D_2 胃癌根治术。

（二）胃肠道间质瘤（GIST）

胃肠道外间质瘤（extra-gastrointestinal stromal tumors，EGIST）指组织形态、免疫表型及分子生物学特征与 GIST 相似，但起源于胃肠道外的间叶组织肿瘤，多位于网膜、肠系膜、腹膜后间隙和盆腔等。应明亮等[49]回顾性分析 25 例经手术或穿刺病理证实 EGIST 患者的 CT 表现（病变的部位、大小、形态及边缘、增强特点、邻近脏器受侵、转移等征象），25 例均行 CT 平扫及双期增强扫描，其中 8 例又行 CTA 检查。其中高度危险 17 例，中度危险 5 例，低度危险 3 例，其中 5 例发生远处转移。单发 23 例，位于肠系膜 10 例、网膜 6 例、后腹膜 5 例、盆腔 2 例；多发 2 例，起自后腹膜及肠系膜。肿瘤直径平均 13.2 cm。肿块呈分叶状 8 例，不规则状 4 例，类圆形或椭圆形 13 例。其中 1 例可见钙化，23 例病灶内见囊变及坏死。根据肿瘤的强化方式，分两种类型：Ⅰ型，动脉期大致轻度均匀强化，静脉期强化略高于动脉期。Ⅱ型，动脉期为中度不均匀强化，静脉期进行性强化，强化高于动脉期；囊变、坏死无明显强化；其中 15 例在动脉期病灶实性成分内可见条状强化的血管影；CTA 可清晰显示肿瘤供血动脉及引流静脉。因此，EGIST 的 CT 表现有一定的特征性，在术前诊断及术后随访判断其生物学行为方面有一定价值。杨弘鑫等[50]回顾性分析 217 例胃间质瘤患者的临床资料进行。临床表现主要有腹痛、上腹胀、血便、腹部包块等。术中见肿瘤位于贲门部、胃底、胃体及幽门部分别为 24 例（11.0%）、103 例（47.5%）、59 例（27.2%）和 31 例（14.3%）。所有患者的肿瘤均于内镜下剥除或行手术切除，术后经病理及免疫组化检查确诊。属极低危险度、低危险度、中危险度及高危险度患者分别为 56 例（25.8%）、67 例（30.9%）、41 例（18.9%）和 53 例（24.4%）。术后 140 例患者获得随访，随访时间为 7～52 个月，平均 35 个月。获得随访的 35 例高危险度患者中，服用伊马替尼者 19 例，2 例进展；未服用者 16 例，9 例进展，服用伊马替尼者病情进展的比例较低（$\chi^2=8.426$，$P=0.004$）。在 11 例病情进展患者中，局部复发 4 例、复发合并腹腔多处转移 1 例、肱骨转移 1 例、肝转移合并腹腔转移 1 例、肝转移 4 例。张鹏等[51]回顾性分析了 217 例 GIST 患者的临床病理资料，其中男性 103 例，女性 114 例，中位年龄 55 岁。除 4 例患者因广泛浸润未完整切除外，其余 213 例均行完整切除，其中 35 例行腹腔镜手术：48 例术后口服伊马替尼。178 例（82.0%）患者获得术后随访，随访时间 3.74 个月。随访期间有 16 例(9.0%)发生术后复发和(或)转移，logistic 回归分析显示，肿瘤部位(*OR*=2.547，95% CI 1.466～4.424)和核分裂像(*OR*=6.556，95% CI 2.974～14.449)是影响根治术后复发和(或)转移的独立危险因素。随访患者中带瘤生存者 5 例，11 例死于 GIST，其中小肠 GIST 7 例，肠道外 GIST 4 例。Cox 回归分析显示。核分裂像(*RR*=2.654，95% CI 1.094～6.438)与复发和(或)转移(*RR*=32.988，95% CI 3.879～280.529)是 GIST 患者的独立预后因素。外科手术完整切除联合靶向治疗可使 GIST 患者获得满意疗效。卢震海等[52]对收治的首次进行外科治疗且能够完全切除的 277 例 GIST 患者临床资料进行回顾性分析，其中男性 176 例，女性 101 例，年龄 20～81(中位年龄 57)岁；肿瘤位于结直肠 28 例，小肠 76 例，胃 173 例。均予以肿瘤完整切除，其中局部切除 98 例，肿瘤及所在器官切除 64 例。扩大切除术 115 例；3 种切除方式患者术后 5 年生存率分别为 83.5%、71.9%和 61.9%，差异无统计学意义(*P*>0.05)。Cox 模型分析显示，肿瘤大小和复发转移是影响 GIST 患者预后的独立因素(*P*<0.05)。进一步提示，胃肠道 GIST 仍以外科治疗为主，原则上施行肿瘤完全切除即可，广泛切除或扩大淋巴结清扫并不能提高生存率。刘业星等[53]报道了经手术治疗的 22 例十二指肠间质瘤病人的临床病理资料。其中 4 例行胰十二指肠切除术(PD)；18 例行十二指肠局部切除，其中，口服甲磺酸伊马替尼 6 个月后手术切除者 7 例。1 年及 3 年存活率分别为 100%、90.9%。认为 PD 手术创伤大，术后并发症多，对于未侵犯十二指肠乳头或胰腺壶腹者，应尽量行局部切除而非 PD。术前使用甲磺酸伊马替尼可能提高切缘阴性率、降低手术风险。淋巴结是转移率越来越被认为是影响胃癌预后的一个重要因素。解亦斌等[54]则回顾性分析了 41 例十二指肠间质瘤的临床资料。主要集中于降部(26 例，63.4%)和水平部(10 例，24.4%)；最常见的症状是上消化道出血(18 例，43.9%)，体检发现者占 29.3%(12 例)；8 例患者行胰十二指肠切除术，27 例患者行十二指肠局部切除术；肿瘤直径为 0.6～30.0 cm，平均直径 8.4 cm。用 Kaplan-Meier 法计算术后 1、2 和 5 年的无瘤生存率分别为 94.1%、77.5%和 65.0%。Cox 回归分析结果显示，核分裂像>10 个/50 高倍镜视野(HP)的患者复发的危险性高于核分裂像≤10 个/50 HP 的患者(*HR*=3.7，95% CI 1.0～13.7，*P*=0.049)，调整其他混杂因素的影响后，核分裂像对预后的影响更为显著(*P*=0.024)。未发现年龄、肿瘤大小、手术方式及恶性程度等因素与十二指肠间质瘤复发的显著性关系(均 *P*>0.05)。张信华等[55]回顾性分析接受伊马替尼治疗的 73 例成人进展期 GIST 患者的临床资料，其中 1 例患者接受伊马替尼治疗后完全缓解 1 例，部分缓解 53 例，疾病稳定 14 例，疾病进展 5 例。全组随访时间 12～76(中位随访 32)个月。中位无进展生存期 45.0 个月(95% CI：34.2～55.8 个月)，1、3、5 年无进展生存率(PFS)分别为 87.7%、63.6%和 39.6%。多因素分析显示，基因突变情况和治疗前体力状态评分是伊马替尼治疗疗效的独立影响因素；c-kit 外显子 11 突变患者 PFS 优于外显子 9 突变者；治疗前体力状态低评分者优于高评分者(均 *P*<0.01)。提示 c-kit 外显子 9 突变和体力状态不良的患者接受伊马替尼治疗效果不佳。王洪山等[56]回顾性分析对伊马替尼继发耐药的复发和转移的晚期 8 例 GIST 病人的临床资料。所有病人均行手术治疗，完整切除原发肿瘤后，肿瘤复发和(或)转移，口服伊马替尼治疗产生继发耐药，采取手术切除复发和转移灶(特别是耐药病灶)联合伊马替尼等靶向治疗为主的综合治疗模式，均获得较好的治疗效果。1 例死亡，存活 96 个月；其余 7 例仍存活，目前存活时间 65～145 个月，平均 98.6 个月。认为，对于伊马替尼继发耐药的复发和转移的晚期 GIST，选择手术联合酪氨酸激酶抑制剂靶向治疗为主的多学科综合治疗模式，参考肿瘤的基因状态，采取个体化治疗，可取得较好的疗效。刘星等[57]* 以 27 例对伊马替尼耐药的 GIST 患者为研究对象，予以舒尼替尼 50 mg/d 服药 4 周、停药 2 周(“50 mg 方案”)或 37.5 mg/d 连续口服(“37.5 mg 方案”)治疗，对其生存情况及副作用进行回顾性分析。27 例接受中位时间为 64 周(7～153 周)的舒尼替尼治疗，其中 9 例采用“50 mg 方案”，18 例采用“37.5 mg 方案”。所有患者治疗后随访中位时间为 72 周(14～164 周)。按 Choi 标准进行最佳疗效评估：完全缓解 1 例(1/27)，部分缓解 7 例(7/27)，疾病稳定 10 例(10/27)，疾病进展 9 例(9/27)，客观有效率达 8/27。随访过程中，进展 21 例，死亡 15 例。1 年生存率为 17/27；中位无进展生存时间(PFS)为 40 周，中位总生存时间(OS)为 84 周。按既往伊马替尼日最高剂量分为 400 mg 组和>400 mg 组分析，PFS 分别为 46 周和 33 周(*P*=0.047)，即 400 mg 组的 PFS 优于>400 mg 组；但 OS 为 89 周和 71 周(*P*=0.259)。主要的不良反应有手足综合征(15/27)，食欲减退(13/27)，皮肤脱色(9/27)，恶心呕吐(9/27)，疲乏(9/27)，腹泻(8/27)，其中大多数是 1～2 级。按给药剂量分组，“50 mg 方案”组腹泻及手足综合征的发生率(5/9 及 7/9)均高于“37.5 mg 方案”组(3/18 及 8/18)，差别有统计学意义(*P*<0.05)。提示舒尼替尼治疗伊马替尼耐药的 GIST 的疗效可靠，安全性良好。采用“37.5 mg 方案”患者更容易耐受。

(三) 胃转流手术治疗糖尿病

胃转流手术(GBP)治疗肥胖及/或糖尿病在国内逐渐推广,也出现了各种术式。闫军等[58]分析32例2型糖尿病(T2DM)患者接受GBP的临床资料。在GBP后无严重并发症。术后1、6、12个月的空腹血糖(FBG)分别为[(7.8±2.2) mmol/L、(7.7±2.2)mmol/L、(7.2±1.8) mmol/L]均低于术前的[(11.1±2.7)mmol/L],$P<0.05$;术后1、6、12个月的餐后2 h血糖(2hPG)[(10.2±2.6) mmol/L、(10.5±2.8) mmol/L、(10.5±3.1) mmol/L]均低于术前的[(14.0±3.5)mmol/L],$P<0.05$;术后1、6、12个月、糖化血红蛋白(HbAlc)[(7.6%±1.4%)、(7.5%±1.7%)、(7.1%±1.9%)]均低于术前的[(9.0%±2.3%)],$P<0.05$。BMI<25 kg/m^{2}的非超重者的术后12个月FBG[(6.9±1.5)mmol/L]、2hPG[(10.0±3.2)mmol/L]、HbAlc[(6.9%±1.9%)]均低于术前的 FBG [(10.7±2.9)mmol/L]、2hPG [(14.3 ±4.1)mmol/L]、HbAlc[(8.8%±2.0%)],$P<0.05$;BMI≥25 kg/m^{2}的非超重者的术后12个月FBG[(7.5±2.3)mmol/L]、2hPG[(11.3±2.9)mmol/L]、HbAlc[(7.3%±1.9%)]均低于术前的FBG[(11.7±2.3) mmol/L]、2hPG[(13.5±2.4) mmol/L]、HbAlc[(9.2%±2.7%)],$P<0.05$。6例合并有高血压的T2DM患者术后1年血压正常5例。17例合并有脂肪肝的T2DM患者术后1年脂肪肝减轻8例。提示GBP对T2DM患者的糖代谢失常及合并症都有明显的治疗作用。王瑜等[59]前瞻性纳入合并非肥胖型T2DM的胃部病变行GBP 47例,其中全胃切除Roux-en-Y式20例、胃大部切除Roux-en-Y式13例和毕Ⅱ式14例。术前比较,3组术后1周至6个月空腹血糖均显著降低($P<0.01$),GLP-1水平术后升高($P<0.01$或$P<0.05$);术后3~6个月HbA1c显著降低($P<0.01$或$P<0.05$),其中胃大部切除及全胃切除Roux-en-Y式组上述指标变化幅度显著>毕Ⅱ式组($P<0.05$)。术后6个月,毕Ⅱ式和胃大部切除及全胃切除Roux-en-Y式组糖尿病手术总有效率分别为78.5%(11/14)、100%(13/13)和100%(20/20),其中Roux-en-Y式组总有效率显著高于毕Ⅱ式组($P<0.05$)。3组术后1月至6个月体质量指数均显著低于术前($P<0.05$),组间差异无统计学意义($P>0.05$)。说明3种胃肠道重建术均有降糖效果,其中Roux-en-Y式GBP对T2DM的疗效优于毕Ⅱ式,且并不依赖于体质量的降低。杨映弘等[60]对符合纳入标准的非肥胖型2型糖尿病患者41例实施袖状胃切除间置回肠的十二指肠空肠旁路手术。平均随访时间9.6个月(6~21个月)。95%的患者术后糖化血红蛋白<7%,不需任何降糖药物。78%的患者糖化血红蛋白<6%。空腹血糖从术前的(9.7±0.4) mmol/L降至术后的(6.2±0.3) mmol/L($P<0.01$);糖化血红蛋白从术前的(8.1%±1.4%)降至术后的(5.8%±0.6%)($P<0.01$);餐后2 h血糖从术前的(13.6±0.7)mmol/L降至术后的(10.6±0.2) mmol/L($P<0.01$);胰岛素抵抗指数(Homa-IR)从术前的(4.8±1.3)降至术后的(1.2±0.4)($P<0.01$);空腹C肽从术前的(3.3±1.7) nmol/L升至术后的(4.9±0.2)nmol/L($P<0.01$);空腹胰岛素从术前的(10.2±1.4) mIu/L升至术后的(15.6±0.7) mIu/L($P<0.01$)L;三酰甘油从术前的(3.1±0.5) mmol/L降至术后的(1.9±0.4)mmol/L($P<0.01$);高密度脂蛋白从术前的(1.2±0.2) mmol/L升至术后的(1.9±0.8)mmol/L($P<0.01$);低密度脂蛋白从术前的(3.5±0.3) mmol/L降至术后的(2.4±0.6) mmol/L ($P<0.01$)。7例合并高血压患者中3例的血压得到控制。78%(21/27例)患者的尿微量白蛋白得到缓解。53%(8/15例)患者的糖尿病视网膜病变得到改善。说明该术式非肥胖型2型糖尿病短期效果良好。蒋飞照等[61]初步探讨十二指肠空肠旁路术(DJB)治疗非过度肥胖型2型糖尿病(T2DM)的疗效和可行性。7例T2DM患者接受DJB手术。结果显示,1例完全脱离降糖药物,FBG、餐后2h血糖(2hPG)和HbAlc正常;5例应用降糖药物剂量明显减少,但尚未完全脱离药物;1例无明显改善。HbA1c达标比例5/7;患者术后各时间段体质量指数(BMI)较术前均无明显变化。说明十二指肠空肠旁路术可以降低非过度肥胖T2DM患者的血糖,其对血糖的控制不依赖于体质量指数的降低。

(四) 胃其他疾病

吕远等[62]报道了200例原发性胃淋巴瘤(PGL)患者的临床资料。其中男110例。女90例,年龄19~80(中位年龄为54)岁。临床表现及实验室检查缺乏特异性。治疗前确诊130例,另70例分别误诊为胃癌(59例)、胃溃疡(5例)和慢性胃炎(6例)。行单纯化疗24例,单纯手术治疗29例,综合治疗(化疗加手术)132例患者,另有15例患者未经任何治疗。本组200例患者均接受了1~246(中位时间26)个月的随访,1、3、5及10年生存率分别为65.0%、57.5%、56.2%和55.0%。单因素和多因素预后分析结果显示,消瘦($P<0.01$)、肿瘤部位($P<0.05$)、治疗方法($P<0.01$)、病理类型($P<0.05$)及肿瘤分期($P<0.01$)是影响PGL患者生存的独立因素。认为PGL的漏诊率和误诊率较高,治疗应首先考虑以手术为主的综合治疗。

涂朝勇等[63]回顾了38例胃类癌病人。其中男17例,女21例。年龄26~77岁,中位年龄55岁;病程10 d至3年,临床表现与胃溃疡或胃癌相似。出现类癌综合征3例,表现为腹泻及面色潮红。4例患者进行胃镜下黏膜切除术,其余患者按照胃癌手术治疗。术后对11例患者进行了化疗。获随访24例胃类癌病人的总体1、3、5年生存率分别为91.7%、81.5%、72.4%。

杨维良等[64]回顾性分析32例胃神经鞘瘤患者的临床资料。临床表现腹痛、腹部肿块、胃出血并休克、柏油样便。钡剂胃造影、BUS及CT平扫均显示胃腔内实质不能定性的肿块。纤维胃镜取部分活组织明确诊断4例,术前确诊率12.5%。术后病理组织学检查确诊28例。所有病例均手术切除,病理组织学检查能够确诊,免疫组织化学对进一步诊断有帮助。29例获得随访,5例在术后6年内分别因肺转移死亡,余24例随访8~10年尚生存。

(五)小肠疾病

1. 肿瘤

原发性小肠肿瘤发病率低,起病隐匿,临床表现缺乏特异性,误诊率高,一旦发现病情较晚。原发性十二指肠癌早期诊断困难,手术根治难度极大,预后差。张思森等[65]*对经手术切除、病理证实的89例十二指肠腺癌患者的临床资料进行回顾性分析。临床表现缺乏特异性,术前内镜确诊率为93%,胃肠X线气钡造影为90%,磁共振胰胆管造影为82%,B超为42%,MRI/CT为70%。肿瘤位于十二指肠第2段占65%。48例行胰十二指肠切除,19例行十二指肠节段切除,切除术后患者5年生存率分别为47%和50%。认为内镜和X线气钡双重造影是诊断十二指肠腺癌的主要检查方法。早期诊断和根治手术是提高切除率和疗效的主要途径。朱延朋等[66]回顾性分析14例空、回肠癌患者的临床特点、病理及术后随访资料。临床以腹痛、腹胀、便血、贫血、腹部包块及肠梗阻等症状为其主要表现。全组空肠癌9例,回肠癌5例,13例行癌肿切除术,其中5例行术后化疗2~6个周期,1例伴肝转移并腹水,仅行活检术并术后支持治疗。全组术前诊断率低于50%,术后3年生存率为50.0%;肿瘤分化程度越高、淋巴转移越少、距屈氏韧带越远,其术后生存率越高,反之则越低。认为空、回肠癌的术前诊断困难,需要B超,CT,内镜等辅助检查,手术切除仍是其主要治疗手段。王凌云等[67]对3个中心所有接受过FOLFOX或XELOX方案化疗的34例晚期小肠癌患者进行了回顾性分析。共纳入病例34例,其中28例接受了FOLFOX治疗,6例接受了XELOX方案治疗。客观有效率及疾病控制率分别为32.3%和61.7%。中位PFS和OS分别为6.3和14.2个月。化疗相关不良反应可耐受,3~4级不良反应发生率较少,其中1~2级纳差(58.8%)、恶心(47.1%)、外周神经毒性(41.2%)是最常见的反应。研究结果初步显示FOLFOX或XELOX方案治疗晚期小肠癌安全有效,该方案仍值得进一步研究。

2. 梗阻

小肠梗阻是临床常见的外科急腹症之一,对于非手术治疗的时限及手术时机缺乏客观的指标。江南芳等[68]回顾性分析98例行系统碘水造影检查的疑患小肠疾病患者的临床资料,其中52例为慢性腹痛,21例为反复呕吐,15例为腹痛伴呕吐,5例为慢性腹泻,5例为黑便。患者口服造影剂碘海醇注射液行系统碘水造影,经腹部X线动态观察造影剂在消化道内的充盈和缺损,并与患者DBE检查或手术结果进行对比分析。结果显示,系统碘水造影诊断小肠疾病64例,小肠造影检查未见明显异常34例。其中无内镜检查禁忌证患者34例行DBE检查证实小肠疾病29例,系统碘水造影检查未见小肠疾病而DBE检查发现小肠病变6例;系统碘水造影检出疾病但DBE未发现者7例。无法行DBE检查或DBE检查过程中因肠腔堵塞无法进镜且无手术禁忌证患者行剖腹探查术者17例,系统碘水造影检查与剖腹探查术对小肠疾病检出一致率达100%,多为小肠梗阻及穿孔等急腹症。系统碘水造影检查及DBE检查均未见明显异常者34例。认为系统碘水造影检查对小肠疾病的诊断及治疗方案的选择具有指导意义,对于小肠梗阻患者有较大诊断价值,还能找出内镜遗漏的病变,适用范围更广,可以作为小肠镜检查的有效补充,但其对小肠黏膜较细微的病变显示不足。李昂等[69]回顾分析了117例行口服泛影葡胺胃肠造影的单纯性机械性小肠梗阻病例,造影剂能够在造影观察时限内排入结肠,则造影结果为阴性,如果12 h后泛影葡胺仍未排入结肠,则造影结果为阳性,则对患者实施手术治疗。在造影过程中如果患者出现症状、体征进行性加重或有腹膜炎表现,均需即刻手术。其中粘连63.2%、肿瘤12.0%、胃石13.7%、内疝(无手术史)3.4%、原因不明7.7%,造影阳性46例,阴性71例,泛影葡胺胃肠造影用于判断单纯性机械性小肠梗阻手术的特异性和敏感性分别为100%和97.3%。说明口服泛影葡胺胃肠造影可以较为准确判断单纯性机械性小肠梗阻是否需要手术治疗,特别是区分不需要手术治疗的病例。李世宽等[70]选取急诊收治手术的患者84例,分为研究组($n=42$)与对照组($n=42$),研究组为机械性小肠梗阻患者,对照组为腹部限期或择期手术不合并梗阻的患者。手术中无菌条件下切取回肠系膜淋巴结进行需氧菌和厌氧菌培养。结果发现，研究组患者细菌移位率明显高于对照组[57.1%(24/42) vs 16.7%(7/42)，$\chi^2=14.775$，$P<0.01$]，大肠埃希菌是最常见移位细菌(20例)。急诊手术及年龄≥70岁与细菌移位发生有关($P<0.05$)。发生细菌移位的患者其术后感染并发症发生率明显高于未发生细菌移位的患者[29.0%(9/31) vs 3.8%(2/53)，$\chi^2=10.965$，$P<0.05$]。因此，相对于择期手术，高龄、急诊小肠梗阻患者更易发生细菌移位。

3. 出血

小肠急性出血是指发生于Treitz韧带以下、回盲部以上的空肠、回肠病变引起的肠道急性出血。目前诊断小肠急性出血的手段主要是选择性肠系膜血管造影、胶囊内镜、放射性核素显像等，但均不能显示病灶侵犯肠壁深度，肠外浸润，肠系膜、腹膜、腹膜后淋巴结及腹部实质性器官等情况。王成龙等[71]回顾性分析了行手术治疗的小肠急性出血60例，所有病例术前顺利完成了多层螺旋CT(MDCT)检查，其中53例同时进行了数字血管造影(DSA)检查。MDCT诊断阳性40例，手术病理结果阳性38例；MDCT诊断阴性20例，术后病理结果证实其中6例为假阴性，准确定性出血病因35例。在53例行DSA检查中检出阳性31例，手术结果证实25例，假阳性6例，准确定性出血病因12例。MDCT和DSA对于小肠急性出血诊断的特异性差异无统计学意义($P>0.05$)，敏感性、准确性及病因定性准确性差异有统计学意义($P<0.05$)。认为MDCT可以作为小肠急性出血的首选检查方法。

4. 短肠综合征

郭明晓等[72]观察了重组人生长激素(rhGH)、谷氨酰胺(Gin)和膳食纤维的肠内营养(EN)对短肠综合征病人小肠黏膜形态、肠黏膜细胞增殖和凋亡水平的改变，以评价对短肠综合征病人的治疗效果。10例短肠综合征病人联合应用rhGH 0.05 mg/(kg·d)、Gin 30 g/d和膳食纤维的EN进行3周的肠康复治疗。10例短肠综合征病人均完成肠康复治疗。治疗后病人残余小肠绒毛高度显著增加($P<0.05$)，隐窝深度轻度增加($P>0.05$)。治疗后小肠黏膜隐窝增殖细胞核抗原Ki-67表达显著高于治疗前($P<0.01$)，肠上皮细胞Caspas-3的活性轻度降低($P>0.05$)。提示联合应用rhGH、Gin和膳食纤维的EN，可有效地促进短肠综合征病人残余肠道黏膜形态学代偿反应。

（聂明明　毕建威）

参 考 文 献

1 孔桂香，等. 肿瘤防治研究，2011，38(12)：1438
2* 邹小农，等. 肿瘤，2012，32(2)：109
3* 庄庆昕，等. 中华肿瘤杂志，2011，34(4)：316
4* 庞丽芳，等. 外科理论与实践，2011，16(3)：244
5 王 艳，等. 胃肠病学和肝病学杂志，2012，21(5)：406
6 朱正伦，等. 上海医学，2011，34(11)：822
7 朱燕华，等. 胃肠病学和肝病学杂志，2012，21(1)：9
8 何永林，等. 中国普通外科杂志，2011，20(12)：1376
9* 吴 晖，等. 中华医学杂志，2012，92(30)：2113
10 王国富，等. 中国普通外科杂志，2012，21(4)：377
11 王 黔，等. 中华胃肠外科杂志，2012，15(8)：845
12 冯笑山，等. 中华胃肠外科杂志，2011，14(11)：879
13 马 岩，等. 中国现代普通外科进展，2012，15(4)：269
14 曾玉剑，等. 中国普外基础与临床杂志，2012，19(4)：416
15* 顾 钧，等. 中华普通外科杂志，2012，27(5)：370
16* 彭 根，等. 中华胃肠外科杂志，2012，15(2)：145
17 张 斌，等. 中国肿瘤临床与康复，2011，18(6)：538
18 代佑果，等. 中华胃肠外科杂志，2011，14(10)：812
19 李子禹，等. 中国实用外科杂志，2012，32(4)：319
20 刘锐锋，等. 肿瘤防治研究，2012，39(9)：1098
21 周围围，等. 中国肿瘤临床与康复，2012，19(1)：39
22 阚士锋，等. 中国肿瘤临床与康复，2011，18(5)：438
23 傅国平，等. 中国癌症杂志，2012，22(4)：291
24 徐雪明，等. 中国癌症杂志，2012，22(7)：533
25 李 倩，等. 中国癌症杂志，2012，22(8)：595
26 孙 鹏，等. 外科理论与实践，2011，16(3)：275
27 董春禄，等. 中国普外基础与临床杂志，2012，19(3)：292
28 廖国清，等. 中国肿瘤临床，2012，39(8)：452
29 忙尼沙汗·阿不都拉，等. 中国肿瘤临床，2012，39(15)：1111
30 谢正勇，等. 广东医学，2012，33(9)：1254
31* 陈 钶，等. 中华医学杂志，2012，92(26)：1841

32　米　磊,等.中华胃肠外科杂志,2012,15(5):464
33　孙元水,等.中华普通外科杂志,2011,26(11):940
34　王刚成,等.中华普通外科杂志,2012,27(5):410
35　郑　锦,等.中国现代普通外科进展,2011,14(12):945
36　孙朝兵,等.中华普通外科杂志,2012,27(1):72
37　林　涛,等.福建医科大学学报,2012,46(4):295
38　童晓春,等.中华医院感染学杂志,2011,21(21):4484
39　陆逸庭,等.中华普通外科杂志,2012,27(3):241
40　洪　骏,等.第二军医大学学报,2012,33(5):506
41* 阿拉腾宝力德,等.中华胃肠外科杂志,2012,15(2):137
42　胡　祥,等.中华胃肠外科杂志,2012,15(2):133
43　陈继达,等.中华外科杂志,2012,50(9):806
44* 马晋平,等.中华胃肠外科杂志,2011,14(12):944
45　袁嘉敏,等.中华胃肠外科杂志,2011,14(10):796
46　李昉璇,等.中华胃肠外科杂志,2012,15(2):129
47* 赵敬柱,等.中华普通外科杂志,2011,26(7):549
48　张　驰,等.中华普通外科杂志,2012,27(7):572
49　应明亮,等.临床放射学杂志,2012,31(5):673
50　杨弘鑫,等.中国普外基础与临床杂志,2012,19(9):951
51　张　鹏,等.中华胃肠外科杂志,2012,15(3):251
52　卢震海,等.中华胃肠外科杂志,2011,14(10):778
53　刘业星,等.腹部外科,2012,25(4):225
54　解亦斌,等.中华医学杂志,2012,92(24):1694
55　张信华,等.中华胃肠外科杂志,2012,15(3):243
56　王洪山,等.中国实用外科杂志,2012,32(8):648
57* 刘　星,等.福建医科大学学报,2012,46(4):272
58　闫　军,等.中华普通外科杂志,2012,27(2):148
59　王　瑜,等.中华内分泌外科杂志,2011,5(6):408
60　杨映弘,等.中华普通外科杂志,2012,27(6):483
61　蒋飞照,等.中华胃肠外科杂志,2012,15(1):36
62　吕　远,等.中华胃肠外科杂志,2012,15(2):157
63　涂朝勇,等.外科理论与实践,2011,16(3):301
64　杨维良,等.中国现代普通外科进展,2011,14(9):673
65* 张思森,等.中华普通外科杂志,2011,26(7):543
66　朱延朋,等.中国普通外科杂志,2011,20(10):1088
67　王凌云,等.中国肿瘤临床,2012,39(7):399
68　江南芳,等.胃肠病学和肝病学杂志,2012,21(7):640
69　李　昂,等.临床外科杂志,2012,20(8):557
70　李世宽,等.中国普外基础与临床杂志,2012,19(8):842
71　王成龙,等.四川大学学报(医学版),2012,43(4):636
72　郭明晓,等.肠外与肠内营养,2011,18(6):326

胃癌17号染色体抑癌基因候选区域精细定位分析[中华实验外科杂志,2011,28(12):2148]　王权等为寻找新胃癌相关杂合缺失区域及可能存在的抑癌基因,通过对Genethon、NCBI以及GDB数据库的研究,在17号染色体上筛选出13个微卫星位点,合成微卫星标记引物,其中正向引物5′端由FAM荧光标记,反向为普通引物。然后与48例胃癌患者的肿瘤组织及正常组织进行多重聚合酶链反应(PCR)。产物在ABI Prism 3730自动荧光测序仪进行毛细管电泳,以Genemapper3.2对电泳结果以进行杂合缺失分析。使用Fisher's精确检验对杂合缺失与临床病例资料进行分析。结果显示,在48例胃癌患者中,10个有效微卫星位点发生杂合缺失,所有位点平均杂合缺失率31%,说明17号染色体具有较高的杂合缺失现象。D17S2196、D17S808和D17S1853位点没有有效数据。

其中以 D17S796 位点杂合缺失率最高为 48%(10/21),D17S956 位点杂合缺失率最低为 20%(6/30);结合临床病例资料,发现 D17S956、D17S805 位点与 pTNM 分期相关,D17S831、D17S921 位点与分化相关;通过杂合缺失研究在 17 号染色体上发现 3 个候选抑癌基因可能存在的区域 D17S1857—D17S805、D175930—D17S1877、D17S1857—D17S805。结论提示,通过杂合缺失精细定位分析提示 17 号染色体上发现 3 个可能存在胃癌抑癌基因的区域。

(杜　磊)

述评　胃癌的发生和发展是通过复杂的基因改变比如癌基因、抑癌基因及错配修复基因等的积累而形成的。杂合缺失是指来自父方或母方的一个等位基因的缺失,被认为是肿瘤形成的最关键步骤之一。通过对染色体进行微卫星位点的杂合缺失研究被认为是寻找等位基因缺失的有效方法。该研究对 17 号染色体上的 13 个微卫星位点进行研究,结果显示 3 个可能存在抑癌基因的区域,并且其中有 2 个位点与肿瘤分期明显相关,2 个位点与肿瘤的分化明显相关,这些位点有可能作为与肿瘤相关的标记物。杂合缺失结果适用于有等位基因缺失或扩增的区域选定,为筛选胃癌相关候选基因提供有力证据,但具体哪些基因存在缺失或扩增尚需进一步实验证实。对于筛选出的位点与临床病例资料之间存在关联,也需要进一步实验来验证其作为胃癌标记物的可行性。

(毕建威)

不同肠管吻合方式对吻合口愈合的影响[中华实验外科杂志,2012,29(1):89]　沈凯等研究不同吻合方法对犬小肠手术后吻合口愈合的影响,将 12 只成年犬随机分为两组:A 组距离屈式韧带 100 cm 小肠采用双层吻合,距离屈式韧带 200 cm 小肠采用单层吻合;B 组则反之。术中记录并比较犬小肠单层吻合和双层吻合手术时间,术后 7 d 再次手术,记录两种吻合法术后吻合口瘘发生率,评价吻合口周围粘连分级(参照 Knightly 等学者的腹腔内粘连分级标准,将吻合口附近粘连情况分为如下等级:0 级,无粘连;1 级,一处纤细而容易分离的粘连;2 级,小范围轻微粘连并容易分离;3 级,较多的脏器粘连并累及壁层腹膜;4 级,大量致密粘连累及临近的系膜、肠管、网膜,延伸至腹壁),测量吻合破裂压及小肠浆肌层破裂压。结果表明两种吻合法术后吻合口均愈合良好,未发生吻合口瘘;单层吻合法[吻合时间(17.08±3.20)min]明显较双层吻合法[吻合时间(23.50±2.50)min]节约时间;两组吻合口周围粘连分级(均为 2.25±0.45)、吻合破裂压力[单层吻合法(325.83±88.03)cmH_2O,双层吻合法(331.25±70.3)cmH_2O]及小肠浆肌层破裂压[单层吻合法(185.42±40.87)cmH_2O,双层吻合法(182.08±20.72)cmH_2O]等指标间均无显著差异。作者由此认为:单层小肠吻合法是一种安全、有效的小肠吻合方法。

(杨俊驰)

述评　吻合方法是决定术后吻合口愈合的重要因素,传统的消化道吻合均为两层缝合,组织包埋多,术后局部疤痕形成后,常易发生吻合口狭窄。而随着医疗技术不断进步,越来越多的肠管吻合采取吻合器、或可降解吻合环进行吻合,其实质上为全层单层间断缝合,术后吻合口漏发生率并未增加,而吻合口狭窄可能性降低。该文的结果表明:肠管黏膜下层的胶原组织是肠壁中唯一承受吻合口张力的部分,吻合口缝合层次的多少对其愈合并无影响,仅用单层吻合法即可妥善缝合肠管,而避免漏的发生。该结论对临床实践有一定的意义。

(毕建威)

2003—2007 年中国胃癌发病与死亡情况分析[肿瘤,2012,32(2):109]　邹小农等整理和审核全国肿瘤登记中心收集的全国各肿瘤登记处上报资料,利用 2003—2007 年全国 32 个市/县肿瘤登记数据中胃癌的统计结果,应用 SAS9.0 和 EXCEL 软件对数据进行统计分析。主要分析指标包括胃癌发病率、死亡率、标化率及性别、年龄、地区别发病率和相应的死亡率。采用中国人口年龄结构(1982 年)和世界人口年龄结构用直接法计算中国人口标化率即中标率和世界人口标化率即世标率。分析中国近期胃癌发病率和死亡率的水平及变化趋势。结果显示,2003—2007 年中国胃癌发病率为 33.14/10 万,世界人口标化率为 23.09/10 万,居恶性肿瘤第 2 位,男性高于女性。同期胃癌死亡率为 24.34/10 万,世界人口标化率为 16.39/10 万,居恶性肿瘤死因第 3 位,男性高于女性。胃癌发病率和死亡率基本随年龄增长而上升;地区间男性胃癌世界人口标化发病率和世界人口标化死亡率最大差异分别为 16.3 倍和 19.1 倍,女性为 17.5 倍和 27.0 倍。调查结果提示,2003—2007 年中国胃癌发病率和死亡率仍处于较高水平,不同年龄和地区间的胃癌发病和死亡水平差异较大。

(杜　磊)

述评　中国胃癌发病率和死亡率均高于全球平均水平,胃癌是中国常见的癌症死亡原因之一。该研究根据全国肿瘤登记中心数据,分析中国胃癌的发病率与死亡率的分布及其变化。全国和城市地区胃癌发病率在 2003—2007 年各年度未发现明显上升的趋势,但农村地区胃癌发病率似有上升趋势,而调整率的变化则趋于平稳;同期胃癌死亡率的变化与发病率相似。胃癌发病率和死亡率水平的变化受多种因素影响。深入研究中国胃癌的发病原因并采取有效预防措施,积极发展和推广胃癌早期诊断技术及癌前病变的治疗方法,不仅对控制中国胃癌的发病率和死亡率有十分重要的意义,也将对全球胃癌的防控做出积极贡献。

(毕建威)

636例胃癌患者临床治疗现状分析[中华肿瘤杂志,2012,34(4):316]　庄庆昕等回顾性分析636例胃癌患者的临床资料,对胃癌的临床病理因素以及临床治疗情况进行分析。结果显示,636例胃癌患者中,Ⅲ期234例,Ⅳ期290例;远端胃癌295例,近端胃癌263例,印戒细胞癌44例,腺癌546例。284例接受根治性手术,其中省级及以上医院的患者病理检测淋巴结数目≥10枚的比例(57.9%)较地市级及以下医院明显提高(39.6%,$P=0.009$);省级及以上医院的患者中位无病生存期(DFS)和中位总生存期(OS)分别为21.7和52.9个月,较地市级及以下医院患者明显延长(14.6和33.8个月,P值分别为0.005和0.040)。接受辅助化疗205例,省级及以上医院辅助化疗≥6个周期患者所占比例(42.1%)与地市级及以下医院(35.2%)比较,差异无统计学意义($P=0.318$);在省级及以上医院行辅助化疗的患者DFS为22.7个月,较在地市级及以下医院行辅助化疗的患者明显延长(16.3个月,$P=0.005$)。Ⅳ期或术后复发转移患者接受解救性化疗387例,中位OS为11.1个月。其中,接受二线及以上化疗的患者中位OS为12.5个月,明显长于未接受二线及以上化疗者(7.7个月,$P<0.001$)。化疗联合曲妥珠单抗一线治疗患者的无进展生存期(PFS)明显延长($P<0.05$),OS较顺铂+氟尿嘧啶类、紫杉烷+铂类、紫杉醇+铂类+氟尿嘧啶类方案均明显延长($P<0.05$),其余各方案间的PFS和OS比较,差异均无统计学意义(均$P>0.05$)。结论显示,不同级别医院的医师对胃癌规范化治疗的理念不同,导致疗效差异较大。

(杜　磊)

述评　不同地区和不同级别医院在胃癌的综合治疗理念上存在较大差异,导致各地胃癌的治疗水平参差不齐。研究国内胃癌的特点和治疗现状,对规范治疗理念和治疗手段具有重要意义。此研究分析了636例胃癌患者的资料显示不同级别医院的医师对胃癌规范化治疗的理念不同,导致疗效差异较大。国内胃癌诊疗状况仍然是初诊时大多属于进展期,术前分期不明确,剖腹探查术较多,R0切除率低,不同地区之间的医师对指南和规范的理解和术式的选择差别很大,导致患者的治疗结果也存在很大差别。因此,按照指南的要求规范不同学科医师的临床行为,认真总结回顾性临床资料,尽可能开展前瞻性研究,是提高我国总体胃癌临床治疗水平的有效途径。

(毕建威)

宝石CT能谱成像在胃癌诊断中的初步应用研究[外科理论与实践,2011,16(3):244]　庞丽芳等为探讨宝石CT能谱成像(gemstone spectral imaging, GSI)检查在胃癌术前分期中的价值。选取经胃镜诊断的84例胃癌病人,采用GSI检查,检查前晚进食流质或无渣饮食,检查前12 h禁食,检查前5～10 min肌内注射山莨菪碱654～220 mg,饮温开水800～1 500 ml。取常规仰卧位,在获取前后位和侧位两个定位像之后,先进行腹部平扫,然后采用GSI双期增强扫描。以2～3 ml/s的速度经肘静脉注射非离子造影剂(碘海醇300 mg/ml)80～100 ml,开始注射40 s、70 s后扫描,分别得到动脉期和门静脉期图像;将其结果与术后病理检查作对照。结果显示,总数为84例的胃癌病人中,37例为管状腺癌,32例为印戒细胞癌;两者的动脉期病灶碘基值比率分别为(0.225 2±0.132 1),(0.260 9±0.102 5);门静脉期病灶碘基值比率分别为(0.471 3±0.149 8),(0.563 0±0.175 71),门静脉期的差异具有统计学意义($P=0.02$)。腺癌的转移淋巴结和非转移淋巴结碘基值比率在动脉期有统计学差异;印戒细胞癌的转移淋巴结和非转移淋巴结在动脉期和门静脉期均有统计学差异。结论显示,GSI检查可以反映胃癌的不同病理类型,有助于鉴别转移淋巴结,从而提高胃癌术前的分期准确率。

(杜　磊)

述评　宝石能谱CT的单能量CT成像突破了以往CT依靠CT值的单参数成像的诊断模式,提供了全新的多参数成像的诊断模式,并把CT成像推向了前所未有的5维空间(x、y、z、时间和能量),实现物质的分离和鉴别,对不同组织类型的肿瘤和肿瘤分级进行鉴别。该研究探讨了宝石CT能谱成像检查在满足临床常规分期的同时,可反映胃癌不同病理类型,用于帮助鉴别转移淋巴结,从而提高胃癌术前分期的准确率。当然,该研究亦存在样本量还较少的不足之处,有待于将来扩大样本量作进一步的深入研究。

(毕建威)

近端为主胃癌的根治性术式选择[中华医学杂志,2012,92(30):2113]　吴晖等回顾性分析了中山大学胃癌诊治中心自1994年8月至2010年12月近端为主胃癌366例,依手术方式分为根治性近端胃切除组(PG组,77例)和根治性全胃切除组(TG组,289例),比较两组患者的临床病理特征、手术情况、术后并发症及生存质量、预后等,进而探究合理选择近端胃癌术式的依据。结果显示：PG组肿瘤平均直径≥5 cm、脏器侵犯、淋巴结转移、远处转移、Borrmann浸润癌、低分化癌所占比例均低于TG组；PG组的手术时间、中位输血量、淋巴结清扫数、阳性淋巴结中位数、联合脏器切除率均低于TG组而并发症发生率则显著高于TG组；两组间的术前准备时间、术后住院天数及流质饮食、大便习惯或性状改变、体重减轻、有腹部症状、劳动能力减弱、身体状况低下的比例均无显著差异；两组间在术后总体生存率上无显著差异，当肿瘤直径≥5 cm、合并脏器侵犯、淋巴结转移、远处转移时，PG组的中位生存期均短于TG组，而肿瘤Borrmann分型、分化程度、组织学分型对两组患者的预后均无显著影响。作者由此认为，对存在肿瘤直径≥5 cm、邻近脏器侵犯、淋巴结转移、可切除远处转移灶的近端癌病例应选择根治性全胃切除，反之，行根治性近端胃切除较为合理。较根治性近端胃切除相比，全胃切除并不影响患者的生存质量且术后并发症更少。

（杨俊驰）

述评　近端胃癌，又称食管胃结合部癌（AEG），根据Siewert分型分为3型，对于Ⅰ型食管胃结合部癌多主张行食管切除加近端胃切除，而Ⅱ、Ⅲ型采取近端胃切除还是全胃切除目前存在较大争议。日本学者认为，两种术式的主要区别在于胃网膜右动脉旁及幽门上、下淋巴结的清扫，主张Ⅱ、Ⅲ型AEG行全胃切除＋淋巴结清扫；亦有观点认为，Ⅱ、Ⅲ型胃癌患者是否切除远端胃周淋巴结意义不大，行近端胃大部切除＋淋巴结清扫即可，亦有学者认为根据肿瘤分期分型等决定手术方式。该文的结果表明：肿瘤大小，临近脏器侵犯、淋巴结转移及远处转移等是影响近端胃癌患者预后的重要因素，选择近端胃大部切除或全胃切除需根据以上因素来决定，其对临床实践工作有一定的指导意义。

（毕建威）

进展期远端胃癌D2根治术No.12组淋巴结清扫的技巧和意义[中华普通外科杂志，2012，27(5)：370]　刘颖斌等回顾性分析2010年1月至2011年1月间新华医院102例于远端胃癌根治术中清扫No.12组淋巴结的进展期胃癌临床资料，探讨远端胃癌根治术中进行No.12组淋巴结清扫的安全性。其病例纳入标准：①经病理活检证实，术前胃癌影像学分期诊断为进展期远端胃癌；②术中探查发现No.12b组和（或）No.12p组可疑肿大淋巴结；③所有病例均行No.12组淋巴结清扫；④所有病例行D2根治术。其中男70例，女32例；年龄28～78岁，平均(59±13)岁。所有患者均行BillrothⅠ(74例)或BillrothⅡ式(28例)胃肠重建，术中No.12淋巴结清扫方式：Kocher手法游离十二指肠侧腹膜后，显露腹主动脉及腔静脉周围淋巴组织，清扫下部胆总管旁淋巴结；打开肝十二指肠韧带右缘，清扫12b组及肝十二指肠韧带后12p组淋巴结，将其与一起清扫的第13组淋巴结移向肝十二指肠韧带左侧；解剖肝十二肠韧带，打开肝动脉血管鞘，彻底清扫12a组淋巴结；暴露门静脉前壁，廓清肝动脉、胆总管与门静脉间淋巴结；最后解剖分离门静脉，继续清扫12p组淋巴结，并将所有清扫的淋巴组织剥离至肝总动脉和胃十二指肠动脉分叉处，完成12P清扫。结果表明：102例进展期远端胃癌患者No.12组淋巴结清扫个数为443枚，人均4.3枚；No.12组淋巴结发生转移22例，转移率为21.6%，术后发生胰瘘4例、淋巴管瘘6例，无吻合口漏、胆漏、术后黄疸、出血等术后近期并发症发生。作者由此认为对进展期远端胃癌患者No.12组淋巴结进行规范区域淋巴清扫是必要且安全可行的。

（杨俊驰）

述评　淋巴结转移是影响胃癌预后的重要因素，探讨淋巴结肿瘤转移规律及清扫范围是非常必要的。远端胃癌淋巴结分站中，No.12组属于第3站，是否进行常规清扫仍存在争议，目前认为12a组淋巴结较12b及12p组淋巴结更易发生肿瘤转移，建议根治性切除同时进行常规清扫。该临床研究通过回顾性分析102例远端胃癌患者术中清扫No.12淋巴结的临床资料，统计其转移率及术后各类并发症发生率，表明在远端胃癌根治术中，No.12淋巴结的清扫完全必要的，对临床实践工作有一定的指导意义。

（毕建威）

进展期胃癌胰头后淋巴结清扫的必要性[中华胃肠外科杂志，2012，15(2)：145]　彭根等回顾性分析了南昌大学第一附属医院2007年1月至2009年12月间，接受D_2根治术加No.13组淋巴结清扫的72例Ⅱ～Ⅲ期胃癌患者的临床资料，探讨进展期胃癌胰头后淋巴结清扫的必要性。作者按照1∶1配对方式选择同期行D_2根治术的72例Ⅱ～Ⅲ期期胃癌作为对照组，比较两组术中、术后及生存情况，并对影响No.13组淋巴结转移的因素进行分析。结果表明：两组患者手术时间[(2.8±0.4)h vs (2.7±0.4)h]、术中出血量[(191.9±81.5)ml vs (186.0±81.7)ml]、术后并发症发生率(18.1% vs 15.3%)、住院时间[(12.3±4.2)d vs (11.9±3.2)d]以及术后3年生存率(63% vs 57%)等指标间均无显著差异。研究组有15例(20.8%)患者No.13组淋巴结阳性，其3年生存率为13%，明显低于57例No.13组淋巴结阴性患者的73%。多因素分析结果显示，淋巴结N分期和组织学类型是影响No.13组淋巴结转移的独立因素。作者由此认为，对TNM Ⅱ～Ⅲ期胃癌患者进行No.13组淋巴结清扫是必要且安全可行的。

(杨俊驰)

述评 胃癌淋巴结转移的三站分组中，No. 13 组淋巴结属转移的第三站淋巴结，目前并未进行常规清扫。该临床研究表明，Ⅱ～Ⅲ期胃癌患者 No. 13 组术中出血少，术后并发症并未显著增加，且淋巴结阳性患者术后生存率显著降低，清扫 No. 13 完全必要且是安全可行的，对临床实践有重要指导意义。

(毕建威)

胃癌根治术后常规留置胃管必要性的荟萃分析[中华医学杂志，2012，92(26)：1841] 陈钶等检索 2011 年 9 月 20 以前已公开发表的关于胃癌根治术后是否留置胃管的前瞻性随机对照试验(RCT)，筛选后及质量评分，提取临床效应指标进行荟萃分析，探讨胃癌根治术后常规留置胃管的必要性。作者总计纳入 RCT 文献 7 篇，样本总量 871 例，其中留置胃管组 436 例(术后常规留置胃管至肛门排气后拔除)，不留置胃管组 435 例(术中不放置胃管或手术结束后即刻拔除胃管)，检索数据库包括：PubMed，ISI web of knowledge 及 Cochrane Central Register of Controlled Trials。检索关键词包括："nasogastric"，"nasojejunal"，"decompression"，"tube insertion"，"gastrectomy" and "gastric cancer surgery"，无语言限制。查阅所检出文献的参考文献进行扩大检索。其纳入标准：①RCT 研究；②研究对象仅限于行胃癌根治术的患者，因良性病变行胃切除术或胃癌姑息性手术者不纳入本研究；③文献研究目的仅为比较胃癌根治术后留置与不留置胃管组的短期临床结果；④对同一单位或同一作者的文献，选取更高质量或近期发表的文献进行分析。资料收集方法：两名系统评价员参与文献检索。通过浏览题目及摘要选取相关文献，然后查找并阅读全文，根据上述的纳入标准对文献进行评价和选择。如遇不一致时，通过讨论解决。提取分析的临床指标包括：术后肛门排气时间、术后进流质时间、术后住院天数、吻合口漏发生率、肺部并发症发生率、总体并发症率及病死率。RCT 质量评价：采用 Jadad 评分对人选文献进行质量评价，总分 5 分≥3 分者为高质量文献，≤2 分者为低质量文献。采用 RevMan 5.1 软件进行数据分析。结果显示，与留置胃管组相比，不留置胃管组患者术后肛门排气时间早(WMD=0.10 d，95% CI 0.00～0.30，P=0.05)，进食时间早(WMD=0.43 d，95% CI 0.25～0.61，P<0.01)，术后住院天数短(WMD=0.60 d，95% CI 0.15～1.18，P=0.01)，肺部并发症少(RR=1.30，95% CI 1.00～1.68，P=0.05)；而术后吻合口漏、总体并发症率及死亡率两组间差异无统计学意义。作者由此认为胃癌根治术后除患者有明显的呕吐、腹胀等胃管放置指证外，应避免常规留置胃管。

(杨俊驰)

述评 传统的胃癌手术患者常规放置胃肠减压管并禁食的目的是解除和防止因手术和麻醉引起的肠麻痹，降低胃肠吻合口瘘的风险；而拔除胃肠减压管的指征是肛门排气、肠鸣音恢复、胃肠引流液减少等。而近年来提出的一种新的外科理念-快速康复外科(FTS)，即术前、术中及术后应用各种已被循证医学证实为有效的处理方法以减少手术的应激反应和并发症，加速患者术后的康复，最主要的一项措施就是不常规放置胃肠减压管引流并术后早期进食。研究表明，快速康复有利于术后消化道功能恢复，减少肺部感染等并发症的发生。该研究通过荟萃分析 871 例关于胃癌根治术后进行快速康复治疗的国内外文献，分析其对术后消化道功能恢复及并发症的影响，得出胃癌根治术后不需常规留置胃管的结论，对临床实践有重要指导意义。

(毕建威)

淋巴结转移率对胃癌患者预后的评估价值[中华胃肠外科杂志，2012，15(2)：137] 阿拉腾宝力德等探讨了淋巴结转移率(rN)对胃癌根治术患者预后的评估价值。回顾性分析了 1980—2006 年间中国医科大学附属第一医院肿瘤外科收治的接受根治性手术的 710 例胃癌患者的临床资料。按淋巴结捡取数目将 710 例患者分为少于 15 枚组(327 例)和 15 枚以上(含 15 枚)组(383 例)。按淋巴结转移率进行 rN 分期；按淋巴结转移数量进行 pN 分期分别采用 Log-rank 检验和 Cox 比例风险模型来进行单因素和多因素预后分析。结果显示，少于 15 枚组和 15 枚以上组胃癌患者中位生存时间分别为 74 个月(95% CI 55.6～92.4 个月)和 96 个月(95% CI 77.8～119.2 个月)，差异无统计学意义(P>0.05)。多因素预后分析显示，rN 分期既是少于 15 枚组(P<0.01，RR=1.225.95% CI 1.102～1.362)，又是 15 枚以上组(P<0.01，RR=1.421，95% CI 1.269～1.592)胃癌患者的独立预后因素；而 pN 分期仅仅是少于 15 枚组胃癌患者的独立预后因素(P<0.01，RR=1.475，95% CI 1.168～1.863)。采用 rN 分期系统，相同分期的两组胃癌患者生存时间的差异均无统计学意义(P>0.05)；而采用 pN 分期系统，在 pN 期患者中少于 15 枚组患者生存时间明显短于 15 枚以上组(P<0.01)。作者认为：淋巴结转移率是影响胃癌预后的独立因素。在判断胃癌预后中，按淋巴结转移率的 rN 分期不受检出淋巴结数目的限制，较 pN 分期系统更为可靠。

(韩 廷)

述评 淋巴结转移率是影响胃癌患者预后的最重

要的因素，其与淋巴结清扫范围和捡取淋巴结数目无关。当捡取淋巴结数目不足时，pN 分期会出现降期，而 rN 分期能有效降低分期偏移风险。该组病例预后分析显示，无论是淋巴结获取数目不足 15 枚者还是 15 枚以上者，rN 分期均是影响胃癌的独立预后因素；且随着 rN 的增加。其总体生存时间明显缩短。结果显示，rN 是影响胃癌预后的独立因素。不受淋巴结检取数量的影响。综上所述，淋巴结转移率是影响胃癌预后的独立因素。判断胃癌预后时，淋巴结转移率分期（rN 分期）系统比淋巴结转移数目分期（pN 分期）系统更可靠。淋巴结转移率分期（rN 分期）系统能有效完善胃癌 pTNM 分期并降低国际抗癌（UICC）pN 分期偏倚。近年来，该指标已越来越受到国内外学者重视。

（毕建威）

中性粒细胞/淋巴细胞比值在胃癌预后评估中的应用［中华胃肠外科杂志，2011，12（14）：944］ 马晋平等探讨了中性粒细胞/淋巴细胞比值（NLR）是否可以作为胃癌患者的预后指标。回顾性分析了 1994—2006 年间中山大学附属第一医院胃肠外科收治的经手术治疗的 775 例胃癌患者的临床资料，根据患者术前外周静脉血 NLR 大小分为低 NLR 组（NLR 小于或等于 3.79，652 例）和高 NLR 组（NLR＞3.79，123 例），比较两组患者的 5 年生存率：并进一步按 TNM 分期和手术方式进行分层分析。结果显示，低 NLR 组和高 NLR 组胃癌患者 5 年生存率分别为 44.0%和 12.2%（$P<0.01$）。TNM Ⅰ、Ⅱ、ⅢA、ⅢB 及Ⅳ期病例中，低 NLR 组和高 NLR 组的 5 年生存率分别为 97.8%和 33.3%、55.4%和 32.0%、30.2%和 11.1%、15.5%和 8.3%、10.7%和 2.1%差异均有统计学意义（均 $P<0.01$）。行 D_1、D_2、D_3、D_4 根治性手术及姑息性手术病例中，低 NLR 组和高 NLR 组的 5 年生存率分别为 93.3%和 33.3%、51.3%和 20.4%、42.4%和 10.5%、14.3%和 2.0%、8.3%和 2.2%，差异均有统计学意义（均 $P<0.01$）。作者认为：NLR 可以作为胃癌患者的预后因素，术前 NLR＞3.79 提示胃癌患者预后不良。

（韩　廷）

述评　高 NLR 胃癌患者 5 年生存率较低：对不同分期以及不同术式的胃癌患者。NLR 均有良好的预测价值。由于外周血细胞计数是我们常用的一种简便易行的检验方法，简单快速、成本低廉，因此，如果增加 NLR 作为胃癌患者预后的一项监测指标，既提高了对预后判断的准确性。又不必增加患者的躯体痛苦和经济负担，是一项较好的胃肠癌预后预测指标，值得推广应。该研究统计使用 NLR 的分界点选取与以往的大多研究不同，以往多经验取值 2、2.5、5 等，或用分段取值的方法做每段的生存曲线，对所得的多条曲线图进行观察。得出生存曲线分离较明显处的 NLR 值来研究 NLR 与预后的关系。该研究采用统计学计算临床实际监测指标时常采用的 ROC 曲线法，得出敏感度和特异度比较合适的 NLR 值，更具科学性、准确性，有较好的临床实用性。

（毕建威）

进展期胃癌根治术后早期复发的危险因素分析［中华普通外科杂志，2011，26（7）：549］ 赵敬柱等探讨了进展期胃癌根治术后复发患者的临床资料和预后情况。对进展期胃癌根治术后复发的 147 例患者进行回顾性研究，对复发的相关因素进行单因素和多因素 Logistic 回归分析，对预后的相关因素采用单因素 Kaplan-Meier 及多因素 COX 回归模型分析。结果显示，两组患者的临床资料、肿瘤直径、Borrmann 分型、手术方式、T 分期、N 分期、TNM 分期之间相比差异均有统计学意义。多因素 Logistic 回归分析显示，TNM 分期和 N 分期是进展期胃癌术后早期复发的独立危险因素。单因素分析结果显示，胃癌术后化疗、T 分期、N 分期、TNM 分期、复发时间和再手术是影响复发患者预后的主要因素；多因素分析结果显示，TNM 分期、复发时间和再手术是复发患者的独立预后影响因素。作者认为：TNM 分期和 N 分期是进展期胃癌术后早期复发的独立危险因素。胃癌术后复发患者的预后较差，积极行再手术治疗有助于延长患者的生存时间。

（韩　廷）

述评　分析探讨胃癌根治术后早期复发的相关因素，对预测术后早期复发及减少复发有重要的临床意义。患者首次手术时的肿瘤直径、Borrmann 分型、手术方式、浸润深度、淋巴结转移、临床分期与术后早期复发显著相关。多因素分析结果显示，TNM 分期和 N 分期是胃癌术后复发的独立危险因素。因此，对临床分期较晚、淋巴结转移较多的患者，术后应加强辅助治疗并密切随访。该研究结果显示，胃癌首次手术时的 TNM 分期、复发时间和再手术是患者预后的独立影响因素。胃癌术后复发的治疗较为棘手，若能早期发现复发，再次实施手术治疗仍可获得较好的疗效；对于不能根治性切除的复发肿瘤，应实施姑息切除、短路手术，亦可以减轻肿瘤负荷，解除梗阻，以改善患者的生活质量。

（毕建威）

舒尼替尼治疗伊马替尼耐药的胃肠间质瘤初步分析［福建医科大学学报，2012，46（4）：272］ 刘星等探讨了舒尼替尼治疗伊马替尼耐药的胃肠间质瘤

(GIST)的疗效及安全性。以27例对伊马替尼耐药的GIST患者为研究对象,予以舒尼替尼50 mg/d服药4周、停药2周("50 mg方案")或37.5 mg/d连续口服("37.5 mg方案")治疗,对其生存情况及副作用进行回顾性分析。结果显示:①27例接受中位时间为64周(7～153周)的舒尼替尼治疗,其中9例采用"50 mg方案",18例采用"37.5 mg方案"。所有患者治疗后随访中位时间为72周(14～164周);②按Choi标准进行最佳疗效评估:完全缓解1例(1/27),部分缓解7例(7/27),疾病稳定10例(10/27),疾病进展9例(9/27),客观有效率达8/27;③随访过程中,进展21例,死亡15例。1年生存率为17/27;中位无进展生存时间(PFS)为40周,中位总生存时间(OS)为84周。按既往伊马替尼日最高剂量分为400 mg组和>400 mg组分析,PFS为46周和33周,即400 mg组的PFS优于>400 mg组;但OS分别为89周和71周;④主要的不良反应有手足综合征(15/27),食欲减退(13/27),皮肤脱色(9/27),恶心呕吐(9/27),疲乏(9/27),腹泻(8/27),其中大多数是1/2级。按给药剂量分组,"50 mg方案"组腹泻及手足综合征的发生率(5/9及7/9)均高于"37.5 mg方案"组(3/18及8/18),差别有统计学意义($P<0.05$)。作者认为:舒尼替尼治疗伊马替尼耐药的GIST的疗效可靠,安全性良好。采用"37.5 mg方案"患者更容易耐受。

(韩　廷)

述评　舒尼替尼是一种口服的多靶点酪氨酸激酶抑制剂,既往研究数据均基于欧美人群,国内尚无大样本临床研究资料可鉴。该研究中CR的病例为小肠间质瘤患者,在800 mg伊马替尼治疗失败联合手术切除后仍然出现腹腔转移,予以舒尼替尼"50 mg方案"治疗12周后达到CR,曾维持95周的PFS,在肿瘤进展后再次手术切除,术后再次联合舒尼替尼治疗,OS已超过了164周。该病例虽然是个案,但从一定程度上增强了对舒尼替尼治疗的信心,并为其联合手术治疗晚期间质瘤提供了借鉴。该研究还发现,国人在接受舒尼替尼治疗耐受性良好,最常见的不良反应为手足综合征,其他主要的不良反应还有食欲减退、皮肤脱色、恶心呕吐、疲乏和腹泻等。本研究显示,在国人中采用"37.5 mg方案"的安全性更好,患者更容易耐受。

(毕建威)

十二指肠腺癌89例临床分析[中华普通外科杂志,2011,26(7):543]　张思森等探讨了原发性十二指肠腺癌的诊断和根治术的术式选择。以对1985—2009年经手术切除、病理证实的89例十二指肠腺癌患者的临床资料进行回顾性分析。结果显示:十二指肠腺癌发病率低,临床表现缺乏特异性,术前内镜确诊率为93%,胃肠X线气钡造影为90%,磁共振胰胆管造影为82%,B超为42%,MRI/CT为70%。肿瘤位于十二指肠第2段占65%。48例行胰十二指肠切除,19例行十二指肠节段切除,切除术后患者5年生存率分别47%和50%。本组89例术后均顺利出院。手术后并发症为胰漏3例、肠漏1例、上消化道出血2例,均经积极地引流和保守治疗而渐愈。所有病例术后病理检均证实为原发性十二指肠腺癌,肿瘤位于球部3例,降部58例(乳头周围区49例),水平部17例,升部11例;大体形态:息肉型63例,缩窄型18例,溃疡浸润型8例;肿瘤平均直径为(4.4±2.5)cm(从1.8～11.2 cm不等);组织学检查:高分化23例,中分化49例,低分化17例;肿瘤局限于黏膜层21例,浸及肌层28例(其中18例周围淋巴结肿大转移),40例肿瘤穿透十二指肠肠壁全层,其中12例有肠系膜和肝门淋巴结转移,切除的胰十二指肠标本中有11例肿瘤已侵及胰腺。本研究显示内镜和X线气钡双重造影是诊断十二指肠腺癌的主要检查方法。早期诊断和根治手术是提高切除率和疗效的主要途径。

(韩　廷)

述评　原发性十二指肠腺癌临床表现缺乏特异性,早期诊断困难。进展期的癌肿表现为溃疡、胆管梗阻、贫血及消化道梗阻症状。易被误诊为一般的上消化道疾病,如胃炎、肝炎等,误诊率达29%。本病主要的检查方法是纤维十二指肠镜和低张十二指肠X线造影。纤维十二指肠镜可钳取组织活检表面组织刷洗,作出病理诊断,对早期确诊有重要意义,该组确诊率达93%,但对十二指肠3、4段病变的观察不甚满意。而后者对乳头下部肿瘤的发现有重要意义,可弥补前者的不足,本研究的阳性率高达90%。两种方法结合可以提高十二指肠腺癌的检出率和确诊率。B超、CT检查对本病的定位意义不大,但在排除胰、胆疾病,判断本病的分期和选择手术方案等方面有重要意义。

(毕建威)

阑尾、结肠、直肠和肛管

本年度共收集论文 386 篇，纳入一年回顾 83 篇，占 21.5%；收入文选 20 篇，占 5.18%。

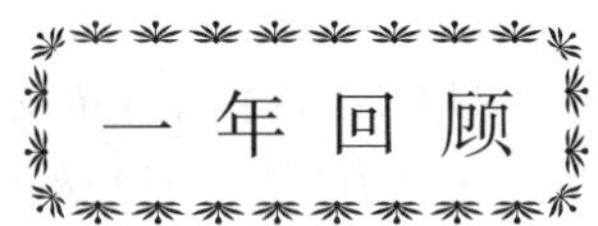

一、肛周脓肿

谭斌等[1]采用低位切开、肛提肌上方脓腔挂线引流术治疗 97 例高位肛周脓肿患者，结果患者全部治愈，随访半年均无复发，无肛门畸形及移位，认为该手术方式即肛管直肠环微创术治疗高位肛周脓肿治愈率高，操作简单，创伤小，创面愈合快，术后并发症少。

二、肛瘘

李荣先等[2]为提高先天性肛门闭锁并舟状窝瘘的疗效，总结治疗经验，对 22 例先天性肛门闭锁并舟状窝瘘患儿行直肠内瘘修补肛门成形改良术治疗，手术前后严格护理，结果 22 例均获成功，术后排便顺利，无黏膜外翻、瘘管复发及大便失禁。结果表明，加强术前饮食护理及肠道准备、术后肛门护理及定期扩肛和随访指导等是提高手术成功的基本措施。保勇等[3]为观察手术治疗复杂性肛瘘的疗效，针对一个内口的复杂性肛瘘，采用狭长 U 形切口处理内口和主管，再根据具体情况处理支管，治疗复杂性肛瘘 106 例，结果治愈率达 100%，无并发症。随访 1～6 年，复发 3 例，复发率 2.8%。结果表明，该法治疗复杂性肛瘘，愈合快，瘢痕小，对肛门功能影响小。崔如森等[4]为提高蹄铁型肛瘘的疗效，采用主管道切开挂线＋支管对口引流术＋瘘管切除部分缝合术治疗蹄铁型肛瘘 110 例，全部治愈。结果表明，应用合理术式治疗蹄铁型肛瘘可降低手术难度，缩短疗程，且复发率低，术后无肛门畸形、狭窄及失禁等并发症和后遗症。蔡敬泽等[5]为总结三线引流术治疗高位复杂性肛瘘的临床经验，回顾性分析采用三线引流术治疗 50 例高位复杂性肛瘘的临床资料。三线引流术即高位主管皮筋挂线勒割引流、低位支管对口拖线隧道引流、高位支管药线腐蚀脱管引流。结果显示，50 例全部治愈，其中一期治愈 48 例，一期治愈率达 96%，2 例双侧高位主瘘管，经分期手术治愈。术后随访 0.5～2 年，均无复发，肛门功能正常，无肛门畸形、失禁发生。结果表明，三线引流术是治疗高位复杂性肛瘘的理想方法。刘德洪[6]为探讨小切口、多切口引流加挂线治疗高位复杂性肛瘘的效果，将 51 例高位复杂性肛瘘患者随机分为试验组和对照组，试验组（27 例）采用小切口、多切口引流加挂线术，对照组（24 例）采用切开缝合引流术，对比分析两组患者的疗效。结果显示，两组患者治疗均有效，但试验组在术后疼痛、术后出血、术后水肿、控便功能方面均明显优于对照组，$P<0.05$；试验组各指标总评分亦明显低于对照组，$P<0.05$。结果表明，小切口、多切口引流加挂线治疗高位复杂性肛瘘疗效肯定，术后疼痛轻、出血少、水肿轻，患者控便功能良好。闫海金等[7]将 118 例高位肛瘘患者分为治疗组 60 例和对照组 58 例，治疗组采用高位挂线低位切开减底缝合术，手术切口采用减底缝合处理；对照组采用高位挂线低位切开全开放引流术，手术切口不做特殊处理，创口敞开引流。观察两组术后疗效、创面愈合时间、并发症、复发率。结果表明，高位挂线低位切开减底缝合术治疗高位肛瘘，疗效确切，术后创面愈合时间短，无明显并发症。刘艳荣[8]回顾分析高频彩色多普勒超声诊断肛周脓肿及肛瘘的临床价值。应用 5～10 MHz 的高频探头，对 51 例肛周脓肿及肛瘘患者在肛门周围进行超声检测。结果显示，肛周脓肿形成前期 6 例，脓肿形成期 45 例，伴肛瘘 17 例，肛周脓肿诊断符合率 100%；合并单纯性肛瘘者诊断符合率 91%；复杂性肛瘘诊断符合率 67%。脓肿不同时期声像图各有不同特点。经高频彩色超声波检查肛周脓肿和肛瘘声像图表现为

低回声、无回声或混合回声区,病灶区域未测及明显血流信号,扫查病灶周缘区可发现瘘管的走行、数目及瘘口位置。结果表明,高频彩色多普勒超声可以较确切诊断不同发展阶段的肛周脓肿及肛瘘位置、形态、走行,并且可以指导临床治疗。杨中权等[9]为探讨生物蛋白胶封堵术治疗高位肛瘘的临床应用,将佛山市中医院肛肠科 2010 年 3 月至 2011 年 4 月期间 60 例高位肛瘘,随机分为治疗组和对照组各 30 例。治疗组采用生物蛋白胶封堵术,对照组采用肛瘘切除术,比较两组术后创面愈合时间、创面换药疼痛、肛管压力测定。结果认为,治疗组术后疼痛及创面愈合时间均比对照组低($P<0.05$);复发率的差异无统计学意义($P>0.05$);术后肛管静息压比较,差异有统计学意义($P<0.05$)。结论认为生物蛋白胶封堵术治疗高位肛瘘有较好的效果,能缩短伤口愈合时间,减轻术后换药疼痛,保护肛管静息压。董大海等[10]为探讨肛瘘经括约肌间瘘管结扎(LIFT)术治疗高位肛瘘的临床疗效,采用此术治疗高位肛瘘 35 例。结果显示,35 例患者全部治愈,平均手术时间为 40.6 min,平均创面愈合时间为 13.7 d。随访 5 个月,均无复发。结果表明,LIFT 术治疗高位肛瘘疗效肯定。郭翠青[11]为观察低切高挂加旷置术治疗高位复杂性肛瘘的临床疗效,对 58 例高位复杂性肛瘘患者采用内口处主管切开引流或挂线,远端主管、支管及内口肛管直肠环以上行主管、支管旷置或引流治疗。结果显示,治愈率 100%,平均愈合时间 18.6 d,无复发。结果表明,低切高挂加旷置术治疗高位复杂性肛瘘操作简单,痛苦小,疗程短,瘢痕小,肛门功能保护良好。李晓静等[12]* 总结并探讨袋形缝合术治疗低位肛瘘的临床效果。将 80 例低位肛瘘患者随机分为两组,每组各 40 例。实验组采用肛瘘切开加袋形缝合术,对照组采用单纯肛瘘切开术,比较两组患者术后疼痛、出血、创面愈合时间、治愈率、愈合瘢痕面积及肛门功能方面的差异。两组在治愈率、术后疼痛程度、术后肛门功能比较差异无统计学意义($P>0.05$),术后出血、愈合时间及愈合瘢痕面积比较,差异有统计学意义($P<0.05$)。袋形缝合术治疗低位肛瘘与单纯肛瘘切开术相比,能够缩小创面,加快创面愈合,减少术后出血,缩小术后瘢痕,缩短住院时间,是治疗低位肛瘘的有效方法。低位肛瘘目前临床多采用肛瘘切开或切除术治疗,但肛门局部污染较重,往往造成伤口愈合时间延长、感染、出血,瘘管切开后行袋形缝合术,可以明显减少上述并发症的发生,可以明显缩小创面,愈合时间缩短,且不会造成假性愈合及畸形。肛瘘切除加袋形缝合术后与单纯的肛瘘切除术相比,排便失禁率低,但是对于高危复杂性的肛瘘疗效较差。袋形缝合是否会影响肛门控便功能,有待进一步的深入研究。

三、肛裂

徐毅[13]采用常规扩肛术的基础上加局部外用硝酸甘油软膏的方式治疗肛裂患者,治愈率达 95.9%,发现该法有利于肛裂的治愈,并减少相关并发症的发生。杨永峰[14]采用肛裂切除加括约肌松解术治疗肛裂,发现该术式比传统的肛裂侧切术恢复快,术后并发症少,痛苦小,且容易操作,对肛门括约肌损伤小,复发率低。王筑等[15]比较内括约肌侧方与后正中切断术治疗陈旧性肛裂,发现后正中切断术治愈率较高,但术后疼痛较明显,且术后创面愈合时间明显较长。

四、痔

闫伟鹏等[16]采用外切内扎加保留皮桥术治疗环状混合痔 93 例,所有患者均一次性治愈,术后无肛门狭窄等并发症,随访 1 年均无复发,表明该手术方式是一种治疗环状混合痔的理想术式。姜晓文[17]采用齿状悬吊固定加外痔切除术治疗混合痔 86 例,其中治愈 80 例,好转 6 例,该手术方式具有创伤小,痔复位充分、并发症少等优点。赵刚等[18]采用 PPH 术治疗 680 例重度脱垂性内痔,结果全部治愈,术后无肛门失禁、狭窄、出血等并发症,具有手术时间短,术后并发症少,恢复快,近期疗效显著等优点。劳玲娟[19]通过使用 PPH 术治疗重度痔 302 例后总结该术后并发症主要有肛门疼痛、出血、坠胀不适等。通过仔细的手术操作和积极有效的预防,可以减少相关并发症。贾小强等[20]分析了 PPH 术后相关并发症发生的原因及并提出对策。任毅等[21]报道了七叶皂苷钠在混合痔术后的应用,发现其对于术后创面消肿和止痛的效果确切。谭康联等[22]通过回顾性分析发现手术方式是痔术后继发性大出血的独立危险因素,PPH 术较传统外剥内扎术更易发生继发性大出血。戎放等[23]报道采用 PPH 结合血栓性外痔切除术治疗 86 例急性嵌顿性环状混合痔,认为该手术方式安全、有效,能尽早减轻患者的痛苦且不增加术后创口感染的机会。王爱华等[24]采用 PPH 联合低位肛瘘切开治疗了 30 例痔合并低位肛瘘的患者,并与采用传统外剥内扎联合低位肛瘘切开术治疗的 30 例患者进行比较,发现前者既能将两种疾病一次治愈,而且术后疼痛少,手术时间短,恢复快,并发症少。张林祥等[25]报道了 40 例 PPH 加外痔剥离切除术治疗急性嵌顿环状混合痔发现,该手术疗程短、痛苦少,术后无肛门畸形、狭窄等。王留珍等[26]采用外痔开窗结合 PPH 术治疗环状混合痔,并与传统外剥内扎术、PPH 术相比较,认为其是治疗环状混合痔的较好方法。郑芳等[27]采用肛垫悬吊固定术治疗混合痔 60 例,并与传统外剥内扎术相比较,认为前者能有效地使肛垫上提固定,消除出血、脱出等主要症状,肛门功能保存良好,且创伤小,操作简单、安全,近期疗效确切。邓群等[28]使用 PPH 术治疗急性嵌顿痔,治愈率为 90.2%,认为该手术方式安全且有效。

五、肛门瘙痒症及肛门湿疹

万开成等[29]为了观察手术治疗肛门瘙痒症的疗效,将 233 例肛门瘙痒症患者分为观察组 120 例和对照组 113 例,观察组采用肛周皮下隧道游离术离断皮下神经,阻断肛周皮内神经末梢感受器的传导进行治疗,对照组采用亚甲蓝局部封闭治疗。结果显示,观察组痊愈 109 例,好转 11 例,近期总有效率达 100%,远期无复发;对照组痊愈 75 例,好转 27 例,无效 11 例,总有效率 90.3%。两组疗效差异有统计学意义。表明肛周皮下隧道游离术治疗肛门瘙痒症疗效确切。尹春方等[30]为了探讨皮下神经离断术结合中药内服外用治疗慢性肛门湿疹的临床疗效,将 247 例慢性肛门湿疹患者随机分为两组,一组采用皮下神经离断术、高锰酸钾溶液坐浴、痔疮灵栓塞肛治疗(对照组,100 例),另一组采用皮下神经离断术、中药口服、苦参汤坐浴、痔疮灵栓纳肛、湿疹散外敷治疗(观察组,147 例),对比分析两组疗效。结果显示,观察组治愈 134 例,好转 12 例,无效 1 例,总有效率 99.3%;对照组治愈 60 例,好转 23 例,无效 17 例,总有效率 83.0%。观察组总有效率明显高于对照组。表明皮下神经离断术结合中药内服外用能有效治疗慢性肛门湿疹。

六、克罗恩病

茹登峰[31]报道 16 例克罗恩病(CD)引起的外科急腹症,出现腹膜炎体征 9 例,肠鸣音亢进 6 例,术前诊断克罗恩病 8 例,误诊率 50%。病人表现以腹痛、腹泻和恶心、呕吐为主,其中肠梗阻 10 例,肠穿孔 4 例,消化道出血 1 例,肠内瘘 1 例。全部 16 均行手术治疗,手术方法小肠部分切除术 9 例,右半结肠切除术 2 例,回盲部切除术 3 例,乙状结肠造瘘术 1 例(术后 4 月再行肠管切除吻合术),盆腔脓肿引流术 1 例(术后 1 月再行病变肠管切除吻合)。术后并发症 4 例,分别为吻合口瘘、吻合口狭窄、术后早期肠梗阻及严重肺部感染。随访 10 个月至 7 年,复发 2 例,经口服 SASP、美沙拉嗪等内科药物后可缓解。郑宇等[32]报道肠肌纤维母细胞在克罗恩病肠纤维化过程中发挥了重要作用,它根据组织不同的生理状态表达特异的 TGF-β 亚型。左芦根等[33]研究了术前营养不良对克罗恩病病人术后并发症和复发的影响,对南京军区总医院 2002 年 1 月至 2011 年 1 月收治的 94 例因 CD 相关并发症行肠切除吻合手术 CD 病人的临床资料进行回顾性分析,比较营养正常组(41 例)与营养不良组(53 例)病人术后内镜复发、临床复发、并发症发生率、拆线时间、术后住院天数和住院费用等情况。结果:两组病人术后并发症发生率、拆线时间、术后住院天数比较差异均有统计学意义(均 $P<0.01$)。分别比较两组术后 1、2 和 3 年的累计内镜复发和临床复发率,差异均无统计学意义。该研究表明:CD 病人术前营养状况良好可显著减少术后并发症的发生率,加速切口愈合,缩短住院天数,减少费用。术前营养状况可能对术后复发无明显影响。CD 病人因长期营养摄入不足、消耗和丢失过多、药物的不良反应等,常出现不同程度的营养不良,包括蛋白质、热量、维生素、矿物质和微量元素等缺乏。这些会导致病人肌肉萎缩、呼吸和免疫功能障碍等,从而增加手术的风险,延长术后恢复时间,因而 CD 病人术后并发症的发生率较高。该研究发现:术前营养不良似乎不影响 CD 病人术后复发,但术前的营养不良状况显著增加病人的术后并发症、延长住院时间,给病人术后恢复带来一定的不利影响,并且增加手术的风险。该研究表明,术前改善病人的营养不良状况,有利于 CD 病人术后恢复,提高手术治疗的效果。

七、溃疡性结肠炎

王玲君等[34]报道柳氮磺胺吡啶联合锡类散保留灌肠能提高溃疡性结肠炎的临床治愈率。治疗组为柳氮磺胺吡啶口服联合锡类散保留灌肠,对照组为单纯口服柳氮磺胺吡啶。治疗组治愈 27 例,好转 2 例,无效 1 例,治愈率 90.0%;对照组治愈 20 例,好转 6 例,无效 4 例,治愈率 66.7%。窦红宇等[35]报道口服美沙拉嗪治疗溃疡性结肠炎 26 例,8 周后内镜下显效率 65.3%,有效率 23.1%,总有效率 88.4%;对照组 23 例,口服柳氮磺胺吡啶,显效率 30.4%,有效率 34.8%,总有效率 64.8%。

八、放射性肠炎

李幼生等[36,37]回顾分析了 206 例慢性放射性肠损伤的病例,其中手术治疗 229 次,包括病变肠切除+Ⅰ期吻合术 142 例,病肠切除+造口术 57 例,旷置术 14 例,其他 16 例。术后肠道相关并发症 53 例(25.7%),术后 28 d 内病死率 2.4%(5/206)。

九、结肠外伤

凌建军[38]为了探讨创伤性结肠损伤的手术方式和治疗结局,为临床治疗提供进一步的指导依据。回顾性分析了64例创伤性结肠损伤的临床资料。发现64例患者经手术治疗后均获痊愈,无肠瘘发生。4例因切口感染,经换药后痊愈,2例并发腹腔残余脓肿,均经手术治疗治愈,5例术后出现炎性肠梗阻,经保守治疗好转出院。认为对于创伤性结肠损伤患者,应积极应用抗生素预防感染,严格掌握手术适应证,术中充分进行肠道灌洗,一期修补或切除吻合是治疗创伤性结肠损伤理想的手术方法。

十、直肠肛管外伤

陈文斌等[39]* 回顾分析了2005—2011年间收治的39例直肠肛管损伤患者。其中男性36例,女性3例,年龄7~73岁。损伤原因:交通伤13例,高空坠落会阴部刺伤17例,刀刺伤3例,建筑物砸伤、大肠水疗致伤、医源性损伤、牛角顶伤、自虐伤和挤压伤各1例。腹膜折返上损伤10例,腹膜折返下损伤9例,肛提肌以下的肛门括约肌及周围皮肤损伤13例,两个部位以上直肠肛管外伤7例。对于腹膜折返上损伤均行手术治疗,单纯行经腹直肠修补2例,乙状结肠造瘘8例,术中远端直肠冲洗7例,所有病例均未放置经会阴部的骶前引流管;腹膜折返下损伤中行乙状结肠造瘘8例(其中1例行乙状结肠双腔造口),术中远端直肠冲洗6例,放置经会阴部的骶前引流管2例,保守治疗1例。肛提肌以下的肛门括约肌及周围皮肤损伤者行手术治疗10例,乙状结肠造瘘3例,术中远端直肠冲洗2例,放置经会阴部的骶前引流管1例,保守治疗3例。合并三类损伤中两类以上的7例均行手术治疗,乙状结肠造瘘6例,术中远端直肠冲洗6例,放置经会阴部的骶前引流管3例。手术率89.7%,Ⅰ期愈合33例,出现并发症10例。作者认为,对于腹膜折返上的直肠损伤,应尽早剖腹探查。治疗时应遵循"3D原则"即粪便流转、远端直肠冲洗和经会阴骶前引流,同时尽可能行一期修补。腹膜折返以下肛提肌以上部位的损伤治疗时则强调一期修补,结肠造口和骶前引流以及远端直肠冲洗视伤情而定。肛提肌以下的肛门括约肌及周围皮肤损伤多为开放性,易诊断。不伴有括约肌损伤的肛门外伤治疗时常规清除失活组织直至看到创面新鲜出血、应用广谱抗生素、伤口冲洗及创面开放引流。伴有括约肌损伤的肛门外伤伤情较复杂,术后并发症多,治疗困难。单纯的括约肌损伤需根据伤口、污染、就诊时间等因素选择一期修补或延期修补;若合并伴发伤或污染严重的创面应做造口,并清创引流,待愈合后再行Ⅱ期修补。对于直肠肛管外伤的急诊处理,三类损伤的临床特点、诊治、并发症及预后各异。为预防直肠肛管外伤漏诊,当遇到下腹部、盆腔和会阴部遭受锐性损伤时,需要高度警惕直肠损伤,并应把直肠指诊作为常规检查;当高度怀疑但检查不支持时,则应考虑剖腹或腹腔镜探查。目前对于伴有括约肌损伤的患者,由于术后并发症发生率较高,平均住院次数最多,且随访发现大便失禁率很高,尚缺乏有效治疗手段。

十一、骶前囊肿

姜洋等[40]回顾分析了35例骶前囊肿的临床资料,其中11例为经腹手术治疗后复发,9例为经腹骶尾骨旁联合手术后复发,5例于当地医院诊断为肛瘘,并行肛瘘切除及挂线术,另10例为体检发现的无症状患者。发现35例患者经骶尾骨旁入路切除囊肿均获治愈,31例患者术后骶尾旁切口一期愈合,4例曾误诊肛瘘者切口1~3个月后愈合。术后肛门无移位,排粪和控粪功能正常,无复发。认为经骶尾骨旁入路暴露充分,手术操作容易,损伤小;常规的尾骨切除是一次性根治骶前囊肿的关键。

十二、直肠脱垂

王一飞等[41]* 对2009—2010年间采用经肛门三柱法直肠脱垂固定术、肛门缩窄术治疗直肠完全脱垂的19例患者进行回顾性分析。19例患者经半年到一年的随访,全部治愈,无复发,疗效满意。认为经肛门三柱法直肠脱垂固定术、肛门缩窄术治疗直肠完全脱垂,不开腹、痛苦少、疗效确切、消除了开腹手术带来的风险,是一种值得推广的治疗直肠完全脱垂的方法。直肠脱垂是直肠、肛管、甚至部分乙状结肠移位下降和外脱的一种疾病,多见于老人、婴幼儿及体弱多病者,常引起大便失禁、肛门坠胀等症状。目前,国内外治疗重度直肠脱垂的方法很多,经肛门三柱法直肠脱垂固定术可使松弛的直肠黏膜紧缩、粘连。肛门缩窄术其实是一种括约肌修复术,可通过缝合,缩短括约肌周径使薄弱或先天松弛的括约肌重新发挥作用。这两种手术方法联用治疗直肠完全脱垂疗效确切,复发率低,容易开展,弥补了单纯进行固定术及缩窄术的缺点,值得临床推广。岳朝驰等[42]* 探讨三联疗法治疗直肠脱垂的临床疗效。采用经肛门直肠黏膜点状结扎、消痔灵注射及肛门紧缩术治疗成人完全性直肠脱垂24例,观察术后疗效及并发症,并随访6个月至3年。21例痊愈,占87.5%,3例轻度复发,均无严重并发症出现。认为经肛门直肠黏膜点状结扎、消痔灵注射及肛门紧缩术治疗成人完全性直肠脱垂,效果好、痛苦小、并发症少,是一种微创、安全可靠的手术方法,值得推广。成人直肠脱垂临床上多为完全性脱垂,常伴有肛门功能不良,可导致大便失禁和便秘的发生。完全性直肠脱垂为肛肠科较为常见的难治性疾病,该文作者通过黏膜结扎、消痔灵注射及肛门紧缩术,将脱出黏膜排列结扎黏膜和浅肌层产生慢性炎症后形成瘢痕，起到粘连固定作用。术式操作简单，疗效可靠，减少或避免了开腹手术的痛苦和引起的一系列并发症，但其长远疗效有待进一步观察。贾如江等[43]对 2005—2010 年收治的 11 例成人完全型直肠脱垂，采用经腹改良直肠切除、悬吊固定术治疗的临床资料作回顾性分析，评估经腹改良直肠前切除治疗成人完全型直肠脱垂的临床疗效。11 例患者全部治愈，术后平均住院时间 8 d。随访 8～48 个月无复发。经腹改良直肠切除、直肠悬吊手术治疗成人完全型直肠脱垂疗效比较满意。认为该手术方式可以治疗直肠本身以及乙状结肠病变，而且可以纠正肠外因素，降低手术并发症。对直肠脱垂患者采用经腹肠切除吻合、抬高盆底，优点在于不改变直肠的正常解剖位置，不仅解决了直肠乙状结肠本身的病变，也纠正了场外因素如盆底疝、子宫压迫等，避免了肠内容物通过障碍。但是该手术创伤较大，肠管吻合可能出现吻合口瘘、吻合口出血等，患者术后恢复较慢，手术方式需根据患者病情进行选择。

十三、肠梗阻

曹雪源等[44]* 为探讨生长抑素联合肠梗阻导管在粘连性肠梗阻非手术治疗中的应用价值。将 2008 年 1 月至 2010 年 2 月在吉林大学白求恩第一医院胃肠外科住院的 91 例肠梗阻患者随机分成 A 组(生长抑素＋肠梗阻导管组)，B 组(生长抑素＋鼻胃管减压组)，C 组(肠梗阻导管组)，D 组(鼻胃管组)。结果：各组平均腹痛和腹胀的缓解时间分别为(3.6±1.5)、(5.3±1.8)、(5.8±1.7)和(8.4±2.2) d(F=28.715，P=0.000)；恢复排气、排便时间分别为(4.5±1.9)、(5.7±1.4)、(0±1.1)和(7.8±1.7) d(F=23.857，P=0.000)；A 组临床症状明显改善。平均胃肠减压量分别为 A 组：(632±102) ml/d；B 组：(410±86)ml/d；C 组：(1 020±148)ml/d 和 D 组(590±97)ml/d。在 C 组，患者的胃肠减压量明显增加(F 值分别为 17.367，16.347，P<0.001)，而 A 组则明显减少(F 值分别为 11.687，10.399，P<0.001)。4 组中转手术率分别为 0/22，2/19，3/23，6/27。A 组中转手术率明显低于 D 组(X=5.571，P=0.018)。在常规治疗的基础上，应用生长抑素静脉持续泵入联合肠梗阻导管治疗，可加速改善粘连性肠梗阻患者的临床症状，并提高保守治疗的成功率。粘连性肠梗阻在各类肠梗阻中占 20%～40%，近年来，生长抑素治疗术后早期炎性肠梗阻和恶性肿瘤引起的肠梗阻取得较好疗效。该研究采用随机对照方法，联合应用生长抑素和肠梗阻导管治疗粘连性肠梗阻，探讨二者的协同效果，为生长抑素的临床应用提供了合理指导。苏琼川等[45]* 总结了 2000—2010 年 256 例粘连性肠梗阻，其中男性 176 例，女性 80 例。有腹部手术史 52 例，其中阑尾炎术后 30 例，肠道术后 14 例，胃术后 2 例，腹外伤术后 4 例，妇科术后 2 例；不明原因 204 例。合并腹膜炎 50 例，粘连性绞窄扭转 14 例，肠坏死 14 例，肠穿孔 2 例，水电解质及酸碱平衡失调 20 例，感染中毒性休克 5 例。通过胃肠减压、禁食补液、奥曲肽静滴、粘连松解汤、电针刺激等治疗，如经 48～72 h 无效则转开腹。中西医结合非手术治疗治愈 226 例，手术解除梗阻 30 例，死亡 2 例。治愈率 99.2%。认为术后 2 周内应用胃肠减压和奥曲肽治疗有效，粘连松解汤可攻里通下，电针可缓解腹痛腹胀。手术操作应认真细致。粘连性肠梗阻是一种常见的普外科急腹症，由肠粘连或粘连索带所致，目前尚无有效预防办法，发病后需早期诊断和及时对症处理。该文分析粘连性肠梗阻治疗方法，其中 88.3%可经非手术治疗治愈。仅 11.7%需行手术治疗。因此，粘连性肠梗阻多数可经非手术治疗治愈，如需手术，需严格掌握手术指征，精细操作。张哲等[46]回顾总结了 2006—2011 年共 22 例肠梗阻。其中男性 14 例，女性 8 例。腹部手术后 10 例。通过非手术治疗：胃肠减压、抑酸、补液、刺激肠蠕动、抗感染等。22 例患者均痊愈出院。认为分析肠梗阻诱因非常关键，在排除肠绞窄和肠坏死等情况下，可行保守治疗。肠梗阻为普外科常见急腹症，原因较多，常见有机械性、动力性及血运性梗阻 3 类。临床表现及体征明显，诊断并不十分困难。该文分析保守治疗肠梗阻，22 例均经保守治疗治愈。因此，肠梗阻需细心探寻诱因，严格把握手术指征。李涛等[47]* 收集自 2006—2011 年手术治疗肠扭转患儿 39 例，术前均行 CT 检查。由 3 位 CT 诊断医师和 3 位普外科主治医师分别阅片，以有无涡旋征、扭转的角度等作为评判指标。总准确率为 81.7%，敏感率 89.4%，特异率 44.9%。认为单一出现涡旋征对肠扭转的诊断具有较高敏感性，有梗阻症状，CT 出现涡旋征应急诊手术；肠管或肠系膜的占位同时出现涡旋征应急诊手术。肠扭转为肠梗阻常见原因，需行急诊手术治疗。能否及时正确诊断至关重要。该文分析肠扭转患者 CT 片中出现漩涡征作为诊断依据，有较高的准确率及敏感率。应强调腹部 CT 作为肠梗阻患者辅助检查的重要手段，能更加准确的判断梗阻类型及决定治疗方案。王军山等[48]* 为探讨直肠前后壁黏膜切除缝合术治疗出口梗阻型便秘的临床疗效，对 2007 年 4 月至 2011 年 10 月就诊于该院的 83 例出口梗阻型便秘，采用直肠前壁黏膜“n”形切除缝合加直肠后壁黏膜“II”形切除缝合术治疗，并观察其结果：83 例出口梗阻型便秘治愈 81 例，显效 2 例，治愈率 97.6%。结果表明，直肠前壁黏膜“n”形切除缝合

加直肠后壁黏膜"II"形切除缝合术治疗出口梗阻型便秘具有操作简单、疗效确切、患者痛苦小等特点。出口梗阻型便秘常见的原因有直肠前突、直肠黏膜内脱垂、会阴下降综合征、盆底疝、耻骨直肠肌综合征、盆底痉挛综合征等。直肠内脱垂黏膜是引起出口梗阻型便秘的主要原因。传统治疗出口梗阻型便秘的中医中药、针灸、生物反馈等疗法,由于疗程长,易复发,患者不易接受。耻骨直肠肌经皮分离部分切除、肛管直肠环挂线、直肠黏膜柱状缝扎、黏膜下注射硬化剂、胶圈套扎术,近期疗效满意,但易复发。PPH 治疗直肠内脱垂黏膜,对下段直肠内脱垂黏膜并发直肠前突者疗效确切,对中上段直肠内脱垂黏膜者,不能实行有效范围内切除内脱垂黏膜,会造成直肠壶腹部狭窄等临床症状。而采用直肠前壁黏膜"n"形切除缝合加直肠后壁黏膜"II"形切除缝合术,切除时可根据直肠内脱垂黏膜的范围大小、部位高低,任意选择直肠前壁、后壁切除手术,切除缝合后增强了直肠前壁、后壁黏膜的张力,恢复了正常解剖位置。

十四、先天性巨结肠症

李爱军等[49]* 回顾性分析了 2000—2010 年间收治的 174 例先天性巨结肠症(Hirschsplung' s disease, HD)患儿。其中男性 148 例,女性 26 例,年龄 1 个月~6 岁。疾病分型全部经钡灌肠造影、手术及病理组织学确定:常见型 150 例、短段型 13 例,长段型 9 例、全结肠型 2 例。手术方法根据病变类型分别采用单纯经肛门直肠内拖出术、开腹 Ikeda 根治术或腹腔镜辅助改良 Soave 手术。具体情况为短段型 13 例和常见型 69 例 HD 采取单纯经肛门直肠内拖出术;常见型 44 例、长段型 4 例和全结肠型 2 例 HD 开腹行 Ikeda 根治术;常见型 37 例和长段型 5 例 HD 在腹腔镜辅助下完成改良 Soave 手术。并发症:单纯经肛门直肠内拖出术后 3 例出现暂时性吻合口狭窄和 1 例吻合口漏;Ikeda 术后出现切口感染 2 例、粘连性肠梗阻 2 例、腹盆腔出血 1 例、尿潴留 5 例和新生儿因术后并发小肠结肠炎及吻合口漏死亡 1 例;腹腔镜手术后仅 3 例肛周湿疹,经对症处理后痊愈。术后排便功能于各种术式间在各时段差异均无统计学意义($P>0.05$)。手术 6 个月后各组病儿肛门排便功能均恢复正常。作者认为,各种术式远期排便功能无显著性差异。HD 的传统术式经历了一系列发展和演变。Swenson 手术治疗彻底,但创伤过大,术后并发症多。Duhamel 手术可保护排尿功能和性功能,但术后易出现"闸门综合征"而影响排便功能。Soave 手术对盆腔侵袭更小,但术后残留没有神经节细胞的直肠肌鞘造成术后便秘高发。随着技术的进步,HD 根治术不断向着对腹腔和盆腔侵袭更小、对肛门直肠的游离操作更精细的方向发展,腹腔镜技术对巨结肠根治术的改良起到巨大的推动作用。目前主要应用单纯经肛门直肠内拖出巨结肠根治术、开腹行 Ikeda 根治术和腹腔镜辅助改良 Soave 根治术。作者认为,短段型和常见型 HD 可行单纯经肛门直肠内拖出巨结肠根治术,严重常见型和长段型 HD 应行腹腔镜辅助改良 Soave 根治术,对于全结肠型 HD 仍需开腹行经典 Ikeda 式根治术。

十五、便秘

曹蓉等[50]* 回顾通过经阴道修补直肠前突术和 PPH 术治疗直肠前突疗效比较,探讨两种术式治疗直肠前突方面的缺点。对 2004—2011 年 60 例经产妇采用经阴道修补直肠前突术式和 PPH 术式(用强生公司 PPH 痔切除吻合术)治疗直肠前突各 30 例,在有效例数、手术时间、术中出血量、住院时间、住院费用、恢复工作时间、术后疗效等指标方面作对比分析。PPH 术式在手术间、手术中出血量、住院时间、恢复工作时间等方面优于经阴道修补直肠前突术式,两种术式有效率相似。认为 PPH 术式治疗直肠前突是一种有效方法、手术简单、疗效好。直肠前突是出口梗阻性便秘的常见原因之一,其病理改变实际上是直肠前壁和阴道后壁的疝,多见于中老年妇女。直肠前突的治疗方法多种多样,手术治疗的目的是缓解症状和纠正解剖异常。该文通过对这两种术式的比较,发现有效率无明显差异,但是 PPH 术式操作简单,出血量少,住院时间短,恢复工作时间短,值得临床推广。徐永强等[51]* 比较了 3 种手术方法治疗直肠前突的疗效,探讨治疗直肠前突最佳手术方式。对 118 例直肠前突患者分别采用 Block 术(62 例)、不对称直肠下端部分切除术(33 例)和经肛门腔镜下直线切割缝合器切闭缝合术(23 例)治疗,观察其疗效、手术时间、术中出血量、术后疼痛程度、并发症、复发率。结果显示,经肛门腔镜下直线切割器切闭缝合术组治愈率最高;不对称直肠下端部分切除术组出血量最少;改良 Block 术组住院费用最低。结果表明,经肛门腔镜下直线切割缝合器切闭缝合术治疗直肠前突较其他两种方法具有操作简单、恢复快、并发症少、不容易复发等优点。Block 术、不对称直肠下端部分切除术和经肛门腔镜下直线切割缝合器切闭缝合术,3 种术式近期疗效均满意,经肛门腔镜下直肠切割缝合器切闭缝合术手术时间短、术中出血量少,术后恢复快,不失为一种操作简单、创伤小、恢复快、并发症少的术式。袁鹿等[52]* 总结比较肛吻合器直肠黏膜环形切除术(procedure for prolapsed hemorrhoids, PPH)与经直肠闭式修补术(Block)治疗直肠前突的临床疗效。对2008年9月至2010年9月期间手术治疗的62例直肠前突患者的临床资料进行回顾性分析，根据手术方式的不同分为PPH组($n=32$)和Block组($n=30$)。对2组患者手术后症状改善情况进行Longo's出口梗阻型便秘(ODS)评分，并对手术时间、术中出血量、术后疼痛评分、需用止痛药次数、术后并发症、住院时间及住院费用进行比较，2组患者手术后排便困难症状均有明显改善。Longo's ODS评分PPH组术后1个月与术后3个月比较，差异无统计学意义($P>0.05$)，Block组术后3个月明显高于术后1个月($P<0.01$)。2组患者术后1个月和术后3个月Longo's ODS评分、手术时间、术后出血量、术后疼痛评分、需要止痛药次数及住院时间方面，PPH组均明显少于Block组($P<0.01$)；但PPH组的治疗费用明显多于Block组($P<0.01$)。在PPH组患者中，术后出现2例轻度肛门失禁，随访至术后3个月时完全恢复。PPH治疗直肠前突与Block组一样安全、有效，从近期疗效看，优于Block手术且复发率较低。目前，国内外学者对直肠前突的手术指征及手术方法的选择尚无统一规范。作者通过将PPH手术与Block手术比较，认为前者治疗直肠前突具有手术时间短，术中出血少，术后疼痛轻，术后住院时间短，恢复快、复发率较低等优点。同时还可以治疗直肠前突合并的直肠黏膜脱垂、痔等疾病。两种术式均能有效缓解直肠前突症状，近期疗效上看，PPH手术优于Block手术，但远期疗效还有待进一步观察。郑科炎等[53]* 运用微小RNA(miRNA)芯片检测技术初步发现，结肠慢传输型便秘(STC)患者病变结肠组织中微小RNA-128(miR-128)表达下调。研究还发现，Cajal间质细胞(ICC)数目、形态及功能的异常可能参与了结肠STC的发病。郑科炎等采用了14例接受结肠(次)全切除的结肠STC患者的病变结肠组织标本，并与其正常结肠组织作为对照，运用实时荧光定量聚合酶链反应(RT-qPCR)和免疫组织化学技术分别检测其中miR-128及CD117(ICC的特异性标志物)的表达，发现与正常结肠组织比较，结肠STC病变组织miR-128表达水平和ICC数目显著降低($P<0.05$)，且两者呈正相关。运用生物信息学miRNA靶机因预测软件TargetScan寻找与ICC关系密切的miR-128的靶基因，共找到1 047个miR-128的靶基因，其中包括与ICC关系密切的干细胞因子(SCF)和胰岛素样生长因子-1(IGF-1)。作者认为miR-128可能通过调节其靶基因来改变结肠ICC数目、形态及其功能，从而在STC发病的分子机制中发挥作用。多项研究显示miRNA可能参与了胃肠动力性疾病的发病机制。有研究发现先天性巨结肠患儿狭窄肠段中miR-125a的表达较之正常肠管显著下调。另有研究发现某些miRNA可能通过调节肠道ICC和平滑肌细胞的形态和功能参与了胃肠动力性疾病如慢性假性肠梗阻、巨膀胱-小结肠-肠蠕动迟缓综合征[常染色体隐性遗传病(MMIHS)]的发病机制。该研究作者运用TargetScan软件找出的miR-128候选靶基因中包括SCF和IGF-1。SCF/c-Kit和IGF-1信号通路在维持ICC正常功能方面起重要作用，上述通路异常则可导致ICC减少或缺失而引起胃肠道动力性疾病如STC。该研究结果表明miR-128可能通过其靶基因如SCF、IGF等调节结肠ICC形态、功能从而参与STC的发病。

十六、结直肠癌的诊断和分期

蒋绚等[54]回顾性分析了405例原发结直肠癌病例的首诊方式、诊断时间、诊断延迟情况和误诊率之间的关系，进而探讨了结直肠癌就诊模式对肿瘤早期诊断的影响。研究显示，67.2%(270/402)的患者以结肠镜首次确诊结直肠癌。结直肠癌的诊断时间中位数为90 d，总误诊率为27.9%(112/401)，延迟诊治率(>30 d)为77.7%(313/403)。早期及晚期肿瘤诊断时间，包括患者费时和医院费时差异均无统计学意义(均$P>0.05$)。诊断时间31～60 d、61～90 d、91～150 d、>150 d各组患者肿瘤的TNM分期差异并无统计学意义(均$P>0.05$)。研究结果表明，结肠镜是诊断结直肠癌最有效的方法。诊断延迟在结直肠癌诊断中普遍存在，但是诊断延迟不是造成肿瘤晚期发现和预后的不良核心因素。南琼等[55]回顾分析了260例大肠恶性肿瘤患者的腹部B型超声及CT检查资料。260例大肠恶性肿瘤患者的年龄为26～84岁。其中男性144例，女性116例。间质瘤2例，类癌2例，鳞癌1例，黏液腺癌34例，腺癌221例。CT诊断大肠恶性肿瘤阳性检出率为82.3%，明显高于B型超声阳性检出率24.7%($P<0.001$)。B型超声对右半结肠(横结肠和升结肠)的检出率最高，CT对直肠和升结肠的检出率最高。CT对器官转移诊断符合率为73.2%，敏感度为57.7%，特异度为94.7%；对淋巴结转移诊断符合率为85.2%，敏感度为23.7%，特异性为97.6%。B型超声对器官转移符合率为72.2%，敏感度为35.1%，特异性为96.6%；对淋巴结转移符合率为63.6%，敏感度为10.5%，特异度为96.6%。这表明螺旋CT联合腹部B型超声检查对大肠恶性肿瘤的诊断和分期有重要价值。何小科等[56]研究了372例结直肠癌患者的淋巴结转移规律及其影响因素。372例结直肠癌患者中，男213例，女159例，年龄32～84岁。结肠癌178例，直肠癌191例，3例为两个部位肿

瘤同时发现。372 例结直肠癌均顺利完成手术，术后病理检查结果显示：R_0 手术 255 例，R_1 手术 93 例，R_2 手术 24 例。淋巴结病理检查结果显示：267 例患者存在淋巴结转移，转移率 71.77%。共清扫淋巴结5 175枚，转移淋巴结 1 293 枚，转移度 24.99%。统计学分析表明患者的性别、年龄、肿瘤的大小与淋巴结转移无明显关系。直肠癌的淋巴结转移度高于结肠癌。肿瘤的浸润深度和分化程度与淋巴结转移呈正相关。冯广革等[57]回顾性分析了 24 例因阑尾炎而误诊、漏诊的右半结肠癌患者的临床诊治资料，并探讨了右半结肠癌因阑尾炎误诊、漏诊的原因及预防措施。24 例患者中，男 15 例，女 9 例；年龄 32～76 岁。典型转移性右下腹痛 18 例，反复发作右下腹压痛 6 例，发热 11 例，排便习惯与粪便性状改变 4 例，白细胞升高 15 例，贫血 6 例，右下腹包块 5 例，近期自觉明显消瘦 4 例。初步诊断均为急性阑尾炎。16 例患者在阑尾炎手术中诊断右半结肠癌；5 例被误诊为阑尾炎性包块而保守治疗，后经确诊右半结肠癌方手术治疗；3 例术后复诊时确诊右半结肠癌并再次手术。研究表明，右半结肠癌并存阑尾炎容易发生误诊、漏诊。术前要详细询问病史和仔细检查，术中注意探查，术后随访，避免右半结肠癌误诊和漏诊。王云慧等[58]* 为研究核磁共振与腔内超声对直肠癌术前局部分期的价值比较，对青岛大学医学院附属烟台毓璜顶医院普外科及浙江省肿瘤医院大肠外科 2009 年 1 月至 2011 年 8 月收治的 105 例直肠癌患者的临床资料进行回顾性分析，比较腔内超声组(33 例)、磁共振组(50 例)和腔内超声及磁共振组(22 例)患者肿瘤浸润深度(T 分期)和区域淋巴结转移(N 分期)。结果：磁共振与腔内超声判断 T 分期的总的准确性差异无统计学意义($P>0.05$)，腔内超声判断早中期直肠肿瘤浸润层次的准确率高于磁共振(95.8% vs 69.2%，$P<0.05$)，磁共振判断进展期直肠肿瘤准确率高于腔内超声，但差异无统计学意义(80.4% vs 71.0%，$P>0.05$)。磁共振与腔内超声评价 N 分期的准确率差异无统计学意义($P>0.05$)。术前分期对直肠癌治疗方案的选择有重要意义，近年来腔内超声和核磁共振作为非侵袭性诊断工具已成为直肠癌术前评价中的重要手段。该研究发现腔内超声判断早中期直肠肿瘤浸润层次的准确率高于磁共振，而磁共振对进展期肿瘤浸润层次的判断可能更有优势，而两项检查判断区域淋巴结转移的准确率均较低，两者结合可能对直肠癌术前分期的判断更加准确。

十七、结直肠癌的手术治疗

马华崇等[59]研究了直肠癌病人术前使用肠内营养制剂进行肠道准备的可行性和效果。将 378 例行择期保肛手术的直肠癌病人分为两组：研究组 205 例，术前均口服 EN 制剂(瑞能)进行肠道准备；对照组 173 例，术前均口服聚乙二醇进行机械性肠道准备。研究结果显示，两组病人术中肠道清洁度均较好，研究组病人术后总并发症率低于对照组(28.3% vs 41%，$P<0.01$)，术后首次肛门排气时间(2.7±1.1 d vs 3.0±1.2 d，$P<0.05$)和术后耐受固体食物时间均早于对照组(5.2±1.6 d vs 6.0±1.8 d，$P<0.01$)。研究表明，肠内营养用于直肠癌术前肠道准备可获得满意的肠道清洁度，减少术后并发症，加速胃肠功能恢复。

王振军等[60]报道了采用直肠癌柱状腹会阴联合切除(直肠癌肛提肌外腹会阴联合切除手术 CAPE)用于治疗不能保肛的直肠癌。传统的直肠癌腹会阴联合切除术(APE)环周切缘阳性率较高和手术中穿孔率较高是其术后局部复发率高和病人存活率低的重要原因。因此，其作为不能保留肛门的低位直肠癌的手术治疗金标准逐渐受到挑战。直肠癌柱状腹会阴联合切除术能够显著降低直肠癌手术后环周切缘阳性率及局部复发率，且不增加手术打击，使其可能成为传统 APE 以外的一个新选择。应进一步验证该手术的长期疗效和病人生活质量，同时应制订手术规范，更好地保护植物神经和采用个体化手术方案。陈斌武等[61]应用单吻合器对 30 例低位直肠癌患者行直肠癌超低位保肛术。其中，男 18 例，女 12 例；年龄 52～78 岁；溃疡型 21 例，浸润型 9 例；高分化腺癌 6 例，中分化腺癌 17 例，低分化腺癌 7 例。按照 TME 的要求行根治性切除，直肠残端用 7 号丝线行手工荷包缝合后，应用单吻合器进行吻合。30 例患者手术均顺利完成，切缘组织均无癌细胞浸润。术后发生吻合口漏 2 例，经反复冲洗治疗 2～3 周后自愈。随访 5 年，均无肿瘤复发。结果表明，应用单吻合器行直肠癌超低位保肛手术安全可行，而且节省了一个吻合器，费用低。赵紫罡等[62]对直肠癌 Dixon 术后骶前经盆膈肛门旁引流和经腹膜后腹壁引流两种引流方式进行了对比分析。2008 年 9 月至 2010 年 9 月期间行低位直肠癌 Dixon 术患者 512 例，352 例经盆膈肛门旁引流，160 例经腹膜后腹壁引流。两组的引流物性状、引流量、引流物细菌培养、引流物持续时间、拔除引流管时间和术后近期并发症发生率均无明显差异($P>0.05$)。但经盆膈肛门旁引流组引流管切口感染例数多($P<0.05$)，引流管管周红肿时间、引流管管周疼痛时间、引流管口分泌物持续时间长($P<0.05$)，引流管切口分泌物细菌培养出革兰氏阴性杆菌例数多($P<0.05$)。这表明直肠癌 Dixon 术后骶前引流采用经腹膜后腹壁引流方式明显优于经盆膈肛门旁引流。黄兴等[63]总结了低位直肠癌的保肛手术方式和术后肛门功能的评估方法。常

用的保肛术式包括前切除术(Dixon 术,AR 术)、低位前切除术(LAR 术)、拉出式直肠切除术(Bacon 术)、肛管内结肠肛管吻合术(Parks 术)、经括约肌间切除术(ISR 术)和局部切除术。肛管直肠测压和盆底肌电图技术为保肛术后肛门功能评估提供了可靠的客观技术手段。肛门直肠压力测定能动态监测保肛术后肛门直肠功能失调的病理过程,指导生物反馈治疗,有助于术后肛门直肠功能的恢复。王红军等[64]采用低位直肠癌高热无瘤柱状腹会阴切除术治疗 75 例低位直肠癌。其中,男性 39 例,女性 36 例;年龄 43～76 岁。75 例腹盆腔均遵循 TME 原则完成游离操作,会阴部直肠、肛管游离均遵循柱状广泛切除(CAPR)原则。全组手术时间 80～120 min。术中出血量 60～120 ml。75 例直肠切除标本无肿瘤破裂及穿孔,病理示环周切缘阴性 69 例(92.0%),会阴伤口液化感染 3 例(4.0%),远期无会阴疝发生。68 例(90.7%)获得随访 36～48 个月,盆腔局部癌复发 3 例,出现异时性肝转移 4 例,其余患者随访期内均获得无瘤生存。

刘细平等[65]为研究超声刀在结直肠癌手术中的应用,对湖南省株洲市一医院 2009 年 1 月至 2009 年 12 月普外科同一治疗组收治可切除的结直肠癌患者的临床资料进行回顾性分析,比较超声刀组(30 例)与普通电刀对照组(32 例)患者术中切口长度、手术出血量、淋巴结清除数、手术时间以及术后镇痛时间、肛门排气时间、术后住院时间、术后 24 h 引流量、并发症等情况。结果:两组病人切口长度、手术出血量、术后 24 h 引流量、术后镇痛药使用、术后肛门排气时间及住院时间均有统计学意义(P 值均<0.05),而淋巴结清除数、手术时间及术后并发症两组之间无统计学差异。该研究表明,应用超声刀可以缩小切口长度,减少手术出血量和术后 24 h 引流量,缩短术后镇痛药使用时间、肛门排气时间和住院时间。超声刀从 20 世纪 80 年代末开始应用于外科手术,具有良好的止血和切割功能,且术中不产生烟雾和焦痂,视野清晰,近年来被广泛应用于腹腔镜手术,最近国内外不断将其用于开腹手术,并取得较好的效果。该研究发现,开腹手术应用超声刀对于淋巴结清除、手术时间及术后并发症没有显著影响,但可以缩小切口长度,减少手术出血量和术后 24 h 引流量,缩短术后镇痛药使用时间、肛门排气时间和住院时间。该研究还表明,应用超声刀对开腹结直肠癌进行根治术,同样能取得满意微创效果,值得临床推广。张健等[66]在 Miles 手术时施行腹膜半包埋式乙状结肠造口术 32 例。其中,男 26 例,女 6 例,平均年龄 54(29～84)岁。直肠癌 28 例,肛管癌 4 例。28 例直肠癌 Dukes 分期:A 期 2 例,B 期 6 例,C 期 19 例,D 期 1 例。病理诊断均为腺癌。造口时将造口用乙状结肠置于预先剪开的壁层腹膜中间,两侧剪开的腹膜分别与乙状结肠两侧浆肌层缝合,对乙状结肠形成半包埋。随访 3～27 个月,26 例(81.25%)术后 2 个月排便规律,余 6 例大便不成形或腹泻,但 4～6 个月时好转。仅 1 例术后出现造口狭窄,经造口重建后治愈,无与造口有关的远期并发症。这表明腹膜半包埋式结肠造口术可有效地避免腹内疝、造口旁疝、造口回缩等并发症,为永久性结肠造口的一种合理术式。丁祖亮等[67]回顾性分析了 2005—2010 年期间直肠癌手术方式相关的 100 篇文献。分析发现,随着对直肠局部解剖、直肠癌转移规律认识的深入,以及直肠癌外科实践经验的积累,直肠癌外科医师的理念发生了很大的变化,从原来的只求根治,到现在的根治与重建并重,把患者术后生存质量放在重要位置,带来了直肠癌外科手术的变革,取得了明显的成效,直肠癌保肛术成了当前直肠癌外科的热点。腹腔镜技术与 TME 的结合使直肠癌手术不再令人"谈虎色变",显示出良好的前景。然而,针对中下段直肠癌保肛手术的争论仍不绝于耳;直肠癌远端肠管的切除长度尚无定论;针对直肠癌微转移规律的研究尚有待深入。研究表明,直肠癌基础研究的深入使直肠癌手术更合理,治疗效果更优。傅传刚等[68]* 从直肠癌术前分期、新辅助治疗、手术方式及技术等方面对低位直肠癌保肛手术的进展情况进行了系统的总结和论述。直肠癌术前分期可帮助选择最佳方案,提高治疗效果。直肠腔内超声(ERUS)、盆腔 MRI、CT 是当前应用较多的术前分期检查方法,对 T 分期准确度较高而对于 N 分期判断不够理想;有研究发现淋巴结内部的不均匀信号是评价淋巴结转移的高特异性指标,超小超顺磁性氧化铁等 MRI 对比剂可提高 N 分期的准确性;近期还提出联合 ERUS、CT 和血清淀粉样蛋白 A 进行检测的全新评价体系,具有良好的临床应用前景。直肠全系膜切除加 2 cm 直肠远切缘是被广泛接受的直肠癌诊治规范,近来研究发现对接受新辅助治疗的病人或肿瘤分型较好、体积较小者,远切缘可为 1 cm,还有报道表明远切缘<1 cm 对低位直肠癌保肛术后病人的预后没有不利影响;同期有学者发现结直肠癌最大远侧扩散距离均大于 3 cm,对此作者认为,对于伴有远处转移的病人可适当延长远端切除范围至 3～4 cm,以降低局部复发率。直肠癌拖出式手术和经括约肌间手术(ISR)进一步提高了保肛率,研究表明采用拖出式双吻合手术操作更简单、吻合更可靠,可结合 ISR 技术完成超低位保肛,但只适用于 T_1/T_2 早期直肠癌或 T_3 经新辅助治疗后肿瘤较小者。在术前分期准确评估的基础上对于 $T_1N_0M_0$ 期肿瘤且直径<3 cm、侵犯肠周径<30%、活动不固定的低位直肠癌可选择局部切除,若术

后组织病理学检查示切缘阳性或血管、淋巴管浸润则需追加根治性手术。新辅助放化疗具有使肿瘤降期、提高保肛率和手术切除率等优点,同时也产生了放化疗抵抗的问题,选择相关标志物筛选敏感的肿瘤进行治疗是解决此问题的关键;另外治疗后完全缓解的病人手术方案尚存在争议,多数学者认为肿瘤完全缓解的病人仍应行根治性切除术,仅对于年龄大、手术风险大、预期生存期有限的病人可密切随访或经肛切除,近期有学者发现,随访观察新辅助放化疗后持续性临床完全缓解的直肠壁 MRI 表现动态变化有助于早期发现局部复发。低位直肠癌保肛手术一直是结直肠外科研究的热点,随着直肠癌术前分期、新辅助放化疗、直肠癌浸润转移规律、手术器械、手术技术等相关研究不断进展和革新,保肛成功率显著提高且局部复发率明显降低。

十八、结直肠癌手术的并发症

王君强等[69]分析了 22 例超低位直肠癌行根治性手术后吻合口瘘的发生情况及其影响因素。其中男 13 例,女 9 例;年龄 44～78 岁。均为择期手术患者,无急性肠梗阻、穿孔或出血等原因行急诊手术者。发生吻合口瘘 3 例,吻合口瘘的发生率为 13.6%。1 例发生于术后第 2 天,保守治疗效果不佳后再次行末端回肠造口术,术后恢复顺利,3 个月后顺利行造口还纳。其余 2 例发生于术后第 6、7 天,经保守治疗后愈合。吻合口距肛缘的距离≤2 cm 者吻合口瘘的发生率高于吻合口距肛缘的距离>2 cm 者(25.0% vs 7.1%,P=0.013);未行预防性末端回肠造口者吻合口瘘的发生率高于行预防性末端回肠造口者(33.3% vs 0%,P<0.001)。发生吻合口瘘的患者的住院时间和住院总费用也明显增加。韦晓远等[70]回顾性分析了直肠癌保肛术 235 例,共发生吻合口漏 14 例。其中,男 8 例,女 6 例,年龄 45～78 岁。肿瘤位于腹膜反折以上 2 例,腹膜反折以下 12 例。Dukes 分期:B 期 3 例,C 期 8 例,D 期 3 例。高分化性腺癌 2 例,中分化性腺癌 10 例,低分化性腺癌 2 例。1 例术前并存糖尿病,8 例并存不同程度的低蛋白血症或贫血,无合并急性肠梗阻或远处转移病例。人工吻合 1 例,吻合器吻合 9 例;开放性手术 13 例,腹腔镜下手术 1 例。手术后发现吻合口漏的时间 3～7 d。非手术治疗治愈 10 例,手术治疗治愈 4 例,手术方式均采用横结肠造瘘术加腹腔冲洗引流术。无死亡病例。朱锡元等[71]报道了 147 例直肠癌前切除低位吻合术后吻合口漏的发生情况。147 例低位直肠癌患者中,男 85 例,女 62 例;年龄 40～88 岁。高分化腺癌 26 例,中分化腺癌 84 例,低分化腺癌 29 例,黏液腺癌 7 例,移行细胞癌 1 例。Dukes 分期:A 期 22 例,B 期 54 例,C 期 66 例,D 期 5 例。并存 2 型糖尿病 19 例。147 例患者中,发生吻合口漏 8 例。其中并发弥漫性腹膜炎 5 例,直肠阴道瘘 1 例,均行横结肠造口后治愈;保守治疗治愈 2 例。充分的术前准备,精准的手术操作,确保吻合部位的良好血供、无张力,正确掌握吻合器械的操作,保持术后骶前通畅引流是预防吻合口漏发生的要点。戴闯等[72]* 回顾性分析 2009 年 2 月至 2011 年 5 月收治的结直肠癌患者病历资料,对术后切口感染患者切口分泌物进行细菌培养鉴定,分析结直肠癌患者手术切口感染病原菌分布特点及感染因素。296 例患者中,男 172 例,女 124 例;年龄 46～78 岁;结肠癌患者 168 例,直肠癌患者 128 例;合并肠梗阻 41 例,糖尿病者 72 例,高血压者 36 例,慢性阻塞性肺疾病 26 例;Dukes 分期:A 期 36 例,B 期 79 例,C 期 127 例,D 期 54 例。手术部位感染诊断标准依据美国疾病控制预防中心(CDC)关于手术部位感染的定义,296 例患者中发生切口感染 50 例,感染率为 16.9%。对伤口感染者局部消毒后采用肉汤拭子采集脓性分泌物,闭合性深部脓肿用无菌注射器抽取脓液进行培养,操作过程严格按照《全国临床检验操作规程》进行细菌分离及鉴定,共检出 64 株病原菌;其中革兰阴性杆菌 37 株,占 57.8%,是主要的感染病原菌,革兰阳性球菌 21 株,占 32.8%,真菌 6 株,占 9.4%。将年龄、性别、体质量指数、并存糖尿病、Dukes 分期作为切口感染相关因素进行分析,结果显示:肥胖患者术后切口感染率高,为 24.1%,并存糖尿病患者术后感染率较无糖尿病患者高,差异有统计学意义(P>0.05),不同 Dukes 分期的感染率有统计学意义(P>0.05)。研究表明,结直肠癌患者术后切口感染与体质肥胖、糖尿病及 Dukes 分期有重要关系,应采取相应措施预防手术切口感染;在治疗时应选择高效、广谱、针对性强的抗菌药物,充分控制切口感染。结直肠癌是常见的消化道恶性肿瘤,手术是其治疗的主要手段,手术切口感染是临床上常见的并发症,影响手术效果和患者恢复,给临床医师治疗带来困难。了解切口感染的相关因素,可帮助外科医师采取早期预防,降低切口感染的发生。目前普遍认为,手术切口感染是由肠道菌群异位定植引起的,肠道手术前应用抗菌药物易导致正常菌群失调,加之手术侵入性操作容易引起感染,因此抗菌药物的选择是十分重要的预防和治疗手段。该研究针对切口感染病原菌分布特点进行了分析,为临床上更科学有效地用药提供了思路。

十九、结直肠癌伴肠梗阻的治疗

武伟等[73]采用一期切除吻合术结合术中灌洗治

疗结肠癌合并肠梗阻 38 例。其中男 21 例，女 17 例；年龄 41～82 岁；发病至就诊时间 8 h 至 2 个月。其中升结肠 8 例，结肠肝曲 1 例，横结肠 10 例，结肠脾曲 1 例，乙状结肠 18 例。术前明确肠梗阻原因 20 例，剖腹探查 18 例。38 例患者均顺利完成手术，术后发生创口感染 2 例，经创口换药后治愈；发生粘连性肠梗阻 1 例，经保守治疗后治愈；发生吻合口漏 1 例，最终死于腹腔感染、多器官功能衰竭。最终治愈 35 例，好转 2 例，死亡 1 例。这表明一期切除吻合术结合术中灌洗治疗结肠癌合并肠梗阻安全、可行，术后并发症少。付焱等[74]为了探讨结直肠癌合并急性肠梗阻围手术期的处理方法。回顾性分析 2006 年 6 月至 2011 年 6 月收治的 97 例结直肠肿瘤致急性肠梗阻患者的临床资料。97 例入组患者，均经手术治疗。右半结肠癌伴梗阻 32 例，其中 30 例行右半结肠一期切除，无吻合口漏发生，另 2 例癌肿不能切除行捷径手术；一期左半结肠切除肠吻合术 15 例，术后发生吻合口漏 1 例；Hartmann 手术 13 例，术后恢复顺利，造口排便通畅，3～6 个月后均进行了顺利关瘘手术；直肠癌 Dixon 手术 27 例，低位直肠癌行 Miles 术 10 例；行单纯肠造口 6 例。死亡 1 例。术后最常见的并发症为切口感染与肺部感染。该研究表明对于结直肠癌并急性发肠梗阻，应根据患者的具体情况决定手术时机及手术方式，左半结肠癌合并肠梗阻可考虑一期切除吻合，但要注意吻合口漏。做好围手术期的处理是减少并发症、降低病死率的关键。结直肠癌并急性肠梗阻患者，手术仍是首选，但围手术期无法进行较好的围手术期准备，并发症的发生率较高，急诊手术目的是首先解除梗阻，手术方式是要根据具体情况进行处理，对于右半结肠癌伴梗阻的手术，可行一期切除吻合术。对于左半结肠癌还需要具体情况具体分析，术中可用肠道灌洗术，在一期切除术时可同时行横结肠造口，也可明显降低吻合口漏发生概率。合理的围手术期处理，合适的手术时机和手术方式，是降低病死率、减少并发症、提高术后生存质量和延长术后生存时间的关键。韩文健等[75]* 为研究支架植入一期吻合术在左侧结直肠癌合并肠梗阻中的应用，对武汉协和医院 2005 年 1 月至 2009 年 1 月收治的 62 例左侧结肠癌合并肠梗阻患者的临床资料进行回顾性分析。将所有患者随机分为 A、B 组。A 组植入支架，B 组行常规 Hartmann 手术。结果 A 组 32 例中有 3 例于肠道支架植入术后第 4～5 天出现肠穿孔导致弥漫性腹膜炎，急行 Hartmann 一期造口术。2 例植入支架后出现便血，经保守治疗好转，后续行一期手术治疗。余 27 例均顺利完成一期手术治疗，术后出现肠瘘、出血和切口感染各 1 例，经积极保守治疗好转出院；B 组一期造瘘术后出现腹腔出血和伤口感染各 1 例，2～3 个月后行二期吻合术，术后出现肠瘘和伤口感染各 2 例。A 组术后肛门排气时间为(59±9)h，B 组为(60±8)h，$P>0.05$；A 组总住院时间(17.4±2.3) d，B 组总住院时间(22.2±2.5) d，$P<0.05$；总住院费用 A 组为 1.9 万元，B 组为 2.7 万元，$P<0.05$；术后并发症发生率 A 组为 7/22，B 组为 6/20，$P>0.05$；临床受益反应，A 组为 9.1 分，B 组为 5.2 分，$P<0.05$. 转移率 A 组为 9/31，B 组为 6/20，$P<0.05$；随访期生存率 A 组为 15/51.7，B 组为 21/70.0，$P<0.05$。结果提示 A 组的总住院时间、总住院费用、临床受益反应率均优于 B 组(均 $P<0.05$)。A 组转移率高于 B 组($P<0.05$)，生存率低于 B 组($P<0.05$)。从远期效果来看，支架植入一期吻合相对传统的 Hartmann 手术而言并无明显优势；但是近期优势明显。左侧结肠癌常伴发肠梗阻，支架植入在治疗肠梗阻中广泛应用，缓解梗阻症状明显。而目前对于是否需要在左侧结肠癌伴肠梗阻中应用支架意见并非完全一致。该文对左侧结肠癌伴发肠梗阻的患者进行回顾性随机对照研究，指出支架植入远期来看相对传统 Hartmann 手术而言并无明显优势，但是近期优势明显。这对临床上左侧结肠癌伴发肠梗阻是否选择支架植入具有借鉴意义。

二十、结直肠癌伴肝肺转移的治疗

许剑民等[76]对结直肠癌肝转移外科治疗中的争议与共识进行了归纳和总结。外科手术是目前治愈结直肠癌肝转移的最佳方法。对于肝转移灶可以切除的结直肠癌患者，是选择接受传统模式(先肠后肝)、混合模式(肠肝同时切除)还是颠倒模式(先肝后肠)，目前还存在争议。三种治疗模式的围手术期病死率(3%、5%、0，$P>0.05$)、累计并发症发生率(51%、47%、31%，$P>0.05$)和 5 年存活率(48%、55%、39%，$P>0.05$)均无明显差异。对于无症状原发灶并伴有进展的肝转移灶病人可选择颠倒模式治疗。对于肝转移灶潜在可切除的患者，通过多学科团队的综合诊疗、最佳的诱导化疗和靶向治疗方案的选择、残肝容积扩增等手段，使更多的结直肠癌肝转移病人转化为可切除，获得了治愈希望。对于肝转移灶不可切除的病人，初次制定治疗方案必须由外科医师、肿瘤科医师在内的多学科诊疗团队(MDT)共同完成。若同时性肝转移结直肠癌原发灶伴有出血或梗阻等症状，可选择切除原发灶或放置支架治疗缓解梗阻；而对于结直肠癌原发灶没有任何症状的病人，是先化疗还是先手术切除原发灶，目前仍存在争议。郝云鹤等[77]* 为了探讨结直肠癌肺转移的治疗效果和影响预后的因素，回顾性分析 1990—2010 年收治的结直肠癌肺转移的病例 79

例,其中行肺转移瘤切除 22 例,非手术治疗 57 例。对比肺转移手术治疗与非手术治疗的随访结果,并进行相关因素分析。发现手术组肺转移瘤切除术后中位生存期为 34.5 个月,患者 1、3、5 年生存率分别为 90.9%、45.4%和 4.5%;非手术组中位生存期 16.0 个月,肺转移后患者 1、3、5 年生存率分别为 59.6%, 14.0%和 0%手术与否($RR=4.805$,95%CI 1.864~12.384,$P=0.001$),肺转移瘤数量($RR=2.177$,95%CI 1.431~3.314,$P=0.010$)是影响结直肠癌肺转移预后的独立因素。该研究表明,对于结直肠癌肺转移的患者,手术切除是积极有效的治疗手段。直肠癌肺转移患者的预后与手术与否和肺转移瘤数量有关系。肺切除作为结直肠癌肺转移的一种有效且安全的治疗手段已被学者所认可,但肺转移患者手术后仍需密切随访及进行有效的辅助治疗才可以有较好的长期效果;对于不可切除的直肠癌肺转移患者,也应行化疗以延长疾病进展的时间,提高患者的生活质量。

二十一、结直肠癌的分子靶向治疗

沈琳等[78]总结了分子靶向药物在转移性结直肠癌综合治疗中的合理应用。对于潜在可切除的转移性结直肠癌,将不可切除病灶转化为可切除病灶的概率进一步提高,达到更高的肿瘤缓解率,因此选择客观缓解率高的联合方案更适合。对于不可切除但肿瘤进展迅速同时合并明显临床症状的病人,缩小肿瘤、延长肿瘤控制时间、改善生活质量应作为主要治疗目标,因此具备近期疗效高的联合方案适用于该类病人。对于肿瘤进展缓慢的不可切除的转移性结直肠癌,选择毒性反应相对较小的方案延缓肿瘤增长应作为合理的策略,单药对该类病人也具有一定价值。分子靶向药物联合化疗进一步提高了转移性结直肠癌的客观疗效以及生存期,但在转移性结直肠癌综合治疗中如何根据病人状况及肿瘤特点,通过多学科协作分析,合理应用分子靶向药物,优化最佳治疗方案,并选择恰当的时机,是值得关注的一个问题。

二十二、结直肠癌的基础研究

周恒等[79]使用流式细胞仪检测了 63 例结直肠癌患者和 15 例健康志愿者术前外周血 T 淋巴细胞亚群、自然杀伤(NK)细胞的活性。其中梗阻性结直肠癌组 11 例,男性 8 例,女性 3 例;年龄 31~80 岁;均行术中肠道减压、Ⅰ期切除吻合术。非梗阻性结直肠癌组 52 例,男性 43 例,女性 9 例;年龄 25~75 岁;行根治术 48 例,姑息性手术 4 例。选取同期健康志愿者 15 例作为对照组,其中男性 10 例,女性 5 例;年龄 31~64 岁。研究发现,与对照组相比,梗阻性结直肠癌组和非梗阻性结直肠癌组外周血 $CD3^+$、$CD4^+$、$CD4^+/CD8^+$ 比值及 NK 细胞显著减少($P<0.01$),$CD8^+$ 细胞增多($P<0.01$);梗阻性结直肠癌组 T 细胞亚群和 NK 细胞与非梗阻性结直肠癌组比较,差异无统计学意义($P>0.05$)。所以,从细胞免疫角度看,梗阻性因素并不影响结直肠癌患者一期切除吻合术式的选择。董功航等[80]*分析了 2004—2008 年间行新辅助放化疗及未行新辅助放化疗的各 60 例中低位直肠癌患者术后石蜡包埋组织的直肠癌生物特异性相关指标。分组为:研究组(行新辅助放化疗)60 例,其中男性 38 例,女性 22 例,年龄 24~75 岁,TNM 分期Ⅱ期 16 例,Ⅲ期 44 例,病理类型高分化腺癌 4 例,中分化腺癌 42 例,低分化腺癌 7 例,黏液腺癌 7 例;对照组(未行新辅助放化疗)60 例,其中男性 41 例,女性 19 例,年龄 28~73 岁,TNM 分期Ⅱ期 18 例,Ⅲ期 42 例,病理类型高分化腺癌 6 例,中分化腺癌 38 例,低分化腺癌 8 例,黏液腺癌 8 例。所有患者均接受双腔深静脉置管。研究组患者接受 FOLFOX 方案的 4 个疗程化疗和总剂量 46 Gy 的放疗,放疗后 4~6 周接受手术治疗。对照组所有患者术前未经放疗或化疗。术后免疫组化检测对比直肠癌生物特异相关指标癌胚抗原(CEA)、增殖细胞核抗原(PCNA)及血管内皮生长因子受体 2(VEGFR2)的表达。研究组 CEA、PCNA、VEGFR2 在直肠癌组织中的阳性表达分别为 83.33%(50/60)、83.33%(50/60)、46.67%(28/60);对照组 CEA、PCNA、VEGFR2 在直肠癌组织中的阳性表达分别为 98.33%(59/60)、96.67%(58/60)、81.67%(49/60)。研究组的阳性表达率明显低于对照组。作者认为,直肠癌组织中的 CEA、PCNA 及 VEGF 的表达常用于反应肿瘤的侵袭能力,进而评估患者的预后。新辅助化疗能明显降低癌组织中 CEA 的阳性表达,提示新辅助治疗可以降低术后癌肿瘤细胞的复发,也表明其肯定疗效。而 PCNA 的阳性表达明显降低提示新辅助治疗可以降低癌肿瘤细胞的 DNA 合成速度,抑制直肠癌肿瘤细胞的增殖。VEGFR2 在 VEGF 调节血管生成中起核心作用,新辅助治疗使 VEGFR2 阳性表达明显降低,提示新辅助治疗可以降低癌肿瘤细胞的血管生成,从而抑制癌肿瘤细胞的增殖和转移。因此新辅助放化疗可使直肠癌肿瘤细胞的侵袭能力降低,并可能有利于直肠癌的预后。新辅助放化疗可降低中低位直肠癌的局部复发、提高手术切除率及增加保肛率,其临床疗效明确,并已取得多数学者共识。但其作用机制尚未明确,故目前探讨新辅助放化疗对直肠癌的作用机制无疑对临床工作有指导意义。该文作者认为,新辅助治疗有效降低了直肠癌组织中的 CEA、PCNA、VEGFR2 的表达,而这些指标不仅能有效反应肿瘤的侵袭能力，并和术后复发转移密切相关，因此对进展期直肠癌患者具有良好的耐受性，同时能显著诱导肿瘤细胞凋亡和抑制其增殖，具有双向抑制作用，而患者术后并发症发生率并未增加。作者主张，新辅助放化疗可作为一种有效的术前辅助治疗手段。杨伟明等[81]* 探讨大肠癌肿瘤浸润淋巴细胞（TIL）表达的变化与预后的关系。收集16年间收治的生存期≥5年及≤3年的大肠癌患者标本各30例，采用免疫组化方法及流式细胞术检测大肠癌组织中肿瘤浸润CD4和CD8 T淋巴细胞的表达情况，并分析它们与临床病理参数及患者预后的关系。结果：免疫组化法检测CD4和CD8 T淋巴细胞在大肠癌组织内表达率分别为28.3%（17/60）及41.6%（25/60），大肠癌癌巢内的CD4和CD8表达均明显低于间质内（均$P<0.05$），癌组织中CD4和CD8表达与患者年龄、性别、淋巴结转移及组织分化程度无关，而与患者肿瘤Dukes分期及预后相关；A＋B期患者CD4和CD8阳性表达率均明显高于C＋D期患者；而生存期≥5年组CD4和CD8表达率均明显高于≤3年死亡组（均$P<0.05$）。流式细胞术检测显示大肠癌组织中浸润淋巴细胞CD4/CD8比值与肿瘤Dukes分期及预后有关（$P<0.05$）。研究提示大肠癌组织肿瘤浸润CD4和CD8 T淋巴细胞可以作为患者预后的指标；癌组织中TIL低密度浸润提示预后不良。细胞免疫治疗在抗大肠癌效应中发挥积极作用，肿瘤浸润淋巴细胞作为一种新的抗肿瘤免疫细胞，因其通过特异杀伤肿瘤作用备受关注。该研究发现大肠癌中CD4和CD8 T淋巴细胞低比值与良好预后有关，表明它们在机体抗肿瘤及提高患者生存预后方面有着积极作用。大肠癌组织肿瘤浸润CD4和CD8 T淋巴细胞可以作为患者预后的指标；癌组织中TIL低密度浸润提示预后不良。王丽等[82]探讨H-钙黏素（CDH13）基因在结直肠癌（CRC）中的甲基化状态及其临床意义。选取85例CRC患者组织及其相应正常组织，显微切割结合甲基化特异性聚合酶链反应检测CDH13基因启动子区域甲基化。结果：85例CRC组织中，27例（31.8%）检出CDH13基因甲基化，显著多于相应正常组织的8例（9.4%）（$P<0.01$）。CRC组织中CDH13基因异常甲基化与肿瘤低分化有关（$P<0.05$），并且在进展期及淋巴结转移的患者中显示出一定优势。CDH13甲基化与不良总生存（OS）有关（$P<0.01$），是其独立预后指标。研究提示CDH13基因甲基化有可能成为CRC预后判断的新型分子标记。结直肠癌预后判断及在此指导下的辅助治疗尤为重要，迄今研究者除了通过临床病理学参数外，还发现了新型分子标记物如K-ras或B-raf基因突变，微卫星不稳定（MSI）等。该研究显示CDH13基因甲基化参与结直肠癌发生发展，下调可能导致细胞间黏附减弱，利于肿瘤细胞扩散转移，它们可能成为结直肠癌预后判断的新型分子标记物。

二十三、结直肠癌的筛查和预防

房静远等[83]归纳总结了中国大肠肿瘤筛查、早诊早治和综合预防的共识意见。国内外学者和医师们十分重视对大肠肿瘤的筛查，筛查为大肠肿瘤的早期诊断提供基础和保证。目前，大肠肿瘤的筛查主要依靠粪便隐血试验、内镜（包括全结肠镜和乙状结肠镜）和一些影像学检查及实验室分析。随着共聚焦激光内镜、窄带内镜（NBI）、放大内镜和色素内镜等技术的进步，内镜下识别扁平腺瘤的水平不断提高。而内镜下黏膜切除术（EMR）和内镜黏膜下剥离术（ESD）工作的开展，也为早期治疗大肠肿瘤带来极大的方便和成功。内镜摘除腺瘤可有效地预防大肠癌的发生，但摘除后腺瘤的高再发率，给临床随访工作带来诸多不利，且使预防效果变得不容乐观。这要求我们分析影响再发的因素，制订随访方式和相应的间隙期，并探讨各种化学预防手段应用的可行性与具体时机。

（高显华　郝立强）

参考文献

1 谭　斌，等. 中国肛肠病杂志，2012，32(8)：48
2 李荣先，等. 中国肛肠病杂志，2011，31(11)：54
3 保　勇，等. 中国肛肠病杂志，2011，31(11)：40
4 崔如森，等. 中国肛肠病杂志，2011，31(11)：36
5 蔡敬泽，等. 中国肛肠病杂志，2011，31(11)：29
6 刘德洪. 中国肛肠病杂志，2011，31(10)：34
7 闫海金，等. 中国肛肠病杂志，2012，32(9)：14
8 刘艳荣. 中国肛肠病杂志，2012，32(9)：12
9 杨中权，等. 结直肠肛门外科，2011，17(5)：283
10 董大海，等. 中国肛肠病杂志，2012，32(8)：41
11 郭翠青. 中国肛肠病杂志，2012，32(7)：46
12* 李晓静，等. 结直肠肛门外科，2012，18(1)：39
13 徐　毅. 结直肠肛门外科，2012，18(3)：182
14 杨永峰. 中国肛肠病杂志，2012，32(7)：53
15 王　筑，等. 中国肛肠病杂志，2012，32(9)：41
16 闫伟鹏. 中国肛肠病杂志，2011，31(12)：32
17 姜晓文. 河北医科大学学报，2012，33(4)：443
18 赵　刚，等. 中国肛肠病杂志，2012，32(3)：20
19 劳玲娟. 中国肛肠病杂志，2012，32(7)：32
20 贾小强，等. 中国肛肠病杂志，2012，32(7)：73
21 任　毅，等. 结直肠肛门外科，2012，18(3)：184
22 谭康联，等. 四川医学，2012，33(2)：231
23 戎　放，等. 中国肛肠病杂志，2011，31(11)：23

24　王爱华,等.中国肛肠病杂志,2012,32(2):45
25　张林祥,等.中国肛肠病杂志,2011,31(11):17
26　王留珍,等.四川医学,2012,33(2):325
27　郑　芳,等.结直肠肛门外科,2012,18(1):34
28　邓　群,等.中国肛肠病杂志,2011,31(10):29
29　万开成,等.中国肛肠病杂志,2012,32(7):55
30　尹春方,等.中国肛肠病杂志,2012,32(8):55
31　茹登峰.腹部外科,2012,25(2):113
32　郑　宇,等.中国普通外科杂志,2011,20(10):1116
33　左芦根,等.肠外与肠内营养,2012,19(3):129
34　王玲君,等.中国肛肠病杂志,2011,31(12):50
35　窦红宇,等.中国肛肠病杂志,2012,32(7):50
36　李幼生,等.中华医学杂志,2012,92(2):91
37　李幼生,等.中国实用外科杂志,2012,32(9):697
38　凌建军.四川医学,2011,32(12):1978
39*　陈文斌,等.中华急诊医学杂志,2011,20(12):1340
40　姜　洋,等.中华胃肠外科杂志,2012,15(8):866
41*　王一飞,等.哈尔滨医科大学学报,2012,46(1):70
42*　岳朝驰,等.结直肠肛门外科,2012,18(1):32
43　贾如江,等.结直肠肛门外科,2012,18(1):46
44*　曹雪源,等.中华普通外科杂志,2011,26(12):998
45*　苏琼川,等.齐齐哈尔医学院学报,2012,33(4):488
46　张　哲.齐齐哈尔医学院学报,2011,32(24):4040
47*　李　涛,等.中华小儿外科杂志,2012,33(1):28
48*　王军山,等.中国肛肠病杂志,2012,32(9):30
49*　李爱军,等.河北医科大学学报,2012,33(3):355
50*　曹　蓉,等.结直肠肛门外科,2012,18(3):150
51*　徐永强.中国肛肠病杂志,2012,32(7):28
52*　袁　鹿,等.中国普外基础与临床杂志,2012,19(2):151
53*　郑科炎,等.中华实验外科杂志,2012,29(9):1768
54　蒋　绚,等.中华医学杂志,2011,91(41):2886
55　南　琼,等.实用肿瘤杂志,2012,27(5):482
56　何小科,等.中国现代普通外科进展,2012,15(5):408
57　冯广革,等.结直肠肛门外科,2012,18(3):178
58*　王云慧,等.中华实验外科杂志,2012,29(6):1177
59　马华崇,等.肠外与肠内营养,2012,19(3):132
60　王振军.中国实用外科杂志,2012,32(9):739
61　陈斌武,等.中国肛肠病杂志,2012,32(2):23
62　赵紫罡,等.四川大学学报(医学版),2012,43(1):135
63　黄　兴,等.中国现代普通外科进展,2012,15(5):385
64　王红军,等.山西医科大学学报,2012,43(3):221
65　刘细平,等.中国普通外科杂志,2011,20(10):1037
66　张　健,等.中国现代手术学杂志,2011,15(5):358
67　丁祖亮.齐齐哈尔医学院学报,2012,33(2):159
68*　傅传刚,等.外科理论与实践,2012,17(3):204
69　王君强,等.中国现代普通外科进展,2012,15(5):401
70　韦晓远.结直肠肛门外科,2012,18(3):201
71　朱锡元,等.中国肛肠病杂志,2012,32(7):19
72*　戴　闯.中华医院感染学杂志,2012,22(16):3532
73　武　伟,等.中国肛肠病杂志,2012,32(2):13
74　付　焱,等.结直肠肛门外科,2012,18(1):25
75*　韩文健,等.中国普通外科杂志,2011,20(10):1126
76　许剑民,等.中国实用外科杂志,2011,31(11):991
77*　郝云鹤,等.中华外科杂志,2012,50(3):211
78　沈　琳,等.中国实用外科杂志,2012,32(9):720
79　周　恒,等.河北医科大学学报,2012,33(1):77
80*　董功航,等.结直肠肛门外科,2012,18(1):16
81*　杨伟明,等.中国普通外科杂志,2011,20(10):1062
82　王　丽,等.江苏医药,2012,38(2):199
83　房静远,等.胃肠病学和肝病学杂志,2011,20(11):979

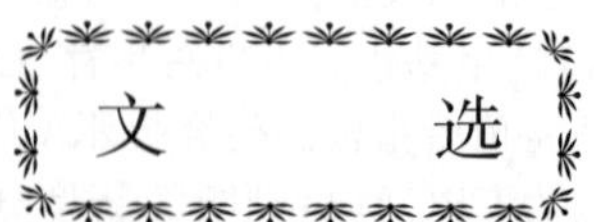

文　选

袋形缝合术治疗低位肛瘘的临床研究[结直肠肛门外科,2012,18(1):39]　李晓静等总结并探讨袋形缝合术治疗地位肛瘘的临床效果。将80例低位肛瘘患者随机分成两组，各 40 例。实验组采用肛瘘切开加袋形缝合术；对照组采用单纯肛瘘切开术，比较两组患者术后疼痛、术后出血、创面愈合时间、治愈率、愈合瘢痕面积及肛门功能方面的差异。两组在治愈率、术后疼痛程度、术后肛门功能比较差异无统计学意义($P>0.05$)，术后出血、愈合时间及愈合瘢痕面积比较，差异有统计学意义($P<0.05$)。袋形缝合术治疗低位肛瘘与单纯肛瘘切开术相比，能够缩小创面，加快创面愈合，减少术后出血，缩小术后瘢痕，缩短住院时间，是治疗低位肛瘘的有效方法。

（隋金珂）

述评 低位肛瘘目前临床多采用肛瘘切开或切除术治疗，但肛门局部污染较重，往往造成伤口愈合时间延长、感染或出血。瘘管切开后行袋形缝合术，可以明显减少上述并发症的发生，可以明显缩小创面，愈合时间缩短，且不会造成假性愈合及畸形。肛瘘切除加袋形缝合术后与单纯的肛瘘切除术排便失禁率低，但是对于高位复杂性肛瘘疗效较差。袋形缝合是否会影响肛门控便功能，有待进一步深入研究。

（傅传刚）

直肠肛管外伤的急诊处理[中华急诊医学杂志，2011，20(12)：1340] 陈文斌等回顾分析了 2005—2011 年间收治的 39 例直肠肛管外伤患者。其中男性 36 例，女性 3 例，年龄 7～73 岁。损伤原因：交通伤 13 例，高空坠落会阴部刺伤 17 例，刀刺伤 3 例，建筑物砸伤、大肠水疗致伤、医源性损伤、牛角顶伤、自虐伤和挤压伤各 1 例。腹膜折返上损伤 10 例，腹膜折返下损伤 9 例，肛提肌以下的肛门括约肌及周围皮肤损伤 13 例，合并两种以上损伤 7 例。对于腹膜折返上损伤均行手术治疗，单纯行经腹直肠修补 2 例，乙状结肠造瘘 8 例，术中远端直肠冲洗 7 例，所有病例均未放置经会阴部的骶前引流管；腹膜折返下损伤中行乙状结肠造瘘 8 例(其中 1 例行乙状结肠双腔造口)，术中远端直肠冲洗 6 例，放置经会阴部的骶前引流管 2 例，保守治疗 1 例；肛提肌以下的肛门括约肌及周围皮肤损伤中行手术治疗 10 例，乙状结肠造瘘 3 例，术中远端直肠冲洗 2 例，放置经会阴部的骶前引流管 1 例，保守治疗 3 例。合并三类损伤中两类以上的 7 例均行手术治疗，乙状结肠造瘘 6 例，术中远端直肠冲洗 6 例，放置经会阴部的骶前引流管 3 例。手术率 89.7%，Ⅰ期愈合 33 例，出现并发症 10 例。作者认为，对于腹膜折返上的直肠损伤，应尽早剖腹探查。治疗时应遵循“3D 原则”即粪便流转、远端直肠冲洗和经会阴骶前引流，同时尽可能行一期修补；腹膜折返以下肛提肌以上部位的损伤，治疗时则强调一期修补，结肠造口和骶前引流、远端直肠冲洗视伤情而定。肛提肌以下的肛门括约肌及周围皮肤损伤多为开放性，易诊断。不伴有括约肌损伤的肛门外伤治疗时，常规清除失活组织直至看到创面新鲜出血、应用广谱抗生素、伤口冲洗及创面开放引流。伴有括约肌损伤的肛门外伤伤情较复杂，术后并发症多，治疗困难。单纯的括约肌损伤需根据伤口大小、污染程度、就诊时间等因素选择一期修补或延期修补；若合并伴发伤或污染严重的创面应先作肠造口，并清创引流，待愈合后再行Ⅱ期修补。

（左　乔）

述评 对于直肠肛管外伤的急诊处理，三类损伤的临床特点、诊治、并发症及预后各异。为预防直肠肛管外伤漏诊，当下腹部、盆腔和会阴部遭受锐性损伤时，需要高度警惕直肠损伤，并应把直肠指诊作为常规检查；当高度怀疑但检查不支持时，则应考虑剖腹或腹腔镜探查。目前对于伴有括约肌损伤的患者，由于术后并发症发生率较高，平均住院次数最多，且随访发现大便失禁率很高，尚缺乏有效治疗手段。

（郝立强）

经肛门三柱法直肠脱垂固定术、肛门缩窄术治疗直肠完全脱垂[哈尔滨医科大学学报，2012，46(4)：70] 王一飞等对 2009—2010 年采用经肛门三柱法直肠脱垂固定术、肛门缩窄术治疗直肠完全脱垂的 19 例患者进行回顾性分析。19 例患者经半年到一年的随访全部治愈，无复发，疗效满意。认为经肛门三柱法直肠脱垂固定术、肛门缩窄术治疗直肠完全脱垂，不开腹、痛苦少、疗效确切、消除了开腹手术带来的风险，是一种值得推广的治疗直肠完全脱垂的方法。

（隋金珂）

述评 直肠脱垂是直肠、肛管、甚至部分乙状结肠移位下降和外脱的一种疾病，多见于老人、婴幼儿及体弱多病者，常引起诸如大便失禁、肛门坠胀等症状。目前，国内外治疗重度直肠脱垂的方法很多，经肛门三柱法直肠脱垂固定术可使松弛的直肠黏膜紧缩、粘连。肛门缩窄术可通过缝合、缩短括约肌周径使薄弱或先天松弛的括约肌重新发挥作用。这两种手术方法联用治疗直肠完全脱垂疗效确切，复发率低，弥补了单纯进行固定术及缩窄术的缺点，值得临床推广。

（傅传刚）

三联疗法治疗直肠脱垂 24 例临床分析[结直肠肛门外科，2012，18(1)：32] 岳朝驰等探讨三联疗法治疗直肠脱垂的临床疗效。采用经肛门直肠黏膜点状结扎、消痔灵注射及肛门紧缩术治疗成人完全性直肠脱垂 24 例，观察术后疗效及并发症，并随访 6 个月至 3 年。21 例痊愈，占 87.5%，3 例轻度复发，均无严重并发症出现。认为经肛门直肠黏膜点状结扎、消痔灵注射及肛门紧缩术治疗成人完全性直肠脱垂，效果好、痛苦小、并发症少，是一种微创、安全可靠的手术方法。

（隋金珂）

述评　成人直肠脱垂临床上多为完全性脱垂，常伴有肛门功能不良，可导致大便失禁和便秘的发生。完全性直肠脱垂为肛肠科较为常见的难治性疾病，该文作者通过黏膜结扎、消痔灵直射及肛门紧缩术，将脱出黏膜排列结扎黏膜和浅肌层产生慢性炎症后形成瘢痕，起到粘连固定作用。术式操作简单，疗效可靠，避免了开腹手术的痛苦和引起的一系列并发症，但其长远疗效有待进一步观察。

（傅传刚）

生长抑素联合肠梗阻导管治疗粘连性肠梗阻[中华普通外科杂志，2011，26(12)：998]　曹雪源等为探讨生长抑素联合肠梗阻导管在粘连性肠梗阻非手术治疗中的应用价值。将2008年1月至2010年2月在吉林大学白求恩第一医院胃肠外科住院的91例肠梗阻患者随机分成A组(生长抑素＋肠梗阻导管组)，B组(生长抑素＋鼻胃管减压组)，C组(肠梗阻导管组)，D组(鼻胃管组)。结果：各组平均腹痛和腹胀的缓解时间分别为(3.6±1.5)、(5.3±1.8)、(5.8±1.7)和(8.4±2.2)天(F＝28.715，P＝0.000)；恢复排气、排便时间分别为(4.5±1.9)、(5.7±1.4)、(0±1.1)和(7.8±1.7)天(F＝23.857，P＝0.000)；A组临床症状明显改善。平均胃肠减压量分别为A组：632±102 ml/d；B组：410±86 ml/d；C组：1 020±148 ml/d和D组590±97 ml/d。在C组，患者的胃肠减压量明显增加(F值分别为17.367，16.347，P＝0.000)，而A组则明显减少(F值分别为11.687，10.399，P＝0.000)。4组中转手术率分别为0/22，2/19，3/23，6/27。A组中转手术率明显低于D组(X＝5.571，P＝0.018)。在常规治疗的基础上，应用生长抑素静脉持续泵入联合肠梗阻导管治疗，可加速改善粘连性肠梗阻患者的临床症状，并提高保守治疗的成功率。

（何　建）

述评　粘连性肠梗阻在各类肠梗阻中占20%～40%，近年来，生长抑素治疗术后早期炎性肠梗阻和恶性肿瘤引起的肠梗阻取得较好疗效。该研究采用随机对照方法，联合应用生长抑素和肠梗阻导管治疗粘连性肠梗阻，探讨二者的协同效果，为生长抑素在临床中的应用提供了合理指导。

（张　卫）

粘连性肠梗阻256例临床分析[齐齐哈尔医学院学报，2012，33(4)：486]　苏琼川等总结了2000—2010年间256例粘连性肠梗阻，其中男性176例，女性80例。腹部手术史52例，其中阑尾炎术后30例，肠道术后14例，胃术后2例，腹外伤术后4例，妇科术后2例，不明原因204例。合并腹膜炎50例，粘连性绞窄扭转14例，肠坏死14例，肠穿孔2例，水电解质及酸碱平衡失调20例，感染中毒性休克5例。通过胃肠减压、禁食补液、奥曲肽静滴、粘连松解汤、电针刺激等治疗，如48～72 h无效转开腹。中西医结合非手术治疗治愈226例，手术解除梗阻30例，其中死亡2例。治愈率99.2%。认为术后2周内应用胃肠减压和奥曲肽治疗有效，粘连松解汤可攻里通下，电针可缓解腹痛腹胀。手术操作应认真细致。

（曹付傚）

述评　粘连性肠梗阻是一种常见的普外科急腹症，由肠粘连或粘连索带所致，目前尚无有效预防办法，发病后需早期诊断和及时对症处理。该文分析粘连性肠梗阻治疗方法，其中88.3%可经非手术治疗治愈。仅11.7%需行手术治疗。因此，粘连性肠梗阻多数可经非手术治疗治愈，如需手术，应严格掌握手术指征，并精细操作。

（王汉涛）

以CT发现涡旋征作为肠扭转手术指征的临床研究[中华小儿外科杂志，2012，33(1)：28]　李涛等收集自2006—2011年间手术治疗肠扭转患儿39例，术前均行CT检查。由3位CT诊断医师和3位普外科主治医师分别阅片，以有无涡旋征、扭转的角度等作为评判指标。总准确率为81.7%，敏感率89.4%，特异率44.9%。认为单一出现涡旋征对肠扭转的诊断具有较高敏感性，有梗阻症状，CT出现涡旋征应急诊手术；肠管或肠系膜的占位同时出现涡旋征也应急诊手术。

（曹付傚）

述评　肠扭转为肠梗阻常见原因，需行急诊手术治疗。能否及时正确诊断至关重要。其辅助检查手段有腹部立位平片、消化道造影、超声及CT等。该文分析肠扭转患者CT片中出现漩涡征作为诊断依据，有较高的准确率及敏感率。应强调腹部CT作为肠梗阻患者辅助检查手段的地位，以便更加准确地判断梗阻类型及决定治疗方案。

（王汉涛）

直肠前后壁黏膜切除缝合术治疗出口梗阻型便秘83例疗效观察[中国肛肠病杂志2012，32(9)：30]　王军山等为探讨直肠前后壁黏膜切除缝合术治疗出口梗阻型便秘的临床疗效，对2007年4月至2011年10月就诊于安徽省阜阳市肛肠病医院的83例出口梗阻型便秘采用直肠前壁黏膜“n”形切除缝合加直肠后壁黏膜“II”形切除缝合术进行治疗并观察治疗结果：83例出口梗阻型便秘治愈81例，显效2例，治愈率97.6%。结果表明，直肠前壁黏膜n形切除缝合加直肠后壁黏膜“II”形切除缝合术治疗出口梗阻型便秘具有操作简单、创伤小、疗效确切等优点。

（闫飞虎）

述评 出口梗阻型便秘常见的原因有直肠前突、直肠内脱垂黏膜、会阴下降综合征、盆底疝、耻骨直肠肌综合征、盆底痉挛综合征等。直肠内脱垂黏膜是引起出口梗阻型便秘的主要原因。耻骨直肠肌经皮分离部分切除、肛管直肠环挂线、直肠黏膜柱状缝扎、黏膜下注射硬化剂、胶圈套扎术，近期疗效满意，但易复发。PPH 治疗直肠内脱垂黏膜，对下段直肠内脱垂黏膜并发直肠前突者疗效确切，对中上段直肠内脱垂黏膜者，不能实行有效范围内切除内脱垂黏膜，会造成直肠壶腹部狭窄等临床症状。而采用直肠前壁黏膜“n”形切除缝合加直肠后壁黏膜“II”形切除缝合术，在切除时，可根据直肠内脱垂黏膜的范围大小、部位高低，谨慎选择直肠前壁、后壁切除手术，切除缝合后增强了直肠前、后壁黏膜的张力，恢复了正常解剖位置，有利于排便。

（于恩达）

先天性巨结肠症 174 例的诊治分析［河北医科大学学报，2012，3(3)：355］ 李爱军等回顾性分析了 2000—2010 年间收治的 174 例先天性巨结肠症（Hirschsplung' s disease，HD）患儿。其中男性 148 例，女性 26 例，年龄 1 个月至 6 岁。疾病分型全部经钡灌肠造影、手术及病理组织学确定：常见型 150 例、短段型 13 例，长段型 9 例、全结肠型 2 例。手术方法根据病变类型分别采用单纯经肛门直肠内拖出术、开腹 Ikeda 根治术或腹腔镜辅助改良 Soave 手术。具体情况为短段型 13 例和常见型 69 例 HD 采取单纯经肛门直肠内拖出术；常见型 44 例、长段型 4 例和全结肠型 2 例 HD 开腹行 Ikeda 根治术；常见型 37 例和长段型 5 例 HD 在腹腔镜辅助下完成改良 Soave 手术。并发症：单纯经肛门直肠内拖出术后 3 例出现暂时性吻合口狭窄和 1 例吻合口漏；Ikeda 术后出现切口感染 2 例、粘连性肠梗阻 2 例、腹盆腔出血 1 例、尿潴留 5 例和新生儿因术后并发小肠结肠炎及吻合口漏死亡 1 例；腹腔镜手术后仅 3 例肛周湿疹，经对症处理后痊愈。术后排便功能于各种术式间在各时段差异均无统计学意义（$P>0.05$）。手术 6 个月后各组病儿肛门排便功能均恢复正常。作者认为各种术式远期排便功能无显著性差异。

（赵子夜）

述评 HD 的传统术式 Swenson 手术治疗彻底，但创伤过大，术后并发症多；Duhamel 手术可保护排尿功能和性功能，但术后易出现“闸门综合征”而影响排便功能；Soave 手术对盆腔侵袭更小，但术后残留没有神经节细胞的直肠肌鞘造成术后便秘高发。随着技术的进步，HD 根治术不断向着对腹腔和盆腔侵袭更小、对肛门直肠的游离操作更精细的方向发展，腹腔镜技术对巨结肠根治术的改良起到巨大的推动作用。目前主要应用单纯经肛门直肠内拖出巨结肠根治术、开腹行 Ikeda 根治术和腹腔镜辅助改良 Soave 根治术。作者认为，短段型和常见型 HD 可行单纯经肛门直肠内拖出巨结肠根治术，严重常见型和长段型 HD 应行腹腔镜辅助改良 Soave 根治术，对于全结肠型 HD 仍需开腹行经典 Ikeda 式根治术。

（于恩达）

两种术式治疗直肠前突疗效比较［结直肠肛门外科，2012，18(3)：150］ 曹蓉等回顾比较了经阴道修补直肠前突术和 PPH 术治疗直肠前突的疗效，探讨两种术式治疗直肠前突方面的优缺点。对 2004—2011 年 60 例经产妇采用经阴道修补直肠前突术式和 PPH 术式（用强生公司 PPH 痔切除吻合术）治疗直肠前突各 30 例，在有效例数、手术时间、术中出血量、住院时间、住院费用、恢复工作时间、术后疗效等指标作对比分析。PPH 术式在手术时间、手术中出血量、住院时间、恢复工作时间等方面优于经阴道修补直肠前突术式，两种术式有效率相似。认为 PPH 术式是治疗直肠前突的一种手术简单、疗效好的方法。

（隋金珂）

述评 直肠前突是出口梗阻性便秘的常见原因之一，其病理改变实际上是直肠前壁和阴道后壁的疝，多见于中老年妇女。直肠前突的治疗方法众多，手术治疗的目的是缓解症状和纠正解剖异常。该文通过对这两种术式的比较，发现有效率无明显差异性，但是 PPH 术式操作简单，出血量少，住院时间短，恢复工作时间段，值得临床推广。

（傅传刚）

经肛 3 种术式治疗直肠前突疗效观察［中国肛肠病杂志，2012，32(7)：28］ 徐永强等比较了 3 种手术方法治疗直肠前突的疗效，探讨治疗直肠前突最佳手术方式。对 118 例直肠前突患者分别采用 Block 术（62 例）、不对称直肠下端部分切除术（33 例）和经肛门腔镜下直线切割缝合器切闭缝合术（23 例）治疗，观察其疗效、手术时间、术中出血量、术后疼痛程度、并发症、复发率。结果显示，经肛门腔镜下直线切割器切闭缝合术组治愈率最高；不对称直肠下端部分切除术组出血量最少；改良 Block 术组住院费用最低。结果表明，经肛门腔镜下直线切割缝合器切闭缝合术治疗直肠前突较其他两种方法具有操作简单、恢复快、并发症少、不轻易复发等优点。

（隋金珂）

述评　Block术、不对称直肠下端部分切除术和经肛门腔镜下直线切割缝合器切闭缝合术,3种术式近期疗效均满意,但经肛门腔镜下直肠切割缝合器切闭缝合术手术时间短、术中出血量少,术后恢复快,不失为一种操作简单、创伤小、恢复快、并发症少的术式。

(傅传刚)

经肛吻合器直肠黏膜切除术与经直肠闭式修补术治疗直肠前突的对比研究[中国普外基础与临床杂志,2012,19(2):151]　袁鹿等总结比较经肛吻合器直肠黏膜环形切除术(PPH)与经直肠闭式修补术(Block)治疗直肠前突的临床疗效。对2008年9月至2010年9月期间手术治疗的62例直肠前突患者的临床资料进行回顾性分析,根据手术方式的不同分为PPH组(n=32)和Block组(n=30)。对2组患者手术后症状改善情况进行Longo's出口梗阻型便秘(ODS)评分,并对手术时间、术中出血量、术后疼痛评分、需用止痛药次数、术后并发症、住院时间及住院费用进行比较。2组患者手术后排便困难症状均有明显改善。Longo's ODS评分PPH组术后1个月与术后3个月比较,差异无统计学意义(P>0.05),Block组术后3个月明显高于术后1个月(P<0.01)。2组患者术后1个月和术后3个月Longo's ODS评分、手术时间、术后出血量、术后疼痛评分、需要止痛药次数及住院时间方面,PPH组均明显少于Block组(P<0.01);但PPH组的治疗费用明显多于Block组(P<0.01)。在PPH组患者中,术后出现2例轻度肛门失禁,随访至术后3个月时完全恢复。PPH治疗直肠前突与Block一样安全、有效,从近期疗效上看,优于Block手术且复发率较低。

(隋金珂)

述评　目前,国内外学者对直肠前突的手术指征及手术方法的选择尚无统一规范。作者通过将PPH手术与Block手术比较,前者治疗直肠前突具有手术时间短,术中出血少,术后疼痛轻,术后住院时间短,恢复快、复发率较低等优点。同时还可以治疗直肠前突合并的直肠黏膜脱垂、痔等疾病。两种术式均能有效缓解直肠前突症状,近期疗效上看,PPH手术优于Block手术,但远期疗效还有待进一步研究。

(傅传刚)

结肠慢传输型便秘中微小RNA-128表达与Cajal间质细胞异常的关系[中华实验外科杂志,2012,29(9):1768]　郑科炎等运用微小RNA(miRNA)芯片检测技术进行研究,发现结肠慢传输型便秘(STC)患者病变结肠组织中微小RNA-128(miR-128)表达下调。研究还发现,Cajal间质细胞(ICC)数目、形态及功能的异常可能参与了结肠STC的发病。作者选取了14例接受结肠(次)全切除的结肠STC患者的病变结肠组织标本,并以其正常结肠组织作为对照,运用实时荧光定量聚合酶链反应(RT-qPCR)和免疫组织化学技术分别检测其中miR-128及CD117(ICC的特异性标志物)的表达,发现与正常结肠组织比较,结肠STC病变组织miR-128表达水平和ICC数目显著降低(P<0.05),且两者呈正相关。运用生物信息学miRNA靶机因预测软件TargetScan寻找与ICC关系密切的miR-128的靶基因,共找到1 047个miR-128的靶基因,其中包括与ICC关系密切的干细胞因子(SCF)和胰岛素样生长因子-1(IGF-1)。作者认为,miR-128可能通过调节其靶基因来改变结肠ICC数目、形态及其功能,从而在STC发病的分子机制中发挥作用。

(赵子夜)

述评　多项研究显示miRNA可能参与了胃肠动力性疾病的发病机制。有研究发现先天性巨结肠患儿狭窄肠段中miR-125a的表达较之正常肠管显著下调。另有研究发现某些miRNA可能通过调节肠道ICC和平滑肌细胞的形态和功能参与了胃肠动力性疾病如慢性假性肠梗阻、巨膀胱-小结肠-肠蠕动迟缓综合征[常染色体隐性遗传病(MMIHS)]的发病机制。该研究作者运用Target Scan软件找出的miR-128候选靶基因中包括SCF和IGF-1。SCF/c-Kit和IGF-1信号通路在维持ICC正常功能方面起重要作用,上述通路异常则可导致ICC减少或缺失而引起胃肠道动力性疾病如STC。该研究结果表明,miR-128可能通过其靶基因如SCF、IGF等调节结肠ICC形态、功能从而参与STC的发病。

(于恩达)

核磁共振与腔内超声对直肠癌术前局部分期的价值比较[中华实验外科杂志2012,29(6):1177]　王云慧等为研究核磁共振与腔内超声对直肠癌术前局部分期的价值比较,对青岛大学医学院附属烟台毓磺顶医院普外科及浙江省肿瘤医院大肠外科2009年1月至2011年8月收治的105例直肠癌患者的临床资料进行回顾性分析,比较腔内超声组(33例)、磁共振组(50例)和腔内超声及磁共振组(22例)患者肿瘤浸润深度(T分期)和区域淋巴结转移(N分期)。结果磁共振与腔内超声判断T分期的总的准确性差异无统计学意义(P>0.05),腔内超声判断早中期直肠肿瘤浸润层次的准确率高于磁共振(95.8% vs 69.2%,P<0.05),磁共振判断进展期直肠肿瘤准确率高于腔内超声,但差异无统计学意义(80.4% vs 71.0%,P>0.05)。磁共振与腔内超声评价N分期的准确率差异无统计学意义(P>0.05)。

(袁　捷)

述评 术前分期对直肠癌治疗方案的选择有重要意义，近年来腔内超声和核磁共振作为非侵袭性诊断工具已成为直肠癌术前评价中的重要手段。该研究发现腔内超声判断早中期直肠肿瘤浸润层次的准确率高于磁共振，而磁共振对进展期肿瘤浸润层次的判断可能更有优势，而两项检查判断区域淋巴结转移的准确率均较低，两者结合可能对直肠癌术前分期的判断更加准确。

(王 颢)

低位直肠癌保肛手术进展[外科理论与实践，2012,17(3)：204] 傅传刚等从直肠癌术前分期、新辅助治疗、手术方式及技术等方面对低位直肠癌保肛手术的进展情况进行了系统的论述。直肠癌术前分期可帮助选择最佳方案，提高治疗效果。直肠腔内超声(ERUS)、盆腔MRI、CT是当前应用较多的术前分期检查方法，对T分期准确度较高而对于N分期判断不够理想；有研究发现淋巴结内部的不均匀信号是评价淋巴结转移的高特异性指标，超小超顺磁性氧化铁等MRI对比剂可提高N分期的准确性；近期还提出联合ERUS、CT和血清淀粉样蛋白A进行检测的全新评价体系，具有良好的临床应用前景。直肠全系膜切除加2 cm直肠远切缘是被广泛接受的直肠癌诊治规范，近来研究发现对接受新辅助治疗的病人或肿瘤分型较好、体积较小者，远切缘可为1 cm；同时有学者发现结直肠癌最大远侧扩散距离均大于3 cm，作者对此认为，对于伴有远处转移的病人可适当延长远端切除范围至3～4 cm，以降低局部复发率。直肠癌拖出式手术和经括约肌间手术(ISR)进一步提高了保肛率。研究表明，采用拖出式双吻合手术操作更简单、吻合更可靠，可结合ISR技术完成超低位保肛，但只适用于T_1/T_2早期直肠癌或T_3经新辅助治疗后肿瘤较小者。在术前分期准确的基础上对于$T_1N_0M_0$期肿瘤且直径<3 cm、侵犯肠周径<30%、活动不固定的低位直肠癌可选择局部切除，若术后组织病理学检查示切缘阳性或血管、淋巴管浸润则需追加根治性手术。新辅助放化疗具有使肿瘤降期、提高保肛率和手术切除率等优点。同时也产生了放化疗抵抗的问题，选择相关标志物筛选敏感的肿瘤进行治疗是解决此问题的关键。另外，治疗后完全缓解的病人手术方案尚存在争议，多数学者认为肿瘤完全缓解的病人仍应行根治性切除术，仅对于年龄大、手术风险大、预期生存期有限的病人可密切随访或经肛切除。

(徐小雯)

述评 低位直肠癌保肛手术一直是结直肠外科研究的热点，随着直肠癌术前分期、新辅助放化疗、直肠癌浸润转移规律、手术器械、手术技术等相关研究进展和革新，保肛成功率显著提高且局部复发率明显降低。该论著总结了各个研究方向的发展情况，并对最新的研究结果进行了分析，论述了低位直肠癌保肛治疗的新辅助治疗方案、手术方法和适用范围，提出了未来新辅助放化疗的研究重点，为临床工作提供了良好的借鉴。

(孟荣贵)

结直肠癌手术切口感染因素分析[中华医院感染学杂志，2012,22(16)：3532－3533] 戴闯回顾性分析2009年2月至2011年5月收治的结直肠癌患者病历资料，对术后切口感染患者150例切口分泌物进行细菌培养鉴定，分析结直肠癌患者手术切口感染病原菌分布特点及感染因素。296例患者，其中男172例，女124例；年龄46～78岁；结肠癌患者168例，直肠癌患者128例；合并肠梗阻41例，糖尿病者72例，高血压者36例，慢性阻塞性肺疾病26例；Dukes分期：A期36例，B期79例，C期127例，D期54例。手术部位感染诊断标准依据美国疾病控制预防中心(CDC)关于手术部位感染的定义，296例患者中发生切口感染50例，感染率为16.9%。对伤口感染者局部消毒后采用肉汤拭子采集脓性分泌物，闭合性深部脓肿用无菌注射器抽取脓液进行培养，操作过程严格按照《全国临床检验操作规程》进行细菌分离及鉴定，共检出64株病原菌；其中革兰阴性杆菌37株，占57.8%，是主要的感染病原菌，革兰阳性球菌21株，占32.8%，真菌6株，占9.4%。将年龄、性别、体质量指数、合并糖尿病、Dukes分期作为切口感染相关因素进行分析，结果显示：肥胖并存糖尿病患者术后切口感染率高，为24.1%，不同Dukes分期的感染率有统计学意义($P>0.05$)。研究表明，结直肠癌患者术后切口感染与体质肥胖、糖尿病及Dukes分期有重要关系，应采取相应预防措施预防手术切口感染；在治疗时应选择高效、广谱、针对性强的抗菌药物。

(徐小雯)

述评 结直肠癌是常见的消化道恶性肿瘤，手术是其治疗的主要手段，手术切口感染是临床上常见的并发症，影响手术效果和患者恢复。目前普遍认为，手术切口感染是由肠道菌群异位定植引起的，肠道手术前应用抗菌药物易导致正常菌群失调，加上手术侵入性操作就会引起感染。该研究针对切口感染病原菌分布特点等进行了分析，为临床上科学有效用药提供了思路。

(孟荣贵)

支架植入一期吻合术在左侧结肠癌合并肠梗阻中的应用[中华普通外科杂志，2011,20(10)：1126] 韩文健等为研究支架植入一期吻合术在左侧结直肠癌合并肠梗阻中的应用，对武汉协和医院2005年1月至2009年1月收治的62例左侧结肠癌合并肠梗阻患者的临床资料进行回顾性分析。将所有患者随机分为A、B两组。A组植入支架，B组行常规Hartmann手术。结果：A组32例中有3例于肠道支架植入术后第4～5天出现肠穿孔导致弥漫性腹膜炎，急行Hartmann一期造口术。2例植入支架后出现便血，经保守治疗好转，后续行一期手术治疗。余27例均顺利完成一期手术治疗，术后出现肠瘘、出血和切口感染各一例，经积极保守治疗好转出院。B组一期造瘘术后出现腹腔出血和伤口感染各1例，2～3个月后行二期吻合术，术后出现肠瘘和伤口感染各2例。A组术后肛门排气时间为(59±9)，B组为(60±8)h，$P>0.05$；A组总住院时间(17.4±2.3)d，B组总住院时间(22.2±2.5)d，$P<0.05$；总住院费用A组为1.9万元，B组为2.7万元，$P<0.05$；术后并发症发生率A组为7/22，B组为6/20，$P>0.05$；临床受益反应，A组为9.1分，B组为5.2分，$P<0.05$。转移率A组为9/31，B组为6/20，$P<0.05$；随访期生存率A组为15/51.7，B组为21/70.0，$P<0.05$。结果提示A组的总住院时间、总住院费用、临床受益反应率均优于B组(均$P<0.05$)。A组转移率高于B组($P<0.05$)，生存率低于B组($P<0.05$)。从远期效果来看，支架植入一期吻合相对传统的Hartmann手术而言并无明显优势；但是近期优势明显。

(何　建)

述评　左侧结肠癌常伴发肠梗阻，支架植入在治疗肠梗阻中广泛应用，缓解梗阻症状明显。而目前对于是否需要在左侧结肠癌伴肠梗阻中应用支架意见并非完全一致。该文对左侧结肠癌伴发肠梗阻的患者进行回顾性随机对照研究。指出支架植入远期来看相对传统Hartmann手术而言并无明显优势，但是近期优势明显。这对临床上左侧结肠癌伴发肠梗阻是否选择支架植入具有指导意义。

(张　卫)

结直肠癌肺转移的治疗与预后因素分析[中华外科杂志，2012，3(50)：211]　郝云鹤等为了探讨结直肠癌肺转移的治疗效果和影响预后的因素，回顾性分析1990—2010年收治的结直肠癌肺转移的病例79例，其中行肺转移瘤切除22例，非手术治疗57例。对比肺转移手术治疗与非手术治疗的随访结果，并进行相关因素分析。发现手术组肺转移瘤切除术后中位生存期为34.5个月，患者1、3、5年生存率分别为90.9%、45.4%和4.5%；非手术组中位生存期16.0个月，肺转移后患者1、3、5年生存率分别为59.6%、14.0%和0%。手术与否($RR=4.805$，95% CI 1.864～12.384，$P=0.001$)和肺转移瘤数量($RR=2.177$，95%CI 1.431～3.314，$P=0.010$)是影响结直肠癌肺转移预后的独立因素。该研究表明对于结直肠癌肺转移的患者，手术切除是积极有效的治疗手段。

(张　畅)

述评　直肠癌肺转移患者的预后与手术与否和肺转移瘤数量有关。肺切除作为结直肠癌肺转移一种有效且安全的治疗手段已被学者所认可，但肺转移患者手术后仍需密切随访及进行有效的辅助治疗才可以有较好的长期效果，对于不可切除的直肠癌肺转移患者，也应行化疗以延长疾病进展的时间，提高患者的生活质量。

(张　卫)

新辅助放化疗对直肠癌细胞生物学特性的影响[结直肠肛门外科，2012，18(1)：16]　董功航等分析了2004—2008年间行新辅助放化疗及未行新辅助放化疗的各60例中低位直肠癌患者术后石蜡包埋组织的直肠癌生物特异性相关指标。分组为：研究组(行新辅助放化疗)60例，其中男性38例，女性22例，年龄24～75岁，TNM分期Ⅱ期16例，Ⅲ期44例，病理类型高分化腺癌4例，中分化腺癌42例，低分化腺癌7例，黏液腺癌7例；对照组(未行新辅助放化疗)60例，其中男性41例，女性19例，年龄28～73岁，TNM分期Ⅱ期18例，Ⅲ期42例，病理类型高分化腺癌6例，中分化腺癌38例，低分化腺癌8例，黏液腺癌8例。所有研究组患者均接受双腔深静脉置管。研究组患者接受FOLFOX方案的4个疗程化疗和总剂量为46 Gy的放疗，放疗后4～6周接受手术治疗；对照组所有患者术前未经放疗或化疗。术后免疫组化检测对比直肠癌生物特异性相关指标癌胚抗原(CEA)、增殖细胞核抗原(PCNA)及血管内皮生长因子受体2(VEGFR2)的表达。研究组CEA、PCNA、VEGFR2在直肠癌组织中的阳性表达分别为83.33%(50/60)、83.33%(50/60)、46.67%(28/60)；对照组CEA、PCNA、VEGFR2在直肠癌组织中的阳性表达分别为98.33%(59/60)、96.67%(58/60)、81.67%(49/60)。研究组的阳性表达率明显低于对照组。作者认为直肠癌组织中的CEA、PCNA及VEGF的表达常用于反应肿瘤的侵袭能力，进而评估患者的预后。新辅助化疗能明显降低癌组织中CEA的阳性表达，提示它疗效肯定，并可降低术后癌肿的复发；而PCNA的阳性表达明显降低提示新辅助治疗可以降低癌肿瘤细胞的DNA合成速度，抑制直肠癌肿瘤细胞的增殖；VEGFR2阳性表达明显降低提示新辅助治疗可以降低癌肿瘤细胞的血管生成，从而抑制癌肿瘤细胞的增殖和转移。因此新辅助放化疗可使直肠癌肿瘤细胞的侵袭能力降低，有利于改善直肠癌的预后。

（左　乔）

述评　新辅助放化疗可降低中低位直肠癌的局部复发、提高手术切除率及增加保肛率，其临床疗效明确。探讨新辅助放化疗对直肠癌的作用机制无疑对临床工作有指导意义。该文作者认为新辅助治疗有效降低了直肠癌组织中的 CEA、PCNA、VEGFR2 的表达，而这些指标不仅能有效反应肿瘤的侵袭能力，并和术后复发转移密切相关。因此对进展期直肠癌患者具有良好的耐受性，同时能显著诱导肿瘤细胞凋亡和抑制其增殖，具有双向抑制作用，而患者术后并发症发生率并未增加。作者主张将新辅助放化疗作为一种有效的术前辅助治疗手段，有实用意义。

（孟荣贵）

大肠癌肿瘤浸润 CD4 和 CD8 T 淋巴细胞的表达与预后的关系［中国普通外科杂志，2011，20（10）：1062］　杨伟明探讨大肠癌肿瘤浸润淋巴细胞（TIL）表达的变化与预后的关系。收集 16 年间收治的生存期≥5 年及≤3 年的大肠癌患者标本各 30 例，采用免疫组化方法及流式细胞术检测大肠癌组织中肿瘤浸润 CD4 和 CD8 T 淋巴细胞的表达情况，并分析它们与临床病理参数及患者预后的关系。结果：免疫组化法检测 CD4 和 CD8 T 淋巴细胞在大肠癌组织内表达率分别为 28.3%（17/60）及 41.6%（25/60），大肠癌癌巢内的 CD4 和 CD8 表达均明显低于间质内（均 $P<0.05$），癌组织中 CD4 和 CD8 表达与患者年龄、性别、淋巴结转移及组织分化程度无关，而与患者肿瘤 Dukes 分期及预后相关；A+B 期患者 CD4 和 CD8 阳性表达率均明显高于 C+D 期患者；而生存期≥5 年组 CD4 和 CD8 表达率均明显高于≤3 年死亡组（均 $P<0.05$）。流式细胞术检测显示大肠癌组织中浸润淋巴细胞 CD4/CD8 比值与肿瘤 Dukes 分期及预后有关（$P<0.05$）。研究提示：大肠癌组织肿瘤浸润 CD4 和 CD8 T 淋巴细胞可以作为患者预后的指标；癌组织中 TIL 低密度浸润提示预后不良。

（洪永刚）

述评　细胞免疫治疗在抗大肠癌效应中发挥积极作用，肿瘤浸润淋巴细胞作为一种新的抗肿瘤免疫细胞，因其通过特异杀伤肿瘤作用备受关注。该研究发现大肠癌中 CD4 和 CD8 T 淋巴细胞低比值与良好预后有关，表明它们在机体抗肿瘤及提高患者生存预后方面有着积极作用。大肠癌组织肿瘤浸润 CD4 和 CD8 T 淋巴细胞可以作为患者预后的指标；癌组织中 TIL 低密度浸润提示预后不良。

（郝立强）

血 管 外 科

本年度共收集论文 228 篇，纳入一年回顾 71 篇，占 31%；收入文选 12 篇，占 5%。

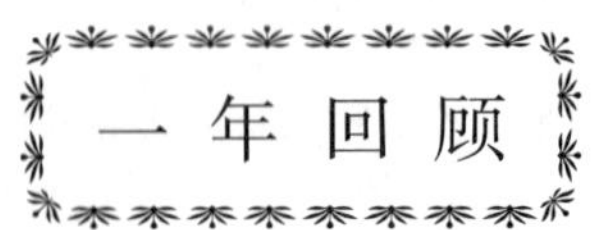

一、动脉闭塞性疾病

(一) 颈动脉疾病及颈动脉体瘤

相关研究文献纳入回顾 5 篇。内容主要涉及颈动脉狭窄腔内治疗的回顾性分析及颈动脉体瘤的外科处理。

1. 颈动脉疾病

叶志东等[1]* 总结颈动脉球囊扩张及颈动脉支架植入术(CAS)治疗颈动脉狭窄术后并发症及处理措施。回顾性分析 2006 年 7 月至 2012 年 1 月行颈动脉球囊扩张及 CAS 术的 72 例患者的临床资料。所有患者均先放置远端保护装置。90%以上狭窄患者进行预扩张，残留狭窄＞30%则进行后扩张。结果：72 例患者植入自膨式支架 80 枚；5 例患者行同期手术，其中冠状动脉搭桥手术 2 例，左锁骨下动脉支架植入 2 例，肾动脉支架植入 1 例。住院期间出现并发症 27 例，其中严重并发症 1 例(同侧小卒中)；2 例同侧一过性脑缺血(TIA)，1 例高灌注综合征；血流动力学不稳定的并发症发生率为 21 例，其中 1 例高血压，5 例心动过缓。15 例术后低血压；其他 2 例出现穿刺点血肿。作者认为：已有多项临床试验证明颈动脉内膜切除术可有效预防脑卒中的发生，且开放手术技术已经相当成熟，也积累了相当多的经验，远期疗效十分理想。但颈动脉支架植入术由于其可在局部麻醉下完成且微创等特点，对于颈动脉内膜切除术(CEA)高危患者是一种替代的治疗方法，近年来，随着脑保护装置的应用，介入器具的改进以及 CAS 手术经验的积累。CAS 与 CEA 的差距逐渐缩小。虽缺乏长期随访，但该组经验表明，血流动力学改变(低血压、心动过缓)是其主要并发症，神经系统并发症发生率较低，严重并发症少见。CAS 治疗颈动脉狭窄有效且安全。叶波等[2] 总结症状性颈动脉狭窄及闭塞 82 例外科治疗经验，回顾性分析应用不同的外科方式干预颈动脉狭窄和闭塞的疗效。对 2002 年 3 月至 2011 年 3 月收治的 82 例 87 侧颈动脉狭窄、闭塞患者，按照颈动脉分叉高的采用 CAS，颈总动脉完全闭塞应用相关旁路手术，颈动脉直径小于 4 mm 选用人工补片，颈内动脉起始处与膨大部的狭窄应用外翻式的原则分别治疗。结果：术中、术后无脑卒中、死亡病例；4 例术后皮下血肿，12 例术后伸舌偏向患侧，经对症处理后均恢复。作者认为：个体化分析、选择合适的外科干预方式治疗颈动脉狭窄和闭塞疾病能够取得较好的疗效。唐骁等[3] 总结 CAS 治疗颈内动脉重度狭窄伴对侧颈动脉闭塞的治疗效果，回顾性分析自 2004 年 12 月至 2010 年 12 月 38 例围手术期及中远期疗效。结果：即刻成功率为 100%。围手术期无死亡病例，总并发症发生率 34.2%，其中一过性脑缺血发作 5.3%。随访率 86.8%，平均随访时间(29±13)个月。随访期间无死亡率，总并发症发生率 12.1%，其中再发 TIA 占 6.1%，无再发缺血性脑卒中病例。23 例患者全脑 CT 灌注成像示术侧灌注情况较术前改善。作者认为：对于一侧颈内动脉重度狭窄伴对侧颈动脉闭塞的高危患者，脑保护下 CAS 具有满意的围手术期结果和较好的远期脑卒中预防疗效。孙岩等[4] 总结了颅外颈动脉瘤(ECAA)腔内隔绝治疗的处理方式，回顾性分析 2008 年 10 月到 2011 年 3 月收治的 11 例 ECAA 患者，应用血管覆膜支架行血管腔内治疗，其中真性动脉瘤 8 例，假性动脉瘤 3 例；结果：11 例均一期手术成功，支架定位准确，瘤体被完全隔绝，术中、术后无脑卒中发生，无手术死亡。11 例患者全部得到随访，随访时间 2～44 个月，平均随访时间(23.3±0.7)个月。10 例覆膜支架通畅，瘤腔完全闭塞。1例支架内血栓形成，颈动脉闭塞，患者无脑缺血症状。作者认为：血管腔内治疗具有微创、操作简单、恢复时间短等优点，近期效果好，值得推广。

2. 颈动脉体瘤

孙岩等[5]回顾性分析2003年1月至2010年10月收治16例颈动脉体瘤的治疗方法。根据数字减影血管造影结果采用Shamblin分型标准。并单独或联合采用单纯摘除术、颈外动脉切除、颈动脉修补术、颈内动脉重建术。结果：16例中无手术死亡、偏瘫或失明。术后7例出现脑神经损伤，经治疗，6例有不同程度改善，1例遗留永久性口角歪斜。随访13例，时间2～76个月，平均(42.0±1.2)个月。未见肿瘤复发和远处转移。作者认为：颈动脉体瘤应首选手术治疗，数字减影血管造影可明确瘤体与血管的关系，据此选择适当的术式是手术成功的关键。

（二）下肢动脉闭塞性疾病

相关研究文献纳入回顾16篇。内容主要涉及糖尿病足、下肢动脉闭塞及大动脉炎的外科处理。

1. 糖尿病足

成军等[6]*分析经皮腔内血管成形术治疗糖尿病膝下动脉病变的临床疗效。回顾性分析了2008年5月至2011年5月糖尿病合并缺血性下肢动脉病变患者67例。其中，男性46例，女性21例，年龄51～87岁，平均63.7岁。Rutherford 2型8例，3型16例，4型29例，5型14例。胫前动脉病变93条，胫后动脉病变59条，腓动脉病变31条。单节段病变49条，多节段病变37条，长段完全性闭塞97条。对围手术期及术后随访结果进行分析。结果：67例患者共完成154条血管腔内成形术（股腘动脉27条，膝下胫腓动脉127条），膝上股腘动脉技术成功率100%，共植入镍钛合金裸支架49枚。膝下胫腓动脉技术成功率88.9%，早期保肢率90.1%。术后三天踝肱指数(ABI)值(0.64±0.23)天，较术前(0.37±0.50)明显提高($P<0.05$)。术后平均随访15.6月，6个月血管通畅率82.4%，12个月血管通畅率69.1%。2次介入治疗者成功12例，截肢3例。术后3、6、12个月ABI值分别为(0.69±0.20)、(0.55±0.50)、(0.46±0.40)，均较术前明显上升。高天俊等[7]评价Deep球囊血管成形术联合动脉灌注治疗糖尿病足的临床价值。将46例糖尿病足患者随机分为两组：研究组23例，进行经皮腔内血管成形术联合动脉灌注治疗；对照组23例，接受局部清创、抗生素抗感染及胰岛素降血糖等常规治疗。随访6～9个月。结果：研究组临床治愈5例，显效9例，有效6例，无效3例，临床总有效率为86.96%，对照组临床治愈2例，显效5例，有效7例，无效9例，临床总有效率为60.87%，两组间差异具有统计学意义。作者认为：Deep球囊血管成形术联合动脉灌注治疗糖尿病足的疗效优于常规治疗，可有效降低患者的致残率。谭正力等[8]研究流出道病变评分对糖尿病合并下肢动脉硬化闭塞患者行股腘动脉腔内成形术后一期通畅率的影响。回顾性分析了2006年1月至2010年12月37例(41条患肢)因下肢动脉硬化闭塞症行股腘动脉腔内成形术治疗的糖尿病患者。结果：22条患肢股腘动脉一期植入金属裸支架，成功进行膝下流出道血管球囊扩张。术后流出道评分中位数为7分。随访率95.1%，中位随访时间12个月。股腘动脉腔内成形术后一期通畅率在1、3、6月以及1、2、3年分别为：95%、92.5%、92.5%；77.4%、65.3%和45.5%。术后流出道评分的分值高低对术后一期通畅率具有显著影响($RR=1.857$)。作者认为：股腘动脉流出道差是影响其腔内成形术预后的主要危险因素，术后流出道北美血管外科协会SVS评分的分值越高，一期通畅率越低。张明玮等[9]总结封闭负压冲洗引流在糖尿病足坏疽修复中的应用。回顾性分析了2006年1月至2008年10月对173例糖尿病足坏疽患者进行修复治疗，其中82例为单纯手术组，91例为手术联合封闭负压冲洗引流组。观察两组患者保足率（修复或小截肢手术成功率）和治疗时间。结果：单纯手术组57例术后伤口愈合，25例术后伤口愈合不良，再次行截肢手术治疗，保足率为69.5%，平均治疗时间为43.1天；联合负压组80例伤口愈合，11例愈合不良行二次手术，保足率87.9%，平均治疗时间为33.7天。联合负压组保足率高于单纯手术组，且平均治疗时间更短。作者认为封闭负压引流技术可以提高严重糖尿病足修复或小截肢修复治疗的成功率，促进术后伤口愈合，防止感染并缩短治疗时间。张文夺等[10]总结糖尿病足血管病变行经皮腔内血管成形术(PTA)的处理方式，回顾性分析了2006年10月至2008年5月80例糖尿病足膝下血管病变（90条患肢，230条膝下动脉受累）行经皮血管腔内成形术治疗。结果：技术成功率90%，术中并发症8.9%，术后并发症12.2%，围手术期死亡率2.5%，1年保肢率90%，术后疼痛症状明显改善，溃疡创口愈合，平均住院10.0±2.8 d，术后1、2年患肢膝下动脉再狭窄率分别为38.1%、50%；术后1、2年患肢疼痛或溃疡复发率分别为10%、12.2%；截肢率分别为10%、15.3%。Fontain Ⅳ期患肢膝下动脉再狭窄或闭塞，其二次手术及截肢率明显差于Fontain Ⅰ～Ⅲ期的结果($P<0.05$)。作者认为：PTA治疗糖尿病足血管病变是一种有效的治疗方式。Fontain分期是预测PTA疗效的一个重要指标。

2. 下肢动脉闭塞性疾病

王茂华等[11]总结11例腘动脉陷迫综合征的影像学诊断与手术治疗经验,其中男8例,女3例,2例累及双下肢;12条肢体术前ABI平均为(0.47±0.27),影像学证实6条患肢为Ⅰ型,3条为Ⅱ型,3条为Ⅲ型,另外1条为Ⅳ型;12条患肢接受了腘动脉探查或周围组织松解术,其中7条因动脉闭塞或动脉瘤同时施行了大隐静脉旁路移植术;经0个月至6年随访,术后平均ABI为(0.81±0.30),1例患者术后第1天死于肺栓塞,1例患者(1条患肢)术后腘动脉血栓形成,其他手术肢体间歇性跛行症状治愈。该组研究提示腘动脉陷迫综合征的早期确切的影像学诊断和及时的外科治疗至关重要。张玉超等[12]回顾性分析2007年1月至2011年6月诊治的138例累及膝下动脉的下肢动脉硬化闭塞症患者的临床资料,该组患者平均年龄(77.31±7.52)岁,均施以经皮腔内血管成形术治疗,治疗膝下动脉所用球囊平均直径2.8 mm(2～4 mm),平均长度110.6 mm(40～170 mm),术中及术后无严重并发症。术后早期治疗肢体临床症状明显改善率为100%,无截肢患者。平均随访24.1个月(4～58个月),术后2年临床症状明显改善率78.4%,救肢率93.9%。作者认为,经皮腔内血管成形术治疗累及膝下动脉的下肢动脉硬化闭塞症可有效改善临床缺血症状并提高救肢率。胡海地等[13]回顾性分析1998年1月至2008年10月收治的346例急性肢体动脉栓塞患者的临床资料。上肢动脉栓塞56例,下肢290例;心源性栓子301例,血管源性33例,原因不明12例;发病至就诊时间>8 h的302例,≤8 h的44例;缺血分级Ⅰ级17例,ⅡA级69例,ⅡB级221例,Ⅲ级39例。Fogarty导管取栓280例,溶栓19例,保守治疗47例;成功保肢289例,截肢44例,围手术期死亡13例。随防5年,38例复发栓塞,33例死亡。结果表明,缺血时间、缺血分级、治疗方式及术后并发症对预后均有显著影响,有效抗凝等对防止动脉栓塞复发非常重要,而年龄、性别、肢体、栓塞部位对预后均无显著影响。张志轩等[14]回顾性分析2007年7月至2010年1月收治的42例急性下肢缺血患者的临床资料,探讨手术联合介入治疗急性下肢缺血的临床疗效。经彩超、MRI、CT明确诊断后在导管室行Fogarty导管取栓,术毕均行动脉造影检查,对血管狭窄程度>50%者行介入治疗(包括接触性导管溶栓术、球囊扩张成形术及支架植入术)。患者无一例死亡,救肢成功40例,2例行膝下截肢,33例术后扪及足背及胫后动脉搏动,缺血症状明显改善,7例术后仍存在不同程度的缺血症状。作者认为,在导管室行手术取栓联合介入治疗急性下肢缺血是一种安全、有效的治疗方法,并能提高救肢率及远期通畅率。梁刚柱等[15]将2008年1月至2009年5月就诊的50例股腘动脉病变患者在术前随机分为单用抗血小板药物硫酸氯吡格雷组(单药组)与抗凝药物华法林联合氯吡格雷组(联合组)。下肢动脉PTA后分别采取不同的药物治疗。随访3个月单药组再狭窄率16.7%,联合组18.2%,无统计学差异;6个月单药组累积再狭窄率36.7%,联合组36.4%,无统计学差异;12个月单药组累积再狭窄率53.3%,联合组42.4%,无统计学差异。对重症肢体缺血亚组进行分析,随访12个月,单药组累积再狭窄率为8/10,联合组6/12,两组间差异无统计学意义。该组研究提示股腘动脉PTA后单药组与多药组有相似的早中期血管累积再狭窄率。邢彤等[16]回顾性分析2008年1月至2011年6月46例(51条下肢)TASCⅡC、D型股腘动脉闭塞患者腔内支架治疗的临床疗效;其中男27例,女19例,年龄52～88岁。术前Rutherford症状分级:3级29条,4级12条,5级6条,6级4条;技术成功率90.2%(42/51),治疗成功者共植入支架93枚。术后ABI(0.71±0.23),较术前(0.42±0.13)提高,两者差异有统计学意义。42例技术成功者均获随访,平均随访(14.6±1.2)个月。术后6个月的一期通畅率、辅助通畅率和累积通畅率分别为81.0%、88.1%、90.5%,术后12个月的通畅率分别为66.7%、71.8%、79.5%。作者认为TASCⅡC、D型股腘动脉慢性闭塞腔内治疗是一种安全有效的方法。殷敏毅等[17]回顾性分析2009年1月至2010年12月,134例(172条下肢)TASCⅡC、D型股腘动脉闭塞患者接受腔内治疗的临床疗效;技术成功率90.7%。43条患肢(83条次)出现并发症(27.6%),包括动脉夹层34.9%,动脉穿孔13.3%,动脉栓塞9.6%,穿刺部位血肿19.3%,穿刺点假性动脉瘤6.0%,急性动脉血栓形成3.6%等。平均随访13.1个月,术后12个月的一期通畅率、辅助通畅率和二期通畅率分别为61.1%、70.2%、81.7%。作者认为,TASCⅡC、D型股腘动脉闭塞腔内治疗是一种安全有效的方法,熟练腔内技术、及时正确处理并发症和规范术后随访是提高成功率和维持长期通畅的关键。谷涌泉等[18]回顾性分析13例严重下肢缺血患者行膝下动脉支架成形术的临床资料,男10例,女3例,平均年龄(73±7)岁,病程(8±4)个月。下肢间歇性跛行5例,静息痛4例,足趾溃疡2例,坏疽2例。5例支架放于胫腓干动脉,3例于腓动脉近段,2例于胫腓干动脉和近段腓动脉,2例于胫前动脉,1例胫后动脉。2例为单纯小腿动脉支架成形,余11例患者均同时处理股动脉和(或)腘动脉病变。手术均获得成功,出院时再通血管保持通畅,临床症状改善明显,随访时间(6.9±2.2)个月,1例下肢坏疽患者6个月后复发而截肢。作者认为，膝下动脉支架成形术是治疗严重下肢缺血的安全有效方法。张宏鹏等[19]* 探讨股浅动脉慢性完全闭塞性病变(CTO)中应用 Outback LTD 导管内膜下成形术治疗技术的近中期结果，回顾分析 2010 年 1 月至 2011 年 5 月，30 例股浅动脉慢性完全闭塞性病变的 35 条肢体应用 Outback LTD 导管内膜下成形术治疗的近中期结果。其中男性 20 例，女性 10 例，平均年龄 68 岁。重度间歇性跛行 10 条肢体(Rutherford 3 级，28.6%)，静息痛 13 条肢体(Rutherford 4 级，37.1%)，小面积溃疡 12 条肢体(Rutherford 5 级，34.3%)。所有患者术中应用常规的导管和导丝技术无法顺行从内膜下返回真腔。该组患者股浅动脉平均病变长度为(210±15)mm，操作技术成功率为 97.1%(34/35)，无操作相关的并发症发生。平均随访时间(7.2±0.3)个月。随访 3、6、12 个月，支架一期通畅率分别为 90.9%、84.8%和 50.6%，一期辅助通畅率分别为 93.1%、87.5%和 63.0%，二期通畅率分别为 93.1%、89.5%和 75.0%。重度缺血病变中，3 条肢体行截趾术，1 条行膝关节以下的截肢术。作者认为，经皮腔内内膜下成形术的关键在于返回真腔，OutbackLTD 导管在股浅动脉 CTO 内膜下成形术中能够安全、有效地辅助导丝返回真腔，缩短射线暴露时间，提高技术成功率。刘学强等[20]* 回顾性分析 27 例下肢动脉闭塞性病变患者在介入治疗下肢动脉闭塞性病变导丝无法顺行通过闭塞段时改用逆行开通技术的临床意义。其中下肢动脉硬化性闭塞症 18 例、糖尿病足 7 例、血栓闭塞性脉管炎 2 例；男 17 例、女 10 例；年龄 32～89 岁，平均(70±12)岁；患肢闭塞部位位于髂动脉伴股浅动脉 4 例、股浅动脉 7 例、股腘动脉 5 例、腘动脉以下 11 例；按 Fontaine 分期，Ⅱ期 6 例、Ⅲ期 11 例、Ⅳ期 10 例。在导丝无法顺行开通真腔、进入内膜下无法重返真腔或穿出血管外后，采用经足背动脉、胫后动脉穿刺或切开显露及利用足踝部胫后动脉、腓动脉、足背动脉的侧支血管进行逆行开通闭塞血管，再进行球囊扩张术和支架植入术。27 例手术均获得成功，血管开通后患者下肢缺血症状即刻得到改善。仅 3 例出现穿刺处血肿、1 例足背动脉切开后足趾麻木，无严重围手术期并发症。术后 5 d 平均踝肱指数由术前的(0.37±0.11)增加到(0.85±0.12)。作者认为，下肢动脉闭塞性病变是由近心端(帽)和远心端(体)组成，近心端的帽往往是硬而厚的钙化斑块，远心端的体往往是软而薄的粥样硬化斑块和继发形成的血栓。虽然从近心端穿刺易于操作，但是往往在内膜下成形，而逆行开通，导丝可能容易通过并进入真腔。因此逆行开通技术可以作为常规正向开通技术治疗下肢动脉闭塞性病变失败时的一种补救方法，可以明显提高介入手术的成功率。

3. 其他动脉闭塞性疾病

姜宏等[21] 回顾性分析了 32 例重症头臂型大动脉炎患者，其中女 28 例(87.5%)，男 4 例；平均年龄(30±8)岁。32 例(共 35 条血管)通过腔内方法治疗，其中 15 条血管完全闭塞，狭窄程度 70%～100%，平均(90%±11%)；病变长度 2.7～5.3 cm，平均(3.1±1.5)cm；其中 10 例红细胞沉降率增高(25～37 mm/h)。术后 6 个月及每年进行症状体征随访并应用彩超、CT 血管成像、血管造影评估管腔通畅情况。结果 15 条完全闭塞血管中开通成功率 80%(12/15)，3 条未能开通。1 例支架置入术中发生栓塞并继发急性血栓形成导致严重卒中事件，技术成功率(残余狭窄<50%)为 88.6%(31/35)。31 例术后短暂性脑缺血发作症状消失。技术成功的 31 例中，26 例获得随访，随访率 83.9%(26/31)。随访时间 13～40 个月，平均(19±10)个月，1 例 13 个月后发生严重再狭窄并导致枕叶脑梗死，2 例 18 个月后发生症状性再狭窄，管腔通畅率为 88.5%(23/26)。作者认为：腔内治疗重症头臂型大动脉炎是一种安全有效方法，严格掌握适应证和准确选择靶血管是治疗成功的关键。

二、动脉扩张性疾病

(一) 腹主动脉瘤

相关研究文献纳入回顾 8 篇。内容涉及腹主动脉瘤腔内手术结果总结，烟囱技术，内漏并发症的处理及感染性动脉瘤等。

唐骁等[22] 回顾分析了 2003 年 1 月至 2010 年 12 月上海中山医院完成的 344 例肾下腹主动脉瘤腔内修复病例资料，对原始数据及随访结果作统计学分析及比较。腹主动脉瘤近端瘤颈直径(23±3)mm，近端瘤颈长度(26±12)mm，与主动脉夹角(25±28)度。即刻技术成功率 99.7%(343/344)，随访率 81.8%(279/341)，随访时间 3～84 个月，平均(33±15)个月。随访期间死亡率 1.1%(3/279)，再次手术率 10.4%(29/279)，总并发症发生率 12.9%(36/279)，包括内漏 5.7%(16/279)，支架移位 1.1%(3/279)，动脉瘤增大或破裂 5.4%(15/279)。统计结果显示，近端瘤颈>60 度更易出现Ⅰ型内漏($P=0.010$)。作者认为，术前评估是腹主动脉瘤腔内治疗取得成功的首要因素。内漏是术后远期并发症的主要类型，且为再次手术的重要原因，影响患者的远期疗效，因此术后终身随访极为重要。贾鑫等[23] 回顾分析了 2010 年 7 月至 2011 年 6 月用 Endurant 支架移植物治疗腹主动脉瘤患者 68 例，男 57 例，女 11 例。其中 13 例为破裂性腹主动脉瘤行急诊手术，其余 55 例为择期手术。手术技术成功率100%,平均手术时间(96±29) min,平均出血量(99±68)ml,对比剂平均用量(122±65)ml。术后即时造影显示有Ⅱ型内漏18例(26%),无中转手术、Ⅰ或Ⅲ型内漏、支架内血栓形成等并发症。术后反应综合征发生率为72%(49/68)。术后平均随访时间(8±5)个月,随访率为82.4%(56/68)。作者认为,无论对于一般的还是有复杂解剖特点的腹主动脉瘤患者均可安全植入Endurant支架血管,近期疗效满意。叶炜等[24]* 回顾分析了2010年5月至2011年5月北京协和医院血管外科收治的19例肾下腹主动脉瘤使用Endurant支架行腔内修复术的病例特点、术后并发症和近期随访结果。结果19例患者均获得手术成功,其中9例为复杂解剖形态的病例。术中同时进行的肾动脉支架、髂内动脉栓塞和髂动脉扩张也均获得成功。术后无Ⅰ、Ⅲ、Ⅳ型内漏发生,4例残余Ⅱ型内漏留待观察。围手术期无死亡病例,30天并发症主要包括血栓消耗性凝血功能障碍、心肌梗死合并心衰、伤口感染和血肿。全组随访1~12个月,无死亡病例。8例患者完成至少1次CT动脉重建检查,显示5例动脉瘤体直径缩小,3例无改变。1例患者出现单侧髂腿延长支闭塞,行股股动脉转流,1例患者出现继发性ⅠB型内漏,继续观察。作者认为,Endurant支架有了很多的改进,其中取消支架单元间的连接杆是一个重大的改变。此改变的优势在于可以更好的实现支架的顺应性,达到最大程度的与动脉瘤的贴合,减少内漏的发生。但这个改变也有一定的弊端,对于髂总动脉成角大的病例,过于柔顺的髂腿可能会无法提供充分的支撑力,甚至出现扭曲,进而导致闭塞。对于此种情况,笔者建议可以在扭曲处植入金属裸支架(首选球扩支架,自膨支架备选)以改善角度,以获得满意的远期通畅率。总体来说,腹主动脉瘤腔内修复术使用Endurant支架安全,有效。Endurant支架增加了对于复杂解剖形态的病例的手术成功率,近期疗效满意。田磊等[25]回顾性分析了2009年9月至2011年6月采用国产整体式分叉型支架行腔内隔绝术治疗的27例肾下型腹主动脉瘤患者的临床资料。结果:27例腹主动脉瘤腔内修复均获成功,术后随访2~20个月,复查CTA或DSA证实:瘤体被完全隔绝,支架无移位、扭曲及内漏现象。作者认为,应用国产整体式分叉型支架腔内治疗肾下型腹主动脉瘤安全有效,与分体式支架相比,较简便、经济、并发症少。张宏鹏等[26]回顾性分析了2008年7月至2011年7月对195例非破裂肾下腹主动脉瘤患者行腔内修复术治疗情况。其中男150例,女45例。年龄52~95岁。所有患者术前均进行CT血管重建检查,获得瘤颈的相关资料,统计分析中不良近端锚定区与Ⅰa型内漏的关系。术后3、6、12个月及每年进行随访。结果:195例术中有23例出现Ⅰa型内漏,采用反复球囊扩张、延长型支架、Palmaz支架及烟囱技术进行治疗,仅1例术后仍残留少量内漏。技术成功率为98.5%(192/195)。其中瘤颈成角与Ⅰa型内漏的发生明确相关。平均随访时间(18±3)个月,1年生存率为97.4%(190/195),3年生存率为89.2%(174/195)。作者认为,近端锚定区成角与Ⅰa型内漏相关,术中Ⅰa型内漏修复成功率高,中远期结果满意。宋小军等[27]回顾分析了2007年1月至2011年10月,7例瘤颈复杂的近肾腹主动脉瘤采用动脉瘤腔内修复(EVAR)治疗情况。由于瘤颈解剖结构不适于标准的腔内修复方案,术中自肱动脉穿刺预先于可能被覆膜支架主体覆盖的肾动脉置人导丝,置入修复腹主动脉瘤的覆膜支架主体后造影明确肾动脉覆盖情况,于相应肾动脉置入自膨支架或球囊扩张支架,以延长瘤颈长度使之符合EVAR要求,并有效保护肾动脉(即烟囱技术),然后再完成标准EVAR操作。结果:7例手术全部获得成功。7例使用9枚肾动脉支架,其中5枚球扩支架,4枚自膨支架。腔内治疗最后造影显示:腹主动脉瘤瘤腔隔绝良好,肾动脉血流良好。术中1例近端Ⅰ型内漏,近端增加Cuff后内漏消失;1例造影显示少量的Ⅱ型内漏,无须处理。7例随访1~52个月,平均11.6月,1例术后2个月因心功能衰竭死亡;1例Ⅱ型内漏术后3个月随访内漏消失;肾动脉烟囱支架均保持通畅。作者认为,对于不适宜行开腹手术治疗的瘤颈解剖不佳的近肾腹主动脉瘤,烟囱技术是传统EVAR技术的有效补充,远期效果及肾动脉支架长期通畅性尚需进一步观察。杜昕等[28]回顾分析了解放军总医院血管外科2009年1月至2011年7月,10例确诊肾下腹主动脉瘤EVAR术后Ⅱ型内漏的病例,根据造成内漏的血管不同,选择腔内途径超选栓塞结合CT引导下经皮穿刺瘤腔内注射纤维蛋白胶进行治疗,并随访观察。结果:10例患者中9例接受治疗,8例接受随访,平均随访时间(2.4±1.6)个月(1~6个月),二次干预年限平均(62±39)个月(11~132个月);造成Ⅱ型内漏的血管由肠系膜下动脉来源3例,2例经肠系膜上动脉入路弹簧圈栓塞治疗,1例未治;髂内动脉来源1例,髂内动脉-腰动脉来源3例,均经弹簧圈栓塞;腰动脉来源3例,2例经皮穿刺球囊内注射治疗,1例弹簧圈栓塞。随访期因心脑血管意外死亡2例;初期技术成功率44%,再干预率33%,总体治疗有效率89%。作者认为,腹主动脉瘤腔内修复术后Ⅱ型内漏整体自然预后较温和,对造成瘤体持续显著增长者可积极干预,腔内栓塞结合瘤腔内注射术的近期效果尚可。孙岩等[29]* 总结了2011年1~12月,3例EVAR术后,来源于肠系膜下动脉的Ⅱ型内漏患者,经动脉行瘤腔栓塞术处理治疗的经验。结果:3例患者均手术成功。术中经肠系膜上动脉—中结肠动脉-Riolan弓-左结肠动脉-IMA路径到达栓塞部位,经微导管将栓塞剂打入瘤腔内。术后即刻造影瘤腔肠系膜下动脉根部未再显影,未见栓塞剂反流。术后患者恢复好,未出现并发症,顺利出院。出院后随访平均时间3个月,3例患者均无发热、无腰腹痛等内脏动脉缺血症状、无间歇性跛行等肢体缺血症状。复查超声与术前对比,提示瘤腔内未见血流信号,瘤体无增大。作者认为:对于EVAR术后存在Ⅱ型内漏患者,术后随访中若发现瘤体直径持续增大,且增大速度>5 mm/6个月,是进行干预性治疗的绝对指征。Ⅱ型内漏瘤体增大可引起动脉瘤破裂;且EVAR术后持续存在Ⅱ型内漏或者瘤腔增大,会增加患者心理负担。笔者不主张通过EVAR术前预防性栓塞可能引起Ⅱ型内漏的主动脉分支血管来降低内漏的发生。笔者主张作整个瘤腔栓塞,手术选用微导管送入肠系膜下动脉起始处,推入栓塞剂将瘤腔及肠系膜下动脉一并栓塞以确保疗效。

(二)主动脉夹层

相关研究文献纳入回顾5篇。文献内容主要涉及StanfordB型胸主动脉夹层腔内隔绝术的回顾性分析及并发症处理等方面内容。

左尚维等[30]回顾分析了2009年1月至2011年8月在解放军总医院行腔内治疗的非复杂性B型主动脉夹层共81例,对其中26例采用全穿刺技术,另55例采取股动脉切开,对比两组手术时间、术中出血量、造影剂用量、并发症、住院时间等情况。结果提示,两组患者年龄、性别、急性夹层比例及高血压患病率无统计学差异($P>0.05$),在造影剂使用量和手术时间上,全穿刺组显著低于股动脉切开组($P<0.05$)。作者认为:全穿刺技术治疗非复杂性B型主动脉夹层,可有效减少造影剂量和手术时间,长期效果仍需继续观察。李伟等[31]总结15例DebakeyⅢ型夹层动脉瘤近端破口腔内修复术后腹主动脉以远破口的二期介入处理经验。所有病例远侧破口持续存在,出现腰腹部症状或局部腹主动脉外径增加。该组病例中内脏动脉处破口7个(1个腹腔动脉内破口,6个肾动脉处破口),肾下腹主动脉破口4个,髂动脉破口7个;其中3例为内脏动脉破口合并髂动脉破口。肾下腹主动脉破口均采用一体式覆膜支架封堵;1例近右肾动脉破口使用先心封堵伞;其余内脏动脉和髂动脉破口均采用小覆膜支架封堵。所有病例均顺利完成操作,腹主动脉和髂动脉破口封堵良好,无内漏。使用封堵伞的病例,夹层破口封堵良好,但由假腔供血的右肾动脉同时闭塞;肾动脉破口使用覆膜支架封堵病例中;1例显著内漏,2例微量内漏,其余病例封堵良好,无内漏。随访2～10个月,平均(5.0±2.0)个月,内漏病例CTA示假腔内部分血栓形成,但破口附近假腔仍有血流,其余病例夹层内均血栓形成。作者认为:针对适当患者,个体化方案封堵夹层动脉瘤的远侧破口是可行和安全的。马晓辉等[33]回顾分析2000年7月至2011年12月完成的胸主动脉夹层腔内修复术后需二次干预的12例患者的临床资料,二次治疗距离第1次手术平均时间1～60个月,平均(14±11)个月。二次手术的主要原因为支架近端持续Ⅰ型内漏和夹层逆行撕裂继发A型夹层形成。8例选择了杂交手术治疗,4例患者为单纯腔内治疗。结果提示:二次处理30 d内死亡率5.6%(1/12),总死亡率16.7%(2/12)。7例内漏患者术后仍有4例存在少量内漏(57.1%);4例继发A型夹层患者中3例采用了开胸分期杂交手术,1例随访期间死于肺栓塞;1例白塞病患者二次杂交术后仍存在近端Ⅰ型内漏,围术期死于血管撕裂。作者认为:内漏和继发A型夹层是造成胸主动脉夹层腔内修复术后需采取二次补救治疗的主要原因,杂交技术是处理主动脉夹层腔内修复术后并发症比较好的选择。符伟国等[33]*认为,与传统开胸手术相比,主动脉夹层腔内修复具有创伤小,恢复快等多项优点,其安全性和有效性已获证实。但随着腔内治疗经验的增加,各种并发症也已逐渐得到重视。主要包括:内漏、继发破口返流与假腔增大、逆行性A型主动脉夹层、支架远端新发内漏破口、脊髓缺血和截瘫、缺血性脑卒中、其他(移植物综合征、假性主动脉缩窄综合征、髂股动脉入路损伤、移植物感染等)。内漏的定义源于主动脉瘤的腔内治疗经验,并不完全适用于夹层病变,但内漏对夹层治疗的影响极大,需积极应对;假腔扩大多见于慢性夹层患者,必要时也需积极干预;逆行A型夹层属极为严重的并发症,需在治疗的多个环节加以重视;脊髓缺血的发生率虽比开胸手术降低很多,但需重视延迟型脊髓缺血的发生;与传统手术相比,主动脉夹层腔内修复术具有较满意的治疗效果和并发症发生率。对并发症发生机制的深入研究、介入操作技术的进步和医疗器具的改进,将逐步减少并发症的发生率,降低术后死亡率,并进一步改善长期疗效。杨晓冬等[34]通过建立基于CT的胸主动脉夹层有限元模型并进行血流动力学数值模拟,为分析胸主动脉夹层的血流动力学机理及其临床治疗提供理论依据。根据胸主动脉夹层患者CT数据,用MIMICS 13.0数字化影像处理软件,获取胸主动脉夹层的优化表面模型,随后导入ANSYS 11.0进行胸主动脉夹层模型的有限元体网格划分。最后在ANSYS CFX 11.0中完成胸主动脉夹层的血流动力学分析。作者成功建立了临床上适用于胸主动

脉夹层患者血流动力学分析的有限元模型。获得了个性化胸主动脉夹层模型中血液流场的流线、速度矢量、血管壁面压力和血管壁面切应力的分布和变化。作者认为：有限元模型具有数字化、个性化特征，可用于胸主动脉夹层血流动力学计算和临床胸主动脉夹层患者的破裂机理的研究。

(三) 主动脉弓疾病

相关研究文献纳入回顾5篇。内容主要涉及主动脉弓疾病的腔内手术与器具研究等方面。

张宏鹏等[35]回顾性分析了2002年10月至2011年3月期间的28例胸主动脉瘤或夹层累及主动脉弓的患者。其中男22例，女6例；平均年龄68岁。用CT血管造影或B超随访。主要研究内容是手术死亡率、并发症发生率及远期生存率。结果：12例开胸行全弓旁路术，左侧颈总-左侧锁骨下动脉旁路3例，右侧颈总-左侧颈总-左侧锁骨下动脉旁路11例，右侧颈总-左侧颈总动脉旁路2例。技术成功率为92.9%(26/28)，并发症发生率为35.7%(10/28)，手术死亡率为7.1%(2/28)，脑卒中发生率为7.1%(2/28)。随访时间(36±3)个月，1年通畅率为100%，3年通畅率为92.9%(26/28)，5年通畅率85.7%(24/28)；1年生存率为89.3%(25/28)，3年生存率为71.4%(20/28)，5年生存率为60.7%(17/28)。作者认为：主动脉夹层弓部病变杂交手术的近、远期结果满意，进一步降低并发症发生率将会提高患者生存率。舒畅等[36]回顾性分析了腔内治疗累及主动脉弓部，破口邻近左锁骨下动脉或位于其近端的46例Stanford B型主动脉夹层动脉瘤的临床资料。腔内封堵左锁骨下动脉43例；PDA封堵器封堵左锁骨下动脉6例次；颈部动脉搭桥术9例次；“烟囱”技术重建左颈总动脉8例次；“开窗”技术封堵夹层破口，同时保留主动脉弓部所有分支动脉1例次。结果：患者术后均存活，随访时间(25±16)个月。未发生严重神经系统并发症。10例发生左锁骨下动脉Ⅱ型内漏，其中6例通过PDA封堵器隔绝，2例保守治疗后自愈；9例发生左上肢缺血症状，其中8例行保守治疗，另1例症状严重，行颈部动脉搭桥术重建左锁骨下动脉。随访中，所有人工血管和分支动脉支架均保持通畅，降主动脉真腔直径显著扩大，假腔直径逐渐缩小。结论：对累及主动脉弓部，破口邻近左锁骨下动脉或位于其近端的Stanford B型主动脉夹层，腔内治疗联合PDA封堵器、颈部动脉搭桥术、“烟囱”技术或“开窗”技术是安全有效的治疗方法。林晨等[37]设计并制作适合于动物实验的一体化单分支覆膜支架，其分支针对左锁骨下动脉(LSA)；在X线透视引导下，对猪行主动脉弓腔内血管重建；术后第3个月观察支架形态结构、主动脉血流动力学变化及内漏发生状况。结果：8例均完成支架的植入，平均手术时间(93.5±12.1)min；术后第3个月造影显示支架位置及形态良好，冠状动脉及分支动脉血流通畅，未发现支架贴壁不良的情况；头部CT未发现脑梗塞；支架植入后第3个月，LSA的血压为(138.0±8.8)mmHg(1 mmHg=0.133 kPa)，降主动脉的动脉压为(141.3±8.5)mmHg。与术前比较差异均无统计学意义($P>0.05$)；对支架周围的血管壁组织切片检查未发现血管内膜损伤。作者认为，应用一体化单分支支架部分重建猪的主动脉弓在技术上可行，有助于探索腔内重建人体主动脉弓。林晨等[38]通过设计并制作主动脉弓一体化三分支型覆膜支架，其分支针对主动脉弓上的3个分支动脉，用新型血管模拟装置测试此种移植物，优化移植物的腔内操作，评估移植物在模拟装置内释放的可行性。结果提示，新型血管模拟装置运作正常，移植物可顺利装载入输送系统并导入血管模拟装置内释放，其主体和分支在位良好。作者认为：新型体外血管模拟装置能模拟人体血管腔内环境并对上述移植物进行体外测试。陆清声等[39]*认为无论是DeBakey分型，还是Stanford分型，对于起源于主动脉弓部的夹层，或者由于逆撕影响到主动脉弓部的Stanford B型夹层，都没有给予明确的分型。但是，这一类夹层确实存在。可进一步采用ICS分区。S区的主动动脉夹层逐渐出现了支架开槽及开窗技术，但是手术操作及治疗效果等方面仍不完善，最新的单分支型移植物可较好的解决这一类型的夹层治疗；对于影响C区的主动脉弓部夹层，在腔内治疗时必须保证左颈总动脉的血供，杂交手术仍是目前应用最多的手术方式；对于影响到Ⅰ区的主动脉病变，在腔内治疗时，至少要保证无名动脉和左颈总动脉的血供。传统的主动脉分型方法已无法满足弓部主动脉夹层在诊断、治疗等方面的需求，ICS分区法较为实用。弓部主动脉夹层的治疗要点在于在保证分支动脉血供的基础上尽可能的封闭近端裂口。治疗器具的不断改进是弓部夹层得以逐渐攻克的基础与要点，手术方法的改进也是随着器具改良不断做出新的突破。难点在于受到需要保证分支动脉血供的先决条件影响下，器具改良及手术方法做出的适当妥协，经常使得治疗效果不够完美。但是，随着腔内器具及技术的不断进步，相信在不远的将来，完全的微创腔内技术将成为治疗主动脉夹层的主流。

(四) 内脏动脉瘤及夹层

相关研究文献纳入回顾4篇。内容主要涉及内脏动脉瘤及肠系膜上动脉夹层的腔内与外科手术治疗。

1. 内脏动脉瘤

宋超等[40]评估开放手术及腔内隔绝术治疗内脏

动脉瘤的效果。回顾性分析了 2001 年 1 月至 2011 年 1 月对 93 例内脏动脉瘤患者行手术治疗，其中脾动脉瘤 45 例，肠系膜上动脉瘤 15 例，肾动脉瘤 10 例，肝总动脉瘤 7 例，腹腔干动脉瘤 11 例，胃十二指肠动脉瘤 5 例。结果：开放手术 34 例，围手术期死亡 1 例，并发症发生率 52.9%；腔内手术 59 例，围手术期无死亡，并发症发生率 13.6%。平均随访时间 36.8 个月。开放手术组 1 年生存率及 5 年生存率分别为 100%及 60.6%，腔内治疗组 1 年生存率及 5 年生存率分别为 100%及 84.5%。作者认为：腔内隔绝术治疗内脏动脉瘤可有效缩短手术时间及住院时间，降低围手术期并发症发生率，长期生存率亦令人满意，是内脏动脉瘤的有效治疗手段。

2. 肠系膜上动脉夹层

陈斌等[41]* 探讨肠系膜上动脉夹层的临床诊治路径。回顾性分析了 2006 年 2 月至 2010 年 7 月 15 例肠系膜上动脉夹层患者，分别行腔内支架治疗、保守治疗及开放手术治疗。其中男性患者 13 例，女性患者 2 例。年龄 43～63 岁。术前 CT 提示，15 例患者肠系膜上动脉夹层破口均在肠系膜上动脉主干转折部，距离肠系膜上动脉起始 2～4 cm。结果：腔内支架治疗成功 5 例，未成功而转保守治疗 9 例。1 例因疑有严重肠缺血的患者接受开放手术，术中行肠系膜上动脉夹层开窗，恢复远端肠系膜上动脉血供。共有 86.7%(13/15)患者接受随访，随访时间 12～60 个月，平均为 28 个月。在随访期内无腹痛复发及慢性肠缺血症状。保守治疗患者 CT 随访无夹层瘤样扩张，腔内治疗成功的患者内支架均畅通。苏浩波等[42]探讨自发性孤立性肠系膜上动脉夹层(SISMAD)的 CT 表现及评价介入治疗的安全性和疗效。回顾性分析了 6 例 SISMAD 患者 CT 及 DSA 造影表现，介入治疗方法及随访结果。其中男 5 例，女 1 例；症状性 5 例，无症状性 1 例，平均年龄 52.3 岁。结果：6 例患者根据 Sakamoto 血管影像学分型：Type Ⅰ型 1 例、Type Ⅱ型 1 例、Type Ⅲ型 4 例，其中弹簧圈栓塞 1 例，支架联合弹簧圈栓塞 2 例，双支架重叠技术 3 例，技术成功率 100%，无并发症。术后随访 3～12 个月，5 例症状性患者术后 3 周内症状消失，支架腔内血流通畅、夹层愈合。作者认为：CT 增强扫描及 CTA 检查能清楚显示 SISMAD，可作为本病的首选检查方法；介入治疗 SISMAD 是一种微创、安全、有效的方法。张伟等[43]探索肠内营养(EN)对肠系膜上动脉综合征(SMAS)病人的治疗效果。对 15 例采用鼻肠管或经皮内镜下胃空肠造口(PEG/J)行 EN 治疗的 SMAS 病人进行前瞻性临床应用研究。结果：所有病人在置管减压引流 1 周内症状明显减轻，经鼻肠管行 EN 的病人约 3～4 周症状消失，经 PEG/J 管行 EN 的病人 4～8 周症状消失，5～10 周均恢复正常饮食。EN 治疗 2 周后，所有病人的体重、体质指数(BMI)和体脂百分数(TBF%)明显增加，梗阻近端的引流量明显减少。梗阻近端的引流量与体重、BMI 和 TBF%呈明显的负相关。与治疗前相比，拔除管饲导管前肠系膜上动脉与腹主动脉之间的夹角明显增加。作者认为：EN 治疗能改善 SMAS 病人的营养状况，从而增加肠系膜上动脉和腹主动脉之间夹角，解除十二指肠梗阻，缓解临床症状，是一种有效的治疗方法，可使大多数病人避免手术。

三、静脉倒流性疾病

本年度静脉倒流性疾病相关临床研究文献纳入回顾 5 篇，集中在下肢静脉曲张微创治疗方面的探讨。

在大隐静脉主干处理方面，多位作者对激光、射频等腔内闭合方法进行了重新审视。徐龙君等[44]回顾分析了 1325 例静脉腔内激光治疗联合手术治疗下肢静脉曲张术后并发症情况。该组常规行大隐静脉高位结扎，主干行激光腔内闭合，曲张静脉团采用激光闭合或剥脱。术后总并发症率高达 20.68%，包括皮下瘀血 6.19%，隐神经损伤 4.38%，皮肤灼伤 2.72%，皮下条索硬结肿痛 4.53%，血栓性静脉炎 0.91%，下肢深静脉血栓 0.15%，足踝部水肿 3.25%，腔内闭合相关的并发症仍然较高。大隐静脉腔内闭合存在的主要问题一是对显著扩张的静脉段闭合效果不好，二是仍然存在较高的静脉炎、神经损伤和皮肤灼伤等并发症率。鉴于腔内闭合术和传统剥脱术各自存在的优缺点，一些作者探索了大隐静脉主干改良处理方法。冯海等[45]尝试大腿段大隐静脉主干采用传统的高位结扎加剥脱术，对小腿段隐静脉主干采用激光腔内闭合术，取得了良好的效果。作者认为，由于相当比例的大腿段大隐静脉主干直径较粗且常伴有瘤样扩张，激光闭合效果不佳，术后静脉炎发生率高，因此该段更适合抽剥。茅届齐等[46]观察了保留大隐静脉上段主干，用激光仅闭合踝部至胫骨平台水平大隐静脉的效果。结果表明，上段隐静脉保留组隐神经损伤少于非保留组(2/38 比 4/33)，1 年复发率相似。作者认为，保留上段大隐静脉主干在疗效方面与全程闭合相类似，但操作更简单，并发症更低，而且为今后可能的动脉旁路手术保留了一段优质的移植物。对传统抽剥法的技术改良也是静脉曲张微创治疗的一个方面。秦晶等[47]* 介绍了改良内翻抽剥法预防大隐静脉剥脱术中隐神经损伤的经验。作者介绍了避免内翻抽剥过程中隐静脉断裂的一些技巧，例如可先剥脱曲张的分支静脉以减少其对主干的牵扯；另外在踝部解剖切断大隐静脉时尽可能在切口远端切断,保留足够长度的静脉残端确保与抽剥器牢靠固定。该组250例(350条肢体)全部成功完成大隐静脉全程完整抽剥,全组无1例发生因抽剥导致的隐神经损伤。内翻抽剥时隧道的直径显著缩小,对静脉周围组织破坏小,同样也达到微创的效果。王亚平等[48]则对交通静脉反流和深静脉"戴戒术"做了深入的总结。

四、静脉阻塞性疾病

相关研究文献纳入回顾16篇。文献内容主要涉及下肢深静脉血栓、肺动脉栓塞和布加综合征的外科处理。

(一) 深静脉血栓形成

本年度有关下肢深静脉血栓(DVT)的文献集中在腔内治疗方面。与传统的抗凝治疗不同,本年度文献多主张对急性深静脉血栓采取早期介入治疗,将导管直接插入血栓内注入溶栓药物进行溶栓治疗,对于髂静脉残留的狭窄阻塞部位行球囊扩张或支架成形。从报道结果看,置管溶栓后静脉复通率明显高于单纯抗凝或经外周溶栓病人,尤其是瓣膜功能恢复的比例较高。徐贵云[49]等报告了32例急性DVT患者,在超声引导下经患肢腘静脉穿刺置入溶栓导管至髂、股静脉血栓中进行溶栓治疗,结果患肢小腿消肿率为86.02%。溶栓后静脉平均通畅率为88.21%,均无严重并发症。庄乃君[50]*等回顾性分析了204例急性下肢DVT患者行单纯抗凝、足背静脉顺行溶栓及介入治疗3种方法的疗效,结果同样表明,置管溶栓效果明显优于其他两种方法,尤其对于中央型和混合型DVT,介入治疗优势更加明显。在操作入路方面,段鹏飞[51]等比较了经小隐静脉、大隐静脉、腘静脉三种入路导管溶栓联合髂静脉介入治疗的137例急性下肢深静脉血栓形成。3种入路肢体消肿率、溶栓率无统计学差异;平均耗时经大隐静脉置管耗时较短,并发症发生率较低。作者推荐经大隐静脉途径置管溶栓操作简单、术后并发症较少。官云彪[52]等则推荐在B超引导下经小隐静脉穿刺置入灌注溶栓导管至静脉血栓,认为经小隐静脉穿刺置管溶栓在治疗下肢深静脉血栓形成中具有操作简便,安全性高,不易损伤神经,并发症少,便于护理等优点。对于单纯的髂静脉血栓,经大隐静脉入路操作更为方便,如果合并有股静脉血栓形成,则经小隐静脉入路比较合理。关于置管溶栓是否需要预防性植入下腔静脉滤器问题,虽然多数作者常规植入滤器,但肖乐等[53]总结了无滤器保护B超引导置管溶栓治疗早期左下肢深静脉血栓54例经验。术前超声确认为完全性、无漂浮血栓及腔静脉血栓。所有病例均置管成功,溶栓疗程6～10 d,并未出现肺栓塞病例。作者认为,对于完全性、无漂浮血栓、下腔静脉无血栓的早期左下肢深静脉血栓,无滤器保护导管溶栓安全有效。叶志东等[54]对19例行髂静脉血栓取栓后即刻静脉造影,结果发现18例取栓后造影示髂静脉狭窄,其中髂静脉压迫综合征15例,残留狭窄3例;一期行髂静脉支架植入。作者认为,手术取栓联合腔内血管支架置入术治疗,具有手术成功率高、早期临床疗效满意等特点。李天润[55]等比较了介入联合手术治疗(IST)与单纯介入导管溶栓的疗效,置管溶栓47例,介入联合手术14例。术后及随访发现,两组水肿缓解有效率无统计学差异。但超声提示单纯置管溶栓组静脉通畅率显著低于IST组。作者认为IST与介入导管取栓溶栓(CDPT)比较,水肿缓解率相似,血栓复发率较低。在双侧急性髂股DVT、溶栓禁忌或逆行进入患侧髂股静脉困难的情况下,可以优先采用介入联合手术治疗急性髂股DVT。

(二) 肺动脉栓塞

下腔静脉滤器植入术后远期并发症仍然是一个值得重视的问题。吴梦涛等[56]报道了一组6例下腔静脉滤器植入术后出现发生并发症患者,6例中有5例因未有效抗凝而下腔静脉狭窄、下肢静脉血栓、下肢皮肤淤滞性皮炎及溃疡、腹水等并发症。作者认为:下腔静脉滤器植入术后严格长期有效抗凝是减少远期并发症的关键。康涛等[57]总结了15例急性肺动脉栓塞患者救治经验,均有急性下肢DVT,先置入下腔静脉滤器,其后5例主干栓塞者行碎栓吸栓及置管溶栓,10例分支栓塞者行外周及肺动脉同时溶栓。结果:5例主干栓塞者完全开通,症状即刻缓解。10例分支肺动脉部分开通,髂股静脉的血栓大部分被清除,症状明显缓解,术后均予溶栓、抗凝、抗血小板聚集等治疗。随访13例,随访3～12个月,未见复发。作者认为:急诊肺动脉介入治疗能迅速改善肺循环梗阻状况,减轻临床症状,疗效显著,安全可行。

(三) 布-加综合征

下腔静脉长段闭塞性布-加综合征治疗比较困难,牛焕章等[58]总结了6例Budd-Chiari综合征合并下腔静脉长节段血栓及上消化道出血的介入治疗方法。采用下腔静脉多支架顺序置入固定血栓+下腔静脉成形术+必要时肝静脉成形术,均获成功。对于下腔静脉难以开通的病例,李晓强等[59]报道可通过单纯开通肝静脉来缓解门脉高压。先经颈静脉行膈上段下腔静脉造影,观察有无肝静脉开口,再用椎动脉导管结合超滑导丝寻找肝静脉;显示肝静脉后,行肝静脉球扩、支架术治疗。该组共40例,28例成功开通了肝静脉,其中单纯球扩5例,球扩加支架23例,作者认为:颈静脉入路行肝静脉球扩支架的方法,可以有效解除肝静脉梗阻、缓解门静脉高压。

五、血管创伤

相关研究文献纳入回顾3篇。内容主要涉及各种血管创伤的外科处理。

谭正力等[60]总结了颈部血管穿通伤的诊断和外科处理方法。回顾分析22例颈部大血管穿通性损伤的临床资料。22例患者共32处损伤,损伤部位分布:无名动脉1处,无名静脉2处,锁骨下动脉6处,锁骨下静脉2处,颈总动脉2处,颈内动脉3处,颈内静脉8处,颈外动脉4处,椎动脉4处。22例患者分别采用单纯修补、单纯结扎、补片修补、自体血管间置移植以及腔内血管治疗,均存活。作者认为:对于具有明确血管损伤体征如血流动力学不稳定、活动性大出血以及血肿不断扩大的患者应立即急诊手术探查。庞鹏飞等[61]总结了颈内动脉入路及岩下窦入路治疗不同类型颈动脉海绵窦瘘(CCF)的临床疗效。回顾了28例CCF患者,根据Barrow分型,A型患者接受颈内动脉入路可脱球囊栓塞或覆膜支架治疗,B型和D型患者接受岩下窦入路弹簧圈联合氰基丙烯酸正丁酯(n-BCA)栓塞治疗。A型16例接受可脱球囊栓塞,5例接受覆膜支架治疗;B型和D型6例完全闭塞患侧海绵窦,1例残留瘘口。26例临床症状完全缓解。作者认为:直接型CCF首选可脱球囊栓塞。岩下窦入路弹簧圈联合n-BCA栓塞是间接型CCF安全、有效的治疗方案。杨牟等[62]总结了12例腔内治疗闭合性肢体动脉外伤患者的临床资料。12例患者均顺行或逆行穿刺置入导管鞘,在导丝配合下将导管送至病变近心端,通过术中造影确定动脉损伤病变的具体位置,并精确测量动脉的直径及受累动脉段的长度。在导管配合下将导丝通过病变部位建立治疗"通路",在病变部位释放相应类型的支架修复动脉损伤。手术成功率100%,无死亡病例。11例患者完成1年随访,随访率92%,损伤动脉均通畅,未发现支架断裂、移位或狭窄。作者认为:腔内技术治疗闭合性肢体动脉外伤创伤小、安全有效。

六、血管感染、假性动脉瘤与累及血管的肿瘤

相关研究文献纳入回顾3篇。内容主要涉及血管感染、假性动脉瘤与累及血管肿瘤的外科处理。

邱结华等[63]回顾总结了股动脉结扎术治疗吸毒者股动脉假性动脉瘤的疗效。分析采用股动脉结扎术+局部清创术治疗32例吸毒者股动脉假性动脉瘤的临床资料,术后采用肢体末梢氧饱和度及其运动功能评价患肢血供。32例患者术后患肢末梢氧饱和度较术前无明显改善,出院时血白细胞计数及中性粒细胞百分比较入院前明显下降。术后3个月内5例有轻度间歇性跛行;术后6个月仅2例轻度间歇性跛行;术后9个月所有病例间歇性跛行症状基本消失。作者认为:股动脉结扎术+局部清创术为治疗吸毒者股动脉假性动脉瘤的一种安全、有效的简单方法。武国等[64]回顾总结了人工血管旁路移植术治疗感染性股动脉假性动脉瘤的效果。回顾性分析40例感染性股动脉假性动脉瘤的临床资料,40例患者均为吸毒者,均接受了假性动脉瘤切除、彻底清创及人工血管旁路移植术。围手术期内无死亡患者,且均保肢成功,创口均二期愈合。随访期内发生移植物感染3例(8.8%),取出感染的移植物后2例保肢成功,1例最终因肢体缺血坏死而接受截肢术;彩超检查发现人工血管腔内部分血栓形成4例,给予抗血小板治疗,远端肢体均无缺血坏死。作者认为:人工血管旁路移植术是治疗注射吸毒所致感染性股动脉假性动脉瘤的一种有效的方法。张韬等[65]总结了67例侵犯胸腹部大血管肿瘤患者治疗过程中应用血管外科技术的经验。其中单纯侵犯血管壁者31例,血管内瘤栓者20例,侵犯血管壁合并瘤栓者16例。术式包括肿瘤血管粘连松解15例,血管切除缝合24例,人工血管补片10例,心包补片3例,人工血管置换或转流15例,腔内瘤栓取栓36例,其中8例侵犯右心房者在体外循环下完成手术。肿瘤根治性切除58例,姑息性切除9例,无术中死亡,围术期死亡8例。随访52例,术后生存期48月以上18例、24月29例,12月38例,6月50例,死亡原因多为肿瘤全身转移,作者认为,肿瘤累及大血管时可以通过多种血管外科技术的综合运用提高肿瘤切除成功率和改善术后生存质量。

七、基础研究

相关研究文献纳入回顾10篇。内容主要涉及干细胞技术在血管外科的应用,人工血管材料的开发和动脉管壁的分子生物学研究。

罗明尧等[66]* 回顾探讨5-Fu和DDP静脉联合化疗对犬人工血管移植物的影响。建立12只犬ePTFE人工血管重建腹主动脉模型,随机平分为化疗组和对照组。化疗组于术后第2周给予5-Fu(10 mg/kg)和DDP(1 mg/kg)静脉联合化疗,1次/天,共5 d。对照组行同量液体输液;记录实验犬干预期间的生理指标;于化疗(输液)后4周(术后6周)获取5个平面标本,检测移植物内膜厚度及CD34和PCNA的表达。化疗组死亡1例(1/6),对照组无死亡(0/6);化疗组2例(2/5),人工血管少量附壁血栓形成,对照组未见(0/6)。组间比较:两组人工血管内膜厚度无

统计学差异($P>0.05$);化疗组人工血管中段的CD34阳性细胞率显著低于对照组($P<0.05$),其余平面无统计学差异($P>0.05$);两组内膜PCNA的表达无统计学差异($P>0.05$)。组内比较:两组人工血管中段的内膜厚度及CD34阳性细胞率均低于吻合口($P<0.05$或$P<0.01$);远端吻合口PCNA表达量均较近端吻合口高(均$P<0.05$),两端吻合口PCNA高于人工血管中段(均$P<0.05$)。术后2周行5-Fu和DDP静脉联合化疗可能一过性影响人工血管移植物中段的内皮细胞覆盖,增加人工血管附壁血栓形成的概率,但在4周时对人工血管吻合口愈合无明显影响,不增加移植物感染或破裂的概率。黄明清等[67]回顾总结了脱细胞基质(DCM)人工血管用于小口径血管移植的可行性。将40条雄性杂种犬随机分为DCM、膨体聚四氟乙烯(ePTFE)人工血管及自体颈外静脉3组行右颈总动脉置换术,彩超监测移植物通畅率。3组移植物1周通畅率差异无统计学意义;自体颈外静脉组4、8周通畅率优于DCM组及ePTFE组,后两组差异无统计学意义。DCM人工血管4、8周血栓形成面积小于ePTFE人工血管,吻合口内膜内皮化程度高于后者。作者认为:小口径DCM人工血管在抑制血栓形成及加快内皮化方面优于ePTFE人工血管。卫任等[68]回顾总结了主动脉弹力纤维修复的研究策略,围绕促进各组成蛋白合成、改善组装条件和减少危险因子破坏3方面进行综述。提示促进蛋白合成方面,以弹力蛋白的促表达研究较多,方法分别有基因转染、外源性因子刺激及诱导平滑肌表型转变;fibulin与赖氨酰氧化酶类有助于弹力纤维的组装,但其机制尚不明确;减少危险因子的破坏主要围绕抑制基质金属蛋白酶类的表达及其作用效应展开。作者认为:主动脉弹力纤维的高质量修复,需保证其各组成蛋白的充足合成、有效组装并减少危险因子的破坏。贺道华等[69]将设计的血管内止血带置入大白兔右侧颈总动脉充盈球囊以阻断动脉腔内血流,随机将32只大白兔分为A组(阻断1 h)和B组(阻断2 h),采用测定体外和动脉腔内球囊内压力并通过肉眼及组织学动态观察其对管壁的影响;经病理检查,血管内止血带对动脉内膜与中层影响主要表现为炎性水肿与炎性细胞浸润,21 d才能恢复。临床上34例类似患者均应用血管内止血带止血成功,止血效果好,无缺血和血栓形成等并发症。作者认为:血管内止血带是抢救邻近颈部及躯干大血管损伤及其晚期并发症假性动脉瘤与动静脉瘘手术的一种安全有效的辅助止血措施。刘池拽等[70]制备多孔可降解的组织工程带瓣静脉支架。以聚(乳酸—乙醇酸)共聚物(PLGA)为基材,采用热致相分离技术,利用自制带瓣静脉模具制备组织工程带瓣静脉支架,研究其形态结构及细胞生物相容性,检测细胞支架复合物的力学特性。支架内径9 mm,管壁厚度约0.9 mm,瓣膜厚度约(0.32±0.04) mm,扫描电镜(SEM)观察显示支架内部呈规则的梯阶样的微孔结构,微孔孔径在10～20 μm间,孔隙率为90%。细胞毒性实验显示支架具有良好的生物相容性,细胞支架复合物具有一定的功能。作者认为:利用自制的模具和热致相分离技术可制备实验及临床研究所需的组织工程带瓣静脉支架。孙岩等[71]回顾总结了自体骨髓基质干细胞移植术治疗肢体淋巴水肿的临床疗效。分析采用自体骨髓基质干细胞移植术治疗的29例淋巴水肿患者的临床资料,分离的单个核细胞计数为(110～820)×10^8/ml,干细胞移植过程顺利。术后有3例患者自述患肢局部注射部位发热、胀痛感,后逐渐缓解,无其他明显并发症。平均随访18.3个月,10例患者肢围较术前无明显改善,但肢体皮质硬化程度有所下降;19例患者患肢与健肢周径之差明显减小,未发现明显并发症。作者认为:骨髓间充质干细胞移植治疗淋巴水肿在理论上具有可行性,但远期安全问题仍需密切关注。

(陆清声　张　雷　梅志军)

参考文献

1* 叶志东,等.中华普通外科杂志,2012,27(7):531
2 叶　波,等.第二军医大学学报,2012,33(2):204
3 唐　骁,等.中华普通外科杂志,2012,27(7):527
4 孙　岩,等.中华普通外科杂志,2012,27(8):675
5 孙　岩,等.中华普通外科杂志,2011,26(7):546
6* 成　军,等.第三军医大学学报,2012,34(8):785
7 高天俊,等.临床放射学杂志,2012,31(6):879
8 谭正力,等.首都医科大学学报,2012,33(1):50
9 张明玮,等.中华损伤与修复杂志,2012,7(2):23
10 张文夺,等.中华普通外科杂志,2011,26(7):573
11 王茂华,等.中华普通外科杂志,2011,26(7):593
12 张玉超,等.临床外科杂志,2012,20(5):321
13 胡海地,等.中华医学杂志,2011,91(41):2923
14 张志轩,等.中华普通外科杂志,2012,27(1):25
15 梁刚柱,等.中华外科杂志,2012,50(8):704
16 邢　彤,等.中华普通外科杂志,2012,27(8):616
17 殷敏毅,等.临床外科杂志,2011,19(11):776
18 谷涌泉,等.中华普通外科杂志,2012,27(3):184
19* 张宏鹏,等.中华外科杂志,2012,50(3):226
20* 刘学强,等.中华放射学杂志,2012,46(6):557
21 姜　宏,等.中华普通外科杂志,2011,26(10):

841
22 唐 骁,等.中华普通外科杂志,2011,26(11):895
23 贾 鑫,等.中华普通外科杂志,2011,26(11):904
24* 叶 炜,等.中华普通外科杂志,2012,27(3):177
25 田 磊,等.中国普通外科杂志,2011,20(12):1300
26 张宏鹏,等.中华普通外科杂志,2012,27(7):523
27 宋小军,等.中国微创外科杂志,2012,12(7):594
28 杜 昕,等.中华医学杂志,2011,91(42):2955
29* 孙 岩,等.中华放射学杂志,2012,46(7):652
30 左尚维,等.军医进修学院学报,2012:33(3):222
31 李 伟,等.中华普通外科杂志,2012,27(3):181
32 马晓辉,等.中华普通外科杂志,2012,27(7):539
33* 符伟国,等.临床外科杂志,2012,20(5):308
34 杨晓冬,等.中国普通外科杂志,2011,20(12):1289
35 张宏鹏,等.中国普外基础与临床杂志,2011,18(10):1039
36 舒 畅,等.中华普通外科杂志,2011,26(11):899
37 林 晨,等.中华实验外科杂志,2012,29(1):58
38 林 晨,等.外科理论与实践,2012,17(2):160
39* 陆清声,等.临床外科杂志,2012,20(5):311
40 宋 超,等.中华普通外科杂志,2012,27(7):543
41* 陈 斌,等.中华普通外科杂志,2011,26(11):914
42 苏浩波,等.临床放射学杂志,2012,31(9):1324
43 张 伟,等.肠外与肠内营养,2012,19(3):142
44 徐龙君.徐州医学院学报,2012,32(6):400
45 冯 海,等.中国普通外科杂志,2012,21(6):664
46 茅屆齐,等.外科理论与实践,2011,16(3):290
47* 秦 晶,等.外科理论与实践,2012,17(2):157
48 王亚平,等.中国现代普通外科进展,2012,15(2):150
49 徐贵云,等.中华普通外科杂志,2012,27(1):28
50* 庄乃君,等.中华放射学杂志,2011,45(12):1194
51 段鹏飞,等.中华普通外科杂志,2012,27(3):193
52 官云彪,等.福建医科大学学报,2012,46(4):283
53 肖 乐,等.中华外科杂志,2012,50(1):15
54 叶志东,等.中国微创外科杂志,2012,12(4):344
55 李天润,等.中华普通外科杂志,2011,26(10):845
56 吴梦涛,等.中国普通外科杂志,2011,20(12):1386
57 康 涛,等.中华普通外科杂志,2012,27(6):441
58 牛焕章,等.临床放射学杂志,2012,31(3):425
59 李晓强,等.中华普通外科杂志,2012,27(7):551
60 谭正力,等.中华医学杂志,2012,92(27):1905
61 庞鹏飞,等.中华医学杂志,2012,92(21):1458
62 杨 牟,等.中国普通外科杂志,2012,27(5):388
63 邱结华,等.中华普通外科杂志,2012,27(3):227
64 武 国,等.中国普通外科杂志,2011,20(12):1355
65 张 韬,等.中华医学杂志,2011,91(38):2702
66* 罗明尧,等.中华普通外科杂志,2011,20(12):1294
67 黄明清,等.中华实验外科杂志,2012,29(1):61
68 卫 任,等.中国修复重建外科杂志,2012,26(5):621
69 贺道华,等.中华实验外科杂志,2012,29(3):466
70 刘池拽,等.中华医学杂志,2012,92(15):1054
71 孙 岩,等.中国现代普通外科进展,2012,15(7):523

颈动脉支架植入术后并发症分析[中华普通外科杂志,2012,27(7):531] 叶志东等总结颈动脉球囊扩张及支架植入术(CAS)治疗颈动脉狭窄术后并发症及处理措施。回顾性分析2006年7月至2012年1月行颈动脉球囊扩张及CAS术的72例患者的临床资料。所有患者均先放置远端保护装置。90%以上狭窄患者进行预扩张,残留狭窄>30%时则进行后扩张。结果:72例患者植入自膨式支架80枚,5例患者行同期手术,其中冠状动脉搭桥手术2例,左锁骨下动脉支架植入2例,肾动脉支架植入1例。住院期间出现并发症的27例,其中严重并发症1例(同侧小卒中);2

例同侧 TIA,1 例高灌注综合征,血流动力学不稳定并发症的发生率为 21 例,其中 1 例高血压,5 例心动过缓。15 例术后低血压,其他 2 例出现穿刺点血肿。

(王宏飞)

评述　已有多项临床试验证明颈动脉内膜切除术(CEA)可有效预防脑卒中的发生,远期疗效十分理想。但颈动脉支架植入术由于其可在局部麻醉下完成且微创等特点,对于 CEA 手术高危患者是一种替代的治疗方法,近年来,随着脑保护装置的应用,介入器具的改进以及 CAS 手术经验的积累。CAS 与 CEA 的差距逐渐缩小。虽缺乏长期随访,但该组经验表明,血流动力学改变(低血压、心动过缓)是其主要并发症,神经系统并发症,发生率较低,严重并发症少见。CAS 治疗颈动脉狭窄有效且安全。

(赵志青)

经皮腔内血管成形术治疗糖尿病膝下动脉病变[第三军医大学学报,2012,34(8):785]　成军等分析经皮腔内血管成形术(PTA)治疗糖尿病膝下动脉病变的临床疗效。回顾性分析了 2008 年 5 月至 2011 年 5 月糖尿病合并缺血性下肢动脉病变患者 67 例。其中,男性 46 例,女性 21 例,年龄 51～87 岁。Rutherford 2 型 8 例,3 型 16 例,4 型 29 例,5 型 14 例。胫前动脉病变 93 条,胫后动脉病变 59 条,腓动脉病变 31 条。单节段病变 49 条,多节段病变 37 条,长段完全性闭塞 97 条。对围手术期及术后随访结果进行分析。结果:67 例患者共完成 154 条血管腔内成形术(股腘动脉 27 条,膝下胫腓动脉 127 条),膝上股腘动脉技术成功率 100%,共植入镍钛合金裸支架 49 枚。膝下胫腓动脉技术成功率 88.9%,早期保肢率 90.1%,术后 3 天 ABI 值 0.64±0.23 d,较术前(0.37±0.50)明显提高($P<0.05$)。术后平均随访 15.6 月,6 个月血管通畅率 82.4%,12 个月血管通畅率 69.1%。2 次介入治疗者成功 12 例,截肢 3 例。术后 3、6、12 个月 ABI 值分别为(0.69±0.20)、(0.55±0.50)、(0.46±0.40),均较术前明显上升。

(宋　超)

评述　随着介入技术和器材的发展进步,特别是某些新型的小直径长球囊和各种导丝以及膝下支架的问世。此类球囊具有低剖面、长段、顺应性好等特点,能克服短球囊对血管多次扩张的缺点,减少了血栓斑块碎片脱落造成远端末梢栓塞的风险,适合于长段闭塞或多节段狭窄小血管病变,尽管膝下动脉 PTA 的再狭窄率偏高,但经 PTA 治疗后能显著改善症状,降低截肢平面和提高保肢/足率,即使出现再狭窄,也能为肢体远端的侧支循环建立争取宝贵时间,其操作的可重复性也有助于提高保肢率。与此同时,严格定期随访、血糖控制及抗血小板治疗等对于提高和保持通畅率也具有重要意义。

(景在平)

股浅动脉闭塞性病变中 Outback LTD 导管的应用分析[中华外科杂志,2012,50(3):226]　张宏鹏等探讨股浅动脉慢性完全闭塞性病变(CTO)中应用 Outback LTD 导管内膜下成形术治疗技术的近中期结果,回顾分析 2010 年 1 月至 2011 年 5 月,30 例股浅动脉慢性完全闭塞性病变的 35 条肢体应用 Outback LTD 导管内膜下成形术治疗的近中期结果。其中男性 20 例,女性 10 例,平均年龄 68 岁。重度间歇性跛行 10 条肢体(Rutherford 3 级,28.6%),静息痛 13 条肢体(Rutherford 4 级,37.1%),小面积溃疡 12 条肢体(Rutherford 5 级,34.3%)。所有患者术中均应用常规的导管和导丝技术无法顺行从内膜下返回真腔。该组患者股浅动脉平均病变长度为(210±15)mm,操作技术成功率为 97.1%(34/35),无操作相关的并发症发生。平均随访时间(7.2±0.3)个月。随访 3、6、12 个月支架一期通畅率分别为 90.9%、84.8% 和 50.6%,一期辅助通畅率分别为 93.1%、87.5% 和 63.0%,二期通畅率分别为 93.1%、89.5%和 75.0%。重度缺血病变中,3 条肢体行截趾术,1 条行膝关节以下的截肢术。作者认为,经皮腔内内膜下成形术的关键在于返回真腔,OutbackLTD 导管在股浅动脉 CTO 内膜下成形,术中能够安全、有效地辅助导丝返回真腔,缩短射线暴露时间,并提高技术成功率。

(袁良喜)

评述　经皮腔内内膜下成形术目前已广泛应用于股浅动脉慢性完全闭塞性病变的腔内治疗,最大的挑战是内膜下通路如何在远端返回真腔,传统的方法是通过顺行的导管和导丝的操作来完成,这样返回真腔的内膜破口往往位于病变较远的位置,可能会需要更多的球囊扩张和支架植入,导致远期通畅率降低;如果顺行难以通过,则可以选择逆行腘动脉穿刺进行尝试,但难度较大,操作时间长,有一定的并发症率。OutbackLTD 导管是专门为导丝返回真腔而设计的,其原理是在双腔单轨导管内含有一个弯头的穿刺针,用来穿刺血管内膜,使得导丝返回真腔的成功率极高,但价格也十分昂贵,因此在导丝在内膜下难以进入真腔时,尽量耐性细致的尝试各种自己熟悉的技术方法,必要时可以使用该导管。

(包俊敏)

逆行开通技术治疗下肢动脉闭塞性病变[中华放射学杂志,2012,46(6):557]　刘学强等回顾性分析 27 例下肢动脉闭塞性病变患者在介入治疗下肢动脉闭塞性病变导丝无法顺行通过闭塞段时改用逆行开通技术的临床意义。其中下肢动脉硬化性闭塞症 18 例、糖尿病足 7 例、血栓闭塞性脉管炎 2 例；男 17 例、女 10 例，年龄 32～89 岁，平均(70±12)岁；患肢闭塞部位位于髂动脉伴股浅动脉 4 例、股浅动脉 7 例、股腘动脉 5 例、腘动脉以下 11 例；按 Fontaine 分期，Ⅱ期 6 例、Ⅲ期 11 例、Ⅳ期 10 例。在导丝无法顺行开通真腔、进入内膜下无法重返真腔或穿出血管外后，采用经足背动脉、胫后动脉穿刺或切开显露及利用足踝部胫后动脉、腓动脉、足背动脉的侧支血管进行逆行开通闭塞血管，再进行球囊扩张术和支架植入术。27 例手术均获得成功，血管开通后患者下肢缺血症状即刻得到改善。仅 3 例出现穿刺处血肿、1 例足背动脉切开后足趾麻木，无严重围手术期并发症。术后 5 d 平均踝肱指数由术前的 0.37±0.11 增加到 0.85±0.12。作者认为，下肢动脉闭塞性病变是由近心端(帽)和远心端(体)组成，近心端的帽往往是硬而厚的钙化斑块，远心端的体往往是软而薄的粥样硬化斑块和继发形成的血栓。虽然从近心端穿刺易于操作，但是往往在内膜下成形；而逆行开通，导丝可能容易通过并进入真腔。因此逆行开通技术可以作为常规正向开通技术治疗下肢动脉闭塞性病变失败时的一种补救方法，可以明显提高介入手术的成功率。

(袁良喜)

评述 对于动脉起始段闭塞或复杂长段闭塞性的病变，介入治疗的难度明显高于长段狭窄和短段闭塞性的病变。在常规采用顺行导丝无法通过病变时会束手无策，此时可以经膝下动脉穿刺逆行置入导丝、导管，以提高手术成功率。导丝逆行更易通过闭塞性病变可能是由于：①由于血流动力学影响，闭塞病变远端内凹呈一管腔残端，导丝从此“残端”更易通过；②闭塞病灶近、远端组成成分不同，远端病灶中纤维化或钙化组织较近端少；③血管近端常分出头尾向侧支，导丝顺行通过时易误入侧支。常见构成逆行通路的技术有构建足底动脉环路、经胫腓动脉间侧支或穿支通路等。所以采用顺行开通困难时，我们需要将顺行、逆行入路相结合，以提高手术成功率。

(包俊敏)

新型覆膜支架在腹主动脉瘤腔内修复中的应用

[中华普通外科杂志，2012，27(3)：177] 叶炜等回顾分析了 2010 年 5 月至 2011 年 5 月北京协和医院血管外科收治的 19 例肾下腹主动脉瘤使用 Endurant 支架行腔内修复术的病例特点、术后并发症和近期随访结果。结果：19 例患者均获得手术成功，其中 9 例为复杂解剖形态的病例。术中同时进行的肾动脉支架、髂内动脉栓塞和髂动脉扩张也均获得成功。术后无内漏发生，4 例残余Ⅱ型内漏留待观察。围手术期无死亡病例，30 d 并发症主要包括血栓消耗性凝血功能障碍，心肌梗死合并心衰，伤口感染和血肿。全组随访 1～12 个月，无死亡病例。8 例患者完成至少 1 次 CT 动脉重建检查，见 5 例动脉瘤体直径缩小，3 例无改变。1 例患者出现单侧髂腿延长支闭塞，行股股动脉转流。1 例患者出现继发性ⅠB 型内漏，继续观察。

(裴轶飞)

评述 相较美敦力的上一代产品(Talent 支架系统)，Endurant 支架有了很多的改进，其中取消支架单元间的连接杆是一个重大的改变。此改变的优势在于可以更好地实现支架的顺应性，达到最大程度的与动脉瘤的贴合，减少内漏的发生。但这个改革也有一定的缺点，对于髂总动脉成角大的病例，过于柔顺的髂腿可能会无法提供充分的支撑力，甚至出现扭曲，进而导致闭塞。对于此种情况，笔者建议可以在扭曲处植入金属裸支架(首选球扩支架，自膨支架备选)以改善角度，可获得满意的远期通畅率。总体来说，腹主动脉瘤腔内修复术使用 Endurant 支架安全，有效。Endurant 支架增加了对于复杂解剖形态病例的手术成功率，近期疗效满意。

(陆清声)

腹主动脉瘤腔内修复术后Ⅱ型内漏的诊治经验

[中华放射学杂志，2012，46(7)：652] 孙岩等总结了 2011 年 1～12 月，3 例 EVAR 术后，来源于肠系膜下动脉的Ⅱ型内漏患者，经动脉行瘤腔栓塞术处理治疗的经验。结果 3 例患者均手术成功。术中经肠系膜上动脉—中结肠动脉- Riolan 弓-左结肠动脉- IMA 路径到达栓塞部位，经微导管将栓塞剂打入瘤腔内。术后即刻造影瘤腔肠系膜下动脉根部未再显影，未见栓塞剂反流。术后患者恢复好，未出现并发症，顺利出院。出院后随访平均时间 3 个月，3 例患者均无发热、无腰腹疼等内脏动脉缺血症状、无间歇性跛行等肢体缺血症状。复查超声与术前对比，提示瘤腔内未见血流信号，瘤体无增大。

(裴轶飞)

评述 对于 EVAR 术后存在Ⅱ型内漏患者，术后随访中若发现瘤体直径持续增大，且增大速度＞5 mm/6 个月，是进行干预性治疗的绝对指征。Ⅱ型内漏瘤体增大可引起动脉瘤破裂；且 EVAR 术后持续存在Ⅱ型内漏或者瘤腔增大，会增加患者心理负担。述评者不主张通过 EVAR 术前预防性栓塞可能引起Ⅱ型内漏的主动脉分支血管来降低内漏的发生。述评者主张作整个瘤腔栓塞，手术选用微导管送入肠系膜下动脉起始处，推入栓塞剂将瘤腔及肠系膜下动脉一并栓塞以确保疗效。

(陆清声)

主动脉夹层腔内修复术后并发症及其处理[临床外科杂志,2012,20(5):308]　符伟国等认为与传统开胸手术相比,腔内修复具有创伤小,恢复快等多项优点,其安全性和有效性已获证实。但随着腔内治疗经验的增加,各种并发症也已逐渐显露并得到重视。主要包括:内漏、继发破口返流与假腔增大、逆行性A型主动脉夹层、支架远端新发内漏破口、脊髓缺血和截瘫、缺血性脑卒中、移植物综合征、假性主动脉缩窄综合征、髂股动脉入路损伤、移植物感染等。

(洪　毅)

评述　内漏的定义源于主动脉瘤的腔内治疗经验,并不完全适用于夹层病变,但内漏对夹层治疗的影响极大,需积极应对;假腔扩大多见于慢性夹层患者,必要时也需积极干预;逆行A型夹层属极为严重的并发症,需在治疗的多个环节上加以重视;脊髓缺血的发生率虽比开胸手术降低很多,但需重视延迟型脊髓缺血的发生;与传统手术相比,主动脉夹层腔内修复术具有较满意的治疗效果和并发症发生率。对并发症发生机制的深入研究、介入操作技术的进步和医疗器具的改进,将逐步减少并发症的发生率、降低术后死亡率,并进一步改善长期疗效。

(陆清声)

主动脉弓部夹层的腔内治疗[临床外科杂志,2012,20(5):311]　陆清声等认为无论是DeBakey分型,还是Stanford分型,对于起源于主动脉弓部的夹层,或者由于逆撕影响到主动脉弓部的Stanford B型夹层,都没有给予明确的分型。但是,这一类夹层确实存在。可进一步采用ICS分区。S区的主动动脉夹层逐渐出现了支架开槽及开窗技术,但是手术操作及治疗效果等方面仍不完善,最新的单分支型移植物可较好地解决这一类型的夹层治疗;对于影响C区的主动脉弓部夹层,在腔内治疗时必须保证左颈总动脉的血供,杂交手术仍是目前应用最多的手术方式;对于影响到I区的主动脉病变,在腔内治疗时,至少要保证无名动脉和左颈总动脉的血供。

(洪　毅)

评述　传统的主动脉分型方法已无法满足弓部主动脉夹层在诊断、治疗等方面的需求,ICS分区法较为实用。弓部主动脉夹层的治疗要点在于在保证分支动脉血供的基础上尽可能的封闭近端裂口。治疗器具的不断改进是弓部夹层得以逐渐被攻克的基础与要点,手术方法的改进也是随着器具改良不断的做出新的突破。难点在于受到需要保证分支动脉血供的先决条件影响下,器具改造及手术方法需做出适当妥协,经常使得治疗效果不够完美。但是,随着腔内器具及技术的不断进步,相信在不远的将来,完全的微创腔内技术将成为治疗主动脉夹层的主流。

(景在平)

肠系膜上动脉夹层15例诊治分析[中华普通外科杂志,2011,26(11):914]　陈斌等探讨肠系膜上动脉夹层的临床诊治路径。回顾性分析了2006年2月至2010年7月15例肠系膜上动脉夹层患者,分别行腔内支架治疗、保守治疗及开放手术治疗。其中男性患者13例,女性患者2例。年龄43～63岁,平均53岁。术前CT提示,15例患者肠系膜上动脉夹层破口均在肠系膜上动脉主干转折部,距离肠系膜上动脉起始约2～4 cm。结果:腔内支架治疗成功5例,未成功而转保守治疗9例,1例因疑有严重肠缺血的患者接受开放手术,术中行肠系膜上动脉夹层开窗,恢复远端肠系膜上动脉血供。共有86.7%(13/15)患者接受随访,随访时间12～60个月,平均为28个月。在随访期内无腹痛复发及慢性肠缺血症状。保守治疗患者CT随访无夹层瘤样扩张,腔内治疗成功的患者内支架均畅通。

(宋　超)

评述　作者认为,作为一种最常见的内脏动脉夹层,急性肠系膜上动脉夹层可以通过腔内支架置放达到修复夹层,封闭假腔,改善肠系膜上动脉血供的目的。但支架置入过程中导丝常容易进入假腔,在探寻真腔过程中还存在人为将夹层向远端延伸,扩大夹层范围的可能,其成功率不高,对腔内治疗失败的患者,抗凝治疗能有效防止肠系膜上动脉急性血栓形成。对于症状缓解的患者以及无症状的患者,可以通过长期随访进行保守治疗。如果症状不缓解或出现肠缺血坏死征象,则应进行传统开放手术治疗。

(景在平)

改良内翻抽剥法预防大隐静脉剥脱术中隐神经损伤[外科理论与实践,2012,17(2):157]　秦晶等介绍了改良内翻抽剥法预防大隐静脉剥脱术中隐神经损伤的经验。该技术的要点首先是减少大隐静脉主干抽剥过程中发生断裂机会。作者提出,可以通过先处理曲张的分支静脉以减少其对主干的牵扯;另外在踝部解剖切断大隐静脉时尽可能在切口远端切断,保留足够长度的静脉残端与抽剥器牢靠固定。另一个要点是主干抽剥时一旦发生断裂后的补救措施,作者采用超过下肢长度两倍的抽剥器,静脉固定点位于抽剥器中点位置,以确保抽剥过程中抽剥器始终贯穿静脉及其隧道的全程,抽剥时优先采用从踝部向腹股沟方向抽剥,如果发生断裂则进一步从腹股沟向踝部抽剥,如果仍未完全抽剥,再在残留部位循抽剥器做小切口找到静脉再与抽剥器固定将其剥除。该组250例(350条肢体)全部成功完成大隐静脉全程完整抽剥,其中

47.1%一次性自踝部至腹股沟完整抽剥，44.6%经自下而上和自上而下两个方向完整抽剥静脉全程，8.3%经中间附加切口后完整抽剥主干。全组无1例发生因抽剥导致的隐神经损伤。

（梅志军）

评述 大隐静脉抽剥虽然是一个经典手术，但是抽剥过程中隐神经损伤问题一直没有很好解决，该组通过一些手术操作细节的改进，大大提高了内翻抽剥法的成功率，从而有效避免了因抽剥引起的隐神经损伤问题，这些手术技巧的改进还显著减少了隧道内出血，隧道的直径也显著缩小，从而也降低了手术创伤，加快了术后恢复。

（景在平）

急性下肢深静脉血栓形成(DVT)解剖分布与抗凝、溶栓及介入治疗的疗效比较[中华放射学杂志，2011，45(12)：1194] 庄乃君等回顾性分析了204例急性下肢DVT患者的临床资料、静脉造影结果及治疗方法，比较单纯抗凝、足背静脉顺行溶栓及介入治疗3种方法的疗效。作者根据急性下肢深静脉血栓形成(DVT)的部位将DVT分为3型：周围型、中央型和混合型。每型DVT根据治疗方法分为3组。A组(37例)单纯抗凝，B组(55例)足背静脉顺行溶栓，C组(112例)介入治疗。评价每型DVT患者住院期间选择不同治疗方法的效果。根据临床症状及造影复查计算各种治疗方法的优良率，结果显示，急性DVT发生于左下肢、右下肢、双下肢分别有132、62和10例；分别有4例、5例和2例合并肺栓塞(PE)，左、右、双下肢DVT合并PE的比率有统计学差异。周围型、中央型、混合型DVT分别有23、48和133例，分别有2、5和4例合并PE，三者发生PE的比率无统计学差异。23例周围型DVT中，A、B组分别为5和18例，治疗达到优良者分别为2和11例；48例中央型DVT中，A、B、C组分别为10、5和33例，治疗后达到优良的分别为1、2和26例，有统计学差异；133例混合型DVT中，A、B、C组分别为22、32和79例，治疗后达到优良的分别为1、10和65例，有统计学差异。作者认为急性下肢DVT在左下肢患病率较右下肢高，且以混合型为主。3种方法中，中央型和混合型DVT介入治疗疗效最好，可根据血栓解剖分布类型指导治疗方案的选择。

（梅志军）

评述 急性DVT治疗目的是尽快清除血栓、恢复管腔通畅，防止早期致死性PE发生，保护静脉瓣膜，预防后期PTS发生。目前将抗凝治疗作为急性DVT的基础治疗，而腔内治疗逐渐受到更多关注，其中由于导管接触性溶栓微创，局部药物浓度高、提高了溶栓通畅率、减少了溶栓药物剂量、降低溶栓出血发生率，使用逐渐广泛。根据血栓解剖分布可选择多种入路，推荐经腘静脉入路，必要时联合髂静脉支架成型，而对于溶栓禁忌者可联合手术切开取栓。多种方法联合应用能安全、有效清除血栓，纠正髂静脉受压等血栓诱发因素。但是腔内治疗DVT的远期疗效还需要长期随访和观察。

（景在平）

术后静脉化疗对犬腹主动脉人工血管移植物影响的观察[中华普通外科，2012，20(12)：1294] 罗明尧等回顾探讨5-Fu和DDP静脉联合化疗对犬人工血管移植物的影响。建立12只犬ePTFE人工血管重建腹主动脉模型，随机平分为化疗组和对照组。化疗组于术后第2周给予5-FU(10 mg/kg)和DDP(1 mg/kg)静脉联合化疗，1次/天，共5 d；对照组行同量液体输液；记录实验犬干预期间的生理指标；于化疗(输液)后4周(术后6周)获取5个平面标本，检测移植物内膜厚度及CD34和PCNA的表达。化疗组死亡1例(1/6)，对照组无死亡(0/6)；化疗组2例(2/5)，人工血管少量附壁血栓形成，对照组未见(0/6)。组间比较：两组人工血管内膜厚度无统计学差异($P>0.05$)；化疗组人工血管中段的CD34阳性细胞率显著低于对照组($P<0.05$)，其余平面无统计学差异($P>0.05$)；两组内膜PCNA的表达无统计学差异($P>0.05$)。组内比较：两组人工血管中段的内膜厚度及CD34阳性细胞率均低于吻合口($P<0.05$或$P<0.01$)；远端吻合口PCNA表达量均较近端吻合口高(均$P<0.05$)，两端吻合口PCNA高于人工血管中段(均$P<0.05$)。术后2周行5-Fu和DDP静脉联合化疗可能一过性影响人工血管移植物中段的内皮细胞覆盖，增加人工血管附壁血栓形成的概率，但在4周时对人工血管吻合口愈合无明显影响，不增加移植物感染或破裂的概率。

（张　雷）

评述 化疗已成为恶性肿瘤全身治疗的主要手段。为收到最佳的治疗效果，抗肿瘤药物的使用一般须遵循如下原则：联合用药、大剂量用药、药物与局部治疗(手术切除、放疗)联合应用。据此，该研究在模仿肿瘤侵犯大血管根治手术的模型后，结合上述原则，设计了实施细节。首先，进行腹主动脉切除及人工血管移植，术后第2周采用具有代表性的5-Fu和DDP联合化疗。其次，为确定合理的剂量，于正式开始之前先行预实验，5-Fu和DDP的剂量最终分别定为10 mg/kg和1 mg/kg。如此实施达到了实验目的，并减少了并发症，病死率在可接受的范围内。

（冯　翔）

神 经 外 科

本年度共收集论文 845 篇,纳入一年回顾 259 篇,占 30.6%;收入文选 41 篇,占 4.8%。

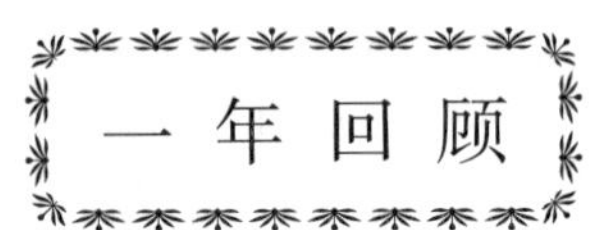

一、脑外伤部分

(一) 基础研究

欧珊等[1]研究大鼠颅脑液压打击伤模型中高乌甲素(LA)对创伤脑外伤神经保护作用,观察伤后大鼠脑含水量及各时间点血清的 IL-1、IL-2、TNF-α 浓度,认为 LA 可降低脑外伤的血清 IL-1、IL-2、TNF-α 浓度,减轻脑外伤后神经功能障碍和脑水肿程度。许会彬等[2]在颅脑损伤伴失血休克(TBIS)大鼠模型中观察血清坏死因子(TNF)-a、肺组织超氧化酶(SOD)、丙二醛(MDA)、谷胱甘肽(GSH)的含量,研究证实 ω-3 多不饱和脂肪酸(ω-3PUFA)预处理可减轻 TBIS 大鼠早期肺损伤,对 TBIS 的早期肺损伤有保护作用。饶维等[3]研究不同剂量乌司他丁(UTI)预处理对小鼠创伤性脑水肿治疗作用,与对照组比较,UTI 能明显减轻神经功能障碍。随着 UTI 剂量的增加,小鼠脑组织含水量明显降低,发现 UTI 能下调 AQP4 蛋白的表达,经 UTI 的预处理可能通过调控 AQP4 减轻脑水肿。花嵘等[4]研究垂体腺苷酸环化酶激活肽(PACAP)对大鼠创伤性脑损伤的影响,与假手术组比较,侧脑室内微量注射 PACAP 后可明显减轻大鼠脑皮质和海马的神经元的损伤,而增加血液和脾脏 $CD4^+$ T 细胞的数量,对减轻大鼠脑损伤可能与其对 T 细胞影响有关。张毅等[5]研究轻型的脑创伤(TBI)后大鼠皮质区 miR-146a 及靶向基因 IRAK-1 的表达情况,实验发现 miR-146a 在轻型 TBI 后各时相点表达水平均显著上调,各时相点脑皮质 miR-146a 表达高于对照组。张广慧等[6]研究大鼠模型中损伤嗅球对脑室下区(SVZ)神经干细胞增殖、迁移及嗅球内分化的影响。伤后 3 天,SVZ 区 5-溴脱氧尿嘧啶(BrdU)阳性细胞开始增高,7 天达高峰,以后有所下降,但第 4 周仍有较高水平表达,认为损伤嗅球可促使 SVZ 区 NSC 增殖及向嗅球迁移,分化为胶质细胞参与修复作用。洪军等[7]研究不同程度大鼠颅脑创伤对伤后胚胎神经干细胞(NSC)移植的影响,分别在轻型、中型颅脑创伤组双侧海马区行 NSC 移植,研究发现胚胎 NSCs 具有脑内定向分化和向病灶定向迁移的特性。陆丹等[8]研究海战条件下开放性犬颅脑爆震伤影像学变化特点,根据爆炸源的距离分为海水浸泡(实验组)和非海水浸泡(对照组),在不同时间观察颅脑动态 CT 测量,发现海水浸泡犬 8 h 内脑水肿出现时间较对照组晚,脑水肿程度较对照组轻。祁磊等[9]建立自由落体撞击法联合静脉损伤法制作大鼠创伤性脑损伤合并失血性休克模型,并复制出脑水肿、血脑屏障破坏、神经元受损、β-淀粉样前体蛋白(β-APP)表达等主要病理变化,为创伤性脑损伤合并失血性休克的相关研究提供了理想的动物模型。叶继业等[10]在液压打击制作创伤性脑水肿大鼠模型中,用硬膜外高频电刺激和低频电刺激观察创伤性脑水肿中,研究发现硬膜外高频和低频电刺激不会引起正常大鼠脑组织脑水肿,而两种刺激对创伤后脑水肿均有治疗作用。黄艺峰等[11]研究手枪弹击中防弹头盔致颅脑损伤的长白猪实验发现,使用 9 mm 手枪弹,360/s 射速垂直射击防弹头盔板防护下猪的头部,致伤后早期出现血压下降,心率和呼吸频率加快。显微镜下见撞击部位及对冲部位大脑皮质神经元急性损伤。

(二) 流行病学研究

罗晟等[12]总结汶川地震致颅脑损伤(ERHI)患者的流行病学特征及临床特点。统计地震伤员 32 415 人,其中颅脑损伤5 559人,包括轻型 ERHI 占 69.4%,中型 21.0%,重型 9.6%;开放性颅脑损伤占 17.7%;

复合伤占 54.7%；ERHI 病死率为 0.16%。李运明等[13]报道高海拔与平原地区创伤性脑损伤患者的疾病谱差异，发现与平原地区相比，高海拔组男性患者比例高，患者年龄低，汉族患者比例低，急诊入院患者比例低，危重患者比例高。颅内器官损伤的比例(47.3%)低于平原地区(59.1%)。陈轩等[14]报道 167 例摩托车驾驶人员颅脑创伤的临床特点，发现在同一起事故中，乘员的伤情较摩托车驾驶员重，多以额面部损伤为主，常合并眼外伤、脑脊液漏和鼻出血。赵铁安等[15]分析 1 026 例颅脑交通伤合并多发伤患者的临床资料，相关性分析表明，GCS 评分、年龄、颌面部损伤、胸部损伤与 GOS 有相关性，Logistic 回归分析年龄、GCS、肺损伤是独立危险因素。范文超等[16]* 通过“创伤数据库系统”分析 2009 年所收治颅脑损伤患者 661 例，认为 ISS 评分的严重程度、致伤原因、年龄、损伤发生时间与颅脑损伤救治的最终结局有着密切关系。

（三）重型颅脑损伤救治

王建莉等[17]* 研究单侧去骨瓣减压术的颅脑损伤患者 161 例，发现重型颅脑损伤患者首次头颅 CT 的严重程度可以预测去骨瓣减压术后挫伤性脑出血增加的风险，挫伤性脑出血增加的量和疝出现幅度与死亡率及预后不良相关。蔡仁端等[18]分析改良 CT 图像评分对重型颅脑损伤昏迷患者的预后判断，发现昏迷组评分明显高于清醒组，GCS 评分 3～5 分组评分明显高于 6～8 分组，认为改良 CT 图像评分有助于评估患者病情、预后及指导临床诊治。张庚等[19]观察早期与晚期气管切开对重型脑外伤患者的影响，两组在 ICU 住院时间、ICU 死亡率和住院死亡率无统计学意义。认为重型脑外伤患者行早期气管切开可缩短机械通气时间和 ICU 住院时间，但不影响患者预后。陈磊等[20]* 分析 35 例去骨瓣减压治疗重型颅脑损伤术中 ICP 的动态变化，观察术前、去骨瓣减压后、硬脑膜切开后和关颅后的 ICP 的变化，发现广泛切开硬脑膜能获得最大程度的减压效果。施栋良等[21]* 报道术中持续颅内压(ICP)监测在重型颅脑创伤患者中应用价值，分析预后较好和较差的 ICP 监测结果，发现重型颅脑创伤手术治疗过程中采用持续 ICP 监测，有助于指导治疗及评估预后情况。胡明军等[22]分析 1 107 例交通事故致重型颅脑损伤患者的临床资料，发现院内急救时间在 1～60 min 内入院患者最多。院内急救有效治疗后，意识状态、瞳孔变化、GCS 评分、血压、呼吸、脉搏等指标有显著改善。张继承等[23]报道应用标准大骨瓣开颅联合水冲脑疝复位法治疗重型颅脑损伤合并小脑幕切迹疝患者 46 例，与对照组相比，实验组死亡(23.9%)比对照组(46.2%)要低。周成武等[24]报道用大骨瓣减压结合小脑幕切开治疗特重型颅脑损伤患者 60 例，其中恢复良好或中残 36 例，重残 7 例，植物生存 5 例，死亡 12 例。12 个月的 GOS 评估高于对照组。李涛等[25]应用额颞顶联合入路去骨瓣减压术治疗颅脑损伤并小脑幕切迹疝 92 例，发现此入路方式减压面积显著增大，减压充分，能减少术后脑组织膨出和骨窗附近形成皮质炭顿的概率。王晓峰等[26]分析重型颅脑损伤患者术前、术中及影像资料与去骨瓣减压和保留骨瓣的相关性，发现术前 GCS 评分、手术距受伤时间、皮质塌陷、脑搏动情况及血肿多发或单发与是否去骨瓣减压明显相关。窦博生等[27]报道标准大骨瓣减压和常规骨瓣减压治疗重型颅脑损伤的疗效，发现标准大骨瓣减压组 35 例，死亡 4 例，预后不良 16 例，预后良好 15 例。常规骨瓣减压组 28 例，死亡 9 例，预后不良 14 例，预后良好 5 例。认为标准大骨瓣减压可更有效的降低死亡率，提高预后良好率。李浩等[28]报道高原地区应用大骨瓣减压救治重型颅脑损伤患者 127 例，其中恢复良好 20.47%，中残 30.71%，重残 23.62%，植物状态 3.93%，手术死亡 21.26%，恢复良好 51.18%。李冰等[29]采用标准大骨瓣标准治疗重型颅脑创伤患者 1 026 例，其中预后良好 741 例，中残 143 例，重残 57 例，植物生存 42 例，死亡 43 例。术后最常见的并发症包括脑积水和癫痫。张云东等[30]报道用大骨瓣开颅减压术救治重型颅脑损伤伴脑梗死患者 48 例，发现术后 1 周大骨瓣开颅减压患者脑梗死面积明显小于常规开颅血肿清除，术后 3 个月大骨瓣组的死亡率为 21%，显著低于常规开颅组的 33%。盛汉松等[31]*、刘仍利等[32]* 分别报道去骨瓣减压术治疗儿童重型创伤性脑损伤患者，发现去骨瓣减压术后生存者的预后较好，外伤后脑积水和硬膜下积液是常见的并发症。张春雷等[33]分析 54 例外伤性弥漫性脑肿胀与 270 例同期未发生外伤性弥漫性脑肿胀患者的临床资料，发现原发脑干伤、低血压、着力部位(枕部)，误吸、年龄等因素与外伤性弥漫性脑肿胀的发生密切相关。夏咏本等[34]报道双额大骨瓣开颅治疗急性弥漫性脑肿胀患者 17 例，其中预后良好 5 例，中残 3 例，重残 2 例，植物生存 2 例，死亡 5 例。陈益民等[35]报道用大骨瓣开颅术治疗创伤后急性弥漫性脑肿胀患者 66 例，其中死亡 3 例，致残 8 例，死亡率明显低于常规开颅术。李敏等[36]用经颅多普勒(TCD)结合 CT 血管造影(CTA)分析重型颅脑损伤的手术疗效及预后判定，发现重型颅脑损伤后脑血管以移位或狭窄为主。祁磊等[37]报道用强化胰岛素(IIT)和常规胰岛素(CIT)治疗重型颅脑创伤(TBI)救治作用，发现强化胰岛素治疗可降低患者感染率，改善远期神经功能，但病死率无明显降低，同时低血糖事件明显增多，认为强化胰岛素治疗不适合常规应用于重型 TBI 救治。王正锐等[38]采用逐步控制性减压手术治疗重型、特重型颅脑创伤患者160例，其中预后良好36%，中残23%，重残21%，植物生存10%，死亡16%，作者认为该方法的治疗效果优于传统快速减压开颅法。柯尊华等[39]报道中、重型颅脑损并发外伤性脑梗死患者53例，其中重残5例，死亡12例，残死率明显高于未发生脑梗死组。刘瑞民等[40]分析204例急性颅脑损伤的临床资料，其中随访生存患者173例，平均随访时间10.3个月，GOS评级，Ⅴ级155例，Ⅳ级15例，Ⅲ级2例，Ⅰ级1例。贺学农等[41]*报道采用颈交感神经阻滞治疗急性颅脑损伤患者90例，认为对急性颅脑损伤患者在常规治疗的基础上联合颈交感神经阻滞治疗，具有一定的脑保护作用，且安全性高、副作用小。许信龙等[42]报道用单侧骨窗开颅结合大脑镰切开治疗非对称性双额叶脑挫裂伤患者，与同期双额叶脑挫裂伤患者比较，发现其恢复良好患者明显多于双侧开颅组。

（四）颅内血肿

胡连水等[43]报道用锥、钻颅引流减压抢救急性硬膜外(下)血肿致脑疝患者148例，术后发生大面积脑梗死明显低于常规治疗组，瞳孔回缩的患者例数较常规治疗组明显增多，GCS评分提升患者比例较常规组明显增多。柏鲁宁等[44]分析265例外伤性进展性硬膜外血肿(PEDH)的临床资料，发现外伤性进展性硬膜外血肿组重残率高于非PEDH组，认为PEDH能明显影响患者的预后。张治元等[45]*报道手术治疗急性颞枕部硬膜外血肿患者176例，对GCS≤6分、脑疝致瞳孔一侧或双侧散大、CT检查提示环池消失或中脑受压变性、血肿量≥100 ml、脑中线结构移位≥10 mm、手术时间≥6 h等情况时，应积极行去骨瓣减压。张文建等[46]采用微创钻孔置管尿激酶治疗硬膜外血肿患者31例，其中术后3 d血肿消失24例，术后4～5 d血肿消失7例，GOS评分均为5分，无死亡病例。苏少波等[47]分析150例成人慢性硬膜下血肿的临床特征和术后复发相关因素，发现复发患者的血肿量大于未复发者，年龄>80岁和脑萎缩是术后复发的显著危险因素。冯毅等[48]采用钻孔引流治疗慢性硬膜下血肿患者221例，其中早期复发者38例，给予口服止血药物氨甲苯酸治疗。曹鹏等[49]分析慢性硬膜下血肿钻孔引流术后并发症，发现血肿复发、颅内积气、积液、继发硬膜外血肿是主要并发症。

（五）颅脑损伤合并脑血管损伤

龙连圣等[50]*分析中、重型颅脑损伤并发创伤性脑梗死的多因素分析，认为控制颅内高压、防止并发脑疝、及早解除脑疝是防治动脉性脑梗死的关键。李锦泉等[51]报道颅脑创伤后脑血管痉挛患者26例，其中伤后1年死亡3例，植物状态3例，重残5例，中残9例，恢复良好6例。李翔等[52]应用持续腰大池引流治疗重型颅脑损伤合并蛛网膜下隙出血患者30例，腰大池持续引流组蛛网膜下隙积血清除时间、并发症的发生率及疗效预后均优于腰椎穿刺放液组。姚益群等[53]报道老年颅脑创伤性大面积脑梗塞患者25例，其中恢复良好5例，中残5例，重残4例，植物生存2例，死亡9例。陈磊等[54]报道重型颅脑伤后脑梗死的防治策略，提出采用控制性减压手术，根据颅内压、脑灌注压动态监测结果及动态复查CTA的表现。

（方亦斌　周晓平）

参 考 文 献

1　欧　珊，等. 中华创伤杂志，2012，28(5)：456
2　许会彬，等. 中华神经外科疾病研究杂志，2012，11(1)：54
3　饶　维，等. 中华神经外科疾病研究杂志，2012，11(2)：113
4　花　嵘，等. 中华急诊医学杂志，2012，21(6)：572
5　张　毅，等. 中华创伤杂志，2012，28(5)：470
6　张广慧，等. 中华创伤杂志，2011，27(10)：948
7　洪　军，等. 中华创伤杂志，2011，27(12)：1145
8　陆　丹，等. 中华神经外科疾病研究杂志，2012，11(1)：16
9　祁　磊，等. 中华创伤杂志，2012，28(3)：220
10　叶继业，等. 中华神经外科疾病研究杂志，2012，11(2)：117
11　黄艺峰，等. 中华创伤杂志，2011，27(10)：953
12　罗　晟，等. 中华神经外科杂志，2012，28(2)：145
13　李运明，等. 中华创伤杂志，2012，28(7)：588
14　陈　轩，等. 中华神经外科杂志，2011，27(11)：1168
15　赵铁安，等. 中华创伤杂志，2012，28(1)：28
16*　范文超，等. 中华创伤杂志，2012，28(7)：584
17*　王建莉，等. 中华创伤杂志，2012，28(8)：680
18　蔡仁端，等. 中华神经医学杂志，2012，11(5)：485
19　张　庚，等. 中华创伤杂志，2012，28(7)：597
20*　陈　磊，等. 中国微侵袭神经外科杂志，2012，17(4)：148
21*　施栋良，等. 中华神经外科杂志，2012，28(2)：116
22　胡明军，等. 中华神经医学杂志，2012，11(9)：916
23　张继承，等. 中华急诊医学杂志，2011，20

(11)：1198
24 周成武，等. 中华神经外科疾病研究杂志，2012，11(2)：162
25 李 涛，等. 中华神经外科杂志，2012，28(8)：758
26 王晓峰，等. 中华神经外科杂志，2012，28(2)：176
27 窦博生，等. 中华神经外科疾病研究杂志，2011，10(5)：459
28 李 浩，等. 中华神经外科疾病研究杂志，2012，11(3)：268
29 李 冰，等. 中华神经外科杂志，2011，27(10)：1057
30 张云东，等. 中华创伤杂志，2012，28(6)：513
31* 盛汉松，等. 中华创伤杂志，2012，28(3)：211
32* 刘仍利，等. 中华创伤杂志，2012，28(8)：691
33 张春雷，等. 中华神经外科杂志，2012，28(1)：66
34 夏咏本，等. 中华创伤杂志，2012，28(1)：44
35 陈益民，等. 中华创伤杂志，2012，28(8)：695
36 李 敏，等. 中华创伤杂志，2012，28(3)：205
37 祁 磊，等. 中华神经外科杂志，2012，28(9)：935
38 王正锐，等. 中华神经外科杂志，2011，27(11)：1154
39 柯尊华，等. 中华创伤杂志，2011，27(10)：885
40 刘瑞民，等. 中华神经外科疾病研究杂志，2012，11(4)：350
41* 贺学农，等. 中华创伤杂志，2012，28(5)：428
42 许信龙，等. 中华创伤杂志，2012，28(2)：162
43 胡连水，等. 中华神经医学杂志，2012，11(9)：908
44 柏鲁宁，等. 中华创伤杂志，2012，28(5)：426
45* 张治元，等. 中华创伤杂志，2012，28(7)：602
46 张文建，等. 中华神经医学杂志，2012，11(3)：276
47 苏少波，等. 中华创伤杂志，2012，28(5)：422
48 冯 毅，等. 中华神经外科杂志，2012，28(2)：178
49 曹 鹏，等. 中华神经外科疾病研究杂志，2012，11(2)：170
50* 龙连圣，等. 中华创伤杂志，2011，27(10)：881
51 李锦泉，等. 中华神经外科杂志，2012，28(7)：671
52 李 翔，等. 中华临床神经外科杂志，2012，17(6)：368
53 姚益群，等. 中华神经外科疾病研究杂志，2012，11(2)：164
54 陈 磊，等. 中华神经外科杂志，2012，28(1)：76

二、颅脑肿瘤部分

(一) 脑胶质瘤

郭友逢等[1]采用免疫组化方法检测临床脑胶质瘤标本中肝细胞生长因子(HGF)的表达，发现在低级别胶质瘤中HGF阳性率明显低于高级别胶质瘤，且HGF阳性胶质瘤中微血管密度高于HGF阴性胶质瘤；在U87细胞株中敲减HGF表达后，可见VEGF表达量及肿瘤新生血管明显减少，提示HGF有可能成为抗肿瘤血管生成的一个靶点。郑鲲鹏[2]、高岩等[3]分别检测了TH17细胞相关因子、PTEN及PI3K/AKT/GSK3在人脑胶质瘤中的表达情况，发现随着胶质瘤病理级别的增高，PTEN蛋白的表达量明显降低，pAKT、pGSK3、Th17的表达量明显增高。郭华等[4]从U251细胞株中分离出胶质瘤干细胞，研究结果提示相比于U251，HMGA1在肿瘤干细胞中是过度表达，这种过度表达与肿瘤干细胞的恶性增殖、侵袭和分化密切相关。杨波等[5]分析脑胶质母细胞瘤中MMP-7的表达及其同患者术后生存期之间的关系，发现MMP-7高表达的患者生存期明显短于低表达组。贾践博等[6]检测24例复发胶质瘤患者原发肿瘤和复发肿瘤组织中上皮生长因子受体(EGFR)和表皮生长因子受体(HER2)的表达，发现复发肿瘤组织较原发肿瘤组织中EGFR表达减少，而HER2表达增多，这种表达差异同首次术后治疗因素的选择有关。陈玉英[7]、邓跃飞[8]、廖鹏[9]、徐高峰等[10]分别检测了Pygo2、ING4、HSPB1、HIF-1α对胶质瘤细胞的增殖或凋亡的影响，发现Pygo2、HIF-1α、HSPB1可促进胶质瘤细胞的增殖和恶性进展，而ING4则抑制胶质瘤细胞的增殖并诱导凋亡；其中HSPB1还参与胶质瘤干细胞的化疗抵抗过程。何远志等[11]研究了塞来昔布联合替莫唑胺对U251细胞系的体外抗瘤效应，结果提示塞来昔布和替莫唑胺联合应用可协同抑制肿瘤细胞增殖、迁移，促进细胞凋亡，其促进细胞凋亡的机制可能与Bax表达上调及Bcl-2表达下调有关。王建芳等[12]研究发现mTOR抑制剂依维莫司可以促进胶质瘤细胞的自噬，提示mTOR通路存在新的胶质瘤治疗靶点。邓兴力[13]、郭二坤等[14]分别研究了蒿甲醚、槲皮素对胶质瘤的作用，研究结果提示蒿甲醚和槲皮素分别对体内和体外C6胶质瘤细胞的生长有明显的抑制作用。

李志勇等[15]制定了南方脑胶质瘤中心胶质瘤治疗路径，有利于规范胶质瘤的诊治。甄英伟等[16]* 总结了49例儿童丘脑胶质瘤的临床特征，分别采取经胼胝体-穹隆间入路、胼胝体-侧脑室入路、经皮质-侧脑室入路、经颞皮质入路,其中肿瘤近全切除 23 例,大部切除 17 例,部分切除 9 例。丁轩等[17]对 6 例功能区胶质瘤采用清醒麻醉下手术,肿瘤全切除 5 例,次全切除 1 例,术后神经功能障碍均有不同程度好转。陈大伟[18]、王寅千等[19]分别采用荧光引导和术中超声造影辅助手术治疗脑胶质瘤,两种方法均有助于术中确认肿瘤边界,提高肿瘤的切除率。徐国政[20]*、杨李轩等[21]*采用统计学方法分析恶性脑胶质瘤的预后相关因素,发现脑胶质瘤预后同患者年龄、KPS 评分、病理级别、治疗方式有关,认为术后采取以手术、放化疗为主的综合治疗可以改善患者预后。钟鸣谷等[22]*分析了复发脑胶质瘤再手术的适应证及预后影响因素,结果提示术前 KPS≥70 分,病理级别Ⅰ～Ⅱ级,复发间隔时间≥6 个月的复发脑胶质瘤再手术治疗效果好。公方和等[23]*分析了 305 例脑胶质瘤患者的临床资料,发现术前癫痫、病变部位、肿瘤残留、病变复发、术后水肿 5 个因素是术后晚期癫痫发生的危险因素。张矛等[24]等采用 VMAT 放疗技术治疗脑胶质瘤,并通过脑断层显像监测血脑屏障通透性,结果提示采用 VMAT 放疗技术可选择性开放靶区内血脑屏障通透性,而对周围正常脑组织损伤小。王龙云[25]、王跃伟等[26]采用三维适形放疗联合化疗治疗脑胶质瘤,发现三维适形放疗联合化疗是脑胶质瘤的有效治疗方法,优于单纯放射治疗和化学治疗。汪洋等[27]采用 IMRT 技术结合放疗治疗复发性高级别胶质瘤 19 例,初步结果显示采用 IMRT 技术和合适的放射剂量(中位剂量 58 Gy)治疗复发性高级别胶质瘤安全有效。袁绍纪[28]、刘艳辉等[29]采用^{125}I 粒子植入治疗复发脑恶性脑胶质瘤,联合^{125}I 粒子植入治疗组平均生存时间分别为 8.9 个月和 68.3 周,治疗效果明确,无明显副作用,安全有效。李安民等[30]通过 Ommaya 囊将^{131}I 恒速微量泵入瘤体内对瘤细胞进行近距离放疗,治疗后中位生存期达 22 个月,获得良好疗效。王静秋[31]、吴开福等[32]分析脑胶质瘤术后复发与放射性脑病的鉴别诊断,王静秋等认为 H-MRS 可明显提高复发与放射性脑病的鉴别诊断,其中 Cho/Cr、Cho/NAA 比值是最有效的鉴别诊断指标;吴开福等则认为应综合患者病史、复发时间、临床症状、影像学表现等多因素特征,提高鉴别诊断水平。

(二) 脑膜瘤

李振等[33]用外科手术治疗前颅窝脑膜瘤患者 22 例,其中肿瘤全切 20 例,次全切 2 例,认为前颅底脑膜瘤与视神经、颈内动脉及其分支、下丘脑、垂体柄等重要结构关系密切,术中应注意保护以上重要结构,残余肿瘤术后可酌情行放射治疗。左峻[34]、欧明亮等[35]分别总结了 24 例和 14 例嗅沟脑膜瘤患者的病例资料,认为单侧额下入路符合微侵袭的观念,可满足不同大小、生长方向的肿瘤的切除。黄忻涛[36]等用显微手术治疗鞍上脑膜瘤患者 34 例,其中肿瘤切除程度按 Simpson 分级,Ⅰ级 5 例,Ⅱ级 21 例,Ⅲ级 1 例,Ⅳ级 7 例,术后视力进步 17 例,无变化 12 例,恶化 4 例,认为术后视力与年龄、术前视力、肿瘤直径相关,肿瘤切除程度与是否有神经血管包裹有关。李钟铭等[37]*通过眶上裂入路切除眶颅沟通脑膜瘤患者 60 例,肿瘤全切率 93%,认为眶-翼点入路切除眶颅沟通脑膜瘤是较好的手术方式,术后结合放疗,可明显减少复发。何裕超[38]、王国军等[39]*分别分析了 28 例和 48 例内侧型蝶骨嵴脑膜瘤的显微手术治疗效果,认为应用血管成形技术及栓塞术配合显微手术治疗血供丰富的内侧型蝶骨嵴脑膜瘤,可提高肿瘤切除程度,并发现包绕颈内动脉且无明显蛛网膜界限的肿瘤全切率较低。朱青峰等[40]采用血管内栓塞后再行显微手术治疗蝶骨嵴脑膜瘤患者 9 例,70%的供瘤动脉成功进行了栓塞,术中出血不多,仅 2 例输血,认为显微手术前行脑血管造影,可了解肿瘤血液供应情况,对主要供血动脉栓塞后,可明显减少术中出血,降低手术难度。王丙乾等[41]分析了 26 例大型岩斜区脑膜瘤患者的临床资料,其中采用颞下经小脑幕入路 7 例,枕下乙状窦后入路 15 例,幕上、下联合入路 2 例,眶颧入路 2 例。其中肿瘤全切除 13 例,次全切除 4 例,大部切除 9 例,认为应根据肿瘤大小、生长方向、侵犯区域等因素个体化选择手术入路。张俊廷等[42]*总结 426 例岩斜区脑膜瘤临床资料,并对患者预后因素进行分析,发现术前 KPS 评分、肿瘤与脑干粘连和与血管神经关系均为影响患者预后的独立影响因素。魏攀等[43]分析了岩斜区脑膜瘤的预后因素,认为脑干 T_2 象高信号、肿瘤侵入脑干、病理高级别可影响患者的预后。李兵[44]、刘佳等[45]采用远外侧入路分别切除了 16 例和 11 例枕大孔区腹侧脑膜瘤,认为远外侧入路是枕大孔区腹侧脑膜瘤的合适入路,该手术的关键在于:①合理设计枕骨大孔侧方切除骨质的范围以充分暴露肿瘤;②术中注意保护脑干、上颈髓、后组脑神经及椎动脉等重要结构。李监松[46]、任祖东等[47]总结了大脑镰旁及矢状窦旁脑膜瘤的手术策略,认为术中有效保护重要引流静脉、侧副静脉及静脉窦,有效控制出血,尽可能全切肿瘤,是提高该类脑膜瘤手术疗效的重要因素。范存刚等[48]总结了老年人脑膜瘤的治疗策略,认为对意外发现的、无症状、体积小的脑膜瘤可定期观察,并进行 MRI 随访;对于有症状者或占位效应明显、水肿严重者,只要基础疾病和麻醉风险可以接受,均应考虑手术切除。赖召攀等[49]总结了 12 例恶性脑膜瘤的临床特点，其中肿瘤全切 7 例，次全切 5 例，5 年内肿瘤复发率分别为 57.14%和 80%，认为手术切除+术后放疗是治疗的首选方式，手术全切能够降低肿瘤的复发率。陈晓东[50]、余政等[51]分别总结了 53 例和 18 例颅内巨大脑膜瘤的显微手术策略，认为该类肿瘤体积较大，手术全切往往有一定困难，控制术中出血、肿瘤分块切除、保护脑功能是完成肿瘤全切必须遵循的三个基本原则，对无法全切的患者术后可辅以放射治疗。

（三）垂体瘤

冉住国等[52]检测了 Beclin1 和 Bc12 在侵袭性垂体腺瘤中的表达情况，研究发现 Beclin1 在侵袭性垂体腺瘤中表达下降，而 Bc12 在侵袭性垂体瘤中呈高表达，提示 Beclin1 和 Bc12 相互作用并导致肿瘤自噬活性减低，进而导致垂体腺瘤侵袭性增强。鲁润春[53]、陈委等[54]分别研究了 PTTG、bFGF、PCNA 和 DJ-1、HSP27 与垂体瘤侵袭性的关系，发现 PTTG、PCNA、DJ-1、HSP27 在侵袭性垂体瘤中呈高表达，与垂体瘤的侵袭性密切相关，其中 PTTG 和 bFGF 的互相诱导表达还可能促进了垂体瘤的形成、发展。肖铮铮等[55]采用携带 VEGF 基因的腺病毒转染垂体瘤 MMQ 细胞，发现过表达 VEGF 能够显著增加垂体瘤细胞的微血管密度，提示 VEGF 在垂体瘤血管生成过程中起重要作用。

余云湖等[56]比较了 1 319 例分别经单鼻孔蝶窦入路、眶上锁孔入路、开颅切除肿瘤的治疗效果和并发症情况，认为经鼻蝶窦入路创伤小、恢复快，是大多数垂体瘤患者的首选术式。朱成明等[57]等通过经颅和经蝶入路治疗治疗垂体瘤的疗效比较，认为手术方法的选择主要基于肿瘤的大小、质地、肿瘤对周围组织的侵犯程度，经蝶手术具有疗效好、并发症少的优点。曹长军等[58]采用单鼻孔蝶窦入路切除大型垂体腺瘤患者 43 例，肿瘤全切除 31 例，认为该方式可有效切除大型垂体腺瘤，应熟练掌握手术技巧，才能减少肿瘤残留。仇波等[59]用鞍底重建修补术中出现脑脊液漏患者 52 例，主要以止血棉纱、明胶海绵填塞瘤床，脑膜补片及生物胶封闭进行鞍底修补重建，可有效减少术后脑脊液漏的发生率。王潞[60]、冯清林等[61]总结垂体瘤卒中的诊疗经验，认为早期经鼻蝶入路手术治疗垂体瘤卒中安全、有效，且肿瘤容易获得全切。钱若兵等[62]探讨了垂体瘤卒中经鼻蝶切除术后复发的再次手术方法，其中再次手术仍用经鼻蝶入路 21 例，肿瘤全切 18 例，临床症状改善 15 例，认为对于该类患者经鼻蝶入路仍是首选手术方式，术中注意定位准确、充分扩大鞍底骨窗、将卒中周围肿瘤反复刮除以获得鞍隔充分下陷，是获得肿瘤全切的关键。牛国栋等[63]总结了手术治疗 158 例垂体泌乳素瘤的诊疗经验，认为手术治疗需严格把握适应证，长期随访手术与药物治疗的疗效相似，垂体 PRL 微腺瘤不建议首选手术治疗。朱明欣等[64]* 总结了男性垂体 PRL 腺瘤的治疗经验，认为男性 PRL 腺瘤多呈侵袭性生长，肿瘤大小与泌乳素水平呈正相关。对于压迫症状较重、肿瘤囊变、肿瘤卒中的男性患者，手术联合药物综合治疗是合理选择。张天锡等[65]* 总结了 230 例经蝶手术治疗垂体 ACTH 微腺瘤的临床经验，研究发现垂体微腺瘤 0 级（≤4 mm）在 CT/MRI 中多未能发现，而大部分病例术中可探查到肿瘤，对于术中冰冻提示垂体增生者可行垂体次全切除术。卢琳等[66]报告了 3 例异位 ACTH 垂体腺瘤，其中位于鞍上 2 例，位于左侧海绵窦 1 例，是库欣病的罕见病因，岩下窦静脉采血有助于该病的诊治。毕志勇等[67]分析了经蝶手术治疗垂体 GH 腺瘤的预后因素，发现患者术前生长激素>30 μg/L、肿瘤侵袭度>Ⅱ级是影响预后的危险因素。凌南等[68]报告了 4 例经鼻蝶入路切除垂体促甲状腺激素（TSH）腺瘤，其中 1 例辅助放疗，术后肿瘤未复发，甲状腺激素水平正常，认为该类疾病罕见，对于甲亢患者 TSH 水平不被抑制时应警惕垂体 TSH 腺瘤的存在。

（四）颅底肿瘤

夏寅等[69]采用经耳囊入路切除听神经瘤患者 32 例，其中肿瘤全切 30 例，无死亡、偏瘫、颅内感染等严重并发症，认为对于颞骨气化不良表现为中颅窝低位、乙状窦前移、颈静脉球高位的听神经瘤患者，可选择经耳囊入路以利于彻底切除肿瘤。孙胜玉等[70]探讨了大型听神经瘤显微手术面神经保护的技巧，认为掌握显微手术技巧和面神经解剖是保护面神经的关键，术中神经导航及面神经电生理监测是面神经解剖和功能保留的重要保障。包国庆等[71]采用脑干听觉诱发电位监护听神经瘤手术，发现 Ⅴ 波 PL 延长>0.6 ms 有较高的敏感度和特异度，适合作为术中监护警报的指标。伊志强等[72]采用多学科合作切除颅底沟通肿瘤患者 78 例，其中肿瘤全切除 48 例，次全切除 25 例，部分切除 5 例，认为多学科合作可提高颅底沟通肿瘤的手术效率。杨春春等[73]用手术治疗颅眶沟通性肿瘤患者 27 例，根据肿瘤的生长方式及部位选择不同的手术入路，其中经额颞眶顶入路 17 例，眶上-翼点入路 5 例，改良翼点入路 5 例，肿瘤全切率为 77.8%，认为选择合适的手术入路、娴熟的显微操作对全切除肿瘤及减少术后并发症十分重要。杨李轩等[74]采用经颈静脉孔入路切除颈静脉孔区哑铃型肿瘤患者 18 例，其中肿瘤全切 17 例，次全切 1 例。认为该入路显露充分，有利于全切颈静脉孔区哑铃型肿瘤，手术效果满意。祝源等[75]* 用显微手术切除颅颈交界区肿瘤患者 27 例，根据 MRI 检查结果，分别采取远外侧入路、后正中入路，肿瘤全切除 25 例，次全切除 2 例，取得良好效果。漆松涛等[76]* 采用后正中入路显微手术切除延髓血管网织细胞瘤患者 16 例，均获得全切除，术后均无新增神经功能损伤，术前症状均有不同程度好转。

（五）颅内其他肿瘤

王亮等[77]采用经鼻蝶入路切除鞍隔内型颅咽管瘤患者 10 例，其中肿瘤全切除 2 例，近全切 8 例，发生脑脊液鼻漏 1 例。余军武等[78]采用经终板入路显微外科手术切除视交叉后颅咽管瘤患者 34 例，肿瘤全切 30 例，次全切 4 例，手术效果良好。曹健[79]、张爱国等[80]分别回顾性分析 62 例和 34 例颅咽管瘤的手术治疗资料，均认为应根据肿瘤位置选择合适的手术入路。张宏伟[81]* 等采用经胼胝体-穹窿间入路切除三脑室及其后部肿瘤患者 24 例，肿瘤全切 9 例，次全切 6 例，大部分切 4 例，部分切 5 例，术后无严重并发症，认为该入路是切除三脑室内部肿瘤及大多数三脑室后部肿瘤的理想入路。李洪等[82]分析经胼胝体-穹窿间入路切除三脑室肿瘤术后并发下丘脑反应的情况，认为术后下丘脑反应同肿瘤位置、病理性质有密切关系，其中三脑室前部颅咽管瘤最易出现下丘脑反应。邓跃飞等[83]采用经小脑延髓裂入路治疗儿童第四脑室肿瘤，认为该入路能很好的显露儿童四脑室肿瘤，可减少因切开小脑蚓部和向侧方牵拉损伤小脑所导致的并发症的发生。李光宇[84]、王凡等[85]采用 Poppen 入路切除松果体区病变，认为该入路损伤小，术野开阔，可在直视下保护好深静脉，及时处理肿瘤的供血动脉，肿瘤全切率高，术后并发症少。肖罡等[86]总结了松果体区非生殖细胞瘤性恶性生殖细胞肿瘤的治疗经验，手术入路亦选择 Poppen 入路，认为以手术为主术后辅以化疗和放疗的综合治疗可以获得良好疗效。于洮等[87]等总结了 35 例松果体实质肿瘤的诊疗经验，认为松果体细胞瘤手术治疗效果良好，中分化松果体实质肿瘤和松果体母细胞瘤治疗首选手术联合放射治疗，但预后较差。张明山[88]等总结了 6 例中分化松果体细胞瘤的临床特点，均明确病理诊断，其中行伽玛刀治疗 5 例，放疗 4 例，化疗 4 例。伽玛刀治疗有效 2 例，放疗有效 2 例，化疗有效 3 例，认为该类肿瘤治疗应以综合治疗为主。赵树鹏等[89]采用替吉奥联合放疗治疗脑转移瘤 50 例，总有效率 80％，1 年生存率 42％，主要不良反应为消化道反应、血液学毒性，多为Ⅰ～Ⅱ级，患者均可耐受。李建峰等[90]总结了脑转移瘤术后脑水肿危象的诊治，发现脑水肿危象多在术后 1～3 天高发，且与术前水肿指数关系密切，认为其预防和治疗宜采取早期、综合、强化措施。余云湖等[91]采用手术辅以中低剂量（25～35 Gy）放疗治疗儿童颅内生殖细胞瘤患者 46 例，40 例随访者中复查 MRI 未见肿瘤复发。吴大号等[92]总结了不同方法治疗髓母细胞瘤的临床疗效，发现术后辅以放疗患者明显优于单纯手术治疗者，手术＋放疗＋化疗者优于手术＋放疗者。卜俊国等[93]采用三维适形放疗（3DCRT）进行全脑全脊髓放疗及局部追量治疗高危髓母细胞瘤，放疗同期应用阿糖胞苷、氨甲喋呤等鞘内注射，放疗后应用盐酸尼莫司汀、替莫唑胺全身化疗，3 年总生存率和无病生存率分别为 80％和 75.5％，未出现Ⅳ级骨髓抑制，认为该种放化疗方案治疗高危髓母细胞瘤安全、有效，预后好。

（六）脊髓肿瘤

刘洪泉等[94]分析 351 例椎管内肿瘤的临床资料，采用半椎板入路 243 例，肿瘤全切率 94.9％，认为椎管内肿瘤应根据肿瘤不同性质、不同节段及其与脊髓相对位置，采用个性化显微手术方法，既能保证肿瘤切除，又能维护脊柱稳定。杨海峰等[95]总结 29 例复发脊髓肿瘤，认为对复发肿瘤手术可以解决患者伴有的因首次手术引起的后凸畸形或脊柱侧弯，缓解复发肿瘤引起的局部压迫症状，并争取全切肿瘤。陈恩智等[96]总结 46 例颈椎椎管内肿瘤的病例资料，认为对于颈椎椎管内肿瘤，术前术后应注意脊柱稳定性和维持患者正常的呼吸功能。曹刚等[97]分析 23 例高颈段脊髓肿瘤的临床资料，其中肿瘤全切除 17 例，次全切除 2 例，部分切除 4 例，3 例病人出现颈椎后凸畸形，认为高颈段脊髓肿瘤早期诊断存在困难，MRI 是最有效的辅助检查。赵兴利[98]、张智峰[99]等分别总结了 36 例和 33 例脊髓髓内肿瘤的外科手术资料，认为显微手术切除脊髓髓内肿瘤是目前最有效的治疗措施，术中超声有助于术中肿瘤定位，减少手术创伤。曹依群等[100]* 用显微手术治疗髓内室管膜瘤 57 例，认为室管膜瘤的复发与肿瘤的切除程度相关，术中椎板复位的应用可减少脊柱畸形的发生率。曹依群等[101]总结脊髓血管母细胞瘤的显微手术治疗方法，认为该类病变通过显微手术可取得良好疗效，术前造影栓塞和术中荧光血管造影有助于减少术中出血，提高手术安全性。孙兵等[102]总结了 8 例髓内神经鞘瘤患者的临床资料，认为脊髓背外侧生长且边界清楚，均匀强化的脊髓髓内肿瘤伴有明显的神经根症状，应考虑神经鞘瘤诊断，手术全切肿瘤是该病的最佳治疗选择。董月青等[103]总结了 68 例椎管内先天性肿瘤的诊断及治疗方法，其中表皮样囊肿 22 例，脂肪瘤 20 例，畸胎瘤 14 例，皮样囊肿 8 例，肠源性囊肿 4 例，认为椎管内先天性肿瘤多为良性病变，好发于青少年。崔志强等[104]分析 611 例脂肪瘤型脊髓拴系综合征患者的临床资料，发现绝大多数患者可获得良好的疗效，尿动力学以及神经电生理的临床应用可以提高疗效。顾文韬等[105]总结了8例椎管内原始神经外胚层肿瘤的临床特点，随访中6例死亡，2例存活，发现该病的发病率低，但恶性度高，预后极差，应手术切除肿瘤结合放化疗的综合治疗。胡涛等[106]采用半椎板或全椎板入路，神经内镜下手术切除12例椎管内肿瘤，肿瘤均获得全切，认为采用内镜手术疗效明确，创伤小，恢复快，对脊柱稳定性影响小。

（骆 纯）

参 考 文 献

1 郭友逢，等. 中华神经医学杂志，2012，11(5)：469
2 郑鲲鹏，等. 山东大学学报(医学版)，2012，50(6)：87
3 高 岩，等. 江苏医药，2012，38(10)：1165
4 郭 华，等. 山东大学学报(医学版)，2012，50(3)：40
5 杨 波，等. 华西医学，2012，27(5)：704
6 贾践博，等. 山东大学学报(医学版)，2011，49(12)：107
7 陈玉英，等. 中国医科大学学报，2012，41(5)：413
8 邓跃飞，等. 第三军医大学学报，2011，33(23)：2499
9 廖 鹏，等. 第三军医大学学报，2011，33(20)：2153
10 徐高峰，等. 第三军医大学学报，2011，33(20)：2148
11 何远志，等. 中国临床神经外科杂志，2012，17(5)：285
12 王剑芳，等. 中华神经医学杂志，2012，11(5)：464
13 邓兴力，等. 中国微侵袭神经外科杂志，2011，16(11)：514
14 郭二坤，等. 中国神经精神疾病杂志，2012，38(2)：83
15 李志勇，等. 中国微侵袭神经外科杂志，2011，16(10)：433
16* 甄英伟，等. 中华神经外科杂志，2012，28(1)：4
17 丁 轩，等. 中国微侵袭神经外科杂志，2012，17(5)：196
18 陈大伟，等. 中华神经外科杂志，2012，28(8)：829
19 王寅千，等. 中华医学杂志，2012，92(21)：1495
20* 徐国政，等. 中华神经外科杂志，2011，27(10)：1040
21* 杨李轩，等. 中华神经医学杂志，2012，11(8)：784
22* 钟鸣谷，等. 中国神经精神疾病研究杂志，2012，38(1)：36
23* 公方和，等. 中华神经外科疾病研究杂志，2012，11(1)：66
24 张 矛，等. 吉林大学学报(医学版)，2012，38(4)：784
25 王龙云，等. 中南大学学报(医学版)，2011，36(11)：1106
26 王跃伟，等. 郑州大学学报(医学版)，2012，47(3)：367
27 汪 洋，等. 中国肿瘤临床，2011，38(20)：1271
28 袁绍纪，等. 中国微侵袭神经外科杂志，2011，16(11)：484
29 刘艳辉，等. 四川大学学报(医学版)，2011，42(6)：874
30 李安民，等. 军医进修学院学报，2011，32(12)：1198
31 王静秋，等. 齐齐哈尔医学院学报，2012，33(16)：2145
32 吴开福，等. 中国微创外科杂志，2012，12(2)：136
33 李 振，等. 中华神经外科疾病研究杂志，2012，11(3)：266
34 左 峻，等. 四川医学，2012，33(1)：112
35 欧明亮，等. 临床外科杂志，2012，20(2)：143
36 黄忻涛，等. 中华神经外科杂志，2012，28(7)：696
37* 李钟铭，等. 中华神经外科杂志，2012，28(4)：355
38 何裕超，等. 立体定向和功能性神经外科杂志，2011，24(6)：334
39* 王国军，等. 山东大学学报(医学版)，2012，50(1)：105
40 朱青峰，等. 中国临床神经外科杂志，2012，17(9)：553
41 王丙乾，等. 中华神经外科杂志，2012，28(4)：359
42* 张俊廷，等. 中华神经外科杂志，2012，28(4)：327
43 魏 攀，等. 华西医学，2012，27(7)：997
44 李 兵，等. 江苏医药，2011，37(22)：2634
45 刘 佳，等. 中国临床神经外科杂志，2012，17(6)：331
46 李监松，等. 中国临床神经外科杂志，2012，17

(8)：453
47　任祖东，等.立体定向和功能性神经外科杂志，2012，25(4)：222
48　范存刚，等.中国临床神经外科杂志，2012，17(8)：463
49　赖召攀，等.中华神经外科疾病研究杂志，2011，10(6)：533
50　陈晓东，等.中国临床神经外科杂志，2012，17(8)：451
51　余　政，等.中华神经外科疾病研究杂志，2011，10(5)：465
52　冉住国，等.中华内分泌外科杂志，2012，6(4)：253
53　鲁润春，等.首都医科大学学报，2011，32(6)：825
54　陈　委，等.中南大学学报(医学版)，2012，37(5)：481
55　肖铮铮，等.安徽医科大学，2012，47(3)：261
56　余云湖，等.中华神经外科杂志，2012，28(4)：343
57　朱成明，等.中华神经外科疾病研究杂志，2011，10(6)：556
58　曹长军，等.中国临床神经外科杂志，2012，17(5)：267
59　仇　波，等.中国肿瘤临床，2012，39(9)：611
60　王　潞，等.中国临床神经外科杂志，2011，16(11)：680
61　冯清林，等.中华内分泌外科杂志，2012，6(3)：207
62　钱若兵，等.中华显微外科杂志，2012，35(5)：360
63　牛国栋，等.中华神经外科杂志，2012，28(4)：336
64* 朱明欣，等.中国微侵袭神经外科杂志，2012，17(8)：359
65* 张天锡，等.中华神经外科疾病研究杂志，2012，11(2)：149
66　卢　琳，等.中华神经外科杂志，2012，28(9)：914
67　毕志勇，等.首都医科大学学报，2011，32(5)：688
68　凌　南，等.江苏医药，2012，38(16)：1896
69　夏　寅，等.中华神经外科杂志，2012，28(8)：764
70　孙胜玉，等.中华显微外科杂志，2011，34(5)：428
71　包国庆，等.中华神经医学杂志，2012，11(1)：65
72　伊志强，等.中华神经外科杂志，2012，28(8)：768
73　杨春春，等.中国临床神经外科杂志，2011，16(12)：705
74　杨李轩，等.中华显微外科杂志，2011，34(5)：433
75* 祝　源，等.中国临床神经外科杂志，2011，16(10)：596
76* 漆松涛，等.中华神经外科杂志，2012，28(4)：333
77　王　亮，等.中华神经外科杂志，2012，28(9)：906
78　余军武，等.中国微侵袭神经外科杂志，2012，17(9)：410
79　曹　健，等.中华显微外科杂志，2012，35(5)：427
80　张爱国，等.江苏医药，2012，38(4)：472
81* 张宏伟，等.中华外科杂志，2012，50(2)：139
82　李　洪，等.华西医学，2012，27(3)：343
83　邓跃飞，等.中华小儿外科杂志，2012，33(1)：9
84　李光宇，等.中国临床神经外科杂志，17(7)：396
85　王　凡，等.中国临床神经外科杂志，17(9)：549
86　肖　罡，等.中华神经外科杂志，2011，27(10)：1016
87　于　洮，等.中华神经外科杂志，2012，28(5)：504
88　张明山，等.首都医科大学学报，2011，32(5)：692
89　赵树鹏，等.中国肿瘤临床与康复，2012，19(1)：68
90　李建峰，等.中国微侵袭神经外科杂志，2012，17(3)：121
91　余云湖，等.中华神经外科疾病研究杂志，2012，11(1)：58
92　吴大号，等.山东大学学报(医学版)，2012，50(1)：101
93　卜俊国，等.中华神经医学杂志，2012，11(8)：788
94　刘洪泉，等.中国微侵袭神经外科杂志，2011，16(11)：502
95　杨海峰，等.中华神经外科杂志，2012，28(1)：79
96　陈恩智，等.中华神经外科疾病研究杂志，2011，10(5)：467
97　曹　刚，等.中国临床神经外科杂志，2012，17(4)：206

98 赵兴利，等. 中国微侵袭神经外科杂志，2011，16(10)：454
99 张智峰，等. 中华显微外科杂志，2011，34(5)：430
100* 曹依群，等. 中华神经外科疾病研究杂志，2012，11(4)：308
101 曹依群，等. 中国微侵袭神经外科杂志，2011，16(10)：457
102 孙 兵，等. 中华神经外科杂志，2012，28(6)：577
103 董月青，等. 中华神经外科疾病研究杂志，2011，10(6)：524
104 崔志强，等. 中华神经外科杂志，2011，27(11)：1128
105 顾文韬，等. 中华神经外科杂志，2012，28(6)：590
106 胡 涛，等. 山西医科大学学报，2012，43(1)：68

三、脑血管疾病部分

(一) 颅内动脉瘤手术

周新民等[1]报道早期显微外科手术(48 h)内治疗Hunt-Hess Ⅳ～Ⅴ级动脉瘤患者25例，术后6个月恢复良好10例，中残8例，重残4例，死亡3例。术中充分减压和释放脑脊液有利于动脉瘤暴露和预后恢复。王振宇等[2]报道直接手术治疗伴有颅内血肿和脑疝的前循环破裂动脉瘤患者11例，其中前交通动脉瘤2例，后交通动脉瘤3例，大脑中动脉瘤6例，其中多发动脉瘤2例。术后GOS分级，Ⅴ级6例，Ⅳ级2例，Ⅲ级1例，Ⅱ级0例，Ⅰ级2例。孟成杰等[3]应用水分离技术协助分离蛛网膜下隙间隙显微手术治疗前循环动脉瘤患者72例(77个)。作者认为该技术能避免损伤临近脑组织和皮质血管，并可避免使用牵开器，使手术更为安全。刘荣耀等[4]采用夹闭、孤立、包裹等手术方法治疗动脉瘤患者598例，出院时按GOS标准评分：良好568例，一般15例，植物生存4例，死亡11例。认为对复杂性颅内动脉瘤术者需对动脉瘤有充分的认识，相应的手术技巧，方能达到满意的手术效果。刘智等[5]用手术治疗未破裂颅内动脉瘤手术患者179例(206个)，动脉瘤直径≤10 mm 59个，>10～<25 mm 105个，≥25 mm 42个，术中行荧光造影94例。术后症状改善91.6%，偏瘫及脑神经功能障碍12.2%。黄理金等[6]报道外科手术治疗颅内巨大动脉瘤患者15例，包括动脉瘤夹夹闭8例，动脉瘤孤立并颅内-外血管架桥术1例，大隐静脉移植颅内外血管架桥并载瘤动脉闭塞3例，瘤体切除、瘤壁缝合1例，单纯孤立2例。术后死亡2例，13例随访半年，好13例(80%)，差1例(7%)。黄成等[7]报道用显微手术治疗小脑后动脉(PCA)动脉瘤14例，其中P1段动脉瘤经翼点入路手术2例，P2段和P3段动脉瘤经颞下入路手术11例，P4段动脉瘤采用Poppen入路手术1例；其中10例动脉瘤行瘤颈夹闭术，1例行动脉瘤孤立术，3例闭塞载瘤动脉。李姝等[8]*分析3 322例颅内动脉瘤的临床特征和外科手术情况。按入院时间分为2组，A组与B年组相比，Ⅱ、Ⅲ、Ⅳ级患者比例下降，0级、Ⅰ级患者比例增加。秦尚振等[9]*报道外科治疗颅内动脉瘤患者1 372例，其中血管内栓塞治疗632例(697个)，显微手术夹闭740例(805个)。栓塞组Hunt-Hess Ⅲ级564例中，良好536例，死亡6例，手术夹闭组Hunt-Hess 0～Ⅲ级566例中，良好542例，重残18例，死亡6例。Hunt-Hess Ⅳ～Ⅴ级68例中，良好32例，重残18例，死亡18例，手术夹闭组Hunt-Hess Ⅳ～Ⅴ级174例中，良好84例，重残55例，植物生存7例，死亡28例。吴群等[10]分析449例外科手术治疗颅内破裂动脉瘤患者的临床资料，比较急性期手术组与非急性期手术组在术前破裂风险、完全夹闭率、术后并发症发生率以及预后的差异。亚组分析中，Hunt-Hess Ⅰ～Ⅲ级亚组间术前再破裂风险差异有统计学意义，其他同级别亚组间完全夹闭率、并发症发生率及预后差异无统计学意义。孙玉明等[11]*报道外科治疗颈内动脉海绵窦段巨大动脉瘤患者12例，其中多发3例，均行颅内外高流量旁路移植术及动脉瘤孤立术，术后随访0.5～2.7年，GOS评分，恢复良好11例，重残1例。影像学复查示移植血管通畅10例，闭塞2例。张炘等[12]*分析颅内破裂动脉瘤术中再破裂(IPR)的危险因素、破裂后的处理方法，IPR的发生率为0.98%，死亡率为37.50%。微小动脉瘤(直径≤3 mm)、颅内动脉粥样硬化、FisherⅢ级以及存在脑血管痉挛(Ⅰ级和Ⅱ级)患者容易发生IPR，颈内动脉分叉近端和基底动脉主干处以及Hunt-HessⅡ级的动脉瘤较少发生IPR。时忠华等[13]分析508例前循环动脉瘤破裂急诊患者临床资料。其中手术动脉瘤瘤颈夹闭453例，夹闭加包裹32例，中动脉动脉瘤孤立加颞浅动脉和大脑中动脉搭桥手术5例，早年行单纯包裹18例。所有患者随访0.5～15年，良好361例，中残59例，重残42例，植物生存14例，死亡和自动出院32例。

(二) 颅内动脉瘤血管内治疗

邓东风等[14]采用Neuroform、LEO及Solitaire AB支架辅助弹簧圈栓塞治疗巨大及复杂颅内动脉瘤41例(44个)，栓塞均顺利完成，无手术并发症，42个动脉瘤获得95%以上栓塞。认为支架植入重构载瘤动脉结合不同型号弹簧圈栓塞，可提高复杂动脉瘤治疗的成功率。穆士卿等[15]分析82例椎动脉夹层动脉瘤的临床资料,分类小脑后下动脉(PICA)与瘤体的关系。Ⅰ类动脉瘤中采用动脉瘤及载瘤动脉闭塞术23例,Ⅲ类动脉瘤中采用单纯支架植入术8例,其余患者均采用支架辅助弹簧圈栓塞术。程安林等[16]报道用LEO支架辅助、双微导管技术结合弹簧圈栓塞治疗颅内宽颈动脉瘤患者56例(64个),其中支架辅助栓塞43例,61例动脉瘤中致密栓塞51个,90%栓塞8个,部分栓塞2个,未治疗3例。李生等[17]采用血管内栓塞技术治疗窄颈基底动脉顶端动脉瘤患者9例,其中支架辅助栓塞3例;完全栓塞8例,部分栓塞4例;术后12～36个月随访,无再出血发生。范红星等[18]采用血管内支架联合弹簧圈疏松填塞技术治疗基底动脉梭形动脉瘤12例,无明显手术并发症。7例DSA随访中,动脉瘤完全消失6例,见瘤内造影剂充盈,载瘤动脉均保持通畅1例。杨金庆等[19]报道出血后72 h内行血管内栓塞治疗颅内破裂动脉瘤患者40例(47个),100%栓塞39个,80%～90%栓塞3个,50%～60% 2例,栓塞失败2个,未处理1例。术后随访25例,未见动脉瘤复发和再出血。王君等[20]报道血管内栓塞治疗颅内微小动脉瘤患者23例(25个),其中单纯栓塞20个,宽颈动脉瘤联合应用支架或球囊重塑形技术5个,其中24个获得成功栓塞,仅37.5%动脉瘤一期达到致密栓塞。18例造影复查,仅1例复发,1例单纯支架覆盖瘤颈的患者见动脉瘤已闭塞。梁建涛等[21]分析39例(44个)未成人动脉瘤患者的临床资料,其中中、后循环比例为29.5%,大脑中动脉是最常见的部位;复杂性动脉瘤(巨大型、外伤性、梭形动脉瘤)比例较高,治疗难度较大,部分病例需采用载瘤动脉闭塞或搭桥后孤立动脉瘤的方法治疗,但预后较好。李传辉等[22]分析计算流体力学软件采用有限元算法对术前、术后及复发时瘤颈处的血流动力学特征,4例术后残颈处均可见高切应力和高流速区域,3例复发动脉瘤血流进入瘤腔的位置与高切应力区域相吻合。王守森等[23]采用虚拟现实(VR)技术在前循环颅内动脉瘤手术设计中的应用。VR系统可直观显示三维空间内的解剖结构,并部分模拟手术操作,改善对复杂血管变异的辨识。

(三)颅内动静脉畸形

白杰等[24]分析脑动静脉畸形的血管构筑学特征与出血的关系,结果显示小型或大型脑AVM较中型脑AVM易出血,位于深部和后颅窝的脑AVM较皮质易出血;穿支和椎动脉供血的脑AVM较皮质动脉供血易出血,有深部引流参与较单纯皮质引流易出血,合并静脉瘤者脑AVM不易出血。曹向宇等[25]*分析127例脑动静脉畸形出血影响的危险因素,结果显示伴发动脉瘤、深静脉引流、单支静脉引流、小型动静脉畸形及女性患者的脑AVM出血风险较大,认为伴发上述危险因素者应及早处理,以降低脑动静脉畸形的病残率和病死率。张永力等[26]用显微神经外科手术治疗大型脑动静脉畸形(AVM)患者16例,Spetzler-Martin分级Ⅳ级9例,Ⅴ级6例,Ⅵ级1例。4例曾行术前栓塞治疗,手术病变全切12例,部分残留4例,2例行伽马刀治疗。郭鹏等[27]*分析总结3 094例脑动静脉畸形(AVM)的临床资料,结果显示脑AVM首发症状多在中青年时期出现,最常见首发症状为出血为52.26%。外科手术2 013例中,痊愈83.51%,有出血病史AVM患者手术死亡率为5.19%。梁国标等[28]采用分次栓塞治疗大型颅内动静脉畸形患者23例,共行55次栓塞治疗,平均栓塞2.39次/例,平均栓塞率81.3%,14例为完全栓塞,8例畸形团残留,均接受γ-刀治疗,1例死亡。吴红星等[29]应用新型非黏附性液体栓塞剂(Onyx)血管内栓塞治疗脑动静脉畸形的出血性并发症患者15例,其中术中发生出血7例,术后发生出血8例。术后mRS(modified Rankin Scale, mRS)评分平均2.53,死亡2例。

(四)脑缺血性疾病

林凯等[30]*介绍81例(90侧)标准式与外翻式颈动脉内膜切除术治疗颈动脉狭窄的临床经验,其中标准术式25侧,外翻术式65侧。标准式中2例(2侧)术后出现术侧脑梗死灶,另有2例(2侧)术后11个月出现吻合口区域粥样斑块形成再狭窄。外翻式中1例(1侧)术后14个月出现再狭窄,8例(8侧)颈内动脉狭窄伴扭曲者采用外翻式后扭曲消失。杨华等[31]*报道介入治疗和药物治疗症状性颈内动脉完全闭塞患者62例,其中介入组21例给予颈内动脉闭塞血管再通术,药物组41例给予阿司匹林、氯吡格雷及他汀类药物治疗。随访3个月、6个月、1年及2年,介入组患者mRS评分平均秩次均明显低于药物组,差异有统计学意义。许斌等[32]*分析14例支架成形术治疗颅内动脉狭窄中并发出血的原因,分为前期手术组和后期手术组,两组出血并发症率分别为10%和1.5%;而与手术操作相关,过度灌注相关8例。死亡6例,重残3例,轻瘫2例,无神经功能缺失3例。

(五)颅内硬脑膜动静脉瘘

张永力等[33]分析13例硬脊膜动静脉瘘患者的临床资料。其中行丝线填塞术1例,余均行动脉端或静脉端瘘口切断。2例加行乙状窦结扎及颅内外静脉搭桥术。术后死亡1例,恢复良好12例。GOS评分:5分11例,4分1例,1分1例。11例随访时间7个月至7年,复查DSA或MRA,DAVF残留2例,消失9例。于加省等[34]报道外科治疗硬脊膜动静脉瘘患者11

例，其中单纯手术治疗 9 例，栓塞治疗 2 例。所有患者术后症状得到不同程度的改善，改良 Aminoff-Logue 功能评分降低，11 例随访 6～24 个月，未见复发症状。邓剑平等[35]分析 13 例颅前窝底硬脑膜动静脉瘘患者的临床资料，术后 DSA 复查示动静脉瘘均消失，均无手术并发症，术后症状逐渐好转。7 例术后 1 年 DSA 复查均未复发。曾少建等[36]报道用 Onyx 胶联合弹簧圈经静脉途径栓塞治疗海绵窦区硬脑膜动静脉瘘患者 20 例，均经静脉途径用 Onyx 胶联合弹簧圈栓塞治疗。20 例均治愈，栓塞后出现外展神经麻痹 1 例，经对症处理后痊愈。随防 3 个月～1 年，20 例患者均无复发。

（六）颅内海绵状血管瘤

陈春光等[37]研究颅内海绵状血管瘤的病理超微结构特征及其血管壁内促血管生成素-1（Ang-1）、CD68、基质金属蛋白酶- 9（MMP-9）的表达情况，认为颅内海绵状血管瘤血管壁薄，仅有单层内皮细胞和较薄的外膜，缺乏肌层和弹力层，血管周边有大量电子密度高的沉积物。CD68 及 MMP-9 表达明显增高，与对照组相比差异有统计学意义。Ang-1 表达较低，与对照组相比差异无统计学意义。余新光等[38]采用硬膜外入路切除大型或巨型海绵窦海绵状血管瘤患者 19 例，其中肿瘤全切除 13 例，近全切除 4 例，次全切除 1 例，部分切除 1 例。随访时间 6～144 个月，眼球运动障碍缓解 5 例，部分缓解 2 例，同术前无变化 2 例，失访 1 例，面部感觉减退完全缓解 2 例，部分好转 2 例。张剑宁等[39]报道用显微手术切除脑干海绵窦血管瘤患者 41 例，其中病灶全切除 35 例，少部分残留 6 例，无手术死亡。术后神经功能障碍改善 27 例，出现新的神经功能缺失或原有神经障碍加重 14 例。平均随访 38 个月，有神经功能缺失的患者多数得到恢复，1 例残余肿瘤再次出血，其余患者未见复发。李达等[40]分析 27 例手术治疗丘脑海绵状血管畸形的临床资料，其中病灶全切 26 例，近全切 1 例。平均随访（48.7±43.2）个月，肢体肌力弱 53%、肢体麻木 61%、行走困难 25%和视力 67%等症状较术前改善。王守森等[41]报道手术治疗海绵窦海绵状血管瘤 5 例，其中肿瘤全切除 3 例，次全切除 2 例。随访 5 个月至 2 年，大部分脑神经麻痹表现部分或完全恢复，均生活自理。在少量残留的 2 例中，1 例行放射外科治疗，另 1 例还在继续随访中。

（七）脑烟雾病

刘兴炬等[42]报道 97 例烟雾病患者的临床资料，平均随访（85±38）个月，累计死亡 6 例，累计 17 次再出血 11 例。其中颞浅动脉-大脑中动脉搭桥（STA-MCA）组中症状好转 23 例，加重 4 例，无死亡及再出血；间接血管重建术组中症状好转 28 例，死亡 3 例，症状进展 4 例；保守组中症状好转 17 例，进展 7 例，合并 15 次再出血 9 例，其中 3 例死亡。格桑顿珠等[43]报道烟雾病行颞浅动脉-大脑中动脉搭桥（STA-MCA）围手术期局部脑皮质血流动力学研究。认为 STA-MCA 术后存在局部高灌注，发现高灌注损害可能发生最危险时间窗，STA-MCA 吻合术对烟雾病是安全有效的治疗手段。陈骅等[44]报道 25 例非高血压性原发性脑室出血患者中，DSA 证实为 Moyamoya 病患者 21 例，其中合并基底动脉动脉瘤 3 例。所有患者出血侧均存在脉络膜前动脉异常扩张扭曲及异常分支。

（八）高血压脑出血外科

王涛等[45]比较微创钻孔引流术与小骨窗开颅术治疗高血压基底节区出血的临床效果。高血压基底节区出血患者 126 例，血肿量 50 ml 的 67 患者中，微创钻孔引流术的疗效优于小骨窗开颅术。血肿量≥50 ml 的 59 患者中，小骨窗开颅术的疗效优于微创钻孔引流术。黄富等[46]应用软通道微创血肿穿刺外引流术治疗高血压脑出血 32 例，同时与 36 例开颅血肿清除术治疗的患者作对比，近、远期疗效满意。吕文革等[47]观察超早期侧脑室外引流辅以尿激酶灌洗和腰穿置管持续引流治疗重型脑室出血的效果。治疗组血性脑脊液澄清时间、第三、四脑室积血基本消失时间、格拉斯哥预后评分及术后 6 月日常生活能力均显著优于治疗组。张慧端等[48]* 收集 6 家医院经手术治疗淀粉样脑血管病相关性脑出血（CAAH）11 例和高血压脑出血（HICH）101 例，发现 CAAH 组发病平均年龄高于 HICH 组，而术前偏瘫的发生率低于 HICH 组，CAAH 组出血部位多在脑叶，而 HICH 组以基底节区最常见。张燕飞等[49]分析导致脑室出血术后死亡的相关危险因素。单因素分析显示与脑室出血术后死亡相关的因素有高龄、高血压病史、低 GCS 评分、弥漫性脑室内出血、术前并发梗阻性脑积水、术前凝血功能异常、术后中枢性高热及尿崩、术后并发消化道出血及肺部感染等。李国良等[50]用 CT 引导下微创穿刺治疗高血压性脑出血患者 78 例，血肿基本清除时间 3～7 d，无死亡病例。随访 3～6 个月，按 ADL 分级，Ⅰ级 15 例，Ⅱ级 31 例，Ⅲ级 26 例，Ⅳ级 6 例。曹合利等[51]* 采用脑室内颅内压监测以阶梯式降颅内压治疗高血压性脑出血患者 120 例，术后 6 个月，根据 GOS 评分：良好（包括良好和轻残）65 例，恢复不良（包括重残和植物状态）25 例，死亡 30 例。

（黄清海　周晓平）

参 考 文 献

1　周新民，等. 中华神经外科疾病研究杂志，2012，11(1)：8

2 王振宇,等. 中华神经医学杂志,2012,11(3):273
3 孟成杰,等. 中华神经外科杂志,2012,28(5):471
4 刘荣耀,等. 中华神经外科杂志,2011,27(10):1045
5 刘 智,等.中华外科杂志,2012,50(2):176
6 黄理金,等. 南方医科大学学报,2012,32(8):1214
7 黄 成,等. 中国临床神经外科杂志,2012,17(8):473
8* 李 姝,等.中华医学杂志,2011,91(47):3346
9* 秦尚振,等. 中国临床神经外科杂志,2012,17(1):1
10 吴 群,等. 中华神经外科杂志,2012,28(5):448
11* 孙玉明,等. 中国临床神经外科杂志,2011,16(10):577
12* 张 炘,等.中华神经外科杂志,2012,28(1):27
13 时忠华,等. 中华神经外科杂志,2012,28(9):875
14 邓东风,等. 中华神经外科杂志,2011,27(12):1220
15 穆士卿,等.中国微侵袭神经外科杂志,2011,16(12):529
16 程安林,等. 中华神经医学杂志,2011,10(11):1130
17 李 生,等. 解放军医学杂志,2011,36(12):1345
18 范红星,等. 中华神经医学杂志,2011,10(12):1264
19 杨金庆,等.中国临床神经外科杂志,2011,16(10):588
20 王 君,等. 解放军医学杂志,2011,36(12):1342
21 李传辉,等. 解放军医学杂志,2011,36(12):1338
22 王守森,等.解放军医学杂志,2012,37(5):467
23 梁建涛,等.中华医学杂志,2011,91(39):2744
24 白 杰,等.中华医学杂志,2012,92(31):2202
25* 曹向宇,等.解放军医学杂志,2011,36(12):1335
26 张永力,等. 中华神经外科杂志,2012,28(9):896
27* 郭 鹏,等.中华医学杂志,2011,91(39):2740
28* 梁国标,等.中华神经外科杂志,2011,27(12):1195
29 吴红星,等.中华神经外科杂志,2012,28(3):264
30* 林 凯,等.中华神经外科杂志,2012,28(5):461
31* 杨 华,等.中华神经医学杂志,2011,10(11):1092
32* 许 斌,等.中华放射学杂志,2012,46(6):548
33 张永力,等.中国微侵袭神经外科杂志,2012,17(8):344
34 于加省,等. 中华神经外科杂志,2012,28(7):706
35 邓剑平,等.中国微侵袭神经外科杂志,2012,17(3):104
36 曾少建,等.中国临床神经外科杂志,2012,17(9):513
37 陈春光,等. 中华神经医学杂志,2011,10(10):1019
38 余新光,等.中华外科杂志,2012,50(8):724
39 张剑宁,等.解放军医学杂志,2012,37(8):800
40 李 达,等.中华神经外科杂志,2012,28(1):33
41 王守森,等. 中华神经外科杂志,2012,28(8):832
42 刘兴炬,等.中华医学杂志,2012,92(9):604
43 格桑顿珠,等. 中华医学杂志,2012,92(29):2046
44 陈 骅,等.立体定向和功能性神经外科杂志,2011,24(5):290
45 王 涛,等.中国临床神经外科杂志,2012,17(10):622
46 黄 富,等.中华神经外科疾病研究杂志,2011,10(6):548
47 吕文革,等.立体定向和功能神经外科杂志,2011,24(6):368
48* 张慧端,等. 中华神经外科杂志,2011,27(12):1233
49 张燕飞,等. 中华急诊医学杂志,2012,21(5):527
50 李国良,等.中国临床神经外科杂志,2011,16(10):627
51* 曹合利,等.中国微侵袭神经外科杂志,2012,17(8):341

四、功能神经外科部分

(一)癫痫外科

李连等[1]应用MRI、长程视频脑电图(VEEG)、无创头皮偶极子(DLM)定位下手术治疗难治性癫痫患者25例,24例术后随访1～5年,失访1例。按Engel分级,Ⅰ级22例,Ⅱ级2例。蒋伟等[2]用^{18}F-脱氧葡萄糖(FDG)PET/CT 检查颞叶内侧癫痫术前评估和致痫灶定位中的应用价值。在皮质脑电描记引导下施行标准前颞叶切除术,部分加做海马杏仁核切除术或(和)皮质热灼术。85 例术后随访 6 个月～5 年,Engel 分级:Ⅰ级 69 例,Ⅱ级 9 例,Ⅲ级～Ⅳ级 7 例。郭强等[3]* 报道用手术治疗累及中央区的顽固性癫痫患者 25 例,分别结合颅内电极、皮质电刺激功能区描记、神经导航、术中唤醒和术中电生理监测等手段确定病灶、致痫区和功能区定位。术后随访 12～24 个月,Engel 分级:Ⅰ级 16 例,Ⅱ级 5 例,Ⅲ级 1 例,Ⅳ级 3 例。许尚臣等[4]采用四种手术方法治疗顽固性颞叶内侧癫痫(MTLE/HS)患者 106 例,其中经皮质脑室入路选择性海马杏仁核切除术 23 例;行经侧裂选择性海马杏仁核切除术 23 例;行前内侧颞叶切除术 30 例;行经颞下选择性海马杏仁核切除术 30 例。随访 6 个月至 9 年,Engel 分级,Ⅰ级 85 例,Ⅱ级 10 例,Ⅲ级 11 例。孙康健等[5]采用改良前颞叶切除术切除致痫灶治疗颞叶癫痫患者 72 例。术后随访 1～11 年,痊愈 55 例,好转 10 例,效果不明显 4 例,失访 3 例。王一芳等[6]采用立体定向技术进行胼胝体两侧、双侧杏仁核、内侧隔区及单侧 Forel-H 区等多靶点组合射频毁损治疗双侧大脑半球存在多个致痫区、无法进行开颅广泛致痫灶切除手术的难治性癫痫患者 92 例,术后 1～5 年跟踪随访评定疗效。按照谭启富癫痫疗效分级,术后癫痫发作控制满意率达 62%。常鹏飞等[7]报道用大脑半球多脑叶离断术治疗大脑半球病变导致的难治性癫痫患者 5 例,随访 13～20 个月,Engel Ⅰ级 3 例,Ⅱ级 2 例。大脑半球多脑叶离断术是对保留运动、感觉和语言功能的半球性病变所致的难治性癫痫患者有效、可靠的治疗选择。钱若兵等[8]分析 11 例脑裂畸形继发难治性癫痫患者的临床资料,在神经导航引导下使用皮质电极描记了解脑裂畸形病灶与癫痫波的关系,在显微镜下将脑裂畸形的致痫灶切除。11 例随访 12 个月,术后癫痫发作完全消失 9 例,好转 2 例。刘强强等[9]行胼胝体切开术治疗难治性全身性癫痫患者 62 例,术后平均随访 5.4 年,其中 46 例行单纯胼胝体前部切开术的患者,术后癫痫发作频率平均减少 53.5%,16 例行胼胝体前部切开联合致痫灶切除术患者,术后癫痫发作频率平均减少 62.0%。按改良 Engel 分级,62 例患者中,Engel Ⅰ级 9 例,Ⅱ级 12 例,Ⅲ级 17 例,Ⅳ级 24 例。术后出现短期并发症 20 例,出现长期并发症 1 例。周健等[10]回顾性分析 113 例行胼胝体切开术治疗儿童药物难治性癫痫患者的临床资料,术后完全消失 77 例,发作减少 90%以上 21 例,发作减少 50%～90% 15 例。术后出现短暂的主动性言语减少 3 例,并在术后 6～8 d 内恢复。孟凡刚等[11]回顾性分析 62 例接受迷走神经刺激(VNS)治疗药物难治性癫痫患者的临床资料。56 例接受迷走神经刺激治疗后随访 3～40 个月,进行统计分析,McHugh Ⅰ级 22 例,Ⅱ级 16 例,Ⅲ级 13 例,Ⅳ级+Ⅴ级 5 例。其中术后无发作 3 例,发作减少 50%以上 38 例。

(二) 帕金森病外科

李敬军等[12]应用 MPTP 建立猴偏侧帕金森病(PD)模型,将玻璃微电极和刺激电极分别插入苍白球内侧部(Gpi)和 STN 内,记录并分析神经元刺激前和刺激时的放电改变情况。刺激过程中 GPi 神经元存在 4 种反应:部分抑制、完全抑制、兴奋和无变化,多数神经元表现为受到抑制,注药侧更为明显。刘将等[13]总结分析分期双侧丘脑及苍白球核团毁损治疗 PD 患者 19 例,其中 16 例一期行丘脑腹中间核(Vim 核)毁损,二期行对侧苍白球内侧部(Gpi 核)毁损,同时加做 Vim 核小灶毁损。3 例行一期 Gpi 核毁损,二期行对侧 Gpi 核毁损及 Vim 核小灶毁损。术后均用 UPDS 评分,所有患者的病情和典型症状均明显改善。王尔松等[14]采用荧光差异凝胶电泳(DIGE)技术测定 3 例行双侧丘脑底核 DBS 治疗 PD 患者的脑脊液中蛋白,观察术前、手术 7 d 后未刺激前(微毁损组)和刺激 1 周后表达变化。另取 3 例非中枢系统疾病患者的脑脊液蛋白作正常对照组。结果未干预组和微毁损组、未干预组和 DBS 组、微毁损组和 DBS 组的组间比较分别发现 14、18 和 13 个明显差异蛋白点。

(三) 脑神经疾病外科

周宙等[15]回顾性分析 60 例三叉神经痛患者临床资料,所有患者均行常规头部 MRI 平扫,其中 9 例行增强扫描,49 例行桥小脑角区高分辨 3D-TOF 和 3D-快速 SE(TSE)序列扫描,有神经血管压迫所致,与手术对照 3D-TOF 和 3D-TSE 序列显示血管压迫的敏感度、特异度、准确度分别为 95.3%、66.7%、91.8%和 95.6%、50.0%、91.8%。张礼荣等[16]在三叉神经痛患者中采用三维快速稳态梯度回波序列(3D TRU-FISP)及 3D 三维时间飞跃(TOF-MRA)扫描检查,两序列及融合图像可以清晰显示神经血管的关系。黄海韬等[17]回顾性分析经皮微球囊压迫治疗 90 岁以上超高龄三叉神经痛患者 6 例,术后所有患者三叉神经痛均完全缓解。随访平均 25 个月,术后 6 个月因多系统功能衰竭死亡 1 例,术后 9 个月复发 1 例,但较术前减轻。叶永造等[18]采用锁孔入路微血管减压术治疗原发性三叉神经痛 128 例,其中三叉神经根入脑干区有明显血管压迫 123 例,难以明确责任血管 5 例。术后随访平均 32 个月。治愈 102 例,显效 16 例,有效 8 例,无效 2 例。术后复发 4 例,其中再次行微血管减压术治愈 2 例。杨鹏等[19]分析 126 例经皮半月节射频热凝三叉神经痛患者的临床资料，其中射频治疗组60例，术后有效率为91.7%；颅后窝探查手术组治疗66例，术后有效率为86.4%。倪红斌等[20]用微血管减压手术治疗面肌痉挛患者723例，其中采用传统乙状窦后入路518例，采用改良乙状窦后入路205例。传统乙状窦后入路中，出现脑脊液漏10例，改良乙状窦后入路未发生脑脊液漏。依马木·依达依吐拉等[21]用神经微血管减压术治疗面肌痉挛患者141例，其中术后出现同侧周围性面瘫11例。根据House-Brackmann面瘫分级评分：Ⅱ级4例，Ⅲ级6例，Ⅳ级1例。经保守治疗后痊愈。丰育功等[22]*报道34例面肌痉挛微血管减压手术技巧及并发症分析的临床资料，术后症状立即消失26例，好转8例。术后并发症包括，耳鸣或听力下降、脑脊液耳漏、脑脊液鼻漏、颅内感染、面瘫。

(四) 立体定向外科

张家墅等[23]*报道新型无框架立体定向系统VarioGuide用于颅内病变穿刺活检患者15例，术中磁共振(iMRI)用于验证活检的准确性。所有患者均成功实施VarioGuide联合多模态神经导航辅助下的立体定向穿刺活检，无VarioGuide相关不良事件。肖惠生等[24]应用立体定向辅助下神经内镜手术治疗多房性脑脓肿14例，手术均一次穿刺成功，手术后脓腔消失，经随访8个月至3年，脓肿完全消失13例，术后复发1例。苏同刚等[25]采用立体定向血肿腔置管尿激酶溶解术治疗高血压脑出血132例，出院后随访118例，存活116例。ADL分级评分Ⅰ级者72例，Ⅱ级22例，Ⅲ级18例，Ⅳ级4例，Ⅴ级2例。郝秋星等[26]用立体定向32P内放疗的囊性颅咽管瘤患者743例，术后CT/MR影像复查：肿瘤消失416例，明显缩小221例，无变化65例，肿瘤复发41例。祖兴旺[27]采用64排CT导引经颞下入路立体定向手术治疗重症脑干出血患者8例，术中无死亡病例。术后血肿清除率85%～95%。恢复良好2例，轻度残疾2例，重度残疾2例，植物生存1例，死亡1例。戴易等[28]使用Leksell立体定向定位头架在MRI引导下行立体定向穿刺活检。术后病理诊断胶质瘤13例，淋巴瘤5例，脑转移癌3例，炎性病变4例，寄生虫2例，胶质增生1例。活检总阳性率96.43%。苏同刚等[29]用立体定向射频热凝术治疗难治性癫痫患者36例。术后随访36例，时间12～42个月。Ⅰ级21例，Ⅱ级7例，Ⅲ级5例，Ⅳ级3例。无术后死亡病例及严重并发症。

(五) 神经放射外科

李俊武等[30]用伽玛刀治疗泌乳素型垂体腺瘤患者260例，以50%等剂量曲线包绕靶区，中心剂量30～60 Gy。随访时间6～48个月，肿瘤缩小216例，无变化25例，增大19例，肿瘤控制率92.70%。刘才兴等[31]用伽玛刀治疗老年脑转移瘤患者134例(病灶403个)，平均中心剂量及边缘剂量分别为(29.3±8.4)Gy和(15.9±4.8)Gy。获影像学随访372个病灶中，完全消失66个，部分缓解174个，无变化94个，部分进展38个。中位生存期为10.9个月。范志刚等[32]*用常规外照射加立体定向照射放疗治疗病理诊断WHO Ⅲ～Ⅳ级脑胶质瘤患者，治疗后近期效果满意，无严重神经功能障碍并发症。治疗后1、2、3年总体生存率分别为77.3%、52.5%、25.0%；1、2、3年无进展生存率分别为59.8%、36.7%、16.3%。钟东等[33]用显微外科手术加伽玛刀(GKS)联合治疗窦汇区脑膜瘤15例。手术达SimpsonⅠ级切除者1例，Ⅱ级切除者2例，Ⅲ～Ⅳ级切除者12例。术后恢复良好，无死亡病例。12例对未达SimpsonⅠ～Ⅱ级切除的患者行伽玛刀联合治疗，术后随访1～5年，无死亡病例。孙时斌等[34]随访治疗超过10年的单侧听神经鞘瘤患者157例。首选GKS治疗者125例，手术后再行GKS治疗32例。其中平均随访期6.3年，肿瘤明显皱缩93例，无明显变化48例，肿瘤变大16例。肿瘤控制率89.8%，王恩敏等[35]应用射波刀分次治疗听神经瘤患者29例。平均随访时间21个月，1例巨大肿瘤患者在治疗后10个月死亡，其余28例肿瘤中，缩小50%以上6例，缩小20%15例，肿瘤无变化7例。治疗后保持原听力13例，听力明显下降1例，听力从无效改善为有效1例，其余患者为无效听力。孙鹏举等[36]使用Leksell伽玛刀治疗颅咽管瘤患者25例。其中分割治疗5例，边缘剂量6～8 Gy，行单次治疗20例，边缘剂量10～15 Gy。所有患者随访5～139个月，MRI检查：肿瘤消失5例，缩小13例，无变化3例，复发4例。韩文峰等[37]采用国产陀螺刀治疗脑转移瘤118例，用50%～60%等剂量曲线包裹靶区，118例中症状完全缓解26例，部分缓解74例，稳定16例，进展2例，总有效率为84.74%。1年局部控制率为32.20%，1年总生存率为43.13%。孙君昭等[38]应用γ刀治疗三叉神经鞘瘤52例，平均随访时间61个月，治疗后症状明显好转或消失35例，与治疗前相同14例，加重2例。

(六) 神经内镜和导航外科

王清等[39]应用神经内镜行经鼻蝶窦垂体瘤切除术患者38例，将术前CT仿真内镜图像重建(CTVE)和术中神经内镜图像比较，分析两者手术入路过程中的相关性及吻合度。CTVE能于术前很好显示鼻腔、蝶窦、鞍底及周围解剖标志的三维图像，与术中内镜图像非常相似，解剖结构的吻合度良好。樊俊等[40]*采用神经导航辅助全程内镜技术在经蝶入路治疗蝶斜区大型复杂病变患者15例，其中肿瘤全切除10例，次全切除4例，大部切除1例。术后一过性尿崩3例，短暂脑脊液漏2例，无死亡病例。郭英等[41]报道用单纯神经内镜经鼻-蝶入路切除垂体瘤患者72例，其中肿瘤全切除56例，次全切除13例，部分切除3例。术后脑脊液漏5例，短暂性尿崩6例。王鹏等[42]使用神经内镜治疗颅内蛛网膜囊肿患者108例，短期内症状好转68例。94例随访3月，蛛网膜囊肿消失或缩小61例，无变化33例。孙涛等[43]报道用脑室腹腔分流术治疗脑积水患者13例，术中行侧脑室额角或枕角穿刺，在神经内镜监视下固定分流管脑室端于透明隔，同时行透明隔造瘘4例。术后平均随访14个月，头部CT显示分流管脑室端均固定于透明隔，无移位和分流管堵塞等严重并发症。沈军等[44]用神经内镜辅助下经外侧壁型小脑延髓裂入路治疗第四脑室肿瘤患者14例，其中病变全切除12例，近全切除1例，大部分切除1例。术后随访3～28个月，死亡1例，髓母细胞瘤复发1例。冯春国等[45]用神经内镜辅助显微手术治疗桥小脑角区(CPA)表皮样囊肿28例，其中病变全切21例，次全切除6例，大部分切除1例。术后症状较前明显好转者18例，出现神经功能障碍者7例，其中以面神经功能障碍者6例，听神经损害2例，无死亡病例。

（周晓平　郝　斌）

参考文献

1 李　连，等. 中华神经外科杂志，2012，28(8)：813
2 蒋　伟，等. 立体定向和功能性神经外科杂志，2011，24(5)：277
3* 郭　强，等. 中国临床神经外科杂志，2012，17(10)：588
4 许尚臣，等. 中华神经外科杂志，2012，28(8)：806
5 孙康健，等. 江苏医药，2012，37(22)：2631
6 王一芳，等. 立体定向和功能性神经外科杂志，2012，25(1)：9
7 常鹏飞，等. 立体定向和功能性神经外科杂志，2011，24(6)：355
8 钱若兵，等. 中国微侵袭神经外科杂志，2012，17(8)：356
9 刘强强，等. 中国临床神经外科杂志，2012，17(4)：197
10 周　健，等. 中国微侵袭神经外科杂志，2012，17(4)：157
11 孟凡刚，等. 中国临床神经外科杂志，2012，17(10)：579
12 李敬军，等. 中华神经医学杂志，2012，11(5)：459
13 刘　将，等. 中华神经医学杂志，2012，11(6)：549
14 王尔松，等. 中国微侵袭神经外科杂志，2012，17(3)：107
15 周　宙，等. 中华放射学杂志，2012，46(1)：37
16 张礼荣，等. 中华放射学杂志，2012，46(6)：494
17 黄海韬，等. 中国微侵袭神经外科杂志，2012，17(3)：122
18 叶永造，等. 中国微侵袭神经外科杂志，2011，16(10)：467
19 杨　鹏，等. 中国微侵袭神经外科杂志，2011，16(10)：462
20 倪红斌，等. 立体定向和功能性神经外科杂志，2012，25(1)：42
21 依马木·依达依吐拉，等. 中华神经外科疾病研究杂志，2012，11(4)：348
22* 丰育功，等. 中国临床神经外科杂志，2011，16(11)：653
23* 张家墅，等. 中华医学杂志，2012，92(21)：1468
24 肖惠生，等. 立体定向和功能性神经外科杂志，2012，25(3)：172
25 苏同刚，等. 中国临床神经外科杂志，2012，17(4)：230
26 郝秋星，等. 立体定向和功能性神经外科杂志，2012，25(2)：97
27 祖兴旺. 立体定向和功能性神经外科杂志，2011，24(6)：371
28 戴　易，等. 立体定向和功能性神经外科杂志，2012，25(3)：139
29 苏同刚，等. 立体定向和功能性神经外科杂志，2012，25(3)：178
30 李俊武，等. 立体定向和功能性神经外科杂志，2012，25(3)：162
31 刘才兴，等. 中华神经医学杂志，2012，11(8)：792
32* 范志刚，等. 立体定向和功能性神经外科杂志，2011，24(6)：331
33 钟　东，等. 第三军医大学学报，2012，34(12)：1223
34 孙时斌，等. 中华神经外科杂志，2011，27(10)：975
35 王恩敏，等. 中华神经外科杂志，2011，27(10)：979
36 孙鹏举，等. 中国微侵袭神经外科杂志，2012，17

(5)：207
37　韩文峰，等. 实用癌症杂志，2012，27(3)：263
38　孙君昭，等. 立体定向和功能性神经外科杂志，2012，25(1)：26
39　王　清，等. 中华神经外科杂志，2012，28(3)：252
40* 樊　俊，等. 南方医科大学学报，2012，32(9)：1297
41　郭　英，等. 中华显微外科杂志，2012，35(5)：364
42　王　鹏，等. 中国临床神经外科杂志，2012，17(2)：82
43　孙　涛，等. 中国微侵袭神经外科杂志，2012，17(1)：26
44　沈　军，等. 中华显微外科杂志，2012，35(5)：384
45　冯春国，等. 安徽医科大学学报，2011，46(12)：1312

661 例颅脑损伤患者伤情特点和结局危险因素分析[中华创伤杂志，2012，28(7)：584]　范文超等采用全军交通医学研究所研发的"创伤数据库系统 V3.0"采集的 2009 年所收治的颅脑损伤患者 661 例，男性 463 例，女性 198 例，以青壮年居多。伤情评判标准采用简明损伤评分(AIS)和损伤严重度评分(ISS)。AIS 严重度分 6 级：1 分为轻度，2 分为中度，3 分为较重度，4 分为重度，5 分为危重，6 分为极度。ISS≤15 分为轻、中度损伤，ISS>15 分为重度损伤，包括死亡，死亡以事故发生后 3 d 内死亡为限。轻中度损伤 493 例，其中男性 342 例，女 151 例。重型损伤 168 例，男性 121 例，女性 47 例。颅脑损伤合并其他部位损伤共 512 例，其中合并 3 种伤 366 例。按照 AIS 损伤评分标准：轻重 37 例，中度 117 例，较重 366 例，重度 49 例，危重 91 例，极度 1 例。外伤发生时间分布，发生于上半年(1～6 月)249 例，下半年(7～12 月)412 例。下半年发生量明显多于上半年，其中上半年轻、中度损伤 190 例，重度损伤 59 例。下半年轻、中度损伤 303 例，重度损伤 109 例。第一季度为 116 例，第二季度 182 例，第三季度 205 例，第四季度 158 例。差异有统计学意义。交通伤 580 例，跌伤 54 例，钝器伤 14 例，运动伤 3 例，挤压/掩埋伤 3 例，意外伤害 7 例。作者认为住院患者在性别、年龄、发生时间、致伤原因、多发伤方面有明显特点，ISS 评分的严重程度、致伤原因、年龄、损伤发生时间与颅脑损伤救治的最终结局有着密切关系。

(李亚楠)

评述　在颅脑损伤救治中，如何加强快速准确判断颅脑损伤程度，强化颅脑损伤患者的规范化、专业化救治。作者采用全军交通医学研究所研发的"创伤数据库系统 V3.0"录入颅脑损伤数据资料，分析颅脑损伤患者受伤特点和结局危险因素。研究发现受伤后患者的性别、年龄、致伤原因、发生时间与结局密切相关。作者的研究对今后加强交通事故所致严重颅脑损伤的救治有十分重要的意义，可有效采取一系列措施，以减少颅脑损伤的发生，提高救治水平。

(周晓平)

颅脑损伤患者单侧去骨瓣减压术后挫伤性脑出血扩大的相关因素及与预后的关系[中华创伤杂志，2012，28(8)：680]　王建莉等回顾性分析自 2006 年 4 月至 2010 年 12 月采用单侧去骨瓣减压术的颅脑损伤治疗的患者 161 例，其中男 109 例，女 52 例，年龄 4～83 岁。GCS 评分：3 分 8 例，4 分 11 例，5 分 17 例，6 分 48 例，7 分 32 例，8 分 45 例。瞳孔正常 94 例，一侧散大 56 例，双侧散大 11 例。首次 CT 扫描：Rotterdam 评分，1 分 17 例，2 分 33 例，3 分 24 例，4 分 43 例，5 分 34 例，6 分 5 例。结果显示：单侧去骨瓣减压术后新出现或增加挫伤性脑出血 87 例。出血量增加为(18.66±22.69)ml。其中 30 例去骨瓣减压术后，血肿量达(56.61±13.88)ml，再次血肿清除。伤后 6 个月 GOS 评分：预后良好，GOS5 分 53 例，4 分 46 例；预后不良，GOS3 分 37 例，2 分 8 例，1 分(死亡)17 例。伤后首次头颅 CT 的 Rotterdam 评分与去骨瓣减压术后挫伤性脑出血量是否扩大及增加的血肿量显著相关；去骨瓣减压术后挫伤性脑出血增加量超过 20 ml 与死亡率和 6 个月后的预后不良显著相关；术后首次头颅 CT 的脑疝出幅度与预后相关。作者认为：重型颅脑损伤患者首次头颅 CT 的严重程度可以预测去骨瓣减压术后挫伤性脑出血增加的风险，挫伤性脑出血增加的量和疝出幅度与死亡率及预后不良相关。

(吴一娜)

评述　去骨瓣减压手术是治疗重型颅脑损伤的常规手术，可挽救许多重型颅脑损伤患者。但去骨瓣减压术后可发生挫伤性脑出血而加重病情。作者通过术后首次头颅 CT 扫描 Rotterdam 评分了解术后发生脑挫伤性出血量，并分析血肿量程度与预后关系。研究发现首次头颅 CT 的 Rotterdam 评分与去骨瓣减压术后挫伤性脑出血量增加显著相关。因此，对于去骨瓣减压术后患者要根据病情动态化 CT 复查，了解减压后脑内情况，再决定是否需要再次手术。

（周晓平）

去骨瓣减压治疗重型颅脑损伤术中ICP的动态变化［中国微侵袭神经外科杂志，2012，17(4)：148］ 陈磊等回顾性分析自2006年12月至2011年11月检测去骨瓣减压治疗重型颅脑损伤术中颅内压（ICP）的动态变化。全组35例中，男27例，女8例，年龄22～27岁，平均(44±14)岁。病因：车祸伤29例，坠落伤3例，平地摔伤3例。受伤至就诊时间1～3 h平均(1.3±1.0) h。GCS评分3～5分10例，6～8分25例。双侧瞳孔散大8例，一侧瞳孔散大13例，双侧瞳孔缩小6例，正常8例。ICP监测中，硬脑膜下监测29例，脑室内监测6例。结果发现：减压前ICP平均为(42±12)mmHg，骨瓣去除后降至(26±6) mmHg，硬脑膜切开后ICP降至(6±3) mmHg，硬脑膜减张缝合后为(8±5) mmHg，关颅后平均ICP为(12±7)mmHg。与减压术前相比，骨瓣去除后和硬脑膜切开后ICP均明显下降（均$P<0.001$）。减压前ICP<40 mmHg组和ICP≥40 mmHg组在出院时和伤后6个月的预后良好率无显著差异（均$P>0.05$）。作者认为：去骨瓣减压术治疗重型颅脑损伤时，广泛切开硬脑膜能获得最大程度的减压效果。术后脑积水的发生与伤后的SAH、脑挫裂伤和SDH等因素有关，与去骨瓣减压术的直接关系需进一步明确。

（吴一娜）

评述 颅内压监测（ICP）在重型颅脑损伤中已广泛应用，对重型颅脑损伤的病情评估有重要的指导意义。对于重型颅脑损伤去骨瓣减压的手术过程动态观察ICP研究不多，作者在这组去骨瓣减压手术过程中动态监测ICP，了解术前、术中及术后的ICP改变，这对术后指导治疗和疗效评估提供临床依据。本组研究病例较少，可以在临床积累病例，更好完善临床工作，将ICP监测能应用于临床工作。

（周晓平）

术中颅内压监测在治疗重型颅脑创伤中的应用［中华神经外科杂志，2012，28(2)：116］ 施栋良等回顾性分析术中颅内压监测在治疗重型颅脑创伤患者58例，其中男性32例，女性26例，平均年龄40.6岁。致伤原因：车祸伤32例，高处坠落伤15例，打击伤6例，摔伤5例。术前GCS评分3～5分23例，6～8分35例。影像学检查：一侧或双侧脑挫伤或脑内血肿或硬脑膜下血肿。监护方法：采用Godman ICP Express颅内压监护仪器及探头，开颅前先于损伤侧额顶部钻孔防治探头或侧脑室前额角穿刺脑室内颅内压探头置入。治疗方法：全部开颅探查，血肿清除及去骨瓣减压术。根据术中及术后ICP监测结果调整颅内压水平，并及时复查头颅CT。预后情况：根据GOS评分分为预后较差组34例，其中死亡11例，植物状态13例，重残10例；较好组24例，中残13例，良好11例。手术开始、去骨瓣后及术后两组ICP均值有统计学差异。作者总结了术中及术后颅内压监测结果并认为：重型颅脑创伤手术治疗过程中采用持续ICP监测，有助于及时发现问题，指导治疗及评估预后情况，有重要的临床应用价值。

（李亚楠）

评述 目前，颅内压监测在重型颅脑损伤应用中有重要意义，对观察病情变化，指导治疗和判断预后有一定指导价值。作者通过术中和术后监测颅内压，动态了解术中和术后颅内压改变，判断原因，采取有效措施。国外对颅内压监测重型颅脑损伤较为重视，已作为临床常用监测方法。而国内由于各医院条件有限，开展颅内压监测的医院不多，有的医院没有很好利用颅内压监测手段。作者利用颅内压监测仪在临床做了大量工作，为开展重型颅脑损伤的救治提供有价值的数据。

（周晓平）

去骨瓣减压术治疗儿童重型颅脑损伤的疗效评估［中华创伤杂志，2012，28(3)：211］ 盛汉松等回顾性分析自2004年至2010年去骨瓣减压术治疗儿童重型创伤性脑损伤患者17例，采用KOSCHI评价术后生存质量，其中男11例，女6例，平均年龄5.5岁。术前GCS评分3～8分，平均5.27分。术前瞳孔不等大9例，瞳孔散大固定，对光反射消失3例；瞳孔等大，对光反射迟钝或灵敏5例。头颅CT示弥漫性脑肿胀、脑水肿、广泛脑挫裂伤，合并有少量颅内血肿，中线偏移6～13 mm，平均8.5 mm。受伤至手术时间2～40 h，平均7.4 h。术中采用单侧标准额颞顶去大骨瓣减压术。结果表明：5例(29%)死亡，其中3例术后出现脑梗死。对12例生存者随访时间0.8～7年，平均4.6年，用KOSCHI评价术后生存质量；2分（植物生存）0例，3分（重残）0例，4分（中残）3例，5分（良好）9例，平均评分4.75分。术后出现外伤后脑积水5例，手术侧和（或）对侧硬膜下积液4例。作者认为：虽然儿童重型颅脑损伤行去骨瓣减压术后的死亡率较高，但生存者的预后较好。术后发生脑梗死患儿与术前损伤程度相关。去骨瓣术后的并发症较多，而外伤后脑积水和硬膜下积液是儿童重型颅脑损伤去骨瓣减压术后两种常见的并发症。

（汪 莹）

评述 去骨瓣减压手术是治疗儿童重型颅脑损伤的有效治疗方法。儿童重型颅脑损伤后常可发生颅内压升高，发生脑疝，特别是非颅内血肿引起颅内压增高,经保守治疗效果不佳时,可考虑做去骨瓣减压术。虽然业内外对这类病人做去骨瓣减压术有不同意见,但临床应用情况认为,去骨瓣减压术能有效降低颅内压,降低死亡率。作者对这组患者行长期随访,预后效果较好,但有一定的术后并发症。对去骨瓣减压术治疗儿童重型颅脑损伤的应用,需要在临床不断总结经验,以制定出规范化治疗方案。

(周晓平)

改良去大骨瓣减压术治疗重型颅脑损伤 64 例[中华创伤杂志,2012,28(8):691] 刘仍利等报道自 2009 年 1 月至 2011 年 7 月采用额顶侧弧形改良切口行大骨瓣开颅减压术治疗重型颅脑损伤患者 126 例,其中额顶枕弧形改良皮切口组(治疗组)64 例,男 36 例,女 28 例,平均年龄 34.6 岁,GCS 评分平均 5.65 分。单侧瞳孔散大 42 例,双侧散大 12 例,常规额颞顶"?"形皮切口组(对照组)62 例,男 38 例,女 24 例,平均年龄 33.5 岁,GCS 评分平均 5.74 分。单侧瞳孔散大 40 例,双侧散大 11 例。治疗组重残以上者 36 例,对照组重残以上者 32 例。两组手术过程基本相同,观察两组手术时间、术后出现的头皮疼痛、颞肌肿胀、咀嚼功能障碍等并发症情况,术后 3 个月 GOS 评分对预后进行评估。治疗组在术后长期切口疼痛、咀嚼功能障碍、颞肌明显肿胀、脑脊液漏、感染等各种并发症的发生率显著低于对照组。作者认为:术前颞顶部皮肤、颞肌严重损伤者,颅内血肿广泛累及顶后及枕部者、同侧后颅窝有较大血肿需手术清除减压者、儿童和年轻患者尤其是女性患者对容貌要求较高者,更适合采用额顶枕改良皮切口开颅术,该术式有较好的推广价值。

(汪 莹)

评述 去大骨瓣减压术治疗重型颅脑损伤已在临床广泛应用,取得良好效果。目前临床采用标准去大骨瓣减压术和常规标准去大骨瓣减压术。而标准去大骨瓣减压术临床发现有些并发症,如容易损伤耳颞神经和颞浅动脉血管,术后易发生颞肌萎缩和咀嚼功能障碍。而作者采用额顶枕弧形改良切口,认为能减少术后并发症的发生。在临床上选择何种去骨瓣减压方式,主要根据颅脑损伤病情等。同时,在做去骨瓣减压手术时要考虑如何预防并发症。对于作者提出改良去骨瓣减压的经验值得借鉴。

(周晓平)

颈交感神经阻滞对急性颅脑损伤患者的脑保护作用[中华创伤杂志,2012,28(5):428] 贺学农等采用颈交感神经阻滞治疗急性颅脑损伤患者 90 例的情况,其中男性 55 例,女性 35 例,年龄 19～64 岁。按随机数字表达法分为颈交感神经阻滞治疗组和常规治疗组。入院时 GCS 评分 8～12 分,经 CT 检查明确为脑挫伤或合并硬膜下血肿。治疗方法:对照组根据伤情给予脱水剂、止血、消炎及对症处理。颈交感神经阻滞组除了根据伤情予以脱水、止血、消炎及急性开颅血肿清除外,还给予颈交感神经阻滞。入院时,治疗后治疗后第 3、7、14 天采用 ELISA 法则测量血浆 S－100β 蛋白及神经特异性烯醇化酶(NSE)的含量,用放免法测定内皮素(ET-1)及降钙素基因相关肽(CGRP)含量。治疗后,血浆 S－100β 蛋白、NSE 含量下降,GOS 评分高于对照组。进行 630 次颈交感神经阻滞治疗,604 次出现霍纳综合征、126 次喉返神经麻痹,均可自行缓解。作者认为:对急性颅脑损伤患者在常规治疗的基础上符合颈交感神经阻滞治疗,具有一定的脑保护作用,且安全、副作用小。

(李亚楠)

评述 目前研究认为颈交感神经节阻滞可明显扩张脑血管,增加脑血流速度,改善全脑缺血,再灌注后内皮素(ET)和降钙素基因相关肽(CGRP)含量。作者研究结果表明治疗后血浆 ET-1 浓度高于对照组,而血浆 CGRP 浓度低于对照组,认为颈交感或神经阻滞可在一定程度上抑制 ET-1 的释放,有利于缓解脑血管痉挛程度。该方法在临床工作开展尚有待于探讨,本组在治疗组后发生霍纳综合征(604 次)和喉返神经麻痹(126 次)较高,仅根据血浆 ET-1 和 S－100β 改变来判断治疗效果不够确切,其方法有待探讨。

(周晓平)

颞枕部硬膜外血肿手术治疗方式选择[中华创伤杂志,2012,2(7):602] 张治元等回顾性分析自 2006 年 3 月至 2011 年 3 月急性颞枕部硬膜外血肿患者 176 例,其中男性 114 例,女性 62 例,平均年龄 33.5 岁。致伤原因:交通伤 121 例,高处坠落伤 55 例。受伤后手术时间≤6 h 114 例,7～10 h 41 例,≥11 h 21 例。术前 GCS 评分 3～5 分 34 例,6～8 分 91 例,9～12 分 51 例。术前双瞳散大 19 例,单瞳散大 121 例,反射迟钝 36 例。脑脊液耳漏 22 例。头颅 CT 提示:血肿量＞100 ml 34 例,60～100 ml 61 例,30～60 ml 80 例。中线及环池改变 1 级 9 例,2 级 33 例,3 级 134 例。治疗方法:单纯血肿清除术 71 例,血肿清除＋术区去骨瓣减压 52 例,血肿清除＋额颞部去骨瓣减压 41 例,血肿清除后再行额颞部去骨瓣减压 6 例,血肿清除＋术区去骨瓣减压后再行额颞部去骨瓣减压 6 例。术前有脑脊液耳漏术中修补 15 例,术后仍有脑脊液耳漏 3 例。按 GOS 评分:1 分 4 例,2 分 3 例,3 分 3 例,4 分 21 例,5 分 143 例。作者认为:术前 GCS 评分、瞳孔变化、中脑及周围池变化与术后脑水肿关系密切,当 GCS≤6 分、脑疝至瞳孔一侧或双侧散大、CT 检查提示环池消失或中脑受压变性、血肿量≥100 ml、脑中线结构移位≥10 mm、手术时间≥6 h 等情况时，应行去骨瓣减压。

（李亚楠）

评述　急性硬脑膜外血肿是常见外伤性颅内血肿，其预后较好，但对其是否需要做去骨瓣减压，尚有不同看法，单纯性硬脑膜外血肿，无脑疝或脑挫伤患者，可不需做去骨瓣减压，如伴有脑挫伤、脑疝或 CT 检查中线结构有移位时，应积极做去骨瓣减压。作者提出去骨瓣减压手术方式外，并对合并静脉窦损伤及后颅窝血肿提出处理原则，对外科治疗顶枕部硬脑膜外血肿的临床经验值得借鉴。

（周晓平）

中、重型颅脑创伤并发创伤性脑梗死的多因素分析［中华创伤杂志，2011，27(10)：881］　龙连圣等回顾性分析自 2007 年 1 月至 2009 年 12 月收治 154 例中、重型颅脑损伤并发创伤性脑梗死的多因素分析，其中男 109 例，女 45 例，年龄 14～77 岁，平均 46.1 岁。合并肺挫伤 70 例，腹腔脏器 7 例，GCS 评分：3～8 分 104 例，9～12 分 50 例，发生动脉性脑梗死 38 例，静脉性脑梗死 52 例。伤后 6 个月 GOS 评分，恢复良好 46 例，中残 16 例，重残 35 例，植物生存 29 例，死亡 22 例。单因素分析性别、年龄、入院 GCS 评分、瞳孔变化、环池状态、中线移位、合并伤、围术期血压、大脑浅静脉损伤、血小板计数、血浆 D-二聚体含量、脱水机使用情况及围术期出入量等 13 各相关指标。结果显示：瞳孔变化、GCS 评分、年龄、合并伤、围术期血压、环池状态、中线移位是颅脑创伤继发动脉性脑梗死的危险因素，其中瞳孔散大和围术期低血压可能为动脉性脑梗死的独立危险因素；大脑浅静脉损伤、D-二聚体含量及合并伤是颅脑创伤继发静脉性脑梗死的危险因素，其中大脑浅静脉损伤可能为静脉性脑梗死的独立危险因素。作者认为：控制颅内高压、防止并发脑疝、及早解除脑疝是防治动脉性脑梗死的关键。受损血管周围还应充分减压及控制颅内压，防止去骨瓣减压术后受损静脉嵌压于骨窗缘。在警惕颅脑创伤后创伤性动脉性脑梗死发生的同时，需注意防范并发创伤性静脉性脑梗死的可能。

（吴一娜）

评述　近几年来颅脑损伤后脑梗塞逐渐引起临床医师重视，其危险性严重影响颅脑损伤患者的预后。在早期花许多精力救治病人，而因发生脑梗塞后加重病情。发生脑梗塞的主要原因是创伤后脑组织缺血、缺氧所致，而影响脑梗塞的因素有多种。作者根据本组临床资料详细分析脑梗塞的原因，尤其动脉性脑梗塞时脑组织的继发性损害，同时要预防静脉性脑梗塞的发生。作者提出，预防性脑梗塞的一系列措施值得借鉴。

（周晓平）

儿童丘脑胶质瘤的显微外科治疗［中华神经外科杂志 2012，28(1)：4］　甄英伟等回顾分析自 1999 年 1 月至 2008 年 12 月经显微外科治疗及病理证实丘脑胶质瘤患儿 49 例，其中男 34 例，女 15 例；年龄 3～14 岁，平均(9.8±3.1)岁。术前影像学表现为左侧丘脑 29 例，右侧丘脑 20 例。根据初次手术方法分类：经胼胝体-穹窿间入路 14 例，经胼胝体-侧脑室 4 例，经三角区(经顶或顶枕-侧脑室)25 例，经额-侧脑室 3 例，经颞皮质 2 例，经颞下小脑幕入路 1 例。本组 49 例共行开颅 54 次，其中 5 例术后复发行 2 次手术。初次手术肿瘤近全切 23 例，大部分切除 17 例，部分切除 9 例，近全切率 47%。围手术期死亡 2 例，手术死亡率 4%。术后主要并发症和手术入路有关。病理结果：星形细胞瘤 25 例，间变星形细胞瘤 9 例，胶质母细胞瘤 11 例，间变少枝星形细胞瘤 1 例，少枝星形伴局部胶母变 1 例，神经节细胞胶质瘤 1 例，促纤维增生性婴儿星形细胞瘤/神经节细胞胶质瘤 1 例。获得随访 39 例，随访时间 1.5～64.0 个月，有 16 例存活，其中 1 例生活不能自理，卧床、双目失明；15 例生活可自理，其中 12 例肢体偏瘫、面瘫等较术前好转，3 例出现不同程度的加重。作者认为：手术是儿童丘脑胶质瘤的首选治疗，根据肿瘤位置、生长方向及术者经验采取合理的手术入路，尽可能减少重要结构损伤，减少术后并发症。

（万志平）

评述　20 世纪 90 年代以前，丘脑胶质瘤主要采用保守治疗，手术死亡率高，随着显微外科技术发展，手术逐渐成为首选治疗措施，尤其是低级别肿瘤。但关于儿童丘脑胶质瘤显微外科治疗，尚无统一标准。本研究通过总结儿童丘脑胶质瘤的临床特征和显微外科治疗，探讨根据肿瘤情况及术者经验采取不同手术入路，达到最大限度保护重要结构及减少并发症目的，具有很好的临床参考价值。

（骆　纯）

恶性脑胶质瘤预后相关多因素分析［中华神经外科杂志 2011，27(10)：1040］　徐国政等回顾性分析自 2001 年 1 月至 2010 年 1 月依据治疗方式不同且经术后病理证实为恶性脑胶质瘤患者 601 例，其中恶性胶质瘤 324 例，随访成功 68 例，男 43 例，女 25 例。年龄 16～71 岁，平均(48.8±13.6)岁。病理结果：间变星形细胞瘤 50%，其次胶质母细胞瘤 33.8%，间变少突胶质瘤 14.7%，胶质肉瘤 1 例 1.5%。肿瘤位于颞叶者 39%，其次额叶 32%及顶叶 16%。按照不同治疗方法分为四组：单纯手术组(A组)、手术+化疗组(B组)、手术+放疗组(C组)、手术+放疗+化疗组(D组)。每组患者均采取手术治疗，或手术与其他方法结合的治疗方法。所有病例术前均行CT或MRI检查，部分还行磁共振灌注成像、弥散张量成像、磁共振波普分析等检查。结果：全组病例1、2、5年生存率分别为54.2%、41.9%、16.2%。平均生存时间(29.4±5.18)个月。Cox模型多因素分析显示影响预后的独立因素有：年龄、肿瘤级别、肿瘤切除程度($P<0.05$)；Log-rank检验单因素分析发现与预后相关的因素有：年龄、肿瘤级别、治疗方式($P<0.05$)。作者认为：恶性胶质瘤的预后较差，特别是Ⅳ级的胶质母细胞瘤。术后采取以手术、放化疗为主的综合治疗可以延长患者生存时间，改善预后。

(万志平)

评述　恶性脑胶质瘤是中枢神经系统最常见的肿瘤，也是预后较差的原发恶性肿瘤，复发率高，预后差。手术、放疗、化疗等为主要治疗手段。本研究通过不同治疗方法对患者生存期的影响，分析影响恶性脑胶质瘤预后的相关因素，可为规范化、个体化治疗恶性脑胶质提供临床指导。

(骆　纯)

影响恶性胶质瘤生存预后的临床因素分析[中华神经医学杂志 2012，11(8)：784]　杨李轩等回顾性分析自2004年1月至2009年12月收治的194例恶性胶质瘤患者的临床资料，其中间变性星形细胞瘤120例，胶质瘤细胞瘤74例，男124例，女70例，平均年龄(45.2±5.3)岁。研究方法：均为开颅手术切除肿瘤、术后辅助性放疗与化疗，手术切除分大体全部切除与部分切除，放、化疗方案基本一致。术后患者定期复查，以头部MR影响发现肿瘤复发定位病情进展。生存时间从手术日期开始计算，随访截止日期为2011年12月30日，数据采用SPSS 17.0统计软件，方法采用Kaplan-Meier生存分析法及Cox回归分析。间变性星形细胞瘤和胶质母细胞瘤患者的无进展生存时间分别为18、10个月，总生存时间为21、12个月；Kaplan-Meier生存分析法显示年轻、KPS评分高、肿瘤无强化、术前有抽搐症状及间变性星形细胞瘤患者无进展生存时间及总生存时间均较长，差异有统计学意义($P<0.05$)。作者认为：年龄较小、高KPS评分、间变性星形细胞瘤及术前有抽搐症状被提示是恶性胶质瘤患者获得较长生存期的保护因素，而性别、肿瘤部位、大小和手术切除程度对预后无影响，肿瘤强化与预后的关系有待进一步研究证实。

(万志平)

评述　恶性脑胶质瘤包括间变性星形细胞瘤与胶质母细胞瘤，占人脑胶质瘤60%，预后差。病理级别与胶质瘤的生存预后关系密切，但同一病理级别的肿瘤预后也有较大差异。本研究通过Kaplan-Meier生存分析与Cox多远回归分析探讨与大脑半球恶性胶质瘤生存预后相关的临床因素，为临床规范化与个体化综合治疗恶性脑胶质瘤提供很好的参考依据。

(骆　纯)

复发脑胶质瘤再手术疗效的影响因素分析[中国神经精神疾病杂志 2012，38(1)：36]　钟鸣谷等回顾性分析自2003年1月至2011年2月经再次手术并获得随访资料的复发脑胶质瘤患者42例，其中男23例，女19例，再次手术时年龄5～63岁，平均(37.5±14.1)岁。再次手术前KPS为50～90分，平均(74.5±11.7)分，根据生活自理情况，分两组：(1) KPS<70分(生活需人帮助)者11例，(2) KPS≥70分(生活基本自理)者31例。本组患者病理分级(WHO神经系统肿瘤分类(2007)标准)：初次手术中，WHO Ⅰ～Ⅱ级15例，WHO Ⅲ～Ⅳ级27例；再次手术中，Ⅰ～Ⅱ级9例，Ⅲ～Ⅳ级33例，其中6例再次术后病理由低级别转化为高级别。发现病灶复发时距初次手术时间为3～132个月，平均(20.7±3.7)个月，5例接受了3次手术，1例接受了5次手术。全组显微镜下肿瘤次全或大部分切除18例，全切除24例。再次手术中、术后辅助治疗情况：术中Ommaya囊植入后行生物及免疫治疗9例；术后辅助化疗25例，方案初期以DDP+VM-26为主；再次术后行γ-刀治疗2例。多因素分析结果：Cox回归分析提示再次手术前KPS评分高，发现病灶复发时距初次手术的时间长是预后的保护性因素；再次术后的病理分级高为危险因素。再次术后功能改善情况：再次术后KPS为50～100分，平均为(82.3±11.6)分。作者认为：术前KPS≥70分，病理WHO Ⅰ～Ⅱ级，发现病灶复发时距初次手术时间≥6个月的复发脑胶质瘤患者再手术治疗效果较好。

(万志平)

评述　脑胶质瘤是最常见的颅内原发肿瘤，呈浸润性生长、与正常脑组织分界不清、手术根治率低等特点，故复发脑胶质瘤治疗也成为神经外科医师必然面对的棘手问题。随着显微神经外科技术普及，复发脑胶质瘤再手术成为许多学者主张治疗方案。本研究通过探讨复发脑胶质瘤再次手术的适应证，并通过配对t检验及CoxRegression回归分析方法分析影响术后预后影响因素，具有较好的临床价值。

(骆　纯)

脑胶质瘤术后晚期癫痫发生的危险因素分析[中华神经外科疾病研究杂志，2012，11(1)：66]　公方和等回顾性分析自2005年1月至2010年6月接受手术并有完整临床资料的胶质瘤患者305例，其中男188例，女117例。入院后均行颅脑MRI平扫及增强检查，所有以癫痫发作为主的患者均行脑电图检查，确定癫痫发作与肿瘤直接相关，表现为中重度异常脑电图。手术治疗根据患者影像学检查来确定手术入路及制定手术方案。本组病理结果：星形细胞肿瘤155例(包括WHO Ⅰ～Ⅱ级、WHO Ⅲ～Ⅳ级)，胶质母细胞瘤88例，间变性少枝胶质细胞瘤22例，其余髓母细胞瘤、室管膜瘤、脉络丛乳头状瘤等40例。统计分析：采用非条件Logistic回归分析探讨术后晚期癫痫发作的危险因素。术后随访305例，发生晚期癫痫109例。其中术前癫痫患者66例，术中切除明确癫痫灶者48例，癫痫发作频率较术前明显降低；无术前癫痫者23例，术后发生晚期癫痫68例。Logistic回归分析术后晚期癫发生的危险因素主要有：术前癫痫、病变部位、肿瘤残余、病变复发、术后水肿5个因素。作者认为：脑胶质瘤患者术后晚期癫痫的发生影响患者的生活质量，针对晚期癫痫发生危险因素的防治，有利于减少胶质瘤术后晚期癫痫的发生，从而改善患者的生活质量。

(万志平)

评述 癫痫是脑胶质瘤的主要临床症状，也是术后严重并发症之一。术后晚期癫痫发生严重影响患者的心理、生理及生活质量。针对术后癫痫的研究，至今机制未明，本研究通过回顾分析脑胶质瘤手术治疗后晚期癫痫发生的影响因素，指出术前癫痫、病变部位、肿瘤残余、病变反复及术后水肿5个因素为危险因素，可通过对术后晚期癫痫的防治，提高胶质瘤患者生活质量及预后。

(骆　纯)

经眶上裂沟通颅眶的颅底脑膜瘤显微手术治疗［中华神经外科杂志，2012，28(4)：355］ 李钟铭等回顾性分析自2007年1月至2010年1月采用眶-翼点入路显微手术治疗患者60例。其中男9例，女51例；年龄11～72岁。右侧病变33例，左侧病变27例。以单眼突出起病50例，合并单眼视力下降22例，失明4例，伴眼睑肿胀3例，眼球胀痛15例，癫痫发作2例，单眼活动障碍7例。单纯以单眼视力下降起病4例，以头痛、头晕起病4例，无症状2例。有13例系肿瘤复发就诊，其中1例3次复发就诊，1例2次复发。60例均采用眶-翼点入路显微手术切除肿瘤。手术全切(Simpson Ⅰ、Ⅱ级)56例，次全切(Simpson Ⅲ级)3例，大部分切除1例，肿瘤全切率为93%。病理报告：脑膜上皮型22例，纤维型36例，恶性脑膜瘤2例。术前视力下降22例中，术后视力好转18例，术后视力较术前下降1例；术前失明4例视力无恢复。单眼突出50例均有明显改善，眼球活动障碍改善3例；术后新出现眼球活动障碍12例；伴有上睑下垂10例，皮下积液3例，1例因发生急性脑肿胀死亡，1例术后第3天发生脑梗致对侧偏瘫未恢复。59例术后1月局部适形放疗。术后随访0.5～1年，无死亡，2例恶性脑膜瘤中1例复发。作者认为：对于该类颅眶沟通性脑膜瘤行眶-翼点入路显微手术是较好的手术方式，术后结合放疗，明显可减少肿瘤复发。

(梁　强)

评述 颅眶沟通性肿瘤是指同时分布于颅腔和眼眶，并通过自然空腔管道或骨质破坏蔓延相连的肿瘤。其位置深在，周边解剖关系复杂，诊断和治疗涉及多学科领域，手术难度大，其中通过眶上裂沟通颅眶的脑膜瘤是最多见的肿瘤。作者对手术方式的选择、眶-翼点入路的优点及术中处理要点的阐述和经验教训的总结，以及术后结合放疗降低复发率作了全面而有针对性的分析，为我们提供了非常好的临床治疗经验。

(骆　纯)

内侧型蝶骨脊脑膜瘤的显微外科手术治疗［山东大学学报(医学报)，2012，50(1)：105］ 王国军等回顾性分析自2005年12月至2010年12月间采用显微外科治疗内侧型蝶骨嵴脑膜瘤患者48例，其中男20例，女28例，平均年龄47.50±11.58岁；病程为0.5个月至9年，平均23个月。头痛40例；恶心、呕吐9例；视力减退和/视野障碍28例；单眼突眼4例；眼球运动障碍9例；眼球突出3例；沟回发作4例；嗅觉障碍3例。眼底检查视神经乳头水肿12例，Foster-Kennedy综合征3例。MRI显示肿瘤完全包裹颈内动脉及其分支10例，部分包裹15例。Ⅰ型23例，指肿瘤和血管间的蛛网膜界面存在，血管被推移；Ⅱ型15例，指肿瘤侵及颈内动脉外膜，但之间尚存蛛网膜界面；Ⅲ型10例，指肿瘤包绕ICA及其分支或肿瘤与ICA紧密粘连，中间缺乏蛛网膜界面。各型又根据是否侵袭海绵窦，分为A型(肿瘤未侵及海绵窦)34例，B型(肿瘤侵及到海绵窦)14例，均采用显微外科操作技术，传统翼点入路22例、额外侧入路14例、额颞开路并断颧弓入路5例、颅眶颧入路7例。Simpson Ⅰ级切除6例，Simpson Ⅱ级切除27例，Simpson Ⅲ级切除15例。术后视力明显改善20例，视力改变不明显6例，出现患侧视力下降2例，死亡4例。平均随访3.5年，随访期间肿瘤复发9例。作者认为：Ⅰ型和Ⅱ型肿瘤全切除率较高，而Ⅲ型肿瘤全切率较低；利用显微外科技术充分保护视神经、颈内动脉及其分支，能够提高肿瘤全切率和疗效。

(梁　强)

评述 内侧型蝶骨嵴脑膜瘤外科治疗仍然面临挑战，主要是由于该部位的脑膜瘤因其位置深在，肿瘤与周围重要结构关系密切。具有手术部位特殊，手术风险大，术后致残率、致死率及复发率较高等特点。作者对经治的48例内侧型蝶骨嵴脑膜瘤的分型、显微手术及其预后作了较为深入全面的分析，尤其对于术前影像学评估和分型、手术入路的设计、视神经的保护及颈内动脉及其分支的保护、海绵窦内肿瘤的处理、影响肿瘤全切的因素有自己的经验和体会。内侧型蝶骨嵴脑膜瘤外科治疗是今后颅底神经外科研究重点领域之一。

（骆　纯）

岩斜区脑膜瘤手术治疗及预后分析［中华神经外科杂志，2012，28（4）：327］　张俊廷等回顾性分析自1992年4月至2010年8收治的426例岩斜区脑膜瘤临床资料，其中男119例，女307例，平均年龄47.4±10.2岁，有效随访314例，其中男85例，女229例。纳入随访病例314例。平均病程36.6±44.3个月，术前外院治疗20例，主要神经功能症状包括面部感觉异常161例，听力下降120例，行走困难105例，饮水呛咳93例，肌力弱63例，面瘫48例，动眼麻痹30例等。术前均行MRI检查确诊，肿瘤平均大小4.1±1.0 cm，伴脑积水26例。术前KPS评分为72.9±10.5分。手术入路包括经岩骨乙状窦前入路168例，颞下经小脑幕入路89例，额颞（断颧弓）入路28例，远外侧入路19例，乙状窦后入路10例。173例肿瘤累及海绵窦，其中手术切除127例，46例未全切；120例与脑干紧密粘连，85例轻度粘连；伴血管神经严重包绕52例，轻度包绕211例；肿瘤边界欠清60例。肿瘤全切169例，近全切124例，大部分切除21例。平均随访71.2个月，复发28例，死亡23例。5年、10年和15年的总生存率分别为93.0%、90.6%和70.0%。作者认为：手术为首选治疗策略。以保留患者神经功能和改善预后生活质量为前提，行个体化治疗，未全切者应定期复查，以决定是否辅助放疗。复发病例则应积极治疗。

（梁　强）

评述　岩斜区脑膜瘤位于岩斜交界处，大多数为良性且生长缓慢，但最终预后不良。作者对收治的426例岩斜区脑膜瘤的自然病史、治疗方案、预后因素、术后放疗等做了全面深入的分析，尤其对岩斜区脑膜瘤的手术治疗及长期预后有自己的临床经验，提供了较好的参考。如何选择最优的手术入路及保留神经功能和改善预后生活质量方面是今后临床研究的重点。

（骆　纯）

手术治疗男性垂体泌乳素腺瘤73例临床分析［中国微侵袭神经外科杂志，2012，17（8）：359］　朱明欣等回顾性分析自2001年6月至2010年6月收治的73例经手术治疗男性泌乳素腺瘤病人的临床资料。平均年龄36.69±12.55岁。术前血清泌乳素水平45.7～80 000 ng/ml，平均值为2 447.1 ng/ml，其中血清泌乳素≥200 ng/ml 59例，＜200 ng/ml 14例。肿瘤直径为10～65 mm，平均（32.81±12.90）mm，其中微腺瘤（≤10 mm）2例，大腺瘤（10 mm＜直径＜40 mm）45例，巨大腺瘤（直径≥40 mm）26例。镜下全切肿瘤37例，大部分切除36例，术后病理均为垂体泌乳素腺瘤，其中55例为侵袭性腺瘤。26例巨大泌乳素腺瘤中，侵袭性腺瘤24例。术后性功能障碍明显改善29例，不同程度缓解15例，无明显变化9例；视力下降逐渐恢复31例，恢复不明显10例。术后第3天泌乳素均值为820.64 ng/ml。对于大部分切除的36例，术后根据复查结果继续个性化溴隐亭治疗。对于镜下全切37例中，15例术后1周内血清泌乳素恢复正常，22例血清泌乳素水平仍偏高，但均较术前下降90%以上，术后继续予以溴隐亭维持剂量治疗。作者认为：男性泌乳素腺瘤多呈侵袭性生长，肿瘤大小与泌乳素水平呈正相关。对于体积较大、压迫症状较明显或伴有肿瘤囊变、卒中的男性泌乳素腺瘤病人，外科手术联合术后维持剂量药物综合治疗是合理的选择。

（梁　强）

评述　垂体泌乳素腺瘤是最常见的功能性垂体腺瘤，但男性发病率明显低于女性。作者对男性泌乳素腺瘤的临床特点、手术效果及并发症、随访及预后等方面进行了较全面的分析，尤其在男性泌乳素腺瘤的侵袭性、血清泌乳素水平与肿瘤直径的相关性、手术切除联合术后维持剂量药物综合治疗的效果方面有自己的临床经验，有较好参考价值。对于男性泌乳素腺瘤临床特点及治疗原则的规范化是今后临床研究的方向。

（骆　纯）

230例垂体ACTH微腺瘤经蝶手术治疗经验总结［中华神经外科疾病研究杂志，2012；11（2）：149］　张天锡等回顾性分析自1983年9月至2009年12月经蝶手术治疗ACTH微腺瘤230例的诊断和手术治疗效果。其中男70例，女160例，年龄14～58岁，平均（33±12岁），病程6个月至14年，平均4.3年。均具有典型库欣综合征表现，术前内分泌学检查患者均见血尿皮质醇水平增高，昼夜结节律消失；地塞米松抑制试验：小剂量（2 mg）不抑制97%；大剂量（8 mg）抑制89.5%。术前影像学（CT/MRI）检查结果：阳性占67%，阴性占33%。影像学阳性154例，常规施行经蝶微腺瘤选择性摘除术保留正常垂体组织，影像学阴性76例，行经蝶垂体切开探查术，其中发现0级微腺瘤患者65例，直径小至2 mm，均予以选择性摘除。11例未见明显肿瘤组织，术中冷冻切片提示垂体增生，则行垂体次全切除。40例术后出现短暂脑脊液鼻漏，25例术后尿崩症，13例需长效尿崩停或弥凝控制尿崩症。5例伴一侧肾上腺瘤经蝶术后6月补行切除术而痊愈。9例术后并发SIADH。本组平均随访时间6.7年。随访期间临床症状体征均消失，且激素值定期复查均在正常范围内者列为根治组，反之一律列为未根治组。根治组196例，未根治组34例。作者认为：垂体微腺瘤0级（≤4 mm）在CT/MRI上多未能发现。大部分病例可在术中探查到肿瘤，其中最小者仅2 mm。术中冷冻切片示垂体增生者可行垂体次全切除术。可将术后结果分为根治与未根治组，二者预后迥异，不可混淆。

（梁 强）

评述 如何提高垂体ACTH微腺瘤的诊断及经蝶手术切除的效果仍是临床上的棘手问题。80%垂体性ACTH腺瘤为微腺瘤，其中1/3在MRI上仍难以显示，为0级垂体微腺瘤，这类微腺瘤的诊断与治疗与一般垂体瘤依赖影像学诊断的特点不同，具有特殊性。作者对0级垂体微腺瘤的诊断和手术治疗、微腺瘤的手术方式选择及术后结果的评价等方面有自己独到的认识和理解，为我们提供了较好的参考。

（骆 纯）

颅颈交界区肿瘤的显微外科治疗［中国临床神经外科杂志，2011，16(10)：596］ 祝源等回顾性分析自2007年1月到2010年8月收治的经显微手术治疗例颅颈交界区肿瘤患27例，其中男21例，女15例；年龄4～68岁，平均43.6岁；病程5天至5年，平均病程6个月。头颈部疼痛12例，肢体麻木、无力11例，吞咽困难2例，体检时发现1例(无症状)，小便无力1例，共济运动障碍8例，声音嘶哑2例。CT检查4例未见病灶。MRI检查位于脑干腹侧4例，行枕下远外侧或经髁入路手术切除；位于脑干背侧和背外侧23例(其中延髓和脑桥髓内肿瘤4例，延颈交界髓内8例，髓外肿瘤11例)行枕下正中入路手术切除肿瘤全切。肿瘤全切25例，次全切除2例，无死亡病例。术后病理示脑膜瘤8例，神经鞘瘤6例，血管母细胞瘤、室管膜瘤、星形细胞瘤和海绵状血管瘤各3例，畸胎瘤1例。术后患者症状改善25例，2例上肢肌力下降和声音嘶哑症状加重。术后随访1.5～2年，无任何症状，且恢复正常生活20例；轻度脑神经功能障碍3例，生活自理2例；部分自理2例。2例星形细胞瘤1年后复发。作者认为MRI检查对颅颈交界区肿瘤的诊断及手术设计有重要帮助；合适的手术入路和熟练显微外科技巧是获得良好疗效的保证。

（梁 强）

评述 枕颈交界区是脑干与颈髓衔接的部位。该部位结构复杂，有重要神经、血管通过，手术显露困难，病变不易完全切除，手术致残率、死亡率高。近年来，随着神经影像学的发展、颅底显微外科的深入开展和新的手术入路的应用，其手术难题开始得到解决。作者对颅颈交界区肿瘤的临床特点、手术入路及手术效果等方面做了较为全面的分析，尤其在手术操作和并发症防治方面有自己的临床经验，有较好的临床参考价值。

（骆 纯）

16例延髓血管网织细胞瘤的显微外科治疗［中华神经外科杂志2012，28(4)：333］ 漆松涛等回顾性分析自2001年至2010年采用显微外科治疗延髓血管网织细胞瘤患者16例，其中男8例，女8例，年龄18～64岁，平均年龄36.6岁。主要临床症状为颅高压9例，小脑共济失调4例，神经、脑干核团受压症状，包括后组脑神经症状、锥体束征及感觉缺失等2例；抽搐1例。术前均行MRI检查，其中囊实性10例，实质性6例，肿瘤周边均无明显水肿，3例术前DSA示供血动脉和肿瘤浓密染色，行术前栓塞。本组中肿瘤最大径>3 cm 7例，<3 cm 9例。16例均在全麻插管下，取侧卧位，采用枕下后正中入路暴露肿瘤后循环供血动脉入瘤的近端或判断无其他主要脑干供血分支后灼闭离断肿瘤供血动脉，然后沿肿瘤周围分离，最后处理引流静脉。16例均采用显微外科行肿瘤全切除，术后均无新增神经功能损伤，术前症状均有不同程度好转。1例住院期间脑干梗死亡；另1例术后16个月肺部感染死亡。失访1例。余随访平均时间为33个月，均已正常生活工作，KPS评分90～100分。作者认为，通过积极显微外科治疗下行延髓血管网织细胞瘤整块切除，可缩短闩部操作时间从而减轻术后脑干反应，很好维持呼吸、循环的稳定，可以获得良好的预后甚至达到治愈。

（万志平）

评述 延髓是呼吸、循环中枢，有复杂的神经核团及密集的纤维束行走，且血管网织细胞瘤血供丰富，术中术后并发症多，直接手术死亡率很高。显微外科手术是目前治疗脑干血管网织细胞瘤的一线方案。延髓血管网织细胞瘤与闩部关系密切，在分离肿瘤特别是在闩部附近操作时维持呼吸、循环的稳定，是延髓肿瘤手术成败的关键。本研究显微外科治疗延髓血管网织细胞瘤，肿瘤均完全切除，预后良好，甚至治愈。作者总结的手术原则、策略和技巧，具有较好的临推广应用价值。

（骆 纯）

经胼胝体-穹窿间入路切除第三脑室内部及其后部肿瘤的临床治疗探讨［中华外科杂志；2012，50(2)：

139〕 张宏伟等回顾性分析自2008年7月至2011年3月用显微镜下经胼胝体-穹窿间入路切除第三脑室内部及后部肿瘤患者24例,其中男14例,女10例;年龄17～65岁,平均32岁。病程1个月至10年,其中2例下丘脑错构瘤患者的病程分别为5年、10年。全部患者均行MRI检查,其中合并梗阻性脑积水19例;术前外院行伽马刀治疗者4例,外院行脑室腹腔分流术者1例。所有患者术前均未行立体定向活检术。手术均行经胼胝体-穹窿间入路,肿瘤切除后根据导水管通畅程度术中同时行第三脑造瘘13例。镜下全切24例,次全切6例,大部分切除4例,4例生殖细胞瘤及1例淋巴瘤为部分切除,无死亡病例。术后病理报告,松果体实质细胞瘤5例,生殖细胞瘤4例,星形细胞瘤3例,下丘脑错构瘤2例,室管膜瘤2例,混合生殖细胞瘤2例,淋巴瘤2例,松果体母细胞瘤1例,皮样囊肿1例,脊索瘤样胶质瘤1例,颅咽管瘤1例。术后短期记忆力下降3例,1个月恢复2例,3个月恢复1例;术后额顶部硬膜下积液1例,保守治疗后好转;术后行脑室腹腔分流术1例。作者认为:在熟练掌握胼胝体-穹窿间入路手术技术的前提下,该入路是切除第三脑室内部肿瘤及大多数第三脑室后部肿瘤的理想入路。

(梁　强)

评述　第三脑室内部及后部肿瘤,由于位置深在、周围毗邻重要神经结构、常合并梗阻性脑积水,故手术难度较大,有时需行二次手术。作者对胼胝体-穹窿间入路的手术切口、引流静脉的处理、胼胝体切开、颅高压情况下肿瘤的暴露、如何预防术中并发症、肿瘤切除、合并梗阻性脑积水中的处理、术后管理等问题有自己独到深入的认识,有相当高的参考价值。经胼胝体-穹窿间入路因损伤小、入路直接,应该成为今后切除第三脑室内部及后部的肿瘤的常规入路而广泛开展。

(骆　纯)

髓内室管膜瘤的显微外科治疗〔中华神经外科疾病研究杂志,2012,11(4):308〕 曹依群回顾性分析了自2005年1月至2010年12月外科手术治疗髓内室管膜瘤患者57例,其中男21例,女16例,年龄9～72岁,平均34.7岁。主要临床症状为疼痛者33例,其中9例有放射痛,23例伴感觉异常;单纯感觉异常为首发表现者16例;以肢体肌力明显减退首发表现者8例,其中3例伴深感觉障碍;57例患者中12例括约肌功能障碍,9例感觉分离。McCormick脊髓功能分级Ⅰ级6例,Ⅱ级32例,Ⅲ级14例,Ⅳ级5例。术前均行MRI检查。肿瘤位于颈髓21例,颈胸髓8例,胸髓26例,圆锥2例。所有患者行显微手术肿瘤切除及椎板复位固定,术后均常规给予激素治疗及康复训练,其中4例恶性肿瘤以术区常规放疗,治疗情况:肿瘤全切除52例,大部分切除5例,无手术死亡。病理结果:髓内室管膜瘤Ⅰ～Ⅱ级53例,Ⅲ级3例,Ⅳ级1例。平均随访期26个月,随访期末McCormick分级达Ⅰ级37例;Ⅱ级14例;Ⅲ级5例;1例Ⅳ级未明显恢复。随访期内3例由于其他原因死亡,6例患者复发,其中3例恶性,2例位于圆锥部位,1例位于高颈段。作者认为:显微外科技术的应用可以显著提高肿瘤的全切除率,并减少脊髓的功能损伤,术后神经功能显著改善;术后椎板复位固定的应用减少了脊柱畸形的发生率,降低了术后并发症。

(万志平)

评述　脊髓内室管膜瘤是成人最常见的脊髓原发肿瘤之一,目前占脊髓髓内肿瘤第一位。室管膜瘤的复发与肿瘤的切除程度相关,尤其肿瘤上下极囊腔需妥善处理。本研究利用显微外科治疗室管膜瘤,通过对手术方法分析,肿瘤切除程度、术后椎板复位固定、患者神经功能改善情况随访对比研究,证明了显微外科技术及术后椎板复位固定的应用在室管膜瘤治疗上起重要作用,具有很好的临床参考价值。

(骆　纯)

神经外科择期手术患者医院感染的临床分析〔中华医院感染学杂志,012,22(15):3260〕 朱宏伟等回顾性分析自2007年1月至2009年12月337例择期神经外科手术医院感染的构成及特征。其中脑肿瘤173例,脑积水54例,颅骨修补49例,功能神经外科疾病35例,脊髓疾病26例。医院感染诊断标准以《医院感染诊断标准》为依据,本组择期手术患者共分离出37株,耐药菌监测范围主要有耐甲氧西林的金黄色葡萄球菌MRSA,产超广谱β-内酰胺酶ESBLs等。医院感染30例,37例次,其中5例合并2处感染,1例合并三处感染。男性17例,女性13例,年龄6月龄～80岁,平均36.9岁。总感染率11.0%,其中脑积水感染率14.8%,脑肿瘤13.9%,颅骨缺损6.1%;37例医院感染中肺部感染占首位40.5%,颅内感染27.1%,切口21.6%;37例医院感染患者中,死亡7例,死亡率18.9%,其中肺部感染3例、颅内感染4例、基础疾病分别为3例胶质瘤,2例脑积水,松果体畸胎瘤及后颅窝表皮样囊肿各1例。作者认为:神经外科择期手术患者医院感染以肺部、颅内及切口为最主要部位,感染菌株以革兰阴性杆菌为主,在革兰阳性球菌中以葡萄球菌为主;抗菌药物的应用使得耐药菌株有日益增多趋势。

(万志平)

评述　术后医院感染是神经外科术后重要并发症,其发生会严重影响手术效果,甚至导致患者预后不良。研究表明,积极预防控制医院感染,可有效降低患者死亡率及住院天数。本研究通过对神经外科择期手术患者医院感染病例临床资料进行分析，探讨医院感染的构成及其特征，为临床防范医院感染和合理使用抗菌药物提供很好的参考依据，具有很好的临床价值。

（骆 纯）

脑动静脉畸形出血危险因素的 logistic 回归分析 ［解放军医学杂志，2011，12(36)：1335］ 曹向宇等回顾性分析自 2007 年 1 月至 2009 年 12 月收治的 127 例脑动静脉畸形（AVM）患者进行了出血危险因素，其中男 69 例，女 58 例，年龄(32.6±13.3)岁。治疗前均行 DSA 检查，其中 61 例合并出血性卒中，小型 AVM44 例，中型 AVM64 例，大型 96 例，浅静脉引流 96 例，单纯深静脉引流 19 例，深浅静脉引流 12 例。单支引流 42 例，多支引流 85 例。对病人的性别、年龄、畸形血管团直径、深静脉引流、单支静脉引流、伴发动脉瘤等因素进行了针对畸形出血危险因素的 logistic 回归分析，结果伴发动脉瘤、深静脉引流、单支静脉引流、小型动静脉畸形及女性患者的脑动静脉畸形出血风险较大。年龄对脑动静脉畸形出血无显著影响。作者认为伴有病灶内动脉瘤和供血动脉动脉瘤较易出血；深静脉引流和单支静脉引流均可显著增加出血风险，这与回流静脉压力增高有关；而小型动静脉畸形、女性患者脑动静脉畸形的脑动静脉畸形出血风险高。临床上对于存在以上危险的患者，应及早处理，以降低脑动静脉畸形的病残率和病死率。

（张 琪）

评述 脑血管畸形是青年人卒中的重要原因。但大部分的脑动静脉畸形（cVAM）为未出血病灶，其自然病史尚未明确，是否采取积极的干预治疗也一直存在争议。对 cAVM 出血的危险因素分析需要对其血管构筑学的研究，包括动脉瘤、引流静脉和病灶大小等因素也被大量研究，目前为止，尚无得到一致公认的预测评估体系可供临床应用；这有赖于对 cVAM 自然病史的研究需要大样本的、长期随访和观察。

（刘建民）

脑动静脉畸形 3094 例的临床特征及外科治疗效果分析［中华医学杂志 2011，39(91)：2740］ 郭鹏等回顾性分析自 1956 年 7 月至 2009 年 4 月 3094 例动静脉畸形患者临床特点、外科治疗方法和疗效，其中男 1 994 例，女 1 100 例，男：女＝1.81：1，年龄 1～75 岁，平均年龄(27±13)岁。并发症状：出血 52.26%，头痛 17.78%，癫痫 12.83%，神经功能障碍 10.99%。AVM 直径 0.5～9.0 cm。手术治疗 2 013 例，检查治疗 143 例，放射治疗 50 例，保守治疗 888 例。统计内容包括年龄分布、性别比例、首发症状、Spetzler-Martin 分级、病灶体积与出血关系、畸形合并动脉瘤、静脉瘤、AVM 手术预后、死亡率等，结果显示发病高峰 12～38 岁，首发症状为出血的占 52.26%，畸形团越小出血风险越大，合并静脉瘤的患者 46.15%有出血病史，合并动脉瘤的患者 57.58%的患者合并出血，手术治愈率 84.15%死亡率 3.18%，有出血病史的动静脉畸形手术死亡率 5.19%。作者认为脑动静脉畸形多在青、中年时期出现，其中以出血为首发症状占首位；应根据 Spetzler-Martin 分级治疗治疗策略，选择开颅手术切除、血管内栓塞或立体定向治疗；而手术治疗能够立即清除病灶，彻底消除 AVM 的出血风险，且随着显微外科技术提高，手术并发症率和残死率明显下降。

（张 琪）

评述 尽管神经影像和微创的神经外科治疗技术不断发展，对于脑动静脉畸形的治疗仍应强调多模式综合治疗的理念。Spetzler-Martin 分级可很好的评估 cAVM 手术治疗风险，并已在临床中常规使用。级别较低的病灶采用开颅手术治疗能够获得较为满意的治愈率和具有较高的手术安全性；高级别的 cAVM 治疗却依然是比较复杂困难的，往往采用联合血管内栓塞和立体定向放射治疗。血管内栓塞治疗与外科开颅手术切除病灶在治疗理念和治疗策略上不尽相同，建立基于血管内栓塞治疗的手术风险评估体系的需求也日趋迫切。

（刘建民）

分次栓塞治疗大型颅内动静脉畸形的疗效分析 ［中华医学杂志，2011，12(27)：1195］ 梁国标等回顾性分析自 2006 年 1 月至 2010 年 1 月采用分次栓塞治疗大型（最大径＞6 cm）的颅内动静脉畸形患者 23 例，其中男 13 例，女 10 例，年龄 11～48 岁，平均年龄(30±10.8)岁。Spetzler-Martin 分级：Ⅲ级 2 例，Ⅳ级 12 例，Ⅴ级 9 例。采用 NBCA 胶、Onyx 胶及弹簧圈等材料分次栓塞，间隔时间＞1 个月，直至畸形团完全栓塞或无法继续栓塞，残余畸形团行伽玛刀治疗。23 例共行 55 次栓塞治疗，平均栓塞 2.39 次/例，平均栓塞率 81.3%，14 例为完全栓塞，8 例畸形团残留，均接受 γ-刀治疗。治疗过程中再出血 3 例，脑梗塞 4 例。影像学治愈 19 例；20 例 GOS 评分较术前无明显下降，2 例患者 GOS 评分较术前下降，死亡 1 例。作者认为对于大型颅内动静脉畸形制定个体化的治疗方案，采用分次栓塞治疗可取得良好的影像学和临床疗效。认真分析对畸形团血管构筑和血流动力学特点，确定高危出血因素并优先处理，立体定向放射治疗是较好的辅助治疗手段。

（张 琪）

评述 大型脑动静脉畸形治疗依然是脑血管病外

科学的一大难题，高 Spetzler-Martin 分级的病变外科手术的近远期并发症率依然居高不下。血管内栓塞治疗能够通过分次栓塞治疗的策略，有计划、分批次的栓塞畸形团以达到逐渐改变血流动力学的效果，将有助于降低并发症的发生率；而通过优先处理出血危险因素，达到脑动静脉畸形"靶向性"治疗的目的；而治疗靶向的确定有赖于对脑动静脉畸形的血管构筑学进行深入研究。

(刘建民)

颅内支架成形术出血并发症的原因和防治[中华放射学杂志，2012，46(6)：548]　许斌等回顾性分析自 2006 年 7 月至 2011 年 12 月完成的 366 例颅内支架成形术中发生的出血并发症患者 14 例，其中男 12 例，女 2 例，年龄 36～76 岁，平均(57±12)岁。以接受手术的前 100 例为界限分为前期手术组和后期手术组。本组颅内支架成形术出血并发症总发生率 3.8%，前期手术组发生率 10.0%，后期手术组发生率 1.5%。其中 6 例出血并发症与手术操作相关，分别为 1 例微导丝置于远端分支动脉时刺破动脉、1 例球囊扩张时导致血管破裂、1 例将球囊于支架内再次扩张后发生出血、3 例微导丝头端突然前蹿刺破了分支动脉；8 例与过度灌注相关，其中 3 例为适应证掌握不严格所致。所有出血病例中死亡 6 例，重残 3 例，轻瘫痪 2 例，3 例无神经功能缺失。作者认为颅内支架成形术出血并发症具有较高的致残率和致死率，但术者可以在提高手术操作技巧、严格选择适应证的基础上，减少出血并发症的发生。

(田春鸥)

评述　颅内动脉粥样硬化性狭窄是国人缺血性卒中的一个重要原因。对该病的最佳治疗方案(药物治疗、外科手术搭桥和血管内支架成形术)也一直存在争议。SAMPPRIS 研究结果的公布也使我们不得不更加审慎地考虑颅内血管内支架成形术治疗的合理性。SAMPPRIS 研究提示药物治疗组和支架治疗组的差异在于围手术期并发症的影响，这也强调应更加合理的选择病例、更加严格的进行技术培训和规范，以达到尽可能降低手术风险、提高手术安全性。

(刘建民)

症状性颈内动脉完全闭塞患者的临床干预和随访研究[中华神经医学杂志，2011，10(11)：1092]　杨华等报道自 2004 年 2 月至 2009 年 1 月用介入治疗和药物治疗的症状性颈内动脉完全闭塞患者 62 例，其中男 34 例，女 28 例，年龄 45～70 岁。患者均在所在医院卒中注册登记系统中随访，全部有短暂性脑缺血发作或脑梗死患者。介入组 21 例给予颈内动脉闭塞血管再通术，药物组 41 例给予药物治疗。在随访 3 月、6 月、1 年及 2 年时，介入组患者的 mRS 评分平均秩次均明显低于药物组($P<0.05$)。介入组和药物组患者再发血管事件的中位数时间分别为(17.42±1.20)个月和(19.43±1.51)个月($P>0.05$)。多因素 Cox 回归分析表明患者再发血管事件的独立危险因素主要包括吸烟($RR=3.189$，95% CI 1.020～9.968，$P=0.046$)、糖尿病($RR=2.717$，95%CI 1.113～6.631，$P=0.028$)及基线时(NIHSS)评分($RR=2.984$，95%CI 1.049～8.485，$P=0.040$)，而治疗方案(介入治疗和药物治疗)不是血管事件再发的独立影响因素($RR=1.191$，95%CI 0.430～3.296，$P=0.737$)。作者认为：对于症状性颈内动脉完全闭塞患者，介入治疗较药物治疗能获得更好的功能预后，但随访 2 年时未能减少血管事件的发生。吸烟、糖尿病及基线 NIHSS 评分是其血管事件再发的独立危险因素。

(田春鸥)

评述　慢性颈动脉完全闭塞(chronic carotid total occlusion，CCTO)是缺血性卒中的重要原因，即便给予最佳的药物治疗依然有 20%以上的卒中概率。脑血管外科医生对该病治疗的探索一直没有终止，1985 年发表的颅内外血管搭桥在缺血性脑血管病治疗中的负性结果，开始质疑 EC-IC bypass 治疗的合理性；而基于新脑血流评估技术和显微外科手术的提高，COSS 研究重新评估 EC-CI bypass 对慢性血管闭塞的安全性与有效性，但依然显示搭桥术在预防卒中发生上并不优于最佳的药物治疗。神经介入技术的应用有望能够提高 CCTO 病变治疗的有效性，但有待于更进一步的研究。

(刘建民)

标准式与外翻式颈动脉内膜切除术治疗颈动脉狭窄[中华神经外科杂志，2012，28(5)：461]　林凯等报道颈动脉内膜切除术治疗颈动脉粥样硬化狭窄 81 例，共 90 侧。其中男 59 例，女 22 例，年龄 48～83 岁，平均(65±1)岁。所有患者术前均行双侧劲内动脉彩超、经颅多普勒、颅脑 CT、CTA 检查，部分患者行 DSA 检查，其中狭窄程度为 50%～70%的有 47 例，70%以上有 43 例，合并对侧狭窄 76 例。标准术式 25 侧，外翻术式 65 侧。手术均获成功，动脉阻断时间为：标准式为13.4～48.2 min，外翻式为 14.5～31.2 min。术后患者均复查颅颈 CTA，必要时复查颅脑 CT，显示手术侧颈动脉形态正常。术后随访 1～21 个月，70 例术前有症状者中，65 例术后症状不同程度改善，有效率 92.9%。CTA 复查标准式术后有 2 例 2 侧再狭窄(8.0%)，外翻式术后 1 例 1 侧发生再狭窄(1.5%)。作者认为标准式及外翻式颈动脉内膜切除术可以有效地治疗颈动脉狭窄，预防脑卒中。两种手术方式各有特点，应根据手术者的习惯、熟练程度以及患者病变、影像、解剖特点等选择合适的手术方式。

（田春鸥）

评述 颈动脉粥样硬化性狭窄是开展循证医学研究最多的脑血管病。CEA 和颈动脉支架（CAS）都已成为颈动脉狭窄治疗的重要手段，尽管孰优孰劣尚存争议。是否使用转流管、外翻式等切除方式，可能对影响治疗的结果，但这更多的是取决于术者经验和病变特点。因此，根据病例的个体差异制定有针对性的个体化治疗方案才是获得最安全、有效治疗的关键。

（刘建民）

颅内动脉瘤 3 322 例的临床特征和手术结果分析［中华医学杂志，2011，91(47)：3346］ 李姝等回顾性分析自 1955 年 1 月至 2009 年 7 月收治的颅内动脉瘤患者 3 322 例，其中男 1 550 例，女 1 772 例，男女比例为 0.875 ∶ 1，平均年龄 46 岁。动脉瘤直径 1～100 mm。评估临床特征变量：年龄、性别、入院 Hunt－Hess 分级、首发症状。手术治疗病例按入院时间分为 A 组（1992—2000 年）和 B 组（2001—2009 年），比较两组手术并发症及手术结局。结果显示：颅内动脉瘤高发年龄分布在 38～54 岁，其中出血（84.89%），占位效应（8.13%）和非出血性头痛发作（5.18%）。男女比例 0.875 ∶ 1。A 组与 B 组相比：两组间年龄分布和性别比率差异无统计学意义；Hunt－Hess Ⅱ、Ⅲ、Ⅳ级患者比例下降，0 级、Ⅰ级比例增加；手术并发症发生率无统计学差异。作者认为，动脉瘤主要临床症状为出血、占位及非出血性头痛。入院 Hunt－Hess 分级以Ⅰ级和Ⅱ级为主。动脉瘤主要分布于颈内动脉、前交通动脉及大脑中动脉。女性略多于男性，但在大脑前、前交通及椎基底动脉，男性多于女性。破裂动脉瘤女性多于男性。巨大动脉瘤的手术治疗除传统动脉瘤夹闭术，应结合病例具体情况考虑搭桥等手术方式。

（吕 楠）

评述 随着神经介入技术与栓塞材料的进展，动脉瘤血管内治疗效果得到显著提高；对于同时适合开颅手术夹闭和血管内栓塞的病例，应优选介入治疗已作为一级证据在国内外的指南所推荐。当然，显微神经外科技术的发展，包括术中荧光造影、无脑压板牵引、锁孔技术等也使得其安全性和疗效有进一步提高。在研究外科治疗效果时，应该充分考虑所采用外科手术技术的不同造成的差异，而这正是本研究所缺乏的内容。

（刘建民）

破裂动脉瘤栓塞术中再破裂的危险因素分析及处理方法［中华神经外科杂志，2012，28(1)：27］ 张圻等回顾分析自 2003 年 6 月至 2011 年 1 月接受血管内栓塞治疗的 1628 例颅内破裂动脉瘤患者临床资料，其中男 548 例，女 1 080 例，平均 52～80 岁，平均年龄（66.75±6.69）岁。术前 Hunt－Hess 分级，Ⅰ级 262 例，Ⅱ级 690 例，Ⅲ级 450 例，Ⅳ 86 例，Ⅴ级 140 例。宽颈动脉瘤 321 例，不规则形动脉瘤 675 例。采用 logistic 回归分析颅内破裂动脉瘤术中再破裂（IPR）的危险因素，并统计 IPR 的治疗策略，术后所有 IPR 患者定期接受临床及影像学随访以评估该治疗策略的临床疗效。结果显示 IPR 的发生率为 0.98%，死亡率为 37.5%。存活的 10 例患者中有 8 例得益于发生 IPR 后立即快速完成动脉瘤栓塞以及静脉注射鱼精蛋白中和肝素钠逆转抗凝，2 例得益于急诊脑室外引流。但 7 例患者遗留有不同程度的残疾，3 例完全康复。微小动脉瘤（直径≤3 mm）、颅内动脉粥样硬化、FisherⅢ级、脑血管痉挛Ⅰ级和Ⅱ级为颅内破裂动脉 IPR 的危险因素；颈内动脉分叉近端和基底动脉主干处以及 Hunt－HessⅡ为 IPR 的保护性因素。作者认为 IPR 发生后立即快速完成动脉瘤栓塞，同时予静脉注射鱼精蛋白中和肝素钠逆转抗凝是急诊救治的关键。

（吕 楠）

评述 无论是血管内栓塞还是开颅手术夹闭，术中再破裂都是极为严重的并发症，可能与术中血压管理欠佳、术者手术操作及抗凝等相关。本文作者对 IPR 相关危险因素和保护因素的分析，缺乏对临床实践指导的价值。操作者经验及栓塞策略是决定 IPR 的关键因素，应对此类因素进行分析。尽管发生率很低（1%），但因残死率极高而应引起足够的重视。术中快速中和肝素、控制性降压并尽快完成动脉瘤的栓塞是减少出血的关键。

（刘建民）

颅内外旁路移植术治疗颈内动脉海绵窦段巨大动脉瘤［中国临床神经外科杂志，2011，16(10)：577］ 孙玉明回顾性分析自 2008 年 7 月至 2010 年 12 月用颅内外旁路移植术治疗颈内动脉海绵窦段巨大动脉瘤患者 12 例，其中男 3 例，女 9 例，年龄 14～70 岁，平均年龄（43±23）岁，病程 13 天至 30 年。术前行 DSA 检查 7 例，外院行压迫动脉瘤对侧颈内动脉及椎动脉造影 5 例。动脉瘤位于右侧 6 例，左侧 5 例，双侧 1 例，动脉瘤直径 25～50 mm，均为巨大动脉瘤。12 例中多发动脉瘤 3 例，均行颅内外高流量旁路移植术＋动脉瘤孤立术。移植血管为大隐静脉 6 例，桡动脉 6 例。供血动脉为颈外动脉主干 10 例，颌内动脉 2 例。受血动脉为大脑中动脉颞干 11 例，颈内动脉眼动脉段 1 例。术后随访 0.5～2.7 年，按 GOS 评分，11 例恢复良好,1 例重残。影像学复查示移植血管通畅 10 例,闭塞 2 例(其中 1 例为二次手术后闭塞)。作者认为,颅内外高流量血管旁路移植术＋动脉瘤孤立术是治疗颈内动脉海绵窦段巨大动脉瘤的理想方法,尤其是对于较年轻的患者。合理选择供血动脉、移植血管和受血动脉,加强围手术期的监护和处理,保证移植血管的通畅,是手术成功的关键。

(吕　楠)

评述　对于巨大型动脉瘤,颅内外高流量搭桥联合动脉瘤孤立术已是一种重要的治疗方法,国内外均有较多的文献报道。评估旁路手术对远端脑血流代偿并提高血管搭桥手术效果是最为关键的,而合理的选择供血血管(桡动脉或颌内动脉等)、受血动脉等是移植血管的即刻和远期通畅性的保障,修复或重建旁路血运——应是颅内动脉瘤治疗的最理想目标。

(刘建民)

颅内动脉瘤治疗十年回顾(附 1 372 例治疗及随访)[中国临床神经外科杂志,2012,17(1):1]　秦尚振等分析自 2000 年 1 月至 2009 年 12 月收治的 1 372 例颅内动脉瘤治疗及随访的结果,其中男性 615 例,女性 757 例,年龄 40～60 岁 915 例,40 岁以下 164 例,60 岁以上 293 例,平均年龄 52 岁。采用血管内栓塞治疗 632 例(697 枚动脉瘤),显微手术夹闭 740 例(805 枚动脉瘤),按 GOS 评分,栓塞组 Hunt－Hess 0～Ⅲ级 564 例中,良好 536 例(95.0%),死亡 6 例(1.1%);手术夹闭组 Hunt－Hess 0～Ⅲ级患者 566 例,良好 542 例(95.8%),重残 18 例(3.2%),死亡 6 例(1.1%)。栓塞组 Hunt－Hess Ⅳ～Ⅴ级 68 例中,良好 32 例(47.1%),重残 18 例(26.5%),死亡 18 例(26.5%);手术夹闭组 Hunt－Hess Ⅳ～Ⅴ级 174 例中,良好 84 例(48.3%),重残 55 例(31.6%),植物生存 7 例(4.0%),死亡 28 例(16.1%)死亡。两组 Hunt－Hess 0～Ⅲ级患者的预后没有显著差别($P>0.05$)。两组 Hunt－Hess Ⅴ级 26 例,重残 4 例,植物生存 3 例,死亡 19 例。栓塞组 DSA 复查 167 例,动脉瘤仍致密填塞 138 例,不完全栓塞 24 例,复发 5 例;夹闭组 DSA 复查 136 例,安全夹闭 129 例,部分瘤颈残留 7 例。作者认为血管内栓塞治疗和显微手术夹闭均是治疗颅内动脉瘤的有效方法,治疗应根据病人动脉瘤的部位、大小及经济状况等进行选择,前循环动脉瘤两种皆可,后循环动脉瘤应首选血管内栓塞。Hunt－Hess 0～Ⅲ级尽早诊断和治疗,Hunt－Hess Ⅳ级在出血 3 d 以后血管痉挛严重者应待其缓解后再行治疗,Ⅴ级疗效极差。

(瞿米睿)

评述　颅内动脉瘤的外科治疗不断进步,血管内栓塞治疗不再是开颅夹闭手术的“替补”;除大脑中动脉动脉瘤外,特别是后循环的动脉瘤,血管内栓塞应作为首选方案。即便是对于急性破裂出血的宽颈动脉瘤,血管内支架辅助栓塞治疗也不再是禁忌证。从本文单中心大样本的临床结果提示,血管内治疗和显微手术夹闭是治疗颅内动脉瘤的有效方法。病情危重的破裂动脉瘤(Ⅳ～Ⅴ级)的病人疗效极差,积极干预的治疗时机还有待进一步研究。

(刘建民)

淀粉样脑血管病相关性脑出血与高血压脑出血的临床研究[中华神经外科杂志,2011,27(12):1233]　张慧端等收集 3 年来 6 家三级甲等医院经手术治疗自发性脑出血患者 101 例。其中所有标本均经送作者所在医院病理科诊断后分为淀粉样脑血管相关性脑出血(CAAH)组 11 例,高血压脑出血(HICH)组 90 例。对两组临床表现、影像学特点、术后病死率进行统计分析。CAAH 组发病平均年龄高于 HICH 组,而术前偏瘫的发生率低于 HICH 组。CAAH 组出血部位多在脑叶,而 HICH 组以基底节区最常见。CAAH 组年龄>70 岁患者术后病死率高于 HICH 组。随访期内 CAAH 组 11 例中,死亡 4 例,余 7 例全部进行随访,随访期内 2 例再次出血,其中 1 例死亡,4 例出院后因长期卧床并发肺部感染,1 例出现左眼视力颞侧偏盲,生活基本自理。HICH 组随访 46 例,随访期内 8 例再次出血,15 例出院后因长期卧床肺部感染,11 例死亡。作者认为淀粉样脑血管病相关性脑出血(CAAH)在临床和影像学上具有一定的特征,年龄较大者预后较差。外科手术干预近期有较好的效果,术后肺部感染是导致预后不良的常见并发症。

(李　力)

评述　淀粉样脑血管病相关性脑出血(CAAH)是一类特殊类型的脑出血性卒中。其特征性的影像学和临床特征,使初步诊断较为容易;但往往确诊较为困难。针对该病的临床研究相对较少,而有针对性的病因治疗也尚无突破。外科手术可能有助于消除颅内高压造成的继发损害,但能否改善长期预后还需要大宗的前瞻随机对照研究加以证实。

(刘建民)

持续颅内压监测在高血压性脑出血中的应用[中华微侵袭神经外科杂志,2012,17(8):341]　曹合利等报道阶梯式降颅内压(ICP)治疗高血压性脑出血手术患者 120 例,其中男 72 例,女 45 例,平均年龄 52.4 岁。均在发病后 24 h 内入院。基底核出血 65 例,皮质出血 20 例,小脑出血 15 例,丘脑出血 8 例,单纯脑室出血 12 例,所有病人均有高血压病史,排除外伤、脑血管畸形、动脉瘤破裂等原因所致出血。所有病人 GCS 评分≤8 分,其中 GCS 评分 3～5 分 35 例,GCS

评分 6～8 分 85 例，颅内压监测 3～14 d，平均 5.2 d。本组 ICP 轻度增高 40 例，中度增高 55 例，重度增高 25 例。对轻度增高者，保持 20～30 度颈部抬高，有效控制血压，中心动脉压和静脉压；中度增高者，可先用甘露醇或联合用甘油果糖、人体白蛋白等药物，定时复查头颅 CT；重度增高者，加强脱水，脑室外引流，必要时做手术减压手术。无探头植入引起的颅内大出血。术后发生感染 3 例，对症治疗后好转。术后 6 个月，根据 GCS 评分：回复良好(包括良好和轻残)65 例，恢复不良(包括重残和植物状态)25 例，死亡 30 例，其中轻度颅内压增高 1 例，中毒 7 例，重度 22 例。作者认为在高血压性脑出血病人手术后，行持续颅内压监测可指导降低颅内压措施的实施，早期发现病情变化，减少并发症，改善预后。

(李　力)

评述　高血压脑出血是最为常见的脑出血性卒中，外科治疗与内科保守治疗的争议也持续存在。出血后所造成的继发神经损害和颅内高压，是其预后不良的主要因素。如何有效快速降低颅内压以改善脑灌注，是脑血管病医生所面临的难题。持续的颅内压监测能够准确反映颅内压动态变化，用于指导手术病例的选择和降颅压药物的选择。特别是多种不同植入探头，使临床医生能够根据具体病例进行个体化选择；这也大大提高颅内压监测的安全性。

(刘建民)

恶性脑胶质瘤立体定向加常规放疗的疗效观察[立体定向和功能神经外科杂，2011，3(29)：331]　范志刚等回顾性分析自 2008 年 1 月至 2011 年 7 月用常规外照射加立体定向照射治疗恶性脑胶质瘤患者 32 例，男女比例为 1.46：1，年龄 20～69 岁，(中位年龄 37 岁)。按最新的 2000 年版 WHO 神经系统病理分级：间变性星形细胞病(Ⅲ级)17 例，多形性胶质母细胞瘤(Ⅳ级)15 例。生活质量 Karnofsky 评分大于 70 分。患者均行放射治疗前程常规技术外照射和后程立体定向照射相结合方式，前程常规照射外照射行常规分割照射，一般选用二野对穿或成角照射，部分病变加楔 i 形板，6MV-X 线，外照射 46～50 Gy，23～25 f/4.6～5 W，设野时避开眼球区。剂量为 2.0 Gy/次/天。5 天/周。紧接用分次立体定向照射，CT 薄层增强扫描，输入治疗系统计划，在影像可见肿瘤灶勾画出大体肿瘤体积和临床体积。时间-剂量分割方式为 3～5 Gy/次，每日或隔日 1 次，每周 2～4 次，总剂量 14 2～20 Gy。每例患者治疗后每 3 个月行头部 MRI。本组病例 1、2、3 年总体存率分别为 77.3%、52.5%、25.0%；1、2、3 年无进展生存率分别为 59.8%、36.5%、16.3%。放疗后 0.5 年至 3 年复诊或随访，有头痛、呕吐发生率为 6.7%。作者认为，采用放射治疗前程常规照射和后程立体定向照射推量相结合方式，治疗手术后残留的高级别胶质瘤的近期疗效理想，未发现明显毒性不良反应和并发症。

(陈　鑫)

评述　恶性脑胶质瘤需要手术，放疗和化疗的联合治疗，术后放疗是治疗恶性脑胶质瘤的常规手段，可明显延长病人的生存时间。作者采用常规照射和立体定向照射推量相结合治疗恶性脑胶质瘤，近期疗效满意。对于二种照射方式，主要需要掌握照射剂量，常规照射剂量为 55～60 Gy，结合低剂量立体定向照射，可发挥立体定向放射物理课题分布特点，不增强脑组织的损伤。该照射方法值临床应用。

(周晓平)

外科治疗中央区顽固性癫痫[中国临床神经外科杂志，2012，17(10)：588]　郭强等回顾性分析自 2008 年 9 月至 2011 年 3 月外科手术治疗中央区顽固性癫痫患者 25 例，其中男 14 例，女 11 例，年龄 8～41 岁，平均年龄 18.6 岁，癫痫病程 1～34 年，平均 9.5 年。发作表现为单纯部分性发作，复杂部分性发作，全身强直阵挛发作以及部分性发作全身强直阵挛发作。所有病例均常规行 MRI 检查，其中脑占位病变 11 例，脑皮质发育不良 7 例，脑软化 4 例，阴性 3 例。累及中央区的顽固性癫痫患者，分别结合颅内电极、皮质电刺激功能区描记、神经导航、术中唤醒和术中电生理监测等手段进行病灶、致痫区和功能区定位。其中 12 例行硬膜下栅格状电极埋置，行长程监测定位发作起始区，14 例在术中给予皮质电刺激功能区定位(结合或不结合术中唤醒)。3 例术后出现短暂的对策肢体肌力下降，2 例术后对侧肢体肌力有恢复，活动更灵活。术后随访 12～24 个月：Engel Ⅰ级 16 例，Ⅱ级 5 例，Ⅲ级 1 例，Ⅳ级 3 例。其中占位病变有 10 例，皮质发育不良 4 例，脑软化 2 例均达到Ⅰ级。作者认为对累及中央区的顽固性癫痫患者，应在保障安全的前提下尽可能切除致痫灶和病变。颅内电极记录和术中唤醒等技术可用于颅内致痫灶的定位，在术中电生理监测下充分切除病灶及癫痫样放电区对控制癫痫发作效果良好。

(陈　鑫)

评述　累及中央区的顽固性癫痫的外科治疗仍是癫痫外科的难题，定位致痫区和功能区的精确性要比其他脑叶要高，而且功能区会影响神经功能障碍，因此，术前的致癫灶的定位格外重要。作者大多数患者采用颅内埋藏电极定位，而颅内电极监测认为是定位致痫的金标准，并可结合导航和皮质脑电图技术可充分切除病灶及癫痫样放电区。有条件医院可用术中唤醒麻醉药功能监测技术，能更充分切除癫痫灶，在功能区尽量采用多处软膜层横切或皮质热凝术。

（周晓平）

新型无框架立体定向系统 VarioGuide 在颅内病变穿刺活检中的初步应用[中华医学杂志，2012，92(21)：1468]　张家墅等自2011年11月至2012年4月应用新型无框架立体定向系统 VarioGuide 在颅内病变穿刺活检患者15例，其中男9例，女6例，年龄9～67岁，平均(39±8)岁。术中用 VarioGuide 联合多模态神经导航辅助下立体定向穿刺活检。无 VarioGuide 相不良事件。手术平均耗时(65±8)min，iMRI 证实全部穿刺点与预设靶点完全吻合。病变平均直径(34±15)mm，最小直径7 mm，iMRI 发现全部17个穿刺点，与术前设计靶点完全吻合。术后全部均明确病理诊断。其中胶质瘤9例，淋巴瘤2例，转移瘤1例，生殖细胞瘤1例，脱髓鞘2例。无死亡或其他术后并发症。15例中有7例避免不必要的开放手术，其中3例为脱髓鞘病变转神经内科治疗，2例生殖细胞瘤行化疗。6例胶质瘤和1例转移癌行开颅手术治疗。1例髓母细胞瘤要求转其他医院。作者认为多模态神经导航是近年来出现的一种全新导航模式，通过将重要功能结构与代谢信息整合入导航系统，实现解剖、功能结构及代谢信息的同步可视化，能够显著提高手术效率。VarioGuide 联合多模态神经导航是一种准确、安全、高效的技术手段，能够在不增加术后神经功能障碍的前提下，提高活检手术的阳性诊断率。

（陈　鑫）

评述　目前无框架立定向系统进行颅内病变穿刺活检是明显病理诊断手段。以往认为无框架系统作术中病变活检有一定局限性，如患者耐受性差，术区暴露有限，影像反馈缺乏等缺点。而 VarioGuide 系统使用导航软件提高手术效率，平均定位误差1.4 mm，平均误差体积0.012 mm^3。作者采用多模态神经导航下穿刺活检，可在可视化确定术中靶点与穿刺路径，避开重要功能区，以达到保护神经功能的目的。该系统是一种准确、安全、高效的技术手段，在临床上还需不断积累病例，以提高病变活检的阳性诊断率。

（周晓平）

神经导航辅助全程内镜扩大经蝶技术切除复杂蝶斜区病变：附15例报道[南方医科大学学报，2012，3(29)：1297]　樊俊等报道自2010年1月至2011年8月应用神经导航系统辅助全程内镜技术开展扩大经蝶入路切除累及蝶斜区各类大型复杂病变15例，其中男6例，女9例，年龄27～67岁，平均41.3岁，病程3月至4年。主要临床表现：头痛、头晕12例，视力、视野障碍7例，眼球运动障碍2例，闭经、泌乳、性功能低下等内分泌功能障碍8例。所有病例于术前常规行MRI及三维CT检查，证实均蝶斜区占位，病变最大径5.2～8.7 cm，均累及鞍区、蝶窦及上中斜坡，其中4例累及后组筛窦，蝶窦及斜坡区骨质均有较大程度破坏。术中均在神经导航与全程内镜技术结合行肿瘤切除。术后经病理证实垂体腺瘤7例，脊索瘤5例，海绵状血管瘤3例，10例全切除，4例次全切除，1例大部切除；术后一过性尿崩3例，短暂脑脊液漏2例，无死亡病例；随访时间3～26月。术前头痛、视力障碍及眼球运动障碍患者均得到改变，内分泌功能障碍患者改善4例。10例全切除病例未见明显复发。有5例未全切除中，病变缩小1例，无明显变化2例。2例未全切病例出现复发并接受放射治疗。对于复杂蝶斜区病变的扩大经蝶入路手术，将神经导航与全程内镜技术相结合可充分利用两种技术的优点，有利于提高手术切除率和减少手术并发症。

（陈　鑫）

评述　以往累及蝶鞍和中下斜坡区病变大多数采用开颅扩大经前颅窝入路，虽开颅手术暴露好，切除病变可靠，但开颅入路创伤大，有一定的并发症。近几年来，由于神经内窥镜和手术设备的不断发展，扩大经蝶入路手术在临床上已广泛应用。作者在神经导航系统辅助全程内镜技术开展扩大经蝶入路切除肿瘤，在术中提供二维图像，可很容易辨认术中结构及病变，能最大程度切除肿瘤组织，并可降低手术并发症。

（周晓平）

面肌痉挛微血管减压手术技巧及并发症分析(附34例报告)[中国临床神经外科杂志，2011，16(11)：653]　丰育功等回顾性分析自2007年6月至2011年6月用微血管减压术(MDD)治疗面肌痉挛患者34例，其中男9例，女25例，年龄22～65岁，平均34岁，病程6个月至20年，平均5.2年。左侧20例，右侧14例。一侧面部发作性抽搐29例，合并面部麻木4例，面部痉挛1例。术前均用 MRI 平扫，排除颅内占位性病变致面肌痉挛的可能，其中显示责任血管4例。责任血管包括单支动脉、多支动脉、动-静脉及单纯静脉。手术采用枕下乙状窦后入路，开骨窗约3 cm×3 cm大小，显露横窦，乙状窦下像。手术中发现：责任血管包括单支动脉21例，多支动脉10例，多支动-静脉2例。术后症状立即消失26例，好转8例。术后并发症包括耳鸣或听力下降9例，脑脊液耳漏2例，脑脊液鼻漏1例，颅内感染1例，面瘫2例，数月后2例面瘫症状基本消失。未见无效病例。随访6个月至3年，31例治愈，1例术后约1年复发，3例听力下降。在随访期间恢复正常5例。作者认为，微血管减压治疗面肌痉挛术后有一定的并发症，针对性手术策略和细致的手术操作能显著减少并发症的发生。

（陈　鑫）

评述　微血管减压术治疗原发性面肌痉挛已是神经外科的常规手术，临床已取得满意效果。但随着临床手术病例增多，术后发生各种并发症也增多，常见并发症包括面部麻木、听力障碍、脑脊液漏，颅内感染等。而预防术后并发症的发生，要作好围手术期的处理，不要忽视手术简单而放松手术准备及术后处理。作者介绍微血管减压术技术的临床经验，并详细分析术后发生并发症的原因，提出处理意见，对临床有一定的指导价值。

（周晓平）

胸 外 科

本年度共收集论文 411 篇,纳入回顾 150 篇,占 36.5%;收入文选 22 篇,占 5.4%。

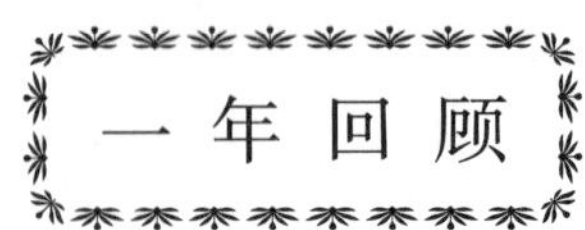

一 年 回 顾

一、胸部外伤

(一) 胸部外伤的诊断与预后分析

刘云[1]* 等回顾性分析了 777 例简明损伤评分(AIS)>3 分的严重胸部创伤患者,选择 15 项独立危险因素进行多因素逐步 Logistic 回归分析,发现与 SCT 死亡相关的最终独立危险因素包括失血性休克、MODS、肺部感染、腹腔脏器损伤和胸 AIS≥3 分,保护因素包括年龄≤60 岁和 GCS 评分≥12 分,针对这些因素制定有效的治疗方案则是提高 SCT 患者生存率的关键。孔令文等[2]通过对 1 377 例伴严重胸部损伤(胸部 AIS 评分>3 分)的多发伤患者资料进行回顾性分析,探讨了 Osler 等所建立的新的损伤严重度评分(NISS)和原有的 ISS 评分在评估伴严重胸部损伤的多发伤患者的并发症与救治结局中的应用价值,发现两者均能较好评价患者的并发症与救治结局,但在并发症发生预测方面,NISS 敏感性优于 ISS,特异性不及 ISS,而在死亡预测方面,ISS 与 NISS 相当;建议利用 NISS 值预测并发症的发生,ISS 值预测救治结局,可提高预测的准确性。

(二) 胸部外伤的诊治

刘成军[3]等对 42 例严重胸部外伤患者进行了前瞻性研究,分别进行强化胰岛素治疗(IIT,维持血糖在 4.4~6.1 mmol/L)和常规治疗(CIT,维持血糖 10.0~11.1 mmol/L),结果发现 IIT 组的院内感染发生率、机械通气时间、ICU 入住时间、白细胞计数下降至正常所需时间均较 CIT 组低,而在胸腔闭式引流管拔管时间、低血糖反应方面无统计学差异,因此认为强化胰岛素治疗能改善预后。谭远康[4]等回顾性分析了 21 例创伤性肺内血肿或血气囊肿患者资料,对严重胸外伤后肺内血肿或血气囊肿的规范化处理作了初步探讨,认为规范创伤性肺内血肿或血气囊肿的治疗是提高救治成功率的关键,对直径>6.0 cm 的肺内血肿或血气囊肿以及肺气囊肿伴重度漏气呼吸不能维持者需及早行确定性手术。周志明[5]等回顾性分析了 226 例胸部创伤患者的诊治经过,认为胸外伤早期诊断和治疗非常重要,判断有无胸腔穿透伤、有无纵隔及胸腔脏器损伤、有无腹腔脏器损伤是正确处理并救治成功的关键,应根据患者的临床表现和初步检查结果,尽快做出正确处理,有手术指征者应尽快剖胸探查。刘晋梁[6]等比较了 22 例老年创伤性连枷胸患者分别采用手术治疗与保守治疗的疗效,结果发现手术治疗组患者病死率低于保守治疗组;手术组患者机械通气时间、住院时间和 ICU 时间短于保守治疗组,呼吸系统并发症、肺外并发症、胸廓畸形等并发症均少于保守治疗组,因此认为多发性肋骨骨折,尤其是老年、且伤前具有特定合并疾病的患者预后不良,应积极采取手术内固定治疗。杨宁[7]等回顾性分析了 113 例胸外伤肋骨骨折患者应用肋骨环抱器进行内固定的效果,采用兰州"西脉"记忆合金环抱式肋骨固定器,发现其手术简单易行,对于减轻伤者胸痛,改善咳嗽排痰效果十分明显,可以防治 ARDS,缩短呼吸机使用时间。

二、气管与肺外科

(一) 气管外科

李莉[8]* 等回顾性分析了 38 例原发性气管肿瘤患者的临床资料,发现气管肿瘤较易误诊,且手术和麻醉难度均较大,但手术仍应为其首选治疗方案,其远期生存率与肿瘤组织类型有关。林海平[9]等则通过回顾分析 16 例气管创伤或气管疾病患者施行气管手术的临床资料,认为气管手术的术式和麻醉难度均较高,具体方式应根据病情，由麻醉师和外科医师充分协商后进行个体化制定，合理的治疗方案是取得良好预后的关键。韩志军[10]等回顾性分析了19例接受手术的外伤性气管、支气管破裂患者资料，发现纤维支气管镜对急性气管支气管损伤早期诊断和治疗非常重要，而晚期损伤患者则应尽早手术，恢复肺通气功能，同时注意控制感染，防止相关并发症发生。

（二）肺外科

1. 肺癌的外科治疗（支气管、肺恶性肿瘤）

1）诊断与预后分析：赵辉[11]等通过回顾性分析33例常规气管镜检查未能明确诊断而接受支气管内超声引导针吸活检术（EBUS－TBNA）的影像学可疑肺癌患者，发现EBUS－TBNA诊断的敏感性、特异性和准确性分别为90.2％、100.0％和90.9％，阳性预测价值和阴性预测价值分别为100％和25％，因此认为对于邻近大气道临床可疑肺癌的肺内病变，EBUS－TBNA具有较高的诊断价值。金子良[12]等回顾性分析了142例肺乳头状腺癌，对其临床表现进行了归纳，发现其诊断主要依靠术后病理，缺乏特异性临床表征，吸烟史、肿瘤大小、有无淋巴结转移是影响预后的独立因素。常亮[13]等对85例行影像学检查后误诊的肺部球形病灶进行了回顾性分析，发现肺部球形病灶误诊率较高，其中大部分影像学表现均不典型，应仔细全面地分析影像学特征，并结合临床症状，合理应用检查方法，减少肺部球形病变的误诊。刘敬伟[14]等回顾性分析了63例行肺癌根治术并病理证实为ⅢA-N_2期的非小细胞肺癌（NSCLC）患者的临床资料，发现其预后较差，影响术后复发的重要危险因素包括肿瘤组织中有血管淋巴浸润、N_2阳性淋巴结站数、N_2阳性淋巴结数量和隆突下淋巴结是否转移，其中N_2阳性淋巴结数量和站数在目前的国际TNM分期中均未很好体现；该研究对于新的肺癌精确分期具有一定的参考意义。倪铮铮[15]*等回顾性分析了近10年的非小细胞肺癌患者资料489例，按原发肿瘤是否跨肺裂侵犯，对术后5年生存率进行分析，结果发现跨裂生长预后均较相同分期的不跨裂组差，且与年龄、性别、FEV1、病理类型无关，作者据此呼吁行多中心大样本量研究，进一步验证跨肺裂侵犯这一行为对于T分期界定的价值。黄宪平[16]*等对496例行完全性切除术的Ⅰ期、ⅡA期的非小细胞肺癌患者进行了5年以上的长期随访，其中336例（67.7％）5年内无复发；继续随访3～36个月后，其中34例复发（10.1％），其中局部复发13例，远处转移21例；因此认为，完全性切除术5年后的NSCLC患者仍存在晚期复发风险，尤其是有瘤内血管浸润和淋巴管浸润的患者，对于该类患者术后5年继续随访是有必要和有意义的。

2）手术技巧探讨：陈乾坤[17]*等回顾分析了48例气管袖式全肺切除的手术方式、手术并发症、病死率和长期生存结果，认为只要严格掌握手术指征、加强麻醉和围手术期管理、在有经验的外科医师操作下，气管袖式全肺切除治疗中央型支气管肺癌是安全、有效的，术前纵隔淋巴结分期具有重要的临床预后意义，应将EBUS（经支气管镜超声引导下针吸活检）作为纵隔淋巴结诊断的常规方法；此外，对于纵隔淋巴结阳性的患者，如果新辅助化疗有效仍可行隆凸袖式全肺切除，减少术后并发症及病死率的关键在于术前新辅助放、化疗剂量的控制以及手术时间的选择。罗国军[18]等回顾性分析了130例通过心包内血管处理行肺切除术的中晚期肺癌患者，认为该术式可明显增加手术切除范围，提高手术切除率，并降低手术探查率，其围术期并发症和死亡率与一般肺叶切除或全肺切除相当（但全肺切除术后心律失常发生率较常规全肺切除术后略高）；同时配合术后放化疗等综合治疗措施，可明显提高患者的1、3和5年生存率，使部分中晚期肺癌患者获得根治的机会。周洪伟[19]等回顾性分析了52例行支气管袖式肺叶切除、肺动脉成形术的中心型肺癌，发现该术式能最大限度保护肺功能，并使肺癌的手术指征进一步扩大，提高了中心型肺癌的远期生存率和治愈率。蔡彦力[20]等回顾性分析了单中心20例接受跨级支气管吻合呼吸道重建术的中央型肺癌患者的临床资料，认为段支气管、主支气管跨级吻合呼吸道重建术扩大了中央型肺癌的手术适应证，降低了全肺切除率及开胸探查率，改善了术后生存质量，其围术期并发症率低于常规全肺切除术，而远期预后甚至高于全肺切除；术中操作精细熟练和术后加强呼吸道管理可避免其潜在的并发症。

3）围术期并发症的处理：张竞[21]等回顾性分析了155例行全肺切除的肺癌患者，分析患者年龄、基础疾病、肺功能、术后带管时间及术后住院时间等指标与术后常见并发症的关系，发现其并发症率仍较高，要严格掌握手术适应证，术前检查应更加全面准确；术后应加强围术期管理，严密监护，做到及时、正确的处理。朱韧[22]等回顾性分析了肺癌病例2 053例，发现手术、基础疾病以及D－二聚体、白介素1和肿瘤坏死因子水平升高是肺癌患者发生深静脉血栓（VTE）的危险因素，早期筛查早期预测VTE发生的可能，并采取相应的预防用药，可改善患者的预后，有助于减少VTE的致残率及死亡率，提高患者的生活质量，同时延长患者的生存期。王总飞[23]等回顾性分析了1 115例行电视胸腔镜肺叶切除术的患者，术后发生急性肺动脉栓塞（PE）13例，确诊后均给予绝对卧床、吸氧、低分子肝素联合应用华法林抗凝等对症治疗，预后良好；作者认为，相比于文献报道的常规开胸手术，胸腔镜手术的PE发生率明显降低；一旦怀疑PE可能，诊断首选SCTPA(经胸部螺旋CT肺动脉造影)检查，确诊后应采用积极治疗措施，预后相对较好。段亮[24]等回顾性分析了应用再次开胸瘘修补术进行治疗的23例肺切除术后早期支气管胸膜瘘(BPF)患者资料，并对其治疗选择进行了探讨，发现肺切除术后早期BPF，即使有胸腔感染，如果预期可耐受手术，应尽早积极手术修补瘘口并以带蒂胸壁肌瓣包盖，结合术后胸腔持续冲洗，可获得良好效果。

4）肺部小结节专题：张文玉[25]等回顾性分析了316例肺癌患者CT图像，判断CT在肺癌患者肺内小结节良恶性诊断方面的价值，观察内容包括原发性肺癌的分期及位置、肺内结节灶的形状、大小、位置、边缘等，结果发现直径>0.5 cm的结节较≤0.5 cm的结节恶性可能性大；与肺内原发肿瘤位于同一肺叶的结节较其他肺叶的恶性可能性大，且较多为转移，距离原发灶越近(≤4 cm)，恶性的可能性越大；Ⅰ期肺癌肺内结节恶性可能性较其他期低；转移性结节较良性结节边缘多较光整；原发性腺癌的转移形态可类似原发灶。王涛[26]等回顾性分析了2005年1月至2011年6月经手术治疗39例肺部小结节患者的临床资料，均经胸部X线和胸部CT检查发现直径≤1.0(0.8±0.1)cm的肺部微小结节，术后组织病理学诊断为恶性21例，良性病变18例，作者认为，孤立性肺结节特别是直径≤1.0 cm的微小结节应首先以恶性对待，以免延误治疗；胸腔镜手术或经胸(小切口)活检是目前常用有效的诊疗手段。刘道明[27]* 等回顾性分析了95例患者CT检查出直径<20 mm的肺内结节109枚，均行手术治疗，术中109枚结节均定位成功，术后病理报告原发肺癌65枚，肺转移瘤2枚，余为良性病变；作者认为，CT影像分析与测量可为术中触摸小结节提供重要的量化信息，术中充分游离纵隔胸膜是易化远离操作孔小结节定位的重要措施，深部结节距离段支气管起始部<30 mm时应考虑行肺叶或肺段切除活检。黄宇清[28]等回顾性分析了162例体检发现的孤立性肺结节(SPN)为表现而延误治疗的肺癌患者资料，分析从发现SPN到手术治疗时间延迟的影响因素，观察期间各组患者肿瘤直径的变化及病理分期分布，结果发现我国SPN样肺癌存在明显诊治延误，其中因医师误诊耽误和患者因素延误比例分别占1/3左右，需提高医患对其重视程度，尽早确诊、治疗。仲晨曦[29]等收集了45例胸腔镜手术治疗的肺单纯性磨玻璃样病灶患者的临床资料，回顾性分析患者的性别、年龄、吸烟状况、手术方式、病灶大小、肿瘤组织学类型、淋巴结转移情况和预后，总结了肺单纯性磨玻璃样病灶特点和胸腔镜手术治疗疗效。结果发现，单纯性磨玻璃样病灶中多数肺泡细胞癌病灶直径大于非典型腺瘤样增生病灶，胸腔镜亚叶切除术治疗单发肺单纯性磨玻璃样病灶可以取得良好的手术效果，术前行CT引导下辅助定位安全可行。隋锡朝[30]等回顾性分析了16例手术、病理确诊的肺内淋巴结患者，探讨肺内淋巴结病例的临床、影像特点，尤其是肺内淋巴结与原发性肺癌、肺转移瘤的鉴别，以提高临床诊断率。结果发现，肺内淋巴结是较为少见的肺内良性结节，缺乏明确的影像学特征性表现，该方面资料仍需要更多的随访观察和收集，一般认为，对于隆凸以下水平的胸膜下结节，应考虑该诊断可能；对于诊断难以明确的患者，胸腔镜微创手术能同时兼顾活检、诊断、肺癌分期、根治性切除等多方面，是较理想的肺内淋巴结微创诊疗方法。

5）小细胞肺癌及其他肺部恶性肿瘤的外科治疗：范江[31]等回顾性总结了单中心81例接受包括外科手术治疗在内的综合治疗的小细胞肺癌(SCLC)患者资料，结果显示，化疗和手术的综合治疗对于无纵隔淋巴结转移的SCLC可以提高生存率，同时，预防性全颅放射治疗也可提高生存率，差异具有显著统计学意义，因此认为，对于早期SCLC患者，可考虑接受包括手术在内的综合治疗，可有效提高生存率。吴永凯[32]等收集26例肺癌肉瘤患者的临床资料，回顾性分析患者的性别、年龄、肿瘤位置、p-TNM分期、化疗和手术方式等因素对预后的影响，结果发现，由于缺乏大宗的病例报道，所以尚不清楚放、化疗对于肺癌肉瘤患者的确切有效性；肺癌肉瘤临床病理特点及手术方式与预后的关系也有待进一步考证，但肺癌肉瘤的早期根治性手术对于延长患者的生存期可能有重要意义。姚烽[33]等回顾性分析了62例肺类癌临床资料，分别对性别、年龄、吸烟史、肿瘤家族史、组织类型、TNM分期等进行单及多因素预后分析，总结肺类癌的外科治疗经验并分析影响预后的因素。结果发现，原发性肺类癌预后好于其他肺癌，确诊主要依靠术后病理诊断，根治性手术是主要治疗手段，对中央型肺类癌应首选袖状切除术。

2. 肺癌的靶向治疗及放化疗

张茹霞[34]* 等回顾性分析标准一线治疗失败的83例晚期肺腺癌患者临床资料，以小分子酪氨酸激酶抑制剂(EGFR-TKIs)和培美曲塞二钠互为二三线治疗，并随访无进展生存时间(PFS)、中位生存时间(MST)，结果显示，一线治疗失败后的晚期肺腺癌患者，EGFR-TKIs二线治疗失败后接受培美曲塞，更能延长患者PFS和MST，并建议进一步大样本前瞻性研究证实。袁云[35]报道了16例既往经过以铂类为基础的两药联合方案化疗后出现病情进展的复发性晚期

NSCLC患者，采用吉非替尼（Gefitinib，250 mg，每天1次，口服）治疗，直至出现疾病进展或发生不可耐受的不良事件，发现吉非替尼可让既往治疗失败的晚期NSCLC患者生存受益，且不良反应轻，耐受性良好，可显著改善患者症状，是复发性晚期NSCLC的有效治疗方案之一。付蕾等[36]对108例晚期非小细胞肺癌患者进行了随机对照研究，以评价重组人血管内皮抑制素联合含铂方案治疗晚期非小细胞肺癌的疗效和不良反应。实验组和对照组分别为54例，对照组患者接受含铂化疗方案治疗，试验组患者接受重组人血管内皮抑制素联合含铂化疗方案治疗，发现实验组近期疗效较好，可延长疾病进展时间；两组患者的不良反应相似，试验组患者发生心脏毒性的比例高于对照组，但差异无统计学意义。高春玲[37]等将27例Ⅲ～Ⅳ期非小细胞肺癌（NSCLC）分为2组，分别接受吉西他滨和长春瑞滨治疗，探讨吉西他滨/长春瑞滨对Ⅲ～Ⅳ期非小细胞肺癌的放射增敏作用。其中吉西他滨组12例和长春瑞滨组15例。放疗前均先给予2个周期"紫杉醇＋顺铂"方案诱导化疗，紫杉醇135 mg/m^{2}静脉滴注第1天，顺铂30 mg/m^{2}静脉滴注第1～3天，21 d为1个周期。放疗同期予吉西他滨300 mg/m^2，第1、8、15、22 d，或长春瑞滨20 mg/m^2，第1、8、15、22 d。放疗均采用三维适形方式。结果发现，完全缓解率（CRR）、部分缓解率（PRR）及总有效率（ORR）分别为3.7%（1/27）、55.6%（15/27）和59.3%（16/27）。其中长春瑞滨组和吉西他滨组CRR、PRR及ORR分别为6.7%（1/15）和0、60.0%（9/15）和50.0%（6/12）、66.7%（10/15）和50.0%（6/12）。肺、食管及血液毒性均未出现严重损伤，27例患者均顺利完成放疗。因此作者认为，放疗联合吉西他滨/长春瑞滨治疗Ⅲ～Ⅳ期非小细胞肺癌近期疗效较好，不良反应均能耐受，远期疗效有待进一步随访。袁智勇[38]对早期非小细胞肺癌（NSCLC）的立体定向放射治疗（SBRT）最新进展进行了综述，详细介绍了SBRT的设备、技术进步以及治疗理念的改变，对其临床适应证和临床结果作了详细说明和评价，同时还详细描述了常见剂量的放疗毒性和正常组织耐受剂量，并对该方面国际最新的几个临床试验作了简要介绍，希望通过这些资料，进一步明确SBRT在早期NSCLC治疗中的作用。

3. 肺癌的基础研究

周敏[39]等以肺腺癌A549细胞为对象，先检测Notch受体蛋白各亚型的表达情况，通过γ分泌酶抑制剂MW167阻断Notch信号通路的活化，探讨Notch信号通路对肺腺癌A549细胞增殖的影响，从而进一步研究Notch信号在肺腺癌中的作用。结果发现，Notch1～4各亚型在A549细胞均有表达，5、10、20 mol/L MW167处理肺腺癌A549细胞48 h后，各加药组与对照组相比，Notch1蛋白表达升高（$P<0.05$），而HES1 mRNA表达下降（$P<0.05$），随MW167浓度升高，对HES1 mRNA表达的抑制率逐渐升高（$r=0.927$，$P<0.01$）。MTT法检测结果显示各加药组吸光度高于对照组（$P<0.05$），且随MW167浓度升高，细胞增殖率相应升高（$r=0.904$，$P<0.01$）。因此作者得出结论，在正常氧条件下，MW167可阻断Notch信号通路，对A549细胞起促增殖作用；Notch1信号通路可能在A549细胞中起一定抑癌作用。王耀鹏[40]等回顾性分析了单中心由同一组医师完成的经手术确诊的Ⅰ期NSCLC患者269例，研究VEGF-C和细胞角蛋白19（cytokeratin 19，CK19）在Ⅰ期NSCLC患者生存分析中的作用，手术前、后均未行放疗和化疗等辅助治疗，应用免疫组织化学链霉菌抗生物素蛋白-过氧化物酶连结法（S-P）检测癌组织标本中VEGF-C表达，以CK19标记检测肺门和纵隔淋巴结微转移的情况，结合患者临床资料、病理结果及随访数据进行统计学分析。结果发现，269例患者的性别、年龄、吸烟情况、病理类型和肿瘤直径间VEGF-C表达差异无统计学意义，不同病理分化程度间VEGF-C表达差异有统计学意义；CK19在性别、年龄、吸烟情况、病理类型、病理分化程度和肿瘤大小间差异无统计学意义；VEGF-C表达强度不同时5年生存率差异有统计学意义；CK19阳性和阴性表达5年生存率差异有统计学意义；VEGF-C表达与CK19阳性率之间差异有统计学意义。因此作者认为，VEGF-C表达、CK19结果与Ⅰ期NSCLC患者术后5年生存率关系密切，VEGF-C、CK19检测有助于判断患者预后，并指导患者手术后辅助治疗，具有较大的临床意义。

三、胸外科疾病微创手术治疗

（一）胸腔镜在肺外科中的应用

1. 肺癌胸腔镜治疗总述

张铁[41]等对518例电视胸腔镜手术（VATS）治疗早期肺癌的病例进行回顾性分析，结果发现，VATS术后并发症和手术死亡分别为10.8%和0.4%。患者年龄和手术时间是影响术后并发症发生率的独立危险因素；1、3、5年总生存率为98%、81%、66%，术后病理分期是惟一的影响因素，因此作者认为，VATS肺叶切除术是治疗早期肺癌的一种安全的手术方式，但对于高龄患者应慎重考量；术中应采取必要措施控制手术时间不宜过长；合理处理意外状况、必要时应果断中转开胸有助于降低手术风险。李运[42]* 等回顾性分析了500例接受全胸腔镜肺叶切除的非小细胞肺癌患者，均行全胸腔镜下解剖性肺叶切除＋系统性淋巴结清扫，经统计手术并发症情况及预后分析，认为全胸腔镜肺叶切除治疗早期非小细胞肺癌是一种安全有效的手术方式，其手术彻底性及远期生存率与开胸术相仿。李凤卫[43]等回顾性分析了术前分期淋巴结阴性非小细胞肺癌患者共 386 例，发现术后病理报告纵隔淋巴结阳性 76 例，按照手术方式分为 VATS 组 29 例，开胸组 47 例，发现两组在年龄、性别分布、肺功能、术前合并症、术前临床分期相似；手术时间和出血量 VATS 组略低于开胸组，两组淋巴结清扫个数、阳性淋巴结/清扫淋巴结比例等均无统计学差异；远期预后无统计学差异，复发方式均以远处转移为主，局部复发仅占少数；因此得出结论：治疗 cN0—pN2 的 NSCLC 患者，VATS 与开胸术同样安全、彻底，近期疗效相似，可以完成此类患者的治疗。卜梁[44]等回顾性分析了 114 例肿瘤最大径＞5 cm 的非小细胞肺癌患者病例资料，按照手术方式不同分为全胸腔镜肺叶切除组(V 组)和开胸手术组(T 组)，发现两组的并发症发生率、术后引流时间、住院时间、淋巴结清扫站数、枚数等均无统计学差异，手术时间及术中出血量 V 组均小于 T 组，远期总生存率亦无统计学差异，证实了胸腔镜肺叶切除手术治疗部分肿瘤直径＞5 cm 的非小细胞肺癌与开胸手术相比在安全性、彻底性和有效性方面不存在差异，是合理可行的手术方式，且预后较好。陈应泰[45]等回顾性分析了 35 例接受全胸腔镜肺叶切除术、术前临床分期Ⅰ期而术后发现病理 N_2 阳性的非小细胞肺癌患者的临床资料；将患者按单站或多站 N 转移分为两个亚组进行分层分析，结果显示，单站 N_2 阳性患者的预后好于多站 N_2 阳性患者；作者认为：对于术前经仔细分期无 N_2 淋巴结转移的 NSCLC 患者，只要技术可行，应积极行全胸腔镜肺叶切除术，即使术后病理证实存在纵隔 N_2 淋巴结转移，多数也是微小转移或者单站转移，亦可以达到根治手术要求，获得令人满意的疗效。

2. *肺癌胸腔镜治疗的手术技术探讨*

刘伦旭[46]等在全胸腔镜下完成了支气管袖式成形右上肺癌切除术 3 例，手术入路采用单向式胸腔镜肺叶切除术处理右肺上叶的手术切口，3 例患者行肺叶切除及淋巴结清扫时间分别为 58、51 和55 min，支气管吻合时间分别为 55、40 和42 min，总手术时间分别为 260、220 和285 min，术中出血量分别为 55、180 和 230 ml，清扫淋巴结数量分别为 19 枚、18 枚和 21 枚；3 例患者均未输血，术后均恢复良好，未出现围术期并发症，术后纤维支气管镜检查显示吻合口通畅，随访 2～6 个月，未出现手术相关并发症及肿瘤复发，因此认为全胸腔镜支气管袖式成形术是可行的，且预后良好。李运[47]* 等统计了全胸腔镜袖式支气管成形术 8 例，手术方式为全胸腔镜下解剖性袖式肺叶切除支气管成形术＋系统性淋巴结清扫术，结果显示全组手术顺利，无死亡及严重并发症发生，住院 3～8 个月，未见肿瘤复发，因此也同样认为胸腔镜下袖式支气管成形术治疗非小细胞肺癌是一种安全有效的手术方式。林宗武[48]等回顾性分析了行胸腔镜解剖性肺段切除术的 20 例患者资料，肺段动脉、静脉使用 Hem-O -lok 或直线型切割合器处理，肺段支气管及段间水平均使用直线型切割缝合器处理，平均手术时间 133.0(90～240)min，平均出血量 85.0(50～200)ml，随访时间为 1～44 个月，未发现肿瘤复发、转移病例，因此认为在具有丰富的胸腔镜肺叶切除经验的基础上开展胸腔镜解剖性肺段切除安全可行，胸腔镜解剖性肺段切除可以选择性应用于 Ia 期肺癌或者不易行肺楔形切除术的肺转移瘤和肺良性疾病患者。初向阳[49]等研究用单操作孔 VATS 肺叶切除术(单操作孔组)治疗早期肺癌患者 162 例，同期采用电视胸腔镜辅助小切口肺叶切除术(小切口组)治疗早期肺癌患者 221 例，结果显示单操作孔组患者术中出血量、术后下床时间、拔除胸腔引流管时间与小切口组比较差异有统计学意义，手术时间、淋巴结清扫数、术后并发症发生情况两组间差异无统计学意义，因此认为，单操作孔 VATS 肺叶切除术可减轻患者术后疼痛、降低感觉运动异常的发生率，以利于早期进行有效咳痰及下地活动，降低了术后并发症，缩短了康复时间，具有一定临床优势，是治疗肺癌的较好术式。张治[50]等总结了 6 例患者应用单侧肺循环阻断技术行全胸腔镜肺叶切除＋淋巴结清扫术，全组手术顺利，无围手术期死亡及重大并发症发生，所有患者均经术后病理证实切缘阴性，术后随访均未见局部复发；作者认为：在胸腔镜下应用单侧肺循环阻断技术可以减少术中出血的风险及中转开胸可能，最大限度保障手术安全，拓展了胸腔镜手术的手术适应证。刘德纲[51]等研究了全腔镜下行肺癌根治术共 61 例，其中传统术式组共 30 例，单向术式组共 31 例，结果显示，两组间手术时间、出血量、摘除淋巴结数、术后带管时间及术后住院时间均无统计学差异，两组均未发生严重并发症及围手术期死亡，而单向术式由于摆脱了传统手术步骤的束缚，便于学习和掌握，具有一定的优越性。

3. *肺部良性病变的胸腔镜治疗*

杨勇伟[52]等报道胸腔镜下行肺包虫病手术 53 例，其中肺包虫直径 3～9 cm，包虫破裂合并感染 7 例，术中用高渗盐水纱布垫于穿刺点周围以保护胸腔，三通针头在病变最高点刺入囊内，待内囊液抽吸干净后，切开外囊壁，将内囊完整切除并置于标本袋中移出胸腔。全组手术顺利，3 例分别于术后第 3、5、6 天出现支气管胸膜瘘，再次经 VATS 直接以无损伤编织线缝合封闭瘘口，外用生物蛋白胶治愈；无切口感染及死亡病例。术后随访 0.5～6 年，平均 2.5 年，无复发。作者认为：电视胸腔镜肺包虫内囊摘除术具有创伤小、术后并发症少、住院时间短、恢复快、疗效满意等优点，熟练的操作技能和合理的切口选择是手术成功的关键。郭剑波[53]等分析了 134 例双侧肺大疱患者行胸腔镜下肺大疱切除术的资料，按手术方式分为双侧同期手术组（81 例）和分期手术组（53 例）；结果显示，同期手术组的围手术期并发症发生率低于分期手术组，差异有统计学意义；但随访期并发症发生率两组差异无统计学意义；总体术后并发症发生率，同期手术组低于分期手术组，因此认为双侧肺大疱患者，若病情允许，提倡行双侧同期手术。

（二）胸腔镜在食管外科中的应用

林江波[54]*等回顾性分析 150 例胸腹腔食管癌切除二野淋巴结清扫的临床资料，全组无术中死亡，中转开胸 6 例，中转开腹 2 例，手术时间（258±45）min，其中胸腔操作（140±33）min，腹腔和颈部操作（119±28）min；平均术中出血（207±130）ml，切除淋巴结（23.3±8.2）枚/例；肿瘤分期Ⅰ期为 39 例，Ⅱ期 58 例，Ⅲ期 53 例；围手术期并发症发生率 32%（48/150），其中肺部感染 17 例，喉返神经麻痹 13 例，颈部吻合口瘘和心律失常各 9 例，乳糜胸 5 例，暂时性胸胃排空障碍 5 例，肠梗阻 2 例，肠扭转 1 例，血小板减少 1 例；围手术期死亡 2 例，均死于肺部感染致呼吸衰竭；140 例患者获得随访，随访时间 3～22 个月，6 例患者出现吻合口狭窄，9 例出现复发转移，7 例死亡；本文作者指出，胸腹腔镜联合食管癌切除二野淋巴结清扫是一种技术上可行的微创食管癌术式。张真铭[55]等分析了 160 例食管癌患者，行胸腔镜腹腔镜联合食管切除术 139 例，腹腔镜纵隔镜联合食管切除术 3 例，腹腔镜辅助 Ivor - Lewis 术 15 例，胸腹腔镜联合 Ivor - Lewis 3 例，手术时间 230～780（平均 364.0）min；术中出血量 20～4 000（平均 286.2）ml；获得 R0 切除 152 例（95.0%），清扫淋巴结 6～39（平均 19.4）枚；中转开放手术 11 例（6.9%），其中开胸 9 例，开腹 2 例：术中并发症发生率为 11.3%（18/160）。重症监护室监护时间 0～430 h（平均 22.1）h，术后住院时间 7～93（平均 13.1）d：术后并发症发生率 34.4%（55/160），术后 30 d 内死亡率 1.2%（2/160），住院死亡率 2.5%（4/160）。作者认为：本研究证实了微创食管切除术的安全可行，可取得与传统手术相当的结果，甚至在手术失血量、术后并发症发生率、肺部并发症发生率及病死率方面优于传统手术。沈刚[56]*等统计了 30 例中下段食管癌患者行全腔镜 Ivor-Lewis 径路食管癌切除食管胃胸腔内吻合术，采用经口输送 Orvil 钉砧头系统行胸腔镜下食管胃胸腔内吻合；手术过程均顺利，术后切口感染 4 例，乳糜胸 1 例，经保守治疗后好转，1 例因左侧膈疝行剖腹膈疝修补，无吻合口瘘；因此认为，利用经口输送钉砧头系统行全腔镜下食管癌切除胸腔内吻合术创伤小，术后恢复快，未发生吻合口瘘，全腔镜 Ivor-Lewis 食管癌根治术是一种安全可行的手术方式。陈焕文[57]等回顾性研究了 38 例胸、腹腔镜食管癌切除术，按手术先后次序分 4 组（A、B、C、D），比较各组手术时间、术中出血量、淋巴结清扫个数、中转开胸率、并发症发生率，研究胸腔镜食管手术的学习曲线，结果发现各组手术时间和术中出血量有下降趋势，但没有统计学差异；中转开胸率、淋巴结清扫个数、术后并发症发生率各组间无统计学差异；A＋B 组手术时间、术中出血量和 C＋D 组手术时间、术中出血量差异有统计学意义；作者由此认为，胸、腹腔镜食管手术一定要有一段时间腔镜基本训练，早期应选择合适病例，不断积累经验，顺利跨越学习曲线。高永山[58]等对 108 例食管癌行胸腹腔镜食管癌切除术患者进行了回顾性分析，66 例采用左侧卧位，42 例采用半俯卧位。针对两组患者在年龄、性别、胸部失血量、清扫淋巴结个数、术后 ICU 监护时间、术后住院天数及术后并发症等方面经行统计学分析。研究结果显示：除在胸部手术时间采用半俯卧位短于采用左侧卧位（$P<0.001$），相应的总手术时间采用半俯卧位亦短于采用左侧卧位（$P<0.001$）外，其余均无统计学意义（$P>0.05$）。作者认为，两种体位微创食管癌切除术均安全、可行，但是半俯卧位人体气胸下微创食管癌切除术更能加快手术进度，具有减少术后肺部并发症的潜力，是值得推荐的新术式。陈和忠[59]等对 87 例食管平滑肌瘤患者在电视胸腔镜辅助下行食管平滑肌瘤摘除术的临床资料进行了回顾性分析。食管中、上段平滑肌瘤经右侧胸径路进胸；食管下段平滑肌瘤视肿瘤位置而定，肿瘤生长于食管右侧壁经右侧胸径路进胸，肿瘤生长于食管左侧壁经左侧胸径路进胸。经侧胸壁 3 个 1.5～2.5 cm 的小切口完成手术。术后均恢复顺利，无死亡及其他严重并发症发生，术后第 1 d 进流质食物，术后第 3 d 开始进普通食物。住院 6～15 d，平均住院 9 d；随访 81 例，随访时间 6 个月至 6.5 年，平均 3.8 年，均无复发。作者认为，目前电视胸腔镜辅助下食管平滑肌瘤摘除术已成为一种成熟的手术方法，疗效满意。严志龙[60]等回顾性分析了 31 例先天性食管闭锁患儿临床资料，其中 11 例行胸腔镜下食管闭锁手术，20 例行开胸手术，对两组麻醉时间、术中出血、术后呼吸机支持时间、并发症的发生率、住院时间及住院费用进行分析。研究结果显示：腔镜组平均麻醉时间

115 min、术中出血 0～1 ml、术后呼吸机支持时间 2～3 d、并发症的发生率 20%、住院时间 2～3 周、住院费用 2.0 万；开胸组平均麻醉时间 120 min、术中出血2～3 ml、术后呼吸机支持时间 2～4 d、并发症的发生率 10%、住院时间 2～4 周、住院费用 1.8 万；认为胸腔镜下食管闭锁手术有一定的优越性，但需要掌握一定的适应证，同时要求手术者有较熟练的腔镜技术，患儿的选择和手术者的技术是保证手术成功的关键。滕寅[61]等对 45 例贲门失弛缓症患者行胸腔镜下 Heller 手术治疗，结果显示：全组无手术死亡，并发症发生率为 6.66%(3/45)。术后随访，所有患者吞咽困难均有好转；术后 1 个月、3 个月及 1 年测定食管下括约肌压力、食管下括约肌松弛率均明显下降。作者认为：胸腔镜下 Heller 术，创伤小，恢复快，住院时间短，合理掌握胃食管连接部的肌层切开范围，可有效防止术后胃食管反流，故可作为贲门失弛缓症的首选治疗方法。

(三）胸腔镜在手汗症中的应用

钟卫权[62]等回顾性分析了胸腔镜下行双侧胸交感神经链切断术治疗手汗症 62 例，结果显示手术时间(切皮至缝皮时间)19～36 min，平均 24.3 min；术中出血量 15～60 ml，平均 32.6 ml；全组患者术毕手掌多汗湿冷症状均立即消失，双手转为干燥温暖，术中监测交感神经链切断前后手掌温度，升高 1～3℃，平均升高 2.1℃，有效率 100%，因此认为胸腔镜下 T_3 交感神经链及其侧支切断术治疗手汗症，疗效确切，不易复发，术后代偿性多汗发生率低，且程度轻微，是治疗手汗症合理的手术方式，值得推广。徐世斌[63]等对 80 例原发性手汗症行单孔胸交感神经链切断术治疗患者进行回顾性分析，分别行 T_2～T_5 不同节段交感神经链切断术，术中持续监测双手掌温以判断手术疗效，随访症状缓解情况、有无复发以及代偿性出汗情况；结果显示全组病例手术均获成功，效果良好，无严重并发症发生，术后随访发现 1 例单手手汗复发，再次手术后治愈，发生代偿性多汗 38 例(47.5%)，行单纯 T_3、T_4 或联合 T_3+T_4 胸交感神经链切断者代偿性多汗发生率为 42.6%(29/68)；余节段切断者代偿性多汗发生率为 75.0%(9/12)。作者认为：胸腔镜下单孔胸交感神经链切断术治疗手汗症具有操作简单、安全有效、创伤小等特点，值得临床推广。

(四）胸腔镜在纵隔外科的应用

张宇[64]等对 58 例电视胸腔镜手术治疗后纵隔神经源性肿瘤患者资料进行回顾性分析，全组手术顺利，无围手术期严重并发症及死亡病例发生。术后并发症 Horner 综合征 4 例(其中 3 例为一过性)，患侧上肢无汗 1 例，脑脊液漏 1 例(中转开胸手术，经保守治疗后痊愈)，50 例随访 8～109 个月，均无肿瘤复发。作者认为：利用胸腔镜治疗后纵隔神经源性肿瘤是一种安全、有效的手术方式，但需严格把握适应证并熟练掌握胸腔镜手术技巧，包膜内肿瘤切除是保障手术安全、减少手术并发症的重要手段，肿瘤直径超过 6 cm 时手术风险明显增加，胸膜顶肿瘤也是该类手术的难点之一。霍承瑜[65]等对 150 例重症肌无力行胸腔镜下胸腺切除术患者进行回顾性分析，结果显示：全组 145 例完全在电视胸腔镜下手术完成，无手术中及术后死亡，平均手术 2 h 8 min，胸腔引流 2～3 d，术后住院 8 d。术后发生肌无力危象 13 例(平均气管插管 3 d)，余无严重并发症；所有患者均治愈出院。作者认为：胸腔镜下能够良好显露前纵隔及颈根部，完整切除胸腺，彻底清除前纵隔及颈根部内异位胸腺及脂肪组织。术后长期随访观察，缓解率 43.3%，有效率达 84.0%，充分说明胸腔镜下胸腺切除术效果可靠。何靖康[66]等回顾性分析了 40 例胸腺疾病和重症肌无力手术患者的临床资料，均于胸腔镜下经左胸行全胸腺切除术，其中重症肌无力患者行全胸腺及前纵隔脂肪和心包脂肪垫切除术。结果显示：全组无围手术期并发症及死亡发生，21 例重症肌无力患者术后完全缓解率 38.09%(8/21)，药物缓解率 42.86%(9/21)，无明显缓解率 19.05%(4/21)；术后随访 1～24 个月，未见肿瘤复发。作者认为：胸腔镜全胸腺切除术安全可行，创伤小、并发症少、切除彻底，可作为治疗部分胸腺疾病和重症肌无力的手术方法之一。罗文琦[67]等对 52 例重症肌无力合并胸腺瘤或者单纯胸腺增生的患者进行回顾性分析，所有患者均经肌电图检查和新斯的明实验明确诊断，均采用电视胸腔镜(VATS)下胸腺扩大切除术治疗，手术过程顺利，无活动性出血、膈神经损伤、喉返神经损伤，无肌无力危象发生，无手术死亡病例。随访 6～12 个月，完全缓解 6 例，占 11.5%；部分缓解 42 例，占 80.8%；稳定 4 例，占 7.7%；无恶化者；其中部分缓解者溴吡斯的明用量减少 1/2～2/3，激素用量逐渐减量并停用，稳定者药物用量无明显变化。作者认为：合理选择病例施行 VATS 胸腺瘤、胸腺扩大切除术，安全可行，具有创伤小、美观、并发症少、恢复快等优点，而且可获得与开放手术相似的疗效，可以成为治疗重症肌无力的首选手术方法。

(五）机器人手术在胸外科中的应用

温佳新[68]等人对胸外科应用 Da Vinci S 手术操作系统行胸腔肿物切除术 4 例进行回顾性分析，其中为胸腺瘤(AB 型)1 例、胸腺囊肿 1 例、脂肪瘤样增生 1 例、神经鞘瘤 1 例，4 例患者均顺利完成手术，无一例中转开胸；平均手术时间为 120 min，术中出血平均 55 ml，术后下床活动时间平均为 2.5 d，胸腔闭式引流管拔出时间平均为 2.75 d，平均住院日为 9.25 d；术后随访,3例在术后半月切口疼痛不适均已消失,1例在1月后切口疼痛基本缓解。作者认为:Da Vinci S手术操作系统在胸外科的应用还处于探索阶段,相信随着手术的不断开展,经验不断积累,技术不断更新,Da Vinci S手术系统在胸外科手术中的优势会越来越明显。

(洪 江 王志农)

四、食管外科

(一)食管癌和贲门癌

1. 基础研究

李军等[69]* 采取负性筛选策略,红细胞裂解液去除食管鳞癌外周血样本中的红细胞,Miltenyi免疫磁珠去除白细胞,富集上皮来源的稀有细胞,免疫荧光染色技术鉴定循环肿瘤细胞。食管鳞癌患者外周血循环肿瘤细胞的数量与患者性别、年龄、肿瘤位置均无显著相关性,与细胞分化程度、原发肿瘤侵犯程度、淋巴结转移状态、P-TNM分期有显著相关,相关系数分别为0.504、0.507、0.412、0.374。作者认为食管鳞癌患者外周血循环肿瘤细胞的数量可以反映肿瘤的进展程度,可作为判断食管鳞癌生物学行为恶化的指标。崔艳慧等[70]利用多靶单击数学模型拟合放射剂量-细胞存活曲线,观察As_2O_3对食管癌细胞株EC-1的放射增敏作用。流式细胞法观察As_2O_3对细胞周期分布及细胞凋亡的影响。As_2O_3对食管癌细胞株EC-1有明显的放射增敏效应,细胞凋亡指数增加,与对照组相比,差异有统计学意义。作者认为As_2O_3对食管癌细胞株EC-1有明显的放射增敏效应。放射增敏的机制可能与As_2O_3抑制EC-1细胞的修复能力、使细胞周期阻滞在G_2/M期、G_0/G_1期和S期细胞减少以及凋亡增加有关。刘秀华等[71]应用免疫组织化学方法(SP法)检测163例ESCC组织、20例非癌食管组织中的AEG-1及CD105标记的MVD值,并分析AEG-1的表达及MVD与组织学分级、淋巴结转移的相关性。AEG-1在ESCC组及淋巴结转移组的阳性表达明显高于非癌组及无淋巴结转移组,差别有统计学意义。CD105标记的MVD在ESCC组明显高于非癌组,在淋巴结转移组明显高于无淋巴结转移组,差别有统计学意义。AEG-1表达与MVD呈正相关。作者认为AEG-1高表达可能与肿瘤血管发生及肿瘤转移密切相关,可作为判断食管癌患者预后的参考指标。刘莺等[72]采用Real-time PCR和Western blot检测SphKl在食管癌组织中的表达,设计构建SphKl靶向shRNA质粒,建立SphKl稳定沉默的细胞系。MTT和Transwell法检测SphKl基因沉默对EC-1细胞增殖、侵袭的影响,明胶酶谱检测其对基质金属蛋白酶-9(MMP-9)和MMP-2分泌的影响。SphKl的mRNA和蛋白质表达水平与侵袭能力明显相关。SphKl-siRNA能显著抑制EC-1细胞的增殖和侵袭,并能显著抑制EC-1细胞的MMP-9和MMP-2蛋白分泌。作者认为SphKl与食管癌侵袭和转移关系密切,转染靶向SphKl基因的siRNA序列能够抑制食管癌EC-1细胞的增殖和侵袭,其机制与抑制MMP-9和MMP-2蛋白分泌密切相关。王全栋等[73]在术后不同时间段内对32例食管癌和贲门癌术后患者进行24小时pH值和胆红素监测、电子胃镜、免疫组织学检查。术后反流性食管炎的发生率和DeMeester评分随着时间的延长逐渐升高,术后残余食管黏膜呈阳性表达;Barrett化生上皮细胞胞浆内COX-2、TNF-α的表达水平呈强阳性。残余食管黏膜发生反流性食管炎的TNF-α表达水平明显高于无发生者。作者认为食管癌贲门癌术后酸反流程度和反流性食管炎的发生率随着时间的延长而增加。食管黏膜上的COX-2、TNF-α表达是胃食管反流发生的早期变化,同时COX-2的表达可作为反应胃食管反流发生的分子标记,TNF-α的持续表达可能参与反流性食管炎的发病机制。

2. 流行病学

许建华等[74]回顾性分析2002年1月至2007年12月接受食管癌三野淋巴结清扫术治疗的184例胸中段食管鳞癌临床资料,Logistic回归分析判定术后3年内肿瘤复发的危险因素。按照作用强度发现,影响食管癌患者术后局部复发的因素为淋巴结转移、淋巴管浸润;影响术后血行转移复发的独立因素为血管浸润。张百华等[75]回顾性分析32例接受手术治疗且病理诊断为食管癌肉瘤患者的临床资料,单因素分析显示仅病理N分期对生存率有影响,多因素分析显示病理N分期是影响其预后的独立因素,食管癌肉瘤淋巴结转移率低,外侵不明显,手术切除能获得较好结果。张晖等[76]* 回顾性分析198例胃食管连接部腺癌患者的手术方式、Siewert分型、病理分期及各组淋巴结转移情况,发现Siewert Ⅰ、Ⅱ型胃食管连接部腺癌有明显的胸、腹双向转移的趋势,应行胸、腹两野淋巴结清扫术。

3. 预后分析

朱自江等[77]对2002年1月至2005年1月在甘肃省肿瘤医院行食管癌手术切除的533例进行随访,选取124例长期生存组与62例短期生存组进行Logistic回归多因素分析及Speraman相关分析,结果显示肿瘤分化程度、肿瘤浸润深度、有无淋巴结转移、淋巴结转移数和残端情况与食管癌患者预后明显相关,肿瘤浸润深度与有无淋巴结转移呈正相关,肿瘤浸润深度与有淋巴结转移数呈正相关。马龙飞等[78]对2007年1

月至2010年6月在复旦大学附属肿瘤医院胸外科行Ivor-Lewis手术的404例患者使用AJCC软件进行概率统计分析表明肿瘤原发灶处在T_1时就有可能出现转移,根据患者转移淋巴结的解剖部位数能更好的预测患者的预后。肖勇等[79]回顾性分析139例行食管癌根治术患者术后生存时间超过1年且术后诊断为胃食管反流患者的临床资料,发现食管癌患者术后胃食管反流程度与日常生活能力、体重变化和焦虑程度呈正相关,早期积极抗反流治疗以及手术方式的改进可改善食管癌患者近期生存质量。马少华等[80]回顾性分析2000年3月至2011年3月施以胸外科保留咽、喉手术为主的多学科综合治疗的41例颈段食管癌患者的临床及随访资料,与同期480例非颈段食管癌行同一手术组治疗的患者进行比较,两组患者在术后1、3、5、8年累计生存差异无统计学意义,综合治疗颈段食管癌能获得满意的远期疗效。祝淑钗等[81]回顾性分析2002年5月至2006年6月行食管癌根治性切除术618例患者,选择对预后生存可能有影响的临床病理资料和术后放疗情况进行单因素和多因素分析,手术切除方式、术中肿瘤外侵程度、病理T分期、淋巴结转移数和淋巴结转移区数是食管癌根治术后患者预后独立影响因素。

4. 诊断

赵亮等[82]收集1988年4月至2009年4月行手术治疗的同时性食管与食管胃交界双原发癌47例患者的临床资料,采用Kaplan-Meier曲线法进行生存分析,Log-rank检验进行生存率比较,并用Cox比例风险模型进行多因素分析。单因素分析显示手术性质、食管癌N分期、食管胃交界癌N分期、食管胃交界癌TNM分期、食管胃交界癌TNM分期等5个因素对预后有影响。多因素分析则显示手术性质和食管胃交界癌N分期是影响预后的独立因素。作者认为同时性食管与食管胃交界双原发癌容易漏诊,术前应尽量完善造影和胃镜检查,注意减少第2原发癌的漏诊。程祝忠等[83]对术前病理确诊的50例食管癌患者术前进行多层螺旋CT(MSCT)检查,记录术前MSCT分期和预计手术方案,与术后病理分期和实际手术方案进行比较。MSCT对于食管癌术前T分期诊断的敏感度为100.0%,N分期诊断的敏感度为80.0%,预测食管癌患者的手术切除率为96.0%。MSCT术前评估得到CT-TNM分期准确率为90.0%,与病理TNM分期高度一致。MSCT可以有效地显示肿瘤形态、大小和部位,确定肿痛的侵犯范围、淋巴结转移和远处转移等,对食管癌患者进行术前评估,为临床医师预测食管癌手术方案提供依据。

5. 手术方式

彭贵勇等[84]* 回顾性分析2010年1月至2012年4月在西南医院消化内镜中心对66例黏膜及黏膜肌层早期癌及食管黏膜中重度不典型增生病变行EMRL治疗的临床资料,结果显示,EMRL手术时间5～55 min,平均21 min,1例术中明显出血经电凝止血,无穿孔及术后迟发性出血发生;观察1～26个月无复发。作者认为在严格适应证下,内镜皮圈套扎法黏膜切除术对早期食管癌癌前病变和限于黏膜层的早期癌是一种有效的治疗手段。夏芸等[85]回顾性分析2005年1月至2011年1月,应用EPMR治疗110例111处病灶。不完全切除、病灶范围>1/3周、标本≥5片的局部复发率更高[不完全切除 vs 完全切除],EPMR适用于食管癌前病变的治疗,对早期食管癌需进一步验证。曹子昂等[86]回顾性分析7例经胃镜、PET-CT、胸部增强CT证实为早期颈段食管鳞癌临床病理分期为$cT_{1\sim2}N_0M_0$的患者,行颈段食管癌局部切除加食管端端吻合术,术后颈部石膏托固定,以防止吻合口张力,术后辅助放、化疗,术后无严重并发症发生,无吻合口狭窄。早期颈段食管癌局部切除加食管端端吻合大大减少手术创伤,提高患者生活质量,使患者能更好的接受术后辅助治疗,对早期颈段食管癌是一种可行、有效的治疗模式。郭昌莹等[87]系统回顾2006年1月至2012年6月38例采用空肠间置代食管术治疗的食管癌贲门癌患者。手术均成功,术后并发症少,无手术死亡者,术后恢复良好。空肠间置代食管重建消化道术式,对食管癌贲门癌的疗效确切,并发症少,术后患者生活质量好,值得推广应用。方强等[88]* 在2009年6月至2010年6月187例同期手术的胸段食管鳞癌患者中,选择85例(45.5%)患者实施三野淋巴结清扫术,全组85例患者均无围手术期死亡,术后肺部并发症和总的并发症的发生率分别为24.7%(21/85)和42.4%(36/85)。胸段食管鳞癌患者根据条件选择进行三野淋巴结清扫术可以降低手术并发症的风险,提高颈部转移淋巴结的清扫效率。胸部CT显示胸段气管食管沟淋巴结阳性也应作为胸段食管癌患者实施三野淋巴结清扫术的条件之一。务森等[89]回顾性分析101例患者行食管癌切除食管胃颈部吻合术的临床资料,总结并分析手术情况和术后并发症情况。结果手术完成率96.0%(97/101)。术后2例出现吻合口或胃出血(2.1%),吻合口瘘4例(4.1%),经过清创引流后痊愈;无其他机械吻合并发症。术后3月CT和上消化道造影提示吻合口狭窄(<1.5 cm)2例,占2.1%,无<1 cm病例。存在吞咽困难症状共4例(4.1%),反流引发的反酸、口苦等口腔、咽部相关症状11例(11.3%)。管状吻合器胃腔内吻合安全、简便,

宽松包套后有显著的抗反流作用。王旭广等[90]回顾性总结228例胸段食管癌患者的临床资料，其中77例行胸段食管癌切除食管胃颈部管状吻合器吻合术，151例行手工吻合术。结果术后吻合口瘘、乳糜胸、喉返神经损伤、胸胃排空障碍发生率两组无明显差异，但管状吻合器组手术吻合时间显著缩短，吻合口狭窄发生率明显降低。管状吻合器适用于多数胸段食管癌切除胃代食管颈部吻合术，吻合时间短，创伤小，术后并发症发生率低；但对于颈段食管直径过细、胃长度不足等情况更宜手工吻合。毛友生等[91]* 回顾性分析2005年5月至2011年1月，行外科手术治疗的胸段食管癌患者559例，其中左胸入路282例，右胸入路277例；右胸入路患者在左、右侧气管食管沟和左、右上纵隔及隆突下组清除淋巴结的转移率均明显高于左胸入路（均$P<0.05$）。左胸入路和右胸入路患者的5年生存率分别为38.2%和42.1%，差异无统计学意义。可见右侧开胸较左侧开胸清除胸部淋巴结更彻底、更完全，尤其是对于清扫双侧气管食管沟和喉返神经旁的淋巴结，最终有可能改善患者生存。选择右胸入路二切口或三切口行完全的胸腹二野或三野淋巴结清扫可能成为胸段食管癌外科治疗的未来趋向。务森等[92]回顾性分析2009年7月至2010年12月共103例食管胸下段癌及食管胃交界癌患者行翻转法机械吻合加Nissen胃底折叠术（试验组）的情况，与同期常规食管胃机械吻合术130例（常规组）对比手术情况及术后吻合口愈合、胃食管反流程度，结果认为翻转法机械吻合加Njssen胃底折叠术操作简便并具有显著的抗反流作用，推荐在食管胃主动脉弓下吻合中使用。杨光煜等[93]回顾性分析2008年8月至2009年5月采用食管管状胃颈部圆形吻合器吻合的21例胸中、上段食管癌患者术后吻合口瘘及吻合口狭窄发生情况，术后1例发生吻合口瘘，2例发生吻合口狭窄，总体发生率较低。作者认为颈部使用圆形吻合器更安全、可靠、省时和易行。雷杰等[94]回顾性分析2007年1月至2010年11月收治的12例食管癌食管支气管瘘患者的临床资料，12例患者分别采取4种手术方式治疗。围手术期死亡2例，术后并发轻度脓胸4例，总并发症发生率为41.67%，并发支气管吻合口瘘1例，经抗感染、引流等治疗后愈合出院。随访1个月至3年，死亡1例；其余患者未出现明显并发症，无死亡。作者认为依据患者的病情，选择个体化手术方式，是临床治疗食管癌食管支气管瘘患者安全有效的治疗方案。贾科等[95]回顾性分析2007年至2010年以手工吻合技术完成的110例（手工吻合组）和采用管状吻合器完成的180例（机械吻合组）贲门癌手术后患者临床资料，比较两组出现的与吻合技术有关的并发症情况。两组手术时间、吻合口出血发生率无统计学差异（均$P=0.05$）；机械吻合组的吻合口瘘、吻合口狭窄、反流、声嘶发生率及术后6个月病死率均低于手工吻合组（均$P=0.05$）；两组间3年生存率无统计学差异（$P=0.05$）。作者认为机械吻合法在减少术后并发症及病死率方面优于手工吻合法，且操作简单、疗效可靠。

6. *并发症及防治*

胡崇明等[96]回顾性分析1999年1月至2011月1月的3 842例食管癌手术中72例喉返神经损伤病例的临床资料。本组食管癌手术喉返神经损伤总的发生率为1.9%，72例中41例出现喉返神经旁淋巴结转移，并发切口感染65例，吻合口瘘60例，肺炎45例，呼吸衰竭6例；69例治愈，3例死亡。作者认为术中清扫喉返神经旁肿大转移淋巴结是食管癌手术喉返神经损伤的主要原因，喉返神经损伤后相关并发症显著增加，住院时间延长。术中预防喉返神经损伤的关键应熟悉喉返神经的解剖，采用钝、锐性分离相结合的方法紧贴上段食管外膜解剖。朱青松等[97]回顾性分析2007年9月至2011年4月在DSA下经鼻-瘘口置引流管行瘘腔外引流，同时经鼻置入十二指肠营养管的5例胃食管吻合口瘘患者的临床资料。5例患者均为男性，均已行食管贲门癌根治术，术后发生吻合口瘘。所有患者均成功置管，置管后经充分引流和营养支持，顺利出院，无死亡。随访1～6个月，均能正常饮食，无吞咽困难和饮水呛咳。作者认为在DSA下经鼻-瘘口置引流管行瘘腔外引流，同时经鼻置十二指肠营养管行肠内营养，对于治疗食管胃胸内吻合口瘘效果良好，尤其适用于1.5 cm以下的瘘口。该方法创伤小、经济适用，值得临床推荐。李文忠等[98]回顾性分析2004年10月2009年10月14例食管癌术后并发乳糜胸患者的治疗效果。经保守治疗或再次手术结扎胸导管。9例患者经保守治疗治愈；5例保守治疗无效后，再次经原切口行开胸手术结扎胸导管，手术顺利，术后未再出现乳糜胸，均顺利康复出院。作者认为食管癌术后并发乳糜胸需及时诊断，制定周密的治疗方案，掌握好手术指征及手术时机，利于患者早日康复，避免长期不愈导致机体衰竭甚至死亡的严重后果。孙志勇等[99]回顾性分析2005年1月至2009年12月12例食管癌手术后发生胸内食管吻合口瘘经覆硅胶膜镍钛合金食管支架置入治疗的临床资料，术后因进食呛咳死于肺部感染1例。术后出现胸骨疼痛7例，支架移位3例，消化道出血1例，均经相应的治疗后好转或治愈。随访11例，食管吻合口瘘愈合良好9例；支架移位1例，瘘口未愈合，术后4个月死于肿瘤复发；在回收食管支架过程中黏膜撕裂，致吻合口狭窄1例。作者认为带膜食管支架置入是治疗食管癌术后胸内食管吻合口瘘的一种有效方法。郭俊唐等[100]回顾性分析2001年1月至2010年12月2 583例行食管癌、贲门癌术后发生胸内吻合口瘘19例患者的临床资料。吻合口瘘发生率为0.74%，死亡率15.8%。接受手术治疗9例(治愈6例)，保守治疗10例(治愈8例)。手术治疗组与保守治疗组在治愈率和平均住院时间方面差异均无统计学意义。作者认为胸内吻合口瘘有较高死亡率，一旦确诊或高度怀疑吻合口瘘发生，应积极根据患者情况个体化选择合理的治疗方法，无论是手术治疗还是保守治疗，充分引流、有效冲洗和营养支持治疗均很重要。魏小栋等[101]回顾性分析532例食管胃器械吻合术后出现吻合口狭窄42例的病变程度、手术技术及吻合器型号和结构的相关性。42例吻合口狭窄均发生于应用外径为25～29 mm型吻合器，狭窄的吻合口内径<6 mm占81%，可见肉芽瘢痕填充、钛钉排列错乱，呈扭曲环缩．吻合器吻合的内径比手法吻合后内径小8.6～10.1 mm，且无扩张性。作者认为排除患者体质差异及吻合技术等因素，从吻合器基本结构上建议：①将双环交错订书钉式吻合改成垂直式吻合；②将双排钛钉改为单排可吸收钉；③抵钉座革新为伞形可膨式；④消除吻合切割后内外径8.6 mm的差距。王丽君等[102]回顾性分析2009年1月至12月349例食管癌根治术患者的临床资料。349例患者术后的肺部感染发生率为27.8%，另回归分析显示26个相关指标中有8个因素对肺部感染具有显著的影响，其作用大小依次为：术后硬膜外镇痛(PCEA)、糖尿病、术中复合硬膜外阻滞、其他术后并发症、单肺通气(OLV)、悬浮少白细胞红细胞输注量、体质指数(BMI)、年龄，其中，PCEA为术后肺部感染的抑制因素，其余均为促进因素。作者认为食管癌术后肺部感染的影响因素包括PCEA、糖尿病、术中复合硬膜外阻滞、其他术后并发症、OLV、悬浮少白细胞红细胞输注量、BMI、年龄。黄晓波等[103]回顾性分析对胸外科1组2008年1月至2011年12月间行食管癌手术的109例患者的临床资料，采用logistic回归的统计学方法。有24例患者发生肺部并发症(包括肺炎、急性呼吸窘迫综合征)，累计有31例患者术前存在营养不良，体质量指数测定值18 kg/m²，其中有11例发生肺部并发症。吸烟和糖尿病是发生肺部并发症的独立危险因素，术中限制液体输入的患者，术后肺部并发症明显减少。作者认为术前患者存在营养不良、吸烟史、糖尿病史及术中输入较多液体等都是患者发生肺部并发症的高危因素，但新辅助化疗未见引起肺部并发症升高。

7．围手术期功能及营养

艾波等[104]回顾性分析2007年1月至2010年4月同济医院普胸外科收治54例患者行三切口上段食管癌切除术后的肺功能情况，比较传统组和改良组胸腔开放时间、单肺通气时间、动脉血氧分压(PaO_2)、动脉血二氧化碳分压($PaCO_2$)、脉搏血氧饱和度(SpO_2)的变化差异，以及住重症监护室(ICU)时间、肺部感染和呼吸衰竭例数等指标的差异。传统组与改良组术中胸腔开放时间和单肺通气时间差异均有统计学意义。作者认为改良三切口食管癌切除术能明显缩短术中胸腔开放时间和单肺通气时间，显著减轻对呼吸功能的损伤，减少术后肺部并发症。王金栋等[105]定期对食管中段癌术后患者46例(A组)进行食管测压、胃排空和24 h食管pH值监测，结果与健康志愿者11例(B组)作比较。其中A组手术后和术后12个月残余食管和胸腔胃运动功能均低于B组($P<0.01$和$P<0.05$)。A组胸胃排空率与DeMeester评分之间以及长于5 min反流评分与残余食管原发蠕动幅度、蠕动次数之间均无相关关系($P>0.05$)。作者认为食管癌术后胸腔胃和残余食管运动功能的恢复不足以减轻胃食管反流以及改善食管酸清除功能。魏飞等[106]将60例食管癌术后患者随机分为肠内营养组(EN组)和全肠外营养组(TPN组)，每组30例，在术前及术后第1、3、7天测定白蛋白及C反应蛋白(CRP)水平，并观察术后并发症的发生情况。两组患者均无严重并发症，无死亡病例发生；两组患者术后白蛋白水平降低，CRP增高，与术前比较，差异有统计学意义($P<0.05$)，但两组之间差异无统计学意义。作者认为肠内及全肠外营养支持均能改善食管癌术后患者的营养状况。唐建枢等[107]将83例食管癌术后患者分为肠内营养组(EN组，40例)和肠外营养组(PN组，43例)。EN组术后胃液引流量较PN组少，首次排气时间较PN组早，住院时间较PN组缩短。EN组营养状况改善优于PN组；两组术后免疫功能均有抑制，但EN组患者在术后第3、7天免疫功能指标较PN组高。两组的炎性指标在术后第3天增高，EN组术后第7天下降更为明显。作者认为食管癌患者术后早期采用EN营养支持能更有效改善患者的营养状况和免疫功能，减轻机体的炎症反应，促进患者的恢复。

8．放化疗

何义富等[108]收集2008年6月到2010年7月39例病理确诊为晚期或手术/放疗后转移复发食管鳞癌患者纳入该项研究。给药方案为紫杉醇135～150 mg/m²，d1，3 h静脉滴入；奈达铂80 mg/m²，d2，2 h静脉滴入；每21天为1个周期。近期疗效评估用RECIST疗效评价标准，远期疗效评估采用无进展生存时间(PFS)以及总生存时间(OS)，不良反应评估用NCI CTC 3.0标准。统计发现中位治疗周期为4(1～6)个。其中36例患者可以进行疗效评估，有效率*RR*

为46.2%(18/39),稳定率SD为38.5%(15/39),进展率PD为7.7%(3/39);全组患者中位PFS以及OS分别为7.1个月(95% CI: 4.6~9.7个月)和12.4个月(95% CI: 9.5 ~15.3个月);3/4级主要不良反应有粒细胞下降15.4%,贫血7.7%,血小板下降5.1%,恶心10.3%,呕吐5.1%,无治疗相关性死亡。作者认为紫杉醇联合奈达铂治疗晚期或手术/放疗后转移复发性食管癌具有较好的疗效且有较好的耐受性。杨弘等[109]开展多中心前瞻性随机对照临床研究,统计2007年7月1日至2011年6月1日7个试验中心共人组患者123例随机分组为试验组(术前放化疗组)与对照组(单纯手术组)。发现试验组术前放化疗的临床有效率90.7%,49例进一步接受手术。试验组的R0切除率高于对照组,病理完全缓解率为29.6%。试验组与对照组的1、2年生存率差异无统计学意义;试验组的1、2年无瘤生存率稍高于对照组。作者认为中期分析显示术前放化疗并手术可取得确切的临床有效率和较高的完全病理缓解率,明显降低食管癌的分期,提高了R0切除率,并且安全性较高,有延长生存与无瘤生存的趋势。陶华等[110]选取2009年6月至2010年6月44例江苏省肿瘤符合入组条件的食管癌术后复发患者,均采用调强放疗同步化疗(5-Fu+奈达铂)方案进行治疗。发现全组总有效率为86%(38/44)。1年和2年总生存率分别为72.7%和60%。放疗同步化疗过程中所有不良反应经对症处理后均好转,全组患者均顺利完成放化疗计划,无疗程中断或延迟者。作者认为食管癌根治术后复发患者进行调强放疗同步化疗(5-Fu+奈达铂)的近期疗效好,不良反应小,值得进行Ⅲ期临床研究。王玉祥等[111]回顾性分析153例65岁以上老年食管癌患者的临床资料,105例行3D-CRT、48例行IM-RT,采用SPSS11.5统计软件比较分析生存率及预后影响因素。发现放疗后食管造影评价为97.4%;全组1、3年生存率和局部控制率分别为70.6%、34.2%和76.2%、51.1%。IMRT组胸中下段及淋巴结转移者较多、CT食管肿瘤最大径较大、放疗剂量更高、联合化疗者更多。Cox多因素分析仅化疗和CT肿瘤最大直径为独立预后因素。作者认为老年食管癌IMRT与3D-CRT比较无明显生存优势,联合化疗及肿瘤最大直径小者放疗疗效较好,但需进一步前瞻性研究。张彬等[112]将32例符合入组条件的中晚期食管癌患者接受三维适形放疗及同期化疗。观察患者的治疗完成情况、治疗期间、治疗后的放化疗不良反应及临床疗效。发现全组患者白细胞减少总发生率为90.62%;急性肝肾损伤总发生率为18.75%。总有效率(PR+CR)90.63%(29/32)。单因素分析显示肿瘤GTV体积($P=0.000\ 6$)和CT长度($P=0.06$)是影响患者生存率的预后因素,肿瘤体积大小是唯一影响放射性肺炎严重程度($P=0.011$)的预后因素。作者认为LFP方案与放疗同步应用,不良反应较大,但可耐受,远期疗效有一定提高。

(二)食管良性疾病的外科治疗

王俊等[113]* 回顾性分析总结2006年3月至2011年6月收治的10例长段缺失型食管闭锁在新生儿期施行Ⅰ期食管替代手术的综合治疗结果。随访2个月至5年后统计9例均治愈出院,1例死亡。术后近期并发症中肺部感染5例,4例治愈,1例转为慢性感染,1.5年后治愈;吻合口瘘3例,支持治疗后1~2周愈合,所有病例无频繁呕吐症状,食管泛影葡胺造影9例无明显反流。作者认为新生儿期Ⅰ期胃管成形及胃代食管术临床可行,效果显著,缩短了治疗周期;组织专门的医疗和护理队伍,有助于提高治愈率,降低并发症的发生。马同胜等[114]回顾性分析2005年3月至2010年10月收治的7例长距离(>3 cm)食管闭锁患儿的临床资料,入院后食管造影确诊为食管闭锁。所有患儿均采用全胃转移替代食管法治疗。所有患儿均顺利完成手术,其中1例死亡;随访1~5年: 5例中2例吻合口狭窄行食管扩张治疗;所有患儿经造影检查均存在胃食管反流,3例患儿易患呼吸道感染。作者认为全胃转移替代食管法治疗长距离食管闭锁可以提高患儿的存活率,降低吻合口瘘及吻合口狭窄的发生率,术后经口喂养良好,可以满足生长发育需要。不足之处是术后存在胃食管反流,远期有形成Barret's食管可能。李小海等[115]回顾性分析2009年11月至2011年5月间中山大学肿瘤防治中心胸科采用新型支架治疗难治性食管良性狭窄8例患者的临床资料。术后吞咽功能较术前明显改善。经9个月的中位随访,已拔除支架6例,其吞咽功能亦较术前明显改善。8例患者远期吞咽功能改善率为7/8。作者认为新型可回收全覆膜镍钛合金支架置入食管良性狭窄术后和拔除支架后吞咽功能明显改善。远期再狭窄发生率低: 但支架脱落发生率仍较高。支架覆膜材料易破裂。仍需进一步改进。郭智慧等[116]在开展ESD的基础上,借鉴经口内镜下括约肌切断术的经验,成功采用经口内镜黏膜下隧道肿物切除术切除起源于食管固有肌层的黏膜下肿物1例,相对于ESD操作,即使出现穿孔,亦可轻松闭合隧道口,有效防止气体以及消化液外漏。作者认为,经口内镜黏膜下隧道肿瘤切除术(STER)有望成为一种新的内镜下微创治疗方法切除源于食管固有肌层黏膜下肿物。赵意等[117]回顾性分析2006年1月至2010年12月75例施行食管平滑肌瘤摘除术患者的临床资料,55例在全胸腔镜下手术,54例均顺利完成,1例为胸腔镜手术过程中出现室颤而中转开胸,使用胃镜在手术时间上优于未使用胃镜,无显著差异,开放手术与腔镜手术在出血量、术后禁食、住院时间对比均有显著差异,术后症状均完全缓解,无食管瘘、食管憩室及管腔狭窄等并发症。随访未见复发及狭窄等手术并发症。作者发现术中胃镜定位全胸腔镜下食管平滑肌瘤摘除的方法微创、安全、有效,可作为食管平滑肌瘤外科治疗的首选术式。刘戬等[118]回顾性分析经手术病理证实的12例食管间质瘤患者的临床资料、食管造影及CT,并将其与手术、病理所见进行对照,探究食管间质瘤食管造影及CT的影像学特点及其病理学基础。13个病灶中极低度、低度、中度、高度侵袭危险性肿瘤分别为4例、4例、1例、4例。食管极低度及低度侵袭危险性间质瘤与中度及高度侵袭危险性间质瘤食管造影、CT扫描上表现不同。作者发现不同侵袭危险性的食管间质瘤影像学表现有一定差异,食管造影及CT对食管间质瘤的诊断及侵袭危险性分级有一定价值,但最终确诊要依靠病理学诊断。

五、胸壁疾病

(一) 漏斗胸治疗

1. 复杂

商子寅等[119]回顾分析2007年12月至2011年5月采用电视胸腔镜辅助微创Nuss术联合胸骨横行截骨术治疗漏斗胸合并球形鸽胸5例患者的临床资料,5例手术均获得成功,1例术后出现轻微皮下气肿,出院时自行吸收,余无气胸、支撑架移位、损伤心脏等并发症。已取出支撑架的2例患儿胸骨成型满意,无术后变形现象。作者认为胸腔镜辅助微创Nuss术联合胸骨横行截骨术治疗漏斗胸合并球形鸽胸手术时间短、创伤小、出血少,减少了分期手术医疗费用及风险,减少患儿痛苦,是一种值得推广的手术方法。石卓等[120]回顾性分析2006年7月至2011年6月应用双微创技术治疗6例漏斗胸合并先天性心脏病(先心)患者的临床资料,其中4例行室间隔缺损微创伞封术,2例行中央型继发孔房间隔缺损微创伞封术,直径12～16 mm。先心微创术后行Nuss手术,术后常规放置心包纵隔引流管。手术顺利,无手术死亡、大出血及胸腔脏器损伤等危险并发症。术后检查先心封堵效果良好,肺复张良好。作者发现微创技术同期治疗合并先心的漏斗胸安全、满意,避免了二次手术所带来的困难和风险。鲁亚男等[121]总结2004年6月至2011年9月18例复发性或胸部手术后继发性漏斗胸Nuss手术的临床资料,10例为开放式漏斗胸矫治术后复发病例,8例为其他胸部手术后继发性漏斗胸。手术均成功在胸腔镜辅助下完成。16例矫形效果为优良,2例良好。矫形效果与初次Nuss手术相比,早期优良及良好率差异无统计学意义。作者认为Nuss手术矫治复发性和胸部手术后继发性漏斗胸效果良好。肖海波等[122]*回顾性分析2007年7月至2010年8月22例复发性漏斗胸需接受二次手术的患者实施辅助剑突下小切口的改良Nuss手术的患者的临床资料。以同期接受Nuss手术的51例漏斗胸初次手术患者作为对照组。Ravitch手术12例、改良Ravitch手术7例,胸骨翻转术3例。复发性漏斗胸组手术时间较对照组显著延长。两组均无围手术期死亡和心脏损伤病例。作者认为复发性漏斗胸的手术风险较大,辅助剑突下小切口改良Nuss手术的操作安全性高,可有效纠正复发性漏斗胸。

2. 单纯

刘吉福等[123]选择北京军区总院漏斗胸患者82例(对称型(Ⅰ型)37例、非对称型(Ⅱ型)45例)均在全麻下行两侧腋中线切口,胸腔镜监视下将制备好的支撑杆置入胸骨后。发现使用1根矫形杆矫形后胸骨体中部及下端分别前移8.69、15.69 mm,与术前比较差异有统计学意义。使用2根矫形杆矫形后胸骨柄下端及胸骨体上端、中部、下端分别前移10.8、12.45、17.61、20.62 mm,与术前比较差异有统计学意义。作者认为微创矫治成人漏斗胸时矫形杆的支撑力可使胸骨重塑成形;使用1根或2根矫形杆时胸骨的重塑变化规律及力学作用不同。于洁等[124]回顾性分析2009年9月到2010年10月191例后胸腔镜辅助下Nuss手术治疗漏斗胸的患者的临床资料。所有病例均先行非胸腔镜Nuss手术后再用胸腔镜观察,所有患者均顺利完成手术,术后优良率100%,作者认为有经验术者在掌握一定方法的前提下,非胸腔镜Nuss手术也是安全可行的,但后置入胸腔镜辅助Nuss手术治疗漏斗胸更为安全、可靠,能及时发现和处理非胸腔镜Nuss手术造成的损伤。徐冰等[125]选回顾性分析2005年10月到2011年6月非胸腔镜辅助下Nuss手术治疗漏斗胸412例,其中102例行内固定取出手术。所有患儿均顺利完成手术,无术中严重并发症发生。作者认为非胸腔镜辅助Nuss手术安全可行,并且不用进入胸腔操作,手术创伤更小,耗时更短,微创效果更好。

(二) 胸壁重建

1. 基础研究

彭秀凡等[126]*选总结了6例用人工骨移植替代中国杂种犬第5、6肋的胸壁缺损,术后6例动物全部长期存活,X线检查人工骨无移位、脱落、变形及植入骨溶解变薄等。大体观察犬骨性胸壁内外表面塑形良好,人工骨与犬自体骨连接处有明显的骨组织及软骨组织和明显骨痂形成,移植骨对位、对线均良好;组织学观察植入骨与犬自身骨交界处由骨组织和软骨组织组成，外层为骨膜组织，有成骨细胞和破骨细胞存在，未见炎细胞浸润等排异反应，移植骨中段为纤维结缔组织包绕，内有新生血管形成。作者认为猪源生物型人工肋骨是一种优质骨性胸壁重建材料，植入机体后具有逐渐溶解破坏并向自体骨转化倾向。

2. 临床研究

汪大伟等[127]回顾性分析1968年1月至2010年12月，经手术切除的胸骨肿瘤患者15例，按照en-bolck原则行外科手术切除和胸壁缺损修复。作者认为胸骨柄肿瘤可以考虑应用软材料修补胸壁缺损，胸骨体肿瘤和全胸骨肿瘤建议切除后尽最采用硬材料修复。李春光等[128]回顾性分析2001年1月至2010年12月期间33例使用Gore-Tex补片进行修复巨大胸壁缺损的临床资料。全组33例均手术顺利，围术期无死亡患者；恶性肿瘤25例，良性肿瘤8例，均被完整切除，无排斥反应及反常呼吸，无异物感，感染率3%。作者认为Gore-Tex补片具有极佳的生物相容性，是安全有效的胸壁重建材料；选择合适的肌皮瓣覆盖补片，能够减少并发症发生。蔡彦力等[129]回顾性分析近10年来24例胸壁肿瘤切除后胸壁大块缺损患者的临床资料，患者均联合应用不锈钢丝和绦纶补片进行胸壁重建。全组无手术死亡，无胸壁软化及反常呼吸运动，无切口感染，1例术后发生伤口局部积液。全组患者术后随访1个月至10年，无1例钢丝断裂及反常呼吸，胸壁凹陷畸形不明显，胸廓外形的满意率达95.8%(23/24)。作者认为不锈钢丝和涤纶补片是修复重建胸壁大块缺损的一种很好材料，取材方便，操作简便，胸廓稳定性良好，临床疗效确切。吴显宁等[130]回顾性分析2006年10月至2009年11月4例胸骨肿瘤患者的临床资料，所有患者均采用胸骨肿瘤扩大切除术，采用钛板联合Teflon补片重建胸廓，手术均顺利完成，后所有患者胸壁塑形良好，随访期间钛板无松动、外露，无呼吸困难、胸闷、胸痛等不适。作者认为胸骨肿瘤切除后采用钛板联合Teflon补片重建胸廓，具有手术操作简便、塑形效果满意、术后并发症少等优点。

六、胸腺瘤及重症肌无力

1. 诊断

吴美仙等[131]回顾性分析16例经穿刺、手术病理检查证实为恶性胸腺瘤的MR影像特征及其病理学分型。16例恶性胸腺瘤中侵袭性胸腺瘤12例，胸腺癌4例。作者认为恶性胸腺瘤大多包膜不完整、轮廓不规则或分叶状、实质信号不均匀、多数可侵犯胸膜、心包或发生远处转移；肿块直径越大，恶性胸腺瘤可能性越大；MRI检查难以区分恶性胸腺瘤Ⅰ型(侵袭性胸腺瘤)与恶性胸腺瘤Ⅱ型(胸腺癌)。李国安等[132]回顾性分析1988年11月至2010年9月收治的21例TNC患者的临床资料。全组有18例患者发生转移，其中淋巴结和局部血管转移13例，肺及胸膜转移9例，骨转移5例，肝转移1例。有1例患者原位复发。21例TNC患者中，手术切除20例，其中术后辅助放疗11例，术后辅助化疗9例；1例因病情严重无法手术，仅行单纯化疗。作者认为TNC是一种罕见肿瘤，临床表现复杂多样，恶性程度高，治疗以手术为主，出现转移可行辅助放化疗。王向阳等[133]回顾性分析经手术切除、按2004年WHO胸腺上皮肿瘤分类标准分类，并有完整CT资料的B3型(30例)和C型(17例)胸腺上皮肿瘤患者的临床资料和CT图像。临床上B3型患者平均年龄较C型年轻，90.0%B3型合并有重症肌无力症状。B3型肿瘤的完整切除率高于C型。5年生存率C型与B3型差异有统计学意义($P=0.000$)。CT表现：C型肿块的长径大于B3型；C型边缘多为不规则形状，而B3型则多为分叶状；C型较B3型更容易发生肿瘤坏死。作者认为B3型和C型胸腺瘤在临床、预后及CT表现有一定差异，有助于作出区别。崔新征等[134]*回顾性分析1998年1月至2007年12月收治的410例MG患者的病历资料，按作者提出的临床分型和分期方法、Osserman分型和美国重症肌无力协会临床分型进行术前分型，按所选分型方法指导手术适应证及时机的选择，均行胸腺(瘤)切除并前纵隔脂肪清扫术，比较术后肌无力危象的发生率以及手术死亡率，比较发生肌无力危象患者的术前分型和分期。观察组发作/进展期患者肌无力危象发生率远高于稳定/缓解期的，差异有统计学意义。作者认为其MG临床分型和分期方法可指导手术适应证及时机的选择，有效降低术后肌无力危象的发生率。

2. 手术及并发症

陈胜等[135]回顾性分析2001年6月至2010年6月在该院接受胸腺切除术治疗MG的患者60例，其中28例采用正中全胸骨劈开切除胸腺及前纵隔、心包膈脂肪，6例采用电视胸腔镜胸腺切除，25例采用"J"型胸骨上段小切口胸腺切除，1例采用颈部领状切口同期行甲状腺次全切除。所有患者近期效果良好，获1年以上随访46例，随访率为76.7%。46例中13例完全缓解，占28.3%；24例改善，占52.2%，7例无变化，占15.2%；2例恶化，占4.3%。作者认为胸腺切除术是治疗MG的有效方法，但术后应密切注意避免肌无力危象的发生，同时应关注胸腺以外的发病因素。宋楠等[136]*回顾性分析2010年2月至2011年6月21例胸腺瘤患者的临床资料。所有患者均在全身麻醉下经颈切口行胸腺及胸腺瘤切除术，术中利用自制改良胸腺手术牵开器向上牵开胸骨，扩大前纵隔手术操作空间，确保经颈部切口可施行胸腺及胸腺瘤的完整切除，患者手术均成功。患者术后无并发症，无切口疼痛主诉，咳嗽、胸闷及眼睑下垂等症状较术前明显缓解。作者认为利用自制改良胸腺手术牵开器行经颈胸腺及胸腺瘤切除术，术中切口显露好，肿瘤、胸腺及周围脂肪组织切除彻底，术后并发症少，患者疼痛感轻，切口美观，手术效果良好。李言等[137]回顾性分析 2003 年 1 月至 2009 年 8 月在中山大学附属第一医院行胸腺扩大切除术的 59 例儿童重症肌无力患儿临床资料及长期随访结果，单因素分析和多因素分析显示术前病程影响手术疗效($P<0.05$)。生存分析眼肌型和全身型患者术后 2 年、4 年的总缓解率分别为 56%、88%和 42%、75%，Log-rank 法比较两者之间总缓解率无差别，作者认为严格挑选的重症肌无力儿童手术治疗安全、有效，特别是术前病程较短者。总缓解率随术后时间延长而升高。李剑锋等[138]回顾性分析 2001 年 4 月至 2009 年 10 月 47 例重症肌无力接受胸腔镜手术的患者的临床资料，评价肿瘤因素对重症肌无力胸腔镜手术效果的影响。胸腺瘤组 22 例，无瘤组 25 例。随访至 2011 年 6 月，无瘤组完全稳定缓解(CSR) 78.3%，药物缓解(PR)13.0%，微小症状表现(MM) 4.3%，无恶化(W)0，无复发(E)0，死亡(D)(4.3%)。胸腺瘤组分别为：50.0%、22.7%、13.6%、4.5%、9.1%和 0。作者认为胸腔镜胸腺扩大切除治疗重症肌无力远期疗效满意，无瘤组在完全缓解率上优于有瘤组，但在总有效率上两组差异无统计学意义。罗文琦等[139]回顾性分析 2000 年 1 月至 2011 年 6 月 530 例重症肌无力行外科治疗的患者临床资料，作者认为重症肌无力外科治疗中少见并发症主要有术中室性心律失常后心脏骤停、术后乳糜胸、纵隔乳糜积液、术中误切甲状旁腺、心包缩窄等。

3. *放疗*

龚虹云等[140]计算机检索 EMBASE(1953—2010 年)，CLINAHL(1953—2009 年)和 MEDLINE(1953—2009 年)，对符合纳入标准的临床对照试验，采用 RevMan 4.3 软件进行 Meta 分析。结果 7 个临床对照试验，738 例胸腺瘤患者，Meta 分析表明，胸腺瘤完整切除术后放疗组与不放疗组的复发率差异无统计学意义，合并比值比(*OR*)及其 95%可信区间(95%CI)为 1.36(0.42，4.46)，而且放疗组与不放疗组间生存率也没有统计学意义，合并比值比(*OR*)及其 95%可信区间(95%CI)为 1.45(0.86，2.44)。作者认为胸腺瘤完整切除术后辅助放疗并没有减少复发率和提高生存率，不需要常规应用。

七、其他

(一) 诊断及手术治疗

陈宏伟等[141]回顾性分析 48 例接受术后放疗的上段食管癌患者(照射总剂量均为 60 Gy)的临床资料。采用随机区组设计 t 检验比较两组间血清细胞因子、CTPI 灌注值的差异，采用 χ^2 检验比较常规 CT 与 CTPI 对 RILI 检出的差异。照射后 A、B 两组 rrBF、rrBV、rrPS 间差异均有统计学意义。作者认为外周血中 TNF-α、TGF-β1 变化对早期检测肿瘤放疗患者 RILI 的价值尚不确定。CTPI 可反映放疗后肺组织血流动力学的变化，可早期反映 RILI 患者照射野的灌注异常，有可能早期检出 RILI。冯飞跃等[142]*回顾性分析 2001 年 1 月至 2010 年 12 月接受手术治疗的 89 例经病理确诊的 PSH 患者的临床特点、影像学检查、病理诊断、手术治疗方法等资料。根据术前影像学检查，只有不到 1/3 的病变诊断为 PSH 可能性大。作者认为 PSH 术前难以获取明确的病理诊断。术中冷冻切片病理学检查有一定的错误率和延迟诊断率，可能会导致一部分患者接受不必要的扩大切除。手术切除是 PSH 惟一有效的治疗方法，手术方式以完整切除肿瘤同时尽可能保留肺组织为原则。杨立信等[143]回顾性分析 2009 年 3 月至 2011 年 3 月采用劈开胸骨柄绕胸锁关节的“L”形切口切除颈胸交界部肿瘤 11 例，11 例均顺利完成手术，2 例分别附加后外侧切口和腋下切口完成肺叶切除，锁骨下动脉重建 2 例。随访 2～24 个月患者肩部和上胸部形态满意，上肢活动正常。作者认为采用劈开胸骨柄绕胸锁关节切口可方便实施颈胸交界部肿瘤切除和血管重建等复杂手术，通过缝合胸骨及第一肋骨可完整保持骨和关节的稳定，既保持肩带及胸锁关节的完整，保留了上肢的重要功能，又能维持上胸部的美观，值得推广。张珩等[144]回顾性分析 13 例良性获得性气管食管瘘的临床资料并复习有关文献，全组均手术治疗，其中彻底性手术 10 例(气管食管瘘切除、气管食管瘘口分别修补 7 例，气管食管瘘切除、食管瘘口修补、病变气管切除端端吻合 3 例)，姑息性手术 3 例。围手术期无死亡病例，发生肺部感染 2 例，无其他并发症发生。随访 8～73 个月，行瘘修补的患者无瘘再通发生，行瘘旷置患者瘘口均较前缩小或基本愈合。作者认为慎用食管或气管支架，外科手术是最佳治疗方法，有效阻隔、充分引流胃液是治疗成功的关键因素。

(二) 围手术期处理

倪斌等[145]前瞻性分析选择标准胸后外侧切口患者 200 例，随机平均分为对照组、静脉泵镇痛组、硬膜外镇痛泵组、单纯肋间神经冷冻镇痛组、肋间神经冷冻联合硬膜外镇痛组(A、B、C、D、E),术后1周D、E组平均VAS评分和盐酸哌替啶用量低于其他各组。D组术后镇痛不良反应发生率明显低于其他各组。术后中远期A、D、E组切口附近疼痛和不适等不良感觉发生率明显高于B、C组。作者认为肋间神经冷冻能有效地缓解开胸术后患者近期疼痛,效果明显,不良反应发生率低。肋间神经冷冻会增加开胸患者术后切口的中远期疼痛和不适感。谢冬等[146]回顾性分析1970—2009年所有普胸手术剖胸止血101例病例,101例患者行105次剖胸止血,95例治愈出院,死亡6例,失血性休克、肺血管结扎线脱落以及呼吸衰竭是最主要的死亡原因。广泛的胸膜粘连或胸膜外剥离后胸壁渗血是剖胸止血的最常见原因。

(三)院内感染

许缤等[147]采用目标性监测的方法对2009年4月至2010年4月胸外科住院手术的312例患者,术后医院获得性肺炎发病率及相关危险因素进行调查分析。多因素分析筛选出4个术后医院获得性肺炎的相关因素:长期大量吸烟史、慢支肺气肿病史、术后切口疼痛明显、气管插管/机械通气,差异有统计学意义。作者认为长期大量吸烟史、慢支肺气肿病史、术后切口疼痛明显、气管插管/机械通气,是胸外科手术后患者医院获得性肺炎的危险因素;针对危险因素采取有效控制措施,是控制医院获得性肺炎的关键。王峻峰等[148]回顾性分析2007年1月至2010年2月开胸术后可明确致病菌的158例肺炎病例资料,调查致病菌与药敏变化情况。158例肺炎下呼吸道分泌物中,共检出致病菌192株。28例检出多重致病菌,2008年10月后碳青霉烯类对鲍曼不动杆菌基本无效,目前除鲍曼不动杆菌之外的其他革兰阴性致病菌对哌拉西林三唑巴坦和头孢哌酮舒巴坦钠的耐药性尚较低。作者认为革兰阴性菌仍是开胸术后肺炎的主要致病菌,且感染率呈上升趋势。减少碳青霉烯类的使用、增加抗假单孢青霉素类的使用以及在鲍曼不动杆菌发生率上升时加大舒巴坦使用剂量是我们目前开胸术后肺炎的经验性治疗策略。倪斌等[149]*回顾性分析2008年10月至2010年6月19例MDRAB重症肺炎(观察组)资料,并与2006年1月至2010年6月33例非MDRAB重症肺炎(对照组)的病例资料对比分析。开胸术后MDRAB重症肺炎的住院时间和住院费用明显增加、MODS发生率和死亡率无明显上升。作者认为开胸术后MDRAB重症肺炎的危害性在于导致感染患者术后住院时间延长、住院费用上升,加大舒巴坦剂量经验性治疗、避免菌群失调并发症、加强丙种球蛋白及营养支持,是目前治疗MDRAB重症肺炎的主要措施,做好ICU清洁卫生、彻底消毒呼吸机管道和纤维支气管镜、及时隔离感染患者是避免MDRAB感染蔓延的重要措施。沈琦斌等[150]回顾性分析医院2008年3月至2010年3月48例胸外科术后并发肺部感染患者的临床资料,统计48例患者肺部感染的病原菌及药敏试验结果。48例肺部感染患者痰培养共检出病原菌77株,根据检验结果及药敏试验,选取针对性的抗感染药物进行治疗,45例患者痰细菌培养转阴,3例患者发生多器宫功能衰竭死亡。作者认为根据痰细菌培养及药敏试验结果,结合患者的实际情况,选择相应的抗感染药物及治疗方法,可以使胸部外科手术术后肺部感染患者获得良好预后。

(薛 磊 王志农)

参考文献

1 刘 云,等.中华创伤杂志,2012,28(6):529
2 孔令文,等.中华创伤杂志,2012,28(7):580
3 刘成军,等.中华内分泌外科杂志,2012,6(3):185
4 谭远康,等.中华创伤杂志,2012,28(7):613
5 周志明,等.河北医科大学学报,2012,33(8):970
6 刘晋梁,等.中国胸心血管外科临床杂志,2012,19(2):213
7 杨 宁,等.中华创伤与修复杂志,2011,6(4):49
8* 李 莉,等.中国胸心血管外科临床杂志,2011,18(5):425
9 林海平,等.中国胸心血管外科临床杂志,2012,19(4):442
10 韩志军,等.中国胸心血管外科临床杂志,2011,18,(5):390
11 赵 辉,等.中华胸心血管外科杂志,2012,28(4):230
12 金子良,等.中国肿瘤临床,2011,38(19):1217
13 常 亮,等.中国胸心血管外科临床杂志,2012,19(3):331
14 刘敬伟,等.中华医学杂志,2012,92(33):2314
15* 倪铮铮,等.中华胸心血管外科杂志,2011,27(11):674
16 黄宪平,等.中华胸心血管外科杂志,2012,28(6):359
17* 陈乾坤,等.中华胸心血管外科杂志,2012,28(3):129
18 罗国军,等.肿瘤,2012,32(2):134
19 周洪伟,等.临床外科杂志,2011,19(12):849
20 蔡彦力,等.中国现代手术学杂志,2012,16

(4)：274
21 张　竞，等. 第三军医大学学报，2012，34(9)：893
22 朱　韧，等. 肿瘤，2011，31(10)：911
23 王总飞，等. 中国胸心血管外科临床杂志，2012，19(2)：132
24 段　亮，等. 中华胸心血管外科杂志，2012，28(6)：362
25 张文玉，等. 临床放射学杂志，2011，30(11)：1604
26 王　涛，等. 中国胸心血管外科临床杂志，2012，19(3)：274
27* 刘道明，等. 中华胸心血管外科杂志，2012，28(7)：394
28 黄宇清，等. 中华胸心血管外科杂志，2012，28(7)：390
29 仲晨曦，等. 中华胸心血管外科杂志，2012，28(4)：227
30 隋锡朝，等. 中华胸心血管外科杂志，2012，28(5)：271
31 范　江，等. 中华胸心血管外科杂志，2012，28(5)：308
32 吴永凯，等. 中华胸心血管外科杂志，2012，28(3)：132
33 姚　烽，等. 中华胸心血管外科杂志，2012，28(4)：233
34* 马如霞，等. 中华肿瘤杂志，2012，34(2)：147
35 袁　云. 实用癌症杂志，2012，27(2)：190
36 付　蕾，等. 肿瘤，2012，32(1)：60
37 高春玲，等. 实用癌症杂志，2012，27(1)：48
38 袁志勇，等. 中国肿瘤临床，2011，38(24)：1496
39 周　敏，等. 上海交通大学学报(医学版)，2012，32(8)：1024
40 王耀鹏，等. 中国胸心血管外科临床杂志，2012，19(4)：385
41 张　轶，等. 中华胸心血管外科杂志，2012，28(5)：274
42* 李　运，等. 中华胸心血管外科杂志，2012，28(1)：3
43 李凤卫，等. 北京大学学报(医学版)，2011，43(6)：861
44 卜　梁，等. 北京大学学报(医学版)，2011，43(6)：866
45 陈应泰，等. 中华胸心血管外科杂志，2012，28(2)：86
46 刘伦旭，等. 中国胸心血管外科临床杂志，2011，18(5)：387
47* 李　运，等. 中华胸心血管外科杂志，2012，28(9)：513
48 林宗武，等. 中国胸心血管外科临床杂志，2012，19(3)：270
49 初向阳，等. 中国胸心血管外科临床杂志，2012，19(2)：113
50 张　治，等. 中华胸心血管外科杂志，2012，28(1)：7
51 刘德刚，等. 南方医科大学学报，2012，32(1)：139
52 杨勇伟，等. 中国微创外科杂志，2011，11(12)：1086
53 郭剑波，等. 中华外科杂志，2012，50(9)：860
54* 林江波，等. 中华胃肠外科杂志，2012，15(9)：930
55 张真铭，等. 中华胃肠外科杂志，2012，15(9)：934
56* 沈　钢，等. 中华胸心血管外科杂志，2012，28(5)：265
57 陈焕文，等. 第三军医大学学报，2012，34(12)：2317
58 高永山，等. 四川大学学报(医学版)，2011，42(6)：876
59 陈和忠，等. 中国胸心血管外科临床杂志，2011，18(6)：518
60 严志龙，等. 中华小儿外科杂志，2012，33(1)：13
61 滕　寅，等. 贵州医学院学报，2012，37(1)：96
62 钟卫权，等. 中国微创外科杂志，2012，12(8)：773
63 徐世斌，等. 立体定向与功能性神经外科杂志，2012，25(2)：65
64 张　宇，等. 中华胸心血管外科杂志，2012，28(1)：10
65 霍承瑜，等. 中华胸心血管外科杂志，2012，28(2)：103
66 何靖康，等. 中国胸心血管外科临床杂志，2012，19(2)：208
67 罗文琦，等. 北京医学，2012，34(5)：346
68 温佳新，等. 军医进修学院学报，2012，33(6)：624
69* 李　军，等. 中华胸心血管外科杂志，2012，28(3)：157
70 崔艳慧，等. 肿瘤防治研究，2012，39(6)：667
71 刘秀华，等. 福建医科大学学报，2012，46(1)：24
72 刘　莺，等. 山东大学学报，2012，50(9)：21

73 王全栋,等. 中华胸心血管外科杂志,2012,28(2):90
74 许建华,等. 福建医科大学学报,2011,45(4):270
75 张百华,等. 中华外科杂志,2012,50(3):256
76* 张 晖,等. 中华胸心血管外科杂志,2012,28(1):13
77 朱自江,等. 中国胸心血管外科杂志,2011,18(6):521
78 马龙飞,等. 中华医学杂志,2012,92(23):1618
79 肖 勇,等. 江苏医药,2012,38(3):312
80 马少华,等. 中华胃肠外科杂志,2012,15(1):63
81 祝淑钗,等. 中华肿瘤杂志,2012,34(4):281
82 赵 亮,等. 中华医学杂志,2011,91(39):2761
83 程祝忠,等. 中华肿瘤杂志,2011,33(12):929
84* 彭贵勇,等. 第三军医大学学报,2012,34(19):2009
85 夏 芸,等. 中国微创外科杂志,2012,12(3):197
86 曹子昂,等. 中华胸心血管外科杂志,2012,28(5):257
87 郭昌莹,等. 实用癌症杂志,2012,27(5):514
88* 方 强,等. 中华肿瘤杂志,2012,34(3):212
89 务 森,等. 中国现代手术学杂志,2011,15(6):421
90 王旭广,等. 中国现代手术杂志,2011,15(6):417
91* 毛友生,等. 中华肿瘤杂志,2012,34(4):296
92 务 森,等. 中华医学杂志,2011,91(47):3350
93 杨光煜,等. 中华胸心血管外科杂志,2011,27(10):623
94 雷 杰,等. 中国胸心血管外科临床杂志,2012,19(1):36
95 贾 科,等. 中国普通外科杂志,2012,21(9):1116
96 胡崇明,等. 实用肿瘤杂志,2012,27(3):304
97 朱青松,等. 中国胸心血管外科临床杂志,2012,19(3):336
98 李文忠,等. 华西医学,2011,26(12):1876
99 孙志勇,等. 中国胸心血管外科临床杂志,2012,19(3):334
100 郭俊唐,等. 临床外科杂志,2012,20(2):115
101 魏小栋,等. 临床外科杂志,2012,20(2):118
102 王丽君,等. 中华医学杂志,2012,92(19):1310
103 黄晓波,等. 华西医学,2012,27(9):1338
104 艾 波,等. 中国胸心血管外科临床杂志,2011,18(5):413
105 王金栋,等. 江苏医药,2012,38(15):1783
106 魏 飞,等. 江苏医药,2012,38(18):2197
107 唐建枢,等. 江苏医药,2012,38(12):1430
108 何义富,等. 中国肿瘤临床,2012,39(18):1379
109 杨 弘,等. 中华医学杂志,2012,92(15):1028
110 陶 华,等. 肿瘤防治研究,2012,39(10):1261
111 王玉祥,等. 肿瘤防治研究,2012,39(8):1008
112 张 彬,等. 中国癌症杂志,2011,21(10):803
113* 王 俊,等. 中华小儿外科杂志,2012,33(5):321
114 马同胜,等. 中华小儿外科杂志,2012,33(5):337
115 李小海,等. 中华胃肠外科杂志,2011,14(11):875
116 郭智慧,等. 南方医科大学学报,2011,31(12):2082
117 赵 意,等. 南方医科大学学报,2012,32(4):586
118 刘 戬,等. 中国肿瘤临床与康复,2012,19(1):19
119 商子寅,等. 中华小儿外科杂志,2012,33(2):148
120 石 卓,等. 中华胸心血管外科杂志,2011,27(11):654
121 鲁亚男,等. 中华胸心血管外科杂志,2012,27(11):651
122* 肖海波,等. 上海交通大学学报,2012,32(7):922
123 刘吉福,等. 解放军医学杂志,2012,37(4):337
124 于 伟,等. 中华胸心血管外科杂志,2011,27(11):642
125 徐 冰,等. 中华胸心血管外科杂志,2011,27(11):645
126* 彭秀凡,等. 第三军医大学学报,2012,34(9):827
127 汪大伟,等. 中华肿瘤杂志,2012,34(7):514
128 李春光,等. 中华胸心血管外科临床杂志,2012,19(3):248
129 蔡彦力,等. 中国现代手术学杂志,2011,15(5):362
130 吴美仙,等. 实用癌症杂志,2012,27(2):184
131 李国安,等. 中华肿瘤杂志,2012,34(5):382
132 王向阳,等. 中华放射学杂志,2011,45(12):1132
133* 崔新征,等. 郑州大学学报,2012,47(3):303
134 陈 胜,等. 重庆医学,2011,40(34):3494

136* 宋　楠,等. 中国胸心血管外科临床杂志,2011,18(6):578
135 李　言,等. 中华医学杂志,2012,92(17):1170
136 李剑锋,等. 中华胸心血管外科杂志,2012,28(8):470
137 罗文琦,等. 中华胸心血管外科杂志,2012,28(3):169
138 龚虹云,等. 肿瘤防治研究,2011,38(11):1292
139 陈宏伟,等. 中华放射学杂志,2012,46(5):410
140* 冯飞跃,等. 中华医学杂志,2012,92(17):1190
141 杨立信,等. 中华胸心血管外科杂志,2012,28(2):106
142 张　珩,等. 中华胸心血管外科杂志,2012,28(9):516
143 倪　斌,等. 中华胸心血管外科杂志,2011,27(10):615
144 谢　冬,等. 中华胸心血管外科杂志,2011,27(11):681
145 许　缤,等. 中华医院感染学杂志,2012,22(1):64
146 王峻峰,等. 苏州大学学报,2011,31(5):831
147* 倪　斌,等. 中华医院感染学杂志,2012,22(1):67
148 沈琦斌,等. 中华医院感染学杂志,2012,22(2):423

严重胸部创伤患者死亡危险因素分析[中华创伤杂志,2012,28(6):529-532]　刘云等汇总分析了重庆市急救医院2006年1月至2009年4月收治的777例严重胸部外伤患者,其中死亡58例,患者死亡率为7.46%,死亡组平均年龄为47.2岁(16~88岁),生存组平均年龄为45.3岁(10~93岁),应用"创伤数据库系统V3.0"及SPSS17.0统计软件,对死亡相关危险因素进行单因素及多因素回顾分析,作者率先指出影响严重胸部创伤的独立危险因素,如失血性休克、MODS、肺部感染、腹腔脏器损伤等,并建立预测严重胸部创伤患者死亡的相关因素Logistic回归方程,对诊断与评价患者伤情、预测患者预后,制定相应治疗方案,提高救治率具有重要指导性作用。

(杨　潜)

评述　严重胸部创伤的死亡率较高,针对主要危险因素进行快速、有效治疗,是降低严重胸部创伤患者死亡的关键。作者对777例影响SCT患者死亡的可能危险因素进行单因素及多因素分析,提出年龄、严重并发症、伤情准确诊断与评估是预测创伤后救治结局的相关因素;针对这些因素制定有效的治疗方案是提高SCT患者生存率的关键。以期为临床预防和治疗提供依据。

(乌立晖)

原发性气管肿瘤的外科治疗[中国胸心血管外科临床杂志,2011,18(5):425-428]　李莉等回顾分析1982年2月至2009年8月中南大学湘雅医院和湖南省肿瘤医院38例原发性气管肿瘤患者,其中良性病变2例,腺样囊性癌13例,鳞癌11例,黏液表皮样癌5例,腺癌4例,其他组织类型3例;1例行开胸探查术,33例行肿瘤切除术和气道重建术,1例纤维支气管镜下行乳头状肿瘤切除术,3例未行手术治疗;随访6个月至15年,33例恶性肿瘤患者中,术后1年、5年、10年生存率分别为88%、47%、41%;腺样囊性癌及黏液表皮样癌术后生存率明显高于鳞癌及其他组织学类型;作者指出,原发性气管肿瘤首选手术治疗,术中保证气管吻合口无张力应优先于残端阴性,术后远期生存率与肿瘤组织类型有关,而目前气管肿瘤的手术禁忌证尚无统一定义。

(杨　潜)

评述　原发性气管肿瘤病理类型大多为低度恶性肿瘤,一旦诊断明确首选手术治疗,病变切除力求彻底,但气管可切除的长度有限要权衡利弊。病变较长,外侵明显,并发喉神经经麻痹造成声音嘶哑或压迫上腔静脉造成上腔静脉阻塞综合征,有远处转移的病例,为手术禁忌。但如患者气管梗阻明显,严重威胁生命,亦可行简单的手术,解除气管梗阻,姑息性解决通气障碍。作者通过对15年随访数据的分析,验证了手术治疗的必要性,指出了减少气管吻合口张力的重要性及围手术期的经验及心得。

(乌立晖)

跨肺裂型非小细胞肺癌患者手术预后分析及分期探讨[中华胸心血管外科杂志,2011,27(11):674-677]　倪铮铮等回顾分析上海肺科医院1997年至2007年接受根治性非小细胞肺癌手术、且术后病理证实为非小细胞肺癌患者资料,按原发肿瘤是否跨肺裂侵犯对术后5年生存率进行分析(跨肺裂侵犯163例,肿瘤局限单肺叶326例),Ⅰ期跨肺裂较不跨肺裂低;T_2大小肿瘤跨肺裂较不跨肺裂低,与T_3不跨肺裂组相近;以上差异有统计学意义;且跨肺裂侵犯的NSCLC的5年生存率与年龄、性别、FEV1、病理类型无关;而最新第7版肺癌TNM分期中,并未对跨肺裂侵犯这一行为进行T分期的定义,作者据此呼吁行多中心大样本量研究进一步验证。

(杨 潜)

评述 目前对原发肿瘤累及叶间胸膜、横跨肺裂侵犯临近肺叶的预后研究存在争议，本文作者通过单中心的数据分析，认为跨肺裂侵犯的 NSCLC 是早期 NSCLC 的预后不良因素，建议将肿瘤跨肺裂与否作为 T 分期的因素之一，对于邻近肺叶受侵范围不大时，原发肿瘤肺叶切除加受侵肺叶楔形切除或者是右侧的双肺叶切除是更合适的手术方式。但本组由于样本量较小，有待进一步的大样本、多中心的临床研究予以进一步证实。

(乌立晖)

气管袖式全肺切除治疗中央型支气管肺癌[中华胸心血管外科杂志，2012，28(3)：129－131] 陈乾坤等回顾分析 1985—2010 年间上海肺科医院 48 例气管袖式全肺切除的手术方式、手术并发症、病死率和长期生存结果，其中右肺 47 例，左肺 1 例，2 例术前接受诱导放疗，2 例术前接受新辅助化疗，围手术期死亡率 6.3%，术后 5 年总生存率 24.3%；N_0、N_1、N_2 患者 5 年生存率分别为 52%、13%、0；鳞癌、腺癌术后 5 年生存率分别为 27.3%、12.5%；淋巴结转移情况为独立的预后影响因子；作者指出：①术中尽量保留气管周围组织，保证血供，减少吻合口张力；隆凸切除后咳嗽反射及排痰功能不复存在，术后呼吸道管理至关重要；②气管袖式全肺切除术前纵隔淋巴结分期具有重要的临床预后意义，将 EBUS(经支气管镜超声引导下针吸活检)作为纵隔淋巴结诊断的常规方法；③对于纵隔淋巴结阳性的患者，如果新辅助化疗有效仍可行隆凸袖式全肺切除，减少术后并发症及病死率的关键在于术前新辅助放、化疗剂量的控制以及手术时间的选择。

(杨 潜)

评述 距隆凸<2 cm、侵犯气管支气管角或隆凸的局部晚期中晚期肺癌的手术治疗中，袖式全肺切除虽然是经典术式，但由于术后并发症及死亡率较高，具有大样本及长期生存结果的文献报道较少；作者汇总了上海肺科医院 26 年的 48 例袖式全肺切除病例，分享了术前纵隔淋巴结分期、术中特殊操作技术及术后管理等宝贵经验。认为严格掌握手术指征、加强麻醉和围手术期管理、在有经验的外科医师操作下，对于涉及隆凸或气管下端的中央型支气管肺癌，气管袖式全肺切除也是一个比较安全、有效的术式。

(乌立晖)

109 枚直径小于 20 mm 的肺内结节的胸腔镜诊疗[中华胸心血管外科杂志 2012，28(7)，394－397] 刘道明等通过 95 例患者(男 54 例，女 41 例)CT 检查出直径<20 mm 的肺内结节 109 枚，胸腔镜下腋前线第 4 或第 5 肋间触摸定位，并根据结节不同深度，选择楔形或肺叶切除，根据术中冰冻结果决定最终术式，同时测算深部结节至段支气管起始部距离；结果 109 枚结节均成功定位，其中 105 枚行楔形切除，4 枚距段支气管<30 mm 行肺叶切除活检，术后病理报告原发肺癌 65 枚(腺癌 39 枚，肺泡细胞癌 23 枚，类癌 2 枚，鳞癌 1 枚)，肺转移瘤 2 枚，余为良性病变；55 例最终行肺癌根治术；肺癌术后，随访时间平均 26.2 月，全部生存，仅 1 例腺癌患者术后 19 个月发生转移；作者指出，CT 影像分析与测量可为触摸小结节提供小结节提供重要的量化信息，术中充分游离纵隔胸膜是易化远离操作孔小结节定位的重要措施，深部结节距离段支气管起始部<30 mm 时应考虑行肺叶或肺段切除活检。

(杨 潜)

评述 早期肺癌在无症状阶段通常表现为影像学上的肺内孤立性结节，通过 CT 检查发现并接受胸腔镜下活检的肺内小结节病例越来越多。肺结节越小、位置越深，胸腔镜下定位难度越大。除手指触摸外，其余定位方法需要术前 CT 引导穿刺或额外的仪器，增加风险或成本。本文作者应用胸腔镜下手指触摸法，结合数字化 CT 信息建立参照体系，有效定位 CT 检查直径<20 mm 的肺内结节，根据肿块距离段支气管距离不同行楔形切除或肺叶切除，根据术中冰冻结果行进一步手术治疗。该方法对肺内小结节的微创诊疗有积极的指导意义。

(乌立晖)

小分子酪氨酸激酶抑制剂和培美曲塞二钠互为二三线治疗晚期肺腺癌的临床研究[中华肿瘤杂志，2012，34(2)：147－151] 张茹霞等回顾性分析标准一线治疗失败的 83 例晚期肺腺癌患者临床资料，以小分子酪氨酸激酶抑制剂(EGFR-TKIs)和培美曲塞二钠互为二三线治疗，并随访无进展生存时间(PFS)、中位生存时间(MST)，结果显示接受 EGFR-TKIs 二线治疗失败后接受培美曲塞，二线治疗后 PFS 为 8.05 月，三线治疗后 PFS 为 6.88 月，MST 为 23.60 月；而接受培美曲塞二线治疗失败后接受 EGFR-TKIs，二线治疗后 PFS 为 4.20 月，三线治疗后 PFS 为 7.60 月，MST 为 15.58 月；作者统计分析后指出，一线治疗失败后的晚期肺腺癌患者，EGFR-TKIs 二线治疗失败后接受培美曲塞，更能延长患者 PFS 和 MST，并建议进一步大样本前瞻性研究证实。

(杨 潜)

评述 肺癌患者在诊断时 30%～40%即为晚期患者，失去了手术的机会，含铂方案的一线化疗可延长晚期肺癌患者的生存，绝大部分患者在一线化疗后需要进行二线化疗,目前晚期肺腺癌患者的最佳二线治疗方案以及后续的三线治疗方案尚不明确。本文研究结果表明,EGFR－TKIs和培美曲塞作为晚期肺癌二线治疗的疗效可靠,但对于肺腺癌患者,优先选择EGFR－TKIs作为二线治疗,治疗失败后选择培美曲塞作为三线治疗,可延长患者的PFS和MST,也较培美曲塞二线治疗失败后再选择EGFR－TKIs更为合理。对于晚期肺腺癌患者的治疗,具有临床指导意义。

(乌立晖)

单中心连续500例全胸腔镜肺叶切除治疗非小细胞肺癌[中华胸心血管外科杂志,2012,28(1),3－6]　王俊等统计2006年9月至2011年9月,500例接受全胸腔镜肺叶切除的非小细胞肺癌患者中男267例,女233例;平均年龄62.3岁;肿瘤最大径2.65 cm;初治病例496例,肿瘤放化疗后手术4例;肿瘤位于左肺上叶129例、下叶73例,右肺上叶163例、中叶47例、下叶89例(其中1例为双原发癌)。手术方式为全胸腔镜下解剖性肺叶切除＋系统性淋巴结清扫,其中单纯肺叶切除480例,复合肺叶切除13例,全肺切除2例,全胸腔镜下支气管袖式切除1例,同期双侧肺叶切除1例;结果显示全组手术顺利,围手术期死亡1例,为高龄肺癌患者术后多脏器功能衰竭死亡;手术时间平均198.1 min,术中出血平均214.6 ml;术中平均清扫5.7组,16.9个;中转开胸45例(9%),术后带胸管7.8 d,术后平均住院10.2 d;术后肺动脉残端渗血5例,轻微并发症87例;术后病理示腺癌363例,鳞癌85例,腺鳞癌12例,肺泡细胞癌28例,大细胞6例,其他6例;术后病理分期:Ⅰa期161例,Ⅰb期176例,Ⅱa期46例,Ⅱb期14例,Ⅲa期85例,Ⅲb期3例,Ⅳ期15例;全组1年无瘤生存率90.2%,1年总体生存率94.3%;3年分别为76.4%和81.3%;作者指出,全胸腔镜肺叶切除治疗早期非小细胞肺癌是一种安全有效的手术方式,其彻底性与开胸术相仿。

(杨　潜)

评述　电视胸腔镜手术(video-assisted thoracoscopic surgery, VATS)历经十多年的发展,已成为一门成熟的胸外科技术和临床常用的手术方法;其应用比例在一定程度上反映了一个医院胸外科的水平。电视胸腔镜手术的临床应用已经改变了一些胸外科疾病的治疗理念,尤其在重新界定某些疾病的手术适应证、禁忌证和手术入路方面有了很大进展。本文作者通过500例接受全胸腔镜肺叶切除的非小细胞肺癌患者病例资料和中期疗效分析,结果显示全胸腔镜肺叶切除手术用于治疗非小细胞肺癌是一种安全、有效的手术方式,其微创的优势值得大力推广。

(乌立晖)

全胸腔镜袖式支气管成形术[中华胸心血管外科杂志,2012,28(9),513－515]　李运等统计2011年9月至12月,全胸腔镜袖式支气管成形术8例,其中男7例,女1例;中位年龄62.4岁,中位肿瘤最大径2.3 cm,右肺上叶袖式支气管成形术5例,左肺下叶袖式支气管成形术2例,左肺上叶袖式支气管成形术1例,手术方式为全胸腔镜下解剖性袖式肺叶切除支气管成形术＋系统性淋巴结清扫术(包括至少3组纵隔区域淋巴结);结果显示全组手术顺利,无死亡及严重并发症发生,中位手术时间240 min,支气管吻合45 min;术中出血200 ml,淋巴结清扫19.8枚/例,无中转开胸病例,术后病理示鳞状细胞癌7例,腺癌1例;术后病理分期 $T_1aN_0M_0$、$T_{1b}N_0M_0$、$T_{1b}N_1M_0$、$T_1bN_2M_0$ 分别为1、4、2、1例;全组术后恢复顺利,术后中位放置胸腔引流管时间7 d,住院3～8个月,未见肿瘤复发。作者指出:胸腔镜下袖式支气管成形术治疗非小细胞肺癌是一种安全有效的手术方式。

(杨　潜)

评述　支气管或血管成形手术曾一度被认为是全胸腔镜手术的相对禁忌证,随着全胸腔镜肺叶切除技术的提高和大量病例的累积,胸外科医师已经不再满足于单纯的切除手术,开始镜下支气管重建的尝试,本文作者通过8例全胸腔镜袖式支气管成形术,总结分享了手术经验,拓宽了部分中心性肺癌的手术指征,特别是支气管腔内型肿瘤是手术最佳适应证;同时指出,肿瘤侵犯重要血管,不能放置切开缝合器切除受侵血管或需行血管成形手术者,以及部分气管受侵,需行隆凸切除重建者是目前该术式的最主要相对禁忌证。

(乌立晖)

胸腹腔镜联合食管癌切除二野淋巴结清扫150例报告[中华胃肠外科杂志,2012,15(9),930－933]　林江波等回顾性分析150例胸腹腔食管癌切除二野淋巴结清扫的临床资料,其中食管上段癌14例,中段癌95例,下段癌41例;其中鳞癌142例,其他类型癌8例。全组无术中死亡,中转开胸6例,中转开腹2例,手术时间(258±45)min,其中胸腔操作(140±33)min,腹腔和颈部操作(119±28)min;平均术中出血(207±130)ml,切除淋巴结(23.3±8.2)枚/例;肿瘤分期Ⅰ期为39例,Ⅱ期58例,Ⅲ期53例;围手术期并发症发生率32%(48/150),其中肺部感染17例,喉返神经麻痹13例,颈部吻合口瘘和心律失常各9例,乳糜胸5例,暂时性胸胃排空障碍5例,肠梗阻2例,肠扭转1例,血小板减少1例;围手术期死亡2例,均死于肺部感染致呼吸衰竭;140例患者获得随访,随访时间3～22个月,6例患者出现吻合口狭窄,9例出现复发转移,7例死亡;本文作者指出,胸腹腔镜联合食管癌切除二野淋巴结清扫是一种技术上可行的微创食管癌术式。

（杨 潜）

评述 胸腹腔镜食管癌切除术是一种技术上可行的微创食管癌术式。本文作者总结了开展胸腔镜联合腹腔镜食管癌切除二野淋巴结清扫的早期经验，介绍了手术的标准化流程，统计分析了手术情况、淋巴结转移情况、术后并发症及随访结果，其中还特别分享了左右喉返神经旁淋巴结清扫时的宝贵经验，具有重要的学习借鉴价值。与开放手术相比，腔镜下清扫淋巴结的优势在于可以凭借腔镜的放大和高清视野近距离直视，达到理想的清扫效果；而难点在于上纵隔淋巴结清扫，尤其是左、右喉返神经旁淋巴结清扫，其清扫的质量是衡量胸腹腔镜食管癌手术的重要指标。

（乌立晖）

经口输送钉砧头系统行全腔镜 Ivor Lewis 食管癌根治术 30 例［中华胸心血管外科杂志，2012，28(5)，265－267］ 沈刚等统计 2011 年 1 月至 12 月，30 例中下段食管癌患者行全腔镜 Ivor Lewis 径路食管癌切除食管-胃胸腔内吻合术，其中男 24 例，女 6 例，年龄 47～82 岁，中位 62.5 岁；手术先在腹腔镜下游离胃和腹段食管，然后在胸腔镜下游离胸段食管并切除食管癌，采用经口输送 Orvil 钉砧头系统（25 mm/4.8 mm，美国 Covidien 公司）行胸腔镜下食管胃胸腔内吻合；全组手术顺利，无术中并发症和中转开腹、开胸者；平均腹腔镜操作 95 min，胸腔镜操作 177 min；术中平均出血量 310 ml；术后平均 5.6 d 进食；术后病理诊断 25 例鳞状细胞癌，5 例腺癌，切缘均阴性；胸部和腹部淋巴结每例清扫 10.6 和 4.9 枚，术后切口感染 4 例，乳糜胸 1 例，经保守治疗后好转，1 例因左侧膈疝行剖腹膈疝修补，无吻合口瘘；本文作者指出：利用经口输送钉砧头系统行全腔镜下食管癌切除胸腔内吻合术创伤小，术后恢复快，未发生吻合口瘘，全腔镜 Ivor Lewis 食管癌根治术是一种安全可行的手术方式。

（杨 潜）

评述 随着腔镜器械的进步和手术技巧的提高，胸腔镜外科的适应证日益扩展，但在食管手术中应用相对落后，因为腔镜下手术野狭小，胃食管操作困难，且吻合质量无法保证；本文作者采用了 Orvil 系统，在腔镜切割缝合器闭合食管残段后经口腔自上而下完成钉砧头放置，胸腔镜下食管-胃胸腔内吻合，使原先腔镜下困难的操作过程变得简单易行。吻合位置选择余地大、吻合口张力小，完成食管-胃吻合后可在腔镜直视下检查吻合的质量，并可包埋加固吻合口。因而，只要操作得当，腔镜下胸内食管-胃吻合的质量是可以保证的。初步提示全腔镜 Ivor Lewis 手术安全可行。

（乌立晖）

Ⅰ期食管替代术治疗新生儿期长段缺失型食管闭锁［中华小儿外科杂志，2012，33(5)：321－326］ 王俊年等收集了 2006 年 3 月至 2011 年 6 月收治的 10 例长段缺失型食管闭锁的患儿，总结了在新生儿期施行Ⅰ期食管替代手术的综合治疗结果。其中，男 6 例，女 4 例；Ⅰ型食管闭锁 8 例，合并 VACTER 综合征 1 例（肛门闭锁、食管闭锁、右肾缺如、胸骨畸形等），左脑室管膜下囊肿 1 例，4 例存在左位主动脉弓、动脉导管未闭和卵圆孔未闭；1 例伴有严重肺部感染和心肌受损，1 例合并无肛和左外耳郭畸形；Ⅲa 型 2 例，伴心脏畸形；Ⅲa 型 2 例，伴心脏畸形。手术方式采用Ⅰ期胃管成形代食管 4 例，Ⅰ期胃代食管 5 例，胃造瘘延迟等候 8 周使食管自身自然延长手术 1 例。9 例在手术同时放置经空肠营养管。1 例术中放置鼻空肠管，第二天经空肠注放奶液。术后近期并发症中肺部感染 5 例，4 例治愈，1 例转为慢性感染，1.5 年后治愈；吻合 121 瘘 3 例，支持治疗后 1～2 周愈合；吻合 121 狭窄 3 例，经球囊扩张 1～2 次后治愈；反复气胸 1 例。一例术后呼吸机治疗 18 d 家属因经济原因放弃治疗后死亡，余下 9 例均治愈出院，1 例术后 18 个月因家中突发窒息，抢救不及死亡。随访 2 个月至 5 年，患儿身高发育基本同正常同龄儿，体重落后 15%～25%，随着患儿的成长，其差距渐渐缩小。总结经验，笔者认为新生儿期Ⅰ期胃管成形及胃代食管术临床可行，效果显著，缩短了治疗周期；组织专门的医疗和护理队伍，有助于提高治愈率，降低并发症的发生，多渠道的营养支持对手术成功提供了有力的保证。

（陶显东）

新生儿长段缺失型食管闭锁的病例较少，在新生儿期施行Ⅰ期食管替代手术，以胃为替代器官，术后并发症发生率依次为：肺部感染、吻合口瘘、吻合口狭窄，但通过治疗可以痊愈，术后患儿身高、体重发育可以接近正常儿童，是临床可行的治疗方案。

（潘铁文）

肺硬化性血管瘤的诊断和手术治疗［中华医学杂志，2012，92(17)：1190－1195］ 冯飞跃等回顾性总结中国医学科学院肿瘤医院医院胸外科自 2001 年 1 月至 2010 年 12 月手术治疗 89 例肺硬化性血管瘤（PSH）的经验。89 例 PSH 患者中，男 11 例，女 78 例。男女比例约为 1：7。患者年龄为 24～71 岁，中位年龄为 51 岁，好发年龄段为 41～60 岁。45 例患者（50.6%）无任何症状，36 例患者（40.4%）出现咳嗽（30.3%）、痰中带血（24.7%）等非特异性症状，从影像学检查发现病变至手术切除的时间从 10 天到 6 年不等，中位时间为35 d。本组 89 例 PSH 患者均采取手术治疗，胸腔镜手术切除者 9 例，后外侧切口开放手术切除者 80 例。手术切除方式包括肿瘤剥除 47 例(包括 4 例伴发同侧肺癌者同期行肺癌所在肺叶切除),肺楔行切除 25 例,肺叶切除 13 例,左全肺切除 2 例。14 例患者因 PSH 行所在肺叶切除,原因为中心型病变伴支气管受压变形 7 例、中叶周围型病变体积较大无法行楔形切除 3 例、术中冰冻病理学检查不能除外恶性 4 例。2 例患者行全肺切除的原因为病变较大、与肺门结构关系密切且术中冰冻理学检查考虑为低度恶性肿瘤。而根据术前影像学检查,只有不到 1/3 的病变诊断为 PSH 可能性大;5 例行 PET-CT 检查的患者中,1 例误诊为恶性肿瘤。89 例 PSH 患者中有 84 例行术中冰冻病理学检查,诊断为 PSH 者 61 例,诊断为良性病变者 13 例,诊断为肺错构瘤者 2 例。笔者由此认为 PSH 术前难以获取明确的病理诊断。术中冷冻切片病理学检查有一定的错误率和延迟诊断率,可能会导致一部分患者接受不必要的扩大切除。手术切除是 PSH 唯一有效的治疗方法,手术方式以完整切除肿瘤同时尽可能保留肺组织为原则。

(陶显东)

PSH 在肺外科治疗中的病例较为少见,以女性居多,本文报道比例为男女比例为 1∶7。手术切除是 PSH 唯一有效的治疗方式。手术方式选择胸腔镜手术和常规手术,以肿瘤切除为原则。如合并恶性病变、叶支气管变异、病变较大等原因,可以行肺叶切除或全肺切除术,术中在完整切除肿瘤基础上尽可能保留肺组织,合并恶性病变,应符合肿瘤治疗原则。

(潘铁文)

改良 Nuss 手术治疗复发性漏斗胸的疗效分析[上海交通大学学报(医学版),2012,7(32):922－926] 肖海波等收集 2007 年 7 月至 2010 年 8 月在上海交通大学医学院附属新华医院心胸外科接受改良 Nuss 手术矫治的 22 例复发性漏斗胸患者(均为常规漏斗胸矫治术后复发患者,初次手术包括 Ravitch 手术 12 例、改良 Ravitch 术 7 例、胸骨翻转术 3 例)及接受 Nuss 手术的 51 例漏斗胸初次手术患者的临床资料,进行回顾性分析,以观察辅助剑突下切口改良 Nuss 手术治疗复发性漏斗胸的临床效果。二次手术时平均年龄 14.6 岁(11～17 岁)。对于复发性漏斗胸患者,除常规行胸部两侧切口外,另在患者剑突下做一个约 3 cm 纵行切口,以便手术医师能够将手指探入胸骨后,纯性分离胸骨后的粘连,使心包与胸骨分离。然后将引导器在手指的引导下通过胸骨后间隙,并用带子将矫形钢板从对侧切口牵出。对于胸腔内粘连的患者,则先在胸腔镜辅助下采用电钩分离肺与胸壁的粘连,两侧均安装固定片并用钢丝固定,手术结束时膨肺排气,关闭切口(不留置胸管)。与对照组比较,复发性漏斗胸组手术时间较对照组显著延长($P<0.05$),两组术中出血量、术后住院时间和术后并发症(气胸、胸腔积液、持续疼痛和腋下切口感染等)发生率比较,差异均无统计学意义($P>0.05$)。两组均无围手术期死亡和心脏损伤病例。术后随访 1～4 年,82%的复发性漏斗胸患者表示二次手术后活动的运动量较术前有不同程度提高;二次手术前的胸痛、反复呼吸道感染及心悸症状明显减轻或消失。9 例患者拆除钢板,随访期间未发现固定片滑脱或钢板移位。由此笔者得出结论复发性漏斗胸的手术风险较大,辅助剑突下小切口改良 Nuss 手术的操作安全性高,可有效纠正复发性漏斗胸。

(陶显东)

改良 Nuss 手术对于复杂性漏斗胸的治疗报道较少,因存在胸腔粘连等情况,故本文作者建议在剑突下做一 3 cm 纵形切口,以便钝性分离胸骨后粘连,能够安全引导矫形钢板通过。通过该手术能够有效地治疗复发性漏斗胸,值得借鉴。

(潘铁文)

经颈胸腺及胸腺瘤切除术 21 例[中国胸心血管外科临床杂,2011,18(6):578－580] 宋楠等利用自制改良经颈胸腺手术牵开器开展经颈切口胸腺及胸腺瘤切除术,为探讨其效果,回顾性分析同济大学附属上海市肺科医院 2010 年 2 月至 2011 年 6 月 21 例行该手术患者的临床资料,其中男 10 例,女 11 例,年龄14～69 岁。所有患者术前胸部 CT 提示前纵隔类圆形结节,直径 1.5～3.5 cm,其中 3 例患者伴有重症肌无力。手术时患者取仰卧位。肩部垫充气垫使颈部伸展,双腔气管内插管,全身麻醉。胸骨切迹正中上方2 cm沿颈部皮纹做长约 3～4 cm 弧形切口,在两侧胸锁乳突肌间,垂直切开颈阔肌,显露颈部深层结构。颈部中线为纵行分离带状肌,在带状肌深面解剖胸腺上极,结扎双侧胸腺上极并向下牵拉钝性分离胸腺上空间,将胸腺手术胸骨牵开器置于胸骨柄下,向上牵拉胸骨,使之与前纵隔软组织分离,同时将气囊放气,使头部及肩部下沉,充分显露前纵隔。两侧带状肌深面各置柔性拉钩,牵拉颈部切口的上方两角,与胸骨拉钩对抗牵引,术者戴头灯照明位于患者头侧,牵拉胸腺,一并切除胸腺及胸腺周围的纵隔脂肪组织。手术时间 1～2 h,术中出血量 30～50 ml。住院时间 2～4 d。21 例患者术后病理诊断为胸腺瘤 12 例(2 例伴重症肌无力),重症肌无力 1 例(不伴胸腺瘤),胸腺增生 4 例,胸腺囊肿 3 例,胸腺脂肪瘤 1 例。所有患者无术后并发症,无切口感染。术中显露好,肿瘤、胸腺及周围脂肪组织切除彻底,术后并发症少,患者疼痛感轻,切口美观。手术效果良好。

(陶显东)

外科手术是治疗胸腺肿瘤及重症肌无力的有效手段。常规手术方式为劈开胸骨途径。近年来微创手术在临床逐渐开展，主要有胸腔镜手术、部分胸骨劈开手术等。该文介绍采用颈部切口，利用自创牵开器牵开暴露，同时可以起到免于胸部劈开微创的目的。与胸腔镜手术方式相比较，评价哪一个手术方式更好，以及对于重症肌无力的治疗效果，是下一步值得研究的课题。

（潘铁文）

开胸术后多药耐药鲍氏不动杆菌重症肺炎的防治措施［中华医院感染学杂志，2012，22（1）：67－69］倪斌等探讨了开胸术后多药耐药鲍氏不动杆菌（MDRAB）重症肺炎的防治经验。调查2008年10月至2010年6月开胸术后发生MDRAB重症肺炎19例患者，男16例，女3例，平均年龄（65.05±13.69）岁。同时调查2006年1月至2010年6月33例非MDRAB重症肺炎的病例资料作对照组。调查指标分为致病因素和预后情况，其中致病危险因素包括：年龄≥70岁，男性，吸烟（包括指数≥400年支），糖尿病，美国麻醉医学师协会分级（ASA）≥3，低肺功能：最大通气量（MVV＜60%）、第一秒钟用力呼吸容积（FEV1＜1.5 L），手术时间＞4 h；单腔气管插管，留置鼻胃管，术前抗菌药物种类≥2种，术后开始抑酸治疗（H2受体阻滞剂）≥3 d，术后疼痛状况（VAS评分）反复≥5，术后气管插管/气切、术后机械通气时间＞48 h，存在手术相关并发症：胸腔内大出血、脓胸、吻合口瘘；预后情况包括术后住院时间、医院感染相关并发症、死亡率、住院费用。将观察组患者分为死亡组和痊愈组，调查预后影响因素。采用SPSSⅡ.0软件分析处理，计量资料采用t检验，计数资料采用χ^2检验，单因素LOGISTIC分析MDRAB重症肺炎预后影响因素。结果显示所有的导致因素比较在2组间差异均无统计学意义。观察组患者术后住院时间和住院费用有明显增加，差异有统计学意义（$P<0.05$），多器官功能障碍综合征（MODS）发生率和死亡率虽有所上升，但差异无统计学意义。在观察组中痊愈和死亡患者的比较中，单因素LOGISTIC分析显示，并发多重感染（血液、深部真菌）、术后舒巴坦/替加环素治疗时机、经济状况好（丙种球蛋白及营养支持充分）3项指标间差异有统计学意义（$P<0.05$），此3项可能是影响重症肺炎预后的因素。最后作者得出结论：开胸术后MDRAB重症肺炎的危害性在于导致感染患者术后住院时间延长、住院费用上升，加大舒巴坦剂量经验性治疗、避免菌群失调并发症、加强丙种球蛋白及营养支持，是目前治疗MDRAB重症肺炎的主要措施，做好ICU清洁卫生、彻底消毒呼吸机管道和纤维支气管镜、及时隔离感染患者是避免MDRAB感染蔓延的重要措施。

（陶显东）

开胸术后多药耐药鲍氏不动杆菌重症肺炎在临床中并不少见。该文分析了致病危险因素：年龄（＞70岁）、吸烟、糖尿病、低肺功能、存在手术并发症等。主要防治措施为：ICU的有效隔离、无菌操作、有效的消毒、加大舒巴坦剂量、营养支持以及予以丙种球蛋白等。临床应重视耐药鲍氏不动杆菌的防治。

（潘铁文）

内镜皮圈套扎法黏膜切除术治疗早期食管癌的临床分析［第三军医大学学报，2012，34（12）：2009－2011］彭贵勇等探讨了内镜皮圈套扎法黏膜切除术（endoscopic mucosal resection using a ligation device，EMRL）治疗早期食管癌及癌前病变的价值。收集早期食管癌及癌前病变66例，均来自2010年1月至2012年4月西南医院消化内镜中心经胃镜检查及病理确诊的住院病例，临床评估及术后病理检查为黏膜及黏膜内浸润，胸部CT检查未见淋巴结肿大。其中食管早期癌31例（食管上段9例，中段18例，下段4例），均为鳞癌，病灶最大直径1～6 cm，其中男性19例，女性12例，年龄43～79岁，平均66.8岁。食管黏膜中、重度异型增生35例（食管上段12例，中段19例，下段4例），最大直径1～5 cm，其中男性19例，女性16例，年龄46～80岁，平均65.2岁。手术时对病灶及周围食管黏膜喷洒3%卢戈液，将卢戈液不染色及淡染色区域作为病灶切除范围，用氩气刀标记病灶范围，将静脉曲张套扎器安装于双钳道胃镜的先端，对病灶黏膜进行橡皮圈套扎，从另一钳道插入高频电切圈套器切除病灶。结果显示病灶均完全切除，套扎次数1～8次，平均3.2次，成功率100%，EMRL手术时间5～55 min，平均21 min。EMRL操作过程均未损伤固有肌层，2例用热活检钳止血后伤及固有肌层，金属铗封闭，术后住院观察3～7 d出院。观察1～26个月不复发。术中少量出血均经电凝或氩气刀止血；1例出血较明显，出血量超过20 ml，内镜止血成功；术后无迟发性出血及穿孔发生。7例术后1个月左右出现食管疤痕狭窄，球囊扩张1～3次狭窄缓解。最后作者认为，在严格适应证下，内镜皮圈套扎法年膜切除术对早期食管癌癌前病变和限于黏膜层的早期癌是一种简单、安全、有效的治疗手段。但一次结扎切除多大范围的组织既能达到最佳切除效果，又能避免损伤固有肌层还需进一步的动物实验研究。

（陶显东）

内镜下黏膜切除术用于早期食管癌、癌前病变的治疗。该文接受EMRL黏膜切除范围1～5 cm，术后并发症主要为食管疤痕狭窄，经球囊扩张可以缓解。

对于内镜下黏膜切除术的适应证以及切除范围需进一步的严格界定。

(潘铁文)

食管鳞癌外周血循环肿瘤细胞检测及临床意义[中华胸心血管外科杂志,2012,28(3):257-261] 李军等探讨了食管鳞癌患者外周血循环肿瘤细胞数量与食管癌病理生理特征之间的关系。采集海军总医院胸外科2009年4月至2010年8月收治的48例食管鳞癌患者术前一天清晨的空腹外周静脉血,其中男30例,女18例;年龄(60.93±7.57)岁。低分化癌13例,中分化癌27例,高分化癌8例。患者皆为初治,未行放、化疗及其他抗癌治疗。用ACD采血管采集患者术前一天清晨空腹外周静脉血7.5 ml,室温保存,24 h内富集肿瘤细胞。取负性筛选策略,红细胞裂解液去除食管鳞癌外周血样本中的红细胞,mihenyi免疫磁珠去除白细胞,富集上皮来源的稀有细胞,免疫荧光染色技术鉴定循环肿瘤细胞。Mitineyi磁环富集后,食管鳞癌患者外周血循环肿瘤细胞(circulating tumor cells, CTCs)检出率为64.6%(31/48),中位数2(0~72)。统计结果显示食管鳞癌患者外周血循环细胞的数量与患者性别、年龄、肿瘤位置均无显著相关性,与细胞分化程度、原发肿瘤侵犯程度、淋巴结转移状态、P-TNM分期有显著相关,相关系数分别为0.504、0.507、0.412、0.37。作者认为该结果提示食管鳞癌患者外周血CTCs数量可以反应肿瘤的进展程度,可以作为判断食管鳞癌生物学行为恶化的指标。但由于目前尚无公认的精确有效的判断食管鳞癌的发生及评估其进展的诊断方法,方法学对比困难,故该方法的假阴性及假阳性率需进一步研究。

(陶显东)

外周血循环肿瘤的细胞检测目前处于临床研究阶段,在食管鳞癌的患者的临床检测中,其意义尚不明确。该文介绍了食管鳞癌患者CTCs的检测状况,与细胞分化程度、原发肿瘤侵犯程度、淋巴结转移状况、P-TMN分期相关,但其临床价值尚待进一步研究。

(潘铁文)

胃食管连接部腺癌淋巴结转移规律[中华胸心血管外科杂志,2012,28(1):13-17] 张晖等探讨了胃食管连接部腺癌淋巴结转移的规律,并总结该处淋巴结清扫的范围。作者回顾性研究了胃食管连接部腺癌(adenocarcinoma of esophagogastric junction, AEG)患者229例,其中31例因高龄、术前心肺疾患等因素而采用经腹入路,无完整的胸腔淋巴结转移资料而未入组分析。资料完整的198例中男170例,女28例:年龄39~72岁。平均(61.20±6.33)岁,研究其胃食管连接部腺癌患者的手术方式、Siewert分型、病理分期及各组淋巴结转移情况。结果显示198例患者均行胸、腹两野淋巴结清扫术,淋巴结转移度为27.99%,淋巴结转移率为66.67%。淋巴结站逐转移130例,占98.48%(130/132例),跳跃式淋巴结转移1.52%(2/132例),分别转移至胃左动脉及腹腔干周围和隆凸下区。Ⅰ、Ⅱ型各组淋巴结转移率分别为:隆凸下淋巴结(6.25%、3.33%)、胸下段食管旁及下纵隔淋巴结(25.00%、14.67%)、贲门右淋巴结(47.92%、52.00%)、贲门左淋巴结(31.25%、36.67%)、胃小弯淋巴结(43.75%、43.33%)、胃大弯淋巴结(27.08%、22.00%)、胃左动脉旁及腹腔干周围淋巴结(27.08%、30.00%)。T_1+T_2期者淋巴结转移率40.43%,T_3+T_4期者淋巴结转移率74.83%,两者间差异有统计学意义。Siewert Ⅰ型纵隔淋巴结转移率(27.08%)显著高于Siewert Ⅱ型者(14.67%),两者腹腔淋巴结转移率差异无统计学意义。由此作者得出结论认为Siewert Ⅰ、Ⅱ型AEG诊断时多数伴有淋巴结转移且有胸、腹双向转移的特点,淋巴结转移与肿瘤大小及浸润深度显著相关。淋巴结清扫范围,应以涵盖中、下纵隔及近端胃周的两野淋巴结清扫为主;经左胸后外侧改良入路能很好的满足胸腹两野淋巴结清扫的需要,值得推广。

(陶显东)

胃食管连接部腺癌的标准手术方式为经胸入路,部分单位采用经腹入路。该文统计了胸、腹两野淋巴结的转移状况,说明该部位肿瘤有胸、腹双向转移的特点,应同时行胸腹淋巴结的清扫。

(潘铁文)

新的重症肌无力外科临床分型和分期的应用[Journal of Zhengzhou University(Medical Sciences), 2012,147(3):303-307] 崔新征等提出了一种新的重症肌无力临床分期:Ⅰ型(轻型)眼肌型,仅眼部肌群受累,用抗胆碱酯酶药物治疗效果明显。Ⅱ(中型)全身混合性多肌群受累,但无呼吸肌受累,药物治疗后症状可部分缓解,影响劳动。Ⅲ型(重型)全身混合性多肌群受累,但无呼吸肌受累,药物治疗效果不佳,生活不能自理。Ⅲa发病时间长,病情进展慢。Ⅲb发病时间短,病情进展快。Ⅳ型(潜在危象型)曾有过胸闷或呼吸困难症状,但无发生肌无力危象病史。Ⅴ型(危象型)正处于或有急性呼吸困难肌无力危象病史。为探讨其在外科治疗中的临床价值,作者收集1998年1月至2007年12月收治的410例MG患者的病历资料,分3组,分别按作者提出的临床分型和分期方法(观察组,280例)、Ossrenman分型(对照1组,60例)和美国重症肌无力协会临床分型(对照2组,70例)进行术前分型,按所选分型方法指导手术适应证及时机的选择，均行胸腺(瘤)切除并前纵隔脂肪清扫术，比较术后肌无力危象的发生率以及手术死亡率，比较发生肌无力危象患者的术前分型和分期。结果显示观察组术后危象的发生率为 8.6%，对照 1 组为 20.0%，对照 2 组为 18.6%，与对照 1、2 组比较，观察组术后危象发生率明显降低($\chi^2=6.817$ 和 5.923，均 $P<0.05$)。观察组发作/进展期患者肌无力危象发生率为 23.2%(22/95)，远高于稳定/缓解期的 1.1%(2/185)，差异有统计学意义($\chi^2=39.037, P<0.001$)。3 组患者手术死亡率均为 0。由此作者认为其提出的 MG 临床分型和分期方法适用于 MG 的外科治疗，可指导外科医生对手术适应证和时机的选择，从而进行充分的术前准备及术后管理，较 MGFA 分型及 Osserman 分型能有效降低围术期肌无力危象的发生率。作者还将通过对更多病例的外科治疗观察与总结，进一步完善该 MG 临床分型和分期方法。

(陶显东)

重症肌无力的治疗是临床的难点之一。目前的临床治疗方案对于大部分的患者是有效的可以缓解的，但临床治愈率较低。该文从外科治疗的角度进行新的分型，以指导手术时机的选择，有一定意义。重症肌无力的治疗尚需要进一步的研究。

(潘铁文)

胸段食管癌左右胸入路清扫淋巴结的结果比较[中华肿瘤杂志，2012，34(4)：296－231] 毛友生等为明确左、右胸入路治疗食管癌清扫淋巴结的差别，随机选取中国医学科学院肿瘤医院 2005 年 5 月至 2011 年 1 月，行外科手术治疗的胸段食管癌患者 559 例，比较其左右胸入路胸段食管癌胸腹二野淋巴结清扫的结果。其中中左胸入路 282 例，左胸入路 277 例；鳞癌 548 例，其他类型 11 例；肿瘤位于胸上段 109 例，胸中段 364 例，胸下段 86 例。采用 χ^2 检验比较各期别、各部位、各淋巴结组左、右胸入路淋巴结转移阳性率的差异。结果显示左胸入路和右胸入路患者平均清扫淋巴结数分别为 23.4 和 24.6 枚。左胸入路和右胸入路患者胸部淋巴结的转移率分别为 34.8%(98/282)和 50.5%(140/277，$P<0.001$)，腹部淋巴结的转移率分别为 29.1%(89/282)和 17.7%(49/277，$P=0.001$)。胸上、中、下段食管癌患者胸部淋巴结的转移率分别为 45.9%、44.0%和 34.9%，差异均无统计学意义(均 $P>0.05$)，T_1 期患者中，左胸入路和右胸入路患者的淋巴结转移率分别为 14.7%(5/34)和 42.9%(12/28，$P<0.001$)。T_2 期患者中，左胸入路和右胸入路患者的淋巴转移率分别为 35.4%(17/48)和 52.8%(28/53，$P=0.007$)。右胸入路患者在左、右侧气管食管沟和纵隔及隆突下组清除淋巴结的转移率均明显高于左胸入路(均 $P<0.05$)。左胸入路和右胸入路患者的 5 年生存率分别为 38.2%和 42.1%，差异无统计学意义($P=0.62$)。最后作者认为右侧入路较左侧入路清扫胸部淋巴结更彻底，尤其是清扫双侧气管食管沟和喉返神经旁的淋巴结，并最终可能会改善部分患者的预后。因此，选择右胸入路二切口或三切口行完全的胸腹二野或三野淋巴结清扫进行胸段食管癌的规范化外科治疗将会逐渐成为未来趋向，但右胸入路加完全淋巴清扫尚待进一步随机分组研究，以证实其对生存的影响程度。

(陶显东)

食管癌手术方式比较多样化。随着胸腔镜的开展，手术方式将进一步的多样化，并且无法统一，各有优劣，关键在于各手术方式的适应证的把握，采用针对患者的个性化手术方案。该文对比了左、右胸入路的淋巴结转移状况，从淋巴结清扫的范围来看，右胸入路较左胸入路更能改善患者的预后，有一定借鉴作用。

(潘铁文)

胸段食管鳞癌三野淋巴结清扫术的治疗效果和选择条件[中华肿瘤杂志，2012，34(3)：212－216] 方强等探讨了胸段食管鳞癌患者选择性行三野淋巴结清扫术的颈部淋巴结清扫效率和手术并发症。作者收集 2009 年 6 月至 2010 年 6 月间在四川省肿瘤医院胸外科接受手术治疗的 187 例胸段食管鳞癌患者，按照以下选择条件进行三野淋巴结清扫术：①全身情况较好，能耐受三野淋巴结清扫术(年龄≤65 岁，IS 用力呼气容积≥2 L，营养状况良好)；②术前胸部 CT 增强扫描估计或术中判断肿瘤能根治性切除(T_1～T_3)；③胸中、下段食管肿瘤术前 CT 及颈部彩超显示颈部淋巴结长径≥1.0 cm，或短径≥0.5 cm；④胸上段食管肿瘤；⑤术中凭经验判断淋巴结转移数目≤4 枚；⑥颈部触诊扪及肿大活动淋巴结者可入选手术，但如扪及肿大固定淋巴结者则视为手术禁忌。根据筛选条件，有 85 例(45.5%)实施三野淋巴结清扫术。85 例采用三野淋巴结清扫术的患者均行根治性切除，年龄 45～64 岁，年均年龄(54.3±5.9)岁；男性 71 例，女性 14 例。原发病灶位于胸上段 31 例，胸中段 48 例，胸下段 6 例。共清扫淋巴结 1 660 个，平均 19.5 个，颈部、纵隔和上腹部淋巴结转移度分别为 42.6%(174/408)、70.1%(584/833)和 36.7%(154/419)。胸上段食管癌患者颈部淋巴结转移率为 41.9%(13/31)。胸上段、胸中段、胸下段食管癌病理检测淋巴结阳性率分别为 68.4%(13/19)、41.7%(20/48)和 16.7%(1/6)，其中淋巴结径≥1.5 cm 者的病理检测淋巴结阳性率为 81.3%(13/16)。全组 85 例患者无围手术期死亡，术后总的并发症发生率为 42.4%(36/85)，其中喉返神经损伤、颈部吻合口瘘、肺部并发症和心血管并发症的发生率分别为11.8%(10/85)、4.7%(4/85)、24.7%(21/85)和22.4%(19/85)。最后作者认为胸段食管鳞癌患者根据条件选择进行三野淋巴结清扫术可以降低手术并发症的风险，提高颈部转移淋巴结的清扫效率。胸部CT显示胸段气管食管沟淋巴结阳性也应作为胸段食管癌患者实施三野淋巴结清扫术的条件之一。胸上段食管癌亦应选择性实施三野淋巴结清扫术，胸下段食管癌应提高选择条件的标准。

(陶显东)

食管癌的淋巴结清扫对于食管癌患者的预后至关重要。但颈部淋巴结的清扫未被广泛接受。该文介绍了胸上、中、下段食管癌的颈部淋巴结的清扫、转移状况。建议胸上端食管癌应选择性实施颈部淋巴结的清扫，胸下段食管癌应提高选择条件。有一定借鉴意义。

(潘铁文)

猪源生物型人工心包可行性及疗效的实验研究 [第三军医大学学报，2011，33(14)：1502-1505] 彭秀凡等探讨用猪源生物型人工心包生物材料进行心包修复重建的可行性及疗效。该材料是把猪心包经过环氧化物交联后再进行表面修饰、改性等处理制成。实验用中国杂种犬6只，分成3组，每组2只，第1组均为雄性，体质量分别为17.5、23.5 kg，平均20.5 kg；第2组均为雄性，体质量分别为16.5、26.5 kg，平均21.5 kg；第3组雌雄各半，体质量分别为17.0、26.5 kg，平均21.8 kg。术前常规检疫，左旋咪唑驱虫，肌内注射犬五联疫苗。手术于右侧第4、5肋间进胸探查，分离心包表面，显露心包前面及右侧面，切除直径约8 cm近似圆形犬心包。术后2周、1个月、3个月、6个月、1年、2年分别进行心脏彩超检查观察有无粘连、积液、破损及增厚钙化。术后1年及2年各解剖2只动物，分别进行大体检查、组织学检查，观察内膜组织构成及完整性。余下2只进行长期观察，以预测人工心包长期置入体内的可能性及转归。结果6例动物全部长期存活，心脏彩超动态随访观察未发现人工心包有破损、积液、粘连及钙化增厚等情况发生，大体观察见人工心包浆膜层光滑、无粘连，人工心包与犬正常心包连接处内光滑，无接痕；组织学检查发现人工心包内膜与正常心包已无缝连接，组织结构相同，在人工心包内见到血管及神经纤维结构。由此作者认为本研究中所用生物型人工心包是安全有效的，置入机体后具有自体化倾向，是一种优质生物材料，值得深入研究。

(陶显东)

将猪心包处理制成人工心包植入犬体内，通过中、长期随访，显示：人工心包内膜与正常心包已无缝连接，组织结构相同，具有自体化倾向。说明异种心包经改性等处理，可以植入异种动物体内，应进一步地深入研究。

(潘铁文)

心血管外科

本年度共收集论文407篇，纳入一年回顾142篇，占34.9%，收入文选24篇，占5.9%。

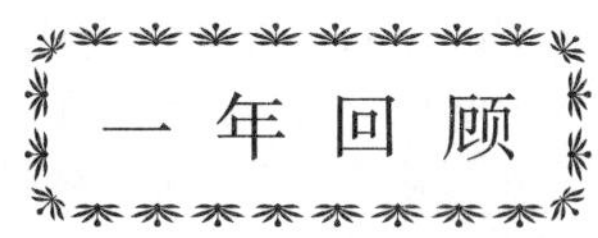

一、基础研究

(一) 先天性心脏病

根据流行病学研究资料显示，先天性心脏病的发病率在最近半个世纪并无明显降低，仍然维持在0.8%左右的水平。目前对于先天性心脏病的发病机制和治疗基础的研究已经逐步上升到细胞生物学及基因水平，孙伟等[1]对室间隔膜部瘤形成机制进行了初步探索，研究结果提示室间隔缺损膜部瘤组织具有较强的细胞增殖和存活能力，是一种处于活跃状态的组织，对促进室间隔缺损自愈有一定的作用。先天性心脏病引发的肺动脉高压，治疗上一直是难点，且争论很多，这一方面的研究也深入到了细胞水平，赵科研[2]等人通过对大鼠的研究认为，一定数量(1×10^6)骨髓间充质干细胞(mesenchymal stem cell, MSCs)移植对野百合碱诱导的肺动脉高压有抑制作用，并能减少肺组织内皮素-1的mRNA表达及其血清含量，这提示MSCs移植或以其为载体的基因转染治疗肺动脉高压具有良好的应用前景。

(二) 缺血性心脏病

弥漫性冠状动脉狭窄目前还缺乏有效的治疗手段。在缺血组织局部促进新生血管形成、恢复组织血供，或许能成为治疗缺血性心脏病的有效手段；已有研究表明，骨髓间充质干细胞(mesenchymal stem cell, MSCs)移植能够促进局部血管新生，改善缺血组织的血流灌注。武开宏[3]等对脐带间充质干细胞进行体外及体内研究，以探讨脐带间充质干细胞能否在体内外分化为内皮细胞并参与血管新生。研究表明，脐带间充质干细胞在体外能形成血管网样结构，在体内能分化为内皮细胞，表达CD31抗体，参与血管重建，因而脐带间充质干细胞为治疗性血管新生提供新的细胞选择。肝细胞生长因子(hepatocyte growth factor, HGF)是一种多功能的生长因子，以自分泌或旁分泌的形式调节血管内皮细胞和平滑肌细胞的增殖和迁移，对血管损伤后内皮的修复和新生内膜的形成也起着重要作用。陈安平等[4]通过动物实验，研究HGF及MSCs联合移植治疗慢性缺血性心脏病的疗效，结果显示，HGF+MSCs联合移植具有促进慢性缺血心肌新血管生成、抑制细胞凋亡、改善心功能等作用，其联合治疗作用较单纯HGF或MSCs移植更明显。冠状动脉旁路移植术依然是外科治疗冠心病的首选方法，采用不同旁路移植材料实施冠状动脉旁路移植术(CABG)后桥血管的远期通畅率存在差异，这种差异的内在原因仍不很清楚。刘志刚等[5]研究了桡动脉和大隐静脉内皮细胞一氧化氮释放动力学以及内皮超极化因子调节的平滑肌细胞超极化反应，评估二者在内皮细胞功能方面的差异。结果显示，桡动脉内皮细胞一氧化氮基础释放与内皮超极化因子介导的内皮细胞功能明显优于大隐静脉。压力扩张会损害大隐静脉的一氧化氮介导内皮细胞功能，导致大隐静脉桥远期通畅率低下。随着二次CABG手术的增多，部分患者将面临自体移植血管缺乏的问题，而目前尚无理想的外源小口径血管移植替代材料。以脱去细胞的同种或异种血管为支架，植入活的受体细胞，从而组装出小口径组织工程人工血管，是国内外研究的热点。刘硕等[6]研究了脐动脉的理化性质、脱细胞方法及组织相容性，探索脱细胞脐动脉作为冠状动脉旁路移植血管支架应用的可能性。结果显示，脐动脉从内径、强度方面符合冠状动脉旁路移植血管的需要，脱细胞前后物理性质变化不大，组织相容性良好，有可能作为冠状动脉旁路移植用血管支架。张帆等[7]研究不同处理方法对人脱细胞脐动脉组织结构的影响,并比较其生物力学性质。研究表明,使用75%乙醇或0.5%戊二醛处理后的脱细胞脐静脉塑性好、组织机构形态佳、生物力学性质好,而乙醇处理后的脱细胞脐动脉在柔韧性方面更接近生理状态,可能是较理想的血管支架材料。

(三) 体外循环与心肌保护

体外循环(cardiopulmonary bypass, CPB)是心脏外科中保证手术得以实施的重要技术。建立简便易行的动物CPB模型对深入揭示由此发生的病理生理机制十分必要。朱贤等[8]成功建立新型无血预充大鼠体外循环模型,麻醉深度和转流流量和温度均可精确控制,为进一步实施干预性,以及慢性长期实验提供可靠的模型基础。心肌缺血再灌注损伤可引起心肌细胞离子和能量失衡,是引起体外循环心脏术后心功能不全及心律失常的主要原因。吴蓓等[9]研究了非去极化停搏液(non-depolarizing solution, NDP)对缺血再灌注心肌细胞L-型钙通道(ICa-L)的影响,与对照组相比,NDP组ICa-L的峰值电流密度升高,翻转电位绝对值增大,稳态激活曲线和失活曲线右移,恢复曲线左移。结果表明,NDP液可减轻心肌细胞I/R损伤对ICa-L通道的抑制作用和门控特性的改变,有利于保护心肌收缩和舒张功能、减少心律失常的发生。虽然心脏移植的发展经历了几十年,但如何延长离体心脏的保存期限、提高保存质量以扩大供体选择范围依然是十分突出的问题。采用氧合的、富含代谢底物的液体连续灌注是一种更加适合的供心保存方法。张帆等[10]通过自行设计的离体心脏灌注装置,建立连续灌注大型动物心脏保存模型,与常规冷保存相比,减少缺血性损害,心脏自动复跳率高,功能恢复良好,能够延长供心保存时限。

(四) 人造瓣膜

组织工程心脏瓣膜理论上具有良好的组织相容性、终身耐久性和自身可生长性,是一种"理想"的人造瓣膜。去细胞心脏瓣膜及管道支架材料的研究是组织工程瓣膜研究的基础,当前研究的去细胞异种支架材料仍有降解吸收过快、强度较差、含水量过高和免疫反应等缺点。郭海平等[11]采用碳化二亚胺(carbodiimide, EDC)对去细胞的猪肺动脉进行交联处理,发现该方法能够加强去细胞带瓣管道的抗张强度、降低去细胞肺动脉壁的含水量。说明利用EDC改性去细胞主动脉瓣带瓣管道可明显改善组织工程支架生物力学性能。儿童右室流出道修复材料的缺乏已成为当前心血管外科临床突出的矛盾,开发新型肺动脉血管替代材料是当今心血管外科领域的重要课题。20世纪90年代后期牛颈静脉带瓣管道(bovine jugular vein conduit, BJVC)用于重建右心室流出道备受关注,并有望利用BJVC基质构建新型的组织工程肺动脉带瓣血管。有文献报告称BJVC重建右心室流出道后发生血栓、钙化和早期衰败,因此有必要对BJVC进一步改进其组织和血液相容性。林曦等[12]应用Triton X-100和环氧氯丙烷(epoxychloropropane, EC)联合处理戊二醛固定的去细胞BJVC,发现经此法交联的BJVC能显著提高其生物力学性能,具有较好的抗钙化、抗炎性能,可能成为有效的牛颈静脉带瓣管道改性处理方法。

二、先天性心脏病

(一) 动脉导管未闭

动脉导管未闭(patent ductus arteriosus, PDA)占先天性心脏病的10%~15%。目前治疗的首选方法是经导管或超声介导的PDA封堵术,而经胸微创封堵术就是在经皮穿刺封堵术的基础上发展起来的。汤天生等[13]报告经胸微创封堵术治疗PDA患者28例的经验,经主肺动脉输送封堵器,术中采用食管超声实时监测,取得满意效果。相比于常规外科手术和经皮穿刺介入术,该技术有切口小、恢复快、适应证广、避免大量X线照射、操作简单、费用低廉等优势。对于成人巨大PDA,介入封堵治疗仍有诸多问题。直径>11 mm的巨大PDA在封堵器选择上存在困难,封堵器移位是主要并发症。毛文凯等[14]采用主动脉覆膜支架腔内隔绝术治疗8例成人巨大PDA。治疗结果显示:8例患者中7例一次性隔绝成功。术后即刻血管造影显示6例动脉导管完全封闭,2例残余少量左向右分流。术后2周超声心动图及大血管CT血管造影显示残余分流消失。随访8例,随访时间1~11(7.2±1.1)个月,随访期间胸部X线示:肺血明显减少,心胸比率明显减小。作者认为主动脉覆膜支架腔内隔绝术操作相对简单,安全可靠,选择合适大小覆膜支架治疗成人巨大PDA早期结果满意,但长期疗效尚待随访。

(二) 室间隔缺损

室间隔缺损(ventricular septal defect, VSD)是最常见的先天性心脏畸形之一。常规外科手术方法成熟,疗效确切。但对于特殊类型或合并其他复杂心脏畸形的VSD的外科治疗仍存在诸多需要解决的临床问题。张竞超等[15]探讨了大室缺(室缺直径>10 mm)合并主动脉瓣关闭不全的手术方法和临床应用。其方法是经室缺探查主动脉瓣,用4-0Prolene双头针带垫片自左无冠瓣交界处入针,连续双层缝合主动脉瓣环至右冠瓣叶中部出针,环缩主动脉瓣环,测主动脉瓣环是否可顺利通过相应测瓣器,再次主动脉根部加压灌注,经室缺观察主动脉瓣是否有反流。然后再补室缺。作者均认为该手术简化了手术过程，缩短了手术时间，减少了主动脉切口所带来的风险，同时可缩短主动脉阻断时间，有利于心脏恢复。合并室间隔缺损的肺动脉闭锁（pulmonary atresia with ventricular septal defect，PA/VSD）是复杂的发绀型先天性心脏病，也是先天性心脏病外科治疗的难点。范祥明等[16]回顾性分析1999年1月至2009年9月外科治疗270例PA/VSD患儿的临床资料，其中143例接受了166例次姑息手术，单一姑息手术120例，复合姑息手术23例，39例最终行根治手术。127例行一期根治手术。结果提示，2005年后外科治疗PA/VSD的死亡率降低。术后灌注肺、肺动脉融合术、术终间隔开放增加一期根治手术死亡率，HTK液灌注并零平衡超滤可减少手术死亡。完全性房室间隔缺损（complete atrioventricular septal defect，CAVSD）是一组复杂的左向右分流型先心病，因较早合并肺血管阻塞性病变，自然预后差。柏松等[17]分析了CAVSD患儿61例，总结早期治疗婴幼儿CAVSD的临床经验。结果提示，改良单片法和双片法体外循环时间分别为（105±35）min和（135±41）min，主动脉阻断时间分别为（82±23）min和（94±31）min。围手术期死亡5例，室间隔残余分流6例，Ⅲ度房室传导阻滞4例。随访43例，无远期死亡，房室瓣反流中度以下。作者认为，婴幼儿CAVSD患儿应尽早手术干预，改良单片法和双片法均可取得满意术后效果，前者可明显缩短手术时间。右室双出口（Taussig-Bing型）是指右室双出口伴肺动脉瓣下型室间隔缺损，手术矫治较困难。目前国际上采用心内隧道将室缺与肺动脉开口连接，然后大动脉做调转术。当合并冠状动脉畸形时，手术风险明显增加。顾群等[18]报道了2例采用大动脉调转术治疗的右室双出口（Taussig-Bing型）合并单根冠状动脉畸形的患者，均采用先行冠状动脉移位手术，再行新生主动脉重建，术毕未见冠状动脉扭曲，术后也未发生心肌缺血表现，治疗效果满意。右心室双出口合并CAVSD是少见的先天性心脏病，双心室解剖矫治手术难度高、手术死亡率高，在发达国家20世纪90年代其死亡率接近50%。姜睿等[19]回顾性总结14例右心室双出口合并CAVSD患者施行双心室解剖矫治术的临床资料和经验，手术采用经右心房和右心室切口，疏通右心室流出道，分隔并成形房室瓣，采用“逗号状”补片修补室间隔缺损，同时构建通畅的左心室流出道，自体心包闭合Ⅰ孔房间隔缺损，用心包或跨瓣环补片加宽右心室流出道。术后院内死亡5例，死亡率为35.7%，但死亡病例均发生于2008年之前，平均随访9个月无参与分流及参与梗阻。结果提示，由于外科手术技术的发展和对复杂心脏畸形的理解，对右心室双出口合并CAVSD这样复杂的先心病行双心室矫治术已成为较为理想的手术方式，应根据患者的年龄、家庭经济条件、家长的承受能力以及疾病的病理解剖等诸多因素选择相应的手术方式，在经验丰富的心脏中心可开展双心室解剖矫治手术。

（三）法洛四联症

法洛四联症（tetralogy of Fallot，TOF）是常见的复杂性发绀型先天性心脏病，手术技术和疗效稳定，但复杂型TOF的治疗仍是挑战。法洛四联症合并肺动脉闭锁（tetralogy of Fallot with pulmonary atresia，TOF/PA）是一种少见的先天性心血管疾病，手术适应证和手术方法仍存在争议，是心血管外科的一个难点。方敏华等[20]*报道了66例外科治疗TOF合并肺动脉闭锁病例的经验，11例行姑息性分流术，2例行一期单源化和室间隔缺损开放，40例行一期修复术，13例行一期单源化和心内修复术，3例分流术后再次心内修复术。作者认为，TOF/PA肺血管的解剖学和形态学特点是决定手术适应证和方法的重要指标，对于存在自体肺动脉并且周围肺动脉发育较好的TOF/PA，尽可能早期进行一期矫治手术。韩宏光等[21]也报道了58例TOF合并肺动脉闭锁病例的治疗经验，他们将病例按Castaneda分型，Ⅰ型28例、Ⅱ型11例、Ⅲ型9例及Ⅳ型10例，Ⅰ型采用跨瓣环的带单瓣的人工血管补片加宽，Ⅱ型采用右心室到肺动脉带瓣管道，Ⅲ型和Ⅳ型采用胸骨正中切口一期单源化和心内修复术。作者认为，TOF/PA一经诊断应尽快手术，同时加强术后监护及综合治疗措施，及时纠正术后低心排，积极防治术后心律失常等并发症，均为提高手术成功率的诸因素。

（四）肺静脉异位引流

完全性肺静脉异位引流（total anomalous pulmonary venous connection，TAPVC）是一种少见的复杂性发绀型先天性心脏病，发病率占先心病的1.5%～3%。如不及时手术治疗，1岁内病死率约为80%。张振龙等[22]报告外科治疗61例TAPVC患儿的临床经验。作者认为TAPVC患儿一经确诊后应立即手术；术前肺静脉梗阻、左心室发育不良是导致患儿术后死亡的重要原因，对此类患者，术中宜充分切开肺静脉共干至肺静脉分支开口处，切口与左房切口平行，确保吻合口足够大。郑景浩等[23]*报道了68例新生儿梗阻性TAPVC的外科治疗，结果显示，术后早期死亡2例，占2.9%。随访6个月至3年，经超声心动图随访，肺静脉吻合口均无明显狭窄，血液流速1.10～1.42 m/s。作者认为对于心上型TAPVC，目前理想的方法是从主动脉和上腔静脉之间径路，在肺静脉共汇和左心房之间做一宽大的吻合口，避免缝线荷包样收缩造成肺静脉吻合口残余梗阻。通过右心房切口用心包片关闭房间隔缺损或卵圆孔,以扩大左心房容量;对于心内型 TAPVC,经右心房切口修补,对冠状窦回流患婴,冠状窦去顶,连接冠状窦口与房间隔缺损,使左心房和冠状窦之间形成一个大型开口,采用补片修补房间隔缺损,引导肺静脉和冠状静脉窦血流至左心房;对于心下型 TAPVC,分别游离上、下腔静脉,分离房间沟,从心脏右侧暴露左房后壁和汇总静脉、垂直静脉,再充分游离肺静脉分支和垂直静脉,在垂直静脉的远端切断、缝扎,近心端向上剪开与左心房后壁吻合以扩大左心房容量。

(五) Fontan 类手术

先天性心脏病中一些病种由于某一心室的发育障碍不能承担起正常的心泵功能,只能转而行单心室的生理性纠治。Fontan 手术自 1971 年创立而来,一直作为功能性单心室的生理矫治手术,并有多种改良术式,目前应用最多是 de Leval 与 1988 年创立的全腔-肺动脉连接术(total cavo-pulmonary connection, TCPC)。方敏华等[24]对 Fontan 类手术治疗心房异构、内脏异位合并心脏畸形的效果进行评估,25 例患者共行手术治疗 28 次,其中 Fontan 手术 16 例次(15 例次行心外管道 Fontan 手术,1 例次行心房内侧隧道 Fontan 手术);双向腔肺分流术 8 例次,3 例次为双上腔静脉肺动脉分流;全腔静脉肺动脉分流 4 例次。作者认为,目前 Fontan 类手术仍是心房异构、内脏异位合并心脏畸形患儿外科治疗的主要选择,术前充分评估心内畸形的复杂性,早期手术治疗,采用分期手术和适当的手术方式是提高效果的重要因素。杨克明[25]等回顾分析了 58 例行全腔静脉-肺动脉连接术患者,总结该术式早期临床结果,分析影响术后早期恢复的危险因素,术中心外管道全部使用 Gore-tex 血管,直径 18～22 mm,根据停机后肺动脉压和循环情况考虑是否行房间隔开窗。作者认为患者术前心室功能和肺动脉发育情况是手术成败的关键,术中房间隔开窗可能对大量胸腔积液有一定的预防作用,而术后胸腔积液会延长患者恢复时间。王辉山等[26]* 采用放射性核素现象及肺动脉造影分析 43 例心外管道全腔静脉肺动脉连接(ETCPC)患者术后 5 年肺血管发育的演变情况。结果显示,随访期指标与术后早期相比,肺动脉指数显著增加,肺小血管阻力显著下降,动脉血样饱和度无明显变化。放射性核素肺灌注检查显示,与术后早期比较,随访期肺总核素计数值及右肺/左肺灌注比值差异无统计学意义,全肺上段/下段比值显著下降。作者认为,Fontana 循环的弱搏动血流仍可推动肺血管的继续发育,但术后中期肺血管阻力下降不会导致肺血灌注量及氧供的增加,可能与肺动静脉短路大量形成有关。

(六) 大动脉转位

动脉转位术是治疗完全型大动脉转位(D-transposition of the great arteries, D-TGA)和 Taussig-Bing 畸形的主要手术方法。动脉转位术的关键是成功移植冠状动脉,由于患者的冠状动脉形态复杂、多变,可能造成冠状动脉移植后扭曲和张力增高,即使轻微梗阻也会导致患者早期死亡。因此,冠状动脉移植仍然是目前手术的难点。王顺民等[27]对 21 例复杂冠状动脉畸形患者采用双活瓣延长技术行冠状动脉旁路移植,获得了较好的临床效果。术中升主动脉切口位置尽量偏上,剪下的冠状动脉开口保留较长的主动脉壁(冠状动脉活瓣),肺动脉瓣上切口尽量靠近左右肺动脉开口处,保留较多肺动脉总干,肺动脉近心端对应冠状动脉开口移植处,从切口顶部向下做两侧平行垂直切口,形成肺动脉活瓣向冠状动脉开口延伸,两组活瓣以 7～0 丙烯线吻合形成冠状动脉的延长管道。作者认为,双活瓣延长技术做冠状动脉移植在动脉转位术中能有效减少因冠状动脉畸形导致的手术死亡,尤其适合于二期动脉转位术以及右冠状动脉主干或粗大圆锥支发自左侧或右侧瓣窦,并沿主动脉异常前绕的患者。

(七) 三尖瓣下移畸形

三尖瓣下移畸形(Ebstein)由于病理解剖形态和血流动力学改变各有特点,患者的临床表现差异很大,目前尚无统一的标准来治疗所有患者。何维来等[28]采用改良 Carpentier 法矫治 Ebstein 畸形 13 例。术中根据病理解剖特点进行手术矫治,首先梯形或三角形切除部分房化右心室,再沿隔瓣、后瓣附着处切下部分隔瓣、后瓣及前瓣后部,游离相应瓣根部腱索,切除前瓣与漏斗部异常肌束;缝合房化右心室,重建右心室形态,折叠环缩三尖瓣环至合适大小,再将切下的瓣叶及适当大小自体心包作为瓣叶缝合至三尖瓣环。随访 3～15 个月结果显示,三尖瓣启闭及右心室功能良好,无三尖瓣中重度反流。杨毅等[29]* 采用比较了单纯 Danielson 成形术(A 组)和 Danielson 成形术加人工瓣环(B 组)矫治 Edstein 畸形的效果。随访 5～41 个月,在再次手术、三尖瓣反流情况及心功能恢复等方面,B 组明显优于 A 组。

(八) 其他

心外管道重建右室流出道是纠治许多复杂先天性心脏病的有效方法,以往采用自体心包或人工材料 Gore-Tex 管道等,由于没有瓣膜,术后反流严重影响右心功能恢复,而采用同种异体主动脉带瓣管道,可取得较好效果,但来源受限、大小不易匹配。因此右心室流出道及肺动脉的重建一直是心血管外科长期以来亟待解决的难题。徐志伟等[30]* 用佰仁思(BalMedic)肺动脉带瓣管道重建右心室流出道,佰仁思(BalMedic)肺动脉带瓣管道是以牛颈静脉和部分牛心包组织为原材料,经过戊二醛和相应的抗钙化处理制成的带瓣人工生物管道。作者总结了4家临床中心的临床试用情况和随访,结果表明,此种肺动脉带瓣管道的有效性和安全性可满足临床治疗要求,但中长期疗效有待进一步随访和观察。对于一些严重的复杂先天性心脏病,特别是合并肺动脉严重发育不良,暂时无法行一期心内矫治术患者,体—肺动脉分流术不但能改善临床症状,提高生活质量,而且可促进肺动脉和左心室发育,为后期手术治疗创造条件。方敏华等[31]* 分析了189例行体-肺动脉分流术患者,认为术中不良事件的发生影响手术操作,导致吻合口狭窄,而围手术期大量应用血管活性药物导致肺动脉痉挛和收缩,可能是影响术后早期分流管道、肺动脉栓塞的原因。因此,对年龄小、低体重和肺动脉发育细小患者,术中尽可能避免严重低血压和恶性心律失常的发生,用直径>4 mm的分流管,可明显提高分流术后效果。对于合并重度肺动脉高压仅能行单心室修复的某些复杂先天性心脏畸形,一般主张在6个月内先行肺动脉环缩术(pulmonary artery banding, PAB),然后再根据具体情况行双向Glenn手术及全腔肺动脉吻合术。我国患儿就诊较晚,能否承受PAB并进一步完成单心室修复手术尚需研究。刘承虎等[32]观察了49例不同年龄患儿行PAB手术后的效果,患儿年龄0.5~10岁,除1例1.5岁患儿围术期死于肺部感染,其余患儿术后早期疗效无显著差异。作者认为,对于2岁以上的合并肺动脉高压仅能行单心室修复的先天性心脏病患儿,仍然可以行PAB术,并有可能进一步行Glenn,最终完成Fontan手术。

由于我国地区经济发展的差异,目前部分地区医疗水平较低,先心病患儿未能得到及时医治,因此仍有一定数量的成人先心病患者。由于肺血管长期处于高流量、高压力状态,肺动脉阻力升高,因此成人先心病患者常合并肺动脉高压。段维勋等[33]对68例成人先天性心脏病合并重度肺动脉高压患者围术期应用联合药物控制肺动脉压,这些药物包括硝普钠、前列地尔、贝前列素钠、西地那非等,治疗结果显示,严格确定手术指征并进行根治手术后,围术期和术后长期多种控制肺动脉高压药物的联合应用治疗方案,对于患者平稳度过围术期肺动脉危象和维持良好的远期治疗效果具有重要意义。成人先心病患者年龄超过40岁,可能同时合并冠心病,2种心脏病变的同时存在,使这些患者在诊断、术式选择和术后监护方面有其特殊性。郝兴海等[34]研究了26例成人先心病合并冠心病的外科治疗。其中22例在体外循环辅助下完成心内畸形矫治和冠状动脉旁路移植手术,4例行房间隔缺损术中伞堵联合非体外循环冠状动脉旁路移植术。作者认为,成人先心病合并冠心病通过外科手术可以获得良好的治疗效果,中期随访效果满意。

三、心脏瓣膜病

(一)瓣膜成形术

在黏液样退行性二尖瓣关闭不全的治疗上,二尖瓣成形术(mitral valve plasty, MVP)已取代二尖瓣置换术,成为主要的治疗方法。薛清等[35]通过对261例行MVP的黏液样退行性病变所致二尖瓣关闭不全患者的分析,探讨并总结二尖瓣成形治疗此类患者远期疗效的影响因素,结果显示,年龄≥60岁、左室射血分数<0.5、同期行冠状动脉旁路移植术、心功能分级Ⅲ-Ⅳ级、前瓣叶脱垂、成形环或塑形带成形等因素与此类患者远期不良事件密切相关。对于缺血性二尖瓣反流(ischemic mitral regurgitation, IMR)的外科治疗,尤其是轻中度IMR的治疗,还存在争议。于洋等[36]对6例轻至中度IMR在非体外循环食管超声引导下采用了自制二尖瓣成形装置进行二尖瓣成形,成型装置由前后垫板和与其相连的1-0 Gore-Tex缝线组成,缝线自右室前壁近前降支处穿入,在食管超声引导下,经室间隔,穿左室腔自前后乳头肌中部穿出,根据经食管超声显示二尖瓣反流情况,调节缝线长度并固定缝线。结果无住院死亡。二尖瓣成形后IMR均消失;术中血流动力学指标无明显变化。随访3个月,二尖瓣无反流4例,有微量反流2例。作者认为,该方法直接通过左心室塑型实现MVP,规避了体外循环风险,即可疗效确切,对循环影响小。对于不同MVP方法的疗效和应用情况,也有文献作了报道。薛清等[37]* 回顾性分析了58例因退行性二尖瓣关闭不全行缘对缘瓣叶缝合技术治疗的患者,手术用5~0丙烯线带自体心包片间断褥式缝合反流最明显处的前后瓣叶边缘,进出针点距瓣叶边缘0.5 cm。结果围手术期无死亡和严重并发症发生,术后左心房明显缩小,二尖瓣无反流9例、微量反流30例、轻度反流19例,且无狭窄发生。随访24~95个月,二尖瓣重度反流1例、中度反流3例,无狭窄发生。术后5年二尖瓣再次中重度反流免除率为91.9%。作者认为,双孔二尖瓣血流动力学特征与相同瓣口面积的正常瓣膜无明显差异,正确运用缘对缘技术不易造成术后二尖瓣狭窄。谢少波等[38]应用Gore-Tex多线圈技术治疗了11例二尖瓣脱垂患者,根据测量的乳头肌顶端到正常瓣叶游离缘的距离决定线圈长度,将线圈连接于乳头肌顶端至脱垂瓣叶游离缘。围术期无死亡,随访1~11个月,无中度及以

上的反流。作者认为此方法在Gore-TeX线人工腱索的基础上进一步改良、简化心内操作，今后可能在微创外科治疗二尖瓣脱垂方面有较大应用。儿童心脏瓣膜病变主要为先天性，MVP仍为治疗的主要方法。廖健毅等[39]总结了30例儿童瓣膜病变行瓣膜成形术的临床效果。二尖瓣成形方法包括：瓣叶裂缺修补术12例，改良De Vega环缩5例，交界环缩2例，腱索、乳头肌劈开延长1例，外伤性二尖瓣前乳头肌断裂转移至心室壁1例；三尖瓣成形包括瓣叶裂缺修补13例，交界环缩3例；主动脉瓣膜穿孔修补1例；共同房室瓣修补4例。全组无围术期死亡，随访2～48个月，中重度反流2例，无再手术。作者认为术中根据不同瓣膜病变，采用适合的手术方法及确实有效的围手术期处理，是儿童瓣膜成形术取得满意效果的关键。

（二）瓣膜置换术

主动脉瓣置换术（aortic valve replacement，AVR）是治疗主动脉瓣病变的主要方法。AVR术后主动脉瓣跨瓣压差的高低与恶性心律失常概率的发生成正比。宋邦荣等[40]回顾性研究了273例AVR患者的资料，探讨了AVR术后室间隔厚度对主动脉瓣跨瓣压差的影响。作者认为，行AVR术后，术前室间隔厚度大于13.6 mm患者主动脉瓣跨瓣压差显著增高，室间隔厚度大于15.3 mm者，应同期行室间隔部分切除或替换无支架瓣膜以减小跨瓣压差。AVR术后人工心脏瓣膜-患者不匹配（prosthesis-patient mismatch，PPM）现象是指置入人工瓣膜的有效开口面积小于正常人，术后仍存在瓣膜的相对狭窄而造成的一系列并发症或潜在危险的情况，PPM在主动脉瓣和二尖瓣位置都会发生。武忠等[41]*对357例AVR患者术中采取适当措施预防PPM的发生。对于主动脉瓣瓣环过小，难以根据计算结果置入合适瓣膜的患者，主要采取以下方法预防PPM：①主动脉瓣置换采用单针单线不带垫片间断缝合技术；②应用St. Jude Regent瓣等新型人工心脏瓣膜；③行主动脉环扩大术。术后复查PPM总发生率为6.4%，但无重度PPM发生。刘兴柱等[42]观察了成人MVR术后PPM的发生情况、影响因素和PPM对患者的影响。作者认为，二尖瓣位PPM是影响患者右心功能、导致三尖瓣反流的主要因素，直接影响患者的生活质量和远期生存率。二尖瓣位PPM的预防较主动脉瓣位PPM更有难度，在保证置入瓣膜不影响周围组织张力及功能的前提下，MVR术中应尽可能选择瓣口有效面积更大的瓣膜，有望减少PPM的发生。巫金龙等[43]回顾性研究了55例再次接受MVR的患者，并认为再次接受MVR与第一次接受MVR相比，不增加患者早中期死亡率；左室射血分数是影响再次MVR患者早期生存率的独立高危因素；糖尿病、左室射血分数是影响再次MVR患者术后中期生存率的独立危险因素。徐志云等[44]报道了34例非特异性主动脉炎合并主动脉瓣病变患者的外科治疗。非特异性主动脉炎合并主动脉瓣病变术前诊断较为困难，漏诊率极高，作者认为此类患者再次手术十分困难，初次手术应采用根部置换术，非原位AVR术操作简单、术中止血容易，术后疗效可靠，是一种可供选择的有效方法。

（三）三尖瓣病变的外科处理

三尖瓣成形术多采用Devega或Kay成形方法，但对于复杂的三尖瓣病变需采用更加综合性的技术。周伟等[45]比较了人工瓣环成形术和Devega成形术治疗重度三尖瓣关闭不全的效果。随访1～18个月显示，人工瓣环成形术的中长期效果显著优于Devega成形术，能够更有效地减少术后三尖瓣环进一步扩张，防止三尖瓣残余反流以及三尖瓣关闭不全的复发。邹良建等[46]*采用人工血管环替代成形环，治疗三尖瓣关闭不全，术中剪取直径28 mm人工血管环一圈，宽约4 mm，三尖瓣在改良Devega分段成形术基础上，自前隔交界至后隔交界，以2～0涤纶线褥式带垫片缝合三尖瓣环，缝线穿过人工血管环后逐一打结固定。随访1.0～9.5年结果显示，无患者复发重度三尖瓣关闭不全，仅4.2%患者术后复发中度关闭不全。作者认为，人工血管质地柔软、无伸展性、取用方便、费用较低，临床疗效满意，可作为治疗三尖瓣关闭不全的手术方法之一。唐昊等[47]介绍了32例经右胸前外侧切口径路行再次三尖瓣手术治疗左心瓣膜置换术后重度三尖瓣关闭不全患者的经验。术中采用股动脉插管，不分离心包粘连，不进行上下腔静脉套带，在不停跳下行三尖瓣成形或人工瓣置换术。作者认为，该技术简化了手术操作、减少出血、缩短了手术时间。

（四）感染性心内膜炎

感染性心内膜炎是心脏外科较常见的难治性疾病之一，多见于有基础心脏疾病患者。董国华等[48]和刘成硅等[49]分别报道了106例和120例感染性心内膜炎外科治疗的经验。两组患者围术期死亡率分别为1.8%和4.2%，出院患者随访期间均未出现心内膜炎复发。两位作者均认为感染性心内膜炎的早期诊断，掌握适当的手术时机和原则，恰当的围手术期处理，可取得良好的效果。累及三尖瓣或肺动脉瓣的右心系统心内膜炎（right-sided infective endocarditis，RIE）较少见，发病因素也多样化。徐骁晗等[50]*回顾性分析了22例RIE病例，其中1例为心内起搏系统感染所致，其余21例均有心脏基础疾病，先心病18例，风湿性瓣膜病3例。术后早期死亡率4.5%。作者认为我国现阶段RIE的主要病因以先天性心脏病为主，治疗上以外科手术为主，充分去除病灶，纠正心内异常分流与畸形，同时结合足量足疗程的敏感抗生素进行治疗。桂龙升等[51]报道了21例接受外科治疗的静脉药物依赖者感染性心内膜炎病例，其中三尖瓣10例，二尖瓣5例，二尖瓣主动脉瓣4例，主动脉瓣2例；治疗方式5例行二尖瓣置换术，4例行二尖瓣主动脉瓣置换术，3例行主动脉瓣置换术，3例行三尖瓣置换术，6例行三间瓣赘生物清除及三尖瓣成形术。全组患者均痊愈出院。

（五）人造心脏瓣膜

在人造心脏瓣膜的自主开发研制方面，我国近年也做了大量工作，研制了一些具有自主知识产权的人造心脏瓣膜。宋兵等[52]和祁亮等[53]分别报道了21例和18例置入国产CL-V双叶机械瓣病例。两组患者均无早期死亡及严重并发症，前者术后随访6～61个月后，治疗效果满意；后者将国产CL-V双叶机械瓣与进口St. Jude双叶机械瓣进行比较，国产瓣患者术后在心功能分级、左室舒张末内径、左室射血分数等指标上，均与进口瓣无显著差异。两位作者均认为，国产CL-V双叶机械瓣早期临床疗效满意，与进口瓣膜无显著差异。曹华等[54]对535例瓣膜病患者采用国产GK双叶机械瓣行心瓣膜置换术，其中二尖瓣置换术232例，主动脉瓣置换术135例，二尖瓣和主动脉瓣双瓣置换术168例。手术死亡率为0.75%，3个月随访结果显示，该机械瓣在跨瓣压差、有效瓣口面积、血流动力学等方面明显改善。作者认为，国产GK双叶瓣能够取得很好的临床效果。房勤等[55]总结了作者单位4年来206例接受异种生物瓣膜置换术患者的临床资料，以评价生物瓣在心脏外科中的应用效果和趋势。其中二尖瓣置换生物瓣92例，主动脉瓣置换生物瓣82例，二尖瓣及主动脉瓣均置换生物瓣21例，二尖瓣置换生物瓣而主动脉瓣置换机械瓣11例。同期行CABG 51例，房/室间隔缺损修补术7例。术中所用异种生物瓣均为Hancock Ⅱ猪瓣，共227枚。作者认为，与机械瓣相比，生物瓣由于不必长期服用华法林抗凝治疗，瓣膜无杂音，生活质量明显提高，因此，异种生物瓣置换疗效确切，近期效果较好。迟发性心脏人工机械瓣膜功能障碍是瓣膜置换术后最严重并发症之一，临床上较少见。吴志军[56]等收治了迟发性心脏人工机械瓣膜功能障碍共11例，均进行再手术，再次MVR 8例，再次MVR合并AVR 1例，再次AVR 1例，复发的左心房黏液瘤切除术1例。10例治愈出院，1例患者术后心源性休克合并急行肾功能衰竭死亡。作者认为，迟发性心脏人工机械瓣膜一经确诊，均应尽快手术，尽量缩短手术时间，如患者病情需要急诊手术，则手术风险及病死率会大大增加。

（六）瓣膜病外科中特殊问题的处理

风险预测模型可用于预测心脏外科手术预后，对于主动脉瓣置换术，目前应用较多的风险预测模型是欧洲心脏手术风险评估系统（EuroSCORE）和胸外科医师协会风险预测（STS-PROM）模型。曹翔等[57]* 回顾性收集521例行主动脉瓣置换术的患者临床资料，利用EuroSCORE和STS-PROM预测住院死亡率，通过实际、预测病死率间的比较以及模型符合程度、鉴别度的验证来评价各风险模型对患者住院死亡率的预测能力。结果显示，STS-PROM对全部患者和中、高危组患者预测准确性较差，而EuroSCORE低估了中风险阻患者病死率。作者认为，对于我国患者，上述两种风险预测模型均不适合被用于筛选主动脉瓣置换术高危患者人群，有必要建立适合我国瓣膜病患者特征的手术风险预测模型。目前老年虽已不是心脏手术禁忌证，但仍然是增加死亡和并发症的独立危险因素，术前如何预测老年风湿性心脏瓣膜病患者预后，目前尚无可靠的方法或模型。姜胜利等[58]根据115例年龄＞70周岁的风湿性心脏瓣膜病患者的临床资料，总结并分析了70岁以上老年患者心脏瓣膜病的特点及手术效果。结果显示术后早期死亡率0.87%，术后早期并发症包括低心排综合征、新发房颤、呼吸机延迟拔管、急性肾功能损害、脑部并发症等。作者认为尽管老年患者手术风险较大，但在做好充足准备的前提下，仍能取得满意的疗效。与左心室收缩功能正常的患者相比较，合并左心功能受损的主动脉瓣病变患者具有较高的手术风险和手术死亡率。徐激斌等[59]和姜胜利等[60]分别探讨了主动脉瓣关闭不全及主动脉瓣狭窄合并左心室收缩功能不全的患者的外科治疗；前者分析了68例主动脉瓣关闭不全合并左心室收缩功能不全患者的临床资料，结果显示该类患者围术期病死率较高，采取适当的外科治疗对改善患者预后、提高患者生存率具有重要临床意义；后者总结了35例左室功能严重受损合并跨主动脉压差的重度主动脉瓣狭窄患者的治疗经验，认为受损心肌是否具有收缩储备能力可能是影响手术效果的关键。术后房颤发生是心脏瓣膜置换术后常见并发症，发生率为20%～50%。王斌等[61]* 以568例术前窦性心律的二尖瓣病变患者为观察对象，探讨了窦性心律患者行二尖瓣置换术后新发房颤的发生率及围术期危险因素。结果显示，术后房颤发生率为20.1%，单因素分析中年龄、慢性肺部疾病、左室质量分数、左室容积、右房容积、三尖瓣反流、心功能衰竭、瓣膜病理类型、术后人工二尖瓣有效开口面积指数、术后机械通气时间、术后血清钾、镁浓度等危险因素对术后房颤的影响较为显著；多因素分析中年龄、左心房容积、术后人工二尖瓣有效开口面积指数和术后血清钾离子浓度等危险因素的影响较为突出。因人工瓣膜的功能障碍或并发症，一部分患者还需接受第二次瓣膜置换术，其中以二尖瓣再次置换为主。严重感染、非特异性主动脉炎行AVR术后瓣周漏或严重钙化性病变会导致主动脉瓣环严重毁损，清除病变组织后瓣环组织消失，无法采用常规的方法行AVR，一般采用人工或同种带瓣管道做根部置换，存在诸多困难。徐志云等[62]*采用非原位AVR治疗主动脉环严重毁损的患者，术中在主动脉窦管交界上方约1.0 cm处横断升主动脉，仔细游离左右冠状动脉，用2～0带垫片无创缝线加毛毡条从主动脉腔外进针，于毁损的主动脉环上方比较正常的主动脉窦壁内膜出针，缝合至左右冠状动脉时于冠脉开口下方约1.0 cm出针，上瓣打结后检查冠脉开口是否通畅。如冠脉开口位置亦毁损，则同期行冠脉旁路移植术。结果5例患者均康复出院，无再次手术或其他并发症。作者认为，采用此方法人工瓣膜固定可靠，可以防止术后并发瓣周漏或根部假性动脉瘤。

四、冠状动脉粥样硬化性心脏病

(一) 非体外循环冠状动脉旁路移植术

冠状动脉旁路移植术(coronary artery bypass grafting, CABG)是治疗冠状动脉粥样硬化性心脏病(coronary artery disease, CAD)的常规手段之一。与传统的体外循环下冠状动脉旁路移植术(conventional coronary artery bypass grafting, CCAB)相比，非体外循环下冠状动脉旁路移植术(off-pump coronary artery bypass grafting, OPCAB)具有创伤小、恢复快、并发症少等优点，但对外科医师和麻醉医师要求较高。杨传瑞等[63]和任宗力等[64]分别报道了各自单位1 150例和343例OPCAB手术，前者平均架桥3.25支，平均手术时间329.2 min，住院死亡率1.13%；后者平均架桥3.1支，平均手术时间267.4 min，住院死亡率0.6%。两位作者都认为，OPCAB安全可靠，疗效满意，正确掌握其适应证、熟练的手术技巧和细致全面的围术期处理是确保手术顺利及术后疗效关键，高龄是增加手术死亡率的独立风险因素。孙勇新等[65]*比较了EuroSCORE≥7分的高危冠心病患者分别接受CCAB和OPCAB后的治疗效果。全组145例患者，71例接受CCAB，74例接受OPCAB。结果显示，CCAB旁路移植数更多，再血管化率更高，但胸腔引流量及输血量显著增多，其余疗效方面两组无统计学差异。作者认为，高危冠心病患者，与OPCAB相比，CCAB并未增加术后并发症发生率，而再血管化更完全。董秀华等[66]通过回顾性分析2 349例OPCAB患者围术期资料，总结了OPCAB患者术后血液透析的危险因素。作者认为，术中室颤、术中大剂量肾上腺素、高血压、年龄、搭桥支数是术后透析的独立危险因素。王军惠等[67]回顾性分析了37例左心室收缩功能低下(EF＜40)的冠心病患者接受OPCAB手术，术后住院死亡率5%，21例患者围术期使用主动脉内球囊反搏(IABP)。作者认为，对于左心室功能低下的冠心病患者，OPCAB是一种有效的治疗方法。及时使用IAPB及合理应用正性肌力药对于降低患者病死率、减少住院时间具有重要意义。在手术技术方面，王明岩等[68]比较了OPCAB术后大隐静脉序贯桥与单支桥的中期通畅率，以评价序贯吻合技术在OPCAB的应用效果。随访3个月至5年后显示，序贯桥总吻合口通畅率及中间吻合口通畅率高于单支桥，序贯桥远端吻合口通畅率与单支桥无显著差异。作者认为，OPCAB术后大隐静脉序贯桥的中期通畅率较单支桥更满意，吻合时应尽量选择条件好的靶血管作为序贯桥的最远端血管，条件较差的血管放在序贯桥的中间。于洋等[69]通过对38例弥漫性右冠状动脉狭窄患者手术治疗临床资料的回顾性分析认为，在OPCAB下行双乳内动脉序贯旁路移植加选择性心中静脉动脉化是可行的，术后患者心功能和生活质量均得到改善，为弥漫性右冠状动脉狭窄患者提供了新的外科治疗方法。

(二) 冠状动脉旁路移植手术评分系统的研究

对接受CABG的病人进行术前危险分层和风险评估，对于治疗决策和预后判断至关重要，同时也可作为医疗质量控制标准进行临床管理。袁昕等[70]利用EuroSCORE评分系统预测患者术后在入院风险，评价该系统预测CABG术后患者再入院风险的校准度和区分度。结果显示，EuroSCORE评分系统可用于对CABG患者全因再入院和心血管再入院的预测，但该系统目前已难以全面准确的评估当前心脏外科患者，尤其是亚洲人的手术风险。SinoSCORE是建立在中国人CABG临床数据的基础上的风险评分系统，预测中国病人的院内死亡与术后并发症的能力优于EuroSCORE。钱永军等[71]*将SinoSCORE用于中国西南地区成人心脏外科患者死亡风险的预测，由于该研究以瓣膜病患者作为主体，对患者死亡风险的预测高估风险，但总体适用。张本青等[72]*利用Euro SCORE、STS SCORE和Sino SCORE三种评分系统对二次CABG术后早期病死率进行预测，发现三种系统对术后早期死亡风险预测价值较低，这可能是因为系统建立时均是以一次CABG患者数据作为基础，二次手术患者权重较小而造成的。

随着人口老龄化和冠心病发病率的增加，越来越多老年冠心病患者需要接受外科手术，对于老年人CABG手术风险的评估显得尤为重要。吴扬等[73]回顾性分析了38例80岁以上患者行CABG术的近远期疗效及其危险因素，结果显示，高龄本身即是增加手术病死率和并发症发生率的独立危险因素。姜大庆等[74]探讨了70岁以上老年人CABG远期死亡率的独立影响因素，结果表明术后插管时间、术后肾功能不全、术前合并脑血管病变为危险因素；术后规律服用他汀类药物、术后血压控制良好为改善远期预后的保护因素。

（三）冠状动脉旁路移植特殊问题的处理

CABG术一般采用全程或分段切开取旁路移植血管，目前国内已逐步应用内窥镜采集静脉技术获取移植静脉。闫炀等[75]评估了71例应用内窥镜采集静脉和64例传统手术切口取静脉的CABG患者，比较结果显示，内窥镜组在创面大小、伤口恢复情况及感染率等方面均优于开放手术组，1年随访后，两组静脉通畅率分别为85.7%和86.4%，无显著差异。急诊CABG是某些情况下的急性冠脉综合征的抢救生命的有效手段，但风险亦极大。李雅琼等[76]总结80例急诊CABG的临床资料，探讨了急性心肌梗死（acute myocardial infarction，AMI）行急诊CABG的时机和手术方法的问题。手术总死亡率为10%，作者认为急诊CABG作为一种抢救性治疗，应掌握好适应证，在AMI发生6 h以内做可以挽救更多濒死心肌，存活率较高，对于体征不稳定者应尽早放置IABP。池一凡等[77]认为对于AMI合并心源性休克、机械并发症或左主干严重病变患者应紧急手术；对血流动力学稳定的AMI患者在肌钙蛋白I正常后尽早手术，可明显提高治疗效果。黄国晖等[78]通过分析21例AMI后室间隔穿孔行外科手术治疗患者的临床数据，探讨此并发症的外科治疗效果，并认为外科手术是治疗此类患者的重要手段，如合并心源性休克，则需急诊手术，稳定的患者在2～4周后手术可提高手术安全性，围术期应用IAPB辅助有助于提高患者存活率。张林等[79]分析了既往行经皮冠状动脉介入治疗（percutaneous coronary intervention，PCI）在患者行CABG术时对手术结局的影响。117例患者的临床资料分析显示，既往PCI与患者首次CABG的风险之间无明显相关性。王浩然等[80]对104例冠状动脉多支病变患者施行“一站式”复合技术再血管化治疗。其方法为胸骨下端小切口左侧第2肋间横断胸骨开胸，直视下游离LIMA，心脏不停跳下完成LIMA吻合至LAD。关胸后立即经股动脉穿刺行LIMA造影，评估血运重建是否满意。如满意即经胃管给负荷剂量抗血小板治疗，静脉肝素化，随后进行支架植入或球囊扩张治疗。经过3～30个月随访，仅一例再次接受介入治疗，其余治疗效果满意。作者认为该技术是治疗多支冠脉病变的一种安全有效的选择。

五、胸部大血管疾病

主动脉夹层起病急骤，病情凶险，是心血管外科领域的急症之一。Stanford A型夹层若未经及时治疗，约一半的病人在发病48 h内死亡。目前，外科手术是治疗A型主动脉夹层的唯一方法。王亮等[81]*通过分析766例Stanford A型夹层患者的病例资料，评估了此类患者术后院内死亡的危险因素，女性、急性病程、肾功能不全、心功能不全、术后开胸止血、输血量是Stanford A型夹层患者术后院内死亡的独立危险因素。刘宗泓等[82]分析了不同温度对Stanford A型夹层患者术后效果的影响。根据术中降温程度不同分为A（温度控制在20～24℃）、B（温度控制在25～28℃）两组，比较后发现，术中体外循环时间、停循环时间、术后引流量、呼吸机使用时间、术后短暂性神经系统功能障碍发生率方面B组明显优于A组，而术后永久性神经系统功能障碍发生率、使用连续肾脏替代治疗和病死率方面两组无统计学差异。作者认为低温停循环手术中，适当提高降温水平是安全的。朱俊明等[83]总结了6例妊娠合并急行A型主动脉夹层患者的治疗经验。其中5例手术治疗，1例药物保守治疗。保守治疗者9 d后因主动脉夹层破裂死亡，手术治疗者母体均存活，胎儿存活3例，死亡2例。作者认为妊娠合并急行A型主动脉夹层患者应及时手术治疗。杨岷等[84]*应用无支架全主动脉根部生物瓣膜进行全主动脉根部置换术（Bio-Bentall术）治疗复杂主动脉瓣-升主动脉疾病患者。全组患者317例，>75岁者97例。均应用Medtronic Freestyle无支架全主动脉根部生物瓣进行手术。结果手术死亡率7.9%，术后超声检查提示跨瓣压力阶差低，效果满意。作者认为此技术保留了替换材料主动脉根部完整性，不增加围术期和远期病死率，尤其适合小主动脉根部的老年患者。李平等[85]报道了带Valsalva窦人工血管在David I手术中的应用情况，早期手术效果良好。杂交手术通过建立人工血管旁路联合经股动脉腔内支架置入，避免了体外循环及深低温停循环的打击，减少了手术创伤，逐渐成为当今大血管手术微创化发展的趋势。丁盛等[86]*探讨了杂交技术治疗累及弓部的主动脉夹层及弓降部病变的治疗经验。前者采用胸骨正中切口或加颈部切口行升主动脉至头臂动脉旁路移植、单纯颈部切口行头臂动脉间旁路移植然后行股动脉切口逆行主动脉腔内覆膜支架植入术等两种不同方法，治疗不宜单独行腔内隔绝治疗、累及弓部的主动脉夹层患者。随访结果表明，杂交手术扩大了介入覆膜支架腔内治疗适应证，根据受累部位和程度不同采用不同方法杂交手术，安全、有效,能明显减轻患者的床上和痛苦。邱罕凡等[87]也探讨了杂交技术治疗累及弓部的主动脉夹层及弓降部病变的治疗经验,同样认为杂交手术避免体外循环损害,减轻外科手术创伤,是治疗累及分支的主动脉弓降部病变的重要方法。谷涌泉等[88]认为急性B型夹层应当积极外科干预,胸主动脉腔内修复术为首选,急性期治疗的主要目的是恢复真腔优势血流,缓解远端低灌注和预防破裂,并不特别关注消除假腔内血流。孙立忠等[89]报道了常温非体外循环下行全胸腹主动脉替换术治疗 Crawford Ⅱ 型胸腹主动脉瘤。该技术采用四分支人工血管建立主动脉旁路循环,先行髂动脉端侧吻合,再将人工血管近段和降主动脉行端端吻合,建立主动脉弓远端至髂动脉、腹主动脉旁路循环,然后再重建肋间动脉、腹腔动脉和左右肾动脉。作者认为此技术避免了传统技术应用体外循环、深低温停循环的危险,是安全有效的治疗方法,适用于瘤体尚不十分巨大的患者。孙晓刚等[90]总结了常规方法行一期全主动脉置换术治疗广泛主动脉瘤样病变的经验,并认为此方法是治疗广泛主动脉病变安全有效的方法。

六、微创心脏外科

(一) 机器人心脏外科

微创化是心血管外科的发展方向。目前,各种小切口、胸腔镜辅助和经皮腔内手术越来越受到重视。机器人微创心血管外科手术是近年来兴起的一项微创外科技术,并呈现出非常良好的发展势头。杨明等[91]认为,机器人微创心脏手术可以减少输血量、缩短住院时间并提高生活质量,该技术不仅在手术精确定位、手术最小创伤、手术质量等方面带来一系列变革,也是外科观念的革新。杨明等[92,93*]等应用达芬奇 S 机器人系统行体外循环、心脏停跳下房间隔缺损修补术,认为该手术修补房间隔缺损效果确实、可靠,学习曲线显著,手术时间延长不影响患者恢复。杨明等[94]还认为,对于原发孔房缺、膜周部室间隔缺损、左房黏液瘤等先天性疾病,机器人技术也可用于其矫治手术,同样安全有效。杨明等[95]将达芬奇机器人系统应用于单纯二尖瓣置换或成形术,手术过程中二尖瓣结构显露良好、操作安全有效,是可供选择的微创术式。对于机器人心脏手术术中麻醉处理及心肌保护方面,也有研究报道。李佳春等[96]比较了含血停搏液、HTK 心肌保护液在机器人心脏手术中的应用效果,作者认为,上述两种心脏停搏液对心肌的保护作用均能获得与不停跳心肌保护相同的效果。肖赛松等[97]观察到机器人心脏手术过程中,在单肺通气和二氧化碳气胸的基础上,体外循环将是肺通气功能和换气功能明显降低,从而使患者耐受单肺通气的能力下降。王刚等[98]认为,机器人心脏手术过程中,随着二氧化碳气胸时间的延长,呼气末二氧化碳分压与动脉二氧化碳分压差值逐渐加大,因此前者监测不能完全替代机器人心脏手术术中动脉二氧化碳分压的监测。

(二) 其他微创心脏外科

除了机器人微创心脏外科手术外,小切口、胸腔镜辅助下心脏外科手术的应用范围也呈现逐年增多的趋势。刘学刚等[99]、李健荣等[100]和苏俊武等[101]经右外侧小切口剖胸心内直视手术矫治先天性心脏病,作者认为该技术创伤小、恢复快、美观,并提高了患者生活质量,其近远期效果甚至优于正中开胸手术。陈焱等[102]经右外侧切口剖胸为 47 例 0～3 岁患儿行法洛氏四联症根治术,作者认为经此入路手术需要熟练掌握传统入路手术技术,术前诊断不明确、X 线提示右侧胸膜粘连、粗大体肺侧支形成、肺血管发育差或左肺动脉起始部明显狭窄的患儿不宜采用右外侧小切口剖胸入路手术。张冠鑫等[103]利用股动脉插供血管＋股静脉双极引流管进行周围体外循环辅助,经右侧乳房下小切口行左房室瓣手术 50 例,临床效果满意。周围体外循环节省术野空间,术野暴露良好,适于应用在小切口微创手术体外循环辅助上。王跃军等[104]经过 125 例全胸腔镜房间隔、室间隔缺损修补手术临床资料的总结,认为全胸腔镜房间隔、室间隔缺损修补术的学习曲线约为 50 例。徐学增等[105]行外周体外循环辅助全胸腔镜下心房黏液瘤摘除术 44 例;程云阁等[106]行全胸腔镜下左心房后入路射频迷宫手术治疗孤立性房颤 32 例,两位作者均认为全胸腔镜手术安全可靠、创伤小,患者恢复良好。程云阁等[107]* 利用胸壁 3 孔完成全胸腔镜下二尖瓣手术 272 例,作者认为该术式在手术效果及减少创伤方面效果满意,但体外循环时间和升主动脉阻断时间长于常规开胸手术。

七、体外循环及辅助装置

(一) 体外循环

体外循环期间的脏器功能保护及重大手术术中体外循环管理是近年来的研究热点。郑明秀等[108]采用中低温体外循环＋深低温下下半身停循环＋右腋动脉及左颈总动脉插管区域性脑灌注的体外循环处理与脏器保护措施进行 Bentall 手术联合三分支支架血管重建主动脉弓治疗Ⅰ型主动脉夹层,并认为该技术能够缩短体外循环及全身停循环时间,减轻组织水肿和炎性介质浓度,达到重要脏器保护的目的。吴海卫等[109]认为在杂交手术治疗 DeBakey Ⅰ型主动脉夹层时,机体无深低温和停循环状态,根据术前检查结果选择个性化灌注方法,加强围术期 CPB 管理,可提高神经系统和血液保护效果，显著减少并发症，提高手术成功率。杨璟等[110]在微创心脏外科手术中采用外周插管建立体外循环，术中应用负压辅助静脉引流装置(VAVD)，以增加30%静脉回流，但术中也要注意防止负压过大产生气栓。由于微创心脏手术时间较长，作者认为如预期阻断时间较长，可选用HTK液单次灌注，以简化操作。华正东等[111]将微创体外循环(minimal extracorporeal circulation, MECC)技术应用于CABG手术，并认为该技术能够减轻常规体外循环对组织、血液和脏器功能的损害，又避免了OPCAB手术的缺点，临床效果较为满意。体外循环心脏手术患者围术期出血这一并发症目前仍保持较高比例，甚至导致患者死亡。申聪玉等[112]认为老年、心脏手术史、术前低HCT水平、CPB时间≥120 min、复杂手术为体外循环心脏手术患者围术期出血的独立危险因素。针对这一并发症，梁友君等[113]将自体血回输技术应用于心脏瓣膜置换术中，并认为该技术可有效减少患者术中血液丢失，减少异体血输注量，减少输血费用，避免血液传播疾病及各种输血反应。

（二）心脏辅助装置

体外膜肺氧合(extracorporeal membrane oxygenation, ECMO)作为一种有效的心肺支持手段，可以为终末期心脏病患者提供有效的循环过度支持，帮助患者渡过心源性休克期。ECMO在发达国家已经积累了相当多的经验，但在我们国家尚刚刚起步。高国栋等[114]和罗智敏等[115]均探讨了ECMO应用于CABG术后患者的临床经验。两位作者均认为ECMO是一种有效治疗CABG术后急性心脏功能衰竭的短期机械辅助方法，其辅助失败的原因主要有：①基础疾病过重或放置时机延误，心脏功能无法恢复；②出现严重并发症。ECMO的主要并发症有出血、感染、肾衰竭、外周血管及中枢神经损伤等，积极预防治疗并发症对提高抢救成功率至关重要。王旭等[116]在小儿复杂心脏畸形，双心室矫治术后合并严重心肺功能不全的抢救治疗中应用ECMO进行支持治疗。脱机率为62.5%，死亡率为50%。作者认为，该技术的应用需要首先权衡适应证、并发症与治疗效果之间的关系。倪虹等[117]认为心脏手术体外循环不能脱机的患者死亡率几乎为100%，对于此类患者，尽早使用ECMO辅助循环并防止各种并发症发生，可使患者院内生存率提高至33%～52%，对于濒危患者起到救治作用。

（三）大血管手术中的脑保护

部分大血管手术涉及深低温停循环和选择性脑保护等问题，加大了术后并发症的风险，而神经系统并发症一直是心脏外科医生无法避免的重大问题。据文献报道，主动脉弓部手术的脑部并发症的发生率为23%～30%，暂时性神经系统功能障碍和永久性神经系统功能障碍的发生率分别是19%～28%及4%～16%。阳晟等[118]认为主动脉弓部手术中选择性脑灌注可以满足手术期间脑部供血；半侧脑灌注期间，灌注侧血流基本无变化，非灌注侧血流下降，安全阈值可能是30%，即下降30%是安全的。胡琳等[119]认为，同时进行下半身和脑灌注期间，应对脑灌注的动脉供血管的流量进行控制，而不应依赖灌注流量自然分配进行下半身和脑部的同时灌注。对脑灌注的流量进行控制，不仅可以防止灌注不足，还能防止脑组织奢灌注引起的脑组织损伤，能明显降低术后中枢神经系统并发症的发生率。

八、心脏手术围术期管理

随着心脏外科技术、麻醉和体外循环技术的不断进步，越来越多的婴幼儿在体外循环下行先天性心脏病矫治术，此类患者在手术后很容易出现糖代谢紊乱，处理不慎易导致低血糖或高血糖。柳梅等[120]认为术后过高的血糖预示更高的白细胞计数、C-反应蛋白和肺部感染发生率，但过于积极地控制血糖会增加低血糖发生率，并可能增加肝功能异常的风险。对于体外循环下行先心病矫治术的婴儿来说，在血糖超过15.0 ml/L时在开始给予胰岛素并不会增加并发症的风险，而且可以降低低血糖的风险。石佳等[121]通过比较围术期不同时间点全身炎症反应评分的方法，研究蛋白酶抑制剂在心脏手术围术期处理过程中的应用，并认为乌司他丁等蛋白酶抑制剂可降低体外循环心脏手术围术期IL-10的浓度、增加单核细胞百分比、降低SIRS评分和白细胞计数。陈志斌等[122]认为心脏外科手术体外循环导致血浆胶体渗透压降低，乳酸增高，损害肺功能。心脏外科手术中维持合理的血浆胶体渗透压有助于减轻组织水肿，改善组织氧供，减轻体外循环后肺损伤程度，改善肺功能。李鲁等[123]通过对420例患者临床资料的分析认为，低心排出量综合征、呼吸衰竭、心室颤动及多脏器功能衰竭是危重心脏瓣膜置换术早期死亡的主要原因，注重术前准备、适当选择手术时机、合理纠正病变、避免手术不当并发症及加强术后并发症处理可进一步提高疗效。刘华等[124]* 则对心脏外科术后患者重返监护病房(intensive care unit, ICU)的原因及危险因素进行了分析，并认为重返ICU的患者有更高的死亡率，心功能分级和第一次ICU停留时间长是重返ICU的独立危险因素，重返ICU最常见的原因是呼吸系统和心血管系统因素。

九、术后并发症及其防治

二尖瓣置换术后发生左心室破裂虽已日趋少见，

但仍未杜绝,而且一旦发生病死率极高。祝岩等[125]报告左心室破裂的发生率和死亡率分别为0.42%和63.6%。作者认为女性、高龄、病理改变以二尖瓣狭窄为主、小左室(舒张末直径<35 mm)和体重过低等是左心室破裂的危险因素,其防治仍以预防为主,早期破裂如能尽快恢复体外循环尚有一定的抢救成功率,延迟或晚期破裂的生存机会非常小。主动脉夹层手术创伤大、时间长,术后死亡率和并发症发生率均较高。尚蔚等[126]认为急性主动脉夹层术后早期急性呼吸功能不全发生率为13.4%,术后采用肺保护性通气(采用<8 ml/kg的小潮气量,压力控制/容量控制的通气策略)及综合治疗措施(适当的呼气末正压及吸痰后手动鼓肺等措施防止肺不张)对于急性A型主动脉夹层术后急性呼吸功能不全有很好的疗效。孟毅等[127]通过对618例患者的多因素回归分析认为手术、二次手术、术后并发症、输血量>2 000 ml是心脏瓣膜术后呼吸衰竭发生的独立预测因素。急性肾损伤(acute kidney injury, AKI)是心脏手术后常见的严重并发症,病死率较高。车妙琳等[128]认为心脏手术患者血清尿酸水平升高与术后AKI的发生有关,可能是心脏术后发生AKI的独立危险因素。穆军升等[129]探讨了心脏手术后心包积液及延迟性心包填塞的危险因素及治疗方法,并认为大体重、术前心功能Ⅲ级以上、大血管病、体外循环和升主动脉阻断时间长是术后心包积液的危险因素,超声引导下的心包积液穿刺引流是安全有效的。心脏术后全身或局部感染仍然是困扰临床的一道难题。袁昕等[130]对接受CABG术的患者进行流行病学调查,认为此类患者术后出现下呼吸道感染概率较高,病原菌以肺炎克雷伯与白色假丝酵母菌为主。经正中切口径路行心脏手术后胸骨后感染发生率为2.3%,但出现后病情凶险、死亡率高。安君等[131]和周雪峰等[132]都探讨了心脏术后胸骨后及纵隔感染的治疗方法。前者在清创、清除坏死组织的前提下,在纵隔后放置滴液入管,并持续用碘伏冲洗以及带蒂大网膜或肌瓣填充,随访8例患者中有7例感染痊愈;后者仅采用纵隔清创冲洗引流的方法治疗纵隔感染。但两位作者均认为治疗胸骨后和纵隔感染的关键是尽早发现、积极处理、全身支持治疗。于洪泉等[133]采用真空封闭引流法(vacuum - assisted closure, VAC)治疗心脏手术后切口裂开。此法采用医用海绵或泡沫材料覆盖裂开的切口,连接负压吸引装置,构成一个切口局部负压潮湿的环境,一方面能减轻切口水肿、促进分泌物排出,另一方面增加切口局部血流、毛细血管充盈,促进肉芽组织生长,加速切口的愈合及患者的康复,并能够减轻住院医师的工作量,值得临床推广应用。

十、心脏外伤、心脏肿瘤、心包疾病及其他

穿透性心脏外伤是胸部创伤的危重疾病,病情进展迅速,死亡率高,有69%~84%的患者在现场和送院途中死亡。李明等[134]和张业强等[135]分别报道了68例和12例穿透性心脏外伤的救治经验,认为将穿透性心脏外伤分为亚临床性、失血休克型及心脏压塞型三种对救治更有指导意义。在治疗上,两位作者均认为关键是争取时间,尽快建立通道补充血容量,并迅速急诊开胸,不要拘泥于过多的检查而贻误治疗时机。杨波等[136]*根据患者伤情将心脏穿透伤分为亚临床期、临床期和濒死期3个临床时期,3个时期患者病死率差异有统计学意义。作者认为接诊患者后迅速诊断并判定其分期分型,对干预病程演变和改善结局都有重要意义。原发性心脏肿瘤较为罕见,据文献报告发病率仅为0.01%~0.05%。其中良性肿瘤以黏液瘤为主,原发恶性肿瘤以肉瘤为主。王潇等[137]*总结了275例原发性心脏肿瘤的临床特征及治疗经验,按肿瘤位置分为左心系统238例(86.5%),良性233例,恶性5例;右心系统30例(10.9%),良性16例,恶性14例;左右心系统2例,其中1例左右房和右室多发黏液瘤患者有全身多发肿瘤及手术史;心包4例,均为恶性。主动脉及肺动脉壁上附着1例,为恶性。272例行手术治疗,其中完整切除258例,局部切除6例,8例因肿瘤无法切除仅行活检术。7例实性瘤体患者同期行二尖瓣置换术,2例同期行肺动脉瓣置换术,5例同期行经股动脉取瘤栓术。结果:术前死亡2例,术中死亡3例。术后随访230例(83.63%),时间6个月至31年,死亡35例,其中良性肿瘤15例,恶性肿瘤20例,4例复发(良性1例、恶性3例),其余均恢复良好。姚青等[138]和程前进等[139]分别报道了26例和34例心脏占位性病变的治疗经验,前者认为心脏占位性病变术中应注意避免挤压瘤体,防止瘤体破碎脱落造成远端栓塞;后者认为部分心脏恶性肿瘤会压迫冠状动脉,致冠状动脉狭窄,对心包血性积液并冠状动脉单支局限狭窄,应警惕恶性肿瘤累及冠脉可能。王晓进等[140]认为原发性恶性肿瘤进展快、预期寿命短,若出现梗阻和心功能低下症状,应根据情况选择以梗阻为目的的姑息性手术,可以减轻症状,提高生活质量,延长生命。朱涛等[141]报道了110缩窄性心包炎的治疗经验,认为急性心包炎引起缩窄后3~6个月最适宜手术,手术入路采取胸骨正中切口较为合适,对于心肌萎缩变性严重、心功能差的患者,心包剥离要适度,避免造成心脏破裂、术后心肌收缩无力等情况。王文瑞等[142]认为缩窄性心包炎术后主要死因的低心排综合征,术后宜采取快速大量利尿及减少补液等措施,使心

脏处于低容量负荷水平，并辅以强心药及升压药。

（乔　帆　徐志云）

参考文献

1 孙　伟，等. 南京医科大学学报（自然科学版），2012，32(8)：1057

2 赵科研，等. 中国胸心血管外科临床杂志，2012，19(3)：298

3 武开宏，等. 中华胸心血管外科杂志，2011，27(9)：553

4 陈安平，等. 中国胸心血管外科临床杂志，2012，19(3)：286

5 刘志刚，等. 中华外科杂志，2011，49(12)：1128

6 张　帆，等. 心肺血管病杂志，2012，31(1)：27

7 刘　硕，等. 中华胸心血管外科杂志，2011，27(9)：556

8 朱　贤，等. 中国体外循环杂志，2012，10(3)：171

9 吴　蓓，等. 中国体外循环杂志，2012，10(3)：162

10 张　帆，等. 中国体外循环杂志，2012，10(2)：120

11 郭海平，等. 中国胸心血管外科临床杂志，2011，18(5)：447

12 林　曦，等. 中国胸心血管外科临床杂志，2011，18(5)：436

13 汤天生，等. 福建医科大学学报，2012，46(2)：142

14 毛文凯，等. 中国胸心血管外科临床杂志，2012，19(2)：202

15 张竞超，等. 中华小儿外科杂志，2012，33(1)：66

16 范祥明，等. 中华胸心血管外科杂志，2011，27(12)：713

17 柏　松，等. 中华小儿外科杂志，2012，33(10)：721

18 顾　群，等. 中华小儿外科杂志，2012，33(1)：68

19 姜　睿，等. 中国胸心血管外科临床杂志，2012，19(3)：318

20* 方敏华，等. 中华胸心血管外科杂志，2011，27(9)：539

21 韩宏光，等. 心肺血管病杂志，2011，30(6)：528

22 张振龙，等. 福建医科大学学报，2011，45(6)：458

23* 郑景浩，等. 中华胸心血管外科杂志，2011，27(12)：709

24 方敏华，等. 中华胸心血管外科杂志，2012，28(9)：519

25 杨克明，等. 中国胸心血管外科临床杂志，2012，19(1)：15

26* 王辉山，等. 中华胸心血管外科杂志，2012，28(1)：16

27 王顺民，等. 中国胸心血管外科临床杂志，2012，19(4)：345

28 何维来，等. 中国胸心血管外科临床杂志，2012，19(1)：22

29* 杨　毅，等. 中华胸心血管外科杂志，2011，27(11)：659

30* 徐志伟，等. 中华胸心血管外科杂志，2012，28(9)：536

31* 方敏华，等. 中国胸心血管外科临床杂志，2012，19(4)：354

32 刘承虎，等. 中华胸心血管外科杂志，2012，28(4)：219

33 段维勋，等. 中国体外循环杂志，2012，10(3)：158

34 郝兴海，等. 中国微创外科杂志，2012，12(5)：388

35 薛　清，等. 中华胸心血管外科杂志，2011，27(12)：724

36 于　洋，等. 中国胸心血管外科临床杂志，2012，19(3)：244

37* 薛　清，等. 中华外科杂志，2012，50(1)：32

38 谢少波，等. 华中科技大学学报（医学版），2011，40(5)：597

39 廖健毅，等. 苏州大学学报（医学版），2012，32(3)：434

40 宋邦荣，等. 中华胸心血管外科杂志，2012，28(5)：282

41* 武　忠，等. 中华胸心血管外科杂志，2012，28(8)：453

42 刘兴柱，等. 军医进修学院学报，2012，33(7)：706

43 巫金龙，等. 第二军医大学学报，2012，33(6)：633

44 徐志云，等. 中华胸心血管外科杂志，2012，28(2)：65

45 周　伟，等. 中国现代手术学杂志，2012，16(1)：30

46* 邹良建，等. 中国胸心血管外科临床杂志，2012，19(2)：151

47 唐　昊，等. 中国胸心血管外科临床杂志，2011，18(5)：462

48　董国华,等. 中华胸心血管外科杂志,2012,28(9):530
49　刘成硅,等. 中国胸心血管外科临床杂志,2012,19(3):323
50*　徐骁晗,等. 南京医科大学学报(自然科学版),2012,32(8):1116
51　桂龙升,等. 南京医科大学学报(自然科学版),2012,32(8):1120
52　宋　兵,等. 第二军医大学学报,2012,33(5):567
53　祁　亮,等. 中国胸心血管外科临床杂志,2012,19(4):376
54　曹　华,等. 中国胸心血管外科临床杂志,2011,18(6):568
55　房　勤,等. 中国胸心血管外科临床杂志,2012,19(3):326
56　吴志军,等. 中华急诊医学杂志,2012,21(5):534
57*　曹　翔,等. 中华胸心血管外科杂志,2011,27(12):717
58　姜胜利,等. 中华胸心血管外科杂志,2012,28(3):146
59　徐激斌,等. 中国胸心血管外科临床杂志,2011,18(6):565
60　姜胜利,等. 中华胸心血管外科杂志,2012,28(7):415
61*　王　斌,等. 中华胸心血管外科杂志,2011,27(12):731
62*　徐志云,等. 中国胸心血管外科临床杂志,2012,19(1):1
63　杨传瑞,等. 北京医学,2012,34(7):525
64　仁宗力,等. 临床外科杂志,2012,20(9):653
65*　孙勇新,等. 中华胸心血管外科杂志,2012,28(6):352
66　董秀华,等. 中华医学杂志,2012,92(19):1321
67　王军惠,等. 心肺血管病杂志,2012,31(1):21
68　王明岩,等. 中国胸心血管外科临床杂志,2011,18(5):399
69　于　洋,等. 中国胸心血管外科临床杂志,2011,18(5):394
70　袁　昕,等. 山东大学学报(医学版),2012,50(8):77
71*　钱永军,等. 中国胸心血管外科临床杂志,2012,19(4):362
72*　张本青,等. 中华胸心血管外科杂志,2012,28(1):32
73　吴　扬,等. 中华外科杂志,2012,50(2):128
74　姜大庆,等. 山东大学学报(医学版),2012,50(2):123
75　闫　炀,等. 中华胸心血管外科杂志,2012,28(1):28
76　李雅琼,等. 北京医学,2012,34(7):535
77　池一凡,等. 中国胸心血管外科临床杂志,2011,18(6):531
78　黄国晖,等. 心肺血管病杂志,2012,31(4):464
79　张　林,等. 浙江大学学报(医学版),2012,41(2):196
80　王浩然,等. 中国胸心血管外科临床杂志,2012,19(3):232
81*　王　亮,等. 中华外科杂志,2012,50(5):422
82　刘宗泓,等. 中华胸心血管外科杂志,2012,28(6):340
83　朱俊明,等. 中华胸心血管外科杂志,2012,28(6):336
84*　杨　岷,等. 中华胸心血管外科杂志,2012,28(2):72
85　李　平,等. 中华胸心血管外科杂志,2012,28(7):405
86*　丁　盛,等. 中国胸心血管外科临床杂志,2012,19(4):435
87　邱罕凡,等. 中国普通外科杂志,2012,21(6):645
88　谷涌泉,等. 中国微创外科杂志,2012,12(8):675
89　孙立忠,等. 中华胸心血管外科杂志,2011,27(12):705
90　孙晓刚,等. 中华胸心血管外科杂志,2012,28(5):278
91　杨　明,等. 中国微创外科杂志,2012,12(7):586
92　杨　明,等. 中国体外循环杂志,2011,9(4):214
93*　杨　明,等. 中华胸心血管外科杂志,2011,27(11):671
94　杨　明,等. 中华医学杂志,2012,92(32):2261
95　杨　明,等. 南方医科大学学报,2011,31(10):1721
96　李佳春,等. 中国体外循环杂志,2011,9(4):193
97　肖赛松,等. 中国体外循环杂志,2011,9(4):201
98　王　刚,等. 中国体外循环杂志,2011,9(4):196
99　刘学刚,等. 心肺血管病杂志,2012,31(4):361
100　李建荣,等. 心肺血管病杂志,2012,31(4):377
101　苏俊武,等. 心肺血管病杂志,2012,31(4):358

102 陈 焱,等.心肺血管病杂志,2012,31(4):373
103 张冠鑫,等.第二军医大学学报,2011,32(11):1271
104 王跃军,等.中华胸心血管外科杂志,2012,28(4):209
105 徐学增,等.中华胸心血管外科杂志,2012,28(4):205
106 程云阁,等.中华胸心血管外科杂志,2012,28(4):203
107* 程云阁,等.中华胸心血管外科杂志,2012,28(4):198
108 郑明秀,等.中国体外循环杂志,2012,10(3):155
109 吴海卫,等.中国体外循环杂志,2012,10(3):151
110 杨 璟,等.中国体外循环杂志,2011,9(4):211
111 华正东,等.中国体外循环杂志,2011,9(4):205
112 申聪玉,等.中华医学杂志,2012,92(5):316
113 梁友君,等.中国体外循环杂志,2012,10(1):13
114 高国栋,等.中国体外循环杂志,2012,10(3):144
115 罗智敏,等.心肺血管病杂志,2012,31(4):481
116 王 旭,等.心肺血管病杂志,2012,31(3):293
117 倪 虹,等.心肺血管病杂志,2012,31(2):162
118 阳 晟,等.心肺血管病杂志,2012,31(5):509
119 胡 琳,等.中华胸心血管外科杂志,2012,28(7):409
120 柳 梅,等.中国危重病急救医学,2012,24(4):244
121 石 佳,等.中国体外循环杂志,2012,10(2):87
122 陈志斌,等.重庆医学,2011,40(32):3247
123 李 鲁,等.北京医学,2012,34(7):542
124* 刘 华,等.中华医学杂志,2012,92(4):272
125 祝 岩,等.中华胸心血管外科杂志,2012,28(8):449
126 尚 蔚,等.心肺血管病杂志,2012,31(5):519
127 孟 毅,等.中国胸心血管外科临床杂志,2012,19(2):168
128 车妙琳,等.上海交通大学学报(医学版),2012,32(3):312
129 穆军升,等.中华胸心血管外科杂志,2011,27(11):668
130 袁 昕,等.中华医院感染学杂志,2012,22(12):2543
131 安 君,等.中国胸心血管外科杂志,2011,18(5):476
132 周雪峰,等.临床外科杂志,2011,19(10):689
133 于洪泉,等.中国胸心血管外科杂志,2012,19(3):280
134 李 明,等.中华创伤杂志,2011,27(11):1017
135 张业强,等.临床外科杂志,2012,20(7):528
136* 杨 波,等.中国胸心血管外科杂志,2011,18(6):526
137* 王 潇,等.中国肿瘤外科杂志,2012,4(5):259
138 姚 青,等.北京医学,2012,34(7):546
139 程前进,等.心肺血管病杂志,2012,31(1):43
140 王晓进,等.广东医学,2012,33(17):2637
141 朱 涛,等.新疆医科大学学报,2012,35(2):232
142 王文瑞,等.解放军医学杂志,2012,37(5):496

文 选

法洛四联症合并肺动脉闭锁的手术治疗[中华胸心血管外科杂志,2011,27(9):539] 方敏华等探讨了法洛四联症合并肺动脉闭锁的手术治疗效果。本组患者共66例,其中Ⅰ型31例,Ⅱ型14例,Ⅲ型12例,Ⅳ型9例,年龄6个月至29岁。术前McGoon比0.96～2.55,肺动脉指数(PAI)110.52～332.41 mm^2/m^2。手术方式:姑息性分流手术11例(Ⅰ型和Ⅱ型4例,Ⅲ型2例,Ⅳ型5例),一期单源化手术和室间隔缺损开放2例(均为Ⅲ型),完全修复手术56例(Ⅰ型和Ⅱ型43例,Ⅲ型9例,Ⅳ型4例)。结果:术后早期死亡6例,其中修复手术后死亡5例,分别为严重低心排血量3例,灌注肺1例,多脏器功能衰竭1例。分流术后死亡1例,为切口感染、心内膜炎。47例随访3个月至15.5年,NYHA心功能Ⅰ～Ⅲ级44例,Ⅲ～Ⅳ级3例。作者认为,法洛四联症合并肺动脉闭锁患者的肺血管解剖学和形态学特点是决定手术适应证和方法的重要指标,对存在自体肺动脉并且周围肺动脉发育较好的法洛四联症合并肺动脉闭锁,尽可能早期进行一期矫治手术。

(阎 岩)

评述 合并肺动脉闭锁的法洛四联症属于较复杂的先心病,临床上并不罕见。作者结合近30年临床实践,提出改型法洛四联症的手术指征,认为多数肺动脉发育良好的患者可以行根治手术。针对肺动脉发育较差,至于仅有粗大侧支的病例,作者认为多数需行分期手术,单源化手术的同时应加做主肺动脉分流等手术,避免单源化后远期侧支动脉闭塞,影响术后效果。在国内本组属病例数较多,其经验值得借鉴。

(陆方林)

新生儿梗阻型完全性肺静脉异位引流的治疗[中华胸心血管外科学杂志,2011,27(12):709] 郑景浩等评估新生儿完全性肺静脉异位引流(TAPVC)不同类型矫治手术方法和预后。TAPVC 386例,其中新生儿梗阻型TAPVC 68例,占16%。男39例,女29例;年龄7~28 d,平均(16.0±3.8)d;体重2.9~7.0 kg,平均(4.2±1.1)kg。本组心上型21例,心内型8例,心下型36例,混合型(心上合并心内型或心下合并心内型)3例。心上型和心下型TAPVC是将肺静脉共汇与左心房后壁作侧侧吻合,心内型TAPVC在心房内将扩大的冠状窦去顶将异位的肺静脉隔入左心房,3例混合型TAPVC为3根肺静脉形成共汇至心内冠状窦,第4根肺静脉独立回流到左无名静脉,单独引流至左无名静脉的肺静脉远端切断后,翻下重新改向或者重新吻合到左心耳位置。全组手术顺利。结果:术后2例(2.9%)心下型TAPVC患婴分别死于术后低心排血量综合征和出血术后患婴随访6个月至3年。每半年行心脏超声检查,无残余分流,吻合口均无明显梗阻,肺静脉血流流速1.1~1.4 m/s。作者认为,早期的梗阻型TAPVC的纠治中左心房后壁与肺静脉共汇的侧侧吻合远期效果良好,肺静脉的梗阻情况需要远期进一步随访。

(阎 岩)

评述 新生儿梗阻型完全肺静脉异位引流因血流动力学异常,严重时危及生命,常需及早手术,作者分析了68例新生儿病例,手术死亡率仅为2.9%。该症对围术期诊断及处理,尤其是外科操作技术要求较高,围术期主要对肺动脉高压、低心排等处理要及时到位,外科吻合口避免狭窄、扭曲等,本组经验值得推广。

(陆方林)

心外管道全腔静脉肺动脉连接术后5年的肺血管发育[中华胸心血管外科杂志,2012,28(1):16] 王辉山等采用放射性核素现象及肺动脉造影分析心外管道全腔静脉肺动脉连接(ETCPC)术后5年肺血管发育的演变情况。43例ETCPC患者,男29例,女24例;手术时年龄3~28岁,平均(10.8±6.1)岁。其中三尖瓣闭锁21例,心室双入口合并肺动脉狭窄19例,右心室双出口合并完全房室间隔缺损或左心室发育不良10例,完全性大动脉转位合并一侧心室发育不良3例。手术均由同一手术组完成,上腔静脉与右肺动脉端侧吻合,下腔静脉通过Gore-Tex血管端侧吻合于上腔静脉-右肺动脉吻合口右侧。通过右心导管及肺动脉造影计算术后早期及术后5年的肺动脉指数(PAI)、肺小血管阻力(PVR),测量腔静脉压(CVP)及动脉血氧饱和度,应用放射性核素现象计算术后患者肺血灌注量。结果:随访期指标与术后早期相比,PAI显著增加($t=2.41$,$P<0.05$),PVR显著下降($t=2.08$,$P<0.05$),CVP显著下降($t=2.69$,$P<0.05$),$SatO_2$%差异无统计学意义。放射性核素肺灌注检查显示,与术后早期比较,随访期肺总核素计数值及右肺/左肺灌注比值差异无统计学意义($t=0.38$,$P>0.05$及$t=1.12$,$P>0.05$),全肺上段/下段比值显著下降($t=2.54$,$P<0.05$)。结论:Fontana循环的弱搏动血流仍可推动肺血管的继续发育,但术后中期肺血管阻力下降不会导致肺血灌注量及氧供的增加,可能与肺动静脉短路大量形成有关。

(阎 岩)

评述 心外管道全腔静脉肺动脉连接术是治疗合并肺动脉狭窄肺血管阻力不高的功能性单心室的主要方法,已在临床广泛应用,取得满意的疗效,但术后中远期患者氧饱和度、临床症状等并未随肺动脉发育进一步提高。有关术后肺血管发育及血流分布等研究较少。作者通过肺动脉造影及放射性核素灌注成像技术,分析了全腔肺动脉吻合术后肺血管的发育及分布情况,提示术后早中期肺小动脉有一定的发育,但随着时间推移,由于血流分布异常,患者饱和度并未进一步上升,远期肺血管发育及动静脉瘘发生,仍需进一步研究。

(陆方林)

加与不加人工瓣环Danielson成形术矫治Ebstein畸形的比较[中华胸心血管外科杂志,2011,27(11):659] 杨毅等比较应用Danielson成形术与Danielson加人工瓣环矫治Ebstein心脏畸形的效果,以确定后者在治疗Ebstein心脏畸形中的作用。本组31例10岁以上的青少年及成年A或B型Ebstein心脏畸形患者中19例采用单纯Danielson成形术矫治(A组),12例采用Danielson成形术加人工瓣环矫治(B组),回顾分析两组临床资料及治疗效果。结果:围术期A组死亡1例(1/19例),B组无死亡,组间差异无统计学意义($P=0.510$)。所有术后生存患者随访5~41个月,平均(23.0±18.5)个月。A组术后1年1例因中重度三尖瓣关闭不全再次行三尖瓣成形术后死亡;B组术后无晚期死亡,组间远期病死率差异无统计学意义($P=0.724$)。超声复查显示患者房化心室均消失;三尖瓣反流结果,A组轻度11例,中到重度7例,B组轻度2例,无中到重度,组间差异显著($P=0.026$)。心功能NYHA A组Ⅰ级11例,Ⅱ~Ⅲ级7例;B组均为Ⅰ级,$P=0.024$。随访期内B组的6 min步行距离(6MWD)显著优于A组[(415±41)m对(382±46)m,$P=0.047$]。作者认为,Danielson成形术加用人工瓣环矫治有助于提高A或B型Ebstein心脏畸形患者的中、远期疗效。

（薛　清）

评述　Ebstein畸形是一种少见的先天性心脏病，Danielson成形术是目前治疗此类病变的主要术式，但存在术后中重度三尖瓣反流和心功能恢复差等缺点。本文作者报道了12例患者采用Danielson成形术加人工瓣环的方法，与单纯采用Danielson成形术相比，其围术期及中远期效果均好于后者，临床上值得借鉴。

（韩　林）

肺动脉带瓣管道重建右心室流出道［中华胸心血管外科杂志，2012，28(9)：536］　徐志伟等探讨了多中心临床试验采用BalMedic肺动脉带瓣管道作为右心室流出道重建的临床试用情况。50例患者，男23例，女27例；年龄6个月至39岁，平均(4.90±7.63)岁；身高57～165 cm，平均(93.99±31.65)cm；体质量4.5～65.00 kg，平均(16.20±13.69)kg。其中肺动脉闭锁伴室间隔缺损22例，纠正型大动脉错位伴肺动脉狭窄10例，永存动脉干7例，右心室双出口伴肺动脉狭窄4例，法洛四联症3例，完全性大动脉错位伴肺动脉狭窄2例，肺动脉狭窄1例和肺动脉瓣狭窄伴关闭不全1例。全组患者手术均中低温体外循环，阻断主动脉，灌注冷心脏停搏液，心脏周围放冰屑保护心肌。切开右心室流出道矫治心内畸形。显露左、右肺动脉共汇处，横行切开。取相应大小的肺动脉带瓣管道，管道流出口与肺动脉端端吻合，管道流入口与右心室切口吻合，重建右心室与肺动脉远端的连接。结果：患者手术无死亡。术后随访≥12个月者中3例失访，1例死亡。肺动脉瓣环无狭窄率91.1%，中度反流率16.0%，右心室流出道无狭窄率95.6%，主肺动脉无狭窄率80.0%，左、右肺动脉无狭窄率73.3%。作者认为，BalMedic肺动脉带瓣管道的有效性和安全性可满足临床治疗要求，中长期疗效有待进一步随访和观察。

（阎　岩）

评述　近年来因同种主动脉/肺动脉带瓣管道的缺乏，人工材料无生长性等，右室流出道重建带瓣管道材料的选择一直是临床上的难题。作者等选用佰仁思BalMedic牛颈静脉作为肺动脉带瓣管道替代物，进行临床试验，早期结果令人满意，提示该材料可以满足临床应用，但其远期通畅率、钙化失功等特性仍需进一步研究。

（陆方林）

体—肺动脉分流术后早期分流失效的危险因素分析［中国胸心血管外科临床杂志，2012，19(4)：354］方敏华等分析影响体—肺动脉分流术后早期分流失效的危险因素分析，以提高手术效果。全组共189例患者，其中男87例，女102例；年龄3个月至50(5.3±6.2)岁，体重3～56(17.7±11.0)kg。术前临床诊断为法洛四联症(TOF)合并肺动脉狭窄(PS)94例，室间隔缺损合并肺动脉闭锁(PA)51例，室间隔完整的PA4例，功能性单心室(SV)合并PS10例，功能性SV合并PA6例，右心室双出口合并PA6例，完全性大动脉转位(TGA)合并PS8例，TGA合并PA10例。所有手术均经胸骨正中切口在非体外循环下施行，中央分流术105例，改良Blalock-Taussing(B-T)分流术61例，墨尔本(Mel)分流术23例。结果：术后早期死亡13例(6.9%)，术中发生严重低血压和心律失常12例(6.3%)，术后严重低心排血量10例(5.3%)，术后24 h内分流失效10例(5.3%)。单因素分析结果显示，低体重、分流管直径<4 mm、术中不良事件是24 h内分流失效的危险因素。作者认为，对于年龄小、低体重和肺动脉发育细小的患者，术中预防严重低血压和心律失常，采用4 mm以上的分流管，可明显提高分流术后效果。

（阎　岩）

评述　体-肺动脉分流术常用于肺动脉发育不良的先心病，作为分期手术的主要措施。术后早期分流管道闭塞会引起严重后果，早期分流失效的常见原因有患者低体重、肺动脉发育细小、围术期凝血异常、红细胞增多、使用体外循环以及管道选择不当、操作不当导致管道扭曲等原因，作者通过多因素回归分析认为，低体重、围术期发生低血压及心律失常等不良事件以及管道直径低于4 mm是独立危险因素，提示临床上应采取的应对措施。

（陆方林）

缘对缘瓣叶缝合技术治疗退行性二尖瓣关闭不全的临床分析［中华外科杂志，2012，50(1)：32］　薛清等探讨缘对缘瓣叶缝合技术的特点及其治疗退行性二尖瓣关闭不全的疗效。本组58例患者中男性32例，女性26例；年龄43～65岁，平均(56±6)岁。二尖瓣中度反流18例，重度反流40例。前瓣叶脱垂50例，双瓣叶脱垂8例。58例患者均采用缘对缘瓣叶缝合技术，其中44例患者同期行瓣环成形术。通过电话、信件、门诊复查等方式进行随访。结果：围手术期无死亡和严重并发症发生。58例患者术后复查经胸超声心动图提示左心室、左心房明显缩小(均$P<0.05$)，二尖瓣反流明显改善(无反流9例、微量反流30例、轻度反流19例)，且无狭窄发生。58例患者术后随访24～95个月，平均(58±20)个月。随访期间死亡2例，死亡原因均为非心源性。二尖瓣重度反流1例、中度反流3例，无狭窄发生。术后5年二尖瓣再次中重

度反流免除率为 91.9%。随访中根据手术时是否行瓣环成形术，将 58 例患者分成缘对缘瓣叶缝合组 14 例和缘对缘瓣叶缝合＋瓣环成形组 44 例，生存分析显示，缘对缘瓣叶缝合＋瓣环成形组患者术后远期二尖瓣再次中重度反流免除率更高（$P=0.045$）。作者认为，缘对缘瓣叶缝合技术治疗退行性二尖瓣关闭不全围手术期及术后远期成形效果良好，与瓣环成形技术联合应用可提高术后远期成形效果。

（薛　清）

评述　国外文献报告：缘对缘瓣叶缝合技术作为一种二尖瓣成形技术，对纠正部分病变的二尖瓣关闭不全具有一定的效果。该技术手术操作简单，但仅适合少数二尖瓣退行性病变，所以术中应注意病变二尖瓣的探查，谨慎使用。

（韩　林）

主动脉瓣置换术中人工心脏瓣膜患者不匹配现象的预防[中华胸心血管外科杂志，2012，28(8)：453]　武忠等总结主动脉瓣置换术中预防人工心脏瓣膜患者不匹配（PPM）现象的措施和效果。本组 357 例接受主动脉瓣置换术患者参照人工心脏瓣膜的有效开口面积（EOA）和患者的体表面积计算有效开口面积指数（EOAI），将 EOAI＞0.85 cm^2/m^2 定义为不存在或仅有轻度的 PPM，0.65≤EOAI≤0.85 cm^2/m^2 定义为中度 PPM，EOAI＜0.65 cm^2/m^2 定义为重度 PPM。术中采用“三步法”预防 PPM。若患者主动脉瓣环过小，则采用以下 3 种方法：①主动脉瓣置换采用单针单线不带垫片间断缝合技术；②应用新型人工心脏瓣膜；③主动脉瓣环扩大手术。结果：357 例主动脉瓣置换术，置换机械瓣 272 例、生物瓣 85 例。本组 49 例主动脉瓣置换术采用单针单线间断缝合法，38 例应用新型人工心脏瓣膜，11 例应用主动脉瓣环扩大手术。357 例手术的 PPM 总发生率为 6.4%，但无重度 PPM 发生。置换机械瓣的 PPM 发生率为 1.8%，而生物瓣为 21.2%。作者认为，主动脉瓣置换术中采取适当措施可以有效预防术后 PPM 现象的发生。

（薛　清）

评述　主动脉瓣人工瓣膜-患者不匹配是影响主动脉瓣置换手术后长期预后和患者生活质量的重要因素，因此手术中选择应用开口面积大的人工瓣膜是避免 PPM 的主要措施。对于主动脉根部或瓣环过小，置入大号人工瓣膜困难的患者，作者推荐了三种方法，但其中最有效的方法是主动脉根部拓宽术。作为心外科医生应至少掌握一种主动脉瓣环扩大的手术技术。

（韩　林）

人工血管环代成形环治疗三尖瓣关闭不全 56 例[中国胸心血管外科临床杂志，2012，19(2)：151]　邹良建等探讨以人工血管环代替成形环治疗三尖瓣关闭不全的临床效果。本组患者共 56 例，其中男 24 例，女 32 例；年龄 14～73(45.7±21.8)岁；均经心脏彩色多普勒超声心动图明确诊断为三尖瓣中度至大量反流（瞬时反流量＞6 ml），其中风湿性心脏瓣膜病 47 例，先天性心脏病三尖瓣下移畸形 9 例。均采用人工血管环代替成形环治疗三尖瓣关闭不全。结果：全组患者无早期死亡。术后 1 个月心脏超声心动图提示无三尖瓣关闭不全或轻度关闭不全，发生并发症 3 例，其中术后呼吸功能衰竭 1 例，肾功能不全 1 例，开胸止血 1 例。远期随访 48 例，平均随访 3.8(1.0～9.5)年，无晚期死亡，发生抗凝并发症（脑梗死）1 例；心功能分级（NYHA)：Ⅰ级 16 例，Ⅱ级 26 例，Ⅲ级 6 例。随访期间超声心动图检查提示：三尖瓣无关闭不全 36 例，轻度关闭不全 10 例，中度关闭不全 2 例，无严重并发症。作者认为，人工血管环代替成形环治疗三尖瓣关闭不全可以取得较满意的早期和中期的临床疗效，可作为治疗三尖瓣关闭不全的手术方法之一。

（薛　清）

评述　左心瓣膜手术同期功能性三尖瓣关闭不全的处理一直受到重视，而成形环的使用对远期疗效的意义也已成为共识。作者创建的使用人工血管环作为成型环材料也取得良好的临床效果。该技术的应用可以节约治疗费用，值得借鉴与推广。

（韩　林）

右心系统感染性心内膜炎的外科治疗[南京医科大学学报，2012，32(8)：1116]　徐骁晗等总结右心系统感染性心内膜炎（RIE）的临床特征和外科治疗经验。本组患者 22 例，男性 15 例，女性 7 例，年龄 16～58 岁，平均(31.67±10.97)岁。全部患者均有畏寒和不规则发热，体温 38～41℃。心功能不全的表现如胸闷、心悸、下肢水肿等 11 例，肝肿大 9 例，贫血 7 例，心脏杂音性质改变 5 例，脾肿大 3 例，关节疼痛、紫癜表现 2 例，肢体栓塞史 1 例。手术彻底清除赘生物。切除赘生物所附着的心内膜组织、损坏的瓣膜及临近坏死组织；用 0.5%碘伏纱布及抗生素擦洗局部。大量冰生理盐水冲洗。对于散在较小的心内膜或血管内膜赘生物，采用刮匙搔刮和电刀小功率烧灼的方法处理。对于瓣膜毁损较小的，可进行瓣膜的成形术，无法成形的进行瓣膜置换术。结果：22 例因右心系统感染性心内膜炎进行手术治疗患者的病理基础包括先天性心脏病 18 例，风湿性心脏病 3 例，内科起搏导线、电极感染 1 例。临床特征主要表现为反复不规则发热和肺部感染症状。超声心动图检出右心系统赘生物 15 例（68.18%）。择期手术 18 例，急诊手术 4 例。手术彻底清除感染病灶，重建损毁的心内结构，同时矫治伴发的心血管畸形。手术过程顺利，术后早期死亡1例，病死率4.5%。术后早期并发低心排综合征4例，急性肾功能不全1例，室上性心律失常3例，经药物治疗后痊愈。1例动脉导管未闭缝合术后并发永久性声音嘶哑。作者认为，先天性心脏病仍是目前国人RIE的主要病理基础，但后天获得性疾病所致RIE呈现增多趋势。外科手术是治疗RIE的重要手段。

（阎 岩）

评述 右心系统的感染性心内膜炎较少见，发病因素也多样化。我国现阶段RIE的主要病因仍以先天性心脏病为主，后天获得性疾病所致的RIE在未来可能会逐步增多，治疗手段上仍应以外科手术为主，充分去除病灶。纠正心内异常分流与畸形，同时应结合足量足疗程的敏感抗生素进行治疗。

（陆方林）

EuroSCORE和STS—PROM对成人主动脉瓣置换死亡风险的预测［中华胸心血管外科杂志，2011，27(12)：717］ 曹翔等评价EuroSCORE和STS-PROM模型对成人主动脉瓣患者手术死亡风险预测的价值。本组回顾性收集521例行主动脉瓣置换术的患者的临床资料，包括同期行冠状动脉旁路术患者，排除同期行其他瓣膜置换术、主动脉手术、先天性心脏病矫治术、房颤外科手术治疗的患者以及年龄<18岁患儿。以患者住院死亡作为终点事件。利用网页在线计算EuroSCORE和STS-PROM预测的住院病死率，并根据Additive EuroSCORE评分结果把患者分为低、中、高3个风险组。通过实际、预测病死率间的比较以及模型符合度、鉴别度的验证来评价各风险模型对患者住院病死率的预测能力。结果：521例主动脉瓣置换患者的实际住院病死率为4%(21/521例)。Additive、logistic EuroSCORE和STS-PROM预测住院病死率分别为3.36%、2.82%和1.25%，实际观察值/预测值分别为1.20、1.43和3.23。STS-PROM对全部患者和中、高风险组的预测准确性较差，明显低估患者住院病死率($P<0.01$)。Logistic EuroSCORE明显低估中风险组患者住院病死率($P<0.05$)。Additive和Logistic EuroscORE有低估高风险组患者住院病死率的趋势，实际观察值/预测值分别为1.84和1.46。EuroSCORE在各风险组以及STS-PROM在中、高风险组中均显示出较差的预测鉴别度(ROC<0.7)。作者认为，STS-PROM和EuroSCORE对521例主动脉瓣置换患者个体手术死亡风险的预测均较差，不适合被用于筛选主动脉瓣置换术高危患者人群。有必要建立适合我国瓣膜患者特征的手术风险预测模型。

（薛 清）

评述 风险预测模型的建立和使用对术前评估疾病手术治疗的风险、决定手术适应征和手术方案的选择，以及围手术期治疗均有重要指导价值。EuroSCORE和STS-PROM模型由欧美国家建立并得到广泛应用。然而由于疾病谱和外科手术技术及围手术期处理体系的差异，本文及国内其他相关文献已证实，采用这两个模型不适合我们，迫切需要努力建立国人各类心脏手术风险预测模型。

（韩 林）

二尖瓣置换术后新发房颤的围手术期危险因素［中华胸心血管外科杂志，2011，27(12)：731］ 王斌等探讨窦性心律患者行二尖瓣置换术后新发房颤的发生率和围手术期危险因素。本组患者586例，根据术后是否发生房颤，分为术后房颤组和术后窦性心律组。纳入评估的危险因素共29个，根据数据类型的不同选用t检验或卡方检验进行单因素分析。单因素分析中$P<0.1$的指标进入多因素logistic回归分析。多因素分析中$P<0.05$为差异有统计学意义。结果：全组中118例发生术后房颤，发生率为20.1%。单因素分析中年龄、慢性肺部疾病、左室质量分数、左心房容积、右心房容积、三尖瓣反流、心功能衰竭、瓣膜病理类型、术后人工二尖瓣有效开口面积指数、术后机械通气时间、术后血清镁浓度及血清钾浓度等12个危险因素对术后房颤的影响较为显著；多因素分析中年龄、左心房容积、术后人工二尖瓣有效开口面积指数和术后血清钾离子浓度在两组间具有统计学差异。作者认为，年龄、左心房容积、术后人工二尖瓣有效开口面积指数和术后血清钾离子浓度是窦性心律患者二尖瓣置换术后发生房颤的独立危险因素。

（薛 清）

评述 房颤是心脏瓣膜手术最常见并发症，尤其多见于老年患者，影响手术预后及手术后ICU滞留时间。如何预防房颤发生是心脏手术后处理很重要的环节。作者通过统计学分析提出的危险因素，对指定围手术期预防措施具有重要指导意义。

（韩 林）

非原位主动脉瓣置换术治疗主动脉瓣环严重毁损性病变的方法与疗效［中国胸心血管外科临床杂志，2012，19(1)：1］ 徐志云等总结非原位主动脉瓣置换术的方法和疗效。本组5例主动脉瓣环严重毁损患者，男4例，女1例；平均年龄46.3(38～53)岁。主动脉瓣置换术后并发严重瓣周漏再次手术4例（白塞氏病2例、大动脉炎2例），严重主动脉瓣感染性心内膜炎1例。术中发现主动脉瓣环严重毁损，无法施行常规主动脉瓣置换术，改行非原位主动脉瓣置换术，即将人工主动脉瓣环固定的位置提高到毁损的主动脉瓣环以上，固定人工瓣环的缝线从主动脉腔外进针、腔内出针。必要时行冠状动脉旁路移植术。结果：5 例手术患者均顺利康复出院，无出血再次手术或其他并发症。术后 5 例患者均获得随访，生存良好，心功能分级(NYHA)Ⅰ～Ⅱ级；分别于术后 6 个月(4 例)、1 年(2 例)和 3 年(1 例)行主动脉心脏三维 CT 成像检查，均未见有主动脉根部瘤或假性动脉瘤形成，显示左心室流出道延长，左、右冠状动脉形态良好。心脏超声心动图检查均未发现有瓣周漏。作者认为，对主动脉瓣环毁损严重的患者采用非原位主动脉瓣置换术，人工瓣膜固定可靠，可以防止术后并发瓣周漏或根部假性动脉瘤。

(薛　清)

评述　主动脉瓣环严重毁损性病变虽然比较少见，但临床处理相对困难。既往采用人工或同种带瓣管道做根部置换术，术后易并发瓣周漏，需多次手术，且效果不佳。本文作者根据主动脉根部的解剖特点创建非原位主动脉瓣置换术的方法简化了手术步骤，可较好地固定人工主动脉瓣，并避免了术后再次发生瓣周漏的可能。该技术可应用于主动脉瓣环严重毁损性病变的大动脉炎等瓣环结构异常患者，值得推广和借鉴。

(韩　林)

高危冠心病患者体外和非体外循环冠状动脉旁路移植术近期疗效比较[中华胸心血管外科杂志，2012，28(6)：352]　孙勇新等比较 EuroSCORE＞7 分的高危冠心病患者体外和非体外循环冠状动脉旁路移植手术治疗冠状动脉旁路移植效果的优劣。2008 年 9 月至 2011 年 3 月，145 例 EuroSCORE＞7 分冠心病患者以抽签方式随机分为体外循环组(on-pump 组，71 例)和非体外循环组(off-pump 组，74 例)，on-pump 组 17 例患者自愿选择非体外循环手术、6 例未完成术后随访，均予以剔除；off-pump 组 2 例选择体外循环手术、3 例术中转 on-pump、3 例未完成术后随访，均予以剔除。最终 114 例冠状动脉旁路移植冠心病患者入选，on-pump 组 48 例，off-pump 组 66 例。收集患者术前、术中及围手术期详细资料。术后进行 1 个月随访。结果两组术前临床资料差异无统计学意义。两组乳内动脉应用率、正性肌力药物应用和 IABP 辅助方面相似。而 on-pump 组与 off-pump 组相比，手术时间较长，但旁路移植支数更多，再血管化率更高。两组在围手术期病死率和多种术后并发症方面差异无统计学意义。on-pump 组比 off-pump 组术后 24 h 胸腔引流量[(875.0±134.2)ml 对(589.4±102.5)ml]及输血量[(656.3±84.4)ml 对(433.3±62.9)ml]明显增多。术后 1 个月两组心功能、心绞痛症状及心脏超声指标，组间相比差异无统计学意义。作者认为高危冠心病患者，与 OPCAB 相比，on-pump CABG 并未增加术后肾功能衰竭、神经系统并发症及肺损伤的发生，而再血管化更完全，但缺点在于术后出血多、血制品使用多。

(余咏潮)

评述　对于 on-pump 和 off-pump 两种方式行冠状动脉旁路移植手术哪种更有利，一直处于争论中，本文通过比较 EuroSCORE＞7 分的高危冠心病患者体外和非体外循环冠状动脉旁路移植手术治疗冠状动脉旁路移植效果的优劣得出结论：与 OPCAB 相比，on-pump CABG 并未增加术后肾功能衰竭、神经系统并发症及肺损伤的发生，而再血管化更完全，但缺点在于术后出血多、血制品使用多。因而对于指导我们对于高危冠心病患者术前应仔细评估其危险因素，选择合适手术方式具有较大意义。

(韩　林)

SinoSCORE 对成人心脏手术后院内死亡风险的预测——中国成人心脏外科数据库华西医院数据报告[中国胸心血管外科临床杂志，2012，19(4)：362]　钱永军等评价中国冠状动脉旁路移植手术风险评估系统(Sino System for Coronary Operative Risk Evaluation，SinoSCORE)对华西医院成人心脏手术后院内死亡风险的预测价值。方法连续纳入 2010 年 1 月至 2012 年 5 月进入中国成人心脏外科数据库、本中心 2 088 例行心脏手术患者的临床资料，比较本中心与中国成人心脏外科数据库中所有患者术前危险因素的差异。计算每例患者的 SinoSCORE 累计积分，评价 SinoSCORE 预测本中心患者院内死亡风险的鉴别度和校准度。结果本中心 2 088 例患者中行冠状动脉旁路移植术(CABG)168 例(8.05%)，心瓣膜手术 1 884 例(90.23%)，其他手术 36 例(1.72%)。本中心患者的高脂血症、脑卒中、心血管手术史、肾脏疾病等与中国成人心脏外科数据库中全部患者的差异有统计学意义。本中心患者实际术后院内病死率为 2.25%(47/2 088)，SinoSCORE 预测院内病死率为 2.35%。SinoSCORE 预测本中心患者术后院内病死率的校准度和鉴别度均较好。作者认为 SinoSCORE 对中国西南地区成人心脏手术后院内死亡风险的预测虽高估风险，但仍适用。

(余咏潮)

评述　SinoSCORE 是国内建立的心脏手术风险评估的评分系统，数据来源于全中国多个医疗中心，且以北方患者的数据居多。由于我国医疗发展水平及经济发展水平的不均衡性，手术数量和质量存在一定差异，SinoSCORE 用于预测单中心患者手术风险时，仍需进行验证。本文作为单中心验证，有实际指导意义，可以更好地完善 SinoSCORE 评分系统。

(韩　林)

三种危险评分系统对二次冠状动脉旁路移植术后早期病死率的预测价值[中华胸心血管外科杂志，2012,28(1)：32] 张本青等评价EuroScore、STS Score、SinoScore对二次冠状动脉旁路移植术早期病死率的预测价值。方法回顾分析1997年1月至2011年7月在阜外心血管病医院行二次冠状动脉旁路移植术的57例患者临床资料，使用3个评分系统分别计算每例患者的预测病死率以及全组患者的平均预测病死率，与实际病死率做对比，利用受试者特征曲线(ROC)来评价各评分系统的分辨力。结果全组57例患者，早期死亡4例，实际病死率为7%，EuroScore、STS Score、SinoScore预测的平均病死率分别为：5.6%、2.2%、1.5%，均低于实际病死率，ROC面积分别为：0.495、0.557、0.535，表明3个评分系统预测的死亡风险与实际死亡风险之间相关性差。作者认为EuroScore、STS Score、SinoScore对二次冠状动脉旁路移植术早期死亡风险的预测价值较低，手术技术是影响术后早期病死率的重要因素。

(余咏潮)

评述 EuroScore、STS Score、SinoScore评分系统是预测成人心脏外科死亡风险的最有影响力的三种评分系统，但三种评分系统均是根据首次手术病人建立，本文作者通过对本院57例二次架桥手术病人临床资料分析，得出三种评分系统均不适用于评估二次架桥病人，因此亟待建立一种适应于再次冠状动脉旁路移植术评分系统，以指导术前评估。

(韩 林)

Stanford A型主动脉夹层术后院内死亡危险因素分析[中华外科杂志，2012,50(5)：422] 王亮等回顾性分析2001年1月至2010年12月连续收治的766例Stanford A型主动脉夹层手术患者的病例资料，男性586例，女性180例；年龄16～78岁，平均年龄(45±12)岁。对术前及手术相关因素进行单因素和多因素Logistic回归分析。结果术后院内死亡37例(4.8%)。单因素分析显示，对院内死亡有影响的因素为男性、急性病程、肾功能不全、心功能不全、心肺转流时间、手术时间、输血量、术后开胸止血($\chi^2=4.008\sim27.093$, $P<0.05$)。Logistic回归分析显示，独立危险因素为：急性病程($OR=2.784$，95%CI：1.166～6.649，$P=0.021$)，肾功能不全($OR=6.285$，95%CI：1.738～22.723，$P=0.005$)，心功能不全($OR=3.052$，95%CI：1.083～8.606，$P=0.035$)，术后开胸止血($OR=3.690$，95%CI：1.262～10.791，$P=0.017$)，输血量($OR=1.033$，95%CI：1.008～1.058，$P=0.010$)；其中男性($OR=0.387$，95%CI：0.177～0.848，$P=0.018$)为保护因素，即女性为A型独立危险因素之一。作者认为女性、急性病程、肾功能不全、心功能不全、术后开胸止血、输血量是Stanford A型主动脉夹层患者术后院内死亡的独立危险因素。

(余咏潮)

评述 影响A型夹层术后转归的因素很多，国外学者已在这方面作了不少研究，国内目前对A型夹层术后死亡危险因素的研究报道甚少，该中心对收治的766例Stanford A型主动脉夹层手术患者术前和手术相关因素与术后早期转归进行相关分析，筛选与术后院内死亡相关的危险因素，得出结论对于指导我们治疗比较有意义。

(徐志云)

Bio-Bentall手术治疗复杂主动脉瓣-升主动脉疾病[中华胸心血管外科杂志，2012,28(2)：72] 杨岷等报道应用无支架全主动脉根部生物瓣膜进行全主动脉根部置换术(Bio-Bentall手术)的早、中期临床效果。2001年11月到2009年3月病例，317例接受Bio-Bentall手术，男196例，女121例；年龄17～94岁，平均(70.3±10.2)岁，>75岁的患者97例。均应用MedtronicFreestyle无支架全主动脉根部生物瓣膜进行全主动脉根部置换。203例患者仅行全主动脉根部置换或者主动脉根部置换加升主动脉置换(ARR)，114例同期行其他手术(ARR+)，其中冠状动脉旁路移植术82例，主动脉弓置换术36例，二尖瓣成形术11例。结果ARR手术时间(190±57)min，主动脉阻断时间(88±27)min，手术死亡11例，占5.4%；住ICU(4.9±8.1)d，住院(9.8±8.1)d。ARR+手术时间(282±93)min，主动脉阻断时间(110±32)min。手术死亡25例，占7.9%。ARR组3例紧急行冠状动脉旁路移植手术。术后超声心动图显示跨瓣膜压力阶差低，尤其行间断缝合者压差更小。作者认为Bio-Bentall手术保留了猪主动脉根部的完整性，不增加围术期和远期病死率，尤其适合小主动脉根部的老年主动脉瓣膜患者。

(余咏潮)

评述 传统主动脉瓣生物瓣存在主动脉根部支架的梗阻因素，瓣膜的有效瓣口面积受影响，术后易出现高跨瓣压差，同时生物瓣瓣叶悬吊存刚性支架上所产生的应力容易导致术后主动脉瓣关闭不全。而进行完整的主动脉根部置换时有时会出现瓣环。瓣膜不匹配的主动脉根部病变或小主动脉根部病变，对于此类病人，本文认为应用无支架全主动脉根部生物瓣膜进行Bio-Bentall手术是解决此类问题的有效办法，且手术远期结果满意，这一经验值得重视。

(徐志云)

不同杂交方式治疗累及弓部的主动脉夹层[中国

胸心血管外科临床杂志,2012,19(4):435] 丁盛等回顾性分析2008年11月至2011年8月成都军区总医院15例累及弓部的主动脉夹层患者行杂交手术治疗的临床资料,其中男10例,女5例;年龄51～72(58.2±7.2)岁。Stanford A型主动脉夹层4例,B型主动脉夹层11例,病变均累及主动脉弓。采用胸骨正中切口或加颈部切口行升主动脉至头臂动脉旁路移植、单纯颈部切口行头臂动脉间旁路移植,然后行股动脉切口逆行主动脉腔内覆膜支架植入。术后即刻行数字减影血管造影(DSA),术后3个月、术后1年和2年分别随访CT造影资料,观察支架和人工血管通畅情况。结果所有患者均成功完成手术,并植入覆膜支架。术中血管造影证实支架植入定位准确,支架无明显内漏和移位。主动脉夹层真腔血流恢复正常,旁路血管血流通畅,围术期无死亡和严重并发症发生。15例随访时间3～20(12.0±4.1)个月,所有患者均生存,恢复正常生活。术后3个月及术后1年、2年复查主动脉增强CT示:支架无移位和内漏,支架内及人工血管旁路血流通畅。未见脑部和肢体缺血征象。作者认为:累及弓部的主动脉夹层可根据受累部位和程度采用不同的杂交手术方法,安全、有效,能明显减轻患者的创伤和痛苦,该方法扩大了介入覆膜支架腔内治疗的适应证,但远期疗效有待进一步观察。

(余咏潮)

评述 Stanford A型或累及主动脉弓的B型主动脉夹层一般不适合行单纯腔内覆膜支架植入术,传统开胸手术需要在深低温停循环下进行,创伤大、术后并发症多,作者根据受累部位和程度采用不同的杂交手术方法,安全、有效,能明显减轻患者的创伤和痛苦,扩大了介入覆膜支架腔内治疗的适应证。但此种方法在国内外已有较多报道。

(徐志云)

机器人辅助下房间隔缺损修补术学习曲线与临床结果的相关性[中华胸心血管外科杂志 2011,27(11):671] 杨明等明确单中心的机器人辅助下房间隔缺损修补术的学习曲线及临床结果。94例病例依据手术方式分为心脏停搏房间隔缺损修补组(Ⅰ组,54例)和心脏搏动房间隔缺损修补组(Ⅱ组,40例)。所有患者术前超声诊断为继发房间隔缺损,或合并三尖瓣关闭不全。无主动脉瓣关闭不全或其他需同期处理的心内畸形。两组病例均使用达芬奇机器人手术系统。术后常规监护及治疗。记录手术、体外循环、主动脉阻断、术后呼吸机辅助、住ICU和住院时间等临床指标。结果:两组均无手术死亡或严重并发症发生,术中及术后超声复查未见残余分流。Ⅰ组方法学习曲线为:$y(\text{min})=68.741-8.283\ \ln(x)$ ($r^2=0.489$, $P<0.01$);Ⅱ组方法学习曲线为:$Y(\text{min})=355.51-56.29\ \ln(x)$ ($r^2=0.581$, $P<0.01$)。手术、体外循环和主动脉阻断时间与术后呼吸机辅助、住ICU和住院时间无相关性。作者认为机器人辅助下房间隔缺损修补术安全、可靠,学习曲线显著,手术时间延长不影响患者恢复。

(谈梦伟)

评述 达芬奇机器人辅助心脏手术在国内外广泛开展,而这种新技术的学习曲线较长。房间隔缺损修补术是心脏外科中最简单的心内直视手术,比较适合于初期开展机器人心脏手术。

(徐志云)

完全胸腔镜下二尖瓣手术272例[中华胸心血管外科杂志 2012,28(4),198] 程云阁等总结胸壁3孔完全胸腔镜下二尖瓣手术的临床效果。本组男129例,女143例;年龄12～74岁,平均(50.6±12.2)岁;体重36～85 kg,平均(47.8±13.6)kg。风湿性二尖瓣病变205例,先天性心脏病37例,二尖瓣退行性变17例,细菌性心内膜炎7例,不明原因二尖瓣病变6例。合并三尖瓣中、重度关闭不全87例,房间隔缺损31例,左心房血栓7例,室间隔缺损2例。220例行二尖瓣置换。采用间断缝合法204例,连续缝合法置换二尖瓣16例。置换机械瓣201例,生物瓣19例,52例行二尖瓣成形术。前瓣叶裂缝合加交界环缩35例,前瓣根部孔洞缝合1例,后瓣叶脱垂部分矩形切除11例,前瓣叶脱垂部分切除或折叠6例,前瓣叶腱索缩短3例(成功1例,另2例改用双孔成形),后瓣叶腱索转移至前瓣叶3例。17例置人工成形环。结果:全组手术2.1～3.9 h,平均(3.0±1.2)h;体外循环76～158 min,平均(98±22) min;升主动脉阻断38～78 min,平均(52±13) min。术后呼吸机辅助5.8～34.5 h,平均(11.2±3.6)h;住监护室14～67 h,平均(28.2±7.6)h;术后胸液引流量20～1 200 ml,平均(370±80) ml。术后死亡1例。余者术后住院7～18 d,平均(10.2±2.1)d。术后并发症14例。

(谈梦伟)

评述 微创心脏手术是心脏外科的发展方向,完全胸腔镜下二尖瓣手术实际上较机器人手术更为经济、简单,已在国内有了较大发展,取得了较好疗效。但与西方发达国家相比,我们在胸腔镜辅助下心脏手术上仍未能普及。

(徐志云)

心脏外科术后患者重返重症监护病房的原因及危险因素分析[中华医学杂志,2010,92(4):272] 刘华等回顾性研究心脏外科术后再次返回心外科重症监护病房(ICU)患者的原因、结果和危险因素。该组病例为2008年1月至2010年8月心外科手术后共4 978例患者，在一次住院期间重返ICU的患者为重返组，没有重返ICU的患者为非重返组。搜集患者的围手术期资料包括术前心律、左室射血分数、肺动脉压力、NYHA心功能分级、体外循环时间、主动脉阻断时间、呼吸机辅助时间、术后第1天引流量、输血量、尿量、术后第1天肌酐、血红蛋白、ICU停留时间、住院时间、是否二次开胸和主动脉球囊反搏(IABP)植入等。通过单因素分析和多因素Logistic回归分析评估各种因素对重返ICU的影响。统计重返ICU患者的原因、治疗措施和病死率。结果：有139例(2.8%)患者重返ICU,其中男80例，女59例，年龄9～78岁，平均54.3岁，瓣膜病73例，冠心病36例，先心病18例，胸主动脉瘤10例，心脏肿瘤2例。重返ICU最常见的原因是呼吸系统因素(69例，49.6%)，其次是心血管系统因素(33例，23.7%)。第一次ICU停留时间为1.0～85.0 d，中位数2.00(1.00～4.00)d，第二次ICU停留时间为0.5～49.0 d，中位数3.00(1.00～5.00)d，间隔时间0.5～45.0 d，中位数3.00(2.00～6.75)d。重返ICU患者院内病死率为9.4%(13/139)，远高于非重返患者的0.4%(20/4 839)($P<0.01$)。重返ICU的危险因素包括NYHA心功能分级、肺动脉压力、体外循环时间、主动脉阻断时间、气管插管辅助时间、术后第1天尿量和输血量、第一次监护室停留时间和二次开胸。其中心功能分级(95%CI：1.091～3.176，$P=0.023$)和第一次ICU停留时间(95%CI：1.105～1.251，$P<0.01$)是独立危险因素。

(谈梦伟)

评述 心脏手术后重返ICU并不少见，但相关临床总结报道比较少。本文较细致地分析了其原因及经验，具有比较好的临床指导意义。如何预防重返ICU，仍是值得研究的临床课题。

(徐志云)

心脏穿透伤各临床时期患者的生存分析[中国胸心血管外科临床杂志，2011，18(6)：526] 杨波等分析心脏穿透伤(PCT)各临床时期患者的伤情及治疗措施对预后的影响。该文作者回顾性分析了133例心脏穿透伤患者的临床资料，其中男124例，女9例；年龄(27.4±9.9)岁。按患者到达急诊室时的伤情分为亚临床期组(35例)、临床期组(79例)和濒死期组(19例)。将影响伤情演变及预后的有关因素20项作为影响患者死亡的危险因素。采用Kaplan-Meier法比较3组患者伤后72 h生存率，用log-rank法比较3组患者的生存过程，筛选影响患者预后的伤情特征和医疗干预措施。结果：3组患者伤后72 h生存率差异有统计学意义($P<0.05$)，亚临床期组患者生存率最高(88.60%)。Log-rank检验结果显示，各组PCT患者生存过程的差异有统计学意义($\chi^2=24.570$，$P=0.000$)。影响预后的伤情特征包括年龄大($\chi^2=65.578$，$P=0.003$)、器官损伤定级高($\chi^2=10.718$，$P=0.005$)、急诊室修订创伤评分(RTS)($\chi^2=88.637$，$P=0.000$)和手术室麻醉时RTS低($\chi^2=90.889$，$P=0.000$)等8个因素；影响预后的医疗干预措施包括心包腔探查($\chi^2=7.976$，$P=0.005$)、手术室开胸($\chi^2=15.832$，$P=0.000$)等4个因素。而性别、心包穿刺等因素对患者预后的影响差异无统计学意义($P>0.05$)。

(谈梦伟)

评述 心脏穿透伤是胸外伤的危急重症，其自然病程短，伤情进展迅速，总体病死高。本研究分析了各种损伤因素或医疗干预措施对患者生存过程的影响，认为急诊室内处于不同临床时期的PCT患者伤后生存过程不同，应分类救治不同的伤情类型和损伤程度患者，根据PCT患者在急诊室内所处的不同病程分期，选择相应的急救手术方式。对临床工作和改善患者预后有一定的指导意义。

(徐志云)

275例原发性心脏肿瘤临床诊断与治疗[中国肿瘤外科杂志2012，4(5)：259] 王潇等总结原发性心脏肿瘤的临床特征及治疗结果。本组275例，其中男97例，女178例；年龄9～76岁。按肿瘤位置分为左心系统238例(86.5%)，良性233例，恶性5例。右心系统30例(10.9%)，良性16例，恶性14例。左右心系统2例，其中1例左右房和右室多发黏液瘤患者有全身多发肿瘤及手术史，包括双侧甲状腺腺瘤行甲状腺次全切除术、双肾上腺肿瘤分次切除术、右乳腺瘤切除术，经内分泌科会诊确定为Cary complex常染色体显性遗传病。心包4例，均为恶性。主动脉及肺动脉壁上附着1例，为恶性。272例行手术治疗，其中完整切除258例，局部切除6例，8例因肿瘤无法切除仅行活检术。7例实性瘤体患者同期行二尖瓣置换术，2例同期行肺动脉瓣置换术，5例同期行经股动脉取瘤栓术。结果：术前死亡2例，术中死亡3例。术后随访230例(83.63%)，时间6个月至31年，死亡35例，其中良性肿瘤15例，恶性肿瘤20例，4例复发(良性1例、恶性3例)，其余均恢复良好。

(谈梦伟)

评述 原发性心脏肿瘤中左房黏液瘤最为常见，一经确诊应尽早手术，但其预后及是否变性与其分型有关，目前临床上均未常规分型；右心系统肿瘤多为恶性，常常难以彻底切除，术前应做详细检查评估；心室恶性肿瘤多无法完整切除，是否手术需综合判断。

(徐志云)

泌 尿 外 科

本年度共收集论文 833 篇，纳入一年回顾 248 篇，30%；收入文选 42 篇，占 5%。

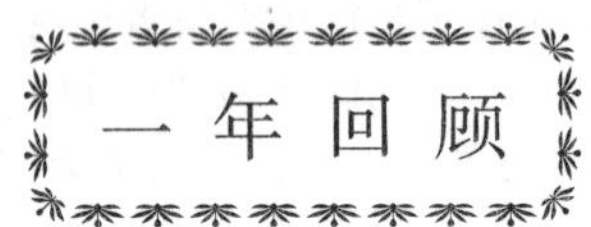

一、肾上腺疾病

蔡启亮等[1]回顾分析了 19 例肾上腺节细胞瘤患者的临床资料。认为肾上腺节细胞神经瘤为神经源性良性肿瘤，临床主要与静息型嗜铬细胞瘤相鉴别，对于疑似嗜铬细胞瘤的患者，术前准备需按嗜铬细胞瘤的要求。腹腔镜肿瘤切除可作为一线治疗方法，对于伴有外周血管脏器界限不清的肿瘤，建议行开放手术治疗。张争等[2]回顾分析了 12 例行腹腔镜切除的肾上腺节细胞神经瘤患者的临床资料。认为如术中发现肿瘤与血管关系密切，则术中首先游离肾蒂血管加以保护。多数肾上腺节细胞神经瘤体积较大，如能选择适当的手术入路并注意保护肾血管，腹腔镜仍是一种安全、有效的手术方式。

宿恒川等[3]* 回顾分析了 17 例促肾上腺皮质激素非依赖性肾上腺皮质大结节样增生(AIMAH)患者临床资料，包括亚临床 AIMAH 3 例、临床 AIMAH 10 例以及高危 AIMAH 患者 4 例。认为不同亚型 AIMAH 应采取不同治疗方法。对于亚临床 AIMAH，重点在于对症治疗，随访期间应定期进行肾上腺影像学以及内分泌功能检查，一旦进展为临床 AIMAH，首选单侧肾上腺全切术。高危 AIMAH 应先通过药物抑制皮质醇合成，患者能够耐受手术后尽快切除一侧肾上腺。对于临床 AIMAH，单侧肾上腺切除是一种有效的治疗方法。钟山等[4]回顾分析了 14 例促肾上腺皮质激素非依赖性肾上腺皮质大结节样增生(AIMAH)的诊治经验。认为 AIMAH 具有独特的临床症状特点，是库欣综合征的一种独立罕见类型。首次手术多行单侧肾上腺切除术，可获较长时间的症状缓解。术后应密切随访患者的皮质醇水平、症状和体征，对症状不缓解或复发者可行对侧肾上腺切除或次全切除。

姚伟等[5]回顾分析了 28 例新生儿肾上腺肿块的临床资料。认为新生儿肾上腺肿块的诊断主要依靠产前产后 B 超、临床表现、尿 VMA 检测、CT 等手段，并且 CT 和 B 超检查更具有鉴别诊断的价值，对于鉴别困难的肾上腺肿块可随访观察 1 个月，并不影响肿瘤患儿的治疗效果及预后。刘洋等[6]* 总结了 35 例肾上腺皮质癌患者的临床资料，采用生存分析和 Cox 比例风险回归法分析影响肾上腺皮质癌的预后因素。其中男性 20 例，女性 15 例。Ⅰ期 3 例，Ⅱ期 15 例，Ⅲ期 12 例，Ⅳ期 5 例。至随访结束时死亡 21 例，存活 14 例。结果显示男性、年龄<50 岁、早期肿瘤以及不吸烟是与生存预后相关的有益因素。晚期肿瘤患者死亡风险为早期患者的 52 倍，中期患者死亡风险为早期患者的 3 倍。认为影响肾上腺皮质癌患者远期预后的临床因素主要是临床分期和年龄。年龄<50 岁，临床分期越早，患者预后越好。

叶烈夫等[7]总结了 108 例经腹腔途径行腹腔镜肾上腺切除术治疗肾上腺外科疾病的手术体会及经验。认为经腹腔腹腔镜肾上腺切除术，具有手术空间大、视野清晰、解剖标志清楚、便于较早结扎处理肾上腺静脉、符合人体工效学等优点，适合于嗜铬细胞瘤、较大的肾上腺肿瘤及恶性肾上腺肿瘤等的切除。陈文轩等[8]回顾分析了 9 例双侧肾上腺大结节样增生行后腹腔镜手术治疗患者的临床资料。认为双侧肾上腺大结节样增生行后腹腔镜肾上腺切除是安全可行的。后腹腔镜单侧肾上腺切除可缓解大部分患者的库欣症状，对症状不缓解或复发者可行双侧肾上腺切除或一侧肾上腺全切、对侧肾上腺次全切除。朱刚等[9]回顾分析了 7 例应用单孔 4 通道技术行经后腹膜腔途径肾上腺切除术患者的诊疗资料。认为经后腹膜腔单孔腹腔镜下肾上腺切除术具有良好的安全性和临床可行性，在减轻术后疼痛以及提高切口愈合后体表美观效果上有优势。盛明雄等[10]回顾分析了15例经侧腹入路行腹腔镜肾上腺切除术的患者临床资料。认为侧腹入路结合了经腹入路和后腹入路的优点，是腹腔镜肾上腺切除术的有效入路之一。后腹入路手术损伤腹膜时可及时切开腹膜中转为侧腹入路。

二、肾脏疾病

（一）基础研究

孟庆泽等[11]应用原位杂交及免疫组化方法检测正常肾组织、肾癌石蜡组织标本中T淋巴瘤侵袭转移诱导因子1(Tiam 1)RNA和蛋白的表达情况。认为Tiam 1表达与肾癌转移存在密切关系，Tiam 1表达可作为肾癌转移过程中一个有价值的指标。迟长亮等[12]检测了66例肾透明细胞癌组织中组蛋白乙酰化酶(hMOF)蛋白的表达情况。结果hMOF蛋白表达水平降低的肾癌患者区域淋巴结及远处器官转移的风险增高。hMOF蛋白在肾癌组织，尤其病理分期及Fuhrman分级增高的肾癌组织中的表达显著下降。认为hMOF蛋白可能与肾癌的发生、发展及恶性程度有关。周雅等[13]*回顾分析了89例肾透明细胞癌患者的临床病理资料。其中慢性肺疾病(CPD)组19例，无慢性肺疾病(NCPD)组70例。用Kaplan、Meier法对是否合并CPD、HIF-1α表达、Hb含量、吸烟史等变量与患者生存时间进行组间分析。结果合并CPD、Hb水平、HIF-1α表达是影响肿瘤患者总生存期的独立因素($P<0.05$)。其中合并CPD、HIF-1α表达与疾病生存时间呈正相关，Hb水平与疾病生存时间呈负相关。认为CPD导致的患者系统性缺氧可加重肾透明细胞癌患者的组织内缺氧状态。机体的缺氧状态与肾透明细胞癌预后存在负相关。

（二）良性疾病

杨震宇等[14]回顾分析了2例3次急性肾梗死患者的临床资料。认为急性肾梗死的诊断可依靠增强CT检查，MRI亦能提供诊断。溶栓抗凝治疗效果主要取决于梗死的肾动脉段位置和早期发现。急诊时对于原因不明的突发持续腰、腹痛须警惕急性肾梗死。郝瀚等[15]回顾总结了10例特发性肾被膜下积液的临床特点及治疗方法。认为特发性肾被膜下积液为临床罕见疾病，目前病因不明，治疗以缓解症状和解除肾压迫为主。对于无自觉症状、影像学检查显示肾压迫不重、肾功能良好者，给予单纯临床观察随诊。积液较重者行超声引导下穿刺置管引流治疗，对于反复穿刺引流效果不满意者，考虑行肾被膜切除术。程树林等[16]回顾总结了16例肾错构瘤自发破裂出血患者的临床诊断和治疗方法。认为B超和CT是确诊肾错构瘤破裂出血简单而有效的方法。对于直径>4 cm的肾错构瘤，应积极行手术治疗，并尽量保留有功能的肾组织。

徐阿祥等[17]总结了6例机器人辅助腹腔镜剜除加肾部分切除治疗肾错构瘤的手术经验。结果肿瘤平均直径6.3(2～20)cm，手术时间158(120～210)min，肾动脉阻断时间29(20～45)min，术中出血量388(30～1 000)ml。认为机器人辅助腹腔镜下剜除加切除治疗肾错构瘤操作灵活，创伤小，安全可靠，疗效确切。张卫星等[18]*回顾分析了8例腹腔镜下左肾静脉外支架固定术治疗左肾静脉压迫综合征患者的临床疗效。结果本组均手术顺利。手术时间55～140 min，平均63 min。术中出血量10～30 ml，平均14 ml。术中术后未发生外科并发症。住院5～7 d，平均6 d。认为腹腔镜下人造血管外支架固定术是治疗左肾静脉压迫综合征的一种新术式，术中需暂时阻断肾动脉，无需离断左肾静脉或肠系膜上动脉等血管，设计巧妙，创伤小，恢复快，疗效满意。

李如兵[19]回顾分析了9例后腹腔镜上位肾切除治疗重复肾的疗效。结果手术时间为180 min(160～240 min)，术中平均出血量100 ml(50～150 ml)，术后随访6～24个月，无明显发热，无腰酸及漏尿等症状，B超复查未发现有肾周积液。认为采用后腹腔镜上位肾切除治疗成人重复肾可获得稳定疗效。万岳明等[20]回顾分析了39例行后腹腔镜下重复肾上位半肾切除术后发生乳糜漏的5例患者临床资料。认为后腹腔镜下重复肾上位半肾切除术后可发生乳糜漏，以左侧多见；术中手术层面清晰、创面止血确切、并以钛夹或hemolock夹闭损伤的主要淋巴管、在肾蒂上放置泰绫、必要时喷生物蛋白胶等，可有效预防乳糜漏的发生。金亿里等[21]回顾分析了46例肾蒂淋巴管结扎术治疗乳糜尿患者的临床资料。其中后腹腔镜组19例，开放组27例。认为后腹腔镜肾蒂淋巴管结扎术优于传统开放手术，具有手术时间短、术中出血少、创伤小、术后住院时间短以及恢复快等优点，是目前治疗乳糜尿理想的手术方法。

茅夏娃等[22]回顾分析了11例经腹腔入路腹腔镜下马蹄肾整形手术患者临床资料。结果手术时间95～190 min，平均145 min。6例中度积水患者5例改善至轻度；5例重度积水患者3例改善为中度，2例改善为轻度。认为经腹腔入路行马蹄肾整形手术能同时处理马蹄肾峡部畸形及其并发症，可作为治疗马蹄肾疾病可选择的方法之一。胡斌等[23]回顾分析了10例双侧单纯性肾囊肿患者临床资料，其中9例顺利实施施行经脐单孔腹腔镜下双侧肾囊肿去顶减压术。认为采用自制经脐单孔多通道腹腔镜治疗双侧肾囊肿安全可行,手术时间缩短,术后恢复快,术后切口瘢痕隐蔽,具有良好的微创和美容效果。张国玺等[24]总结了6例构建经阴道NOTES辅助腹腔镜肾切除术猪动物模型的经验和体会。认为经阴道NOTES辅助腹腔镜肾切除术的动物模型可行,该模型较真实地模仿人体NOTES的操作过程,是现阶段进行培训和特殊器械研发较适宜的方式。

(三)恶性肿瘤

张婧等[25]总结了23例Ⅲ、Ⅳ、Ⅴ期无手术条件的肾肿瘤患儿术前化疗的有效性及整体治疗方案的远期疗效。结果Ⅲ期优于Ⅳ期、Ⅴ期。认为异环磷酰胺、长春新碱联合足叶乙苷术前化疗对晚期肾肿瘤有效,病理亚型、临床分期及早期治疗反应对患儿的预后有影响。史玉振等[26]评估了多层螺旋CT(MSCT)四期扫描对8例肾嗜酸细胞腺瘤(RO)与15例嫌色细胞癌(CCRC)的鉴别诊断价值。认为MSCT对术前RO和CCRC的鉴别诊断具有重要价值,平扫密度值、钙化、强化的均匀性及中央星状瘢痕有助于两者的鉴别。周光等[27]回顾分析了9例结石肾合并肾癌患者的病例资料及诊治经过。认为结石肾合并肾癌诊断较困难,对50岁以上肾结石患者或长期肾结石并非典型性症状患者,应考虑结石合并肾癌的可能。对术中可疑病灶应积极活检,一旦确诊为肾癌,应放弃对结石的治疗,选择根治性肾切除术。

邵世修等[28]对腹腔镜根治性肾切除术(LRN)手术模式进行流程化设计,并以此模式对青年腹腔镜医师进行30例LRN培训,分析其学习曲线,并与以往LRN学习曲线相比较。认为通过对LRN进行流程化设计,进而制定LRN培训体系并对青年医师进行LRN培训,可以缩短LRN的学习曲线。张中元等[29]回顾分析了R. E. N. A. L.肾肿瘤评分系统对110例施行保留肾单位手术的肾肿瘤患者临床意义。认为R. E. N. A. L.肾肿瘤评分系统具有良好的稳定性,能够协助指导手术方式的选择并能对围手术期肾功能的变化情况进行评估,但仍需进一步的研究评价其预测手术相关结局的能力。

李泉林等[30]* 回顾分析了325例行保肾手术的T_{1a}期肾癌患者临床资料。依据切缘大小分为≤5 mm组125例,6～9 mm组102例及≥10 mm组98例。比较各组切缘大小、有无肿瘤残留,观察术后局部复发、远处转移情况及远期生存率。结果325例切缘病理均阴性。≤5 mm组1例出现同侧肾脏异位复发,6～9 mm组1例出现原位局部复发,≥10 mm组无局部复发,各组间复发率比较差异无统计学意义($P>0.05$)。认为小切缘保肾手术有利于保留更多的功能性肾单位,治疗早期肾癌安全、有效,远期疗效好。宋希双等[31]* 回顾分析了332例行保留肾单位手术(NSS)患者的临床资料。其中男性204例,女性128例;患者年龄20～77岁,平均58.5岁;肿瘤直径1.1～6.7 cm,平均3.1 cm。所有手术均顺利完成,手术时间55～180 min,平均86 min;肾蒂阻断时间5～56 min,平均14 min;术中出血量100～300 ml,平均136 ml,均未输血。认为NSS治疗肾细胞癌可以最大限度地保留功能性肾单位,具有局部复发率低、远期生存率高、并发症发生率低等优点;同时NSS可以降低并发慢性肾功能衰竭的危险性,提高患者生活质量,增加患者满意度。

张涛等[32]比较40例根治性肾切除术和38例保留肾单位手术两种术式治疗T_{1a}肾癌的远期疗效。认为与肾癌根治术治疗T_{1a}期肾细胞癌相比较,保留肾单位手术具有安全、局部复发率低、更好地保留功能性肾单位等优点,两种术式远期临床效果无明显差异。邢念增等[33]分析总结了应用高选择性肾动脉分支阻断技术行腹腔镜肾部分切除术的10例肾脏小肿瘤患者临床资料。认为高选择性肾动脉分支阻断技术是一种新的肾血管阻断技术,在肾部分切除术中安全有效,但需要长期随访及大宗病例研究。殷民等[34]* 总结了8例中央型肾肿瘤患者的腹腔镜下肾部分切除术手术技巧及结果。其中肿瘤位于左肾5例,右肾3例;肿瘤直径2.0～6.0 cm,平均2.8 cm。结果本组手术均顺利完成,手术时间为150～300 min,平均220 min;肾血管阻断时间22～45 min,平均33 min。认为腹腔镜肾部分切除术治疗中央型肾肿瘤安全有效,选择性阻断或结扎滋养肿瘤的肾动脉三级分支可以有效减少正常肾单位的热缺血时间和出血,有利于该术式的开展。肿瘤的位置对于手术径路选择很重要,肿瘤靠肾脏腹侧,可采用经腹腔途径;肿瘤靠肾脏背侧,可采用经后腹腔途径。

马鑫等[35]回顾总结了167例行后腹腔镜肾部分切除术肿瘤直径<4 cm的肾肿瘤患者临床资料,本组术中均采用免打结技术分别缝合肾脏髓质和全层的分层缝合法修补肾脏组织缺损。结果平均肾脏热缺血时间(20.5±3.5)min,平均手术时间(62.1±10.6)min。认为对于肿瘤直径<4 cm的选择性肾肿瘤病例,后腹腔镜肾部分切除术中肾脏组织免打结缺损分层缝合法安全、有效,具有较好的临床可行性。张东旭等[36]* 回顾分析了11例双侧肾细胞癌患者临床资料,探讨后腹腔镜技术治疗双侧肾癌的方法及疗效。本组均行后腹腔镜下肾癌根治或肾部分切除术,且均为二期手术,间隔时间不等。本组手术均顺利完成。认为双侧肾癌并非腹腔镜手术禁忌证,在严格把握治疗指征,熟练掌握

腔镜技术的基础上行后腹腔镜技术治疗双侧肾癌是安全、可行、有效的,但远期疗效尚需大样本对照研究和长期随访观察。分期治疗同时型双侧肾癌患者中,如何科学地确定两次手术的时间间歇,需进一步探讨。

张坚等[37]* 总结了 30 例经后腹腔途径腹腔镜治疗 T_2 和 T_3 期肾癌患者的诊疗经验。其中男 22 例,女 8 例。年龄 23～73 岁,平均 57.3 岁。肿瘤位于左肾 12 例,右肾 18 例;肾脏上极 11 例,中极 9 例,下极 10 例。瘤体平均最大径 7.48 cm。本组手术均采用后腹腔途径,且顺利完成,无中转开放手术。认为经后腹腔途径腹腔镜切除 T_2 和 T_3 期肾癌在技术上有相当的挑战性,但对于经验丰富的泌尿科医师来说完全可以胜任。在不影响手术效果的前提下,腹腔镜手术在治疗高分期肾癌上较传统开放手术更具优势。徐振宇等[38]回顾总结了 105 例后腹腔镜肾癌根治术中保留肾上腺的处置策略。具体策略为离断肾蒂血管后,抬高肾上极增加操作空间;于肾脏后上方紧贴肾实质边缘游离肾上腺底部,每一步均游离至肾前筋膜层面,使肾脏与肾上腺分离;进一步向肾脏内侧沿肾上腺外侧支边缘游离,至肾前筋膜内侧,使肾上腺与肾周脂肪完全脱离。认为此处置策略使肾上极的游离更加简便、省时,撕裂肾上腺的概率降低。张东旭等[39]回顾分析了 15 例后腹腔镜肾部分切除术治疗 T_{1b} 期肾癌的临床经验及疗效。结果平均手术时间(100±23.6)min,术中平均热缺血时间(21.3±8.6)min,术中平均出血量(35.3±11.6)ml。认为后腹腔镜肾部分切除术治疗 T_{1b} 期肾癌安全、有效,具有创伤小、恢复快的优点,但其远期疗效尚需大样本对照研究和长期随访观察。

陈光富等[40]回顾总结了 15 例肾细胞癌患者行后腹腔镜冷循环射频消融手术的疗效。认为后腹腔镜冷循环射频消融治疗是一种安全有效的保留肾单位的治疗方法,结合了腹腔镜和射频消融这两种微创治疗方式的优点,对于肾脏腹侧不适合超声引导下经皮肾穿刺射频消融的病例尤为合适。王林辉等[41]* 回顾分析了 2 例行单孔多通道(TriPort)后腹腔镜下肾肿瘤冷冻消融术患者临床资料。例 1 为 79 岁男性,肿瘤最大径 2.7 cm;例 2 为 43 岁女性,肿瘤最大径 2.6 cm。结果本组手术均顺利完成,手术时间、冷冻时间、术中出血分别为:185/170 min,30/30 min,50/30 ml;无任何术中、术后并发症。本组术后病理组织学均为透明细胞癌。认为单孔多通道后腹腔镜下肾脏肿瘤冷冻消融术切口小、肾功能损害小,术后患者疼痛轻、恢复快,肿瘤治疗近期疗效确切,但需严格把握临床适应证。远期疗效有待前瞻性大样本的长期随访对照研究。李虎林等[42]回顾分析了 22 例采用自制套管行单孔腹腔镜肾癌根治性切除患者诊疗资料。结果根治性肾切除平均手术时间 150(90～240)min,术后住院平均 7.6(3～15)d,手术疤痕约 5 cm。认为单孔腹腔镜在治疗 T_1 期肾癌具有安全可行美观等特点,但不适合于肿瘤较大的 T_2 期肾癌手术。

潘铁军等[43]总结了 10 例腹腔入路复杂性肾肿瘤伴静脉瘤栓根治性切除的手术技巧。认为复杂性肾肿瘤伴静脉瘤栓根治性切除术难度高、危险性大,根据患者不同情况选择合适的手术入路、合理的暴露、控制血管,精细的分离技巧可以增加手术的安全性及成功率。李尧等[44]* 总结了 4 例单侧肾癌并肾静脉癌栓(无远处及局部淋巴结转移)患者,先行靶向药物治疗 3～6 个月,后再行后腹腔镜下肾癌根治性切除术的可行性、有效性和安全性。结果本组手术均顺利完成,无中转开放手术,手术切除率 100%。手术时间 65～200 min,平均(120.00±28.81)min;术中出血 20～800 ml,平均(384.00±168.51)ml。下腔静脉阻断时间 20 min。认为手术与靶向药物相结合的治疗手段代表肾癌并肾静脉癌栓患者最佳的选择方案,单纯靶向药物和单纯外科手术已经无法满足预后及生存率的真正需求。韩志坚等[45]* 回顾分析了 10 例采用改良肝松解技术处理肾癌合并肝内下腔静脉瘤栓患者的临床资料。本组使用克氏无创阻断钳阻断肝上下腔静脉,配合使用肝门阻断带,切除下腔静脉瘤栓。结果本组手术均顺利完成,平均下腔静脉切口长度 7 cm,平均肝脏缺血时间 12 min。瘤栓均完整取出,无残留,术中、术后未发生残余瘤栓引起的肺栓塞。随访 1 个月至4 年,未见复发转移。认为术中使用克氏无创阻断钳阻断肝上下腔静脉,有助于切除肾癌伴肝内下腔静脉瘤栓,可避免开胸手术,减小手术创伤。

许涛等[46]回顾分析了 55 例肾母细胞瘤患者资料,探讨肾母细胞瘤的综合治疗模式。结果术前化疗 18 例,术后化疗 40 例,术后放疗 12 例。本组患者治疗后 3 年和 5 年总生存率及 2 年无病生存率分别为 77.6%、69.0%和 52.4%。认为规范的多学科协作的综合治疗模式可以显著提高肾母细胞瘤疗效。张崔建等[47]* 回顾分析了 10 例成人肾母细胞瘤患者的临床特征、治疗及长期随访结果。其中男、女各 5 例,左侧 4 例,右侧 6 例,中位年龄 33.5 岁。本组除 1 例接受肾肿瘤穿刺活检和肾动脉介入栓塞外,其余患者均接受手术治疗。随访时间 12～187 个月,中位随访时间 20 个月,其中 1 例患者失访,5 例患者已经死亡,2 例患者出现肿瘤复发并带瘤生存,2 例患者无复发生存,中位生存时间 42 个月。认为成人肾母细胞瘤的预后较差,较早的肿瘤分期及手术结合放、化疗的综合治疗是患者改善预后的关键因素。黄澄如等[48]回顾分析了 11 例双侧肾母细胞瘤的诊治及长期存活质量。结果术后随访 20 个月至 14 年(平均 4.2 年),8 例无瘤健康存活。认为双侧肾母细胞瘤就诊时患儿年龄小,病理组织多属良好型,术前化疗使肿瘤缩小,便于完整挖除,保留肾单位。伴随的畸形和肾母细胞瘤病并未影响预后。

三、肾盂、输尿管疾病

杨绍波等[49]回顾分析了 5 例双侧上尿路同时发生移行细胞癌患者的临床资料。认为对于双侧上尿路移行细胞癌,如果采取根治性切除,患者术后将终生透析,影响患者的生活质量,也无法预测哪侧更易复发。对双侧患者应尽可能都采取保肾手术,术后应密切随访,发现复发后尽早治疗。田军等[50]回顾分析了 82 例诊断为单侧上尿路肿瘤行根治性肾输尿管全切除术患者的临床资料。其中 41 例术后接受膀胱内灌注化疗,41 例未接受膀胱内灌注化疗。认为对不伴发膀胱癌及无膀胱癌病史的上尿路肿瘤患者,根治术后短疗程的羟基喜树碱膀胱内灌注化疗可有效降低膀胱癌的再发比例,延长肿瘤的再发时间。叶云林等[51]回顾分析了 117 例原发性输尿管癌患者临床资料,探讨输尿管移行细胞癌术后膀胱复发的危险因素。认为尿脱落细胞学阳性、肿瘤数量、肿瘤分级及合并膀胱肿瘤是输尿管移行细胞癌术后膀胱复发的独立危险因素。危险因素越多的患者,膀胱无复发生存率越差。

周剑等[52]回顾总结了 6 例孤立肾输尿管癌腔内治疗的疗效。结果 6 例随访 6～12 个月,1 例下段肿瘤术后 7 个月原位复发,再次经输尿管镜下切除;1 例下段及上段肿瘤术后 4 个月复发,部位为中段,再次经输尿管镜下切除;余 4 例复查未见复发。认为孤立肾患者早期原发输尿管癌的腔内治疗手术时间短,并发症少,效果较好,值得推荐。刘建业等[53]回顾分析了 14 例输尿管中下段癌患者行保留肾脏的输尿管部分切除术患者与同期 29 例行输尿管癌根治术患者的临床资料。结果与根治性手术相比,保留肾脏的输尿管部分切除术后膀胱癌发生率及 1 年、5 年疾病特异性生存率无差异。认为在能严格随访的条件下,输尿管部分切除术+输尿管连续性的重建可以应用于适当选择的中下段输尿管癌患者。

龚宇等[54]回顾分析了 162 例肾盂癌、中上段输尿管癌患者的资料,评估 32 例钬激光、51 例电切及 79 例开放手术在上尿路上皮性恶性肿瘤根治术中袖套状切除膀胱-输尿管下段的临床疗效。认为袖套状切除膀胱-输尿管下段的手术方式与术后肿瘤复发率无关。钬激光袖套状切除膀胱-输尿管下段是肾盂癌和输尿管癌根治术中安全、微创的方法。邹晓峰等[55]回顾总结了 2 例行经阴道 NOTES 辅助混合腔镜上尿路全切除术治疗的女性肾盂癌患者临床资料,探讨了该术式的临床可行性和有效性。认为经阴道 NOTES 辅助混合腔镜上尿路全切除术安全可行,美容优势明显,值得临床选用。但病例较少,该术式远期疗效需进一步研究。

李颢等[56]* 对 42 例上尿路先天异常患者行增强磁共振尿路造影(MRU)及三维排泄性对比增强磁共振尿路造影(3D-ceMRU)检查,评价两者对上尿路先天异常的诊断价值。结果 3D-ceMRU 联合 MRU 可清晰显示本组所有上尿路先天性异常,3D-ceMRU 和 MRU 对本组上尿路先天异常患者的定性诊断率分别为 90.5%、73.8%,定位诊断率分别为 83.3%、64.3%。正常和轻度积水的上尿路 3D-ceMRU 图像质量优于 MRU($P<0.01$),而中到重度积水的上尿路 MRU 图像质量优于 3D-ceMRU($P<0.01$)。认为 3D-ceMRU 联合 MRU 对上尿路先天异常具有较高的定位、定性诊断准确性,是诊断上尿路先天异常的可靠方法。刘志权等[57]回顾分析了 18 例输尿管息肉患者的临床资料。认为排泄期 CT 尿路造影可获得三维立体影像,是诊断输尿管息肉和其他输尿管疾病的首选检查方法。输尿管镜检查及取活组织检查可明确病变部位、数目及性质,对输尿管息肉的诊断及治疗起着决定性作用。

范正超等[58]* 比较了 6 例经腹腔机器人辅助与 12 例后腹腔镜下离断式肾盂成形术治疗肾盂输尿管连接处梗阻(UPJO)的手术效果。结果两组患者手术均获成功,无中转开放手术者。机器人组与后腹腔镜组的手术时间分别为(157±20)min 和(127±18)min,吻合时间(44±6)min 和(49±6)min,差异均无统计学意义($P>0.05$);留置引流管时间(47±10)h 和(161±41)h,导尿管留置时间(92±46)h 和(175±26)h,差异均有统计学意义($P<0.05$)。认为经腹腔机器人辅助与后腹腔镜下离断式肾盂成形术相比,两者手术时间、术中吻合时间无明显差异,但前者留置引流管及尿管时间短,术后恢复快,临床疗效无明显差异。郭凯等[59]总结了 5 例单孔腹腔镜(LESS)肾盂输尿管成形术的临床应用体会。结果手术时间为 4.0～6.0 h,出血量为 80～100 ml。术后 3 个月复查,静脉肾盂造影提示造影剂通过良好,肾积水均明显改善。认为 LESS 肾盂输尿管成形术安全、有效,微创、美观,是治疗肾盂输尿管连接部狭窄可选择的术式。

孙玉芳等[60]* 回顾分析了 108 例膀胱输尿管反流患儿资料,按手术方式分为开放手术组(37 例)和气膀胱腹腔镜手术组(71 例)。比较 2 组手术时间、术后静脉使用抗生素时间及留置导尿时间、术后住院时间、总费用及手术费用。结果气膀胱组与开放组术后住院天数分别为(6.8±1.9) d、(8.9±2.9) d(P=0.002),术后保留导尿时间分别为(5.2±1.2) d、(6.2±2.2) d(P=0.057),认为气膀胱腹腔镜下手术治疗儿童膀胱输尿管反流住院时间短、导尿时间短,是一种安全有效的手术方式。孙玉芳[61]回顾总结了45例气膀胱腹腔镜下输尿管再植术治疗膀胱输尿管连接处狭窄性畸形的手术效果。结果手术时间单侧平均为3.5 h(2~8 h),重肾输尿管平均为3.7 h(3.5~4.5 h),双侧平均为5.4 h(3.5~9 h)。认为气膀胱腹腔镜手术在治疗膀胱输尿管连接处狭窄性畸形方法上可行,手术成功率较高,随访肾盂及输尿管扩张情况明显好转。

四、膀胱疾病

(一) 基础研究

刘春来等[62]在体外培养条件下对热疗逆转耐药膀胱癌细胞株多药耐药性的效果进行判定,检测耐药相关因子的变化。认为热疗可促进膀胱癌细胞株BIU-87/HCPT凋亡,增强化疗药物作用,部分逆转膀胱癌细胞的耐药性,减少P-糖蛋白、多药耐药相关蛋白1、谷胱甘肽硫-转移酶π和生存素单抗的表达。张争等[63]通过体外实验评价了新基因尿路上皮癌抗原1(UCA 1)基因作为膀胱癌尿液肿瘤标志物用于膀胱癌诊断的临床应用价值。认为UCA 1用于膀胱癌诊断具有较高敏感性和高度特异性,且结果稳定,有望成为一种新的更好的膀胱癌尿液肿瘤标志物。林俊等[64]通过体外及动物模型实验研究了3种免疫抑制剂西罗莫司(SRL)、环孢素A(CsA)、吗替麦考酚酯(MMF)对膀胱移行细胞癌细胞增殖的影响。结果SRL和MMF无论体内和体外对膀胱移行细胞癌T24和EJ细胞株均有抑制作用,而CsA仅在体内实验对EJ的生长有抑制作用。认为这三种免疫抑制剂对膀胱移行肿瘤有一定抑制作用,或者至少无促进作用。

解鹏等[65]检测了20例膀胱尿路上皮癌中肿瘤标本中浸润相关性微小RNA(miRNA)的表达。其中浸润组12例、非浸润组8例。结果浸润组与非浸润组有7个差异表达基因,has-miR-29c、has-miR-200a、has-miR-378、has-miR-429、has-miR-200c、has-miR-141等上调,has-miR-451下调。认为膀胱尿路上皮癌的浸润、进展与miRNA的差异表达密切相关。单中杰等[66]通过体外实验研究了真核始动因子4E(elF4E)反义寡核苷酸(ASODN)对人膀胱癌BIU-87细胞株中elF4E及肝素酶(HPA)蛋白、mRNA表达的影响。认为elF4E ASODN可下调膀胱癌BIU-87细胞中eIF4E、HPA蛋白及mRNA的表达,抑制肿瘤细胞的生长、浸润及转移。

(二) 良性疾病

杨飞等[67]*应用临床表型6个亚型(泌尿、心理、器官特异性、感染、神经性和压痛,UPOINT)分类法对54例间质性膀胱炎/膀胱疼痛综合征患者进行分类,同时采用间质性膀胱炎症状指数(ICS)和盆腔疼痛、尿频尿急症状评分(PUF)评估患者症状,视觉模拟评分法(VAS)分别评估与膀胱有关的疼痛、尿频、尿急症状。认为UPOINT临床表型分类法可对IC/PBS患者临床症状进行划分,不仅可提高对IC/PBS患者的诊断率,还为制订IC/PBS患者的个体化治疗方案提供了理论基础,值得临床工作中推广。朱绪辉等[68]回顾分析了119例行膀胱镜随机活检及麻醉下水扩张术诊断和治疗膀胱疼痛综合征/间质性膀胱炎(BPS/IC)患者的临床资料。认为BPS仍需采用排除性诊断才能确诊为IC。膀胱镜随机活检及麻醉下水扩张对BPS的诊疗有重要意义。朱绪辉等[69]回顾分析了58例联合应用阿米替林和透明质酸钠治疗膀胱疼痛综合征/间质性膀胱炎(BPS/IC)的临床疗效和安全性。结果总有效率62.1%,其中完全缓解率为39.7%,部分缓解率为22.4%,治疗无效率为37.9%。认为阿米替林联合透明质酸钠治疗BPS/IC能有效缓解患者的临床症状和改善其生活质量。

张雪培等[70]比较10例膀胱自扩大术和13例回肠膀胱扩大术治疗神经源性膀胱的临床效果。认为膀胱自扩大术较为简单、安全,但其适应证把握应慎重。回肠膀胱扩大术是治疗神经源性膀胱有效的手术方式,其适应证相对广,但并发症较多。张帆等[71]回顾分析了77例肠道膀胱扩大术患者的临床资料。认为肠道膀胱扩大术同期输尿管再植可有效改善膀胱高压、膀胱挛缩等客观指标,可提高患者主观满意度。对病史较长、输尿管反流及中重度输尿管肾盂扩张的神经源性膀胱患者积极行膀胱扩大术加输尿管再植术,有利于中重度肾功能不全患者上尿路功能的彻底恢复。陈国庆等[72]*通过动物模型探讨不同频率阴部神经电刺激对骶上脊髓损伤犬神经源性膀胱功能障碍的影响。结果阴部神经低频电刺激(5 Hz)可以使膀胱容量和顺应性分别提高(58.9±17.4)%、(53.1±4.9)%(P<0.05),逼尿肌过度活动可被明显抑制,无排尿收缩(NVC)数量从刺激前的(1.7±1.3)个减少到(0.9±1.1)个;阴部神经中频电刺激(20 Hz)可以诱发逼尿肌收缩,膀胱排尿效率从(5.8±1.0)%提高到(16.3±2.6)%(P<0.05)。认为阴部神经低频电刺激能够抑制逼尿肌过度活动,提高膀胱容量和顺应性;阴部神经中频电刺激可以诱发膀胱收缩,提高排尿效率。

茅夏娃等[73]回顾分析了16例行腹腔镜下大网膜

移位修补膀胱阴道瘘患者的资料。结果本组治愈14例,好转1例,失败1例,总有效率为94%。认为腹腔镜下大网膜移位修补膀胱阴道瘘具有损伤小、痛苦轻、效果较肯定等特点,大网膜局部填塞和精细的分层缝合是手术要点。李鸿宾等[74]总结了14例经腹径路手术治疗膀胱阴道瘘的临床疗效。其中采取经膀胱径路9例,膀胱外径路5例,1例合并左输尿管阴道瘘,同时行输尿管膀胱再植。认为经腹径路手术治疗膀胱阴道瘘,术中视野暴露充分,易于获取带蒂支持组织,尤其对于复杂性膀胱阴道瘘及合并输尿管等组织损伤可疑患者,是一种可行的手术治疗方式。

叶华茂等[75]* 对17例需接受膀胱造瘘的高危患者采用超声引导下经皮肾穿刺造瘘技术进行治疗,探讨了超声引导下经皮肾穿刺造瘘技术在高危患者膀胱造瘘术中的应用价值。结果本组患者均一次性穿刺成功,并均在15 min内完成操作,下腹部切口均无需缝合,操作过程中患者疼痛程度轻微。所有患者均随访3～5 d,疗效满意,导尿管引流通畅,导尿管周围未见尿液外渗,切口均未见感染。认为对需要行膀胱造瘘的高危患者而言,超声引导下经皮肾穿刺造瘘技术能够降低操作风险。李宁等[76]应用7.5 MHz高频线纵超声探头测定93例伴有LUTS患者膀胱前壁逼尿肌厚度,探讨经超声逼尿肌厚度测定在女性膀胱出口梗阻诊断中的应用价值。认为经超声逼尿肌厚度测定诊断女性膀胱出口梗阻具有无创、方便、可靠的特点。当临界值≥1.9 mm时,具有较高的特异度和阳性预测值,在一定程度上可取代压力流率测定。谢平等[77]对30例女性膀胱颈硬化患者进行术前术后病例对照研究,分析导致女性膀胱颈硬化症术后排尿困难症状的尿动力学异常参数,探讨影响手术疗效的原因。认为经尿道膀胱颈切开术是治疗女性膀胱颈硬化症的有效方法,术后仍有排尿梗阻症状患者,虽然手术解决了解剖性梗阻,但此类患者可能合并有功能性梗阻,需进一步行影像尿动力学检查证实。

(三)恶性肿瘤

宋正尧等[78]应用荧光原位杂交(FISH)技术分析中国人膀胱尿路上皮癌中染色体拷贝数异常情况,评估FISH技术在中国人群中膀胱尿路上皮癌诊断及监测复发中的作用。FISH技术有助于探索3号、7号、17号及9p21区域畸变与膀胱尿路上皮癌的病理分期、分级、肿瘤大小及复发之间的关系,并可以作为预测膀胱尿路上皮癌术后复发的有用的指标。余义等[79]对60例疑似膀胱癌血尿患者分别作尿细胞学检测和荧光原位杂交(FISH)分析。结果细胞学和FISH的总敏感性分别为42.0%、82.2%,特异性分别为:93.3%、86.7%。细胞学和FISH在总敏感性的差异有统计学意义($P=0.000$),而特异性间则差异无统计学意义($P=1.000$)。认为FISH技术能明显提高膀胱尿路上皮癌的检出率,尤其是早期和低级别病变,可以成为筛查膀胱尿路上皮癌的一种新的无创性检查方法。

苏元华等[80]评估了5-氨基乙酰丙酸(5-AIA)诱导荧光光动力学对膀胱肿瘤的早期诊断价值。结果荧光阳性区域取活检89处,切缘取活检7处。病理结果尿路上皮癌65处,阳性率为73.03%(65/89),假阳性率为27%(24/89)。认为5-AIA诱导荧光光动力学诊断对膀胱肿瘤有较高价值,能发现早期肿瘤,同时进行电切将更彻底。张心如等[81]回顾分析了248例T_a和T_1期膀胱肿瘤患者临床资料。认为非肌层浸润性膀胱肿瘤手术首选TURBT术,术后应用肿瘤复发及进展评分能有效评估其复发及预后情况。肿瘤复发及进展评分简便,操作性强,便于掌握,在临床制定个体化治疗方案提供依据,有较高的实用价值。盛文葳等[82]比较了光动力治疗(PDT)两代光敏剂在预防非浸润性膀胱癌TURBT术后复发和进展中所起的作用。其中47例采用血卟啉为光敏剂;91例采用5-盐酸氨基酮戊酸为光敏剂。认为在传统治疗方法的基础上加用PDT,对降低非浸润性膀胱癌的复发率和进展率有积极作用。但两代光敏剂在非浸润性膀胱癌的治疗效果上无明显差异。

付水等[83]对比了48例术中黏膜下注射与40例术后即刻灌注化疗药物治疗浅表性膀胱癌的方法及效果。认为在浅表性膀胱癌中运用术中黏膜下注射,临床效果显著,能够显著减少患者的复发率,并通过一系列生理作用,提高患者的临床疗效,减轻负性心理。门同义等[84]分析了40例二次TURBT联合膀胱灌注化疗及肿瘤细胞抗原负载的树突状细胞(DC)治疗非肌层浸润性膀胱癌的安全性及疗效。认为二次TURBT联合膀胱灌注及肿瘤细胞抗原负载的DC回输治疗是降低非肌层浸润性膀胱癌复发率较有效的方法。李成龙等[85]* 回顾分析了60例T_1G_3期膀胱肿瘤患者临床资料,其中23例于首次TURBT术后4周内行二次TURBT术,37例患者未行二次TURBT术。结果二次电切后7例(30%)有残余肿瘤,5例(23%)有肿瘤分期的升高,其中3例改行根治性膀胱切除术。认为T_1G_3期膀胱肿瘤,二次电切可以更彻底的根除首次电切的残留肿瘤,纠正分期错误,降低复发率,同时可为确定患者是否应该行根治性膀胱切除术提供较早依据。所以T_1G_3期膀胱肿瘤,二次电切是首要选择。

陈俊星等[86]* 回顾性分析了74例接受保留膀胱术的T_1G_3膀胱尿路上皮癌患者临床资料,其中经动脉导管化疗联合膀胱灌注化疗组22例和单纯膀胱灌注化疗组 52 例。比较两组术后的肿瘤特异病死率、复发率、进展率及复发间隔，同时评价经动脉导管化疗的不良反应。认为经动脉导管化疗联合膀胱灌注化疗可能有助于 T_1G_3 期膀胱癌患者保留膀胱术后预防肿瘤复发、进展和延长患者生存，其不良反应较轻，可用于 T_1G_3 期膀胱癌患者保留膀胱术后的辅助治疗。陈骋等[87]回顾分析了 43 例肌层浸润性膀胱癌（MIBC）行保留膀胱手术治疗的可行性及临床价值。认为对于 MIBC，可选择性行以 TURBT 为主加放化疗的保留膀胱手术治疗，但具有反复复发及进展倾向。张国辉等[88]回顾分析了 56 例采用保留膀胱手术＋膀胱内灌注化疗＋动脉灌注化疗治疗的浸润性膀胱癌患者临床疗效。认为保留膀胱手术后确诊的局限性浸润性膀胱癌的患者，采用经髂内动脉灌注化疗＋膀胱内灌注化疗的联合治疗方法，能明显的提高疗效，有效地减少肿瘤的复发，提高患者的生活质量。李双辉等[89]等回顾分析了 32 例采用根治性经尿道膀胱肿瘤电切术（TURBT）加化疗治疗肌层浸润性膀胱癌患者的临床疗效。其中拒绝行根治性膀胱切除术（RC）17 例，合并其他严重疾病而不能施行 RC15 例。认为根治性 TURBT 加化疗可作为经过选择的肌层浸润性膀胱癌的一种有效的治疗方法。

张心如等[90]* 回顾分析了 47 例超过 75 岁 T_3 期接受全膀胱切除并输尿管皮肤造瘘术的膀胱肿瘤患者患临床资料。结果：本组手术均顺利完成，无术中或围手术期死亡病例。手术平均时间（266±33）min，围手术期平均输血（728±309）ml。认为高龄 T_3 期膀胱肿瘤患者可耐受全膀胱切除，术中应尽量缩短手术时间，缩小手术区域，以提高患者手术耐受能力。对于高龄患者，输尿管皮肤造瘘并于输尿管内长期留置输尿管支架是全膀胱切除后简便、安全、并发症少且处理简单的尿流改道方式。马宝杰等[91]回顾分析了 55 例保留女性生殖器官的根治性膀胱切除患者的长期疗效。认为膀胱癌病理分期（$\leqslant pT_2N_0M_0$）患者行保留女性生殖器官的根治性全膀胱切除术能取得理想的肿瘤治疗效果，但病理分期（$\geqslant pT_3N_0M_0$）患者术式需更多的临床病例来验证其合理性。

周晓洲等[92]* 回顾分析了 313 例行膀胱全切尿流改道术的膀胱癌患者临床资料，总结中国人膀胱全切尿流改道术患者术后早期并发症及其危险因素。结果本组术后共 118 例（37.7%）出现 159 例次 19 种早期并发症，重度术后早期并发症占 22.9%，死亡 4 例占总并发症的 3.4%（4/118），死亡率为 1.3%。回归分析年龄（$P=0.014$）和 ASA 分级（$P=0.019$）是术后早期并发症的高危因素。认为膀胱癌膀胱全切尿流改道术术后早期并发症发生率较高，但重度并发症发生率低，死亡率低。年龄、ASA 评分、术后住院时间及输血量和术后早期并发症有关。范钰等[93]回顾分析了 128 例根治性膀胱切除术围手术期并发症相关的手术风险因素。认为年龄、术中输血量、m-ACCI 评分、ASA 评分、膀胱部分切除手术史和术中最高心率是发生并发症的风险因素。改善患者围手术期营养状况、减少胃肠道干扰，可能是降低上述并发症的有效手段。李向东等[94]* 回顾分析了 374 例接受改良根治性膀胱切除并尿流改道术膀胱癌患者临床资料，总结年龄、性别及尿流改道方式对根治性膀胱切除术后并发症的影响。回归分析结果年龄（$P=0.15$）和性别（$P=0.16$）与术后并发症无关，尿流改道方式影响并发症发生（$OR=0.26$，95%，CI：0.16～0.43）。认为尿流改道方式是影响根治性膀胱切除术后并发症的重要因素，建议术前综合评估膀胱癌患者肿瘤分期、伴发病情况和全身主要脏器功能，并结合患者的意愿来选择最恰当的尿流改道方式。

郑卫等[95]回顾分析了单个外科医生 60 例腹腔镜膀胱全切手术的学习曲线。认为腹腔镜膀胱全切手术例数的累积可以显著缩短手术时间，减少术中出血，缩短术后住院日。经过大约 20 例手术后，医生可以达到较熟练掌握手术技术的程度；经过大约 40 例手术后，医生的手术熟练和稳定程度明显提高。陈光富等[96]回顾总结了 3 例完全腹腔镜下根治性膀胱全切除加原位回肠新膀胱术患者的临床资料，认为完全腹腔镜下根治性膀胱全切除加原位回肠新膀胱术在临床上是可行的，更多的操作经验，长期和随机的对照研究将有助于对这一技术的评估和推广。秦超等[97]* 对 15 例膀胱癌患者行腹腔镜下根治性膀胱切除术，并在腹腔镜下施行原位回肠新膀胱术，探讨该术式的临床可行性，并总结手术技巧。结果手术时间为 341±47.3（275～440）min，出血量 740±336（300～1 400）ml。术后 3.8±0.9（3～6）d 肠功能恢复，术后 2 周拔除单 J 管，1 例出现吻合口肠瘘，其余无并发症发生，术后住院时间 25±4.1（21～33）d。术后随访 6～15 个月，无复发或转移病例。认为完全腹腔镜下根治性膀胱切除及原位回肠新膀胱术进一步减少手术创伤，解剖结构显露较满意，有利于患者术后恢复。

牛亦农等[98]总结了 11 例行腹腔镜根治性膀胱切除、标准淋巴结清扫加 Studer 原位回肠新膀胱重建的经验。认为选择适当病例行改良的腹腔镜根治性膀胱切除、标准淋巴结清扫和 Studer 原位回肠新膀胱重建术可取得满意肿瘤学与功能性结果，Studer 原位回肠新膀胱顺向蠕动输入袢能够保护上尿路形态与功能。牛亦农等[99]* 总结了 26 例行腹腔镜根治性膀胱切除、标准淋巴结清扫加尿流改道术患者的临床经验，评价此术式肿瘤学结果与功能性结果。结果本组平均手术时间为 6.24(4～8) h,平均出血量为 397(100～800)ml,平均输血量为 109(0～800)ml,平均清扫淋巴结数 15(5～30)个,1 例淋巴结阳性,无围手术期死亡。原位膀胱重建患者日间完全控尿率达 88%(22/25);夜间完全控尿率 60%(15/25),少于 1 块尿垫 24%(8/25)。认为腹腔镜根治性膀胱切除、标准淋巴结清扫加下腹壁小切口行尿流改道术可取得满意的肿瘤学与功能性结果,但其长期疗效需要进一步随访。许凯等[100]回顾分析了 210 例行腹腔镜下扩大淋巴结清扫的根治性膀胱切除术患者中位数 48 个月的并发症及控瘤效果。认为腹腔镜下扩大淋巴结清扫的根治性膀胱切除术治疗膀胱尿路上皮癌安全可行,具有满意的控瘤效果。

安恒庆等[101]* 回顾分析了 45 例行根治性膀胱切除原位 W 形回肠代膀胱术的肌层浸润膀胱癌患者临床资料,本组分别于术后 12、36 个月行尿动力学检查和随访。尿动力学检测内容包括尿流率、膀胱容量、顺应性、压力/流率、残余尿量,临床随访项目包括泌尿系 B 超、IVU、膀胱造影和血清肾功能电解质检查。结果术后第 12 个月和第 36 个月充盈期、排尿期最大膀胱压比较差异有统计学意义($P<0.05$)。白天控尿率分别为 90%和 94%,夜间控尿率分别为 48%和 74%。认为根治性膀胱切除原位“W”形回肠代膀胱具有较大的膀胱容量、低压储尿和较好的排尿功能特点,是一种较理想的尿流改道方式。刘冠炤等[102]总结了 11 例全膀胱切除异位可控膀胱术后合并贮尿囊结石的内窥镜治疗方法。认为对全膀胱切除异位可控膀胱术后合并贮尿囊结石可采用不同的碎石系统和不同的内窥镜经输出道进入贮尿囊内进行碎石,其并发症少,效果满意。何卫阳等[103]回顾分析了 126 例膀胱癌患者临床资料,探讨全膀胱切除术后回肠膀胱术和原位回肠新膀胱术 2 种尿流改道术式的临床效果及并发症。认为回肠膀胱术与原位回肠新膀胱术都是较好的膀胱全切术后尿流改道方式,但回肠膀胱术因操作相对简单、并发症少,应为高龄及合并基础疾病患者的优先选择。

邢念增等[104]对 50 例膀胱全切尿流改道患者,采用一种新的输尿管与肠管的吻合方法。认为该吻合方法,利用输入袢开口直接吻合,无需重新做口,无需封闭残端,减少了操作,输尿管末端剖开后再吻合,降低了术后狭窄的可能性,两侧输尿管相对独立,可以避免相互干扰。操作简单,并发症少,临床效果满意。单伟等[105]总结了 7 例儿童期膀胱移行细胞癌患儿的诊断与治疗特点。认为膀胱移行细胞癌在儿童期较为少见,儿童期排除外伤史、泌尿系结石史、泌尿系感染史及肾病史后反复出现血尿时,应考虑膀胱移行细胞癌可能;结合病史并积极行影像学和膀胱镜检查科明确诊断;积极的个体化外科治疗方案可取得良好的效果与预后。原劲杨等[106]回顾分析了 13 例脐尿管癌患者临床资料。认为脐尿管癌起病隐匿,早期诊断困难,CT 是最准确的检查方法,扩大性膀胱部分切除术是主要的治疗方法,本病预后差,早期发现、早期诊断、早期治疗才是提高预后的关键所在。

五、前列腺疾病

(一) 基础研究

王利群等[107]检测了 41 例前列腺腺癌(PAC)和癌旁前列腺良性增生(BPH)组织以及 32 例高级别前列腺上皮内瘤(HGPIN)病变组织中表皮生长因子受体(EGFR)和转化生长因子 a(TGF-a)蛋白的表达情况。认为 EGFR 和 TGF-a 蛋白在 PAC、HGPIN 和 BPH 组织中的表达水平不同,可以作为良恶性前列腺疾病的诊断及鉴别诊断指标。魏武等[108]对 253 例良性前列腺增生(BPH)患者与 206 例去势前列腺癌患者 CYP1A2 基因中 rs2069514 - 3859(A＞G)位点及 rs2069525 - 1707(C＞T)位点进行基因测序。认为 CYP1A2 基因的单核苷酸多态性与前列腺癌的病理分级之间可能有一定的相关性。史晓红等[109]检测了 122 例前列腺癌患者和年龄匹配的 105 例男性(前列腺癌特异抗原＜4 μg/L,且无前列腺癌家族史者)的 NKX3.1 基因 rsl512268 单核苷酸多态性的分布。认为 NKX3.1 基因 rs1512268 单核苷酸多态性与中国人前列腺癌的发生无明显相关性,可能不是中国人前列腺癌发病的遗传危险因素。

张连升等[110]分析了前列腺癌激肽释放酶 3(KLK3)与维生素 D 受体(VDR)的单核苷酸多态性(SNPs)和环境危险因素与中国人群中前列腺癌(PCa)发病之间的关系。认为环境因素饮茶与 PCa 的发生有关,饮茶是 PCa 的保护因素;KLK3 的 SNP 位点 rs2735839 与 PCa 的发生存在一定的相关性;环境因素饮茶与 KLK3 的 SNP 位点 rs2735839 之间存在相乘交互作用。吴文起等[111]探讨了多聚腺苷二磷酸核糖聚合酶(PARP)对雄激素依赖性前列腺癌 LNCaP 细胞株增殖和凋亡的影响。认为 PARP 的表达可以明显抑制 LNCaP 细胞增殖,并诱导 LNCaP 细胞的凋亡。PARP 有望成为前列腺癌治疗的一个新靶点。瞿连喜等[112]观察了腺病毒载体介导单纯疱疹病毒胸苷激酶(HSV-TK)基因对雄激素非依赖前列腺癌细胞的杀伤作用。结果利用重组腺病毒介导的 TK 自杀基因配合更昔洛韦(GCV)在体外实验中能有效杀伤雄激素非依赖性前列腺癌 PC-3 细胞。认为 HSV-TK/GCV 能有效杀伤雄激素非依赖前列腺癌 PC-3 细胞。

郝建伟等[113]通过体外实验探讨了 ABT-737 联合多西他赛对人前列腺癌 PC-3 细胞的协同杀伤效应及相关机制。认为 T-737 联合多西他赛可以通过诱导细胞凋亡发挥协同作用、抑制前列腺癌细胞生长，该机制可能与细胞周期阻滞，Bcl-2、Bax、Bcl-xL、Mcl-1 和 caspase-3 表达及活性变化有关。朱斌等[114]通过体外实验研究 RNA 干扰 RelB 基因对鼠 RM-1 前列腺癌细胞株放射敏感性的影响及其机制，认为 RNA 干扰 RelB 基因可增强鼠 RM-1 前列腺癌细胞株放射后的放射敏感性，其机制可能与 RNA 干扰 RelB 基因，抑制细胞增殖，降低 Mn-SOD 活力和诱导凋亡有关。

（二）良性疾病

虞欣等[115]分析了 112 例老年代谢综合征（MS）合并前列腺增生（BPH）患者的临床特征。认为 MS 在 BPH 发病中扮演重要角色，合并 MS 的 BPH 临床症状重，下尿路症状（LUTS）出现时间早，前列腺体积（PV）增大及疾病进展与 MS 存在的高胰岛素血症及胰岛素抵抗有关。诸琳等[116]回顾分析了 101 例老年代谢综合征（MS）患者临床资料，探讨 MS 与良性前列腺增生症发生发展的相关性。认为 BMI、高血压病程、PSA、空腹血糖、收缩压和低低密度脂蛋白胆固醇水平可能是 BPH 发生发展的危险因素。

于正刚等[117]比较了 48 例经尿道前列腺选择性绿激光汽化术联合汽化电切术（PVP＋TUVP）与 47 例经尿道前列腺汽化电切术（TUVP）治疗体积＞80 ml 重度 BPH 的安全性和临床疗效。认为对于体积＞80 ml 重度 BPH 患者，PVP＋TUVP 比 TUVP 具有术中风险低、术后恢复快和并发症少等优点，临床疗效相似，是一种更加安全有效的微创手术方式。熊玮等[118]回顾分析了 100 例经尿道前列腺双极剜除术治疗症状性 BPH 患者的临床资料，探讨该术式临床安全性疗效及学习曲线。认为经尿道前列腺双极剜除术具有良好的安全性和临床疗效，其学习曲线在经历 30 例后可安全实施，50 例后技术成熟进入平台期。赵永伟等[119]总结了 80 例经尿道绿激光分叶汽化剜除术治疗 BPH 的安全性及疗效。认为经尿道绿激光分叶汽化剜除术是治疗 BPH 的一种安全有效的微创手术，与选择性绿激光前列腺汽化术比较具有激光能量消耗低、可以留取标本、手术时间短等优点，对于大体积的前列腺更具有优势。

小辉等[120]观察经尿道前列腺切除（TURP）术中膀胱灌洗液量对血流动力学及内环境的影响。认为 TURP 手术麻醉过程中存在稀释性血钠降低，适量使用高渗氯化钠可使患者血钠变化幅度减小，且对血流动力学无显著影响。易克银等[121]回顾分析了 150 例高能聚焦超声（HIFu）治疗 BPH 的临床效果及安全性。认为 HIFu 治疗 BPH 安全，效果好，创伤小，并发症少，康复快，尤其对高龄及高危 BPH 患者不失为首选方法。李涛等[122]回顾分析了 370 例 BPH 患者下尿路感染的细菌谱和耐药性。结果 BPH 患者下尿路感染的细菌中，大肠埃希菌是最主要的细菌，75％以上细菌为复合耐药菌。认为对于复合耐药菌治疗中，青霉素和头孢类抗生素应该慎用，应长期动态观察 BPH 患者下尿路细菌谱和耐药性的变化。

陈鑫等[123]回顾分析了 130 例 PSA 值增高患者前列腺液脱落细胞学检查诊断前列腺癌的临床可行性及前列腺液中白细胞状态对血清 PSA 的影响。认为 PSA 值增高患者行前列腺液脱落细胞学检查是诊断前列腺癌是一种有效的方法，尤其在患者 PSA 值较高时。非前列腺癌患者的 PSA 值增高可能与前列腺液中的白细胞增高有关。张豪杰等[124]回顾分析了 80 例前列腺穿刺患者穿刺前和行抗生素治疗后的血清总前列腺特异抗原（PSA）和游离 PSA 水平变化。认为在 PSA 特定升高的患者中，抗感染治疗后 PSA 的变化对鉴别前列腺癌和前列腺良性病变有一定的意义，可帮助更准确地选择前列腺穿刺活检病例和提高诊断准确率。张志宏等[125]使用自行设计的盆腔双叶拉钩改进男性复杂盆腔患者前列腺和膀胱血管蒂处理方法。认为盆腔双叶拉钩结构简单、操作方便、使用性能好，男性复杂盆腔患者及顺行根治性前列腺切除术和根治性膀胱切除术中辅助应用盆腔双叶拉钩行膀胱及前列腺血管蒂显露效果满意。

（三）恶性肿瘤

王鑫等[126]回顾总结了 72 例≤59 岁前列腺癌患者临床及病理特点、生存率和影响预后的因素。结果单因素分析年龄、基线 PSA、病理类型、肿瘤分期和是否局部治疗是影响预后因素；多因素分析病理类型是影响预后的独立因素。认为我国≤59 岁前列腺癌临床易漏、误诊，病理类型复杂，恶性程度较高。穆大为等[127]回顾总结了 10 例年龄＜50 岁的前列腺腺癌的临床诊治经验。认为年轻前列腺癌患者就诊时肿瘤分期较晚恶性程度较高，需要对年轻患者发生前列腺癌的可能性提高警惕。朱绍兴等[128]回顾分析了 211 例前列腺癌患者的临床资料，探讨代谢综合征（MS）与前列腺癌发病风险之间的关系。认为 MS 可能是前列腺癌的保护性因素。低水平 HDL-C 可能是前列腺癌的危险因素，高血糖、高三酰甘油水平可能是前列腺癌的保护性因素。

李秋洋等[129]建立可以预测国人经直肠超声引导下重复穿刺活检阳性的数学模型。认为该数学模型是临床多因素综合分析基础上建立的，可以很好地预测前列腺重复穿刺活检阳性的概率。刘希高等[130]回顾分析了89例前列腺穿刺活检单针阳性并接受根治性手术治疗的前列腺癌患者手术标本病理结果，了解前列腺内癌灶的分布情况。认为前列腺穿刺活检单针阳性患者的肿瘤可能被低估；其前列腺癌灶的分布具有多灶性特点。严维刚等[131]* 回顾分析了44例PSA≥30 μg/L且接受经直肠超声(transrectal ultrasound, TRUS)引导下经会阴模板前列腺饱和穿刺活检阴性患者的临床资料。结果TURP组术后病理诊断均为BPH。慢性前列腺炎组，1例PSA＞10 μg/L者再次行经会阴活检诊断仍为前列腺炎。重复活检组行2～4次活检，其中6例诊断为前列腺癌。认为对于高PSA值而初次前列腺穿刺活检阴性患者应分析其病因、去除可能引起PSA升高的原因，密切随访观察PSA值的变化。在尽量避免前列腺癌漏诊的同时，也应避免不必要的穿刺。

刘丹等[132]* 回顾了95例初发前列腺癌患者临床资料，分析年龄、前列腺特异性抗原(PSA)水平、Glesaon评分、临床分期与骨扫描检查结果间的关系。认为PSA≤10 ng/ml的初发前列腺癌患者可以不做骨扫描检查；PSA＞50 ng/ml者建议做骨扫描检查；10 ng/ml＜PSA≤50 ng/ml时，如Gleason评分＞7分或者临床分期＞T_2期者建议行骨扫描检查；同时满足PSA≤50 ng/ml、Gleason评分≤7分、临床分期≤T_2期的初发前列腺癌患者可以不行核素骨扫描检查。王天昱等[133]回顾分析了624例经病理检查确诊为前列腺癌的患者资料，评估前列腺特异性抗原(PSA)水平以及穿刺病理Gleason评分对核素骨扫描结果的预测价值。认为前列腺癌患者的骨扫描阳性结果与较高的血清PSA水平和Gleason评分具有显著的正相关性，建议tPSA＜10 μg/L和Gleason评分＜5的新诊断前列腺癌患者可不进行骨扫描，PSA＞15 μg/L或Gleason评分≥7的前列腺癌患者应该进行骨扫描检查。杨毅等[134]回顾分析了60例常规MR成像疑诊为移行带癌患者的三维氢质子MR波谱成像(3D’HMRSI)资料，评估3D’HMRSI判断移行带癌侵袭性的可行性。认为3D’HMRSI有助于移行带癌的早期检出，(Cho+Cre)/Cit比值能鉴别移行带癌和增生组织，是有价值的评估移行带癌侵袭性的影像指标。

张帆等[135]* 回顾分析了216例经前列腺穿刺活检诊断为前列腺腺癌并行腹腔镜下前列腺根治性切除术患者的资料。结果小体积前列腺与较差的组织病理学预后相关，小体积前列腺癌患者术后Gleason评分较高($P=0.034$)，更容易出现大体病理升级现象($P=0.037$)，术后病理分期晚($P=0.025$)，特别是包膜侵犯的发生率增高($P=0.013$)。认为前列腺体积较小的前列腺癌患者行腹腔镜下前列腺根治性切除术后的组织病理学预后较差，肿瘤恶性程度高、病理分期晚。万方宁等[136]* 选取了240例行前列腺癌根治术的患者，用标准化的评分系统分析前列腺癌根治术围手术期并发症的危险因素及构建预测模型。结果围手术期并发症的预测因子中，体质指数(BMI)是独立的预后因素。基于标准化的并发症评估数据，建立了预测前列腺癌围手术期临床显著并发症的列线图。认为该列线图在内部验证中显示了良好的效力，有助于前列腺癌个体化的手术治疗。

阎乙夫[137]回顾分析了188例腹腔镜根治性前列腺切除术患者临床资料，探讨腹腔镜根治性前列腺切除术后切缘阳性的相关因素。结果根治标本Gleason评分、病理分期是切缘阳性的独立相关因素。认为根治标本Gleason评分、病理分期是腹腔镜根治性前列腺切除术后切缘阳性独立危险因素。黄建林等[138]* 回顾分析了160例行腹腔镜下根治性前列腺切除术的患者临床资料，并对术后控尿情况进行随访，评价腹腔镜根治性前列腺切除术后的控尿功能。结果本组手术均在腹腔镜下成功完成，无中转开放。随访总体控尿率：1个月14.4%、3个月48.8%、6个月77.5%、12个月86.3%。认为腹腔镜根治性前列腺切除术后控尿良好。手术经验的积累可以改善术后的控尿功能，对于有一定腹腔镜操作经验的术者，在40～50例之后可达到比较稳定的控尿水平。

千思舜等[139]回顾分析了19例筋膜内切除法在腹腔镜下前列腺癌根治性切除术中的应用结果。认为腹腔镜下筋膜内切除法根治性切除前列腺癌对神经血管束以及尿道外括约肌损伤较小，术后尿失禁及勃起功能障碍发生率较低。车建平等[140]回顾分析了60例耻骨后前列腺癌根治术患者资料，探讨保留部分前列腺部尿道和耻骨前列腺韧带在减少前列腺癌根治术后尿失禁中的作用。认为在前列腺癌根治术中保留部分前列腺部尿道和耻骨前列腺韧带可显著提高近期尿控的效果。王威等[141]总结了20例腹膜外途径机器人辅助腹腔镜根治性前列腺切除术的初步经验。认为机器人辅助腹腔镜根治性前列腺切除术使腹腔镜易于被术者掌握，尤其在盆腔复杂手术方面的优点十分突出。李勋钢等[142]回顾分析了151例腹腔镜前列腺癌根治术患者临床资料，总结术后吻合口尿漏发生率及防治处理的有效方法。认为采取双针连续尿道膀胱吻合法可以有效防止吻合口尿漏的发生，保守治疗、腹腔镜下修补是处理术后持续性吻合口尿漏的有效方法。

车建平等[143]回顾总结了49例经尿道铥激光前列腺切除术联合雄激素全阻断治疗晚期前列腺癌合并膀胱出口梗阻的临床疗效。认为经尿道铥激光前列腺切除术联合雄激素全阻断治疗晚期前列腺癌合并膀胱出口梗阻简捷、安全、有效，是晚期前列腺癌姑息性治疗的一种重要方法。高远等[144]比较了30例保留附睾的睾丸切除术与30例传统睾丸切除术在进展期前列腺癌治疗中的疗效。认为2种不同方式的睾丸切除术在进展期前列腺癌治疗中疗效及术后性欲及勃起功能等方面无明显差异，但保留附睾的睾丸切除术、附睾成形术有助于满足患者的阴囊外观形态和心理需要。甘卫东等[145]回顾分析了36例骨扫描未发现肿瘤骨转移、未服用影响骨代谢药物、确诊为前列腺癌患者资料，探讨雄激素去除治疗（ADT）对前列腺癌患者骨代谢的影响。认为前列腺癌在ADT治疗前后均需要进行骨代谢水平的检测，密切观察骨质疏松的情况，防止骨折发生。

李青等[146]比较了31例^{125}I粒子植入近距离放疗与43例间歇性内分泌治疗在前列腺癌治疗中的效果。认为对于早期、低危的前列腺癌的治疗首选近距离放疗，对于晚期中高危患者，内分泌治疗与近距离放疗效果相近，是否需要联合治疗，需要进一步实践研究。张治草等[147]回顾总结了18例采用单纯^{125}I放射性粒子植入治疗早期前列腺癌患者临床疗效。结果本组手术均顺利。随访1例失访，余17例血PSA无进展生存率为100%(17/17)。认为单纯^{125}I放射性粒子植入治疗早期前列腺癌安全、有效。侯瑞鹏等[148]回顾分析了60例采用新辅助内分泌治疗（NHT）联合调强放疗（IMRT）治疗局部晚期前列腺癌患者临床资料。认为NHT联合调强放疗（IMRT）是治疗局部晚期前列腺癌的理想方法，放疗前NHT治疗时间至少应达到3个月。

林国文等[149]回顾性分析了68例激素难治性前列腺癌（HRPC）患者资料，分析化疗预后因素。认为PSA倍增时间（PSADT）、化疗方案和Gleason评分是CRPC化疗患者预后的独立预测因子。PSADT≥1.6个月、多西他赛化疗和Gleason评分＜8分患者，PFS和OS较长。林国文等[150]总结了71例低剂量酮康唑治疗晚期去势抵抗性前列腺癌（CRPC）患者的临床疗效并探讨相关预测因子。认为低剂量酮康唑是CRPC患者一种疗效肯定、不良反应轻微的内分泌治疗选项，PSA倍增时间≥3个月和基线睾酮水平≥0.1 μg/L是患者取得理想疗效的预测因子。沈益君等[151]比较了多西他赛联合泼尼松或米托蒽醌联合泼尼松各31例治疗转移性激素抵抗性前列腺癌的远期疗效和安全性。认为多西他赛联合泼尼松较米托蒽醌联合泼尼松能显著延长中国人群转移性激素抵抗性前列腺癌的总生存时间，提高PSA的反应率。

丁智兵等[152]回顾分析了4例前列腺肉瘤患者诊断、治疗方法及其预后。认为前列腺肉瘤发展快，恶性程度高，预后差。长期存活取决于早期诊断和根治性手术为主的综合治疗。陈靖等[153]回顾分析了20例前列腺导管腺癌临床资料。认为前列腺导管腺癌在前列腺癌中较罕见，难于早期诊断。确诊主要依靠病理和免疫组化检查。治疗方法可采用根治性前列腺切除术。

六、阴囊、阴茎、睾丸疾病

朱耀等[154]总结了73例阴茎鳞状细胞癌患者资料，评估阴茎癌原发灶切除术及标准淋巴结清扫术后复发类型和影响预后的可能因素。认为病理分级和淋巴结状态是阴茎癌无病生存率的独立预后因素，高级别肿瘤易发生远处及多处复发。邹子君等[155]回顾分析了55例同期行阴茎癌切除和改良根治性腹股沟淋巴结清扫术的患者资料。认为阴茎癌切除同期行改良根治性腹股沟淋巴结清扫术可保证控瘤效果，不增加手术后并发症，是适合阴茎癌患者的治疗策略。李健等[156]回顾分析了32例淋巴结阳性阴茎鳞状细胞癌患者的临床病理资料，建立预测淋巴结阳性阴茎癌患者手术后无病生存率的列线图。认为基于病理分期和术前鳞状细胞癌抗原水平，构建预测淋巴结阳性阴茎癌手术后无病生存率的列线图，有助于个体化判断肿瘤复发的风险及与患者交流和综合治疗选择。

马全福等[157]回顾总结了46例阴茎短小患者行成人阴茎延长术的可行性和安全性。认为切断阴茎浅韧带和部分深韧带行阴茎延长术安全有效，术后阴茎皮下顽固水肿与阴茎背浅静脉及淋巴管损伤有密切关系。徐康等[158]回顾分析了20例阴茎弯曲患者临床资料。其中15例为不伴尿道下裂的先天性阴茎弯曲类型，5例为由阴茎硬结症导致的继发性阴茎弯曲患者。认为根据阴茎弯曲的程度，选择合理的手术方式，可矫正阴茎弯曲，保证有效的勃起功能及一定的阴茎长度。董玉林等[159]*回顾分析了18例应用同种异体脱细胞真皮补片移植，延长曲侧海绵体白膜的术式治疗的白膜型阴茎弯曲患者临床资料。结果所有阴茎弯曲均得到勃起直视下矫正，矫正后阴茎弯曲度0°～10°，平均4°。术后无感染、血肿、局部结节等并发症。随访3～24个月，无勃起功能障碍，未见弯曲复发、勃起硬结和形态畸形。认为同种异体脱细胞真皮补片矫正白膜型阴茎弯曲具有手术安全、疗效可靠、并发症少等优点。

赵永斌等[160]回顾分析了12例成人阴茎离断伤患者临床资料。本组均采用微创缝合恢复阴茎及尿道连续性。结果1例阴茎坏死于术后第8天切除外，余11例取得了阴茎外形、排尿及勃起功能等均较好的临床疗效。认为显微外科技术应用于再植治疗阴茎离断伤，疗效满意。郑光威等[161]回顾分析了15例阴茎折断患者的临床资料。认为阴茎折断的诊断主要依据典型临床表现、体检和超声波检查确诊。阴茎折断白膜损伤严重者及时白膜修补术治疗,远期效果好,不影响勃起功能。李鑫等[162]回顾分析了46例阴茎硬化性淋巴管炎患者临床资料。结果本组46例首先接受保守治疗,治愈18例;保守治疗无效行手术切除28例。认为短期内频繁、剧烈的性刺激可能引起本病,确诊后可先作保守治疗1～8周,效果不佳或复发病例行手术切除。

王毅等[163]通过基因敲除小鼠动物模型,探讨Insl3基因缺失与睾丸扭转的关系。结果Insl3基因敲除小鼠的精索、睾丸解剖异常明显增加,睾丸扭转率增高。认为Insl3激素缺失与睾丸扭转的发生关系密切,Insl3信号系统可能在睾丸扭转的过程中起重要的作用。苏斌等[164]通过动物实验研究睾丸扭转后机体免疫系统对睾丸自身抗原的应答。认为睾丸扭转后机体免疫系统对睾丸自身抗原的产生应答,表现为睾丸扭转后能激发超敏反应,而切除扭转睾丸后能抑制扭转这种足垫反应,而且这种足垫反应随着时间而消失。张卫星等[165]回顾分析了49例睾丸扭转患者的临床资料。认为睾丸的挽救率与扭转持续的时间和扭转的程度密切相关,延迟就诊是睾丸丢失的重要原因。应首选彩色多普勒超声检查。扭转时间>24 h并扭转360°以上者,直接行患侧睾丸切除术可减轻对健侧睾丸的损害。

蒋玉清等[166]通过手术方法建立SD大鼠单侧隐睾模型,应用流式细胞仪观察隐睾及睾丸固定术后对睾丸生精能力的影响。认为隐睾可以使睾丸生精细胞凋亡增加,主要是初级精母细胞和精子细胞,导致精原细胞向初级精母细胞转化发生障碍而引起生精阻滞,精子细胞和精子数锐减,造成生精功能障碍。朱杨进等[167]等回顾分析了13例行睾丸假体植入术放入睾丸缺失者临床资料。认为新型中空硅橡胶睾丸假体阴囊移植术治疗男性睾丸缺失能满足患者外观及心理的需要,短期临床表明安全有效。但长期生活质量及并发症还需进一步观察。

七、尿道疾病

应涛等[168]应用经直肠超声检查(TRUS)和尿道造影检查对15例女性创伤性尿道狭窄患者进行检查,并与手术结果进行对照。TRUS在女性创伤性尿道狭窄诊断中具有较高的诊断价值,可以作为女性创伤性尿道狭窄常规的检查方法。但尿道造影检查对瘘管、骨盆畸形等显像仍具有较强的诊断价值。熊林等[169]回顾分析了34例采用多种超脉冲等离子体电极联合使用腔内治疗男性尿道狭窄患者的临床资料。认为采用多种超脉冲等离子体电极联合腔内治疗男性尿道狭窄安全、有效、并发症少、疗效确切,但是作为易复发的疾病类型,长期严密随访是非常必要的。

徐月敏等[170]*回顾分析了36例采用游离黏膜尿道成形治疗硬化性苔藓样病(LS)患者临床资料。结果本组患者术后3周拔除导尿管,排尿通畅;活检结果提示上皮基底部特征性病变,过度角化,上皮层变薄,淋巴细胞浸润等。术后随访6～50个月,平均22个月。出现尿道外口狭窄3例(8.3%),其中口腔内黏膜尿道成形者2例,结肠黏膜重建尿道者1例,行尿道外口切开后排尿通畅。认为采用游离黏膜尿道成形治疗LS所致尿道狭窄疗效较好,但需密切随访,因病变迁延可致尿道再狭窄,尤其是尿道口再狭窄。宋鲁杰等[171]总结了255例采用口腔内黏膜(颊黏膜和舌黏膜)尿道成形治疗前尿道狭窄患者的疗效。认为口腔颊黏膜和舌黏膜均是良好的尿道替代物,舌黏膜取材较颊黏膜更为便利;口腔内多种黏膜的组合移植重建尿道是治疗长段前尿道狭窄(≥8 cm)的有效方法。权昌益等[172]回顾总结了45例采用游离自体膀胱黏膜尿道重建治疗长段前尿道狭窄患者的疗效。认为游离自体膀胱黏膜尿道重建术是治疗长段复杂前尿道狭窄安全、简便、有效的方法,具有手术效果肯定、并发症少等优点。

唐晨野等[173]调查了61例行前尿道成形术患者手术前后性功能情况,探讨该术式前尿道成形术对男性性功能的影响,并分析其影响因素。认为前尿道成形术不影响患者的性欲、勃起功能和总体满意度,但可以明显改善射精功能。年龄、狭窄病因、狭窄部位以及手术方式等都是重要的影响因素。

王平贤等[174]回顾分析了129例采用对传统尿道拖入术(Badenoch手术)进行二次改良后的手术方式治疗的后尿道狭窄患者疗效,认为与Badenoch手术相比,经过二次改良后的新型尿道拖入术治疗后尿道狭窄,具有手术方法更加简单、成功率高、并发症少的特点。孙毅等[175]*采用膀胱软镜联合尿道内切开镜会师治疗骨盆骨折术后尿道狭窄男性患者12例。本组手术均获成功,拔除尿管后无尿失禁。随访6～22个月,9例无需进一步处理,排尿正常;3例拔除尿管后出现排尿困难和继发性尿道狭窄,给予每周1次尿道扩张,2例连续4周、1例连续6周尿扩后可置入F18尿道探子,排尿正常,术后3个月Qmax均在(16.2±5.8)ml/s以上。认为膀胱软镜联合尿道内切开镜会师治疗骨盆骨折术后尿道狭窄简便易行,创伤小,并发症少,近期及远期疗效满意,可作为骨盆骨折术后尿道狭窄的首选治疗方法。张晓群等[176]回顾分析了21例采用尿道会师术结合独一味口服治疗后尿道断裂患者的疗效。认为尿道会师术结合独一味治疗后尿道断裂，并发症少，可有效降低尿道狭窄后遗症发生率。李冬水等[177]回顾分析了18例钬激光联合电切与22例传统开放手术治疗的男性后尿道狭窄及闭锁患者资料。认为钬激光联合电切是治疗单纯性后尿道狭窄的首选方法。开放手术在复杂性尿道狭窄的治疗上有明显优势，而且是解决尿道狭窄的最终方法。

徐月敏等[178]回顾分析了46例采用结肠黏膜尿道成形治疗复杂性超长段尿道狭窄患者的藏起疗效。认为结肠黏膜尿道成形术治疗复杂性超长段尿道狭窄术后长期效果理想，影响术后效果的因素是尿道口狭窄和吻合口狭窄。王永权等[179]回顾分析了54例接受会阴部造瘘＋分期尿道成形手术的超长段尿道狭窄患者临床资料。认为会阴部造瘘＋分期尿道成形术安全有效，术后患者满意度及生活质量较高，是治疗超长段尿道狭窄较为理想的手术方式。

操作亮等[180]回顾分析了21例采用输尿管镜处理急诊导尿失败的闭合性尿道损伤的患者临床资料。结果14例尿道球部损伤和7例后尿道损伤患者均成功采用输尿管镜辅助下留置导尿管。认为对于急性闭合性尿道损伤，采用输尿管镜早期处理可取得较好效果。张明等[181]回顾分析了76例经会阴后尿道狭窄/闭锁瘢痕切除＋端端吻合术治疗骨盆骨折所致尿道损伤继发后尿道狭窄/闭锁患者资料。认为经会阴瘢痕切除＋端端吻合术治疗后尿道狭窄/闭锁成功率高；较长时间留置后尿道“U”形支架管，持续支撑、软扩张吻合口是防止狭窄复发的好方法。吴实坚等[182]回顾分析了6例后尿道血管瘤患者临床资料。本组均为男性，年龄25～40岁，平均27岁。认为后尿道血管瘤的诊断主要依靠内窥镜检查和病理学检查，治疗以内窥镜下电切或电灼为主，效果确切。

吕军等[183]回顾分析了864例接受尿道下裂矫治术患者临床资料，分别采用5种不同的引流方法(单管法85例，传统法80例，三管法130例，何氏法359例，改良法210例)。认为改良法是尿道下裂修复术中较为理想的尿液及成形尿道分泌物引流方法，进一步提高了尿道下裂手术成功率。苏诚等[184]回顾分析了28例长隧道带蒂包皮内板尿道成形术治疗阴茎体型尿道下裂患儿临床资料。认为长隧道带蒂包皮内板尿道成形术适用于无或合并轻度阴茎下曲的阴茎体型尿道下裂，尤其适合年龄小或阴茎体细小患儿，手术简单，效果好，外观满意。马峥等[185]检测了邻苯二甲酸二丁酯(DBP)孕期染毒所致尿道下裂雄性大鼠仔鼠睾酮(T)、雄激素受体(AR)及成纤维细胞生长因子8(FGF8)的表达。认为DBP对孕鼠有明显的生殖毒性，DBP通过干预雄激素依赖性FGF8信号通路，导致尿道下裂的发生。

潘淑娟等[186]回顾分析了254例确诊为尿道下裂患儿的临床资料，研究尿道下裂合并先天性上睑下垂的发病情况和两者的关联性。认为先天性上睑下垂是尿道下裂生殖系统外的常见合并畸形。尿道下裂的程度与上睑下垂的发病率呈正相关，与上睑下垂的程度无明显相关。杨槐等[187]回顾分析了247例采用保留尿道板纵切卷管尿道成形术(TIP术式)治疗的先天性尿道下裂患者临床资料。认为TIP术式尿道下裂成形术应选择阴茎头扁平宽大、尿道板发育良好、阴茎下曲较轻的病例，以期达到成功率高、外形美观的效果。

八、泌尿系统结石

顾燕等[188]回顾分析了行规范化治疗1071例及常规治疗774例肾结石患者资料，探讨上尿路结石规范化治疗临床应用的可行性。认为上尿路结石规范化治疗比常规治疗安全、有效，而且经济，值得临床推广应用。陈友干等[189]对119例上尿路结石患者进行代谢评估，探讨上尿路结石患者体质指数(BMI)对24 h尿成分及相关血生化指标的影响。认为肥胖及超重对24 h尿成分及相关血生化、尿pH值有一定影响，且存在性别差异，对结石病患者尤其是伴肥胖或超重者进行代谢评价是必要的。张笑等[190]回顾性分析了3例因双“J”管留置时间过长或下尿路梗阻继发双侧全程尿路结石患者的微创分期治疗资料。认为微创分期治疗复杂双侧全程尿路结石是理想方法，拥有广阔运用前景。

黄恒前等[191]回顾分析了49例经皮肾穿刺造瘘诊治梗阻性肾功能不全患者资料。认为在梗阻性肾功能不全的诊治中，先行PCN能改善肾功能，避免血液透析或减少血透次数，并使急症手术变为择期手术，降低了手术死亡率及术后并发症发生率。李功成等[192]通过动物实验研究经皮肾镜碎石术标准通道(PCNL)及微通道(MPCNL)在不同的肾盂灌注压及不同时间对猪肾单位结构及功能的影响。认为随着灌注压力和时间的增加，MPCN和MPCNL对肾脏组织学的改变及血流动力学的影响逐渐增加，与MPCNL及PCNL通道大小无关。王博涵等[193]回顾分析了655例行微创经皮肾镜碎石术(MPCNL)治疗肾结石患者临床无意义残石(CIRF)的变化情况。认为肾盂输尿管连接处CIRF更易出现血尿、肾绞痛等临床症状，对于CIRF患者应密切随访，如发生临床症状应及时就诊，并对其进行相应的临床治疗。

徐冉等[194]等回顾分析了13例行经皮肾镜取石术(PCNL)治疗孤立肾铸型结石患者临床资料。认为PCNL处理孤立肾铸型结石手术时间短，结石清除率高,并发症少,恢复快,对肾功能影响小,是安全、有效的方法。吴建华[195]回顾分析了78例行经皮肾镜取石术治疗肾铸型结石患者的临床资料。认为与双微通道比较,标准通道辅助微通道缩短了手术时间,提高了结石清除率,治疗肾铸型结石安全有效。黎承杨等[196]对204例上尿路结石患者行PCNL治疗,术中联合B超和C臂双重定位引导经皮肾穿刺建立工作通道。认为联合B超和C臂双重定位引导经皮肾穿刺可提高穿刺的准确性和成功率,增加安全性,减少并发症的发生。熊六林等[197]对408例适合经皮肾镜治疗的肾结石和(或)输尿管上段结石患者采用CQS-01超声气压弹道碎石清石系统进行碎石清石治疗。认为CQS-01超声气压弹道碎石清石系统在经皮肾镜治疗中安全、有效,适合在临床推广使用。

刘永达等[198]回顾分析了237例应用肾上盏入路PCNL治疗肾或输尿管上段结石的患者资料。认为肾上盏入路PCNL操作视野开阔、硬镜操作方便、结石清除率高,可选择性地应用于治疗输尿管上段结石和部分复杂性肾结石。李家宽等[199]*将50例行PCNL患者随机分为试验组25例(无管化PCNL,即只留置双J管,不留置肾造瘘管)与对照组25例(传统PCNL留置双J管及肾造瘘管)。结果术后第1天试验组疼痛视觉模拟评分(VAS)为2.24,对照组为5.04($P<0.01$);试验组术后平均住院时间3.04 d,对照组6.88 d,两组差异有统计学意义($P<0.01$)。认为无管化PCNL安全,能显著减轻患者术后疼痛不适,缩短住院时间,且不增加出血、漏尿等并发症发生率,但需恰当掌握其适应证,对术中大出血、肾积脓、输尿管梗阻、集合系统严重穿孔、结石残留需二期手术者禁用。

罗勇等[200]回顾总结了192例行无管化微创PCNL术患者临床资料。认为无管化经皮肾镜适合于大多数PCNL,是对传统PCNL术后引流方式的改进,安全有效,能有效减轻患者术后疼痛不适,减少对止痛药的需求,缩短住院时间,而并发症也并未明显增加。许云飞等[201]*回顾分析了612例B超引导下微创经皮肾镜取石术治疗的上尿路结石患者临床资料。采用传统G18穿刺针穿刺组(A组)382例,采用改良后的ARROW Raulerson蓝空针穿刺组(B组)230例。结果A、B组一次性穿刺失败者分别为29/382例和2/230例,成功率分别为92.4%和99.1%。认为患者过度肥胖是导致微创经皮肾镜取石术穿刺失败的重要原因之一,其他原因是各种情况引起的穿刺通道滑脱或丢失。采用ARROW Raulerso蓝空针穿刺建立工作通道的方法操作简单,易掌握,穿刺成功率显著提高,并发症少,效果良好。

陈奇等[202]回顾分析了2 300例行B超引导下微创经皮肾镜碎石术MPCNL治疗的上尿路结石患者临床资料。认为B超引导下MPCNL较X线引导下MPCNL手术邻近脏器损伤发生率低,但是通道建立相关性并发症、出血及感染发生率高。孙阳等[203]回顾分析了11例行经皮肾镜碎石术(PCNL)治疗上尿路结石术后迟发性出血患者的诊治经验。认为术中操作损伤导致的假性动脉瘤及动静脉瘘是迟发性出血的原因,超选择性肾动脉栓塞是治疗PCNL术后迟发性出血安全有效的手段。李天等[204]*回顾分析了11例行微创经皮肾镜取石术后并发感染性休克患者临床资料,探讨微创经皮肾镜取石术后并发感染性休克的发生原因及防治。本组患者感染性休克诊断明确后立即采血及肾盂尿标本行细菌培养与药敏实验,同时进行抗休克治疗。抗生素应用要有针对性,早用、足量。结果本组患者均在6～36 h后逐渐停用升压药物,3 d后体温及血常规恢复正常。认为术前充分准备和有效抗感染及术中提高碎石技巧和低压灌注、分期手术等是减少感染性休克发生的有效途径。成功救治的关键在于对感染性休克的早期诊断及处理。

张乃文等[205]*回顾分析了142例应用PCNL治疗肾结石临床资料。多因素回归分析结果患者术前糖尿病史及高血糖状态、肾功能不全、结石大小及手术时间对失血有明显影响(P分别为0.007、0.003、0.000和0.043)。认为术前糖尿病史及高血糖状态、肾功能不全、结石过大(尤其是铸型结石)及手术时间过长均能增加患者术中及术后出血风险。所以术前调整患者血糖及肾功能、缩短手术时间,对结石较大、存在潜在出血风险的患者采取分期手术是减少PCNL术中及术后出血的重要措施。盛明雄等[206]回顾分析了36例肾结石合并肾旋转不良、肾囊肿、同侧或对侧输尿管结石患者临床资料,本组均采用侧卧斜仰截石位多镜联合治疗。认为侧卧斜仰截石位使用输尿管镜、肾镜和腹腔镜能更有效地处理各种复杂性上尿路结石。

潘铁军等[207]比较了个100例腰肋悬空位和俯卧位经皮肾镜取石术(PCNL)对患者血流动力学、血气分析和主观感觉方面的影响及差异。认为与俯卧位PCNL相比,腰肋悬空位对血流动力学、血气分析结果影响小,体位舒适感好,适用于年老体弱、肥胖、身体畸形和有慢性心肺疾患的患者。乔亮等[208]回顾分析了60例45°斜仰卧位经皮肾输尿管镜取石术治疗上尿路结石患者的临床资料。认为45°斜仰卧位经皮肾输尿管镜取石术治疗上尿路结石安全,有效,对患者创伤小,恢复快,结石清除率高,并发症少,疗效满意。薛娟等[209]回顾分析了62例行经皮肾镜取石术(PCNL)治疗的上尿路结石患者临床资料。认为改良斜卧位PCNL疗效与俯卧位PCNL相似,但患者较易耐受,且并发症少，安全性高，在临床上有良好的推广前景。

杨春等[210]* 回顾分析了 23 例输尿管软镜钬激光碎石术治疗合并临床症状的肾盏憩室结石患者临床资料。结果本组一次进镜成功率 100%。22 例顺利寻及憩室结石，1 例术中未寻及憩室开口改行 PCNL。碎石成功 20 例(87.0%)，术后无结石残留 15 例(65.3%)。残留结石<4 mm 者 5 例；3 例碎石失败者结石残块≥4 mm。平均手术时间 60 min，术后平均住院日 3.5 d。手术无并发症发生。认为输尿管软镜钬激光碎石术治疗合并临床症状的肾盏憩室结石安全、有效，可作为临床首选治疗方法。杨春等[211]* 回顾分析了 13 例采用输尿管软镜钬激光碎石术治疗马蹄肾结石患者临床资料，探讨输尿管软镜钬激光碎石术治疗马蹄肾结石的安全性及有效性。结果本组患者均顺利放置镜鞘并置入输尿管软镜，进镜成功率 100%。碎石成功 12 例(92.3%)。1 例术后结石残块略>3 mm，行 ESWL 处理。平均手术时间 90 min，平均住院 2 d。无手术并发症发生，术后症状均消失。认为输尿管软镜钬激光碎石术治疗马蹄肾结石有利于彻底碎石和取石，是一种可供选择的安全、有效、微创治疗方法。

张志超等[212] 回顾分析了 38 例微创通道经皮肾镜结合输尿管软镜钬激光碎石术治疗肾下盏结石的疗效及安全性。认为 G20 微创通道经皮肾镜结合输尿管软镜钬激光碎石术是治疗肾脏下盏结石合适的选择，能安全有效提高一期手术成功率及结石清除率。杨锋等[213] 回顾分析了 73 例 mPCNL 联合输尿管镜钬激光碎石术治疗复杂性同侧肾输尿管多部位结石患者临床资料。认为该方法既逆行处理了输尿管结石，又确切地留置输尿管导管至肾盂，有利于人工肾积水形成经皮肾通道的建立，同时也减少了肾实质撕裂出血风险，具有安全、创伤少、碎石清石率高、效果满意等优点。

谢凯[214] 总结了 X 线定位 ESWL 治疗 15 019 例上尿路结石的临床经验。认为用 X 线定位电磁式体外冲击波碎石机治疗上尿路结石具有能量低、损伤小、易于定位、碎石颗粒均匀细小等优点，可减少术后发热、输尿管石街形成、持续性肉眼血尿等并发症，可作为 10～20 mm 上尿路结石的首选治疗方法。余建华[215] 回顾分析了 20 625 例采用 B 超定位电磁冲击波体外碎石一体机治疗的尿路结石患者临床资料。认为 B 超定位 ESWL 治疗尿路结石安全有效，但需要严格掌握其适应证，以提高治疗效果。张鹏等[216]* 回顾分析了 325 例接受体外冲击波碎石(ESWL)治疗的肾结石患者临床资料，探讨 ESWL 治疗肾结石疗效的影响因素，并建立预测模型。结果单因素分析发现年龄、结石患侧、结石位置、病程时间、治疗前血尿、结石长、宽径对疗效均有影响。Logistic 回归预测模型比零假设模型要好，预测变量对应变量(ESWL 碎石结局)有显著的解释能力。认为病程时间、治疗前血尿、结石长、短径是 ESWL 单次治疗单发肾结石成功率的独立影响因素。

许长宝等[217] 通过 X 线观察 358 例肾结石患者结石的形态及密度判断结石成分，根据预测结石成分类型，高密度、ESWL 疗效较差者采用 PCNL 治疗；低密度、ESWL 疗效好者采用 ESWL 治疗。认为通过 X 线判断结石成分，预测 ESWL 疗效具有可行性。宫大鑫等[218] 回顾分析了 120 例输尿管下段结石患者临床资料，总结坦索罗辛和索利那新对输尿管下段结石 ESWL 后辅助排石和缓解疼痛的疗效。认为在输尿管下段结石行 ESWL 后，使用坦索罗辛和索利那新辅助排石安全、有效，能缩短排石时间、缓解疼痛、改善膀胱刺激症状。陈书尚等[219] 比较了后腹腔镜输尿管切开取石术(RLU)、经肾镜取石术(mPCNL)、经输尿管镜取石术(URL)三种微创方法治疗 229 例嵌顿性输尿管上段结石患者的临床资料。认为 RLU、mPCNL 及 URL 均可用于治疗嵌顿性输尿管上段结石，用何种方法应根据结石的位置、大小、存留时间及肾积水情况，遵循相对安全、有效、创伤小和经济实用的原则。

文瀚东等[220] 回顾分析了 45 例输尿管镜下单通道 N-Trap 拦截网结合气压弹道碎石治疗输尿管上段结石的临床疗效。认为单一通道置入 N-Trap 拦截网结合气压弹道碎石治疗输尿管上段结石创伤小，减少了结石上移及大块残石的发生，拦截网的使用方便实用，是值得临床推荐的一种治疗方法。张鹏等[221] 回顾分析了 22 例因输尿管结石而入院治疗的孕妇临床资料。认为妊娠期合并输尿管结石，超声诊断安全可靠，约半数可以通过保守治疗缓解，留置双 J 管和椎管内麻醉下输尿管镜下碎石取石术亦安全有效。赵夭望等[222] 回顾分析了 36 例 41 侧采用经输尿管镜钬激光碎石术治疗输尿管结石的婴幼儿患者临床资料。认为选择合适的输尿管镜，熟练掌握操作技术，经输尿管肾镜钬激光碎石术治疗婴幼儿输尿管结石安全有效。

九、男科学疾病

吴显儒等[223] 将该院体检的未发现明显器质性疾病的已婚男性分成正常血压组和正常高值血压组，分别各抽取 120 例男性，行勃起功能国际问卷-5 调查表问卷调查。评价过去 6 个月的勃起功能情况。认为正常高值血压的男性人群 ED 患病率较正常血压人群高。宋健等[224] 调查了 1 644 名男性下尿路症状(LUTS)和勃起功能障碍(ED)的患病情况，探讨 LUTS 和 ED 之间的相关性。认为中老年男性 LUTS

和ED患病率随年龄增加而增加,ED患病率和LUTS程度显著性正相关,梗阻症状相与刺激症状均对ED产生影响。

张贤生等[225]回顾分析了42例阴茎部分切除术患者手术前后性功能变化情况。结果较勃起功能、性高潮及性欲方面,性生活满意度及总体满意度下降更为明显。认为阴茎部分切除术后患者性功能出现明显下降。陈宗平等[226]通过动物实验探讨了阴茎脚交叉损伤对勃起功能障碍的影响。认为单纯切断阴茎脚交叉不会导致勃起功能障碍,阴茎脚交叉切断加一侧坐骨海绵体肌切断会导致勃起功能障碍。牛朝阳等[227]回顾分析了109例诊断为腰椎间盘突出症(LIDH)伴勃起功能障碍(ED)患者的临床资料,认为LIDH引发的ED可能是由神经性和心理性等因素所造成,发病率较高;射频热凝术联合臭氧注射治疗LIDH安全有效,可明显改善患者的勃起功能障碍。

李学德等[228]应用显微外科技术治疗了57例确诊为梗阻性无精子症(OA)并初步怀疑为附睾梗阻的不育症患者。认为在显微外科技术日益成熟下,OA的术前诊断应尽量采取无创的手段,在手术探查中进行梗阻部位的确诊及决定治疗方式。马猛等[229]* 对73例非梗阻性无精子症患者应用三步法取精术获取睾丸精子,三步依次行睾丸细针抽吸术、睾丸活检术、睾丸显微取精术。结果本组行睾丸细针抽吸术时28例(38.4%)获得精子;行至睾丸活检术时38例(52.1%)获得精子;行至睾丸显微取精术时47例(64.4%)获得精子。认为三步法取精术能够有效地提高患者精子获得率,其精子获得率与睾丸组织学类型相关,其中精子发生低下型精子获得率较高。

袁启龙等[230]回顾分析了50例睾丸穿刺取精行卵泡浆内单精子注射胚胎移植(ICSI)治疗患者的治疗情况。认为睾丸取精行ICSI助孕是严重男性因素不育的有效治疗手段之一,但不同病因患者睾丸穿刺取精后ICSI治疗的临床指标有差异,注意各病因患者的构成比。江利等[231]调查了221例梗阻性无精子症患者,其中38例为先天性双侧输精管缺如(CBAVD)。认为辅助生殖治疗对于先天性双侧输精管缺如和其他原因需要通过该技术生育自己后代的患者治疗结果是同样的。刘居理等[232]回顾分析了46例,XX男性性逆转综合征患者的Y染色体SRY因子及AZF微缺失情况、性激素水平及性腺发育情况。认为Y染色体SRY因子存在是该性逆转综合征患者表现为男性的原因,而性腺发育不良导致的睾丸功能低下及Y染色体AZF位点的缺失是导致其不育的原因。

武小强等[233]总结了100例行显微外科精索静脉结扎术的精索静脉曲张患者临床资料,了解外环下切口和腹股沟管切口两种手术切口的精索血管显微解剖结构。认为外环下水平精索静脉总数及中静脉数量均多于腹股沟管水平,但中静脉并不会加大手术难度,外环下切口不会较腹股沟切口操作更复杂。胡威等[234]比较了保守治疗32例、手术治疗129例、介入治疗30例处理精索静脉曲张的疗效。认为保守治疗容易复发,精子活力改善率较低,若保守治疗效果不佳或病情较重应尽早手术或介入治疗。手术治疗及介入治疗复发率较低,但费用较高,要根据其适应证和禁忌证选择最佳治疗方案。李阳波等[235]回顾分析了64例原发性精索静脉曲张(VC)术后复发再次行手术治疗患者的临床资料。认为腹腔镜与显微外科治疗VC术后复发均可提高精液质量,但显微外科对VC复发者具有创伤小、并发症少、可明显提高精液质量的优点。蔡政等[236]比较了各30例腹股沟下途径显微技术精索静脉结扎术与30例腹腔镜精索内静脉高位结扎术的疗效。认为两种手术方式治疗VC均有明显临床疗效,但腹股沟下途径显微技术精索静脉结扎术式因其术后复发率更少,且具有操作简便、治愈率高等优点,可作为手术治疗VC的首选。赵军等[237]回顾分析23例VC患者的临床资料,探讨了美蓝静脉造影在经脐单孔腹腔镜精索静脉高位结扎术中的应用价值。认为经脐单孔腹腔镜精索静脉高位结扎术术中应用美蓝行静脉造影检测侧支曲张静脉是可行的,可明显降低术后复发率,疗效确切。

汪中朗等[238]回顾分析了29例泌尿男生殖系多原发恶性肿瘤(MPMN)病例临床资料。认为MPMN的好发部位以膀胱癌、前列腺癌多见,早期诊断及综合治疗能获得较好的疗效。何群等[239]通过回顾分析了5例精囊囊肿患者的诊断和治疗情况。认为直肠指检、影像学检查应为精囊囊肿诊断的主要手段,腹腔镜下精囊囊肿切除术是一种良好的治疗方法。

十、其他疾病

赵辉等[240]监测与分析了13 652例泌尿系感染患者常见的细菌分布及对抗菌药物的耐药性。结果分离菌株2 805株,其中革兰阳性菌618株(22.03%),以屎肠球菌最为常见;革兰阴性菌2 187株(77.97%),以大肠埃希菌最常见。认为临床需要密切关注细菌耐药性变化趋势,合理用药,减少耐药性的产生,从而提高疗效。杨春霞等[241]收集了300株北京地区社区获得性单纯性泌尿系感染的所有病原菌,分析病原菌的分布及其对常用抗菌药物的体外抗菌活性。认为北京地区社区获得性单纯性泌尿系感染病原菌对喹诺酮类药物的敏感率较低,对阿米卡星、头孢哌酮/舒巴坦、呋喃妥因和磷霉素氨丁三醇的敏感性较高。

席俊华等[242]回顾分析了41例腹膜后手术患者临床资料，其中后腹腔镜组21例，开放手术组20例，比较对两组胰岛素抵抗的影响。认为与开放手术相比，泌尿外科后腹腔镜手术对胰岛素抵抗的影响较小，有利于患者的康复。赵博等[243]对4例健康男性尸体盆腔局部离断标本及15名健康男性志愿者分别进行MRI检查，对照男性盆腔解剖切片与盆腔MRI扫描图像，在MRI图像中找到正常尿生殖膈结构。认为MRI是显示男性尿生殖膈的重要影像手段，对临床确定尿生殖膈的侵犯有重要帮助。

徐阿祥等[244]对疑似尿路上皮肿瘤患者进行了524例次尿脱落细胞荧光原位杂交技术(FISH)检查，探讨尿脱落细胞FISH检查在尿路上皮肿瘤诊断中的应用价值。认为尿脱落细胞FISH检测对于诊断尿路上皮癌具有高度的特异性。颜雷等[245]对100例肉眼血尿行尿脱落细胞FISH检测、细胞学分析和膀胱镜检查。认为与尿脱落细胞学相比，尿脱落细胞FISH技术在恶性血尿病因的诊断中具有较高的灵敏度和相似的特异度，在膀胱尿路上皮癌的早期诊断及术后监测中有着广泛的应用前景，并对恶性血尿患者的肿瘤筛查有着较高的诊断价值。

于洪波等[246]总结了40例闭孔无张力阴道吊带术(TVT-O)和46例TVT-O加阴道前壁修补治疗女性压力性尿失禁(SUI)合并阴道前壁膨出患者的疗效。结果合并Ⅱ-Ⅲ度阴道前壁膨出者，TVT-O加阴道前壁修补组效果显著优于单纯TVT-O组($P<0.05$)。认为对于合并Ⅱ度以上阴道前壁膨出者单纯治疗效果欠佳应同时行阴道前壁修补术。林永红等[247]回顾分析了12例经压力试验、指压试验、盆腔超声检查和尿动力学等检查证实为解剖型女性压力性尿失禁(SUI)，并进行腹腔镜下Burch术治疗的病例临床资料。认为腹腔镜下Burch术是治疗女性压力性尿失禁的有效方法，特别适合需同时行腹腔镜下其他妇科手术的患者。吕坚伟等[248]回顾分析了609例因压力性尿失禁行经阴道无张力尿道吊带术(TVT)患者的临床资料。认为既往盆腔手术史是TVT术中发生下尿路损伤的影响因素之一，应引起术者重视。术中发现膀胱穿孔时应及时退出穿刺针，调整穿刺方向再次穿刺；如发现尿道损伤可以在缝合尿道后再次穿刺。

(孙颖浩 叶华茂)

参 考 文 献

1 蔡启亮，等. 临床泌尿外科杂志，2011，26(11)：812
2 张 争，等. 中华医学杂志，2012，92(8)：562
3* 宿恒川，等. 中华泌尿外科杂志，2012，33(8)：587
4 钟 山，等. 中华泌尿外科杂志，2012，32(11)：746
5 姚 伟，等. 中华小儿外科杂志，2012，33(2)：100
6* 刘 洋，等. 四川大学学报(医学版)，2012，43(2)：293
7 叶烈夫，等. 华中科技大学学报(医学版)，2012，41(4)：490
8 陈文轩，等. 中华内分泌外科杂志，2012，6(3)：174
9 朱 刚，等. 中华泌尿外科杂志，2012，33(5)：333
10 盛明雄，等. 腹腔镜外科杂志，2012，17(2)：97
11 孟庆泽，等. 临床泌尿外科杂志，2012，27(2)：84
12 迟长亮，等. 吉林大学学报(医学版)，2012，38(2)：303
13* 周 雅，等. 中华泌尿外科杂志，2012，33(8)：598
14 杨震宇，等. 中华泌尿外科杂志，2012，33(8)：593
15 郝 瀚，等. 北京大学学报，2012，44(4)：579
16 程树林，等. 四川医学，2012，33(8)：1349
17 徐阿祥，等. 临床泌尿外科杂志，2011，26(12)：884
18* 张卫星，等. 中华泌尿外科杂志，2012，33(3)：188
19 李如兵，等. 浙江医学，2011，33(12)：1800
20 万岳明，等. 中南大学学报(医学版)，2012，37(4)：405
21 金亿里，等. 中国微创外科杂志，2011，11(11)：995
22 茅夏娃，等. 中华泌尿外科杂志，2012，33(2)：85
23 胡 斌，等. 临床泌尿外科杂志，2012，27(7)：514
24 张国玺，等. 临床泌尿外科杂志，2012，27(7)：546
25 张 婧，等. 中华小儿外科杂志，2012，33(9)：655
26 史玉振，等. 临床放射学杂志，2012，31(4)：519
27 周 光，等. 临床外科杂志，2011，19(10)：696
28 邵世修，等. 临床泌尿外科杂志，2012，26(12)：909
29 张中元，等. 北京大学学报，2012，44(4)：539
30* 李泉林，等. 中华泌尿外科杂志，2012，33(7)：489

31* 宋希双,等.中华外科杂志,2012,50(8):750
32 张 涛,等.新疆医科大学学报,2012,35(5):634
33 邢念增,等.中华医学杂志,2012,92(18):1275
34* 殷 民,等.临床泌尿外科杂志,2012,27(10):741
35 马 鑫,等.临床泌尿外科杂志,2012,27(2):81
36* 张东旭,等.临床泌尿外科杂志,2012,27(2):108
37* 张 坚,等.临床泌尿外科杂志,2012,27(7):543
38 徐振宇,等.腹腔镜外科杂志,2012,17(7):519
39 张东旭,等.第二军医大学学报,2012,33(4):454
40 陈光富,等.临床泌尿外科杂志,2012,27(10):728
41* 王林辉,等.第二军医大学学报,2012,33(7):707
42 李虎林,等.南方医科大学学报,2012,32(2):274
43 潘铁军,等.临床泌尿外科杂志,2012,27(8):564.
44* 李 尧,等.临床泌尿外科杂志,2012,27(9):641
45* 韩志坚,等.中华泌尿外科杂志,2012,33(7):492
46 许 涛,等.中华泌尿外科杂志,2012,33(3):180
47* 张崔建,等.北京大学学报(医学版),2012,44(4):535
48 黄橙如,等.中华小儿外科杂志,2012,33(3):161
49 杨绍波,等.临床泌尿外科杂志,2011,26(11):829
50 田 军,等.临床泌尿外科杂志,2011,26(12):927
51 叶云林,等.南京医科大学学报,2012,32(4):557
52 周 剑,等.中国微创外科杂志,2012,12(3):233
53 刘建业,等.临床泌尿外科杂志,2011,26(10):750
54 龚 宇,等.中华泌尿外科杂志,2012,33(5):347
55 邹晓峰,等.临床泌尿外科杂志,2012,27(10):721
56* 李 颢,等.临床泌尿外科杂志,2012,27(6):445
57 刘志权,等.临床泌尿外科杂志,2012,27(5):366
58* 范正超,等.中华泌尿外科杂志,2012,33(6):417
59 郭 凯,等.临床泌尿外科杂志,2012,27(6):410
60* 孙玉芳,等.中华泌尿外科杂志,2012,33(6):439
61 孙玉芳,等.中华小儿外科杂志,2012,33(7):504
62 刘春来,等.西安交通大学学报(医学版),2012,33(2):227
63 张 争,等.中华医学杂志,2012,92(6):384
64 林 俊,等.中华医学杂志,2012,92(6):388
65 解 鹏,等.中华泌尿外科杂志,2012,33(7):540
66 单中杰,等.中华泌尿外科杂志,2011,32(12):827
67* 杨 飞,等.中华泌尿外科杂志,2012,33(5):443
68 朱绪辉,等.中华泌尿外科杂志,2012,33(4):268
69 朱绪辉,等.临床泌尿外科杂志,2012,27(2):117
70 张雪培,等.临床泌尿外科杂志,2012,27(2):121
71 张 帆,等.中华泌尿外科杂志,2012,33(9):655
72* 陈国庆,等.中华泌尿外科杂志,2012,33(9):678
73 茅夏娃,等.中华泌尿外科杂志,2012,33(8):611
74 李鸿宾,等.临床泌尿外科杂志,2012,27(4):282
75* 叶华茂,等.第二军医大学学报,2012,33(7):810
76 李 宁,等.中华泌尿外科杂志,2012,33(2):107
77 谢 平,等.中华医学杂志,2011,91(46):3281
78 宋正尧,等.临床泌尿外科杂志,2011,26(11):823
79 余 义,等.临床泌尿外科杂志,2012,27(2):136
80 苏元华,等.临床泌尿外科杂志,2011,26

(11)：820
81 张心如，等. 临床泌尿外科杂志，2011，26(12)：930
82 盛文葳，等. 临床泌尿外科杂志，2012，27(9)：650
83 付 水，等. 四川医学，2012，33(6)：992
84 门同义，等. 中华泌尿外科杂志，2011，32(12)：835
85* 李成龙，等. 临床泌尿外科杂志，2012，26(10)：745
86* 陈俊星，等. 中华泌尿外科杂志，2012，33(2)：99
87 陈 骋，等. 临床泌尿外科杂志，2012，27(6)：435
88 张国辉，等. 临床泌尿外科杂志，2012，27(10)：756
89 李双辉，等. 中华泌尿外科杂志，2012，33(3)：215
90* 张心如，等. 临床泌尿外科杂志，2012，27(10)：759
91 马宝杰，等. 中华泌尿外科杂志，2012，33(5)：351
92* 周晓洲，等. 第三军医大学学报，2012，34(7)：651
93 范 钰，等. 四川大学学报(医学版)，2012，43(1)：99
94* 李向东，等. 中华医学杂志，2012，92(32)：2280
95 郑 卫，等. 北京大学学报(医学版)，2012，44(4)：558
96 陈光富，等. 临床泌尿外科杂志，2012，27(8)：601
97* 秦 超，等. 南方医科大学学报，2011，31(11)：1685
98 牛亦农，等. 临床泌尿外科杂志，2012，27(1)：1
99* 牛亦农，等. 临床泌尿外科杂志，2012，27(6)：413
100 许 凯，等. 南方医科大学学报，2012，32(7)：1012
101 安恒庆，等. 中华泌尿外科杂志，2012，33(9)：675
102 刘冠炤，等. 临床泌尿外科杂志，2012，27(5)：342
103 何卫阳，等. 中国医科大学学报，2012，41(1)：83
104 邢念增，等. 中华医学杂志，2012，92(2)：114
105 单 伟，等. 中华小儿外科杂志，2012，33(3)：165
106 原劲杨，等. 哈尔滨医科大学学报，2012，46(8)：388
107 王利群，等. 吉林大学学报(医学版)，2012，38(2)：308
108 魏 武，等. 中华男科学杂志，2011，17(11)：998
109 史晓红，等. 中华老年医学杂志，2012，31(1)：29
110 张连升，等. 第二军医大学学报，2011，32(12)：1310
111 吴文起，等. 中华泌尿外科杂志，2011，32(12)：839
112 瞿连喜，等. 中华实验外科杂志，2012，29(3)：504
113 郝建伟，等. 中华外科杂志，2012，50(2)：161
114 朱 斌，等. 中华男科学杂志，2012，18(7)：595
115 虞 欣，等. 河北医科大学学报，2012，33(7)：753
116 诸 琳，等. 中华老年医学杂志，2011，30(11)：915
117 于正刚，等. 临床泌尿外科杂志，2012，27(3)：206
118 熊 玮，等. 临床泌尿外科杂志，2012，27(7)：529
119 赵永伟，等. 临床泌尿外科杂志，2011，26(11)：859
120 小 辉，等. 中国医科大学学报，2011，40(11)：1032
121 易克银，等. 临床泌尿外科杂志，2011，26(12)：951
122 李 涛，等. 临床泌尿外科杂志，2012，27(10)：767
123 陈 鑫，等. 中华泌尿外科杂志，2012，33(2)：123
124 张豪杰，等. 复旦学报(医学版)，2011，38(6)：496
125 张志宏，等. 中华泌尿外科杂志，2012，33(7)：512
126 龚百生，等. 临床泌尿外科杂志，2011，26(10)：752
127 王 鑫，等. 中华医学杂志，2012，92(19)：1300
128 穆大为，等. 北京大学学报，2012，44(4)：568
129 朱绍兴，等. 上海医学，2012，35(5)：392
130 李秋洋，等. 中华男科学杂志，2012，18(4)：302
131* 刘希高，等. 中华男科学杂志，2012，18(2)：155
132* 严维刚，等. 中华泌尿外科杂志，2012，33(7)：504
133 刘 丹，等. 中华外科杂志，2012，50(5)：443
134 王天昱，等. 北京大学学报(医学版)，2012，44

(4)：528
135* 杨　毅，等. 中华放射学杂志，2012，46(6)：521
136* 张　帆，等. 中华泌尿外科杂志，2012，33(5)：360
137 万方宁，等. 中华泌尿外科杂志，2012，33(7)：499
138* 阎乙夫，等. 临床泌尿外科杂志，2011，26(12)：901
139 黄建林，等. 北京大学学报(医学版)，2012，44(4)：563
140 干思舜，等. 临床泌尿外科杂志，2012，27(7)：485
141 车建平，等. 上海医学，2012，35(5)：396
142 王　威，等. 南方医科大学学报，2012，32(5)：749
143 李勋钢，等. 第二军医大学学报，2011，32(11)：1197
144 车建平，等. 上海医学，2012，35(5)：389
145 高　远，等. 中国内分泌外科杂志，2011，5(5)：340
146 甘卫东，等. 中华男科学杂志，2012，18(8)：755
147 李　青，等. 中国男科学杂志，2012，26(5)：44
148 张治草，等. 中华泌尿外科杂志，2012，33(1)：55
149 侯瑞鹏，等. 中华泌尿外科杂志，2012，33(5)：369
150 林国文，等. 中华泌尿外科杂志，2012，33(1)：63
151 林国文，等. 中华医学杂志，2012，92(8)：520
152 沈益君，等. 中华外科杂志，2012，50(6)：539
153 丁智兵，等. 临床泌尿外科杂志，2012，27(2)：142
154 陈　靖，等. 临床泌尿外科杂志，2012，27(1)：49
155 朱　耀，等. 中华泌尿外科杂志，2011，32(12)：799
156 邹子君，等. 中华泌尿外科杂志，2011，32(12)：803
157 李　健，等. 中华泌尿外科杂志，2011，32(12)：807
158 马全福，等. 中国微创外科杂志，2011，11(12)：1111
159* 徐　康，等. 临床泌尿外科杂志，2012，27(2)：148
160 董玉林，等. 中华泌尿外科杂志，2012，33(2)：146
161 赵永斌，等. 临床泌尿外科杂志，2012，27(4)：241
162 郑光威，等. 中国男科学杂志，2012，26(3)：29
163 李　鑫，等. 中国男科学杂志，2012，26(7)：54
164 王　毅，等. 山西医科大学学报，2011，42(11)：880
165 苏　斌，等. 齐齐哈尔医学院学报，2012，33(10)：1276
166 张卫星，等. 第三军医大学学报，2012，34(13)：1353
167 蒋玉清，等. 中华实验外科杂志，2012，29(4)：711
168 朱杨进，等. 中国男科学杂志，2012，26(3)：45
169 应　涛，等. 中华创伤杂志，2012，28(7)：617
170* 熊　林，等. 中国微创外科杂志，2012，12(6)：537
171 徐月敏，等. 中华泌尿外科杂志，2012，33(11)：732
172 宋鲁杰，等. 中华泌尿外科杂志，2011，32(11)：728
173 权昌益，等. 中华男科学杂志，2012，18(7)：653
174 唐晨野，等. 中华男科学杂志，2012，26(7)：32
175* 王平贤，等. 中华外科杂志，2012，50(2)：135
176 孙　毅，等. 临床泌尿外科杂志，2012，27(3)：197
177 张晓群，等. 中华男科学杂志，2012，26(5)：56
178 李东水，等. 临床泌尿外科学杂志，2012，27(5)：374
179 徐月敏，等. 中华泌尿外科杂志，2011，32(11)：736
180 王永权，等. 中华男科学杂志，2012，18(4)：291
181 操作亮，等. 临床泌尿外科杂志，2012，27(5)：377
182 张　明，等. 临床泌尿外科杂志，2012，27(9)：694
183 吴实坚，等. 中国男科学杂志，2012，26(6)：28
184 吕　军，等. 中华医学杂志，2011，91(46)：3278
185 苏　诚，等. 中华泌尿外科杂志，2011，32(11)：740
186 马　峥，等. 中华小儿外科杂志，2011，32(11)：855
187 潘淑娟，等. 中华泌尿外科杂志，2012，33(4)：288
188 杨　槐，等. 北京大学学报(医学版)，2012，44(4)：551
189 顾　燕，等. 临床泌尿外科杂志，2012，27(10)：777
190 陈友干，等. 南京医科大学学报(自然科学版)，2012，32(5)：695

191 张笑等，等. 临床泌尿外科杂志，2012，27(9)：669
192 黄恒前，等. 临床泌尿外科杂志，2011，26(11)：801
193 李功成，等. 临床泌尿外科杂志，2011，26(11)：856
194 王博涵，等. 中华泌尿外科杂志，2012，33(7)：529.
195 徐 冉，等. 中南大学学报·医学版 2012，37(6)：621
196 吴建华，等. 中华医院感染学杂志，2012，22(1)：114
197 黎承杨，等. 临床泌尿外科杂志，2012，27(3)：179
198 熊六林，等. 北京大学学报(医学版)，2012，44(4)：575
199* 刘永达，等. 中华泌尿外科杂志，2012，33(6)：409
200 李家宽，等. 中华泌尿外科杂志，2012，33(8)：576
201* 罗 勇，等. 临床泌尿外科杂志，2012，27(3)：161
202 许云飞，等. 中华泌尿外科杂志，2012，33(7)：525
203 陈 奇，等. 中华泌尿外科杂志，2012，33(1)：24
204* 孙 阳，等. 复旦学报(医学版)，2012，39(1)：61
205* 李 天，等. 临床泌尿外科杂志，2012，27(3)：182
206* 张乃文，等. 中国医科大学学报，2012，41(3)：275
207 盛明雄，等. 临床泌尿外科杂志，2012，27(9)：691
208 潘铁军，等. 中华泌尿外科杂志，2012，33(6)：413
209 乔 亮，等. 临床外科杂志，2012，20(1)：56
210 薛 娟，等. 中南大学学报(医学版)，2012，37(4)：408
211* 杨 春，等. 中华泌尿外科杂志，2012，33(1)：16
212* 杨 春，等. 临床泌尿外科杂志，2012，27(2)：103
213 张志超，等. 临床泌尿外科杂志，2012，27(8)：581
214 杨 锋，等. 临床泌尿外科杂志，2012，27(1)：57
215 谢 凯，等. 中华泌尿外科杂志，2012，33(8)：581
216 余建华，等. 中华泌尿外科杂志，2012，33(8)：584
217* 张 鹏，等. 南方医科大学学报，2012，32(6)：894
218 许长宝，等. 中华泌尿外科杂志，2012，33(1)：13
219 宫大鑫，等. 中华泌尿外科杂志，2012，33(7)：532
220 陈书尚，等. 临床泌尿外科杂志，2012，27(1)：5
221 文瀚东，等. 临床外科杂志，2012，20(3)：200
222 张 鹏，等. 临床泌尿外科杂志，2012，27(5)：360
223 赵夭望，等. 中华小儿科杂志，2011，32(11)：837
224 吴显乳，等. 中华男科学杂志，2012，18(1)：44
225 宋 健，等. 中华医学杂志，2011，91(38)：2706
226 张贤生，等. 中华男科学杂志，2012，18(9)：843
227 陈宗平，等. 第三军医大学学报，2012，34(16)：1651
228 牛朝阳，等. 中国男科学杂志，2012，26(5)：32
229* 李学德，等. 中华男科学杂志，2012，18(7)：611
230 马 猛，等. 中华男科学杂志，2012，18(7)：606
231 袁启龙，等. 广州医学杂志，2012，1(33)：262
232 江 利，等. 中国男科学杂志，2012，26(6)：46
233 刘居理，等. 中华男科学杂志，2012，26(6)：31
234 武小强，等. 中华男科学杂志，2012，18(6)：518
235 胡 威，等. 临床外科杂志，2012，20(8)：573
236 李阳波，等. 四川医学，2011，33(10)：1551
237 蔡 政，等. 中国男科学杂志，2012，26(3)：49
238 赵 军，等. 腹腔镜外科杂志，2011，16(11)：866
239 汪中朗，等. 贵阳医学院学报，2012，37(3)：306
240 何 群，等. 中华医学杂志，2012，92(14)：982
241 赵 辉，等. 新疆医科大学学报，2012，35(5)：629
242 杨春霞，等. 中华泌尿外科杂志，2012，33(2)：132
243 席俊华，等. 临床泌尿外科杂志，2011，26(11)：842
244 赵 博，等. 中华泌尿外科杂志，2012，33(8)：614
245 徐阿祥，等. 临床泌尿外科杂志，2012，27(10)：753
246 颜 雷，等. 临床泌尿外科杂志，2011，29(4)：711
247 于洪波，等. 临床泌尿外科杂志，2012，27(10)：764
248 林永红，等. 四川医学，2012，33(4)：639
249 吕坚伟，等. 中华泌尿外科杂志，2012，33(7)：522

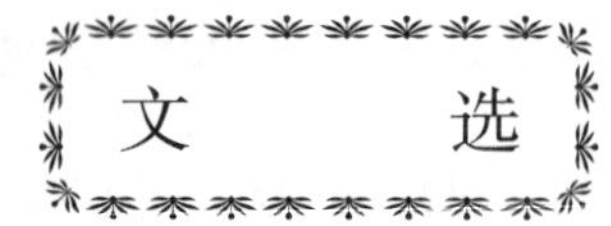

肾上腺皮质激素非依赖性肾上腺皮质大结节样增生的治疗[中华泌尿外科杂志,2012,33(8),146] 宿恒川等回顾性分析2000至2011年收治并确诊的17例ACTH非依赖性肾上腺皮质大结节样增生(AIMAH)患者的临床资料,包括亚临床AIMAH 3例、临床AIMAH 10例以及高危AIMAH患者4例。3例亚临床AIMAH患者ACTH水平降低,血、尿皮质醇正常或轻度升高,高危AIMAH患者表现为骨质疏松2例,肝功能不全2例,心肺功能不全3例,严重高血压4例。亚临床AIMAH患者行对症治疗,临床AIMAH患者行手术治疗,高危AIMAH患者行酮康唑(800 mg/d)加手术治疗。结果3例亚临床AIMAH患者经对症治疗,血压、血糖平稳出院,随访内分泌指标检查正常。7例临床AIMAH患者行单侧肾上腺肿块加同侧肾上腺部分或者全部切除,6~9个月后cs症状完全消失。2例临床AIMAH患者同时行双侧肾上腺全切除术,其中1例因肾上腺皮质功能危象而死亡,另1例出现肾上腺皮质功能减退症状,给予糖皮质激素替代治疗,无Nelson综合征。1例临床AIMAH患者先后行单侧肾上腺全切术,随访10年,常规补充糖皮质激素,无Nelson综合征。4例高危AIMAH患者经酮康唑治疗后行右侧。肾上腺全切术,术后继续服用酮康唑随访1~3年,生化指标正常。认为不同亚型AIMAH应采取不同治疗方法。认为对于亚临床AIMAH,重点在于对症治疗,随访期间宜定期进行肾上腺影像学以及内分泌功能检查,一旦进展为临床AIMAH,首选单侧肾腺全切术。高危AIMAH应先通过药物抑制皮质醇合成,患者能够耐受手术后尽快切除一侧。肾上腺对于临床AIMAH,单侧肾上腺切除是一种有效的治疗方法。

(王　磊)

述评　ACTH非依赖性肾上腺皮质大结节样增生(AIMAH)表现为血、尿皮质醇浓度升高,ACTH水平下降,分泌节律紊乱,地塞米松抑制试验阴性,腺体呈现多个结节。临床可分为亚临床、临床和高危型。治疗目的是将皮质醇分泌降至正常、防止内分泌产生永久不足以及避免长期依赖药物治疗。由此,AIMAH的治疗应采取个体化原则,根据疾病进展的不同时期以及分型采取相应的治疗。亚临床型可对症处理,临床型首选单侧肾上腺切除,而高危型应在控制皮质醇分泌的基础上行手术单侧或双侧切除。

(杨　庆)

肾上腺皮质癌的临床预后分析[四川大学学报(医学版),2012,43(2):293] 刘洋等探讨影响肾上腺皮质癌(ACC)患者远期生存的因素,帮助临床医生判别导致患者死亡风险增高的因素,从而更好地指导临床治疗。该组经手术病理确诊为ACC者35例,其中男性20例,女性15例。年龄14~80岁,平均年龄(49.11±17.24)岁;女性患者与男性患者年龄差异无统计学意义[(43.53±15.63)岁 vs(53.3±17.58)岁,$P=0.098$]。肿瘤位于右侧肾上腺者20例,左侧肾上腺者15例。肿瘤平均直径(10.13±7.21)cm(3.9~35 cm)。采用2008年ENSAT修改后的ACC分期系统,将35例肾上腺皮质癌患者分为Ⅰ、Ⅱ、Ⅲ、Ⅳ期,Ⅰ期3例,Ⅱ期15例,Ⅲ期12例,Ⅳ期5例;其中Ⅲ、Ⅳ期患者占48.6%。采用生存分析和Cox比例风险回归法分析影响肾上腺皮质癌患者的预后因素。结果发现本研究共纳入35例患者,男性20例,女性15例。其中Ⅰ期3例,Ⅱ期15例,Ⅲ期12例,Ⅳ期5例。到随访结束时死亡21例,存活14例。本组患者中位生存时间为33个月,1、2、5年生存率分别为77.1、62.5、38.3。单因素分析显示:性别(男、女)、肿瘤分布(左、右)、肿瘤直径(<10 cm、≥10 cm)、是否有内分泌功能、是否吸烟、是否具有高血压低血钾,各组患者间生存率比较差异无统计学意义($P>0.05$)。多因素分析显示:男性、年龄<50岁、早期肿瘤以及不吸烟是与生存预后相关的有益因素。晚期肿瘤患者死亡风险为早期患者的52倍,中期患者死亡风险为早期患者的3倍。认为影响肾上腺皮质癌患者远期预后的临床因素主要是临床分期和年龄。患者年龄<50岁,临床分期越早,患者的预后越好。

(王　磊)

述评　肾上腺皮质癌(ACC)发病率低,恶性程度高,侵袭性强,预后较差,总的5年生存率文献报道在12%~47%。发病以小于10岁的儿童和40~60岁之间的成年人多见,男女比例大约为1∶1.5,大多数患者为单侧肾上腺受累。手术治疗是ACC目前最有效的治疗方法,早期完整切除肿瘤有望延长生存时间和获得较长的无瘤生存间期。影响ACC预后的最主要临床因素是肿瘤临床分期和患者年龄,临床分期越早,患者年龄<50岁,患者的预后越好。

(杨　庆)

机体缺氧状态与肾透明细胞癌预后的关系[中华泌尿外科杂志,2012,33(8):598] 周雅等回顾性分析89例患者的临床病理资料,应用免疫组化方法半定量检测89例肾透明细胞癌标本缺氧诱导因子-1α

(HIF-1α)的表达情况,探讨机体的慢性缺氧状态念坳肾透明细胞癌预后的影响。该组男 66 例,女 23 例;平均年龄 57 岁;慢性肺疾病(CPD)组 19 例。无慢性肺疾病(NCPD)组 70 例;临床分期Ⅰ期 46 例,Ⅱ期 15 例,Ⅲ期 26 例,Ⅳ期 2 例。并对其预后情况进行随访。用 Kaplan. Meier 法对是否合并慢性肺部疾病、HIF-1a 表达、Hb 含量、吸烟史等变量与患者生存时间进行组间分析,同时建立 Cox 比例风险回归模型分析各变量与生存时间的相关性。结果 89 例随访 6～84 个月,中位随访时间 19 个月。死亡 20 例,存活 69 例。HIF-1a 阴性表达 15 例(16.9%),阳性表达 74 例(83.1%)。CPD 组和 NCPD 组疾病临床分期、血红蛋白水平及 HIF-1α 表达程度等方面差异有统计学意义($P<0.05$);两组患者中位总牛存期分别为 44、71 个月。差异有统计学意义($P<0.05$);Hb≤110 g/L 组和>110 g/L 组患者中位总生存期分别为 43、70 个月,差异有统计学意义($P<0.05$);HIF-1α 的表达程度越强,总生存期越短,其差异有统计学意义($P<0.05$)。合并 CPD、Hb 水平、HIF-1α 表达是影响肿瘤患者总生存期的独立因素($P<0.05$)。认为合并肺部疾病、HIF-1α 表达与疾病生存时间呈正相关,Hb 水平与疾病生存时间呈负相关。CPD 导致的患者系统性缺氧可加重肾透明细胞癌患者的组织内缺氧状态。机体的缺氧状态与肾透明细胞癌预后存在负相关。

(唐　亮)

述评　影响肾透明细胞癌患者的预后因素很多,机体缺氧状态是其中之一。作者通过肿瘤标本分析及患者随访发现机体缺氧状态与肾透明细胞癌预后存在负相关,这与其他脏器肿瘤的研究结果是基本一致的。当然,这一现象的发生机理还有待于进一步研究,只有阐明了其中的机理,才能给治疗提供机会。

(王林辉)

腹腔镜下左肾静脉外支架固定术治疗左肾静脉压迫综合征的疗效分析[中华泌尿外科杂志,2012,33(3):188]　张卫星等探讨腹腔镜下左肾静脉外支架固定术治疗左肾静脉压迫综合征的临床疗效。其选取左肾静脉压迫综合征患者 8 例,男 5 例,女 3 例。年龄 13～31 岁,平均 27 岁。血尿病史 3～46 个月,均合并蛋白尿。8 例彩色多普勒超声检查:左肾静脉狭窄段内径 1.0～3.0 mm,平均 2.4 mm;扩张段内径 5.3～14.9 mm,平均 9.1 mm。8 例 CT 三维血管重建检查:左肾静脉受压明显,血流速度 0.52～1.15 m/s,平均 0.75 m/s;腹主动脉与肠系膜上动脉夹角 9.3°～23.8°,平均 18.6°。膀胱镜检查 6 例,均可见左侧输尿管口喷血。8 例均行腹腔镜下左肾静脉外支架固定术治疗,术中将长 5～8 cm 直径 1 cm 的带外支撑环的 e-PTFE 人造血管固定于下腔静脉与肾门之间的左肾静脉外,减轻肾静脉受压。结果该组手术顺利。手术时间 55～140 min,平均 63 min。术中出血量 10～30 ml,平均 14 ml。术中术后未发生外科并发症。住院 5～7 d,平均 6 d 出院。术后随访 3～20 个月,血尿消失后未复发 7 例,7 例尿常规检查正常。1 例仍间断出现镜下血尿。8 例显示左肾静脉狭窄段内径 6.5～8.7 mm,平均 7.4 mm;扩张段与狭窄段比值 1.1～1.4,平均 1.3;流速 0.23～0.42 m/s,平均 0.31 m/s;腹主动脉与肠系膜上动脉夹角为 51°～65°,平均 57°。认为腹腔镜下人造血管外支架固定术是治疗左肾静脉压迫综合征的一种新术式,术中需暂时阻断肾动脉,无需离断左肾静脉或肠系膜上动脉等血管,设计巧妙,创伤小,恢复快,疗效满意。

(王　磊)

述评　左肾静脉压迫综合征("胡桃夹"综合征)在临床中不常见,但也不罕见。常见症状是血尿,如反复出现严重的肉眼血尿,则需临床干预,非手术治疗几乎无效。既往的手术治疗不是离断肾静脉就是离断肠系膜上动脉,手术难度大,风险高,并发症多。本文作者采用外支架固定术减轻左肾静脉的受压程度,以期改善临床症状。初步结果是满意的,但尚需进一步临床随访资料的证实。

(王林辉)

早期肾癌保肾手术切缘大小对患者远期疗效的影响[中华泌尿外科杂志,2012,33(7):489]　李泉林等探讨小切缘保肾手术治疗早期肾癌的安全性及有效性。回顾性分析 1998 年 1 月至 2008 年 12 月行保肾手术的 325 例 T_{1a} 期肾癌患者的临床资料。男 241 例,女 84 例。年龄 41～77 岁,平均 65 岁。患者均经病理学检查确诊为肾细胞癌,病理分期为 $T_{1a}N_0M_0$。肿瘤直径 1.0～4.0 cm,平均 3.4 cm(中位数 3.5 cm)。G_1 124 例(38.2%),G_2 186 例(57.2%),G_3 15 例(4.6%)。透明细胞癌 255 例(78.5%),乳头状肾癌 40 例(12.3%),嫌色细胞癌 23 例(7.1%),多囊性肾癌 7 例(2.2%)。对侧肾脏正常。依据切缘大小分为≤5 mm 组 125 例,6～9 mm 组 102 例及≥10 mm 组 98 例。比较各组切缘大小、有无肿瘤残留,观察术后局部复发、远处转移情况及远期生存率。结果 325 例切缘病理均阴性,3 组切缘大小平均值及中位数分别为:≤5 mm 组 2.2 mm 及 2.0 mm,6～9 mm 组 6.7 mm 及 6.0 mm。≥10 mm 组 11.8 mm 及 12.0 mm。3 组切缘大小比较差异有统计学意义($P<0.05$)。随访时间≤5 mm 组 15～130 个月,平均 69 个月;6～9 mm 组 17～132 个月,平均 83 个月;≥10 mm 组 60～103 个月,平均 82 个月。≤5 mm 组 1 例(0.74%)出现同侧肾脏异位复

发,6～9 mm 组 1 例(0.98%)出现原位局部复发,2 例均经肾癌根治术治愈并无瘤生存 38 个月和 24 个月。≥10 mm 组无局部复发。各组间复发率比较差异无统计学意义($P>0.05$)。3 组患者均无远处转移及癌特异性死亡发生。Kaplan-Meier 生存分析 5 年总体生存率分别为≤5 mm 组 99.2%,6～9 mm 组 99.0%,≥10 mm 组 98.0%(Log Rank $\chi^2=1\ 511$,$P=0.470$)。认为小切缘保肾手术有利于保留更多的功能性肾单位,治疗早期肾癌安全、有效,远期疗效好。

(唐　亮)

述评　切缘大小一致是肾癌保留肾单位手术的关注要点。切缘大,切缘阳性的可能性小,但正常肾组织的保留也少了。切缘小的优点也很明显。究竟多大的切缘最科学,至今没有定论。本文作者对 T_{1a} 期肾癌肾部分切除术的切缘进行了回顾性分析研究,认为只要切缘阴性,切缘大小对术后局部复发和长期生存无明显影响。这一结论对 T_{1a} 期肾癌肾部分切除术有重要的临床指导意义。

(王林辉)

保留肾单位手术治疗肾细胞癌的合理选择与疗效分析[中华外科杂志,2012,50(8):750]　宋希双等探讨保留肾单位手术(nephron sparing surgery, NSS)治疗肾细胞癌的合理选择及疗效。研究回顾性分析了大连医科大学附属第一医院 1997 年 3 月至 2011 年 5 月期间 332 例 NSS 手术,其中男性 204 例,女性 128 例;年龄 20～77 岁,平均 58.5 岁;肿瘤直径 1.1～6.7 cm,平均 3.1 cm。术前评估 NSS 绝对适应证 16 例(孤立肾肾癌 3 例。双肾癌 13 例),TNM 分期示 T_{1a} 期 325 例,T_{1b} 期 7 例;术中静脉滴注肌苷避免肾功能损害。326 例患者行肾楔形切除术,其中 248 例使用无损伤肾蒂钳阻断肾蒂,肾周冰屑降温,肾蒂开放后立即静脉滴注呋塞米,部分患者联合应用甘露醇;84 例因 NSS 绝对适应证或肿瘤较小且位于肾脏边缘,术中予手捏肾脏实质阻断供血。结果该组手术均顺利完成,手术时间 55～180 min,平均 86 min;肾蒂阻断时间 5～56 min,平均 14 min;术中出血量 100～300 ml,平均 136 ml,均未予输血。术后总体并发症率为 4.2%。1 例孤立肾肾癌患者第 2 次行 NSS 后因反复出血行根治性肾切除术,术后进行血液透析治疗;暂时肾功能不全患者均为双侧肾癌同期完成手术或孤立肾肾癌手术者,肌酐最高上升至 216 μmol/L,经利尿、保肾等治疗,6 例患者肾功能均在术后 1 周内恢复;2 例肾周感染患者给予保持引流通畅．静脉应用抗生素治疗。术后病理透明细胞癌 317 例,乳头状肾癌 10 例,嫌色细胞癌 4 例,肺癌肾转移 1 例。中位随访时间为 34 个月,术后 5 年内死亡 4 例,1 例肺癌术后肾转移行肾部分切除术后 16 个月死于肺癌,3 例患者死于心脑血管疾病,总体生存率和肿瘤特异性生存牢分别为 98.8% 和 100%。332 例患者中,肿瘤复发 5 例,远处转移 1 例,复发率为 1.6%,远处转移率 0.3%,其中 1 例患者为脑转移后局部复发,1 例患者为孤立肾肾癌,1 例患者为双肾癌。认为 NSS 治疗肾细胞癌可以最大限度的保留功能性肾单位,具有局部复发率低、远期生存率高、并发症发生率低等优点;同时 NSS 可以降低并发慢性肾功能衰竭的危险性,提高患者生活质量,增加患者满意度。通过合理选择患者,术中严格执行操作规范,定期门诊随诊,可以使得 NSS 治疗肾癌取得良好的临床疗效。

(吕　晨)

述评　传统的观念认为根治术是肾癌外科治疗的标准。近年来,随着外科技术的进步及循证医学的发展,保留肾单位手术已成为 T_{1a} 期肾癌的标准术式,有的指南里还建议 T_{1b} 期肾癌行保留肾单位手术。本文作者总结了近 15 年行 NSS 的手术经验和体会,认为 NSS 手术实施的关键点在于严格把握适应证,至于采用哪种 NSS 手术方法,可根据每个外科医生的具体情况而定。我们认为,NSS 手术是否成功取决于三要素:①肿瘤是否切除彻底;②是否保留了足够的患肾功能(大于正常一侧肾功能的 25%);③是否出现术中术后的严重并发症,如出血、漏尿、感染等。

(王林辉)

高选择肾动脉阻断腹腔镜肾脏部分切除术治疗中央型肾肿瘤[临床泌尿外科杂志,2012,27(10):741]　殷民等探讨高选择肾动脉阻断腹腔镜肾脏部分切除术治疗中央型肾肿瘤的手术技巧及结果。回顾性分析了宁波大学医学院附属李惠利医院 2006 年 6 月至 2011 年 6 月 8 例中央型肾肿瘤患者的腹腔镜下肾部分切除术。研究将中央型肾肿瘤定义为符合以下两个条件之一:①完全位于肾实质内;②距离集合系统或肾门大血管≤5 mm。8 例患者通过术前薄层三维 CT 确诊,其中男性 6 例,女性 2 例;年龄 35～68 岁,平均 42 岁;肿瘤位于左肾 5 例,右肾 3 例。肿瘤直径 2.0～6.0 cm,平均 2.8 cm 术前均行薄层三维 CT 血管成像了解血管分布及走向。术中探查如果肿瘤突出肾表面,保留肿瘤表面肾周脂肪;如果肿瘤完全位于肾实质内,置入腔内 B 超探头,探头引导下确定肿瘤边界。结果该组手术均顺利完成,手术时间为 150～300 min,平均 220 min,肾血管阻断时间 22～45 min,平均 33 min。肿瘤大小为 2.0～6.0 cm,平均为 2.8 cm。需集合系统修补 6 例(75%)。术中出血量 100～400 ml,平均为 130 ml,均未输血。病理报告:肾透明细胞癌 6 例(75%),肾血管平滑肌脂肪瘤 2 例,术中及术后切缘均阴性。术后随访 3～46 个月，平均 22.3 个月，未见肿瘤局部复发或远处转移。认为肿瘤的位置对于手术径路选择很重要，研究中 2 例肿瘤靠肾脏腹侧，位于肾门前唇，经腹腔途径手术；6 例肿瘤靠肾脏背侧，经后腹腔途径手术。腹腔镜肾部分切除术治疗中央型肾肿瘤安全有效，选择性阻断或结扎滋养肿瘤的肾动脉三级分支可以有效减少正常肾单位的热缺血时间和出血，有利于该术式的开展。

（吕　晨）

述评　中央型肿瘤行肾部分切除术的难点在于肿瘤切除相对困难，创面缝合和关闭比较复杂，因此肾血管阻断时间往往较长。高选择肾动脉阻断的目的是减少正常肾组织的缺血范围，以期达到保护患肾功能的目的。本文作者在这方面作了有益的尝试，结果也是比较满意的。当然，为了达到高选择肾动脉阻断的目的，我们还应在术前准备和选择手术入路上多作准备，如术前的三维血管成像，患肾及肿瘤的三维成像及术中多普勒超声的应用，对于术中血管分离和肿瘤满意切除会起到很大的帮助。

（王林辉）

后腹腔镜技术治疗双侧肾癌的有效性与安全性研究［临床泌尿外科杂志，2012，27(2)：108］　张东旭等探讨了后腹腔镜技术治疗双侧肾癌的方法及疗效。研究回顾性分析了第二军医大学附属长征医院 2004 年 1 月～2010 年 6 月 11 例双侧肾细胞癌患者的临床资料，其中男 7 例，女 4 例，年龄 30～71 岁，平均(55.0±12.6)岁。肿瘤平均直径(2.8±1.8)cm，肿瘤临床分期(肾癌，AJCC 2002)6 例同时型肾癌患者中，cT_{1a} 5 例，cT_{1b} 1 例；5 例异时型肾癌首次手术时的分期 cT_{1a} 3 例，cT_{1b} 和 cT_2 各 1 例，二期手术时均为 cT_{1a}。异时型患者分别于术后 28、44、47、60、72 个月对侧肾脏发现肿瘤。11 例患者均行后腹腔镜下肾癌根治或肾部分切除术，且均为二期手术，间隔时间不等。6 例同时型患者中，5 例行后腹腔镜下双肾部分切除术，1 例行后腹腔镜下一侧肾癌根治术后 3 月行对侧肾部分切除术。5 例异时型患者中，3 例行后腹腔镜下双肾部分切除术，2 例行后腹腔镜下一侧肾癌根治及对侧肾部分切除术。结果该组手术均顺利完成，无中转开放，平均手术时间(102±27)min，平均热缺血时间(23.0±7.7)min，术中平均出血量(80.0±43.5)ml。后腹腔镜下肾癌根治术时间为 60～90 min，平均(73.0±15.3)min，术中出血量 50～200 ml，平均(78.9±45.9)ml；后腹腔镜下肾部分切除术时间为 70～180 min，平均(108.0±27.6)min，术中出血量 50～100 ml，平均(83.3±28.9)ml，热缺血时间(WIT)为 8～35 min，平均(23.0±7.7)min。术后平均住院时间(10.6±2.0)d。术后平均随访(3.5±2.0)年，9 例未见复发及转移且术后肾功能无异常，1 例术后肌酐升高，1 例肺转移予靶向药物治疗至今。认为双侧肾癌并非腹腔镜手术禁忌证，在严格把握治疗指征，熟练掌握腔镜技术的基础上行后腹腔镜技术治疗双侧肾癌是安全、可行、有效的，但远期疗效尚需大样本对照研究和长期随访观察。分期治疗同时型双侧肾癌患者中，如何科学地确定两次手术的时间间歇，需进一步探讨。

（吕　晨）

述评　双侧肾癌在临床上不常见，但也不罕见。双侧肾癌可以是同时发现，也可能是异时发现。如果同时型，就要考虑那一侧肾癌做根治，哪一侧做保留肾单位手术，或者两侧都做保留肾单位手术，是同时做还是分期做。选择的决定因素无非包括患者的一般状况，肿瘤切除的完整性，术后肾功能的保护和恢复。如果是异时型，则更要提醒术者尽可能多做保留肾单位手术。本文作者利用后腹腔镜技术成功实施了 11 例双侧肾癌患者的手术，取得了比较满意的疗效和结果，其中的临床思路和技术方法值得大家借鉴。

（王林辉）

经后腹腔途径腹腔镜术治疗 T_2 和 T_3 期肾癌 30 例报告［临床泌尿外科杂志，2012，27(7)：543］　张坚等探讨经后腹腔途径腹腔镜治疗 T_2 和 T_3 期肾癌的诊疗经验。研究回顾性分析了南京医科大学附属无锡市人民医院 2005 年 9 月～2010 年 11 月期间 30 例经后腹腔途径腹腔镜切除的 T_2 和 T_3 期肾癌临床资料，其中男 22 例，女 8 例。年龄 23～73 岁，平均 57.3 岁。平均体重 67.7(50～89)kg。肿瘤位于左肾 12 例，右肾 18 例；肾脏上极 11 例，中极 9 例，下极 10 例。瘤体平均最大径 7.48(5～11)cm。术前临床分期：T_2 期 27 例，T_{3a} 期 2 例，T_{3b} 期 1 例。所有病例术前未发现有淋巴结转移(N_0)和远处转移(M_0)。其中 1 例 T_{3b} 期病例瘤体直径仅 5 cm，但肾静脉中有癌栓，其余病例瘤体直径均＞7 cm。结果该组手术均采用后腹腔途径，无中转开放手术。平均手术时间(215.0±80.6)min。术中平均出血量(111.0±22.5)ml。取出标本所作切口长度平均(6.87±3.63)cm。围手术期并发症包括术后延迟性出血 1 例，通道伤口感染 1 例和肺部感染 2 例。术后病理报告：30 例肾癌中 T_2 期 24 例，T_{3a} 期 5 例，T_{3b} 期 1 例。透明细胞癌 21 例，乳头状细胞癌 5 例，嫌色细胞癌 4 例。术后随访 1 年总存活率 96.4%。术后随访中未见肿瘤切口和穿刺通道转移。认为后腹腔途径对于泌尿科医师来说更加熟悉，学习曲线较短；腹腔途径能更加快速有效地控制肾血管；对肠道的干扰较小。经后腹腔途径腹腔镜切除 T_2 和 T_3 期肾癌在技术上有相当的挑战性，但对于经验丰富的泌尿科医师来说完全可以胜任。在不影响手术效果的前提下，腹腔镜手术在治疗高分期肾癌上较传统开放手术更具优势。

(吕　晨)

述评　近年来，腹腔镜肾癌根治术已成为肾癌手术治疗的主要术式。经后腹腔与经腹腔相比，各有优缺点。对于 T_2、T_3 期肾癌患者，由于肿瘤体积较大，经后腹腔手术的难度可能更大一点，但对于一个有经验的泌尿外科医生来说，只要熟悉解剖，尽早阻断肾动脉，准确分离肿瘤周边组织结构，也能获得满意结果。本文作者正是掌握了后腹腔镜技术的关键点，才取得了良好的手术效果，其经验值得参考。

(王林辉)

单孔多通道后腹腔镜肾脏肿瘤冷冻消融术 2 例报告[第二军医大学学报，2012，33(7)：707]　王林辉等在国内首次尝试进行单孔多通道后腹腔镜下肾脏肿瘤冷冻消融术，探讨该手术的可行性和安全性，总结操作经验。研究报道了第二军医大学长海医院 2012 年 3 月 14 日和 19 日先后完成的 2 例单孔多通道(TriPort)后腹腔镜下肾肿瘤冷冻消融术。例 1 为 79 岁男性，Charlson 合并症指数(Age-weighted)为 4，肿瘤最大径 2.7 cm，R. E. N. A. L. 评分为 2＋2＋3＋p＋3＝10p，术前 eGFR 为 61.5 ml/(min·1.73 m^2)；例 2 为 43 岁女性，Charlson 合并症指数(Age-weighted)为 3，肿瘤最大径 2.6 cm，R. E. N. A. L. 评分为 1＋1＋1＋a＋2＝5a，术前 eGFR 为 187.8 ml/(min·1.73 m^2)。手术于腋中线水平，髂嵴最高点与第 12 肋下缘连线中点处取一 2 cm 纵行皮肤切口，充分游离暴露肿瘤表面，腹腔镜监视下将两把 2 mm 直角冷刀经皮穿刺后置入瘤体内，按照 EndoCare 冷刀手术操作系统完成两个循环后退出冷冻刀头。结果该组手术均顺利完成，手术时间、冷冻时间、术中出血分别为：185/170 min，30/30 min，50/30 ml；术后第 1、2、3 天患者视觉疼痛模拟评分分别为：2/1，1/1，0/0；术后住院时间分别为：6/5 d；无任何术中、术后并发症。术后病理组织学评估 2 例均为透明细胞癌，Fuhrman 分级分别为Ⅱ和Ⅰ。术后 1 个月复查肾功能分别为：60.2 和 44.3 ml/(min·1.73 m^2)；术后 1 周、1 个月复查肾脏增强 CT 提示肿瘤已完全消退，无局部复发。认为单孔多通道后腹腔镜下肾脏肿瘤冷冻消融术切口小、肾功能损害小，术后患者疼痛轻、恢复快，肿瘤治疗近期疗效确切，但需严格把握临床适应证。远期疗效有待前瞻性大样本的长期随访对照研究。

(吕　晨)

述评　对于一般情况差，肿瘤体积小的肾癌患者，可采用冷冻治疗，效果是肯定的。但是，冷冻治疗需要活检结果，更需要准确的定位，有时 CT、B 超引导穿刺活检及治疗难度大，效果并不满意。单孔腹腔镜的特点是创伤小，肿瘤暴露彻底，穿刺活检及穿刺治疗下过确切，并发症少，痛苦小，恢复快。本文作者详细阐述了这一治疗方法的操作步骤和临床优势，值得推广应用。

(叶华茂)

靶向治疗肾癌并肾静脉癌栓后腹腔镜下根治性切除术的可行性研究[临床泌尿外科杂志，2012，27(9)：641]　李尧等分析及研究了靶向药物治疗肾癌并肾静脉癌栓后腹腔镜治疗的可行性、有效性和安全性。回顾分析了第二军医大学附属长征医院 2010 年 12 月～2012 年 2 月期间 4 例单侧肾癌并肾静脉癌栓(无远处及局部淋巴结转移)患者资料，其中男性 3 例，女性 1 例，年龄 43～63 岁，平均(54.50±4.09)岁。肿瘤位于右肾 2 例，左肾 2 例，均为外生性生长，直径 6～10 cm，平均(7.77±0.63)cm，无远处及局部淋巴结转移。对 4 例患者先行靶向药物治疗 3～6 个月，其中 3 例使用苹果酸舒尼替尼(索坦)，1 例使用甲苯磺酸索拉非尼(多吉美)；对照靶向治疗前后影像学检查，其中 2 例癌栓有不同程度缩小，1 例癌栓移入下腔静脉；排除手术禁忌后相继行后腹腔镜下肾肿瘤根治术，其中 1 例行后腹腔镜下腔静脉阻断癌栓取出术。结果该组手术均顺利完成，无中转开放手术，手术切除率 100%。手术时间 65～200 min，平均(120.00±28.81)min；术中出血 20～800 ml，平均(384.00±168.51)ml。下腔静脉阻断时间 20 min；术后病理检查报告：4 例肾癌均为透明细胞癌Ⅲ级，其中 3 例突破肾包膜，合并肾静脉癌栓形成，未累计输尿管残端；1 例肾静脉内无癌栓残留，腔静脉取出癌性栓子直径约2 cm。4 例患者术后继续常规剂量服用靶向药物，并每 3 个月复查胸部及肾脏 CT。认为外科手术与靶向药物相结合的治疗手段代表肾癌并肾静脉癌栓患者最佳的选择方案，因为单纯靶向药物和单纯外科手术已经无法满足预后及生存率的真正需求。

(吕　晨)

述评　晚期肾癌，尤其是 $T_3N_0M_0$ 或 $T_4N_0M_0$ 的患者，以往的经验是手术风险大，手术效果差。但如果放弃手术，采用包括靶向药物治疗在内的非手术治疗方法，效果也很不理想。针对这些病人，先行靶向药物治疗，使肿瘤体积缩小或癌栓程度降低，以期降低微创根治手术的风险，改善根治手术的效果。本文作者进行了有益的尝试，并取得了初步满意的效果。建议在严格把握适应证的前提下可进一步探索这一肾癌治疗的新模式。

(王林辉)

改良肝松解技术处理肾癌肝内下腔静脉瘤栓的临床研究[中华泌尿外科杂志，2012，33(7)：492] 韩志坚等探讨了改良肝松解技术处理肾癌合并肝内下腔静脉瘤栓的安全性和疗效。自 2006 年 7 月至 2010 年 8 月采用改良肝松解技术治疗肾癌伴肝内下腔静脉瘤栓患者 10 例。男 7 例。女 3 例。年龄 36～71 岁，平均 49 岁。临床分期 $T_{3b}N_0M_0$。使用克氏无创阻断钳阻断肝上下腔静脉。配合使用肝门阻断带，切除下腔静脉瘤栓。左肾癌采用肋缘下屋顶状切口，右肾癌采用右侧肋缘下切口，摒弃了经胸切口。以往阻断肝上下腔静脉使用 Satinsky 阻断钳，需将肝脏向左侧挪动并完全游离肝上下腔静脉，采用克氏无创阻断钳不用将肝脏翻转至左侧，且无需完全游离肝上下腔静脉，减少术中游离肝脏操作，降低了肝脏并发症，减少了手术风险。该组 10 例手术均顺利完成。术中平均出血量 800 ml，平均输血 650 ml。平均手术时间 300 min，平均下腔静脉切口长度 7 cm，平均肝脏缺血时间12 min。术后病理诊断为肾透明细胞癌Ⅰ～Ⅱ级，肾门淋巴结未见肿瘤转移。该组瘤栓均完整取出，无残留，术中、术后未发生残余瘤栓引起的肺栓塞。住院时间 10～15 d，平均 13 d。无术后大出血、邻近脏器损伤等严重并发症出现。马蹄肾左肾癌患者术后 1 周肌酐 120 μmol/L。随访 1 个月至 4 年，未见复发转移。认为术中使用克氏无创阻断钳阻断肝上下腔静脉，有助于切除肾癌伴肝内下腔静脉瘤栓，可避免开胸手术，减小手术创伤。

（唐　亮）

述评　肾癌合并肝内下腔静脉癌栓的手术治疗的难点在于肝上下腔静脉段的游离、暴露和阻断。传统的游离方法创面大，肝脏损伤、下腔静脉和膈肌损伤的风险高。本文作者采用克氏无创阻断钳阻断肝上下腔静脉的方法创伤小，并发症发生率低，手术效果也比较理想，值得同行们借鉴参考。当然，具体操作时尚需谨慎探索，做好各种相关应急预案。

（王林辉）

成人肾母细胞瘤的治疗及其长期随访结果[北京大学学报(医学版)，2012，44(4)：535] 张崔建等分析报道了成人肾母细胞瘤的临床特征、治疗及长期随访结果。回顾性研究了 1970 年 1 月至 2011 年 12 月就诊于北京大学第一医院泌尿外科的成人肾母细胞瘤患者临床资料，包括临床表现、肿瘤分期、手术情况、病理结果、术后辅助治疗情况及预后，并统计随访时间、肿瘤特异性生存时间及肿瘤特异性生存率。共有 10 例患者纳入本研究，中位年龄 33.5 岁，男、女各 5 例，左侧 4 例，右侧 6 例，其中 80%的患者因临床症状而就诊，30%的患者以腹部肿物为首发症状，30%的患者在就诊时即已经存在远处转移。肿瘤最大直径介于 4～27 cm，其中位值为 16 cm。除 1 例患者因肿瘤分期过晚、一般状况差而接受肾肿瘤穿刺活检和肾动脉介入栓塞外，其余患者均接受手术治疗。在接受肾根治性切除术的 9 例患者中，1 例同期行腹膜后淋巴结清扫，1 例同时行下腔静脉瘤栓切除，其余 7 例单纯行肾根治性切除。结果该组手术时间 91～329 min，平均时间为 175 min；4 例患者需要术中输血，输血量自 400～3 600 mL 不等。术后均无并发症发生，住院时间大部分为 2～3 周肿瘤分期为Ⅰ、Ⅱ、Ⅲ和Ⅳ期的患者分别为 2、1、4 和 3 例。除 1 例患者只接受肾肿瘤穿刺活检外，其余患者均接受手术治疗。随访时间 12～187 个月，中位随访时间 20 个月，其中 1 例患者失访，5 例患者已经死亡，2 例患者出现肿瘤复发并带瘤生存，2 例患者无复发生存，中位生存时间 42 个月。认为成人肾母细胞瘤的预后较差，较早的肿瘤分期及手术结合放、化疗的综合治疗是患者改善预后的关键因素。

（唐　亮）

述评　成人肾母细胞瘤发病率非常低，临床诊断也比较困难，常常是术后病理结果报告后才得以明确诊断。本文作者回顾分析了本单位 10 例患者的治疗经验，发现成人肾母细胞瘤的三大特点：①术前确诊困难；②大多数患者分期晚，手术治疗效果差；③与儿童肾母细胞瘤相比，恶性程度高，预后差，但原因不明。建议临床工作中重视与"肾脏相关"的后腹膜肿瘤的诊断和治疗，必要时进行穿刺活检，术后要进行相应辅助治疗。

（王林辉）

三维排泄性对比增强磁共振尿路造影联合 MRU 对上尿路先天异常的诊断价值研究[临床泌尿外科杂志，2012，27(6)：445] 李颢等探讨三维排泄性对比增强磁共振尿路造影(3D-ceMRU)联合 MRU 在上尿路先天异常诊断中的价值。其对 42 例上尿路先天异常患者皆行 MRU 及 3D-ceMRU 扫描，与临床最终诊断对照后，评价 3D-ceMRU 联合 MRU 对上尿路先天异常的诊断价值，将 3D-ceMRU 及 MRU 对患侧上尿路的显影情况做对比分析。检查时要求患者膀胱中度充盈，先行 T_2W_1，T_1W_1 和 MRU，以 T_1W_1 和 T_2W_1 为参照，3D-ceMRU 的成像层块取斜冠状位，覆盖肾盂、肾脏、输尿管和后 2/3 膀胱，该组病例均与注射对比剂前 1 min 静脉注射呋塞米 10 mg，注入对比剂 5 min后采集 3D-ceMRU 图像，3D-ceMRU 原始图像用最大像素信号投影进行重组，以获得 3D-图像，图像有两位有经验的影像医师在不了解患者病史及其他影像资料的前提下采用双盲法独立对患者的图像进行分析，将诊断结果与最终结果进行分析，并分别为 3DceMRU和MRU对患侧肾和输尿管显影图像的质量进行打分，分数为1～3分。结果3D-ceMRU联合MRU可清晰显示全部42例上尿路先天性异常，3D-ceMRU和MRU对42例上尿路先天异常患者的定性诊断率分别为90.5%、73.8%，定位诊断率分别为83.3%、64.3%。正常和轻度积水的上尿路3D-ceMRU图像质量优于MRU($P<0.01$)，而中到重度积水的上尿路MRU图像质量优于3-ceMRU($P<0.01$)。认为3D-ceMRU联合MRU对上尿路先天异常具有较高的定位、定性诊断准确性，是诊断上尿路先天异常的可靠方法。

(王　磊)

述评　逆行尿路造影对于诊断上尿路畸形具有重要价值，但该操作较为费时，且需逆行留置输尿管导管等有创操作，术者亦容易处于放射暴露状态。随着影像工程和计算机辅助三维重建技术的发展，CTU、MRU等尿路三维成像已经在上尿路疾病的诊断中发挥越来越重要的作用。三维排泄性对比增强磁共振尿路造影联合MRU更有利于通过不同时相、不同角度上尿路显影特点，从而发现上尿路的病变。具有较高的定位、定性诊断准确率，值得临床推荐。

(许传亮)

经腹腔机器人辅助与后腹腔镜下离断式肾盂成形术的疗效比较[中华泌尿外科杂志，2012，33(6)：417]　范正超等比较经腹腔机器人辅助与后腹腔镜下离断式肾盂成形术治疗肾盂输尿管连接处梗阻(UPJO)的手术效果。选取2008年9月至2009年6月完成机器人辅助腹腔镜离断式肾盂成形术6例。其中男5例，女1例，年龄14～40岁，平均25岁，病变位于左右侧各3例。B超检查提示重度肾积水4例，中度肾积水2例。其中4例行IVU检查，3例显影良好。同期经后腹腔下离断式肾盂成形术12例为对照组。两组患者性别、患侧及手术方式、年龄差异均无统计学意义。比较两组手术时间、术中吻合时间、术中出血量、术后引流管、尿管留置时间、术后住院时间及手术成功率。结果两组患者手术均获成功，无中转开放手术者。机器人组与后腹腔镜组的手术时间分别为(157±20)min和(127±18)min，吻合时间(44±6)min和(49±6)min，术中出血量(23±8)ml和(21±17)ml，差异均无统计学意义($P>0.05$)；留置引流管时间(47±10)h和(161±41)h，导尿管留置时间(92±46)h和(175±26)h，术后住院时间(6.0±0.8)d和(8.0±0.5)d，差异均有统计学意义($P<0.05$)。术后随访6～32个月，平均20个月，两组患者症状均消失，肾积水均明显减轻，未见复发。认为经腹腔机器人辅助与后腹腔镜下离断式肾盂成形术相比，两者手术时间、术中吻合时间无明显差异，但前者留置引流管及尿管时间短，术后恢复快，临床疗效无明显差异。

(王　磊)

述评　近年来，机器人手术已在国外大型医疗中心广泛开展，在欧美多家医疗中心，机器人辅助腹腔镜手术已成为泌尿外科疾病的主要治疗手段之一，广泛应用于各种切除和重建手术。该研究比较了经腹腔机器人辅助与后腹腔镜下离断式肾盂成形术治疗肾盂输尿管连接处梗阻(UPJO)的手术效果，认为机器人手术术后恢复较快。但值得注意的是该研究并非前瞻性随机对照研究，两组患者样本量均较小，且缺乏较好的同质性，因此结论仍需更大样本的临床研究来进一步论证。

(许传亮)

开放与气膀胱腹腔镜下膀胱输尿管再植术治疗膀胱输尿管反流的疗效比较[中华泌尿外科杂志，2012，33(6)：439]　孙玉芳等评价开放与气膀胱腹腔镜下膀胱输尿管再植术治疗儿童膀胱输尿管反流的临床效果。其回顾性分析2004年12月至2010年10月收治108例膀胱输尿管反流患儿资料，按手术方式分为开放手术组(37例)和气膀胱腹腔镜手术组(71例)。比较2组手术时间、术后静脉使用抗生素时间及留置导尿时间、术后住院时间、总费用及手术费用，气膀胱腹腔镜组前后期的手术时间及后期手术时间与开放手术时间。两组手术均采用全麻。开放组患儿取平卧位，注生理盐水充盈膀胱，潘氏切口达膀胱，纵行切开膀胱，环拉暴露膀胱三角找到输尿管开口。结果气膀胱组与开放组术后住院天数分别为(6.8±1.9)d、(8.9±2.9)d($P=0.002$)，术后保留导尿时间分别为(5.2±1.2)d、(6.2±2.2)d($P=0.057$)，术后静脉使用抗生素时间分别为(5.0±1.3)h、(5.4±1.6)h($P=0.159$)，总住院费用分别为(16 067.9±4 295.8)元、(15 617.7±5 486.5)元($P=0.168$)，手术费用分别为(9 369.4±1 366.6)元、(7 397.9±1 797.3)元($P=0.083$)。气膀胱组前后期平均手术时间分别为3.6 h、2.8 h($P=0.286$)，后期与开放组时间(2.3 h)接近($P=0.234$)。两组均无明显术中、术后近期并发症。气膀胱组随访24例，随访时间5～72个月，平均22个月，38侧排泄性膀胱尿道造影(MCU)，3例反流复发，其中2例由3级降为1级，1例由5级降为3级。开放组随访5例，随访时间4～32个月，平均18个月，9侧MCU，发现膀胱憩室1例，1例术后6个月出现梗阻，再次手术后好转。认为气膀胱腹腔镜下手术治疗儿童膀胱输尿管反流住院时间短、导尿时间短，是一种安全有效的手术方式。

(王　磊)

述评　2002年Yeung首先采用气膀胱腹腔镜技术进行输尿管再植术，明显缩短了手术时间，提高了手术成功率。目前气膀胱腹腔镜手术已广泛应用并取得很好疗效。该研究观察了71例气膀胱腹腔镜下膀胱输尿管再植术治疗儿童膀胱输尿管反流的临床效果，认为采用该术式治疗的儿童住院时间短、导尿时间短，安全有效。该研究虽然采用的是回顾性分析，但样本较大，研究结果有一定的临床参考价值。但须注意儿童膀胱的解剖位置与成人有所差别，置入Trocar时应防止腹腔脏器的误伤。

（许传亮）

临床表型分类法在间质性膀胱炎/膀胱疼痛综合征患者中的应用价值［中华泌尿外科杂志，2012，33(6)：443］　杨飞等总结了临床表型6个亚型（泌尿、心理、器官特异性、感染、神经性和压痛）分类法在间质性膀胱炎/膀胱疼痛综合征（IC/PBS）患者中的应用价值。回顾性分析了广州中山大学2009年11月至2011年10月收治间质性膀胱炎/膀胱疼痛综合征患者54例。其中女42例，男12例。年龄21～76岁，平均(41.0±12.4)岁。病程6～240个月，平均(63.0±59.2)个月。采用UPOINT表型分类法对患者进行分类，同时采用间质性膀胱炎症状指数（ICS）和盆腔疼痛、尿频尿急症状评分（PUF）评估患者症状，视觉模拟评分法（VAS）分别评估与膀胱有关的疼痛、尿频、尿急症状。结果该组患者ICS指数9～19分，平均(15.0±1.84)分。PUF评分14～25分，平均(20.0±2.3)分。与膀胱有关的疼痛使用VAS评分5～10分，平均(7.0±1.0)分；尿频评分8～10分，平均(9.0±0.9)分；尿急评分8～10分，平均(9.0±1.3)分。该组患者泌尿分类项目患者占100%。器官特异性分类项目占96%，社会心理分类项目占44%，感染分类项目占33%，神经性分类项目占24%，压痛分类项目占28%。占2项分类项目者11%，占3项分类项目者38%，占4项分类项目者36%。占5项分类项目者13%，占6项分类项目者2%。患者症状持续时间与所占项目数相关($r=0.76$，$P=0.01$)；ICS指数与患者所占的分类项目阳性数相关($r=0.89$，$P<0.01$)；PUF评分与患者所占的分类项目数无相关性；患者所占分类项目的阳性数与VAS评分疼痛评分呈正比，与尿频、尿急VAS评分无相关性。认为UPOINT临床表型分类法可对IC/PBS患者临床症状进行划分，不仅可提高对IC/PBS患者的诊断率，还为制订IC/PBS患者的个体化治疗方案提供了理论基础，值得临床工作中推广。

（鲁　欣）

述评　IC/PBS是一种慢性炎性疼痛疾病，临床发病率高，但由于病因不明，没有特异性病理学改变，临床诊疗困难，一直是下尿路疾病研究的热点之一。该研究采用UPOINT临床表型分类法对IC/PBS患者临床症状进行划分，UPOINT分类法是shoskes首先提出的基于患者的临床症状的分类法，该分类方法的初衷是为了更好地诊断和指导治疗方案的制订和实施。因此该分类可提高IC/PBS患者诊断率，并为制订个体化治疗方案提供理论基础，但评估较为繁琐，如能适当简化会更有利于临床推广。

（许传亮）

不同频率的阴部神经电刺激对骶上脊髓损伤犬神经源性膀胱功能障碍的影响［中华泌尿外科杂志，2012，33(9)：678］　陈国庆等通过动物模型研究不同频率阴部神经电刺激对骶上脊髓损伤犬神经源性膀胱功能障碍的影响。首先，建立骶上脊髓损伤性(T_9～T_{10})后神经源性逼尿肌过度活动模型。以T_{10}椎体为中心做后正中切口，长10 cm，沿棘突两侧切开骶脊肌与棘突附着点，沿棘突、椎板做骨膜下剥离，分开骶脊肌，确定T_{10}椎体，以椎板拉勾牵开骶脊肌。咬骨钳咬除棘突、椎板，显露硬膜；用两把止血钳钳夹脊髓，停留3 min，去除止血钳；依次缝合切口。应用Ellipse型尿动力学分析仪检测是否出现神经源性逼尿肌过度活动。分别对每只犬进行阴部神经电刺激（5 Hz，20 Hz）。低频刺激：以5 Hz的频率电刺激阴部神经，以能引起肛门括约肌收缩的电流强度为刺激强度阈值。中频刺激：膀胱空虚状态下，以18～25 Hz的频率，1阈值的强度刺激阴部神经。明确20 Hz为引起最大幅度逼尿肌收缩的最优频率。比较刺激前和刺激时的膀胱容量、顺应性、无排尿收缩（NVC）的个数以及排尿效率。结果阴部神经低频电刺激(5 Hz)可以使膀胱容量和顺应性分别提高(58.9±17.4)%、(53.1±4.9)%($P<0.05$)，逼尿肌过度活动可被明显抑制，NVC数量从刺激前的(1.7±1.3)个减少到(0.9±1.1)个；阴部神经中频电刺激(20 Hz)可以诱发逼尿肌收缩，膀胱排尿效率从(5.8±1.0)%提高到(16.3±2.6)%($P<0.05$)。认为阴部神经低频电刺激能够抑制逼尿肌过度活动，提高膀胱容量和顺应性；阴部神经中频电刺激可以诱发膀胱收缩，提高排尿效率。

（彭泳涵）

述评　骶上脊髓损伤后易出现神经源性逼尿肌过度活动（NDO）和逼尿肌括约肌协同失调（DSD）。继而出现泌尿系感染、膀胱输尿管反流乃至肾功能不全等严重并发症。因此NDO的三大治疗原则是低压储尿、低压排尿以及充分尿液引流。该研究在成功构建NDO动物模型的基础上，研究不同频率阴部神经电刺激对骶上脊髓损伤犬神经源性膀胱功能障碍的影响，发现低频电刺激能抑制逼尿肌过度活动并提高膀胱容量和顺应性,中频电刺激则可诱发膀胱收缩,提高排尿效率。具有潜在的临床应用价值。

(许传亮)

超声引导下经皮肾穿刺造瘘技术在高危患者膀胱造瘘中的应用[第二军医大学学报,2012,33(7):810] 叶华茂等探讨了超声引导下经皮肾穿刺造瘘技术在高危患者膀胱造瘘术中的应用价值。对17例需接受膀胱造瘘的高危患者采用超声引导下经皮肾穿刺造瘘技术进行治疗,统计穿刺成功率、手术操作时间,观察疗效和术后并发症发生情况。患者平卧位,术前行B超检查并且在耻骨联合上方选取最佳穿刺点,1%利多卡因5 ml皮肤麻醉,在B超引导下将18G穿刺针穿刺进入膀胱,经穿刺针鞘置入导丝,沿穿刺针边缘在皮肤穿刺点作一横行小切口,长度约0.7 cm,固定导丝,退出穿刺针,在导丝引导下使用F8筋膜扩张器依次扩张穿刺通道至F18,并于最后一次扩张时留置F20可撕开筋膜扩张器,置入F18 Foley三腔导尿管,气囊充水20 ml,调整导尿管引流通畅后,退出并逐渐撕开筋膜扩张器,观察尿液颜色的变化,如有血尿则行生理盐水膀胱冲洗,胶布固定并牵拉尿管使气囊压迫膀胱造瘘内口止血。结果该组患者均一次性穿刺成功,并均在15 min内完成操作,下腹部切口均无需缝合,操作过程中患者疼痛程度轻微。2例骨盆骨折致尿道断裂并发休克患者经膀胱冲洗后,膀胱内血凝块基本清除;1例前列腺增生合并肾功能衰竭患者发生鲜红色血尿,予抗凝治疗并持续冲洗膀胱,2 d后尿液澄清;其余14例患者未见血尿发生,均于术后卧床休息6 h后即下床活动。所有患者均随访3~5 d,疗效满意,导尿管引流通畅,导尿管周围未见尿液外渗,切口均未见感染。认为对需要行膀胱造瘘的高危患者而言,超声引导下经皮肾穿刺造瘘技术能够降低操作风险。

(王海峰)

述评　膀胱造瘘是泌尿外科常规操作,但不当的膀胱造瘘及高危患者常常引起肠道损伤等等严重并发症。研究者对17例需接受膀胱造瘘的高危患者采用超声引导下经皮肾穿刺造瘘技术进行治疗,发现该术式安全有效。对于不适合留置常规造瘘管,如需大通道引流尿液或前列腺中叶明显增生突入膀胱者,该术式值得推荐。

(许传亮)

二次电切对T_1G_3期膀胱肿瘤疗效影响的回顾性分析[临床泌尿外科杂志,2012,26(10):745] 李成龙等总结了T_1G_3期膀胱肿瘤患者行第二次经尿道膀胱肿瘤电切术(TURBT)治疗的临床意义。回顾性分析了2005年1月至2010年4月收治经首次TURBT术病理确诊为T_1G_3。期膀胱肿瘤患者60例,分为观察组和对照组。观察组23例,于首次TURBT术后4周内行二次TURBT术,其中男19例,女4例,年龄35~76岁,平均62.5岁。肿瘤≤3 cm 21例,>3 cm 2例;肿瘤位于膀胱两侧壁11例,膀胱后壁5例,膀胱三角区2例,膀胱顶部5例;19例为单发性膀胱肿瘤,4例为多发性膀胱肿瘤。对照组为未行二次TURBT治疗者共37例,其中男24例,女13例,年龄40~80岁,平均65岁。肿瘤≤3 cm 30例,>3 cm 7例;肿瘤位于膀胱两侧壁18例,膀胱后壁7例,膀胱三角区7例,膀胱顶部5例;30例为单发性膀胱肿瘤,7例为多发性膀胱肿瘤。两组患者术后均予以羟喜树碱行膀胱灌注治疗,观察两组间肿瘤复发率差异,残余肿瘤存在与否及位置,肿瘤病理分期、分级的变化,根据第二次TURBT的结果采取的不同治疗方案。结果二次电切后7例(30%)有残余肿瘤,5例(23%)有肿瘤分期的升高,其中3例改行根治性膀胱切除术。随访10~18个月(平均13个月),有4例(17%)肿瘤复发。对照组19例(52%)肿瘤复发。认为T_1G_3期膀胱肿瘤,二次电切可以更彻底的根除首次电切的残留肿瘤,纠正分期错误,降低复发率,同时可为确定患者是否应该行根治性膀胱切除术提供较早依据。所以T_1G_3期膀胱肿瘤,二次电切是首选的选择。

(鲁　欣)

述评　T_1G_3膀胱尿路上皮癌虽属非肌层浸润性膀胱癌,但由于属高级别肿瘤,复发进展风险均较高。目前各大指南均建议初发患者可先行TURBT,术后2~6周行再次TURBT,如证实无肌层浸润术后行BCG灌注治疗或膀胱灌注化疗,2周期BCG灌注治疗或6个月膀胱灌注化疗无效者行根治性膀胱切除术。该研究经平均13个月的随访亦发现对照组肿瘤复发率显著高于二次电切组。但应注意目前各大指南并未将羟喜树碱作为膀胱灌注治疗一线用药,辅助治疗建议BCG或一线药物膀胱灌注化疗。

(许传亮)

T_1G_3膀胱癌保留膀胱术后动脉导管化疗联合膀胱灌注化疗的疗效分析[中华泌尿外科杂志,2012,33(2):99] 陈俊星等探讨了经动脉导管化疗联合膀胱灌注化疗在T_1G_3膀胱癌保留膀胱术后的辅助治疗价值。回顾性分析74例接受保留膀胱术的T_1G_3膀胱尿路上皮癌患者资料,其中经动脉导管化疗联合膀胱灌注化疗组22例(A组)和单纯膀胱灌注化疗组52例(B组),两组患者性别、年龄、肿瘤大小、个数及肿瘤是否初发差异均无统计学意义($P>0.05$)。A组患者在保留膀胱术后2~3周接受经动脉化疗,先将导管插入左侧髂内动脉开口处行数字减影血管造影(DSA),随后经导管行化疗灌注,再将导管回退进行右侧髂内动脉行DSA造影，以同法动脉化疗灌注。化疗药物总量按体表面积计算，常用量为吡柔比星/表柔比星40～60 mg，顺铂60～80 mg，药物分配原则上采用膀胱病变侧为总量的2/3，对侧为1/3。间隔4～6周重复1次，每3次为1个疗程；两组患者采用相同膀胱灌注化疗方案。中位随访时间为32个月，统计分析比较两组术后的肿瘤特异病死率、复发率、进展率及复发间隔，同时评价经动脉导管化疗的不良反应。结果A、B组术后肿瘤特异病死率分别为0%(0/22)和13.5%(7/52)，差异无统计学意义($P=0.096$)；复发率分别为13.6%(3/22)和46.2%(24/52)，进展率分别为0%(0/22)和21.2%(11/52)，差异均有统计学意义($P=0.000$，$P=0.048$)。两组肿瘤中位复发间隔分别为15个月和6.5个月。A组出现轻微恶心、呕吐12例，白细胞下降2例，粒细胞下降2例，肝功能损害4例，肾功能损害1例，所有损害均轻微、可逆。认为经动脉导管化疗联合膀胱灌注化疗可能有助于T_1G_3期膀胱癌患者保留膀胱术后预防肿瘤复发、进展和延长患者生存，其不良反应较轻，可用于T_1G_3期膀胱癌患者保留膀胱术后的辅助治疗。

（彭泳涵）

述评 外科手术应在保证治疗效果的同时最大限度保留器官功能的理念已逐渐为广大外科医师接受，因此，T_1G_3膀胱癌虽有较高复发进展风险，但鲜有直接行膀胱全切者。目前各大指南均建议初发T_1G_3患者可先行TURBT。大部分患者可以通过TUR＋二次TUR＋膀胱灌注治疗的治疗模式获益。该研究通过TUR＋膀胱灌注治疗＋动脉导管化疗的治疗模式安全有效，为临床上T_1G_3膀胱癌患者的治疗模式选择提供了一定依据。但TUR＋二次TUR＋膀胱灌注治疗＋动脉导管化疗更符合指南规范，如有条件可开展临床试验论证。

（许传亮）

膀胱全切除输尿管皮肤造瘘治疗高龄T_3期膀胱肿瘤的体会(附47例报告)［临床泌尿外科杂志，2012，27(10)：759］ 张心如等总结了高龄T_3期膀胱肿瘤行全膀胱切除并输尿管皮肤造瘘的经验。回顾性分析了47例超过75岁T_3期膀胱肿瘤患者接受全膀胱切除并输尿管皮肤造瘘患者的临床数据。其中9例为初发，38例为复发肿瘤，既往平均手术次数(2.7±1.7)次。25例(53.2%)合并有其他器官的慢性疾病。该组患者于术中同时行双侧盆腔淋巴清扫，1例因尿道腔内肿瘤生长行尿道全切除并阴道前壁部分切除。术后输尿管内留置F7单J支架管并定期更换。以QLQ-C30(v3.0)中文版量表评价患者术前，术后6个月，12个月的生活质量。结果该组患者手术均顺利完成，无术中或围手术期死亡病例。手术平均时间(266±33)min，围手术期平均输血(728±309)ml。术后病理分级T_{2b} 2例，T_{3a} 26例，T_{3b} 15例，T_{4a} 4例，N_2 14例，N_3 1例。随访11～67个月，平均(32.4±15.1)个月。23例(48.9%)术后3～36个月出现肿瘤复发及转移。24例(40.4%)随访中死亡，17例死于肿瘤转移，7例死于非肿瘤相关原因。23例生存至今，19例(40.4%)无瘤生存15～67个月，平均(41.5±16.2)个月，4例(8.5%)带瘤生存19～30个月。17例(36.2%)出现并发症：7例单侧肾功能下降，1例双侧肾功能减退。11例经历至少1次肾盂肾炎(2例合并单侧肾功能减退)。32例完成术后6个月QLQ-C30测定，22例完成术后12个月测定，经统计检验，术后6个月患者情绪功能改变以及术后6个月，12个月患者的主观健康状况及生活质量均与术前存在显著统计学差异。认为高龄T_3期膀胱肿瘤患者可耐受全膀胱切除，应于术中尽量缩短手术时间，缩小手术区域，以提高患者手术耐受能力。对于高龄患者，输尿管皮肤造瘘并于输尿管内长期留置输尿管支架是全膀胱切除后简便，安全，并发症少且处理简单的尿流改道方式。全膀胱切除术对提高高龄T_3膀胱肿瘤患者术后生活质量和主观健康状况有积极意义。

（彭泳涵）

述评 根治性全膀胱切除同时行盆腔淋巴结清扫是当前治疗肌层浸润性膀胱肿瘤的标准方案，这一术式既有利于准确病理分期又可有效提高患者的疾病特异性生存率。然而这一术式耗时长、创伤大，对于患者的手术耐受能力要求较高。该研究回顾性分析47例高龄T3期膀胱肿瘤患者接受全膀胱切除并输尿管皮肤造瘘患者的临床数据，发现该术式相对简便，安全，有效，并发症少且处理简单。对临床决策有一定的参考价值，具体到每一个高龄患者应结合实际情况采用个体化治疗方案。

（许传亮）

膀胱癌膀胱全切术后早期并发症及危险因素分析［第三军医大学学报，2012，34(7)：651］ 周晓洲等总结了中国人膀胱全切尿流改道术患者术后早期并发症及其危险因素。回顾性分析了第三军医大学西南医院全军泌尿外科研究所2000年1月至2010年10月313例行膀胱全切尿流改道术的膀胱癌患者临床资料和随访资料。其中男性253例，女性60例，中位年龄65(34～85)岁。美国麻醉学评分(ASA)的患者197例，其中ASA 3～4级23例(11.7%)。膀胱癌病理类型中尿路上皮癌261例(83.4%)，腺癌16例(5.1%)，鳞癌12例(3.8%)，其他如复合癌、淋巴瘤、神经内分泌瘤及癌肉瘤等24例(7.7%)。结果该组患者术后共

118例(37.7%)出现159例次19种早期并发症,重度术后早期并发症占22.9%,死亡4例占总并发症的3.4%(4/118),死亡率为1.3%。并发症中术后不全性肠梗阻出现最多(27例次,17.0%),分类分析显示生殖泌尿系统相关并发症比例最高(59例次,37.1%)。回归分析示年龄($P=0.014$)和ASA分级($P=0.019$)是术后早期并发症的高危因素,而尿流重建方式并不影响术后早期并发症。认为膀胱癌膀胱全切尿流改道术术后早期并发症发生率较高,最常见的是不全性肠梗阻,但重度术后早期并发症发生率低,死亡率低,从一侧面说明膀胱癌膀胱全切尿流改道术的安全性。膀胱癌患者的年龄、ASA评分、术后住院时间及输血量和术后早期并发症有关。筛选手术治疗的膀胱癌患者,加强ASA评分、术后护理和围手术期教育可能有助于降低膀胱癌膀胱全切尿流改道术患者术后并发症的发生率。

(鲁　欣)

述评　膀胱根治性切除+尿流改道术是泌尿外科主要大型手术之一,也是围术期并发症发生率和死亡率较高的术式。即使在国外大型医疗中心,该术式死亡率也在3%左右。该研究通过对300余例临床资料的分析,总结了中国人膀胱全切尿流改道术患者术后早期并发症及其危险因素,发现膀胱癌患者的年龄、ASA评分、术后住院时间及输血量和术后早期并发症密切有关。并得出严格把握手术指征、重视术前ASA评分、加强术后护理和围手术期教育可能有助于降低该术式术后并发症的发生率的结论,对于临床实践有一定的指导意义。

(许传亮)

患者年龄、性别及尿流改道方式对根治性膀胱切除术后并发症的影响[中华医学杂志,2012,92(32):2280]　李向东等总结了年龄、性别及尿流改道方式对根治性膀胱切除术后并发症的影响。回顾性分析中山大学肿瘤防治中心从2000年3月至2011年6月接受改良根治性膀胱切除并尿流改道术的膀胱癌患者共374例,术前均由影像学检查并组织活检确诊为肌层浸润性膀胱癌、原位癌、多次复发或多发的非肌层浸润性膀胱癌、高级别膀胱癌、膀胱腺癌或鳞癌;无其他脏器转移。通过患者的一般资料、手术类型和术后并发症,运用χ^2检验和Logistic回归分析患者年龄、性别及尿流改道方式与术后并发症的关系。结果38.8%(145/374)的患者接受改良回肠导管术,47.9%(179/374)的患者接受改良回肠原位新膀胱术,13.4%(50/374)的患者接受乙状结肠原位新膀胱术。术后并发症发生率为37.4%(140/374),近期并发症(≤90 d)发生率为21.4%(80/374),远期并发症(>90 d)为16.3%(61/374)。Logistic回归分析表明年龄($P=0.15$)和性别($P=0.16$)与术后并发症无关,尿流改道方式影响并发症发生($OR=0.26$,95%CI: 0.16～0.43)。认为尿流改道方式是影响根治性膀胱切除术后并发症的重要因素,建议术前综合评估膀胱癌患者肿瘤分期、伴发病情况和全身主要脏器功能,并结合患者的意愿来选择最恰当的尿流改道方式。

(鲁　欣)

述评　膀胱根治性切除术是泌尿外科围术期并发症发生率和死亡率较高的大型手术。了解并发症的发生状况及相关的危险因素有重要的临床指导意义。该研究通过对374例临床资料的分析,发现尿流改道方式是影响根治性膀胱切除术后并发症的重要因素。并建议结合术前肿瘤分期、伴发病情况、全身主要脏器功能以及患者意愿来选择最恰当的尿流改道方式,对临床决策有一定的参考价值。

(许传亮)

完全腹腔镜下根治性膀胱全切除加原位回肠新膀胱术(附3例报告)[南方医科大学学报,2011,31(11):1685]　秦超等探讨了腹腔镜下根治性膀胱切除原位回肠新膀胱术的临床可行性并总结手术技巧。15例膀胱癌患者行腹腔镜下根治性膀胱切除术,并在腹腔镜下施行原位回肠新膀胱术。该组患者均全身静脉麻醉,平卧下肢稍分开,头低脚高位。脐上缘作切口插入气腹针充气腹,自切口穿入10 mm套管及30。镜头,屏幕监视下分别于两侧髂前上棘内上方处及右脐下腹直肌旁穿入5 mm套管各一个,左脐下腹直肌旁穿入12 mm套管一个。沿髂外动静脉及闭孔神经周围行标准或扩大盆腔淋巴结清扫。游离出双侧输尿管,游离膀胱两侧壁,切开盆内筋膜,游离前列腺尖部,断开前列腺尖部,将膀胱前列腺完整切除。距回盲部约20 cm处取回肠段约50 cm,将远端及近端肠管重叠交错,将重叠部分回肠段系膜对侧缘分别作1 cm切口并分别放入闭合切割器上下齿,闭合完成两端肠管侧侧吻合。可吸收线连续吻合后尿道及肠襻切口。碘伏冲洗腹腔及切开的肠襻,将左右侧输尿管分别种植于新膀胱输入袢。双侧输尿管分别置入7F单J管1根。结果手术时间为341±47.3(275～440) min,出血量740±336(300～1 400)ml。术后3.8±0.9(3～6)d肠功能恢复,术后2周拔除单J管,1例出现吻合口肠瘘,其余无并发症发生,术后住院时间25±4.1(21～33)d。术后随访6～15个月,无复发或转移病例。认为完全腹腔镜下根治性膀胱切除及原位回肠新膀胱术进一步减少手术创伤,解剖结构显露较满意,有利于患者术后恢复。

(王海峰)

述评 根治性膀胱切除术后尿流改道有多种术式，目前国内绝大多数医院仍然采用 Bricker 术，但近年来回肠原位新膀胱重建逐渐成为国内外尿流改道的重要术式之一，该术式明显提高了患者术后近期生活质量。随着微创技术的兴起和成熟，腹腔镜膀胱根治性切除加原位回肠新膀胱术也被越来越多的应用于临床。目前机器人全腹腔镜下原位回肠新膀胱术在美国主要医疗中心已成为常规术式。但应注意该术式对术者操作技能和经验要求较高，且患者费用明显增加。

（许传亮）

腹腔镜根治性膀胱切除加原位膀胱重建术治疗肌层浸润性膀胱癌的疗效观察（附 26 例报告）［临床泌尿外科杂志，2012，27(6)：413］ 牛亦农等总结了 26 例腹腔镜根治性膀胱切除、标准淋巴结清扫加尿流改道术的临床经验，评价此术式肿瘤学结果与功能性结果。回顾了 2005 年 8 月至 2011 年 5 月 26 例肌层浸润性膀胱肿瘤患者实施腹腔镜根治性膀胱切除、标准淋巴结清扫加原位膀胱重建术，其中 13 例 T 型原位回肠膀胱、11 例 Studer 原位回肠膀胱与 2 例乙状结肠原位回肠膀胱，对手术时间、清扫淋巴结数量、围手术期并发症、术中出血量、输血量、上尿路形态与功能、术后原位膀胱控尿情况进行分析。结果该组手术均顺利完成，平均手术时间为 6.24(4～8)h，平均出血量为 397(100～800)ml，平均输血量为 109(0～800)ml，平均清扫淋巴结数 15(5～30)个，1 例淋巴结阳性，无围手术期死亡。围手术期并发症发生率为 16.7%(4/26)，其中 1 例术后血肌酐上升至 214.9 μmol/L，6 天后下降至正常范围；2 例新膀胱尿道吻合口漏，经引流治愈；1 例输尿管新膀胱吻合口漏行手术修补。随访 19.9(1～67)个月，生存率为 92.3%(24/26)；1 例鳞癌死于广泛转移，1 例于术后 55 个月因急性心肌梗死死亡。原位膀胱重建患者日间完全控尿率达 88%(22/25)；夜间完全控尿率 60%(15/25)，小于 1 块尿垫 24%(8/25)。上尿路检查提示 19.2%(5/26)术后 45 天内出现双侧肾盂及输尿管轻度暂时性扩张，其中 2 例有暂时性血肌酐升高，但均在 3 个月之内恢复到正常范围。认为腹腔镜根治性膀胱切除、标准淋巴结清扫加下腹壁小切口行尿流改道术取得了满意的肿瘤学与功能性结果；其长期疗效需要进一步随访。

（王海峰）

述评 膀胱根治性切除＋尿流改道是肌层浸润膀胱癌(MIBC)的标准术式，原位回肠新膀胱术后近期患者生活质量高于 Bricker 术，因此已成为 MIBC 的主要治疗手段之一。近年来，随着腹腔镜技术在泌尿外科的不断成熟和广泛应用，腹腔镜下膀胱根治性切除——原位回肠新膀胱术已成为大型医疗中心的常用术式。多种新膀胱术式各有利弊。研究者分析了 26 例施行腹腔镜根治性膀胱切除术加原位回肠新膀胱重建患者的临床资料发现该术式肿瘤学与功能性结果满意，但该术式的最终评价仍需扩大样本并长期随访。

（许传亮）

高 PSA 值而初次前列腺穿刺活检阴性 44 例临床分析［中华泌尿外科杂志 2012，33(7)：504］ 严维刚等探讨 PSA≥30 μg/L 而初次行模板引导下经会阴前列腺饱和穿刺活检阴性患者的临床特点及转归。回顾性分析 2003 年 12 月至 2010 年 12 月收治的 PSA≥30 μg/L 且经直肠超声(transroctal ultrasound，TRUS)引导下经会阴模板前列腺饱和穿刺活检阴性患者 44 例的临床资料。年龄 51～80 岁，平均 68 岁。PSA 30～128 μg/L，中位数为 40 μg/L。前列腺体积 30～190 ml，中位数为 73 ml。分为 TURP 组 15 例、慢性前列腺炎组 5 例、重复活检组 18 例，其他组 6 例。随访观察其 PSA 变化及最终诊断。44 例均行模板引导下经会阴前列腺 11 区饱和穿刺活检阴性，每区活检 1～4 针，共 11～44 针，平均 28.7 针。随访 12～91 个月，平均 49 个月。结果 TURP 组术后病理诊断均为 BPH，其中 2 例因 TURP 术后 PSA 仍＞10 μg/L 再次活检阴性。慢性前列腺炎组，行 3～4 周的抗生素治疗后 PSA 为 1.5～10.6 μg/L，1 例 PSA＞10 μg/L 者再次行经会阴活检诊断仍为前列腺炎。重复活检组随访期间 PSA 无明显下降，行 2～4 次活检，其中 6 例诊断为前列腺癌。其他组随访期间 PSA 逐渐下降，未再次行活检。认为对于高 PSA 值而初次前列腺穿刺活检阴性患者应分析其病因、去除可能引起 PSA 升高的原因，密切随访观察 PSA 值的变化。在尽量避免前列腺癌漏诊的同时，也应避免不必要的穿刺。

（王　燕）

述评 高 PSA 值与前列腺癌关系密切，对于高 PSA 值而初次前列腺穿刺活检阴性患者，如何平衡肿瘤漏诊与避免不必要的穿刺，严维刚等的研究进行了一系列的探讨，认为对于此类患者应分析其病因、去除可能引起 PSA 升高的原因，密切随访观察 PSA 值的变化。但仅就本回顾性、未设盲研究结果，尚不足以明确临床工作中如何随访该类患者，即如何筛选合适的重复活检病例。如能参照规范、统一的穿刺操作常规，完成前瞻、设盲试验，所得数据应更具有临床实用价值。

（高　旭）

初发前列腺癌患者骨扫描检查指征的探讨［中华外科杂志，2012，50(5)：443］ 刘丹等探讨初发前列腺癌患者行骨扫描检查的指征。回顾分析北京同仁医院2006年1月至2010年12月间确诊的95例初发前列腺癌患者临床资料,分析年龄、前列腺特异性抗原(PSA)水平、Glesaon评分、临床分期与骨扫描检查结果间的关系。其中骨扫描阳性33例(34.7%),阴性62例(65.3%)。2组患者平均年龄分别为(74±7)岁和(76±7)岁,PSA水平分别为(70.7±38.1)ng/ml和(28.4±27.2)ng/ml。差异有统计学意义($t=-5.499$,$P=0.000$)。患者临床分期与骨扫描阳性相关($OR=4.684$)。Gleason评分>7分,预测骨扫描阳性敏感度64%,特异度63%,阳性预测值48%,阴性预测值77%。PSA>50 ng/ml预测骨扫描阳性的敏感度67%,特异度86%,阳性预测值71%,阴性预测值83%;临床分期>T_2的敏感度82%,特异度81%,阳性预测值69%,阴性预测值89%。认为PSA<10 ng/ml的初发前列腺癌患者可以不做骨扫描检查;PSA>50 ng/ml者建议做骨扫描检查;10 ng/ml<PSA≤50 ng/ml时,如Gleason评分>7分或者临床分期>T_2期者建议行骨扫描检查;同时满足PSA≤50 ng/ml、Gleason评分≤7分、临床分期≤T_2期的初发前列腺癌患者可以不行核素骨扫描检查。

(王　燕)

述评　早期发现初发前列腺癌患者可能存在的骨转移病灶对临床决策、治疗远期效果均非常重要,但同时由于ECT检查相对昂贵且具有放射性损伤,故也应避免过度检查。我国指南关于全身骨扫描检查的指征有别于美国和欧洲泌尿外科指南,且尚未达成一致共识。刘丹等探讨初发前列腺癌患者行骨扫描检查的指征,提出了根据PSA水平、Gleason评分和临床分期作为初发前列腺癌患者行骨扫描检查的指征。本研究设计相对合理,但不足之处在于样本量较小,缺乏大规模随机对照的临床研究,尚不足以指导临床工作的开展。

(高　旭)

前列腺体积对腹腔镜下前列腺根治性切除术后组织病理学预后的影响[中华泌尿外科杂志,2012,33(5):360]　张帆等探讨术前前列腺体积对于腹腔镜下前列腺根治性切除术后组织病理学预后的影响。回顾性分析2006年10月至2011年3月216例经前列腺穿刺活检诊断为前列腺腺癌并行腹腔镜下前列腺根治性切除术患者的资料。根据术前经直肠前列腺超声检查测定的前列腺体积将患者分为较小前列腺组(<30 ml)103例(47.7%)、中等前列腺组(30~60 ml)71例(32.9%)和较大前列腺组(>60 ml)42例(19.4%)。术前资料包括患者确诊时年龄、体质指数(BMI)、PSA、前列腺体积、穿刺阳性百分数、临床分期、穿刺Gleason评分等,术后组织病理学参数包括患者大体病理Gleason评分、是否存在术后病理升级、病理分期、切缘情况等。比较3组患者临床资料和术后组织病理学参数并进行统计学分析。结果3组患者术前PSA值随前列腺体积增大而升高,组间差异有统计学意义($P<0.01$),年龄、BMI、穿刺Gleason评分、穿刺阳性百分数及临床分期等对比较差异均无统计学意义($P>0.05$)。小体积前列腺与较差的组织病理学预后相关,小体积前列腺癌患者术后Gleason评分较高($P=0.034$),更容易出现大体病理升级现象($P=0.037$),术后病理分期晚($P=0.025$),特别是包膜侵犯的发生率增高($P=0.013$)。前列腺体积由小至大3组标本切缘阳性率分别为35.0%、33.8%和19.0%,差异无统计学意义($P=0.52$)。认为前列腺体积较小的前列腺癌患者行腹腔镜下前列腺根治性切除术后的组织病理学预后较差,肿瘤恶性程度高、病理分期晚,在临床工作中应予以重视。

(王　燕)

述评　前列腺癌根治术后组织病理学参数不仅对于患者治疗方案的制定和预后评估有着重要意义,而且在当今医疗环境下,如能构建较好的预测模型,对术前与患方进行深入的询证医学沟通具有很大的实用性。张帆等探讨了包括前列腺体积在内的多种术前基线资料对术后组织病理学参数的影响,发现仅前列腺体积能作为独立的预测因素:前列腺体积较小的患者行腹腔镜下前列腺根治性切除术后的组织病理学预后较差,肿瘤恶性程度高、病理分期晚、病理升级现象发生率高。本研究结果与国外大宗病例报道相似,对我国泌尿外科临床工作具有一定指导意义。

(高　旭)

预测前列腺癌根治术后并发症风险列线图的建立[中华泌尿外科杂志,2012,33(7):499]　万方宁等采用标准化的评分系统分析前列腺癌根治术围手术期并发症的危险因素及构建预测模型。选取2007年6月至2011年6月行前列腺癌根治术的患者240例,年龄50~82岁,平均70岁。术前均经活检病理诊断为前列腺癌。Gleason评分:<7分95例,≥7分145例。临床分期:T_1期1例(0.4%),T_{2a}期5例(2.1%),T_{2b}期7例(2.9%),T_{2c}期162例(67.5%),T_{3a}期26例(10.8%),T_{3b}期39例(16.3%)。患者围手术期(术后30 d内)并发症情况依据Clarion-Dindo标准按严重程度分级,Ⅱ度以上并发症归为有临床意义的并发症,其中直肠损伤4例(1.6%),伤口感染5例(2.0%),深静脉血栓3例(1.2%),尿漏12例(5.0%),淋巴瘘11例(4.5%),心肌梗死14例(5.8%),二次手术4例(1.6%)。采用倒退法多元Logistic回归筛选危险因素,建立预测围手术期Ⅱ度及以上并发症的列线图。

围手术期并发症的预测因子中，体质指数(body mass index，BMI)是独立的预后因素(*OR* 值为 0.804，$P<0.05$)。通过变量筛选最终的模型包括 BMI、N 分期、术中出血>200 ml。模型的内部验证显示分辨度 C-index 为 0.633，符合度平均绝对差为 0.028。最终根据多因素分析结果绘制了便于临床应用的列线图。认为基于标准化的并发症评估数据，建立了预测前列腺癌围手术期临床显著并发症的列线图，该列线图在内部验证中显示了良好的效力，有助于前列腺癌个体化的手术治疗。

(王　燕)

述评　前列腺癌根治术术后并发症预测的报道国内少见。万方宁等分析前列腺癌根治术术后并发症的危险因素并构建预测模型，认为 BMI、N 分期、术中出血>200 ml 可作为围手术期并发症的预测因子，所构建的列线图在内部验证中显示了良好的预测效能。不足之处在于本研究病例数较少且为单中心研究，列线图并未经外部验证。另外，对所有并发症构建预测工具进行笼统的预测，其临床实用价值有待商榷，对国内外同类文献复习不难发现，针对某一类具体的并发症，如尿瘘、淋巴漏、深静脉血栓等的预测工具似乎更能获得临床医生的关注。

(高　旭)

腹腔镜根治性前列腺切除术后控尿功能及学习曲线[北京大学学报(医学版)，2012，44(4)：563]　黄建林等评价腹腔镜根治性前列腺切除术后的控尿功能，探讨达到稳定控尿的学习曲线。回顾分析了 2006 年 5 月至 2011 年 5 月于北京大学第三医院行腹腔镜下根治性前列腺切除术的患者临床资料、手术数据，并对术后控尿情况进行随访。临床局限性前列腺癌患者 200 例，其中由一名术者施行且随访资料完整的共 160 例纳入本研究。该组患者的平均年龄(71.9±5.5)岁(56～85 岁)，术前无尿失禁。11 例为经尿道前列腺电切术后，其余 149 例经直肠超声引导下前列腺穿刺活检明确诊断，无肿瘤远处转移。根据手术先后顺序平均分成 4 组，比较组间控尿是否存在差异。结果该组手术均在腹腔镜下成功完成，无中转开放。平均手术时间(230±57) min，(110～493 min)，中位出血量 200 ml(30～1 200 ml)，输血率 7.5%，术后住院时间(11.8±7.9)d，(5～60 d)。术后病理分期：T_{2a}期 32 例(20%)、T_{2b}期 27 例(16.9%)、T_{2c}期 64 例(40%)、T_{3a}期 24 例(15%)、T_{3b}期 9 例(5.6%)、T_4 期 4 例(2.5%)。切缘阳性率 32.5%。随访时间均在 12 个月及以上。总体控尿率：1 个月 14.4%、3 个月 48.8%、6 个月 77.5%、12 个月 86,3%，截止最后一次随访，仍然有 21 例(13.1%)存在不同程度的尿失禁。与后期相比，前 40 例控尿较差($P<0.05$)。认为腹腔镜根治性前列腺切除术后控尿良好。手术经验的积累可以改善术后的控尿功能，对于有一定腹腔镜操作经验的术者，在 40～50 例之后可达到比较稳定的控尿水平。

(王　燕)

述评　黄建林等报道了单中心单术者行腹腔镜根治性前列腺切除术学习曲线及术后患者的控尿功能，认为腹腔镜根治性前列腺切除术后控尿良好，手术经验的积累(40～50 例独立手术)可以改善术后的控尿功能。前列腺癌根治术后尿失禁原因复杂，手术技术、肿瘤分期等诸多因素均可影响术后尿控恢复。另外不同术者对手术技术的掌握程度、是否经历腹腔镜技术的模拟培训以及是否具有前期开放手术经验等也都可能影响腹腔镜根治性前列腺切除术学习曲线的长短。进一步评价腹腔镜术式的尿控功能与学习曲线均需要多中心大样本量的研究。

(高　旭)

同种异体脱细胞真皮补片移植矫正白膜型阴茎弯曲的临床价值[中华泌尿外科杂志，2012，33(2)：146]　董玉林等评价应用同种异体脱细胞真皮补片移植矫正白膜型阴茎弯曲的安全性与疗效。其统计 2007 年 6 月至 2010 年 6 月收治白膜型阴茎弯曲患者 18 例，年龄 15～26 岁，平均 20 岁。已婚 12 例。阴茎弯曲度 30°～80°，平均 55°；单侧弯曲 17 例，复杂弯曲 1 例。硬膜外麻醉或全麻，包皮环切入路，应用同种异体脱细胞真皮补片移植，延长曲侧海绵体白膜的术式治疗。硬膜外麻醉或全麻。采取包皮环切入路，将阴茎皮肤及浅筋膜向阴茎根部脱套，显露深筋膜。在阴茎短侧弯曲最明显处沿阴茎轴切开并分离阴茎深筋膜，暴露白膜，注意保护阴茎背侧神经、血管根据缺损范围，对 Allo-ADM 补片进行修剪，补片边长以大于缺损 2～3 mm 为宜，5～0 可吸收缝线间断缝合，修复白膜缺损区。阴茎海绵体注射生理盐水，判断阴茎弯曲矫正良好、白膜切口无渗漏后，关闭切口。术后留置尿管。13 例 PD 患者，切除白膜上的硬结后，根据弯曲矫正情况决定是否行纵切，其余同以上手术。术后阴茎加压包扎，予止血、抗感染，使用雌二醇抑制勃起等治疗。6 周后允许性生活。结果 18 例阴茎弯曲均得到勃起直视下矫正，矫正后阴茎弯曲度 0°～10°，平均 4°。术后无感染、血肿、局部结节等并发症。18 例随访 3～24 个月，无勃起功能障碍，未见弯曲复发、勃起硬结和形态畸形。认为同种异体脱细胞真皮补片矫正白膜型阴茎弯曲具有手术安全、疗效可靠、并发症少等优点。

(王　磊)

述评　目前还没有非常有效的口服或针剂药物，可以用来治疗阴茎弯曲，尤其是阴茎海绵体白膜异常造成的阴茎弯曲，绝大多数患者需要进行手术治疗以达到比较好的治疗效果。目前较为流行的手术方式为白膜折叠术，该手术方式不需切开白膜，因此不会造成勃起功能障碍，而且在手术中可调节折叠的范围，进行比较精准地校正，但存在阴茎勃起时缝线张力过大、阴茎继发畸形及阴茎勃起缩短的术后并发症，不适合弯曲程度比较严重的患者。与白膜折叠术相比，移植异体脱细胞真皮补片延长曲侧白膜术可以避免阴茎折叠缩短、白膜结节形成，同时也避免了因缝线张力过大断裂，弯曲复发的风险，是值得尝试的手术方式之一，但目前观察时间尚短，例数尚少，远期是否会产生补片挛缩或缝合部位瘢痕形成、引起复发等并发症还不能确定，有待进一步的观察。

(刘智勇)

游离黏膜尿道成形治疗硬化性苔藓样病所致尿道狭窄的疗效观察[中华泌尿外科杂志，2012，33(11)：732]　徐月敏等总结了硬化性苔藓样病导致尿道狭窄的认识，观察游离黏膜尿道成形治疗 LS 所致尿道狭窄的疗效。回顾性分析了上海交通大学附属第六人民医院 2007 年 1 月至 2010 年 12 月的 36 例患者，均为男性。年龄 27～75 岁，平均 41 岁。表现为进行性排尿困难 5～30 年，有明确的包茎或包皮过长病史。其中有包皮环切手术史 26 例，尿道外口切开或反复尿道扩张史 20 例。36 例中已行膀胱造瘘 14 例，余 22 例有明显排尿困难，最大尿流率 1.5～8.0 ml/s，平均 3.7 ml/s。36 例均有尿道外口瘢痕性狭窄和外生殖器大小、程度不一的白斑。尿道造影显示前尿道呈明显炎症性狭窄，如虫蚀样改变或极细长的狭窄，狭窄长度 5.0～20.0 cm，平均 11.5 cm。根据尿道狭窄段长短和严重程度选择不同的黏膜组织，其中行口腔内黏膜(舌、颊黏膜)尿道成形 27 例，结肠黏膜尿道成形 8 例，另 1 例老年患者行前尿道劈开。在行尿道重建术前对病变累及的阴茎头、尿道口、尿道行病理学检查。结果该组患者术后 3 周拔除导尿管，排尿通畅；活检结果提示上皮基底部特征性病变，过度角化，上皮层变薄，淋巴细胞浸润等。术后随访 6～50 个月，平均 22 个月。出现尿道外口狭窄 3 例(8.3%)，其中口腔内黏膜尿道成形者 2 例，结肠黏膜重建尿道者 1 例，行尿道外口切开后排尿通畅。余患者术后排尿通畅，最大尿流率 17.2～47.0 ml/s，平均 23.4 ml/s。认为采用游离黏膜尿道成形治疗 LS 所致尿道狭窄疗效较好，但需密切随访，因病变迁延可致尿道再狭窄，尤其是尿道口再狭窄。

(鲁　欣)

述评　发生在成年之后的尿道外口狭窄，通常原因是硬化性苔藓样病所致。硬化性苔藓样病的病因尚不清楚，但其外观改变具有特征性。阴茎头上皮失去正常外观和色泽，变得萎缩、平滑、苍白。病变常常累及尿道口，尿道口挛缩而狭窄，存在典型的炎症改变。试图通过扩张和尿道口切开等保守方法来处理可导致炎症扩散，有时尿道外口几乎封闭，炎症不断向尿道近侧发展。经验显示积极的首次治疗可取得更好的效果，越来越多的临床实践表明采用游离黏膜尿道成形治疗硬化性苔藓样病性尿道狭窄可取得较好效果，但需密切随访病变迁延致尿道再狭窄。

(刘智勇)

膀胱软镜联合尿道内切开镜会师治疗骨盆骨折术后尿道狭窄(附 12 例报告)[临床泌尿外科杂志，2012，27(3)：197]　孙毅等评估膀胱软镜联合尿道内切开镜会师治疗骨盆骨折术后尿道狭窄的临床疗效。研究采用膀胱软镜联合尿道内切开镜会师治疗骨盆骨折术后尿道狭窄男性患者 12 例，中位年龄 33(19～54)岁。术前行尿道探子会师＋尿道造影对狭窄部位和长度进行评估，经造瘘口置入膀胱软镜探及尿道内口，经尿道外口置入尿道内切开镜并调暗光源，在膀胱软镜光源引导下行尿道狭窄内切开术，并对手术时间、失血量、并发症进行记录。术后留置尿管 1 个月，拔除尿管后每月进行随访，术后 3 个月行尿道造影、尿流率及国际勃起功能指数问卷(IIEF)评分评估。结果该组手术均获成功，手术时间(37±12)min，手术后血红蛋白较术前降低(4.5±2.3)g/L，拔除尿管后无尿失禁，术前术后 IIEF 评分无明显变化(12.4±6.6vs 13.1±7.0，$P>0.05$)。随访 6～22 个月，9 例无需进一步处理，排尿正常；3 例拔除尿管后出现排尿困难和继发性尿道狭窄，给予每周 1 次尿道扩张，2 例连续 4 周、1 例连续 6 周尿扩后可置入 F18 尿道探子，排尿正常，术后 3 个月 Qmax 均在(16.2±5.8)ml/s 以上。认为膀胱软镜联合尿道内切开镜会师治疗骨盆骨折术后尿道狭窄简便易行，创伤小，并发症少，近期及远期疗效满意，可作为骨盆骨折术后尿道狭窄的首选治疗方法。

(王　燕)

述评　对于尿道闭锁的腔内会师手术而言，最大的困难就是在于无法在直视下确认会师方向，采用膀胱软镜联合尿道内切开镜会师的方式就是利用软镜的光源来指导内切开刀的方向，在一定程度上克服了盲视下内切开的不足，对合适的病例而言，具有创伤小、疗效好、恢复快的优点，治疗有效率可达到 70%～80%。然而，对于不合适的病例如尿道狭窄段较长或已多次施行内切开术的情况，非但不能成功，反而易导致病情复杂化或引起其他并发症，因此，适当的选取病例对术后取得良好的效果至关重要。

(刘智勇)

无管化经皮肾镜取石术可行性和安全性及疗效的随机对照研究[中华泌尿外科杂志，2012，33(8)：576] 李家宽等通过随机对照临床试验研究无管化 PCNL 的可行性、安全性和疗效。将 2010 年 5～8 月行 PCNL 患者随机分为试验组(无管化 PCNL，即只留置双 J 管，不留置肾造瘘管)与对照组(传统 PCNL，留置双 J 管及肾造瘘管)。排除标准：严重出血需输血者；明显结石残留需行二期碎石取石者；重度肾积水，肾实质厚度<5 mm 者；肾盂穿刺液为脓性者；合并输尿管狭窄或肾盂输尿管连接处狭窄；集合系统严重穿孔者。共 50 例患者被纳入研究，试验组和对照组各 25 例，两组患者的年龄、性别、结石大小差异均正统计学意义($P>0.05$)。所有手术均由一位医生主刀。通过疼痛视觉模拟评分(VAS)评价患者的术后疼痛程度，其他评价指标包括 Hb 下降量、输血率、发热发生率、肾周血肿发生率、住院时间等。结果术后第 1 天试验组疼痛视觉模拟评分(VAS)为 2.24 分，对照组为 5.04 分($P<0.01$)；试验组术后平均住院时间 3.04 d，对照组 6.88 d，两组差异有统计学意义($P<0.01$)；两组术后 Hb 下降量、结石清除率、输血率、肾周血肿发生率、发热发生率比较差异均无统计学意义。两组患者术后穿刺通道部位均无漏尿发生。认为无管化 PCNL 安全，能显著减轻患者术后疼痛不适，缩短住院时间，且不增加出血、漏尿等并发症发生率，但需恰当掌握其适应证，对术中大出血、肾积脓、输尿管梗阻、集合系统严重穿孔、结石残留需二期手术者禁用。

(彭泳涵)

述评 该文前瞻性研究了无管化经皮肾镜碎石术治疗肾脏结石的安全性和疗效，具有较好的科学意义。但是本文由于分组中已剔除了术中大出血、肾积脓、输尿管梗阻、集合系统严重穿孔、结石残留病例，因安全性分析的组间差异已经有了一定程度的偏倚；此外讨论部分作者总结了无管化经皮肾镜的禁忌证，但其内容恰恰是本研究的剔除标准，因此对于禁忌证是否合理或者具有科学的依据尚存有疑问，需要进一步论证。

(高小峰)

B 超引导下微创经皮肾镜取石术穿刺失败的原因分析及方法改进[中华泌尿外科杂志，2012，33(7)：525] 许云飞等总结了 B 超引导下微创经皮肾镜取石术穿刺失败的原因，探讨改良方法的穿刺效果。回顾性分析了 2005 年 5 月至 2010 年 5 月采用 B 超引导下微创经皮肾镜取石术治疗的 612 例上尿路结石患者的临床资料，男 393 例，女 219 例。年龄 27～68 岁，平均 48 岁。根据建立工作通道的方法分为两组：传统 G18 穿刺针穿刺组(A 组)382 例，采用改良后的 ARROW Raulerson 蓝空针穿刺组(B 组)230 例。两组术前平均肾盂分离情况分别为 24 mm 和 21 mm，平均结石最大径分别为 3.7 cm 和 3.8 cm，两组比较差异无统计学意义($P>0.05$)。比较两组的一次性穿刺成功率、穿刺时间及治疗效果。结果 A、B 组一次性穿刺失败者分别为 29/382 例和 2/230 例，成功率分别为 92.4% 和 99.1%，两组比较差异有统计学意义($P<0.05$)。A、B 组的平均穿刺时间分别为 5.1 min 和4.8 min，两组比较差异无统计学意义($P>0.05$)。两组均无穿刺相关的大出血、肾血肿、尿瘘、肾周感染、气胸等并发症发生。A 组穿刺失败的原因：患者过度肥胖 5 例，穿刺针滑脱 9 例，穿刺通道丢失 13 例，针道丢失 2 例；B 组：体型过度肥胖 1 例，穿刺成功清石过程中针道丢失 1 例。认为患者过度肥胖是导致微创经皮肾镜取石术穿刺失败的重要原因之一，其他原因是各种情形引起的穿刺通道滑脱或丢失。采用 ARROW Raulerso 蓝空针穿刺建立工作通道的方法操作简单，易掌握，穿刺成功率显著提高，并发症少，效果良好。

(彭泳涵)

述评 本文着对比了传统 PCNL 穿刺针与 ARROW Raulerson 蓝空针两组间建立通道的成功率、穿刺时间和安全性，结果表明蓝空针组穿刺成功率显著提高，同时并发症相对较少。但是，本文对照组观察对象纳入时间从 2005 年开始，而实验组纳入时间从 2009 年开始，术者的穿刺技术必然随着前期 G18 穿刺针使用的积累而得到提高，因此纳入时间较晚的实验对象穿刺成功率均会相应较早期观察(对照组)对象提高，因此结果会存在较明显偏倚。因此该技术仍需要进一步前瞻性随机对照研究加以论证。

(高小峰)

微创经皮肾镜取石术后并发感染性休克的诊治体会[临床泌尿外科杂志，2012，27(3)：182] 李天等探讨微创经皮肾镜取石术后并发感染性休克的发生原因及防治。回顾性分析广州医科大学附属第五医院 2007 年 5 月至 2011 年 4 月 11 例患者行微创经皮肾镜取石术后并发感染性休克临床资料。术前尿常规白细胞 4～500 个/HP，术前均留取中段尿进行细菌培养及药敏实验，其中 6 例为大肠埃希氏菌，2 例为阴沟杆菌，1 例为奇异变形杆菌，2 例无细菌生长。术前 3 d 及术前 30 min 静脉应用抗生素预防感染。行微创经皮肾镜取石术，手术时间 30～65 min；术后患侧留置 F6 双 J 管。感染性休克的诊断标准参加脓毒症感染性休克诊疗指南。诊断明确后立即采血及肾盂尿标本行细菌培养与药敏实验，同时进行抗休克治疗。首先补足血容量、积极控制感染，根据中心静脉压监测情况补充胶体及晶体液，酌情输注血浆或白蛋白来提高胶体渗透压。抗生素应用要有针对性，早用、足量，如致病菌一时无法确定，选用强力广谱抗生素。血管活性药物(如多巴胺或去甲肾上腺素)应用必须建立在液体复苏治疗的基础上。大剂量糖皮质激素和碱性药物的应用、积极的血糖控制也是极为重要的环节。结果该组患者均在 6～36 h 后逐渐停用升压药物，3 d 后体温及血常规恢复正常。血或中段尿细菌培养阴性后出院。认为术前充分准备和有效抗感染及术中提高碎石技巧和低压灌注、分期手术等是减少感染性休克发生的有效途径。成功救治的关键在于对感染性休克的早期诊断及处理。

(李　凌)

述评　本文对总结回顾了该中心 mPCNL 发生感染性休克患者的术前感染表现、抗生素使用情况、术中术后的一些感染性休克症状以及抗感染抗休克治疗的疗效，并总结了预防、诊断和治疗的措施，对于临床中早期发现和治疗感染性休克有指导意义。但经皮肾镜手术下的感染性休克与常见感染休克不同的地方在于，尿脓毒症感染性休克发病高峰期较晚，各类感染性休克指标上升变化也明显推后，因此如何找到其特有的发病规律可能更有意义，对于这一部分内容需要更深入的研究。

(高小峰)

经皮肾镜碎石术术中及术后出血的影响因素分析 [中国医科大学学报，2012，41(3)：275]　张乃文等探讨经皮肾镜碎石术术中及术后出血的影响因素。回顾分析了中国医科大学附属第一医院 2010 年 1 月至 2011 年 4 月应用 PCNL 治疗肾结石的患者 142 例(151 次手术)，手术先截石位留置双 J 管，后取俯卧位手术。B 超或 X 线引导下，一般从腋后线 12 肋下或 11 肋间向患者肾背侧盏穿刺，具体穿刺点及通道数目视结石位置及大小而定，术中使用 EMS 碎石清石。术后留置 14F～16F 肾造瘘管及 5F～7F 双 J 管。其中术中及术后输血治疗 35 例。151 次手术均成功。以可能影响术中及术后出血的患者自身因素(性别、年龄、体质指数、高血压、糖尿病、肝功能不全、肾功能不全、泌尿系感染、肾积水程度及结石大小)及手术相关因素(手术时间、穿刺入径、穿刺次数、通道大小、通道数目、分期手术)为自变量，运用 SPSS 13.0 统计软件进行单因素分析，将单因素分析差异有统计学意义($P<0.05$)的变量作为自变量，将是否进行输血治疗作为因变量，进行多因素 Logistic 回归分析，从而找出影响出血的主要因素，$P<0.05$ 认为差异有统计学意义。结果多因素回归分析显示患者术前糖尿病史及高血糖状态、肾功能不全、结石大小及手术时间对失血有明显影响(P 分别为 0.007、0.003、0.000 和 0.043)。认为患者术前糖尿病史及高血糖状态、肾功能不全、结石过大(尤其是铸型结石)及手术时间过长均能增加患者术中及术后出血风险。所以术前调整患者血糖及肾功能、缩短手术时间，对结石较大、存在潜在出血风险的患者采取分期手术是减少 PCNL 术中及术后出血的重要措施。

(李　凌)

述评　该文通过对于经皮肾镜手术术后出血进行多因素分析，研究经皮肾镜手术发生大出血的危险因素，对于临床工作具有一定意义。通过上述研究，临床医师对于一些术前高危出血患者，可有针对性的对一些可控因素进行术前准备，比如控制血糖、改善肾功能不全等；对于手术相关危险因素比如较大结石采用分期手术可缩短手术时间和降低手术难度，以此来减少出血风险，降低手术并发症。

(高小峰)

输尿管软镜钬激光碎石术治疗合并临床症状的肾盏憩室结石 [中华泌尿外科杂志，2012，33(1)：16]　杨春等探讨输尿管软镜钬激光碎石术治疗合并临床症状的肾盏憩室结石的安全性及有效性。回顾性分析第二军医大学长海医院 2008 年 1 月至 2010 年 12 月输尿管软镜钬激光碎石术治疗 23 例合并临床症状的肾盏憩室结石患者资料。男 15 例，女 8 例。年龄23～68 岁，平均 44 岁。主要特点为腰痛、血尿，尿路感染。10 例曾行 ESWL 治疗，其中 1 例曾行 2 次 ESWL。23 例均为单侧肾盏憩室结石，结石位于肾上极 11 例，中部 9 例，下极 3 例。成堆泥沙样多发结石 19 例，单发结石 4 例。结石最大直径 18.9 mm。术前 1 周均留置双 J 管，均行 IVU 及双肾 CT 检查。静脉复合麻醉下行输尿管软镜钬激光碎石术，留置输尿管扩张鞘，置入输尿管软镜抵达肾盂，寻及憩室开口，如果憩室颈狭窄，则用钬激光低能量、高频率(1.0 J×30 Hz)切开憩室颈，憩室内大部分结石呈泥沙样聚集，小部分结石较大，予以钬激光碎石，结石碎屑随灌洗液冲出或用套石篮取出。结果该组一次进镜成功率 100%。22 例顺利寻及憩室结石，1 例术中未寻及憩室开口改行 PCNL。碎石成功 20 例(87.0%)，术后无结石残留 15 例(65.3%)。残留结石<4 mm 者 5 例；3 例碎石失败者结石残块≥4 mm。平均手术时间60 min，术后平均住院日 3.5 d。手术无并发症发生。术后随访 6～12 个月，患者症状均消失，未见结石复发。认为输尿管软镜钬激光碎石术治疗合并临床症状的肾盏憩室结石安全、有效，可作为临床首选治疗方法。

(李　凌)

述评　本文回顾性研究了输尿管软镜下钬激光治疗肾盏憩室结石的安全性和疗效，其中碎石成功率 87.0%，术后无结石残留 65.3%，同时无严重手术并发症，取得了较好的效果。根据以往研究提示，输尿管软镜治疗肾脏结石成功率往往仅有66%，因此目前的观点多认为对于背侧组肾盏憩室结石，为了提高手术成功率，多主张经皮肾镜手术穿刺建立经皮-憩室通道碎石，建议后续研究提供软镜与经皮肾镜治疗肾盏憩室结石的前瞻性对照研究加以论证。

（高小峰）

输尿管软镜钬激光碎石术在马蹄肾结石中的应用［临床泌尿外科杂志，2012，27(2)：103］ 杨春等回顾性分析第二军医大学长海医院2008年1月～2010年12月采用输尿管软镜钬激光碎石术治疗马蹄肾结石13例患者资料，探讨了输尿管软镜钬激光碎石术治疗马蹄肾结石的安全性及有效性。该组患者均为单侧结石，均由同一术者完成手术。结石均为单侧病变，直径平均为1.7(1.2～2.3)cm。主要临床症状为腰痛、尿路感染、血尿。6例患者有ESWL史，2例曾行经皮肾镜取石术，前期治疗效果均不满意。术前1周均留置双J管，均行尿培养、静脉尿路造影及双肾CT检查。术中均先放置输尿管扩张鞘，然后置入输尿管软镜抵达肾盂。Flex-X2输尿管软镜进镜至肾盂检查肾脏各盏，寻及结石后置入200 μm光纤，设置功率最大为15 W(0.8 J～1.0 J/10～20 Hz)开始碎石，将结石粉碎至1～2 mm碎块，用套石篮取净结石残块。术毕再次检视各肾盏避免结石残留，常规留置双J管2～4周术后第1天及2个月复查KUB平片、B超或双肾CT平扫。术后检查无残石或结石残块<3 mm视为碎石成功。结果该组患者均顺利放置镜鞘并置入输尿管软镜，进镜成功率100%。患者碎石成功12例(92.3%)。1例术后结石残块略>3 mm，行ESWL处理平均手术时间90 min，平均住院2 d。无手术并发症发生。术后症状均消失。认为输尿管软镜钬激光碎石术治疗马蹄肾结石有利于彻底碎石和取石，是一种可供选择的安全、有效、微创治疗方法。

（李　凌）

述评　本文研究输尿管软镜治疗马蹄肾结石的安全性和疗效，最终13例患者进镜成功率100%，碎石成功12例92.3%，无严重手术并发症，取得了较好的疗效。本研究为马蹄肾合并肾脏结石的治疗提供了一条有效的途径。本研究中患者肾结石负荷均较小(1.2～2.3 cm)，对于较大的马蹄肾结石是否依然适合采用软镜下钬激光治疗、与PCNL治疗效果相比安全性和疗效的差异等方面均需要更多深入的研究论证。

（高小峰）

体外冲击波碎石单次治疗单发肾结石成功率的预测模型［南方医科大学学报，2012，32(6)：894］ 张鹏等探讨体外冲击波碎石(ESWL)治疗肾结石疗效的影响因素，并建立预测模型。回顾分析2008年1月至2010年2月在南方医科大学南方医院接受ESWL治疗的肾结石患者325例，最长随访3个月，用χ^2检验或t检验进行单因素分析患者年龄、性别、体重指数、病程时间、治疗前肾绞痛、血尿、尿路刺激症状、结石位置、患侧、结石长径、宽径等因素与疗效的关系，筛选出有统计学意义的因素。再利用Logistic逐步回归多因素分析并建立预测模型(Forward：LR法)，采用Hosmer-Lemeshow进行拟合优度检验，以$P<0.05$为有统计学差异。结果该组ESWL治疗肾结石成功率76.9%(250/325)。单因素分析发现年龄、结石患侧、结石位置、病程时间、治疗前血尿、结石长、宽径对疗效均有影响。Logistic回归分析则显示病程时间、治疗前血尿、结石长、宽径决定治疗的成功率。将这些预测因素作为Logistic回归预测模型的自变量，P为ESWL治疗结果预测概率，e为自然对数(=2.718)。对预测模型进行χ^2检验以验证其显著性，χ^2值为135.478，$P<0.001$，统计结果显著，即logistic回归预测模型比零假设模型要好，预测变量对应变量(ESWL碎石结局)有显著的解释能力。预测模型的拟合优度通过Hosmer-Lemeshow检验，显示模型拟合程度好($\chi^2=18.144$，df=8，$P=0.168$)。运用该预测模型对本组样本进行预测，以0.5作为预测结果的分界值，结果显示总体准确率为87.4%。认为病程时间、治疗前血尿、结石长、短径是ESWL单次治疗单发肾结石成功率的独立影响因素。

（李　凌）

述评　本文通过多因素分析研究证实，病程时间、治疗前血尿、结石长、短径是ESWL单次治疗单发肾结石成功率的独立影响因素，并构建了相应风险因素的碎石成功率预测模型，对于指导临床医师ESW适应证的把握具有重要意义。但是，目前公认的体外冲击波碎石对于<2 cm结石的治疗总体碎石成功率>90%，而本文中结石清除率仅有76.9%，笔者认为该研究结石清除率较低可严重影响危险因素的分析以及建立准确的预测碎石成功率的模型，是由于治疗指征把握过宽还有其他影响因素，需要进一步合理的解释。

（高小峰）

非梗阻性无精子症三步法取精术及其临床意义(附73例报告)［中华男科学杂志，2012，18(7)：606］ 马猛等[229]探讨非梗阻性无精子症应用“三步法”取精术获取睾丸精子的方法及其临床意义。对73例非梗阻性无精子症患者按步骤依次行睾丸细针抽吸术、睾丸活检术、睾丸显微取精术，第一步取精：细针穿刺取精。握头皮针穿刺睾丸，助手抽吸20 ml注射器，然后将抽吸到的睾丸组织撕碎，在显微镜下检查是否有精子。如查见精子,手术结束。每侧睾丸抽吸 3 次,如未见精子,则进行第二步取精术。第二步取精:睾丸切开取精。睾丸腹侧横向切开睾丸白膜约 0.5～1.0 cm。轻轻挤压睾丸后,部分生精小管组织挤出切口之外,用小直剪切取约 0.5 cm×0.5 cm×0.5 cm 大小组织两块,一块送病理学检查,另一块剪碎后置于倒置显微镜(×400)下查看有无精子。如查见精子,则缝合切口。第三步取精:睾丸显微取精。如仍未见精子,则扩大白膜切口,暴露生精小管。于放大 20～24 倍的手术显微镜下于不同部位选 10～20 根生精小管,置于 HTF 液中备用。若获取组织不理想,可在其他部位再次提取 10 根生精小管,切碎后置于倒置显微镜下查找精子。结果该组患者行睾丸细针抽吸术,28 例(38.4%)获得精子;行至睾丸活检术时,38 例(52.1%)获得精子;行至睾丸显微取精术时,47 例(64.4%)获得精子。病理学检查结果为唯支持细胞综合征型 25 例,其中 10 例查到精子,精子成熟阻滞型 21 例,其中 14 例查找到精子,精子发生低下型 27 例,其中 23 例查到精子。认为"三步法"取精术能够有效地提高患者精子获得率;其精子获得率与睾丸组织学类型相关,其中精子发生低下型精子获得率较高。

(唐　亮)

述评　非梗阻性无精症是男性不育的主要原因之一,又称睾丸衰竭症,常见原因包括性染色体异常、Y 染色体显微缺失症、睾丸炎症以及不明原因引起的无精症。即使诊断为无精症,这些患者尚有少量睾丸组织可产生精子,这也是支持外科手术取精的理论依据所在。目前国际上比较认可的是显微镜下睾丸取精术,由于显微镜下可更好地辨认含有精子的生精小管,使得精子获取率大大提高。本文作者实用"三步法"提高了精子获得率,73 例患者有 47 例(64.4%)可成功获得精子,但是也应该看到单用细针抽吸方法 47 例患者中有 28 例(60%)可获得精子。因此筛选哪些患者适用细针穿刺取精哪些患者可用睾丸显微取精是更加有意义的工作。

(周　铁)

骨　　科

本年度共收集论文 1 100 篇，纳入一年回顾 311 篇，占 28.3%；收入文选 68 篇，占 6.2%。

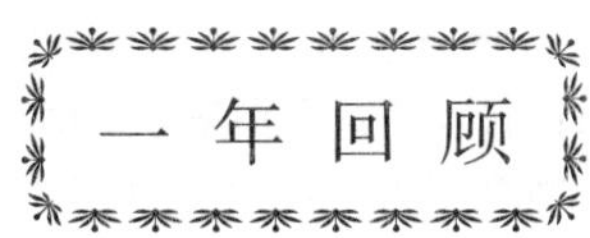

一、创伤

(一) 肩部损伤

肖海涛等[1]应用锁定钢板内固定治疗成人锁骨中段粉碎性骨折 21 例。术后通过 12～30 月的随访，全部骨折愈合，无感染骨不连或畸形愈合，无内固定断裂松动，Constant 和 Murley 评分平均 92.6 分，肩关节功能满意。认为锁定钢板内固定治疗成人锁骨中段粉碎性骨折，是一种理想的内固定方法。吴晓明等[2]采用外固定支架治疗锁骨中段骨折 7 例，骨折为 Edinburgh2B1 型，开放性锁骨骨折 1 例，多发伤 5 例，锁骨感染性骨不连 1 例。所有患者随访 11～18 月，骨折均获骨性愈合，肩关节功能优良。认为对于开放性骨折、感染性骨不连及部分合并严重并发症，且无法耐受标准切开复位内固定术而移位明显的锁骨中段骨折患者，应用外固定治疗能取得良好的疗效。王诗波[3]采用体外钢板固定治疗锁骨中段骨折 31 例，受伤至手术时间 2～6 d，评估其治疗效果发现，功能：优 24 例，良 5 例，中 2 例。作者认为体外钢板固定治疗锁骨中段骨折具有固定可靠，创伤小，无需二期行手术取出内固定等优点，有望成为治疗锁骨骨折一种较为理想的术式。王元东等[4]采用 S 型解剖钢板治疗锁骨中段骨折 52 例，观察其治疗效果，随访患者 4～14 月，骨折全部骨性愈合，平均愈合时间 6 个月，疗效评价：优 44 例，良 5 例，尚可 3 例，作者认为 S 型解剖钢板治疗锁骨中段骨折，固定可靠，疗效满意，是治疗锁骨中段骨折的有效方法。高加智等[5]应用不修复喙锁韧带的锁骨沟钢板治疗 Craig ⅡB 型锁骨远端骨折 24 例，术后早期功能锻炼，随访平均 15 月，术后 Karlsson 疗效评价：优 18 例，良 5 例，差 1 例，肩关节功能良好，无钢板断裂、感染、脱钩。作者认为，不修复喙锁韧带的锁骨沟钢板是目前治疗 Craig ⅡB 型锁骨远端骨折的最佳方案。何道辉等[6]通过分析以锁骨钩钢板内固定治疗锁骨远端骨折和肩锁关节脱位的临床效果及并发症原因，并探讨了预防对策，认为锁骨钩钢板内固定治疗 Neer Ⅱ型锁骨远端骨折和 Tossy Ⅲ型肩锁关节脱位疗效良好，但需注意手术技巧，预防并发症的发生。

章云童等[7]* 采用记忆合金弓齿钉辅助锁定钢板、空心螺钉治疗 12 例粉碎性肩胛骨骨折患者，Hardegger 分型：肩胛骨体部骨折 5 例，肩胛颈部骨折 2 例，混合型骨折 5 例。结果 12 例全部愈合，无骨折再移位，不愈合、内固定松动或断裂、血管和神经损伤等并发症。肩关节 JOA 评分优良率 91.7%。认为镍钛合金记忆弓齿钉的合理设计更合适肩胛骨不规则的解剖结构，持续应力加压作用可促进骨质愈合，多点锁定可避免局部软组织大范围剥离，能有效修复肩胛骨的解剖结构，是治疗粉碎性肩胛骨骨折的有效方法。夏剑等[8]* 采用肩胛骨骨折切开复位内固定和腋神经松解术治疗了 21 例肩胛骨骨折合并腋神经损伤患者，通过分析肩胛骨骨折合并腋神经损伤的诊断和治疗特点。作者认为肩胛骨骨折如存在肩关节上部悬吊复合体损伤不稳定，或伴有肩关节盂下骨折邻四边孔部位骨折有明显碎骨片者，临床常会出现腋神经损伤的表现，在肩胛骨骨折切开复位内固定时需探查腋神经，术后有利于神经功能的恢复。孙俊凯等[9]* 在急诊清创术后行神经探查、松解、修补、吻合术，术后给予抗感染、防粘连、营养神经、促进神经在有氧条件下良性生长、加强肢体康复功能锻炼等系列综合性治疗 30 例。结果术后分别在术后 3、6、12、24 月进行臂丛损伤后的功能评估，优良率达 82%，作者认为床疗效满意。木合提地尔 · 阿不拉等[10]采用健侧 C_7 神经根移位治疗臂丛神经根性撕脱伤 22 例,21 例获随访 7～25 月。用健侧 C_7 神经修复正中神经:屈腕肌肌力达 3 级或以上 10 例,屈指肌肌力达 3 级或以上 7 例;感觉恢复达 S3 或以上 11 例。健侧 C_7 神经根修复肌皮神经;屈肘肌肌力达 3 级或以上 2 例,前臂外侧皮肤感觉达 3 级 2 例。健侧 C_7 神经根修复桡神经(失访 1 例)伸腕肌肌力达 3 级 1 例;感觉恢复达 S31 例。作者认为健侧 C_7 神经根移位治疗臂丛神经根性撕脱伤效果较好,分期手术是提高疗效的重要因素。王家宁等[11]对 23 例肩锁关节脱位和锁骨远端患者行切开复位锁骨钩钢板内固定术,观察疗效。所有患者肩锁关节未再脱位,骨折全部骨性愈合,术后按 Karlsson 评价肩关节功能,优良率为 95%。作者认为,锁骨钩钢板治疗肩锁关节脱位和锁骨远端骨折具有操作简单、固定牢固,可行早期功能锻炼,效果满意。

任亚军等[12]观察了经肩关节前外侧入路应用肱骨近端锁定钢板(LPHP)治疗肱骨近端二部分骨折 12 例,三部分骨折 38 例。结果显示,所有病例平均随访 20 个月,愈合时间 10～16 周。按 Neer 肩关节功能评分标准,结果为优 36 例,良 10 例,优良率为 92%。作者认为,应用 LPHP 治疗肱骨近端骨折,固定牢靠,肩关节功能恢复良好,特别适用于合并骨质疏松者。周继承等[13]应用 LPHP 手术治疗肱骨近端骨折,对所有患者术后随访,平均 12.5 个月,肩部关节功能采用 Constant 评分标准,取得了 85.18%的优良率。作者认为,对于 NeerⅢ型、Ⅳ型肱骨近端骨折应用 LPHP 治疗,可以获得满意的复位和稳定的固定,同时术后合理功能锻炼,可减少并发症、明显改善肩关节功能及提高生活质量。钟环等[14]回顾分析了 2005 年 4 月至 2009 年 4 月 29 例新鲜肱骨近端粉碎性骨折患者行人工肱骨头置换并关节功能锻炼,术后随访时间平均 50 个月。对所有患者进行主观评价,同时采用 Neer 评分标准评估患者疗效,平均 85.7 分;优 11 例,良 14 例,可 4 例,优良率 86%。作者认为,人工肱骨头置换是一种治疗肱骨粉碎性骨折的有效方法,但手术适应证、假体安置、软组织重建、术后长期康复锻炼对于手术效果具有重要意义。马雪海等[15]观察分析了高龄肱骨近端粉碎性骨折 21 例行人工肱骨头置换术,获 12～35 个月的随访,按美国肩肘外科评分系统,平均 89.8 分,未出现假体松动现象,无感染及假体周围骨折发生。作者认为,采用人工肱骨头置换治疗高龄肱骨近端粉碎性骨折可以明显改善患肩功能,但远期疗效有待进一步观察。胡宗凯等[16]分析了从 2008 年 6 月至 2011 年 6 月采用切开复位锁定钢板内固定治疗肱骨近端骨折 30 例。结果显示 30 例平均随访 13 个月。全部创口愈合良好,所有患者骨折均愈合。术后按 Neer 肩关节功能评分标准评定,优良率为 90%。作者认为,锁定钢板治疗老年患者肱骨近端骨折疗效满意,是目前治疗肱骨近端骨折较理想的内固定方法。贺凤楼等[17]分析了肱骨近端骨折合并肩关节脱位 22 例,Neer 分型:三部分骨折 14 例,四部分骨折 8 例。应用肱骨近端锁定板加张力带治疗。采用三角肌、胸大肌间隙入路,其中 5 例因骨缺损行植骨术。结果显示 22 例随访 6～20 个月,骨折均愈合,Neer 肩关节功能评分优良率为 81.8%。作者认为,肱骨近端锁定板加张力带治疗肱骨近端骨折合并肩关节脱位固定可靠,退钉率低,并发症少,特别适用骨质疏松的肱骨近端粉碎性骨折。

(二)上肢骨折

王献军等[18]回顾了 2002 年 7 月至 2009 年 3 月采用经尺骨鹰嘴截骨入路及双钢板固定治疗肱骨髁间骨折 31 例,取得满意疗效,认为双钢板对于治疗尺骨鹰嘴骨折是一种理想的手术方式。祝先锋等[19*]采用经鹰嘴"Ⅴ"型截骨入路,平行双钢板法内固定治疗肱骨远端 C 型骨折 17 例。结果 17 例获得 12～36 个月的随访,参照 HSS 肘关节评分标准评价术后功能:优 9 例,良 5 例,可 3 例;优良率为 82.4%。作者认为该术式入路对肱骨远端骨折显露充分,平行双钢板的放置方式符合肱骨远端双柱的生物力学原理,能重建肱骨远端的骨性结构,疗效满意。查涛等[20]采用 ITS 万向锁定钢板内固定治疗 8 例粉碎性尺骨鹰嘴骨折,取得较好的临床疗效。认为 ITS 万向锁定钢板对于治疗粉碎性尺骨鹰嘴骨折是一种较有效的手术方案。查晔军等[21]* 观察分析了 2009 年 11 月至 2011 年 3 月共收治 22 例桡骨头粉碎骨折患者,男 16 例,女 6 例;年龄 21～62 岁,桡骨头骨折均为 MasonⅢ型粉碎骨折,其中 1 例Ⅱ型 Monteggia 骨折脱位。采用 Acumed 组配型桡骨头假体对桡骨头进行置换,冠状突骨折采用克氏针固定,尺骨近端骨折则采用钢板螺钉固定,对 2 例肘部损伤"三联征"患者同时辅以铰链式外固定支架。结果 22 例患者术后获 6～22 个月随访。其中 1 例患者桡骨头假体位置过高,影响肘关节活动,屈肘小于 90°;1 例肘部损伤"三联征"患者假体位置过低,活动范围基本正常,但出现明显的肘关节侧方不稳定;1 例患者术后 1 个月即出现严重的异位骨化并形成骨桥,最终肘关节完全僵直于屈肘 70°;其余 19 例肘关节功能满意,Mayo 肘关节评分(MEPS)平均为(94.2±5.1)分。作者认为:组配型人工桡骨头假体可根据个体差异进行组配,是桡骨头严重粉碎性骨折的可选治疗方法之一,早期疗效较满意,但有一定的并发症,需严格把握手术适应证。刘星和等[22]选取尺骨骨折患者 60 例,随机分为镇定加压钢板微创经皮钢板接骨术治疗组(Ⅰ组),交锁髓内钉治疗组(Ⅱ组)及手法整复小夹板治疗组(Ⅲ组),每组20例。并通过术后回访对比各组术式的临床疗效。结果显示所有患者切口均一期愈合,未出现张力性水疱及骨筋膜室综合征的情况,其中Ⅱ组3例发生断钉、断棒和内固定松动,2例发生针道感染;Ⅲ组有2例发生延迟愈合或不愈合,并有1例导致创伤性关节炎;三组经肘关节HHS评分标准及腕关节Gartland-Werley评分系统评定各组各项指标术前与术后3、6、12个月各样本均数之间两两比较$P<0.05$,均具有统计学意义;术后症状改善情况显示Ⅰ组临床疗效显著优于Ⅱ组、Ⅲ组。作者认为经锁定加压钢板微创经皮钢板接骨术治疗尺骨骨折疗效确切,预后理想,值得临床推广使用。沈国平等[23]* 回顾了2007年1月至2011年3月共收治8例伴有严重软组织损伤的前臂双骨折患者,男5例,女3例;平均年龄为40.3岁(16~57岁),其中2例为开放性损伤,6例为闭合性损伤。受伤至手术时间平均为6 h,8例患者均采用预防性筋膜切开减压、骨折内固定或外固定支架固定,切口敞开并应用负压封闭吸引(VSD)技术,待肿胀消退后再关闭切口。结果发现8例患者使用VSD时间平均为9.5 d,平均使用VSD辅料2片,在治疗过程中更换VSD次数平均为1.6次。所有患者创面均顺利愈合,无创口感染发生。8例患者术后获7~24个月随访,骨折均获愈合,愈合时间为4~12个月(平均6.5个月),肘关节活动范围丧失平均为13.8°,前臂旋前功能丧失平均为10.0°,前臂旋后功能丧失平均为14.4°。按Anderson评分标准评定疗效:优4例,良2例,可2例。无骨不连、骨髓炎和前臂缺血性肌挛缩等并发症发生。作者认为,对于前臂骨折合并的严重软组织损伤,急诊给予预防性筋膜切开减压、骨折固定、同时敞开切口并应用VSD技术,有利于避免软组织进一步损伤,可减少缺血性肌挛缩的发生,临床疗效良好。崔彦明等[24]* 采用抽出钢丝悬吊法治疗指伸肌腱中央束止点撕脱伤12例,患者平均年龄30岁。受伤至手术时间平均14 d,均为闭合性损伤,其中3例合并中节指骨基底背侧撕脱骨折,术后石膏外固定6周后拔除克氏针并抽出钢丝,开始进行功能锻炼。结果显示术后平均随访时间为9个月,3例骨折片均获得完全复位,骨折临床愈合时间平均为7周。根据中华医学会手外科学会上肢部分功能评定试用标准:优10例,良1例,可1例;优良率达91.7%。作者认为,抽出钢丝悬吊法是治疗指伸肌腱中央束止点撕脱伤的有效方法。李金亮等[25]* 回顾分析了2005年3月至2010年3月间采用腹部埋藏和真皮下血管网皮瓣修复手部软组织缺损29例,取得了满意的临床效果。作者认为,腹部埋藏和真皮下血管网皮瓣修复有良好的推广前景。

李绍良等[26*]对2010年7月至2011年3月收治的103例(104例)桡骨远端骨折患者进行回顾性分析,其中男15例,女88例,平均60.0岁。根据年龄将患者分为<60岁组(48例)和≥60岁组(55例)。所有患者均经闭合整复石膏固定后于1、2和4周复查X线片,根据Kreder方法测量X线片的掌倾角、尺偏角及桡骨短缩值。骨折愈合的影像学结果应用Lidstrom分级进行评价。按照该分级,104例桡骨远端骨折经保守治疗后86.5%(90/104)的影像学结果可接受,<60岁组和≥60岁组经保守治疗后可接受率分别为91.7%(44/48)和82.1%(46/56),两组比较差异无统计学意义($P=0.156$)。结合年龄及骨折的稳定型分组后分析,<60岁组和≥60岁组稳定骨折经保守治疗后可接受率分别为92.0%(23/25)和92.6%(25/27),而<60岁组和≥60岁组不稳定骨折经保守治疗后可接受率分别为91.3%(21/23)和72.4%(21/29),两组比较差异均无统计学意义($P\geqslant0.05$)。作者认为,多数老年患者的桡骨远端骨折经保守治疗后的影像学结果满意,与年轻患者差异不大。武东升等[27]对30例桡骨远端粉碎骨折外固定支架结合有限内固定治疗的临床资料,分析术后影像学指标及腕关节功能,进行疗效评价,平均随访10个月,按Dienst功能评分,优13例,良15例,可2例,优良率93%,无腕管综合征及桡神经损伤,合并针道感染2例。作者认为,万向外固定支架结合有限内固定是治疗桡骨远端粉碎性骨折一种简单、实用的治疗方法。汤永华等[28]采用复合BMP-2纳米人工骨辅助锁定支撑钢板手术治疗骨质疏松性桡骨远端骨折患者18例。全部患者在术前均行X线正侧位摄片,以明确骨折的塌陷和粉碎程度以及骨折碎片翻转的方向。按照骨折AO分型标准,C型骨折作为该手术方法的适应证。术后X线片示,所有骨折均达到解剖复位或接近解剖复位。按照Gartland和Werley评分,优14例,良4例,优良率为100%。上肢功能评分为0~30分,平均为(6±1)分。所有患者随访6个月至2年,随访时X线片显示,在术后8~18周后均获骨性愈合,完全骨代替。平均愈合时间为(12±3)周。植入骨被完全吸收,被新生骨替代,骨缺损处均得到满意修复,达到临床愈合,人工骨与周围骨组织接触良好,无骨溶解、骨折延期愈合或不愈合,无异物、免疫排斥反应发生。所有患者术后均未出现高热、皮疹等过敏反应。伤口全部愈合,无红肿、渗液等不良反应,心电图及生化指标未因植入物而发生异常变化。作者认为:复合骨形态发生蛋白-2(BMP-2)纳米人工骨辅助支撑钢板手术治疗骨质疏松性桡骨远端骨折可有效避免复位后骨量再丢失,改善远期疗效;复合

BMP-2 纳米人工骨作为骨移植替代材料,具有良好的临床应用前景。王彦东等[29]采用切开复位锁定钢板固定 48 例和外固定架固定 22 例。结果显示该组获随访 6～24 个月,骨折均愈合,按 Dienst 功能评估标准评定:前者优良率 91%,后者优良率 86%。作者认为对中老年不稳定桡骨远端骨折采取个体化手术固定方式,可有效降低骨折并发症和提高骨折治疗效果。叶永杰等[30]比较了 2007 年 1 月至 2011 年 1 月,分别采用外固定支架和锁定加压钢板(LCP)治疗桡骨远端 die-punch 骨折 36 例,其中 LCP 固定 19 侧,外固定支架固定 17 例。两组患者性别、年龄、致伤原因、骨折分类、伤后至入院时间等一般资料比较差异无统计学意义。术中对塌陷的关节面均采取撬拨植骨的方法恢复桡腕关节,克氏针固定较大骨折块。比较两种方法手术前后掌倾角、尺偏角、桡腕关节面恢复情况、骨折愈合时间,术后腕关节活动范围等。结果两组患者手术切口均Ⅰ期愈合,无感染发生。患者术后随访时间 6～24 个月。所有患者骨折愈合良好,愈合时间、术后 6 个月 X 线片掌倾角、尺偏角,两组间差异均无统计学意义($P>0.05$);术后 6 个月腕关节尺偏活动度分别为(20.8±3.6)°和(18.0±2.8)°,LCP 组优于外固定支架组($P<0.05$);LCP 组和外固定支架组桡骨高度分别为(10.9±2.8)mm 和(13.4±2.3)mm,Gartland-Werley 评分分别为(5.3±2.4)分和(8.4±3.6)分,两组差异有统计学意义($P<0.05$)。作者认为对于桡骨远端 die-punch 骨折,LCP 可提供有效固定及早期活动,但对于关节面的塌陷及桡骨高度的恢复,外固定支架固定可提供良好的支撑作用。对于严重 die-punch 骨折可联合运用 LCP 和外固定支架等技术。

(三) 骨盆、髋臼骨折

赵勇等[31]* 使用三维有限元方法,建立双侧骶骨纵行骨折模型,模拟使用 4 种骶髂螺钉固定方式进行固定:左右各 1 枚骶髂螺钉对 S_1 进行固定(S_1 层面双向固定)、左右各 1 枚骶髂螺钉对 S_2 进行固定(S_2 层面双向固定)、左右各 1 枚骶髂螺钉分别对 S_2 和 S_1 进行固定(双层面单螺钉双向固定)和左右各 2 枚骶髂螺钉分别对 S_1 和 S_2 进行固定(双层面双螺钉双向固定)。使用 ABAQUS6.9.1(美国 SIMULIA 公司)软件模拟双足站立位状态下自骶骨上表面竖直向下加载 600 N 力载荷,测量 S_1 上表面的中点的下移距离和后旋角度以及髋骨最高点的角位移,按照移位越小稳定性越好的原则对各种固定方式进行比较。双层面双螺钉双向固定组合明显优于 S_1、S_2 层面双向固定组合,也明显优于双层面单螺钉双向固定组合。在竖直稳定性和外翻稳定性方面,S_2 层面双向固定下移距离和外翻角度分别为 0.531 mm 和 0.156°(左侧)、0.163°(右侧),优于 S_1 层面双向固定的 0.673 mm 和 0.200°(左侧)、0.232°(右侧);在后旋稳定性方面,S_1 层面双向固定的后旋角度为 0.269°优于 S_2 层面双向固定的 0.287°。另外,双层面单螺钉双向固定的后旋稳定性弱于 S_1、S_2 层面双向固定,而其下移距离和外翻角度均介于 S_1 层面双向固定和 S_2 层面双向固定之间。作者认为,针对双侧骶骨纵行骨折,可根据左右两侧的后旋稳定性、竖直稳定性和外翻稳定性的具体情况决定具体的螺钉固定层面;为了使后环的稳定性最大化,最好使用 S_1 和 S_2 双层面双螺钉双向骶髂螺钉的固定组合。陈伟等[32]* 总结了 2007 年 6 月至 2008 年 7 月应用微创可调式接骨板治疗 15 例(17 例)骶骨 DenisⅡ型骨折患者,男 9 例,女 6 例;平均年龄为 47 岁;左侧 7 例,右侧 6 例,双侧 2 例。致伤原因:交通伤 11 例,砸伤 3 例,高处坠落伤 1 例。术前 X 线片和 CT 图像显示骶骨骨折在冠状面上压缩移位 4 侧,分离移位 13 侧;其中 5 例患者(5 侧)存在垂直移位,3 例患者(3 侧)有前后方向移位。受伤至手术时间为 2～10 d,平均 5 d。应用微创可调式接骨板复位骶骨分离或压缩移位并固定骨折。术后行放射学检查,评估骨折复位及愈合情况。术后随访评估患者功能恢复情况。15 例患者术后获平均 40 个月随访,骶骨骨折均获愈合,愈合时间平均为 3～4 个月,根据 Lindahl 等提出的标准评估骨折复位质量:优 11 侧,良 5 侧,可 1 侧。按照该评分系统评价患者功能恢复情况:优 8 例,良 5 例,可 2 例。本组无医源性神经损伤、内固定失败、内固定物导致的刺激症状或压疮等并发症发生。作者认为,骶骨 DenisⅡ型骨折在冠状面上存在分离或压缩移位,应用微创可调式接骨板可有效复位骨折并坚强固定,临床疗效良好。吴宏华等[33]* 选取该院在 2007—2011 年间收治的 41 例复杂髋臼骨折患者,随机分为两组,观察组 21 例,对照组 20 例,观察组患者采用常规髋臼手术入路加大转子截骨治疗,对照组患者采用单纯的手术入路治疗,经过治疗,两组患者的病情均有一定程度的改善,观察组 21 例患者中,基本治愈 11 例,显效 5 例,有效 4 例,无效 1 例,有效率为 95.2%;对照组 20 例患者中,基本治愈 7 例,显效 4 例,有效 4 例,无效 5 例,有效率为 75%。作者认为,在治疗复杂髋臼骨折的过程中,采用常规髋臼手术入路加大转子截骨治疗的效果较为显著,值得在临床推广应用。杨永良等[34]* 总结了 2000 年 6 月至 2011 年 6 月采用前后联合入路切开复位内固定治疗 44 例陈旧性髋臼骨折患者,2006 年以后收治的 23 例患者中 17 例接受暂时性腹主动脉球囊阻断术以控制术中出血(阻断组),男 10 例,女 7 例;平均年龄为(33.5±1.8)岁。骨折 A 分型:B1 型 3 例,B2 型 4 例,B3 型 2 例,C 型 8 例。以 2006 年以前收治且未接受暂时性腹主动脉球囊阻断术的21例患者作为对照组，男12例，女9例；平均年龄为(31.2±2.4)岁。骨折A分型：B1型5例，B2型7例，B3型3例，C型6例。记录并比较两组患者平均手术时间、出血量、输血量、复位优良率及术后功能优良率结果：阻断组患者腹主动脉阻断时间平均为(48.5±18.9)min。阻断组和对照组患者平均手术时间、术中出血量及术中输血量比较差异均有统计学意义($P<0.05$)。术后复位优良率根据改良的Matta复位标准评定：阻断组为82.4%(14/17)，对照组为81.0%(17/21)，两组比较差异无统计学意义($P=0.323$)。35例患者术后获12～30个月(平均18.4个月)随访。末次随访时根据改良Merled' Aubigné和Postel评分标准评定患髋功能：阻断组优良率为81.3%；对照组优良率为73.7%，两组比较差异无统计学意义($P=0.277$)。作者认为，陈旧性髋臼骨折术中应用暂时性腹主动脉球囊阻断术能更有效地控制术中出血、缩短手术时间，是一项有效的止血措施。刘欣伟等[35]* 对已行手术治疗的1 122例髋臼骨折患者的病例资料库中按ABC分类系统3个亚型中每种亚型随机抽取20例，再分为2组：平片组30例(提供骨盆正位、髂骨斜位、闭孔斜位X线片)及平片+CT组30例(提供X线片、二维CT)。抽取1～5年资、5～10年资、10～15年资各3位骨科专业医生，对平片组和平片+CT组间影像资料进行读片并根据ABC分类系统做出诊断；每位观察者只读片而不知晓其他临床资料。于第1次读片(第1阶段)3个月后将相同的病例资料打乱顺序，再次请原3组人员进行读片(第2阶段)。对两次的结果进行统计分析，计算Kappa值并进行一致性检验，以评估观察者间的可信度和可重复性。结果：不同观察者间在第1和第2两个阶段的一致性分别为：平片组0.66、0.71，平片+CT组0.67、0.72；同一观察者前后两次读片可重复性分别为：平片组0.75，平片+CT组0.78；高年资组医生诊断的可信度和可重复性相对较高。作者认为，以ABC分类系统对髋臼骨折进行分类诊断时，可以获得一致度较高的诊断结果；CT虽然对于髋臼骨折的治疗具有重大的指导意义，但并不能明显提高对髋臼骨折分类诊断的可信度。曹云等[36]根据患者骶骨骨折是否稳定、有无移位、合并伤情况及是否伴有神经损伤，分别选择骶髂椎弓根固定、骶髂空心螺钉固定、髂后钉板固定、单纯骶孔减压，保守治疗等不同治疗方案。麻醉方式采用气管插管全麻。体位为俯卧位。骶髂椎弓根固定术作后正中切口暴露。从尾端止点剥离骶脊肌暴露双侧$L5/S_1$关节突，患侧髂后上下棘。去部分髂后上棘后于S_1和患侧髂后上下棘处置钉，根据术前症状体征影像提示受压神经减压，选择合适棒塑型固定，行撑开加压等方式复位。22例患者经手术治疗骨折均一期愈合。手术时间70～95 min，出血量250～500 ml。12例患者行骶髂椎弓根固定。术中未见神经断裂，其中7例患者神经疼痛缓解或明显减轻(术后视觉评分3～4分)，无需止痛治疗，麻木明显缓解，术后7 d扶拐下地。术后4个月神经功能基本恢复正常。5例患者行骶髂螺钉固定，其中2例(术后神经性疼痛稍减轻(术后视觉评分5～6分)，但需用加巴喷丁止痛：3例疼痛较术前加重，1例患者因螺钉激惹神经术后翻修，术后4～6周扶拐下地。3例患者行髂后钉板固定，术后复位尚可，神经症状轻微缓解，术后6～8周扶拐下地，术后3月神经症状改善。2例患者行单纯骶孔减压，术后神经性疼痛明显减轻，术后8～12周扶拐下地，骨折处疼痛3月左右缓解。所有患者经6～36个月随访，恢复良好，骨性愈合。该组术后Majeed评价显示，疼痛(22.7±5.2)分，站立(27.6±3.9)分，坐(7.4±3.4)分，性生活(2.6±1.3)分，工作能力(15.4±3.8)分，总分为75.7±(11～3)分。优5例，良14例，中3例。胡旭栋等[37]* 总结了2009年1月至2010年12月采用脊柱内固定系统USS联合骶髂螺钉的三角固定技术治疗22例(25侧)Tile C型骨盆骨折患者，男13例，女9例；年龄21～48岁；骨折按照Tile分型：C1型9例，C2型7例，C3型6例。受伤至手术时间为5～21 d。根据Matta标准对骨折复位质量进行评价，根据Majeed功能评分标准及Gibbons骶神经损伤分级分别对临床功能和神经功能进行评价。结果：术中出血量平均为450 mL，住院时间平均为16 d。22例患者术后获平均14个月(4～26个月)随访。2例患者术后出现切口感染，经清创、抗感染治疗后治愈。本组患者无复位丢失及内固定松动、断裂等并发症发生。所有患者骨折均获愈合，15例已取出内固定物。根据Matta评分标准评价骨折复位质量：解剖复位18侧，满意复位6侧，复位差1侧。末次随访时根据Majeed功能评分标准评定疗效：优13例，良6例，可2例，差1例，优良率为86.4%。末次随访时13例术前合并神经损伤的患者按Gibbons骶神经损伤分级：Ⅰ级6例，Ⅱ级4例，Ⅲ级2例，Ⅳ级1例。作者认为，USS联合骶髂螺钉的三角固定技术治疗Tile C型骨盆骨折是一种较好的固定方法，增强了骨折的固定强度，能同时行神经探查、减压，还可早期负重，术后功能恢复好。章银灿等[38]回顾性分析2008年1月至2010年6月期间采用自行研制的骨盆充气式固定止血兜、应用损伤控制骨科理念(DCO)进行院前急救及治疗的85例骨盆骨折患者资料，并以2005年7月至2007年12月未应用DCO理念进行院前急救及治疗的82例骨盆骨折患者

作为对照。治疗组男 48 例,女 37 例;年龄 19～67 岁;骨折按 Tile 分型:A 型 18 例,B 型 33 例,C 型 34 例。对照组男 45 例,女 37 例;年龄 18～69 岁,平均 35.3 岁;骨折按 Tile 分型:A 型 18 例,B 型 32 例,C 型 32 例。比较两组患者的死亡率、骨折愈合时间及临床疗效。结果:治疗组死亡 3 例(35%),对照组死亡 10 例(12.2%),两组死亡率比较差异有统计学意义($\chi^2=4.366$,$P=0.037$)。治疗组(82 例)和对照组(72 例)患者术后分别获平均 18.3、18.6 个月随访。两组患者骨折愈合时间平均分别为(3.1±0.7)、(3.3±0.6)个月,两组比较差异无统计学意义($t=-1.880$,$P=0.062$)。临床疗效根据刘利民等的评价标准评定:治疗组优 49 例,良 27 例,可 6 例,优良率为 89.4%;对照组优 40 例,良 23 例,可 9 例,优良率为 76.8%,两组比较差异有统计学意义($\chi^2=4.735$,$P=0.030$)。作者认为,应用 DCO 理念并按照骨盆骨折院前急救及治疗的规范化流程对骨盆骨折进行院前急救及治疗,可以极大地提高骨盆骨折患者的抢救成功率,降低患者的死亡率。

(四)髋部骨折

黄海祥等[39]回顾了 2003 年 4 月至 2009 年 6 月间作者收治的股骨颈骨折患者中,中青年股骨颈骨折移位明显同时合并股骨干骨折患者 22 例,作者采用切开复位重建钉内固定及带旋髂深血管蒂髂骨瓣移植治疗。经随访,22 例患者骨折于术后 4～6 个月全部愈合。术后关节功能完全正常者 16 例,活动度正常但劳累后轻微疼痛者 3 例,髋关节活动轻度受限 1 例,后期股骨头缺血性坏死 1 例。作者认为,用带旋髂深血管蒂髂骨瓣移植治疗中青年股骨颈骨折并股骨干骨折疗效显著,值得推广。王雷等[40]对其收治的新鲜股骨颈骨折,采用闭合复位空心加压螺钉内固定术治疗进行回顾性分析。随访期内骨折愈合 104 例,其中 Garden 1 型,Garden 2 型共 75 例(愈合率 84%),Garden 3 型 23 例(愈合率 66%),4 型 6 例(愈合率 46%)。骨折不愈合,股骨头坏死 1 型和 2 型 24 例(不愈合率 26%),3 型 12 例(不愈合率 34%),4 型 7 例未愈合(不愈合率 53%)。作者认为,凡骨折愈合无头坏死发生者,绝大多数病例的疗效优良。用空心加压螺钉治疗 Garden 1,2,3 型骨折与 Garden 4 型骨折的骨折愈合率差异有统计学意义($P<0.05$)。王丛等[41]利用计算机检索 MEDLINE(1966～2011 年 3 月)、EMBASE(1966—2011 年 3 月)、Cochrane 图书馆(2011 第 3 期及 CBM、CNKI、万方、维普中文数据库(均截止 2011 年 3 月),手工检索中、英文已发表或未发表的资料和会议论文并查阅相关文章的参考文献。纳入人工股骨头置换术与闭合复位内固定术治疗老年移位型股骨颈骨折的所有随机对照试验(RCT)。由 2 名评价员独立提取资料,并对其方法学质量进行评价。对符合纳入标准的研究用 RevMan 5.0 进行统计分析。纳入 7 个随机对照试验,共计 1 537 例病人。Meta 分析显示:与闭合复位内固定术相比,人工股骨头置换术治疗老年移位型股骨颈骨折能降低术后 24～36 个月的再手术率和主要并发症发生率。发现治疗老年移位型股骨颈骨折,人工股骨头置换术较闭合复位内固定术能降低术后 24～36 个月的再手术率和主要并发症发生率;两种治疗方法术后 12～36 个月的病死率差异无统计学意义。张邵军等[42]回顾了其 2002—2009 年收治的高龄股骨颈骨折患者 132 例进行回顾性分析,其中 80 例进行了关节置换,男 38 例,女 42 例。年龄 80～89 岁 55 例,90～99 岁 25 例。全髋关节置换术 27 例,人工股骨头置换术 53 例。80 例患者术前有 69 例合并有其他系统疾病,同时合并 2 种脏器基础性疾病患者 41 例,3 种 19 例,4 种及以上并存病 9 例。发现术后发生并发症 21 例,发生率为 26.25%,术后按照 Harris 标准进行功能评分,优 38 例,良 25 例,优良率为 78.75%,可 13 例,差 4 例。作者认为,经过严密的术前评估,对于能耐受手术的患者,人工关节置换术是治疗高龄股骨颈骨折的首选方法,积极做好术后并发症的预防,使患者生活质量大大提高。吴伟等[43]回顾了 2005 年 1 月至 2011 年 3 月收治的 34 例同侧股骨颈并粗隆间骨折老年患者。其中男 10 例,女 24 例;年龄 69～87 岁。所有患者均为闭合性骨折,行人工双极股骨头置换术 6 例、股骨近端锁定板内固定术 7 例、PFNA(proximal femoral nail antirotation)内固定术 7 例,DHS(dynamic hip screw)内固定术 14 例,采用 Harris 评分标准评估手术疗效。随访 6～25 个月。人工双极股骨头置换组无假体松动等并发症;PFNA 内固定组 1 例患者出现内固定物松动、骨折再移位,1 例患者发生骨不连,均行人工关节置换术治疗;DHS 内固定组 2 例患者出现髋关节外翻愈合伴退钉,骨折愈合后取出内固定物;余内固定组患者无钢板断裂、松动、断钉现象,骨折均于术后 12～30 周愈合,平均 18.5 周。根据 Harris 评分标准评定,优 11 例,良 17 例,可 3 例,差 3 例,优良率 82.4%。作者认为,对于老年同侧股骨颈并粗隆间骨折病人,应根据骨折类型及患者情况,选择合理的手术方式。曹前来等[44]对 58 例青壮年股骨颈骨折采用闭合复位空心钉内固定治疗,其中男 37 例,女 21 例;年龄 19～56 岁。Garden 分型:Ⅰ型 7 例,Ⅱ型 19 例,Ⅲ型 23 例,Ⅳ型 9 例。随访 0.5～7.0 年,50 例Ⅰ期愈合,平均愈合时间为 5.8 个月。另有 3 例骨不连,5 例股骨头缺血坏死,其中 6 例Ⅱ期行缝匠肌髂骨瓣植入,3 例愈合。按 Harris 评定:

优29例，良22例，可2例，差5例，优良率为88%。作者认为，闭合复位、空心钉内固定是治疗青壮年股骨颈骨折有效方法，具有创伤小、并发症少、愈合率高、功能恢复满意等特点。切开复位内固定加肌骨瓣移植可作为青壮年股骨颈骨折不愈合、股骨头缺血坏死的补救治疗措施。徐磊等[45]分析采用Herbert螺钉治疗的22例Pipkin骨折患者的临床资料。18例急诊手法复位成功后择期手术，4例手法复位失败后行急诊手术治疗。术后通过X线片、Thompson&Epstein和Harris评分综合评估疗效，并对术后并发症进行分析。所有患者均获得随访，随访时间12～114月。随访结果：优11例，良6例，可3例，差2例，优良率77.3%。并发症包括2例股骨头缺血性坏死，4例创伤性关节炎，1例原发性坐骨神经损伤（术后1年逐渐恢复正常），无髋关节异位骨化发生。作者认为，Pipkin骨折应急诊先进行闭合髋关节手法复位，股骨头骨折应严格掌握其手术适应征、尽早手术治疗，结合骨折类型可采用Gibson入路，应用Herbert螺钉切开复位加压固定使得骨折解剖复位，可以获得满意的临床疗效。高迪等[46]*将105例老年新鲜无移位型（Garden Ⅰ、Ⅱ型）股骨颈骨折患者分为A组（应用2枚空心螺钉）56例，B组（应用3枚空心螺钉）49例。对两组平均手术时间、X线暴露时间、并发症发生情况、末次随访时Harris评分等指标进行统计学比较。105例获得随访25～31个月。两组并发症发生情况。末次随访时Harris评分，差异无统计学意义。A组平均手术时间、X线暴露时间明显低于B组，差异有统计学意义。作者认为，应用2枚和3枚AO空心螺钉，空心加压螺钉治疗老年新鲜无移位型（Garden Ⅰ、Ⅱ型）股骨颈骨折均可获得良好的临床效果，但应用2枚空心螺钉操作更简便。毛田等[47]*对23例股骨颈骨折内固定失败后行全髋关节置换术，根据术前、术后X线片及髋关节功能恢复情况，评价治疗效果。术后随访6～13个月，髋关节功能根据Harris评分标准：优20例，良3例。作者认为，全髋关节置换术能有效挽救股骨颈骨折内固定失败后髋关节功能，解除疼痛，恢复下肢功能。纪泉等[48]*对76例股骨粗隆间骨折患者接受股骨近端防旋髓内钉（PFNA）内固定治疗，记录患者一般情况、骨折类型、手术时间、术中出血量、围手术期并发症，患侧髋关节Harris评分。术后并发症发生率：表浅软组织感染2.6%（2例），心脑血管意外3.9%（3例），肺炎6.6%（5例），老年谵妄15.18%（12例），术后DVT5.3%（4例），应激性溃疡2.6%（2例）。多因素回归分析显示年龄、骨折稳定性（股骨内后侧皮质）、ASA评分是骨折愈合后髋关节功能的预测因子（$P=0.032$，$P=0.032$，$P=0.038$），性别、入院后早期手术、手术时间与Harris评分差异无统计学意义（$P>0.05$）。作者认为，PFNA内固定治疗老年股骨粗隆间骨折创伤较小，但围手术期仍有较多并发症。骨折稳定性、患者年龄、ASA评分与骨折愈合后髋关节功能相关。刘梦璋等[49]回顾了2002年8月至2010年3月共收治22例老年股骨转子间骨折内固定失败患者，男13例，女9例；年龄66～87岁。原始骨折根据改良Evans分型：ⅠB型1例，ⅠA型5例，ⅡB型7例，Ⅲ型8例，逆转子间骨折1例。首次内固定方式：动力髋螺钉（DHS）9例，动力髁螺钉（DCS）4例，锁定钢板2例，股骨近端髓内钉（PFN）2例，Gamma钉5例。内固定失败时间平均为5.6个月（1.4～8.0个月）。二次手术改行髋关节置换术8例，应用PFN 3例，股骨近端防旋交锁髓内钉7例，DHS 1例，DCS 3例。结果内固定失败原因：螺钉松脱或折断7例，头颈钉切割2例，髋内翻7例，骨折再移位3例，骨折不愈合2例，股骨头坏死1例。22例患者术后获8～26个月（平均13.7个月）随访。末次随访时髋关节Harris评分由术前平均22分（11～36分）提高至85分（72～93分）。再次内固定患者骨折均获骨性愈合，愈合时间平均为5.9个月（4～7个月）。作者认为，老年股骨转子间骨折内固定失败多因内固定方式选择不当、技术应用失误等因素所致。根据股骨转子部后内侧结构的稳定性、骨折愈合状况及骨质疏松程度等，合理选择内固定更换或髋关节置换术治疗，老年股骨转子间骨折内固定失败后仍可获得良好疗效。

林辉等[50]回顾本科2009年2月至2011年10月60例应用防旋型股骨近端髓内钉治疗的老年人股骨粗隆间骨折，观察其手术时间、出血量、临床愈合及髋关节恢复情况。手术用时40～150 min，术中出血60～160 ml，均获得随访，其中1例术后3个月死于心肌梗死，1例9个月后死于脑出血，余均获得骨性愈合，髋关节术后恢复情况优52例，良4例，差2例，优良率96.6%。作者认为，PFNA治疗老年患者股骨转子间骨折具有固定牢稳、微创、并发症少的特点，疗效满意。胡迪等[51]对34例股骨粗隆间粉碎性骨折行带大粗隆柄人工股骨头置换治疗，记录手术时间、出血量，术后Harris评分以及并发症发生情况。发现人工股骨头置换术手术时间短，出血量少，术后1个月内即能获得满意的髋部活动，并发症发生率低。经7～24个月随访，优良率为88.23%。作者认为，对于年龄65岁以上不稳定粉碎性股骨粗隆间骨折采用带大粗隆柄人工关节置换治疗能获得良好的短期疗效。侯永洋等[52]对68例股骨粗隆间骨折的资料进行回顾。了解骨折类型和内固定位置，记录并发症，Sanders评分系统功能评分，以年龄、性别、骨折类型、内固定的位置、伤前身体健康状况、骨质疏松程度、是否存在并发症以及负重活动时间等可能对疗效有影响的因素作为自变量进行分组、赋值，功能评分结果为应变量，进行单因素筛选和多因素 Logistic 回归分析。随访 6～48 个月，并发症 11 例，多因素 Logistic 回归分析显示，身体健康状况、内固定的位置和并发症是影响术后疗效主要因素。作者认为，影响股骨粗隆间骨折手术疗效的因素主要有术前身体健康状况、内固定位置和并发症；重视基础疾病的治疗、提高骨折复位和内固定置入质量，以及减少并发症是提高疗效的有效措施。刘建辉等[53]回顾分析 23 例老年股骨粗隆间骨折患者资料，均为新鲜骨折，均采取骨水泥型人工股骨头置换术。结果：23 例全顺利完成，置换时间 60～90 min，置换过程出血量 200～600 ml，平均住院 17 d，23 例全获随访，以髋关节疼痛度、活动度及生活动自理为指标，优 12 例，良 8 例，可 3 例，优良率 87，全部无假体松动，下沉及脱位。作者认为，骨水泥人工股骨头置换术治疗老年股骨粗隆间粉碎性、不稳定性骨折显著降低了并发症。髋关节功能恢复快，能早期下地活动。李健等[54]对 2004 年 3 月至 2009 年 9 月收治的 258 例分别接受 DHS、PFNA、解剖锁定钢板手术治疗的老年股骨转子间骨折患者资料进行回顾性分析，其中男 99 例，女 159 例；年龄 61～96 岁，平均(76.4±5.4)岁。骨折 AO 分型：31-A1 型 114 例，31-A2 型 88 例，31-A3 型 56 例。其中 DHS 组 109 例，PFNA 组 86 例，解剖锁定钢板组 63 例。对 3 组患者的术中情况、术后功能及并发症等情况进行比较。258 例患者术后获 12～36 个月(平均 22.6)个月随访；随访期间无死亡病例。PFNA 组手术切口长度较 DHS 组及解剖锁定钢板组短，比较差异有统计学意义($P<0.05$)。DHS 组、PFNA 组、解剖锁定钢板组手术时间平均分别为(82.6±15.3) min、(69.4±10.4)min、(76.8±11.2)min，出血量平均分别为(314.2±68.2) ml、(162.2±46.5) ml、(210.5±80.2)ml，3 组间比较差异均有统计学意义($P<0.05$)。PFNA 组平均住院天数、术后负重时间较 DHS 组及解剖锁定钢板组短，比较差异有统计学意义($P<0.05$)。3 种内固定术后骨折愈合时间及 1 年优良率比较差异无统计学意义($P>0.05$)。作者认为，3 种手术治疗方式均有各自的优缺点，DHS 适应于稳定型的骨折；PFNA 适用于骨质疏松的不稳定型骨折和并存症较多的患者，其下床活动较早；对于严重骨质疏松的粉碎性骨折，可以选用解剖锁定钢板，术后要适当延迟下地负重时间。

刘万新等[55]分析 2002 年 11 月至今老年股骨粗隆间骨折 115 例手术治疗情况，采用 DHS 联合拉力螺钉 52 例，PFN 固定 63 例。平均随防时间 13 个月，髋关节功能评价采用 Harris 评价法，采用 PFN 者优良率高于 DHS 联合拉力螺钉。作者认为，手术治疗老年股骨粗隆间骨折使患者功能恢复快，并发症少。而使用 PFN 具有手术时间短，术中出血少，固定牢固等优点，更适合年老体弱患者使用。邱志杰等[56]回顾分析采用 PFNA 或 Gamma 钉固定治疗的 69 例不稳定股骨近端骨折患者，术后 4 周、12 周、6 个月、12 个月定期随访。评价指标有围手术期资料、功能和疼痛评估、生活状况、骨折愈合情况和主要并发症等。在 12 周时行走能力，PFNA 组明显优于 Gamma 钉组($P<0.05$)。Gamma 钉组延迟愈合和骨不连发生率高于 PFNA 组($P<0.05$)。PFNA 组并发症和再手术率低于 Gamma 钉组($P<0.05$)。认为两种治疗方法都能取得良好的手术疗效，PFNA 的优点为较低的再手术率、股骨头切出率、再骨折率，在早期康复阶段有优势。莫令翔等[57]回顾性分析 2008 年 3 月至 2011 年 3 月采用国产 PFNA 内固定治疗且随访时间超过 10 个月的股骨转子间骨折 24 例资料。按 Evans 分型：Ⅱ型 5 例，Ⅲ型 9 例，Ⅳ型 8 例，Ⅴ型 2 例。采用 C 臂透视下切开复位、PFNA 内固定术，记录患者手术时间，术中出血，术后引流量，以及术后 1、3、6、9、12 个月髋关节功能和 X 线片。所有患者获得 10～12 个月随访，平均手术时间 70.5 min，术中出血平均 280.6 ml，术后平均引流 102.5 ml，平均 15.5 周骨折全部愈合，所有患者髋关节功能良好，无内固定松动、断裂、切割及股骨疲裂骨折等并发症。认为 PFNA 具有操作相对简单，创伤小，符合生物力学原则，固定可靠稳定，下床活动早，并发症少等优点。是老年股骨转子间骨折的一种良好的内固定方法。嵇鹏等[58]总结了 2009 年 10 月～2011 年 10 月采用 PFNA 治疗 55 例骨质疏松性股骨粗隆间骨折，男 32 例，女 23 例，年龄 55～89 岁。骨折按 Evans 分型，Ⅰ型 5 例，Ⅱ型 8 例，Ⅲ型 24 例，Ⅳ型 16 例，Ⅴ型 2 例，除 3 例外，均行闭合复位，置入 PFNA，术后行 6 月～2 年的随访(平均 14 月)。根据 Harris 功能评分：优 42 例，良 11 例，差 2 例，1 例患者术后出现下肢深静脉血栓形成，2 例在术后 6 月内死亡。作者认为，对于老年性股骨粗隆间骨折，PFNA 是一种比较可靠的治疗方案，并发症较少。王裕民等[59]回顾性分析 2004 年 1 月至 2011 年 1 月期间 516 例老年股骨粗隆间骨折患者，分别行 Gamma 钉(GN)(157 例)、股骨近端锁定钢板(PFLP)(106 例)及 DHS(253 例)手术治疗的资料进行分析。随访时间 1.2～8 年，平均 3.2 年，男 198 例，女 318 例，年龄 61～93 岁。骨折采用 Evans 分型。对全部病例的切口长度、手术时间、术中出血量、术后负重时间、住院天数、骨折愈合时间及术后功能康复等情况进行比较。发现 GN 组在切

口长度、手术时间、术后负重时间优于 PFLP 组和 DHS 组($P<0.05$),PFLP 组术中出血量少于 GN 组和 DHS 组($P<0.05$),而 DHS 组在骨折愈合时间和术后功能评分方面明显好于 GN 组和 PFLP 组($P<0.05$),在住院天数方面 3 组无明显差异($P>0.05$),DHS 组手术时间和术后负重时间好于 PFLP 组($P<0.05$)。作者认为,GN、PFLP 和 DHS 有各自的优点和适应证。GN 对于股骨粗隆间骨折 EvansⅣ型和Ⅴ型的骨折在治疗上更有价值;PFLP 对股骨粗隆间骨折合并严重骨质疏松的患者效果明显;DHS 对于 EvansⅠ、Ⅱ、Ⅲ型的骨折最适合。付江等[60]总结了 2008 年 5 月至 2011 年 3 月采用骨水泥型双极人工股骨头置换治疗老年不稳定性股骨转子间骨折 33 例。年龄 75～93 岁,平均 81.5 岁,均为新鲜骨折:均有不同程度的骨质疏松和内科疾病。平均随访 31.5 个月,观察住院时间、行走负重时间、关节功能及并发症等。平均住院 23 d。术后 3 d 均能扶助行器行走,术后 15～29 d(平均 21 d)能完全负重行走,术后 3～6 个月肢体功能恢复到伤前水平,无一例死于术后并发症。随访期内假体无脱位,髋臼无明显磨损。术后 12 个月 Harris 髋关节功能评分:优 11 例。良 16 例,可 6 例。优良率为 81.8%。作者认为,双极人工股骨头置换是治疗老年不稳定性股骨转子间骨折的一种安全、有效的方法,可早期下床活动,避免长期卧床并发症,提高患者生活质量。张双喜等[61]回顾了 2005 年 2 月至 2010 年 6 月行人工股骨头置换术治疗老年股骨转子间粉碎性骨折 24 例,对获随访的 22 例患者进行回顾性分析,采用 Harris 标准评定髋关节功能。22 例行人工股骨头置换术治疗的老年股骨转子间粉碎性骨折患者,平均 37.1 个月,全部能生活自理,无 1 例关节脱位或假体松动,优良率 86.4%。作者认为,人工股骨头置换术,能使老年股骨转子间粉碎性骨折的患者,最大限度地早期下床活动,减少术后并发症,疗效确切,是治疗老年股骨转子间粉碎性骨折的有效方法。

(五) 股骨骨折

股骨干骨折合并同侧股骨颈骨折多见于青壮年,且为高能量损伤,多合并其他部位损伤,治疗棘手。虽然多种内固定可以用来治疗股骨干骨折合并同侧股骨颈骨折,但尚无一种可靠的治疗方法得到普遍认可。董有海[62]*等共收治 18 例股骨干骨折合并同侧股骨颈骨折的患者,对其中 10 例髓腔狭小、肥胖、不易选择髓内钉固定的患者采用股骨近端解剖型锁定钢板治疗。术后定期 X 线及临床效果随访,采用 Friedman-Vyman 系统对治疗效果进行评价。术后随访 6～24 个月,股骨颈骨折于术后 2.5～4 个月骨折愈合,平均 3 个月;股骨干骨折于术后 4～9 个月愈合,平均 6 个月。采用 Friedman-Vyman 系统评价结果:优 0 例,良 8 例,一般 2 例,差 0 例,优良率 80%,未见股骨头坏死或内固定失效等并发症。股骨近端解剖型锁定钢板是治疗股骨干骨折合并同侧股骨颈骨折的可选方案,且可以获得满意的临床效果。廖琦等[63*]回顾性分析了江西省具有代表性的 5 家三甲医院收治的股骨干骨折患者资料,旨在对江西省股骨干骨折的治疗现状做简要阐述,并比较分析钢板和髓内钉系统治疗股骨干骨折的疗效。分析发现,在内固定方式的选择中,钢板和髓内钉使用率分别为 50.3%(257/511)和 26.0%(133/511),这与股骨干骨折选择髓内钉固定的国际主流标准有明显差距;钢板组术后并发症发生率要高于髓内钉组($OR=1.56$),虽差异无统计学意义($P=0.171$),但钢板组内固定断裂的发生率明显高于髓内钉组($OR=9.24$,$P=0.033$);钢板组术后再骨折的发生率相对而言也高于髓内钉组。肖兴雷等[64]回顾性分析了 56 例医源性股骨干骨折术后骨不连患者,其中由于非同种金属内固定材料混合使用造成的骨折不愈合 16 例,占所有髓内针术后不愈合的 32.6%,其中包括 2 例术后合并感染者。术中可见捆扎的钢丝附近广泛骨质吸收,甚至形成较大面积缺损,2 例感染者的感染源均在钢丝周围。所有患者均予以取出原内固定,并行自体髂骨植骨治疗,52 例改用股骨带锁髓内钉重新固定,通过合理治疗,再次手术治愈率提高。林群贤等[65]采用切开复位扩髓交锁髓内钉固定加植骨技术治疗股骨干骨折术后骨不连共计 57 例,其中男 47 例,女 10 例;年龄 24～62 岁。院内发生 22 例,院外转入 35 例。骨折部位:股骨干上段 7 例,股骨干中段 31 例,股骨干下段 19 例;固定方法:普通钢板固定 11 例,加压钢板固定 9 例,L 型钢板固定 7 例,交锁髓内钉固定 3 例,普通梅花形髓内钉固定 15 例,其他固定(包括螺钉、钢丝、克氏针等)12 例。包括局部感染或软组织缺损 11 例。X 线摄片观察:钢板断裂 6 例,螺丝钉断裂退出 11 例,髓内钉断裂 1 例,碎骨片游离、骨缺损 17 例,骨折端吸收无骨痂形成 22 例(其中 2 例为开放性骨折术后并发骨髓炎)。骨折术后 8～14 个月,平均 10.2 个月。骨不连按 X 线分型:肥大型骨不连 31 例,萎缩型骨不连 26 例。其中 9 例已有两次以上手术。术中不需输血,平均住院天数 12 d。所有患者经 8～24 个月随访,根据体格检查及 X 射线片检查。骨折愈合率达 100%。采用扩髓交锁髓内钉固定加植骨治疗股骨干骨折术后骨不连,效果良好。

股骨远端骨折多为高能量创伤所致的不稳定骨折,由于其特殊的解剖形态及骨折难以固定等特点,被认为是难以治疗的骨折之一,治疗及内固定不当,很容易引起膝关节功能障碍。传统治疗采用股骨髁钢板、

"L"型钢板、动力髁螺钉(DCS)等内固定,手术暴露及剥离范围大、对骨折血运干扰大,从而延长了骨折愈合时间,增加了感染和膝关节粘连、强直的概率,并容易出现膝关节内外翻畸形等问题。李景伟等[66]采用C型臂X线机下闭合复位逆行交锁髓内钉治疗并早期行膝关节功能锻炼治疗47例股骨远端骨折患者。术后随访时间9～18个月,平均10个月,全部骨性愈合,膝关节功能良好。骨折平均愈合时间15周,据HSS膝关节临床功能评分标准:优22例、良19例、一般6例。优良率87.2%。作者认为闭合复位逆行交锁髓内钉能提供坚强内固定,出血少,创伤小,有利于骨折愈合和膝关节功能的恢复,是治疗股骨远端骨折的较好方法。

吴大鹏等[67]将2002年7月至2009年9月所收治80例股骨远端骨折病例按入院治疗时段分为两组,分别采用解剖型钢板和锁定钢板内固定,比较两组手术时间、术中出血量、骨折愈合时间、术后并发症发生率、膝关节功能评分,进行统计学分析。研究发现两组平均手术时间、骨折愈合时间,差异无统计学意义($P>0.05$)。锁定钢板组术中出血量、术后并发症发生率低于解剖型钢板组($P<0.05$),而膝关节功能评分高于解剖型钢板组($P<0.05$)。作者认为锁定钢板内固定是治疗股骨远端骨折较理想的方法。任少君等[68]通过对手术治疗的58例累及股骨髁骨折的股骨干粉碎性骨折患者的临床资料进行回顾性分析。按AO原则分类,股骨干中远端骨折分别为C2型(多段骨折)28例,C3型(不规则)骨折30例。手术采用简单内固定加外固定架固定C3型,单纯外固定架固定C2型;8例采用序贯固定。术后58例患者均获随访,膝关节功能满意48例(82.8%),可9例(15.5%),不满意1例(1.7%)。作者认为,通过外固定支架的方法治疗合并髁部骨折的股骨干复杂骨折(AO C2、C3型)可最大限度地恢复股骨的相对长度,且便于在术后对股骨关节面与股骨干纵轴进行水平和纵向调整,使其与对侧股骨中下段达到解剖平行对称关系;术后配合合理的康复锻炼,能使膝关节功能得到最大的恢复。股骨管状结构重建在此类骨折的治疗中应受到重视。康立新等[69]运用皮质外骨桥技术结合骨皮质切削技术治疗16例股骨骨不连作为实验组,其余13例运用传统自体骨植骨内固定方法治疗作为对照组。实验组中11例运用皮质外骨桥技术,5例运用皮质外骨桥技术结合骨皮质切削技术治疗。随访13个月至2年,所有患者均在术后第1 d及术后每月行X线检查至骨折临床愈合,收集两组资料,比较骨折影像学愈合时间以及下地完全负重时间,运用SPSS17.0统计软件包对2组数据进行统计检验。2组患者骨不连均在5～9个月达到临床愈合,疗效良好。实验组与对照组相比,骨折影像学愈合时间以及下地完全负重时间明显缩短。研究表明,运用皮质外骨桥技术结合骨皮质切削技术治疗股骨骨不连与传统手术方法相比,骨折影像学愈合时间以及完全负重时间明显缩短。具有良好的临床效果,有一定的临床推广价值。张智长等[70]*采用股骨髁万向锁定板(Polyax,美国强生公司)经皮治疗股骨远端骨折共35例,取得了良好的治疗效果,同LISS等非万向锁定钢板相比,Polyax有以下优势:①多轴向锁定系统,利用接骨板上可旋转的锁定环,将螺钉在30°的锥形范围内,锁定在任一理想位置。而LISS髁部锁钉不能调整方向。这对假体周围骨折、髓内钉固定后再骨折非常有利,可以避开内固定物打入较长螺钉,增加稳定性;②相对LISS只能用锁钉,钢板髁部可以使用普通松质骨螺钉,起到复位及骨折块间加压作用。对简单的关节面骨折无须额外使用空心钉或钢板外拉力螺钉固定;③钢板所有的孔均可使用普通螺钉或锁钉。结合非锁定螺钉和锁定螺钉的混合固定,已证实与全部采用锁定螺钉有相同的稳定性。在使用过程中,作者发现Polyax有两点需注意:①虽然髁部锁钉有30°调整范围,但在每一方向上实际只有15°。术前需设计好钢板放置的位置。②钻头钻孔完成后,先拆除锁定套筒再退出钻头。否则容易使套环的方向改变,影响螺钉锁定。孙庆华等[71]对193例股骨远端骨折,分别应用股骨髁支持钢板(CBP组,45例)、动力髁加压螺钉(DCS组,42例)、股骨髁上带锁髓内钉(GSH组,39例)及微创内固定系统(LISS组,67例)治疗,对其疗效和并发症进行回顾性分析。193例经平均15.3个月(5～32个月)随访。CBP组1例出现骨折延迟愈合,2例出现内固定物松动、断裂,优良率88.9%;DCS组中2例出现骨折延迟愈合,1例发生内固定物松动,优良率85.7%;GSH组1例出现骨折畸形愈合,2例出现内固定物断裂,1例出现感染,优良率92%～3%;USS组中优良率97.0%,无并发症发生。作者认为不同内固定方式因其自身的解剖学及生物力学特点而具有不同的适应证,术前对骨折进行准确分型是选择合适、可靠内固定方式的基础。曲成明等[72]应用微创内固定系统(LISS)钢板联合植骨治疗32例股骨远端骨折术后骨不连的患者,其中男22例,女10例,年龄30～62岁。骨不连原因:股骨远端粉碎性骨折,内固定失效。所有患者术后进行5～24个月随访。骨不连均牢固愈合,优良率93.75%。作者认为锁定钢板内固定联合有效充分植骨是治疗股骨远端骨不连的有效方法之一。

(六) 膝关节周围损伤

为探讨Segond骨折合并前交叉韧带(ACL)损伤

的致伤机制、临床特点和外科治疗方法。王琪等[73]*选择了2008年1月至2010年12月收治的9例Segond骨折合并ACL损伤的患者，关节镜下均可见ACL断裂及内侧副韧带断裂(MCL)，1例还合并外侧副韧带断裂(LCL)、内侧半月板损伤，4例合并内侧半月板撕裂，2例合并外侧半月板撕裂。均行关节镜下异体肌腱移植、ACL重建、内侧副韧带修补术。1例同时行LCL重建术，3例行半月板缝合术，4例行半月板成形术。6例Segond骨折块较大，分别以2枚空心拉力螺钉固定，3例骨折块较小，以1枚空心拉力螺钉固定。平均随访12个月。Lysholm术后评分平均为59分，疗效均满意。认为Segond骨折常伴有ACL损伤，前者对后者有很好的提示作用。在重建ACL的同时，对于Segond骨折块较大者应予复位、固定，对于合并损伤，也应同期手术治疗。高宏梁等[74]回顾了2006年7月至2009年7月，对胫骨髁间棘骨折患者18例进行关节镜下复位，使用不吸收关节尼龙缝线(以下简称缝线)固定，术后早期功能锻炼。结果术后获5～18个月随访，所有骨折均愈合，未发生骨折移位、膝关节不稳定等并发症，关节功能恢复满意。认为关节镜下缝线固定治疗胫骨髁间棘骨折手术创伤小、固定可靠、并发症少，疗效可靠。吴春辉等[75]对12例胫骨骨折钢板内固定术后骨性愈合患者，在关节镜辅助下于原切口或在其上下作3～5个长1～2 cm小切口取出内固定钢板。所有患者切口愈合良好，无感染、血管及神经损伤，无小腿骨筋膜室高压综合征。术后可早期活动及出院。认为关节镜下微创胫骨内固定钢板取出术可以为内固定钢板取出提供一种创伤小、住院时间短及术后恢复快的术式。孔祥颖等[76]回顾了2008年5月至2011年3月。采用可拆分式聚髌器治疗髌骨骨折22例并随访。3～48个月，患者骨折均愈合，聚髌器无断裂及脱落，无并发症发生。根据Insall膝关节评分标准，优良率95.45%。认为可拆分式聚髌器在治疗髌骨骨折中，内固定效果可靠，符合张力带原则，并发症少，可早期活动，手术方法简单，是髌骨骨折的理想治疗方法。韩雪昆等[77]回顾性分析应用克氏针张力带固定治疗髌骨骨折术后再发骨折14例的临床资料。其中，横行骨折6例，粉碎性骨折5例，单纯下极骨折3例。术后随访8～23个月，骨折愈合时间为4～5个月，无骨不连、内固定松动折断等。认为应用克氏针张力带固定治疗髌骨骨折术后再骨折可取得满意的疗效。刘旭东等[78]采用两枚带线锚钉治疗髌腱断裂患者7例，其中急性断裂5例，陈旧断裂2例。结果7例患者随访19～48个月，术后评价参照Lysholm评分标准：优7例。认为采用两枚带线锚钉治疗髌腱断裂，具有方法简单，修复可靠，可早期行走及康复训练等优点。魏盼杰等[79]*分析了2007年2月至2010年3月收治5例下肢严重皮肤软组织缺损合并伸膝功能丧失患者，其中男4例、女1例；年龄25～52岁。致伤原因：热压伤1例、车祸伤2例、井下压砸伤2例。创伤情况：皮肤软组织缺失伴髌韧带及股四头肌部分缺损3例，软组织缺损伴股四头肌大部分缺损2例；皮肤缺损面积为(18 cm×16 cm)～(28 cm×19 cm)。采用股前外侧复合组织瓣移植的办法修复下肢缺损创面并重建伸膝功能，术后随访1～4年，外观满意，膝关节屈伸及行走基本正常，肌力与健侧无明显差异，供区未见功能障碍。孙振中等[80]报道了膝内侧隐血管为蒂的胫骨中、上段骨膜瓣修复股骨髁上骨不连的疗效和方法。对于7例股骨倒打髓内钉及2例解剖钢板螺钉、2例DCS内固定的股骨髁上骨折手术后并发骨不连病例，保留原内固定，采用同侧膝内侧隐血管为蒂的胫骨中上段内侧骨膜瓣移位包绕修复骨不连部。其中3例同时携带部分胫骨嵌入骨缺损部。结果11例骨不连在2～4个月时骨性愈合，平均3个月，术后膝关节伸0°—屈120°～135°认为膝内侧隐血管为蒂的胫骨骨膜瓣解剖恒定，血运可靠，切取方便，成骨效果好，是修复股骨髁上骨不连的有效方法，且由于不必重新内固定，故治疗费用低廉。张静等[81]将2009年2月至2010年6月符合纳入标准的接受异体肌腱单束解剖重建前"十"字韧带手术的患者60例，随机分为两组，分别采用开链运动康复方案(30例)和闭链运动康复方案(30例)。两组术前Lysholm膝关节评分、国际膝关节评分委员会评分、KT-1000值的差异均无统计学意义。比较术后3个月及6个月时两组患者的主动、被动关节活动度差值、Lysholm膝关节评分、IKDC评分、单足跳测试及KT-1000值。术后3个月两组被动关节活动度差值、Lysholm膝关节评分、IKDC评分的差异均无统计学意义；主动关节活动度差值、单足跳测试、KT-1000值的差异有统计学意义，闭链运动组优于开链运动组。术后6个月两组主动关节活动度差值、被动关节活动度差值、Lysholm膝关节评分、IKDC评分、单足跳测试的差异均无统计学意义；KT-1000值的差异有统计学意义，闭链运动组优于开链运动组。认为闭链运动较开链运动能更好地保护重建韧带，更有利于本体感觉及肌肉力量的恢复。孙磊等[82*]分析了2009年10月至2010年10月共收治69例ACL损伤患者，其中26例经关节镜证实ACL断裂，近残留部分或少许胫骨残端。主要症状为膝关节不稳。所有患者均采用关节镜下保留胫骨残端、4股腘绳肌腱单束移植物及Transfix固定，近解剖位重建前交叉韧带(ACL)。患者术后早期均无并发症，术后效果良好。认为关节镜下保留胫骨残端及Transfix固定的前交叉韧带重建,有利于移植腱的生物愈合,骨隧道定位更接近解剖位,临床疗效可靠。沈金虎等[83]回顾了2004年1月至2010年12月,共收治腘动脉损伤患者23例。经临床检查和介入血管造影全部病例均获得明确诊断,及时探查、修复损伤的动脉,通过介入导管进行溶栓、抗凝治疗。修复全部血管均通畅。认为结合介入能早期明确腘动脉损伤情况,动态观察吻合血管的通畅性,有效降低了血管痉挛和再栓塞的概率,对治疗腘动脉损伤有重要价值。

(七)胫腓骨骨折

徐强等[84]治疗39例过伸性胫骨外侧平台骨折患者,其中男32例,女7例,年龄34～73岁,多为青壮年;致伤原因为直接暴力打击5例,高处坠落伤9例,车祸伤25例;从受伤到接受手术的时间间隔为4～12 d;Schatzker分型均为Ⅱ型,其中12例波及外侧平台后份(后柱)。术后采用Merchant评分表评价膝关节功能,其中,优19例,良18例;随访中发现:术后3个月骨折临床愈合,可弃拐负重行走。没有出现骨折不愈合、内固定失败,切口延迟愈合或感染等并发症。通过病史及影像学资料可以诊断过伸性胫骨外侧平台骨折,采用专门的治疗方案,保证充足的复位效果,从而有利于患者步态及运动功能的恢复。胫骨平台骨折是膝关节周围骨折最常见的类型,常需手术治疗,术后并发症较多,但迟发腓总神经损伤报道较少。张军等[85]对35例胫骨平台骨折行切开复位钢板内固定治疗,术后发生腓总神经损伤4例,并伴小腿前侧肌间隔区软组织坏死。作者认为急诊手术及外侧放置钢板易引发术后迟发腓总神经损伤。林真富等[86]总结采用切开复位内固定治疗复杂胫骨平台骨折56例手术治疗经验。根据Schatzker分型,Ⅳ型骨折采用单一内侧切口,Ⅴ型和Ⅵ型采用后内侧、前外侧联合入路,充分显露塌陷的关节面,术中注意解剖复位关节面并纠正膝内外翻畸形,以恢复下肢力线,并根据骨折类型选择固定方式,注意对软组织的保护。术后指导患者遵循"早期、无痛、循序渐进"的原则进行膝关节功能锻炼。术后12个月按美国特种外科医院评分标准评价疗效,优43例,良5例,可4例,差4例,优良率为85.7%。

胫腓骨开放性骨折是临床上常见的骨折类型,目前大都采用及时、就近原则进行手术治疗,但仍有少数患者术后并发感染,而且治疗颇为棘手。因此,及时正确的选择手术方式、手术中严格无菌操作,认真缝合切口在很大程度上可降低术后并发感染。引起胫腓骨开放性骨折术后并发感染的原因有很多,董强[87]* 选取了30例胫腓骨开放性骨折术后并发感染的患者为研究对象,将手术后并发感染的原因进行统计及比较,研究发现在引起胫腓骨开放性骨折术后并发感染的诸多因素中,伤口闭合方式和骨折固定方式不当是主要因素。因此,作者强调采取正确有效的手术方式,严格无菌操作可降低胫腓骨开放性骨折术后并发感染的发生。小腿开放性骨折并重度软组织缺损的治疗是骨科临床上经常遇到的难题,创面感染与骨折固定相互矛盾又相互制约,早期内固定会增加感染概率,皮肤条件允许后再处理骨折,易失去治疗最佳时机。蔡振存等[88]* 采用封闭式负压引流(VSD)技术合并骨折固定术治疗32例伴严重软组织损伤的小腿开放性骨折患者。所有患者均采用急诊清创术,去除坏死组织,用外固定支架或钢板先对骨折进行固定,采用内固定者必须有软组织将钢板覆盖(皮肤可以缺损)。19例软组织缺损较轻者,创面经1次封闭负压引流后,肉芽组织新鲜,行自体中厚皮片植皮或缝合后愈合;13例缺损较大者,经两次VSD后行皮片植皮或局部转移皮瓣治愈7例,游离皮瓣治愈3例,1例因外露骨坏死二期手术切除坏死骨,带血管蒂皮瓣转移修复软组织缺损,2例VSD后局部软组织坏死钢板外露,改行外固定,皮瓣植皮后愈合。VSD引流术同时行骨折固定术治疗伴有严重软组织损伤的开放性骨折,一期选择合适固定方式,骨折可早期获得临床愈合。

付建等[89]应用经皮接骨板固定技术(MIPPO)结合锁定钢板(LCP)固定治疗62例胫腓骨骨折,其中男42例,女20例;年龄16～85岁。骨折按AO分型:A1型10例,A2型3例,A3型3例,B1型18例,B2型8例,B3型4例,C1型10例,C2型5例,C3型1例。闭合骨折47例;开放骨折15例,根据Gustilo. Anderson分型,Ⅰ型8例,Ⅱ型6例,ⅢA型1例。伤后内固定时间3 h至10 d,平均6 d。开放骨折有3例伤口Ⅱ期愈合,其中1例伤口皮缘坏死,1例钢板部分外露经换药和清创减张缝合后伤口愈合,1例骨外露经皮瓣转移治疗愈合;其余患者术后伤口均Ⅰ期愈合。62例均获随访,随访时间6～16个月。无感染、神经损伤、骨筋膜室综合征发生。术后2～4个月骨折均愈合。根据Johner-Wruhs疗效评价,优48例,良14例;开放性骨折15例中优10例,良5例。采用MIPPO技术结合LCP固定治疗胫腓骨干骨折,具有创伤小、骨折愈合快等优点,不失为一种良好的治疗方法。戴峰等[90]应用自体髂骨植骨联合钢板内固定治疗远端非感染性骨不连27例,其中包括锁定加压钢板10例,有限接触动力加压钢板17例,术中均取自体髂骨植骨。27例随访6～32个月,均获得愈合,愈合时间为3.5～6.0个月。末次随访时AOFAS评分53～90分,其中优4例、良12例、中8例、差3例。作者认为,应用自体髂骨植骨联合锁定钢板或有限接触动力加压钢板治疗胫骨远端非感染性骨不连具有减少对骨质血运的破坏、固定坚强、稳定性良好等优点，符合生物固定的治疗理念，骨不连愈合时间短，愈合率高。马敏等[91]采用MIPPO技术治疗45例胫骨中段闭合性骨折，与前期采用髓内钉治疗的43例进行比较。对两组的手术时间、出血量、术中透视次数、骨折愈合时间、临床疗效及并发症进行对比分析。所有病例均获随访12～24个月。在41例AO分型4-2-A型骨折中，两组在手术出血量、骨折愈合时间、临床疗效及术后并发症方面的差异均无统计学意义（$P>0.05$）。在47例4-2-B/C型骨折中，钢板组在手术时间、术中透视次数、畸形愈合率以及临床效果评价方面均优于髓内钉组（$P<0.05$），作者认为，髓内钉与MIPPO技术治疗4-2-A型胫骨闭合性骨折均可取得满意的临床疗效，但MIPPO技术是治疗4-2-B/C型骨折更为理想的手段。廖琦等[92]采用单侧多功能型外固定支架加植骨治疗22例胫骨骨折术后骨不连，所有病例均行外固定支架加取自体髂骨（和人工骨）植骨治疗，外固定支架选择单侧多功能型。根据患者骨不连的个性特征取出原内固定物。所有病例术后平均随访15个月，未发生骨髓炎等并发症。经X线片检查，其中6～12个月骨性愈合13例，12～18个月骨性愈合6例，>18个月骨性愈合2例，1例失访。此法是一种治疗胫骨骨折术后骨不连的较好方法。张春等[93]应用吻合血管皮瓣、肌皮瓣修复小腿严重创伤后复杂软组织缺损患者59例，在全身情况稳定、局部急性感染已基本控制的情况下，反复彻底扩创，创面用VSD覆盖保护。待创面肉芽新鲜、清洁后应用单一皮瓣、肌皮瓣吻合血管移植修复56例，单一组织瓣不能满足缺损修复需要者3例，选用2块组织瓣组合移植，对受区无合适可供血管吻合者5例，采用桥式交叉血管吻合移植。单块组织瓣面积最大32 cm×13 cm，最小15 cm×8cm，组合组织瓣皆为2块。59例组织瓣移植均获成功，受区伤口Ⅰ期愈合57例，Ⅱ期愈合2例，1例供区继发伤口感染，经换药扩创后再次植皮治愈。肢体严重复杂软组织缺损得以修复重建，毁损肢体得以挽救，功能得以保留。足背外伤性皮肤软组织缺损是临床较常见的损伤，常伴有肌腱骨骼外露。需要皮瓣修复。由于前足部位于肢体远端，可用来修复的皮瓣很少，一直是临床治疗的难题。魏在荣等[94]*解剖观察20侧成人下肢标本胫前动脉踝上分支直径、走行，跗内侧动脉、跗外侧动脉走行、吻合情况。据此设计皮瓣，12例前足创面患者，足背动脉缺损，创面范围（13 cm×6 cm）～（15 cm×8 cm），均采用跗内和（或）外侧动脉蒂胫前动脉踝上穿支皮瓣覆盖。皮瓣范围（14 cm×8 cm）～（17 cm×9 cm）。供区直接缝合或游离植皮覆盖。解剖研究发现胫前动脉在距踝间连线近心端（3.1±0.8）cm处有一恒定穿支，穿支起始处外径（1.1±0.2）mm。胫前动脉穿支、胫前动脉、跗外侧动脉、跟外侧动脉相互吻合形成一血管轴，胫前动脉穿支、胫前动脉、跗内侧动脉、足底内侧动脉相互吻合形成一血管轴。以此为基础临床治疗12例患者，术后皮瓣及植皮均顺利成活，供、受区切口均Ⅰ期愈合。患者均获随访。随访6～18个月。皮瓣色泽、质地、外形良好。患足负重行走正常，皮瓣及皮瓣供区无溃疡。

楚万忠等[95]比较经皮锁定钛板、交锁髓内钉和双边外固定架治疗胫骨远端骨折的术中情况、术后功能及并发症。其中经皮锁定钛板组43例，男30例，女13例；年龄13～75岁；闭合性骨折33例。开放性骨折10例。其中A1型15例，A2型16例，A3型6例，B1型6例。交锁髓内钉组38例，男27例，女11例；年龄20～55岁。闭合性骨折16例，开放性骨折22例。A1型19例，A2型13例，A3型6例。双边外固定架组20例，男15例，女5例；年龄38～45岁；闭合性骨折9例，开放性骨折11例；其中A1型1例，A2型4例，A3型6例，B1型9例。术后均获随访12～24个月，平均18个月，骨折均获得愈合。经皮锁定钛板。交锁髓内钉和双边外固定架3组在平均手术时间、X线透视次数、术后肿胀消退时间、住院时间、骨折愈合时间方面的比较差异无统计学意义，在术后平均并发症与踝关节功能方面差异有统计学意义，交锁髓内钉组平均并发症少于其他两组。经皮锁定钛板组术后踝关节功能明显优于其他两组。作者认为经皮锁定钛板适用于局部软组织条件较好的复杂胫骨远端骨折；交锁髓内钉适用于踝平面5 cm以上的A型骨折，尤其是有局部软组织损伤者。外固定架对合并严重软组织损伤的胫骨远端骨折有独到的优势。陈安富等[96*]通过对髓内钉与钢板治疗成人胫骨干远端骨折的相关并发症进行Meta分析，研究发现两组总体并发症发生率、感染发生率、骨折不愈合发生率、骨折延迟愈合发生率、二次手术率比较差异均无统计学意义（$P>0.05$）。对于总体并发症发生率，各研究组统计学异质性大。通过研究发现钢板组感染发生率为髓内钉组的2倍（10% vs 5%），这可能有重要的临床意义，但差异无统计学意义（$P=0.08$）。钢板增加感染的风险可能与钢板内固定需切开复位，增加了骨折端皮肤软组织的暴露有关，而髓内钉多采用闭合复位固定，从而可以避免骨折端皮肤软组织的暴露。两组骨折不愈合发生率和骨折延迟愈合发生率差异无统计学意义（$P>0.05$），表明两种内固定均能为骨折愈合提供可靠稳定的固定支持。作者认为与钢板治疗相比，髓内钉治疗增加了骨折畸形愈合率，钢板更适合治疗成人胫骨干远端骨折。沈啟捷等[97*]采用切开复位钢板内固定治疗Pilon骨折52

例。根据 Ruedi-Allgower 分型：Ⅰ型 13 例，Ⅱ型 22 例，Ⅲ型 17 例。受伤至手术时间 6 h 至 37 d，平均 11.1 d。骨折复位影像学评估采用 Burwell-Charnley 标准，术后踝关节功能根据美国骨科足踝外科协会(AOFAS)踝关节功能评分系统进行评价。对骨折类型、复位质量、并发症等与疗效关系进行分析，评估影响疗效的因素。52 例平均随访 14.1 个月(6～28 个月)。骨折全部愈合，愈合时间 4.0～11 个月。胫骨远端关节面：解剖复位 20 例，一般 24 例，差 8 例。踝关节功能：优 12 例，良 26 例，可 9 例，差 5 例。并发症发生率 30.8%(16 例)，包括切口皮肤坏死 5 例，浅表感染 4 例，深部感染 1 例，创伤性关节炎 6 例。Ⅰ型骨折复位质量与Ⅱ、Ⅲ型之间差异有统计学意义。Ⅰ、Ⅱ型骨折术后优良率与Ⅲ型之间差异有统计学意义，而Ⅰ型与Ⅱ型之间差异无统计学意义。骨折复位质量与疗效存在等级正相关($r=0.513$，$P<0.01$)。并发症皮肤坏死、浅表感染和深部感染的发生在功能为优良组和可差组之间差异无统计学意义($P>0.05$)，而创伤性关节炎在功能为可、差组的发生明显较优良组高，二者具有统计学差异($P=0.005$)。作者认为，Pilon 骨折的临床疗效受骨折类型、复位质量和创伤性关节炎等因素影响。张辉等[98]治疗腓骨完整的胫骨 Pilon 骨折患者 16 例，共 18 踝，其中 6 踝合并踝关节前脱位。男 12 例，女 4 例，年龄 22～46 岁，其中左侧胫骨远端 11 例，右侧胫骨远端 7 例。致伤原因：交通事故伤 6 例，高处坠落伤 9 例，摔伤 1 例。合并其他部位骨折 2 例，均非多发伤，或开放性损伤，也无血管神经损伤。按 Rtiedi-Allgower 分型均为Ⅲ型，即胫骨远端粉碎性压缩性骨折。16 例患者获得 12～18 个月随访。平均手术时间 82.3 min，术中无并发症发生。1 例患者切口边缘发生部分软组织坏死，经换药后愈合。在 Bourne 标准中，优：踝关节活动度为正常的 75%以上，X 线显示骨折解剖复位，踝穴间隙正常；可：轻度酸痛，在不平路面行走时酸痛加重，行走略受影响，踝关节活动度为正常的 50%～70%，X 线显示内踝骨折移位在 5 mm 以内，距骨移位 1 mm 以内，胫骨前后缘骨折移位在 3 mm 以内；差：疼痛较重，行走困难，关节活动少于正常 50%，X 线显示较可者差。该组评定为优 12 例，可 3 例，差 1 例。杨衡等[99]采用经皮微创钢板固定(MIPPO)技术治疗 2 型糖尿病患者胫骨远端骨折 15 例，围手术期采用胰岛素控制患者血糖，术中建立一条备用通道，必要时滴注胰岛素，同时 1 次/小时测量血糖。手术时采用双手套原则，严格限制手术间人数。术前在体表标记骨折线、踝关节间隙和内踝，术中在透视辅助下闭合复位胫骨骨折。随后，在内踝上方做长约 4 cm 切口，并建立皮下通道，插入锁定加压钢板，透视内固定位置满意后拧入螺钉。术后全面营养支持，检测术后 2 周血糖，使空腹血糖控制在 7.5 mmol/L 以内，术后 4 天开始功能锻炼。MIPPO 技术治疗 2 型糖尿病胫骨远端骨折具有对骨折周围软组织剥离少、符合生物学固定概念、内固定牢靠、切口小等优点，降低了术后并发症的发生率。Pilon 骨折是胫骨远端骨折，占下肢骨折的 1%，胫骨骨折的 4%～7%。由于骨折累及胫骨远端关节面，如果复位及固定效果不好，对踝关节功能有极大影响，且常因伴有严重软组织损伤，术后局部软组织易出现并发症，病残率高。刘强等[100]*回顾性分析采用锁定加压钢板(LCP)和解剖钢板(AP)治疗且获得随访的 32 例(34 肢)pilon 骨折患者的临床资料，比较两组患者的手术时间、术中出血量、骨折愈合时间、踝关节功能(参照 Ovadia 等标准)及并发症发生情况。所有患者随访 14～41 个月。两组患者除手术时间外，术中出血量及骨折愈合时间差异均有统计学意义($P<0.05$)。踝关节功能评价：LCP 组和 AP 组优良率分别为 94.9%和 81.4%，差异有统计学意义($P<0.05$)。LCP 组术后无感染及骨折移位、不愈合患者；切口皮缘坏死及切口裂开 1 例；AP 组伤口感染 2 例，切口皮缘坏死及切口裂开 3 例，骨折移位 2 例，骨不连 2 例。与 AP 比较，LCP 治疗胫骨 pilon 骨折遵循生物学固定原理，手术效果更明显，并发症更少。杨春雷等[101*]采用经踝前内侧入路＋经腓骨骨折或腓骨截骨入路显露胫距关节的方法，直视下复位踝中心穹窿的塌陷或翻转骨块，通过两侧切口可准确了解骨块的复位和骨块间的相关关系，首先固定胫骨再固定腓骨，共治疗 11 例 AO/OTA 的 C3 型严重 Pilon 骨折。所有骨折复位效果满意，9 例创口一期愈合，2 例二期愈合，随访期内无深部感染病例。通过踝内侧及经腓骨显露胫骨内外侧的双入路手术方法能完整显露胫距关节，有利于移位骨块的复位固定，对于严重 Pilon 骨折术后能获得一个良好的近期复位固定效果。

(八) 足踝部骨折

林涌生等[102]采用延伸的跟骨外侧“L”形切口，切开复位、重建钢板内固定治疗跟骨骨折 38 例 43 足。分析早期切口并发症的发生情况。结果 7 例出现切口并发症，其中皮缘部分坏死 5 例、切口裂开 2 例，经多次换药后愈合。1 例发生皮缘坏死并感染，切口迁延不愈，取出内固定物后切口愈合。认为重视术前软组织损伤评估，熟悉手术入路解剖结构，正确把握手术时机、应用微创外科技术及对术后切口的合理处理是预防跟骨骨折术后发生切口并发症的有效方法。梁军等[103*]搜集了自 2005 年 1 月至 2010 年 12 月天津医院创伤骨科收治并获得随访的跟骨移位关节内骨折患者103例，男92例，女11例，年龄23～65岁。左跟骨51例，右跟骨40例，双跟骨骨折12例，均为闭合骨折，2例并发脊柱损伤。骨折根据Sander分型，Sander Ⅰ型15例，Sander Ⅲ型75例，Sander Ⅳ型13例。所有患者均应用改良跟骨外侧切口，切开复位异型钢板内固定术，术后6周部分负重，12周完全负重。采用美国足踝外科学会（AOFAS）评分行足踝功能评分。95例获得随访，随访时间6～30个月。骨折愈合时间8～15周。2例切口裂开，骨折愈合钢板取出后皮肤切口愈合。8例合并距下关节创伤性关节炎，行走时疼痛。3例负重后关节面出现塌陷。根据美国足踝外科学会（AOFAS）足部评分标准，其中优83例，良13例，可5例，差2例，优良率为93.2%。认为改良外侧切口治疗跟骨移位关节内骨折可以获得满意疗效，但在临床应用中需要掌握熟练手术技术。萧文耀等[104]回顾分析了2002年1月至2008年12月，对Sanders Ⅱ型、Ⅲ型31例（34足）跟骨骨折，在c形臂X线机下，采用经皮斯氏针撬拨复位，石膏固定。34足术后12个月侧位X线，距下关节面达到或接近解剖复位（移位≤2 mm），Böhler角均＞30°，Perie角均＜15°经12～24个月随访，无针道感染和骨折再移位、足弓塌陷等并发症，足外形良好，能够穿正常鞋，无跛行，术后6个月骨折全部愈合。按Maryland足部评分系统进行功能评估，优良率达88.2%（30/34足）。认为经皮斯氏针撬拨复位石膏固定，适用于Sanders Ⅱ型、Ⅲ型跟骨骨折，手术微创，固定可靠，简便易行，并发症少，是理想的治疗方法之一。高迪等[105]回顾性分析了2007年1月至2010年12月采用带孔钢针微创Bunnell缝合法（微创组）52例及传统切开手术（切开组）31例治疗并获得随访的新鲜跟腱断裂患者资料。观察两组手术时间、术中出血量、切口愈合时间、切口并发症、跟腱再断裂、优良率、末次随访AOFOS评分等指标。所有患者随访12～16个月。两组跟腱再断裂、优良率、末次随访AOFOS评分组间比较无显著性意义（$P>0.05$）。微创组手术时间、切口愈合时间均短于单侧组（$P<0.05$），微创组术中出血量、切口并发症均少于单侧组（$P<0.05$）。认为应用带孔钢针微创Bunnell缝合法治疗新鲜跟腱断裂与传统手术方法效果相似，但前者具有手术时间短、创伤小、切口并发症少等优点。陈江涛等[106]按照Cochrane系统评价方法，计算机检索MEDLINE（1966年至2011年1月）、EMbase（1966年至2011年1月）Cochrane图书馆（2011年第1期）、Cochrane协作网肌骨创伤组试验数据库（2011年1月）和中国生物医学文献数据库（1978年1月至2011年1月），手工检索中文骨科期刊的相关文献（创刊至2011年1月），收集急性跟腱断裂术后早期功能锻炼与制动的所有相关随机对照试验（RCTs）及半随机对照试验（CCTs），提取有效数据采用RevMan 4.2.8进行Meta分析，以比较急性跟腱断裂术后早期功能锻炼与制动的术后满意率、跟腱再次断裂发生率、感染率、并发症发生率、术后6周跟腱延长率、术后12周跟腱延长度的评价、小腿肌力、踝关节活动度的差异。共纳入4个RCTs，3个CCTs。Meta分析显示，与术后制动相比，急性跟腱断裂术后早期功能锻炼的满意率增加，术后并发症发生率降低；而两种方法术后跟腱再次断裂发生率、术后感染率、12周跟腱延长度及踝关节活动度无显著差异。与术后制动相比。急性跟腱断裂术后早期功能锻炼提高患者满意率，降低了并发症发生率，且不会增加跟腱再次断裂和感染的风险，对术后6周和12周跟腱延长度、小腿肌力和踝关节活动度无明显影响。马睿等[107]分析了2005年6月至2009年10月收治的48例距骨颈骨折患者中获得随访的45例患者进行回顾性分析。根据Hawkins分型，Ⅰ型7例，Ⅱ型20例，Ⅲ型15例，Ⅳ型3例。Ⅰ型骨折采用石膏外固定或闭合经皮克氏针固定及石膏固定方法；Ⅱ型骨折行闭合复位克氏针固定或切开复位螺钉固定；Ⅲ型、Ⅳ型骨折行切开复位螺钉内固定术。应用检验对手术时机、骨折类型、开放与否、骨折复位情况及是否合并距骨周围骨折因素进行分析，观察这些因素与手术疗效的相关性。平均随访时间3.6年，依据Hawkins评分进行评估，其中优26例，良12例，中5例，差2例，优良率为84%；距骨体缺血坏死9例，Ⅱ型骨折3例，Ⅲ型骨折4例，Ⅳ型骨折2例。距骨坏死率与骨折的开放性、复位不良及是否合并周围骨折呈正相关性；创伤性关节炎14例（31%），畸形愈合7例（16%），无骨折不愈合病例。认为移位的距骨颈骨折应积极行手术治疗，正确的治疗方法可以降低并发症的发生率；骨折后继发距骨缺血性坏死并不影响最终的功能结果。

（九）小儿骨折

林浩等[108]总结2007年4月至2011年8月共收治22例有移位的肱骨近端骨折患儿，男14例，女8例；年龄6～18岁。采用手法闭合复位，透视C型臂X线机监控下经皮克氏针内固定治疗，采用Constant-Murley评分方法评定疗效。所有患儿术后获6～36个月（平均15个月）随访。21例患儿骨折均愈合良好，时间为6～12周，无骨折延迟愈合或不愈合及针道感染患者，1例患儿因术后过早、过度负重活动出现克氏针松动及骨折断端成角，及时给予夹板外固定矫正后，推迟行功能锻炼时间，12周后骨折愈合良好。按照Constant-Murley评分方法：优19例，良2例，可1例，优良率为95.4%。结论：闭合复位经皮穿针治疗移位的儿童肱骨近端骨折具有手术创伤小、对骨折愈合干扰小、固定可靠及并发症少,是一种治疗儿童肱骨近端移位不稳定骨折的理想方法。戴科航等[109]分析了2006年1月至2010年12月在急诊麻醉透视下手法复位经皮交叉克氏针内固定技术治疗儿童肱骨髁上骨折36例。其中男21例,女15例,伤后2～9 h内手术。所有患儿均在入院后完善相关检查,除外血管及神经损伤,急诊在氯胺酮麻醉、C臂机透视下手法复位,经皮穿入2枚交叉克氏针内固定。透视下先纠正侧方移位,再矫正前后方移位,尽量达到解剖复位。选用2.0 mm克氏针,由肱骨内、外上髁进针,克氏针方向与肱骨纵轴呈35°～45°角,以针尖刚刚突破对侧皮质为宜。根据骨折类型,术后患肘功能位石膏托外固定,2～3周拆除外固定,并指导患者肘关节屈伸功能锻炼,4周后拍片复查,根据骨折愈合情况,术后4～6周拔除克氏针。参照肘关节功能评价标准,优:肘内翻<5°;良:肘内翻6°～10°;可:肘内翻11°～15°;差:肘内翻15°以上。按上述评分标准评分,优33例,占91.7%;良2例,占5.5%;可1例,占2.8%;总优良率97.2%。蔡豪祺等[110*]回顾了2009年1月至2011年7月10例股骨髁上骨折及交界性骨折采用了钛制弹性髓内钉治疗。患儿均于受伤后24 h内入院麻醉下行闭合复位钛制弹性髓内钉固定。术后上肢功能位石膏固定3周,3～6个月拔除弹性髓内钉。结果所有10例患儿均于术后1个月,3个月,6个月及12个月获随访,随访期最短2个月,最长21个月。从影像学及临床两方面对患儿进行评价,测定所有患儿最后一次随访的Baumann角(平均71.1°,64°～78°)、肱骨前线(均通过肱骨小头中1/3)且与肱骨小头中轴的夹角(37.5°,35°～40°),均在正常范围。肘关节功能最短在术后1.5个月,最长在术后3个月恢复正常,无一例功能受限。未发生尺神经损伤,无针尾激惹感染,弹性钉固定稳定无移动,无骨折再移位。结论高位髁上骨折及肱骨远端骨干-干骺端交界性骨折应视作髁上骨折中的两种特殊类型,治疗上应与常规髁上骨折区别对待,利用弹性髓内钉治疗这两类骨折可以获得较强的稳定性,且操作简单,安全,创伤小,并发症少,值得在临床推广应用。欧阳汉斌等[111]系统评价内外双侧入路和外侧入路克氏针治疗儿童肱骨髁上骨折的疗效。收集内外双侧入路和外侧入路进针治疗儿童肱骨髁上骨折的随机对照试验(RCTs)和半随机对照试验(CCTs),评价纳入研究的方法学质量,提取有效数据,按Cochrane协作网推荐的方法进行系统评价。结果共纳入5个RCT,共311例患者。Meta分析结果显示:①在复位稳定性方面:以术前角度为参照,外侧入路组与双侧组克氏针固定术后在Baumann角、提携角的变化方面差异无统计学意义;②在术后骨折部位解剖学及功能评估方面:解剖完整复位、Flynn等级评估以及功能恢复程度在两组之间差异均无统计学意义;③在手术并发症方面:外侧入路组的医源性尺神经损伤的发生率显著低于双侧入路组,而两组的针道感染率比较,差异无统计学意义。曾裴等[112*]回顾性分析2005年7月至2011年6月收治的儿童陈旧性孟氏骨折患儿19例,男11例,女8例。Bado Ⅰ型13例,Ⅲ型6例。按照尺骨截骨后固定方法,分为钢板内固定组(12例,治疗时平均年龄为5.3岁,受伤时间平均为6.8个月;Bado Ⅰ型9例,Ⅲ型3例)和单臂外固定组(7例,治疗时平均年龄为11.8岁,受伤时间平均为16.6个月;Bado Ⅰ型4例,Ⅲ型3例)。对两组患儿的年龄、受伤时间、术后并发症、肘关节与前臂旋转功能、骨折愈合时间等指标进行比较。结果:19例患儿均获随访6～36个月,术后钢板内固定组1例发生桡骨头再脱位;单臂外固定组1例发生筋膜室综合征。钢板内固定组、单臂外固定组两组患儿除1例外,术后屈肘功能平均120°(110°～130°),前臂旋前功能均有15°(10°～20°)的受限。尺骨截骨成角延长后的愈合时间:钢板内固定组平均8周(6～15周),单臂外固定组平均22周(10～44周)。按Nakamura等影像学评估标准:钢板内固定组优11例(图1),差1例;单臂外固定组7例均为优。谢丰等[113]回顾分析了2004年5月至2011年4月,采取桡骨头切开复位加尺骨延长成角截骨,钢板内固定方法治疗儿童陈旧性孟氏骨折11例,男9例,女2例,年龄4～13岁,手术距离骨折发生时间平均5.9个月。术后随访1～5年,按照Mackay功能评定标准进行疗效评价,结果全部为优良。X线表现无半脱位或脱位。术后肘关节屈伸旋转活动明显改善,疼痛减轻。结论利用尺骨截骨方法治疗儿童陈旧性孟氏骨折具有疗效可靠,方法简单,创伤较小,容易掌握等特点。本法是治疗儿童陈旧性孟氏骨折的良好方法。

李智勇等[114]回顾性分析了2007年4月至2010年2月收治的移位性儿童股骨颈骨折12例,其中男9例,女3例;年龄9～16岁,平均13岁;左侧7例,右侧5例。骨折按Delbet分型:经颈骨折11例、基底部骨折1例;按Garden分型:Ⅲ型2例,Ⅳ型10例,其中伴有股骨头旋转5例。所有骨折均采用股骨头干三维互动闭合复位技术复位,复位满意后应用2～3枚空心螺钉固定,并进行针吸减压。结果11例(91.7%)骨折解剖复位,1例复位满意。手术时间40～55 min,出血量2～10 ml,所有患儿术后均获随访,时间14～48个月,平均23个月,骨折全部愈合,无一例发生股骨头缺血性坏死、骺板早闭及髋内翻等并发症。Harris髋关节评分为89～100分。股骨头干三维互动闭合复位技术治疗移位性儿童股骨颈骨折具有创伤小，操作简单，容易掌握，复位效果理想等优点，值得临床推广。周宏艳等[115]对儿童股骨粗隆下骨折18例行闭合或切开复位弹性髓内钉内固定术。18例获得18～48个月随访，依据Harris评分标准评定髋关节功能：优16例，良1例，可1例。均无内固定物失效、骨骺早闭、股骨头缺血坏死、髋内翻、骨折不愈合、延迟愈合。认为应用弹性髓内钉治疗儿童股骨粗隆下骨折具有创伤小、操作简便、固定可靠、取出方便等优点，值得临床推广应用。余可和等[116]比较儿童跟骨关节内骨折两种术式的临床疗效。从2003年1月至2009年10月，斯氏针撬拨复位空心螺钉内固定治疗儿童跟骨关节内骨折12例(13足)，经跗骨窦入路复位钢板内固定治疗13例(14足)。分别对两组患儿术中及住院期间的各项指标，术后影像学结果、临床疗效结果及并发症进行对比分析，并通过美国足踝外科学会踝与后足功能评分(AOFAS评分)主观评分标准进行评分。术后平均随访35.4个月，无一例发生感染及皮肤坏死，空心螺钉组的手术时间短，切口小，但辐射次数明显多于钢板组。空心螺钉组治疗前的Böhler角，Gissane角平均值分别为(10.8±5.2)°，(141.4±12.4)°，治疗后的Böhler角，Gissane角平均值分别为(30.9±5.2)°，(128.6±5.3)°；钢板治疗组治疗前的Böhler角，Gissane角平均值分别为(11.8±4.1)°，(138.9±16.2)°，治疗后的Böhler角，Gissane角平均值分别为(30.9±5.0)°，(124.5±6.7)°，两组病例各自的Böhler角、Gissane角治疗前后比较差异均有统计学意义($P<0.01$)，两组AOFAS主观评分比较无统计学意义($P>0.05$)。结论：儿童跟骨关节内骨折手术效果满意，经皮空心螺钉治疗与经跗骨窦入路复位重建钢板的临床疗效无明显差异。巨积辉等[117]总结了2003年2月至2010年6月收治足跟部复合组织缺损患儿6例，应用3种皮瓣进行修复，并同时修复了跟腱的缺损，获得了满意的临床效果，报告如下。本组患儿男5例，女1例。年龄5～13岁，致伤原因：均为摩托车轮绞伤足跟部。伤情：均为足跟部皮肤软组织缺损伴有跟腱缺损、跟骨部分缺损，合并跟腱止点撕脱，跟腱缺损长度为3～6 cm，1例跟距关节开放。皮肤缺损范围(5 cm×4 cm)～(8 cm×7 cm)。急诊Ⅰ期先行清创术，亚急诊手术修复，伤后至Ⅱ期手术的修复时间为7～22 d，3例采用带膝降动脉的肌腱、骨皮瓣修复；1例采用以膝降血管为蒂的股薄肌腱-隐动脉-隐神经皮瓣修复；2例采用上段跟腱片翻转移植修复跟腱，创面用腓肠神经营养血管皮瓣修复。2例皮瓣供区采用直接缝合，4例皮瓣供区采用下腹部全厚皮片植皮。宋卫东等[118]回顾性分析2004年2月至2010年6月收治的35例足踝部损伤的病历资料，按照Gustilo分型，Ⅰ型5例、Ⅱ型8例、Ⅲ型22例。Ⅰ型、Ⅱ型及早期收治的10例Ⅲ型病例在急诊行清创缝合或(和)骨折复位内固定术＋皮瓣移植术；后期收治的12例Ⅲ型病例一期行清创、闭式负压引流术＋石膏外固定或克氏针临时固定，二期行骨折复位(伴或不伴植骨)内固定＋皮瓣移植术。30例患儿获得随访，随访时间6～89个月，2例Ⅱ型患儿术后伤口皮肤局部坏死，行植皮术愈合；10例Ⅲ型患儿一期行急诊手术，手术次数2～6次，平均3.6次；创面愈合时间3～15周，1例出现慢性骨髓炎，窦道残留，经多次病灶清除植骨后痊愈；2例足踝及小腿外侧肌肉坏死行皮瓣移植，术后3年因瘢痕组织挛缩出现足踝部内翻畸形，行外固定架矫形后正常行走。12例行分期治疗的Ⅲ型患儿皮瓣均存活，色泽及弹性良好，愈合时间3～8周，伴发足踝部骨折者骨折愈合良好。按Maryland标准评分，优17例、良9例、中3例、差1例，优良率为86.7%。儿童足踝部创伤以车祸伤为多见；按损伤程度分级分期治疗可取得较好临床疗效。

(十) 基础研究

张晓林等[119]研究创伤致长骨骨折患者血清生长激素(growth hormone，GH)/胰岛素样生长因子-Ⅰ(IGF-Ⅰ)水平的变化及临床意义。2009年11月至2010年4月共收治创伤致四肢长骨骨折患者21例，所有患者均来自同一创伤治疗中心，其中男14例，女7例；年龄22～60岁，17例(81%)为闭合性损伤，4例(19%)为开放性损伤。采用酶联免疫吸附法(ELISA)测定血清GH、IGF-Ⅰ在骨折后14 d内的变化，并分析GH-IGF-Ⅰ轴的变化与损伤严重度评分(ISS)的关系，同时设立GH、IGF-Ⅰ正常对照组8例。骨折后1 d外周血GH水平较正常对照组明显升高($P<0.05$)，5 d时迅速下降并趋于稳定。骨折后1 d ISS≥18分的患者GH水平明显高于ISS<18分的患者($P<0.05$)，骨折后5～10 d ISS≥18分的患者IGF-Ⅰ水平明显高于ISS<18的患者($P<0.05$)。长骨骨折后下丘脑GH-IGF-Ⅰ轴在骨折创伤急性期对机体代谢与早期骨折愈合的启动发挥着重要作用。

顾晓东等[120]比较复合不同剂量血管内皮生长因子(VEGF)的纳米羟基磷灰石/胶原蛋白复合骨(NHAC)修复骨缺损的效果。方法将纳米羟基磷灰石粉末和胶原蛋白粉末按8∶2的比例混合制备NHAC人工骨，再将混合粉末与含10 ng、100 ng、300 ngVEGF的蒸馏水按1∶1.8的质量比调和制备NHAC/VEGF人工骨。建立大鼠双侧桡骨0.5 cm缺损动物模型30只，按随机原则分为5组。以NHAC/10 ngVEGF、

NHAC/100 ngVEGF、NHAC/300 ngVEGF 人工骨植入骨缺损处进行修复,作为实验组,以 NHAC 人工骨植入组及空白组作为对照组。术后 2、4、8 周各组行组织学及免疫组织化学检查,观察材料早期血管化及成骨情况。结果:各时间点组织学评分以及血管计数均为 NHAC/300 ngVEGF 人工骨组最高,与其他各组比较差异有统计学意义。各实验组血管数量在 4 周时达到高峰,而 NHAC 组血管数量在 8 周时最多。血管内皮生长因子能明显促进 NHAC 早期血管化及新骨形成,比单纯应用 NHAC 能更好的修复骨缺损,并且随着 VEGF 剂量的增加,新生血管数量和新骨形成量均相应增加。

杨庆秋等[121]探讨整合素 αvβ3 和 VEGF 在骨折愈合过程中的表达及意义。将新西兰大白兔 20 只,随机分为 4 组,每组 5 只,手术制作左侧兔桡骨中段缺损模型,作为实验组。右侧作假手术处理,作为对照组;应用免疫组织化学链霉亲合素-生物素酶复合物(SABC)法检测术后 2、4、8、12 周骨痂组织中整合素 αvβ3 和 VEGF 的表达。在骨折愈合的不同时期,整合素仅 αvβ3 和 VEGF 的表达上调,对照组与实验组的表达差异有统计学意义($P<0.05$)。术后 2 周整合素 αvβ3 和 VEGF 的表达水平最高,术后 12 周表达水平最低。整合素 αvβ3 和 VEGF 可能在骨折愈合过程中起重要作用,检测整合素 αvβ3 和 VEGF 的表达有助于对骨折预后的判断。邹蕊等[122]通过检测Ⅰ型胶原蛋白的表达,评价丝素蛋白-羟基磷灰石类骨质复合生物材料的体内成骨性能。将丝素蛋白-羟基磷灰石类骨质复合生物材料(实验组)和羟基磷灰石(对照组)分别植入新西兰大白兔股骨髓腔内,分别在 4 周、8 周、12 周时取出标本,采用免疫组织化学染色方法进行Ⅰ型胶原染色,应用 Motic Med 6.0 数码医学图像分析系统进行Ⅰ型胶原蛋白积分光密度测量,评价其成骨特性。显微镜观察及Ⅰ型胶原蛋白积分光密度测量结果显示,在同一时间点,丝素蛋白-羟基磷灰石类骨质复合生物材料成骨性能均高于对照组($P<0.05$)。邢麟子等[123]评价应用微骨折技术结合自体骨软骨碎屑样团块移植修复兔膝关节软骨缺损的效果。取健康成年新西兰大白兔 46 只,随机分为 3 组:对照组 10 只,微骨折组 18 只,实验组 18 只。制作膝关节软骨缺损模型,对照组不做其他任何处理;微骨折组利用微骨折技术制作网格状微孔;实验组在制作网格状微孔后在缺损表面填盖上碎屑样软骨团只。术后 4、8、12 周行大体观察、组织学观察及 Wakitani 组织学评分、糖胺聚糖(GAG)含量测定。微骨折技术结合自体骨软骨碎屑样移植是一种治疗软骨缺损的新选择,它能够有效提高软骨修复的效果。杨家辉等[124]* 观察研究不同时间预变性神经端侧吻合的效果,探讨神经端侧吻合的最佳时机。将 Wistar 大白鼠 36 只随机分为 6 组,每组 6 只,右侧腓总神经切断后,近端反转结扎,预变性 0、1、2、4、8、16 周后,远端与胫神经外膜开窗处行端侧吻合,端侧吻合术后 3 个月,行双侧腓总神经、胫前肌电生理及组织学检查、胫前肌肌湿重测定、运动终板检查。结果:①预变性 0、1、2 周组电生理检测动作电位恢复率、肌肉单次收缩力恢复率、强直收缩力恢复率均显著高于预变性 4、8、16 周组,再生神经纤维数目、肌湿重、肌纤维截面积、运动终板面积及着色均显著优于预变性 4、8、16 周组;②预变性 0、1、2 周组之间各检测指标差异无统计学意义($P>0.05$),预变性 4、8、16 周各组之间差异有统计学意义($P<0.05$),各检测指标随时间的延长逐渐衰退。神经端侧吻合的最佳时机应控制在 2 周之内,超过 4 周后,神经端侧吻合的效果逐渐变差。

涂鹏发等[125]应用计算机辅助导航热塑膜定位系统在标本进行无移位股骨颈骨折空心螺钉内固定模拟手术,与常规 X 线透视监测下徒手操作的临床病例对比。该系统螺钉导针置入的准确性,对比两种手术方法螺钉空间分布的平行性、分散性和手术操作时间,评估该系统的准确性、稳定性和可行性。热塑膜系统置入空心螺钉的空间位置偏差范围为 0.46～4.78 mm。在螺钉之间的平行性、空间位置的分布和手术操作的稳定性方面,该系统均明显优于常规手术方法。同时极大减少了术中的透视次数和医护人员暴露在 X 线下的持续时间。热塑膜系统能够有效地辅助完成无明显移位股骨颈骨折空心螺钉内固定术,为临床内固定治疗股骨颈骨折提供一种新型的微创定位方法。马信龙等[126]* 对治疗股骨颈骨折的几种常用内固定器进行生物力学对比,为临床选择理想的内固定器提供理论依据。李龙付等[127]通过 CT 扫描图像对股骨髓腔进行解剖学测量,模拟分析髓腔与股骨交锁髓内钉的匹配性,探讨髓内钉手术中远端锁钉置入困难的原因。对 30 个干燥股骨标本进行 CT 横断面扫描,每一个股骨按骨干全长均匀提取 20 幅图像,分别测量每幅图像中轴点及髓腔壁一周 8 个点在 X、Y 轴上的数据。用三维绘图软件画出髓腔、中轴线、髓内钉在三维空间上的形态,重叠后进行比对。绘制髓腔中轴冠状面及矢状面的折线型数据图表,与髓内钉数据结合,模拟髓内钉插入髓腔,观察髓内钉切出髓腔壁情况。将股骨髓腔中轴线与髓内钉重叠后进行比对,二者在冠状面上较一致,在矢状面上髓腔弧度较髓内钉大。模拟髓内钉插入髓腔,冠状面上有 6 根髓内钉于股骨标本的中上段切出髓腔内侧或外侧壁,切出率为 20%(6/30),矢状面上有 13 根髓内钉从前缘切出,切出率为 43%

(13/30)。常规股骨交锁髓内钉与大多数股骨髓腔匹配，但髓腔解剖结构有一定的变异性，部分髓腔成角过大使髓内钉发生形变是引起髓内钉远端锁钉置人困难的主要原因。

（许硕贵）

参考文献

1 肖海涛，等. 中国矫形外科杂志，2012，20(18)

2 吴晓明，等. 中华创伤骨科杂志，2011，13(10)

3 王诗波. 中国矫形外科杂志，2012，20(2)

4 王元东，等. 江苏医药，2011，37(20)

5 高加智，等. 中国矫形外科杂志，2012，20(18)

6 何道辉，等. 广东医学，2012，33(16)

7* 章云童，等. 中华创伤骨科杂志，2012，14(7)

8 夏　剑，等. 中华手外科杂志，2011，27(6)

9* 孙俊凯，等. 中华显微外科杂志，2011，34(6)

10 木合提地尔·阿不拉，等. 中国修复重建外科杂志，2011，25(11)

11 王家宁，等. 齐齐哈尔医学院学报，2011，32(17)

12 任亚军，等. 苏州大学学报(医学版)，2011，31(5)，838-839

13 周继承，等. 齐齐哈尔医学院学报，2012，33(8)，1000-1001

14 钟　环，等. 中国矫形外科杂志，2012，20(10)，955-956

15 马雪海，等. 中国骨与关节损伤杂志，2011，26(11)，1031-1032

16* 胡宗凯，等. 四川医学，2012，33(6)：1010-1012

17 贺凤楼，等. 江苏医药，2012，38(17)，2082-2084

18 王献军，等. 浙江医学，2011，33(11)，1674-1676]

19* 祝先锋，等. 中华手外科杂志，2012，28(4)，196-197

20 查　涛，等. 江苏医药，2012，38(17)：2091

21* 查晔军，等. 中华创伤骨科杂志，2012，14(4)，288-294

22 刘星和，等. 四川医学，2012，33(6)，1031-1034

23* 沈国平，等. 中华创伤骨科杂志，2012，14(9)，827-828

24* 崔彦明，等. 中华手外科杂志，2012，28(4)，213-215

25* 李金亮，等. 中华手外科杂志，2012，28(4)，255

26 李绍良，等. 中华创伤骨科杂志，2012，14(9)，763-766

27 武东升，等. 齐齐哈尔医学院学报，2012，33(17)，2344-2345

28 汤永华，等. 上海医学，2012，35(3)，235-237

29 王彦东，等. 中国骨与关节损伤杂志，2011，26(11)，1041-1042

30 叶永杰，等. 华西医学 2012，27(8)：1157-1160

31* 赵　勇，等. 中华外科杂志，2012，50(8)：719

32* 陈　伟，等. 中华创伤骨科杂志，2012，14(5)：385

33* 吴宏华，等. 中华创伤骨科杂志，2012，14(5)：372

34* 杨永良，等. 中华创伤骨科杂志，2012，14(5)：376

35* 刘欣伟，等. 第二军医大学学报，2012，33(5)：510

36 曹　云，等. 中国脊柱脊髓杂志，2012，22(5)：472

37* 胡旭栋，等. 中华创伤骨科杂志，2012，14(5)：399

38* 章银灿，等. 中华创伤骨科杂志，2012，14(5)：399

39 谭志伟，等. 中华显微外科杂志，2012，35(4)：332

40 王　雷，等. 中国临床保健杂志，2012，15(1)：76

41 王　丛，等. 中国矫形外科杂志，2011，19(22)：1873

42 张邵军，等. 中国矫形外科杂志，2011，19(22)：1927

43 吴　伟，等. 中国矫形外科杂志，2011，19(24)：2049

44 曹前来，等. 中华创伤杂志，2011，27(10)：929

45 徐　磊，等. 苏州大学学报(医学版)2012，32(4)：572

46* 高　迪，等. 中国骨与关节损伤杂志，2012，27(6)：491

47* 毛　田，等. 中国骨与关节损伤杂志，2012，27(6)：518

48* 纪　泉，等. 中国骨与关节损伤杂志，2012，27(6)：497

49* 刘梦璋，等. 中华骨与关节损伤杂志，2012，14(5)：453

50 林　辉，等. 中国矫形外科杂志，2012，20(20)：1913

51 胡　迪，等. 中国骨与关节损伤杂志，2012，27(4)：331

52 侯永洋，等. 中国骨与关节损伤杂志，2011，26(12)：1061

53 刘建辉，等. 齐齐哈尔医学院学报，2011，32

(18)：2970
54 李　健，等. 中国矫形外科杂志，2011，19(22)：1849
55 刘万新，等. 齐齐哈尔医学院学报，2012，33(16)：2154
56 邱志杰，等. 四川医学，2011，33(10)：1564
57 莫令翔，等. 四川医学，2012，33(4)：680
58 嵇　鹏，等. 齐齐哈尔医学院学报，2012，33(16)：2152
59 王裕民，等. 中国矫形外科杂志，2012，20(18)：1638
60 付　江，等. 中国骨与关节损伤杂志，2012，27(6)：521
61 张双喜，等. 四川医学，2012，33(1)：130
62* 董有海. 中华创伤杂志，2012，2；28(2)
63 廖　琦，等. 中华创伤骨科杂志，2012，7；14(7)
64 肖兴雷，等. 中国骨与关节损伤杂志，2011，12；26(12)
65 林群贤，等. 齐齐哈尔医学院学报，2012，33(12)
66 李景伟，等. 中国矫形外科杂志，2012，20(2)
67 吴大鹏，等. 重庆医学，2011，11；40(31)
68 任少君，等. 河北医科大学学报，2012，9；33(9)
69 康立新，等. 中国矫形外科杂志，2012，2；20(4)
70* 张智长，等. 中华创伤杂志，2012，2；2(20)
71 孙庆华，等. 中国骨与关节损伤杂志，2011，12，26(12)
72 曲成明，等. 齐齐哈尔医学院学报，2012，33，12
73* 王　琪，等. 中华创伤杂志，2012，28(8)：726
74 高宏梁，等. 河北医科大学学报，2012，33(2)：199
75 吴春辉，等. 广东医学，2011，32(24)，2012，3253
76 孔祥颖，等. 中国骨与关节损伤杂志，2012，27(2)：156
77 韩雪昆，等. 江苏医药，2011，37(20)：2446
78 刘旭东，等. 江苏医药，2011，37(20)：2443
79* 魏盼杰，等. 中华烧伤杂志，2012，28(1)：76
80* 孙振中，等. 中华显微外科杂志，2011，34(6)：502
81* 张　静，等. 中华骨科杂志，2012，32(2)：128
82* 孙　磊，等. 中华创伤骨科杂志，2012，14(6)：468
83 沈金虎，等. 中国矫形外科杂志，2011，19(22)：1919
84 徐　强，等. 四川医学，2012，4；33(4)
85 张　军，等. 中国骨与关节损伤杂志，2012，4；27(4)
86 林真富，等. 华西医学，2011，26(10)
87 董　强. 中华医院感染学杂志，2011；21(22)，4698－4699.
88* 蔡振存，等. 中华创伤骨科杂志，2012；4，14(4)；367－368
89 付　建，等. 华西医学，2012，27(8)
90 戴　峰，等. 苏州大学学报(医学版)，2011；31(5)
91 马　敏，等. 中国矫形外科杂志，2012，9；20(18)
92 廖　琦，等. 临床外科杂志，2012，6；20(6)
93* 张　春，等. 中华显微外科杂志，2012，6；35(3)
94* 魏在荣，等. 中华显微外科杂志，2012，2；35(1)
95 楚万忠，等. 中国骨与关节损伤杂志，2012，6；27(6)
96* 陈安富，等. 中华创伤骨科杂志，2012，7；14(7)
97* 沈殷捷，等. 中华医学杂志，2012，7；92(27)
98 张　辉，等. 安徽医科大学学报，2012，5；47(5)
99 杨　衡，等. 华西医学，2011，26(10)
100* 赫兰学，等. 中华创伤骨科杂志，2012，3，14(3)
101* 杨春雷，等. 中华创伤杂志，2012，9(28)；805－808
102 林涌生，等. 中国骨与关节损伤杂志，2012，27(4)：363
103* 梁　军，等. 中华医学杂志，2012，92(21)：1492
104 萧文耀，等. 中国微创外科杂志，2012，12(6)：544
105 高　迪，等. 中国矫形外科杂志，2012，20(18)：1721
106 陈江涛，等. 中华创伤骨科杂志，2012，14(6)：493
107 马　睿，等. 中国矫形外科杂志，2012，20(10)：893
108 林　浩，等. 中华创伤骨科杂志，2012，14(4)：355
109 戴科航，等. 临床外科杂志，2011，19(11)：762
110 蔡豪祺，等. 中华小儿外科杂志，2011，32(11)：845
111 欧阳汉斌，等. 中华创伤杂志，2011，27(11)：979
112 曾　裴，等. 中华骨科杂志，2012，32(5)：457
113 谢　丰，等. 中华小儿外科杂志，2012，33(10)：763
114 李智勇，等. 中华小儿外科杂志，2011，32(12)：916
115 周宏艳，等. 中国骨与关节损伤杂志，2012，27(6)：535
116 余可和，等. 中华小儿外科杂志，2011，32(11)：850
117 巨积辉，等. 中华小儿外科杂志，2012，33(3)：238

118 宋卫东，等. 中华骨科杂志，2012，32(8)：756
119 张晓林，等. 中华创伤杂志，2012，28(5)：407
120 顾晓东，等. 中国医科大学学报，2011，40(10)：902
121 杨庆秋，等. 中国矫形外科杂志，2012，20(2)：165
122 邹 蕊，等. 山西医科大学学报，2012，43(9)：655
123 邢麟子，等. 中华创伤骨科杂志，2012，14(5)：424
124 杨家辉，等. 中华实验外科杂志，2012，29(7)：1282
125 涂鹏发，等. 河北医科大学学报，2012，33(9)：1093
126 马信龙，等. 中华创伤杂志，2011，27(11)：1003
127 李龙付，等. 中华骨科杂志，2012，32(6)：565

二、脊柱外科

（一）基础研究

在基础研究方面，脊髓损伤病理机制及再生研究一直是脊柱外科的热点与难点。权鑫等[1]采用脊髓背根神经节神经元细胞体外机械压力损伤模型，利用原子力显微镜检测技术，探讨单纯机械压力因素对背根神经节神经元细胞的损伤效应。作者将原代培养新生SD大鼠脊髓背根神经节神经元细胞分为四组。各组细胞予以施加不同级别机械压力，于加压后培养并取细胞爬片固定，行原子力显微镜检测，观察细胞的细胞膜骨架蛋白纳米级变化情况。结果发现，随着施加压力逐步增加，细胞膜粗糙颗粒高度增加，膜骨架蛋白出现解聚及构像变化，胞膜逐渐出现孔道样改变。作者认为，机械压力损伤因素可引起细胞膜骨架蛋白变化和表面颗粒高度变化。白金柱等[2]* 探讨了振荡电场对脊髓损伤大鼠运动功能恢复和轴突再生的影响。作者建立SD大鼠脊髓损伤模型，实验组施加振荡电场干预，对照组只置入振荡电场刺激器而不给予干预。建模后进行BBB评分、运动诱发电位评价脊髓神经传导情况；免疫组化染色观察轴突再生情况。结果显示，建模后2周，实验组右下肢MEP潜伏期差缩短。6周和12周时，BBB评分、MEP潜伏期差和波幅差、轴突计数和星形胶质细胞突起夹角测定两组间均有显著差异。12周时两组均可见损伤部位脊髓空洞及瘢痕形成，而实验组有较多神经纤维通过损伤区。作者认为，振荡电场可以促进脊髓损伤大鼠的脊髓传导功能改善和后肢运动功能恢复，电场作用时间需达6周以上。大鼠后肢运动功能恢复可能与振荡电场促进轴突再生、诱导其定向生长，促进星形胶质细胞线性排列等有关。李新枝等[3]研究了丙戊酸（VPA）对大鼠脊髓损伤（SCI）后运动功能恢复的影响及可能作用机制。SD大鼠随机分为假手术组（C组）、损伤组（SCI组）和丙戊酸保护组（VPA组）。行大鼠后肢运动功能BBB评分，观察脊髓组织病理变化，并检测核因子κB(NF-κB)及白介素1β(IL-1β)的表达。结果显示，VPA组和SCI组各时间点的BBB评分均低于C组，且VPA组伤后48 h和72 h评分显著高于SCI组。VPA组和SCI组伤后神经元细胞逐渐肿胀坏死，空洞形成和炎症细胞浸润。VPA组较SCI组相比，炎症细胞浸润减少。与C组相比，SCI组和VPA组NF-κB核阳性细胞和IL-1β表达量伤后6 h即显著性增高，24 h达高峰，72 h仍显著性高于C组；而VPA组表达量均低于同时间点SCI组。作者认为，VPA可促进大鼠SCI后运动神经功能恢复，其机制可能与抑制炎症反应有关。何俊等[4]采用SD大鼠构建具有感觉传入通路的膀胱反射弧，探讨其用于治疗脊髓损伤后弛缓性膀胱的有效性。将SD大鼠右侧作为实验侧，先行L_5前根近断端与S_2前根远断端吻合，再行L_5脊神经节周围突支近断端与S_2后根远断端行端端吻合，左侧不做处理，为对照侧。术后3个月，破坏L_6-S_4节段脊髓造成弛缓性膀胱，观察反射弧构建情况。结果显示，电刺激实验侧S_2后根吻合口远端，可检测到膀胱神经丛及膀胱平滑肌复合动作电位，截瘫前后动作电位差异无统计学意义；电刺激对照侧S_2后根，截瘫后未检测到动作电位。神经示踪结果显示，实验侧L_5脊髓前、后角均可见青蓝色阳性反应颗粒。作者认为，构建具有感觉传入通路的膀胱反射弧，可使其运动、感觉神经通过轴突再生长入副交感神经纤维，并与脊髓前、后角重建轴突联系，轴浆运输功能得到重建，可用于弛缓性膀胱的治疗。

有限元一直是脊柱外科研究的重要手段和设计新型植入物、新式手术方法的依据。马金梁等[5]* 设计了部分可吸收椎间融合器，并应用有限元模型评估其生物力学性能。作者采用纳米羟基磷灰石/聚酰胺66(n-HA/PA66)和多聚氨基酸复合硫酸钙材料，设计并制作部分可吸收椎间融合器。建立完整$L_{3/4}$节段有限元模型；模拟经前路植入部分可吸收椎间融合器或同外形非吸收型椎间融合器n-HA/PA66 cage，计算各模型的应力值及应力轮廓。结果显示，植入即刻，部分可吸收椎间融合器模型植骨的应力高于n-HA/PA66 cage模型；融合器及终板应力低于n-HA/PA66 cage模型；两个模型终板应力轮廓未见明显区别。作者认为，部分可吸收椎间融合器较相同外形的非吸收型融合器具有更多的优点，是一种适宜的新型椎间融合器。刘祥胜等[6]利用建立的Lenke 2型青少年特发性脊柱侧凸（AIS）三维有限元模型，分别仿真模拟前路、后路手术矫形操作，探讨其最佳手术方案。作者建立 Lenke 2 型 AIS 的有限元模型，分别模拟前路和后路共 5 种不同的矫形方案，比较不同手术方案的矫形效果和双肩平衡参数的变化。结果显示，5 种不同矫形方案有限元模拟术后的上胸弯冠状面 Cobb 角矫形率分别为：44.8%、32.1%、27.9%、12.5%、17.9%，而主胸弯矫正率无明显差别。5 种方案术后各双肩平衡影像学参数较术前有所升高。作者认为，对于左肩高的 Lenke 2 型 AIS，上端固定椎选择 T_2 且完全融合上胸弯，可取得上胸弯、主胸弯良好的三维矫形和双肩平衡。部分融合上胸弯(上端固定椎为 T_3、T_4)，上胸弯的矫正率稍差，术后容易出现轻到中度双肩失平衡。前路或后路选择性主胸弯融合，难以恢复上胸弯的正常脊柱序列，术后会导致轻到中度双肩失平衡。

在脊柱退变性发病机制研究方面，马信龙等[7]观察周期性牵张应力对体外培养的人退变髓核细胞增殖的影响，为椎间盘退变的预防与治疗提供新的理论依据。结果显示，应力刺激后各组细胞贴壁及形态良好；承受压力应变组的髓核细胞增殖指数较 0 应变组明显增加；承受 10%和 15%应变组较 0 和 5%应变组的 S 期百分数及增殖指数明显增加；10%和 15%应变组间比较差异无显著性。作者认为，在一定周期性应力范围内，髓核细胞的增殖能力增强。

在内固定置钉技术方面，王远政等[8]探讨了下颈椎前路椎弓根螺钉置入技术的可行性。取 18 具成人尸体正常颈椎标本，CT 扫描后，用 Mimics 软件重建三维模型，测量 C_3～C_7 个体化置钉参数。按照测量结果置入椎弓根螺钉，行 CT 扫描评价置钉效果。结果显示，进针点：C_3、C_4 位于置钉椎弓根对侧，正中旁 2～3 mm，距上终板 6～7 mm；C_5～C_7 与置钉椎弓根同侧，其中 C_5 位于正中旁 1～2 mm，距上终板 7.0～7.5 mm，C_6、C_7 则为 4～5 mm 和 7.5～8.5 mm。置钉方向：理想角度在 C_3、C_4 为外倾角 46°～47°，头倾角 −11°～−7°；在 C_5 约为 48°和接近 0°；C_6、C_7 为 36°～40°和 8°～13°。螺钉长度：可选择 28、30、32 mm，直径为 3.5 mm。该研究共置钉 144 枚。术后 CT 示，全部螺钉均经椎体前方置入椎弓根内抵达侧块。其中，有 16 枚胀破椎弓根外侧皮质，3 枚穿破外侧皮质(均发生在 C_3、C_4 节段)。作者认为，下颈椎前路椎弓根螺钉置入技术是可行的。

(二) 上颈椎

近年来，国内外学者在上颈椎疾病的诊疗领域进行了不懈的探讨，并取得了令人瞩目的成绩。在治疗上颈椎骨折脱位方面，王建华等[9]观察 33 例合并寰枢椎脱位的颅底凹陷症患者。采用经口咽寰枢椎侧块关节牵开复位、三面皮质块状髂骨支撑植骨、TARP 内固定术治疗。测量术前、术后寰齿间隙(ADI)，齿状突顶部与 Chamberlain 线的垂直距离(DCL)，寰枢椎垂直脱位指数(VAAI)，颈髓延髓角(CMA)及颈椎日本骨科协会评分(JOA)。结果发现，共置入寰椎侧块螺钉 66 枚，枢椎逆向椎弓根螺钉 41 枚，枢椎椎体螺钉 25 枚。钉道扫描显示，寰椎螺钉均位于侧块内，2 枚逆向枢椎椎弓根螺钉偏外进入椎动脉孔，导致椎动脉孔闭塞，小脑缺血梗死，其余枢椎螺钉均无偏差。术后发生咽后壁感染 1 例，将钢板取出后改行后路手术获得愈合。术后 CT 重建图像显示陷入枕骨大孔的齿状突获得较理想复位，脊髓受压解除，ADI、VAA、CMA 与术前比较均有显著性改善。术后患者肢体麻木、肌肉无力等症状均较术前有明显改善，JOA 评分与术前比较有显著性差异。作者认为，经口咽寰枢椎侧块关节牵开复位三面皮质块状髂骨支撑植骨内固定术是治疗颅颈交界区病变的有效方法，但有一定风险和难度，应在严格掌握手术适应证和严格围手术期处理的条件下合理应用。

在内固定技术方面，王玉强等[10]对 15 例游离齿状突并寰枢椎脱位患者利用椎弓根螺钉技术行枕颈融合术或寰枢椎固定术。结果发现，15 例患者中，症状明显改善 13 例，好转 2 例。JOA 评分由术前平均 8.27 分增加到术后 6 个月的 15 分。根据 Hirabayashi 方法计算术后改善率，平均改善率为 77%。颈髓延髓角由术前平均 130.3°增加到术后 151.7°；术后 X 线片及 CT 提示寰枢椎序列良好，所有患者均获得骨性融合。作者认为，利用椎弓根螺钉技术行枕颈融合术或寰枢椎固定术是治疗游离齿状突合并寰枢椎脱位的有效方法。郝定均等[11]* 将 60 例寰枢椎失稳患者随机分为椎弓根螺钉组(32 例)和侧块螺钉组(28 例)，分别采用寰椎椎弓根螺钉固定技术和寰椎侧块螺钉固定技术。通过术中失血量、手术时间、颈枕区疼痛、JOA 评分和术后植骨融合情况评定疗效。结果发现，所有患者术后 6 个月均获得骨性融合，未发现螺钉松动、移位、断裂、寰枢椎再移位及失稳现象。两组患者 JOA、VAS 评分均获得改善；两组患者间评分差异无统计学意义。椎弓根螺钉组术中失血量和手术时间明显低于侧块螺钉组，差异有统计学意义。椎弓根螺钉组中 2 例出现寰椎后弓骨折。侧块螺钉组中有 3 例术后出现颈枕区疼痛加重，且伴有麻木。作者认为，寰椎椎弓根螺钉固定技术显露范围小，简化了操作程序，减少了术中和术后的并发症。在设计手术方案时，应优先考虑椎弓根螺钉技术，而侧块螺钉技术可以作为一种补充。马超等[12]于 2006 年 5 月至 2010 年 12 月采用寰枢椎椎弓根螺钉技术治疗上颈椎不稳患者 24 例，随访时间 3～45 个月。结果发现，全组病例未发生与置钉相关的并发症，临床症状得到不同程度的改善，术前、术后6个月JOA评分改善率为73.1%～93.6%。复查X线片、CT未见上颈椎失稳及复位丢失征象，螺钉位置良好，无松动、断钉，齿突均骨性愈合，椎间融合率为100%。作者认为，经后路寰枢椎椎弓根钉棒系统内固定融合术治疗上颈椎不稳具有可行性，操作简便，固定牢固，疗效可靠。

在远期疗效方面，李鹏飞等[13]回顾性分析了2004年6月至2007年9月65例多节段脊髓型颈椎病患者的病例资料。33例采用颈后路选择性椎板切除术（切除组），32例采用颈后路单开门椎管成形术（开门组）。结果发现，两组患者术前JOA评分，颈椎曲度指数的差异无统计学意义。切除组和开门组术后1年脊髓后移距离分别为(1.4±0.6)mm、(3.3±1.2)mm，差异有统计学意义；两组患者JOA评分改善率、颈椎曲度指数丢失差异均无统计学意义；两组患者术后轴性症状发生率分别为18.2%和33.3%，开门组轴性症状临床评分显著高于切除组，差异有统计学意义。作者认为，选择性椎板切除术后脊髓后移距离小于单开门椎管成形术，脊髓后移程度与术后功能恢复程度及颈椎曲度无关，而与轴性症状有关。

在治疗儿童上颈椎疾病方面，康辉等[14]*将收治寰枢椎旋转脱位患儿共36例，行颈椎X线片、MRI和CT三维重建检查评估寰枢椎旋转脱位情况及有无上颈椎畸形。对牵引后能复位、无外观畸形、无神经症状的32例患儿采用保守治疗。对牵引后难以复位、伴有游离齿状突畸形的4例患儿行颈后路寰枢椎融合内固定术。结果发现，35例患儿治疗前寰椎旋转角度为5°～26°，治疗后寰椎旋转角度为0°～8°，治疗前后寰椎旋转角度比较差异有统计学意义。保守治疗的32例患儿斜颈消失，颈椎正位X线片示寰椎两侧块对称，颈部活动良好。4例手术患儿寰枢椎脱位复位、神经症状缓解，植骨均融合。作者认为，大部分寰枢椎旋转脱位的儿童可以通过保守治疗获得满意疗效，但对于难复性或伴有游离齿状突畸形的患者宜行手术治疗。

（三）下颈椎

国内外关于下颈椎疾病治疗的热点在于非融合和微创技术，孙宇等[15]观察了57例获得随访5年以上行Bryan颈椎人工椎间盘置换术患者，单节段置换47例，双节段置换9例，3节段置换1例。结果发现：①JOA评分、上肢痛VAS评分、颈肩痛VAS评分、NDI评分较术前均有显著改善，差异有统计学意义。末次随访时Odom's分级优21例，良27例，可7例，差2例。②28例患者获得X线随访，术前、术后置换节段活动度无统计学差异；末次随访时，30个手术节段中12个出现异位骨化，其中3个节段丧失活动度。③25例患者获得MRI随访，末次随访时50个相邻节段中7个(14%)椎间盘退变分级加重1级，但无相关临床症状出现；相邻节段突出椎间盘对椎管侵占率的年度平均增幅为0.3%～0.5%。作者认为，Bryan颈椎人工椎间盘置换术后平均5年随访的临床和影像学结果满意，手术节段活动度得到较好保留，相邻节段退变发生率较低，无相邻节段疾病发生。朱云荣等[16]*对52例多节段脊髓型颈椎病患者进行了临床疗效评估，其中24例行颈椎前路减压融合与人工椎间盘置换联合手术（A组）；28例采用颈椎前路椎体次全切联合椎间盘切除植骨内固定术（B组）。结果发现，两组患者术后临床症状缓解，脊髓功能改善，均无严重并发症。各组术后各时间点JOA评分较术前明显提高。与B组比较，A组手术时间短，术中出血量少，置换节段活动度维持良好，颈椎整体活动度恢复较快且较好。末次随访时，A组人工椎间盘置换节段未发现异位骨化，未见邻近节段退变；B组2例出现邻近节段退变。作者认为，与单纯前路融合手术相比，前路融合与人工椎间盘置换联合手术治疗多节段脊髓型颈椎病既能缩短手术时间、减少出血量，又能在达到良好前路减压目的的同时维持手术节段活动度及颈椎整体曲度，减少手术邻近节段代偿活动度的增加，从而预防相邻节段退变的发生。

黎庆初等[17]探讨了应用锚定板自锁式颈椎间融合器治疗多节段脊髓型颈椎病的临床疗效。结果发现，45例患者随访24～35个月，所有患者的神经功能都有显著的恢复，术后JOA评分较术前明显提高，差异有统计学意义；SF-36健康调查评分除心理健康外的7个维度较术前均有显著改善，优良率为91.1%。椎间隙高度、颈椎整体曲度分别由术前(5.5±1.8)mm、5°±7°，提高至末次随访时(8.3±0.8)mm、10°±14°，差异有统计学意义。X线片证实，45例患者111个融合节段均获骨性融合，融合率100%。作者认为，锚定板自锁式颈椎间融合器应用于多节段脊髓型颈椎病的治疗，临床效果满意、植骨融合率高、手术创伤小，能有效恢复椎间隙高度和颈椎生理弧度。王远政等[18]探讨了颈椎前路椎弓根螺钉（anterior pedicle screw, APS）内固定技术临床应用的可行性和安全性。10例下颈椎损伤患者，术前行颈椎CT扫描，Mimics软件重建三维模型，测量置钉参数，严格按照置钉参数置钉。术后进行疗效评价。结果发现，术中除1枚C_4和1枚C_7螺钉未能成功置入外，共计置入C_3～C_7螺钉24枚。术后CT示4枚损伤椎弓根外侧壁。术后1例1周后死于急性心肌梗死。按Frankel分级，3例创伤患者中1例A级患者未恢复，但无加重，另2例有2～3级恢复；6例非创伤患者脊髓功能

JOA 评分平均提高到 13.4 分，改善率为 60.7%。2 例发生吞咽困难，余均无并发症发生。各例早期均有骨融合出现。作者认为，下颈椎 APS 内固定技术可行，置钉成功的关键在于术前个体化置钉参数的测定及术中 X 线透视技术的运用。林昊等[19]* 采用颈前路减压治疗 16 例脊髓型颈椎病合并后纵韧带骨化患者。手术采用颈前路椎体次全切除或加椎间隙减压的基础上，切除骨化的后纵韧带，植骨钛网钢板内固定。结果发现，术前 JOA 评分为(8.3±3.48)分，术后 3 个月提高至(14.13±1.22)分，差异有统计学意义。作者认为，颈前路手术治疗脊髓型颈椎病合并后纵韧带骨化，能够获得彻底的椎管减压和良好的临床效果。

在颈椎植骨融合及远期疗效方面，朱震奇等[20]回顾性研究了 111 例患者行颈椎双开门椎管扩大术患者，其中 63 例使用同种异体楔形骨块，48 例使用纳米人工楔形骨块。结果发现，末次随访扁平率：异体楔形骨从术前的 0.18 达到术后的 0.43，纳米人工骨从术前的 0.20 达到术后的 0.44。颈椎活动度(ROM)：异体楔形骨由术前(39.5±6.1)°下降至(22.6±3.3)°；纳米人工骨由术前(39.3±6.7)°下降至(22.9±3.7)°。融合率：异体楔形骨与棘突完全骨性融合：73.1%；部分骨性融合：22.4%；未融合：6.3%；纳米人工骨组分别为 64.2%、18.7%和 17.1%。作者认为，在颈椎双开门椎管扩大术中，植入同种异体楔形骨和纳米人工骨均可获得良好的脊髓减压效果，植入同种异体楔形骨术后融合率相对较高。于凤宾等[21]比较了颈前路单椎体次全切减压钛网植骨融合钛板内固定术(ACCF)与经双间隙减压椎间融合器植骨融合钛板内固定术(ACDF)治疗相邻双节段脊髓型颈椎病的影像学改变。ACCF 组 48 例，ACDF 组 62 例，比较两组术前、术后即刻、术后 2 个月以及末次随访时颈椎曲度、融合节段 Cobb 角、植入物下沉、相邻椎间隙退变及植骨融合率等影像学指标。结果发现，经术后 24～60 个月随访，颈椎曲度类型、相邻椎间隙退变及植骨融合率两组比较差异均无统计学意义。术后 2 个月内，ACCF 组及 ACDF 组均可见融合节段 Cobb 角丢失，亦可见植入物下沉征象，且 ACCF 组融合节段 Cobb 角丢失及植入物下沉程度均大于 ACDF 组，差异均有统计学意义。术后 2 个月至末次随访，ACCF 组仍可见融合节段椎体后缘高度及钢板尾端与椎体下缘距离减少，差异有统计学意义。作者认为，两组融合节段 Cobb 角减小及植入物下沉主要发生在术后早期，但在维持融合节段前凸角及防止植入物下沉方面，采用椎间融合器的 ACDF 优于采用钛网的 ACCF。术后 2 个月后，ACCF 组仍有植入物缓慢下沉征象，表现为融合节段椎体下缘高度丢失。

在颈椎手术并发症方面，王少波等[22]回顾性分析 2002 年 10 月至 2012 年 4 月颈椎手术中并发椎动脉损伤的 7 例患者资料，脊髓型颈椎病 5 例，颈椎外伤合并 $C_{4,5}$ 半脱位 1 例，氟骨症致颈椎管狭窄 1 例。椎动脉损伤均为单侧，左侧 4 例，右侧 3 例。结果发现，颈椎前路手术 4 例，其中 2 例用环钻减压时偏离中线损伤椎动脉，1 例切除椎间盘时刮匙过于偏外损伤椎动脉，1 例颈椎外伤患者由于 $C_{4,5}$ 半脱位造成椎动脉迂曲，减压时冲击式咬骨钳损伤椎动脉。颈椎后路手术 3 例，其中 2 例为行 C_4 侧块螺钉固定时钻头偏外损伤椎动脉；1 例氟骨症致颈椎管狭窄者在切除寰椎后弓时咬骨钳损伤椎动脉，术中出现椎动脉损伤后，迅速填塞压迫止血并关闭伤口，但术后 4 周发生迟发性出血，采用椎动脉栓塞止血及颈后路血肿清除术治疗。7 例患者均未发生脑梗塞，其中 2 例患者术后出现一过性头晕。作者认为，椎动脉损伤是颈椎手术的严重并发症，其损伤原因与手术失误、解剖变异等有关；采用直接压迫及椎动脉栓塞治疗效果确切。高瑞等[23]对 2 316 例行颈椎前路内固定手术患者发生的中远期食管并发症情况进行回顾性分析。共 4 例患者发生中远期食管并发症，发生率为 0.17%，其中食管穿孔发生率为 0.09%(2 例)。4 例患者术后食管并发症均获得成功治疗，恢复良好。作者认为，颈椎前路内固定术后中远期食管并发症的发生率较低，X 线片、消化道造影及消化道内镜检查是主要的诊断方法，手术是其主要的治疗手段。李君等[24]比较颈后路单开门椎管成形术与椎板切除内固定术治疗多节段脊髓型颈椎病术后 C_5 神经根麻痹的发生率，并分析其原因。68 例多节段颈脊髓病变患者，分别接受椎管成形术(A 组，27 例)或椎板切除内固定术(B 组，41 例)。结果发现，A 组 C_5 神经麻痹发生率为 3.7%，B 组发生率为 22.0%，差异有统计学意义，10 例 C_5 神经根麻痹患者平均于术后 14 个月肌力恢复至 4 级以上。B1 组(术后发生 C_5 神经麻痹)手术前后颈椎曲度指数改变率为 38.07%±18.03%，B2 组(术后未发生 C_5 神经麻痹)为22.81%±12.71%，两组差异有统计学意义。作者认为，相比颈后路椎板切除内固定术，椎管成形术后 C_5 神经根麻痹发生率低，C_5 神经根麻痹可能与颈后路术后颈椎前凸增加有关，神经根拴系效应是其重要的发病机制之一。

(四) 脊柱脊髓伤

脊柱损伤流行病学调查研究方面，高志明[25]等通过对汶川地震致脊柱损伤住院患者与平时脊柱损伤住院患者病历资料的比较分析，探讨了地震致脊柱损伤特点，促进了地震脊柱损伤救治水平的提高。作者从“5.12”地震伤情数据库中提取汶川地震脊柱损伤住院患者病历资料(地震伤组)，从“中华创伤数据库”中提取大坪医院 2001—2007 年间收治的脊柱损伤首次住院患者病历资料(对照组),对两组患者性别、年龄、伤因、伤情、救治、结局等流行病学特点进行比较和分析。结果发现:①地震伤组脊柱损伤发生率为 16.7%,显著高于对照组的 6.4%;②地震伤组脊柱损伤中女性比例显著高于对照组;③地震伤组随着年龄增长,患者数量呈波动上升趋势,而对照组则呈抛物线型分布;④地震伤组脊柱损伤原因主要为压砸伤和多因素所致伤,而对照组则主要为跌倒/坠落伤和交通伤;⑤地震伤组中 82.3%合并多处损伤,其中 48.1%合并两处以上损伤,而对照组仅分别为 28.9%和 12.0%。地震伤组新损伤严重度评分(NISS)为(11.6±8.8)分,显著高于对照组的(7.5±4.8)分;⑥地震伤组患者住院天数为(40.5±24.5) d,显著长于对照组的(23.9±26.7)d。地震伤组治疗无效率高达 9.2%,高于对照组(4.8%)。作者认为,地震时脊柱损伤发生比例高,女性、老年占比高,合并损伤比例高,损伤更重,平均住院时间更长,治疗无效率高。地震救援时应重视脊柱损伤的抢救、诊断和运送规范,减少漏诊、误诊和继发性损伤,以提高地震脊柱伤的救治水平。

脊髓损伤临床研究方面,刘静等[26]观察了脐带间充质干细胞(UC-MSCs)鞘内注射治疗脊髓损伤(SCI)的临床效果及安全性。作者对 22 例 SCI 患者给予 UC-MSCs 鞘内注射治疗,对患者治疗前后神经功能和日常生活活动能力进行评定。结果显示,22 例患者中 13 例有效,9 例无效。不完全性 SCI 患者有效率达 81.25%,完全性 SCI 的 6 例患者均无效。有效患者多表现为运动和(或)感觉功能改善,大小便控制能力增强。22 例患者治疗后 1 个月与治疗前比较,痛觉、触觉、运动、日常生活活动能力评分均有明显升高。治疗后常见的不良反应有头痛(1 例)、腰痛(1 例),均在1～3 d 内消失。随访 3 个月至 3 年,无治疗相关不良事件发生。作者认为:UC-MSCs 鞘内注射治疗是安全的,可以改善大部分不完全性 SCI 患者的神经功能,提高这些患者的生活质量。

颈椎损伤方面,吴群峰等[27]探讨了 MRI 对下颈椎前纵韧带与后纵韧带损伤的诊断标准、诊断价值,以指导临床诊断与治疗。作者分析了 87 例下颈椎损伤但椎体无骨折脱位患者行前路手术,以 MRI T1 加权像低信号带连续中断(T1D)、T2 加权像纵形高信号(T2L)、T2 加权像横形高或中等信号(T2T)作为标准诊断前纵韧带、后纵韧带损伤。将不同 MRI 标准的诊断结果与术中所见进行比较,以术中所见作为金标准,计算不同 MRI 标准诊断前纵韧带、后纵韧带损伤的效应。结果发现,以 T1D 为标准判断前、后纵韧带损伤时,两诊断者间一致程度差,敏感性、特异性、准确性、阳性预测值及阴性预测值均较低。以 T2L 为标准诊断时,两诊断者间一致程度较好,特异性也较高,但敏感性较低,准确性、阳性预测值及阴性预测值也较低。以 T2T 为标准诊断时,两诊断者间一致程度非常好,且有较高的敏感性、特异性、准确性、阳性预测值及阴性预测值。作者认为,以 MRI 的 T2T 为标准诊断下颈椎前、后纵韧带完全或部分断裂较准确可靠,有助于评价下颈椎的稳定性。

对于无骨折脱位型颈脊髓损伤的治疗,马治国等[28]探讨了前后路联合手术治疗无骨折脱位型颈脊髓损伤合并颈椎间盘突出的临床疗效。作者回顾性分析了 20 例无骨折脱位型颈脊髓损伤合并颈椎间盘突出的临床资料。结果发现,患者术后感觉及运动功能均较术前有明显提高。作者认为,后路单开门椎管扩大成形术加颈前路髓核摘除椎间融合器融合术治疗无骨折脱位型颈脊髓损伤合并颈椎间盘突出,其操作安全、简便,并发症少,维持颈髓减压、颈椎稳定以及生理曲度效果好。康建平等[29]总结了颈椎椎弓根螺钉固定在治疗无骨折脱位型颈脊髓损伤中的疗效。21 例无骨折脱位型颈脊髓损伤合并发育性颈椎管狭窄的患者,行不稳定节段椎弓根螺钉内固定,再将狭窄节段行单开门椎管扩大成形术,观察并总结其疗效。结果显示,切口浅部感染 2 例,切口内血肿 1 例,经处理后均痊愈;再关门 1 例,但无症状加重。无螺钉穿破椎弓根及内固定物断裂、松动和移位。颈椎生理弧度较术前明显纠正。改良 JOA 评分获得明显提高。作者认为,在无骨折脱位型颈脊髓损伤并存在发育性颈椎管狭窄患者的治疗中,采用后路椎弓根螺钉固定不稳定节段,既能避免单开门椎管扩大成形术时脊髓再损伤的风险,又能恢复颈椎的生理弧度,为脊髓向后飘移提供坚实的基础,为脊髓功能的恢复创造良好的条件。

对于颈椎脱位的治疗,陈仲等[30]研制了一种新型可调式颈椎牵引器,并观察了其复位颈椎骨折脱位的临床效果。作者回顾性分析了 47 例颈椎骨折脱位患者资料,伤后到就诊时间 0.5～72 h。根据美国脊髓损伤学会(ASIA)分级标准,术前 A 级 4 例,B 级 10 例,C 级 18 例,D 级 10 例,E 级 5 例。根据 JOA 评分标准,术前 JOA 评分平均 9 分。采用可调式颈椎牵引器复位,复位后行支具或内固定治疗。结果显示,47 例患者均成功复位,无一例发生神经损伤加重。牵引重量为 7～60 kg;牵引时间为 3～10 min。术后随访时间为 6～48 个月。所有椎体排列、椎间高度均恢复正常;椎体间植骨全部融合;1 例椎弓骨折患者术后 1 年仍未愈合,但无特殊不适,未再处理。末次随访时 ASIA 分级:A 级 3 例,B 级 1 例,C 级 4 例,D 级 8 例,E 级 31 例;JOA 评分平均 12 分。作者认为,可调式颈椎牵引器使用简便、安全,可实现即时复位,且复位成功率高。吕超亮等[31]探讨了纳米羟基磷灰石/聚酰胺66(n-HA/PA66)椎体支撑体在下颈椎骨折脱位前路手术重建中应用的临床治疗效果。84例下颈椎骨折脱位患者行前路椎体次全切除、椎管减压,以n-HA/PA66椎体支撑体支撑植骨、钢板螺钉内固定治疗,随访6～24个月。结果发现,84例患者均成功完成颈椎前路减压手术以及支撑体的安放固定,所有患者术前症状均得到不同程度的改善,根据Frankel分级标准评定,平均改善1.0级。影像学检查显示所有患者植骨融合,颈椎序列、椎间高度、颈椎稳定性以及支撑体的位置维持良好,支撑体无下沉、移位。术后椎间高度较术前明显提升;颈椎Cobb角较术前显著提高。作者认为,n-HA/PA66椎体支撑体具有早期支撑稳定功能,可有效维持颈椎生理曲度和椎间高度;术后植骨融合率高且便于X线片观察,是进行颈椎骨折脱位前路手术植骨的理想支撑材料,但长期效果需进一步随访观察。赵刘军等[32]*探讨了下颈椎损伤前路椎弓根螺钉固定治疗的初步临床运用。22例下颈椎损伤患者行前路椎弓根螺钉固定治疗,观察其影像学及临床疗效。结果显示,共置入椎弓根螺钉44枚,所有螺钉均顺利置入。所有患者均获得骨性愈合,未发现螺钉松动、脱出、断裂。1例术后出现声音嘶哑、2例术后吞咽不适,予以对症治疗后症状消失。X线片示螺钉置入位置满意。CT示2枚螺钉在椎弓根内侧皮质1度穿破,2枚螺钉外侧缘皮质1度穿破累及横突孔内侧缘。MRI示所有患者脊髓前方压迫均获得明显缓解,4例出现少量硬膜外前方血肿,但无明显脊髓压迫。术后JOA评分获得显著改善。作者认为,前路椎弓根螺钉固定是一项可靠和安全的下颈椎损伤前路重建技术,临床运用中要注意严格掌握手术适应证。

胸腰椎骨折治疗方面,赵东升等[33]对比了伤椎固定结合硫酸钙椎体成形术与单纯伤椎固定治疗胸腰椎爆裂骨折的临床疗效。61例胸腰椎爆裂骨折患者,分别采用伤椎固定结合硫酸钙椎体成形(A组)与单纯伤椎固定(B组)进行治疗。结果显示,两组患者在年龄、性别、损伤节段和术前神经功能方面差异无统计学意义。有神经功能损害的患者Frankel分级均有1～2级恢复。B组手术时间和术中出血比A组少。两组椎体前缘高度、Cobb角在术前、术后比较差异无统计学意义,但在末次随访时比较差异有统计学意义。末次随访时两组VAS评分差异无统计学意义。作者认为,与单纯伤椎固定比较,伤椎固定结合硫酸钙椎体成形治疗胸腰椎爆裂骨折能够有效恢复并维持伤椎的高度,提供了伤椎前中柱支撑和固定,疗效较好。魏富鑫等[34]比较了单运动单元与双运动单元固定治疗胸腰椎压缩性骨折及不完全爆裂骨折(AO分型为A1型和A3型)的疗效,用于探讨单运动单元固定的可行性。作者采用前瞻性研究方法,将两型骨折患者随机分为单运动单元固定组和双运动单元固定组,A1型组分别为35例和26例,A3型组分别为41例和39例。观察患者影像学及临床疗效。结果发现,单运动单元固定组出血量与手术时间均明显少于双运动单元固定组,差异有统计学意义。两种术式临床疗效无明显差异。A1型组,单运动单元固定组与双运动单元固定组椎体楔变矫正指数与终末随访矫正丢失率差异有统计学意义,前者优于后者。A3型组,两组差异均无统计学意义,但前者失败率大于后者,差异有统计学意义。作者认为,单运动单元椎弓根钉—棒系统治疗部分A1及A3型胸腰椎骨折,可取得与双运动单元固定相近甚至更佳的疗效,且有出血少、用时短等优点;对于A3型胸腰椎骨折,因其失败率较高须严格掌握适应证。罗飞等[35]评价了异体髂骨块在胸腰段骨折前路重建中的长期临床疗效。93例胸腰段骨折患者,行前路减压、同种异体髂骨支撑植骨的脊柱融合治疗,回顾性评估影像学结果和临床疗效。结果显示,66例患者获得有效随访,随访时间60～97个月,有效椎间融合率100%,融合时间6～12个月。胸腰椎融合患者术后Cobb角从术前(21.6°±8.3°)矫正到术后(5.8°±5.2°),至有效融合时平均丢失2.4°。66例均合并不同程度的神经功能损伤,不完全性神经功能损伤的患者均获不同程度恢复。作者认为,同种异体髂骨块在内固定器械的辅助下可有效重建脊柱前中柱的稳定性,可替代自体骨用于胸腰段骨折前路支撑植骨并获得早期和后期持续的稳定性。

杨民等[36]探讨了后路3种不同内固定方法治疗相邻两节段胸腰椎骨折的临床疗效。作者回顾性分析34例相邻两节段胸腰椎骨折患者资料,分别采用经后路4椎4钉(Ⅰ组)、4椎6钉(Ⅱ组)和4椎8钉(Ⅲ组)3种椎弓根螺钉内固定方法进行治疗。结果显示,所有患者神经功能均有不同程度的恢复,Ⅰ组有2例椎弓根螺钉断裂,1例伤椎塌陷自发融合。三组术后Cobb角均减小,而在末次随访时均有一定程度的增加。三组间矫正丢失比较,差异有统计学意义。末次随访时,在ODI、Denis疼痛和Denis工作评级上Ⅱ组与Ⅲ组差异无统计学意义,但与Ⅰ组比较差异均有统计学意义。作者认为,后路经伤椎置钉的4椎8钉法连续椎弓根内固定治疗相邻两椎体胸腰椎骨折具有良好的复位、固定、维持畸形矫正、保留运动节段及缓解术后疼痛的临床疗效,该技术方法简单、易行,值得临床推广。

梅铁牛等[37]比较了植骨融合内固定术与非融合

内固定术治疗胸腰段爆裂骨折的临床治疗结果。作者检索了PubMed、Science Direct、Medline、CNKI等数据库，对2012年3月以前植骨融合内固定术(融合组)与非融合内固定术(非融合组)治疗胸腰段爆裂骨折的临床对照研究资料进行分析评价。结果显示，检索获得相关临床对照研究英文文献8篇，中文文献1篇，相关Meta分析2篇，剔除1篇重复性研究。Meta分析结果表明，两组在后凸角矫正、术后椎体高度矫正及矫正丢失、术后神经功能改善、并发症发病率、住院时间等方面差异均无统计学意义，非融合组后凸角矫正丢失较融合组严重，而术中失血量、手术时间明显低于融合组。作者认为，对于部分胸腰段爆裂骨折，非融合内固定术在解除压迫、重建脊柱稳定性及预防并发症等方面与植骨融合内固定术具有相似的疗效，但显著减少了术中失血量和手术时间，并可通过取出内固定恢复固定节段的运动功能、减少邻近节段退变，从而更有利于提高患者的生活质量。洪正华等[38]* 探讨了经后路椎体次全切除三柱重建治疗不稳定性胸、腰椎单发爆裂型骨折的临床疗效。30例不稳定性胸、腰椎单发爆裂型骨折患者采用该术式重建脊柱三柱的稳定性。结果发现，手术后胸、腰椎生理曲度恢复满意，Cobb角及伤椎高度与术前相比得到明显改善；椎管狭窄分级，术前2级8例、3级22例，术后均为0级；神经功能明显恢复，术后Frankel分级：A级1例、B级1例、C级3例、D级9例、E级16例。作者认为，经后路椎体次全切除及三柱重建治疗不稳定性胸、腰椎单发爆裂型骨折是安全、有效的方法，并且具备前后联合入路手术的优势，为治疗不稳定胸、腰椎单发爆裂型骨折提供一个理想的选择。于金河等[39] 探讨了后路椎管前后方同时减压、椎弓根钉棒系统治疗胸腰段爆裂骨折的方法与疗效。作者回顾性分析了2006年2月至2009年11月采用后路椎管前后方同时减压、椎弓根钉棒系统治疗的28例伴有脊髓损伤的胸腰段骨折患者资料。结果显示，椎体前缘高度、椎体后缘高度、Cobb角术后较术前均有显著改善。按ASIA损伤分级评定神经恢复情况：6例A级损伤患者无明显变化，其余不完全损伤患者均有1～2级恢复。作者认为，采用后路椎管前后方同时减压、椎弓根钉棒系统治疗有脊髓损伤的胸腰段爆裂骨折具有减压彻底、复位满意及内固定牢固等优点。马立泰等[40] 通过对不同平面术后冠状面Cobb大小的比较，分析胸腰段骨折前路手术切口平面是否导致术后脊柱侧方成角。作者回顾分析了154例经前路治疗的胸腰椎骨折并获得随访的患者，根据骨折椎体平面与切口平面的关系分为两组：切口平面≥2个椎体节段平面组和切口平面≤1个椎体节段平面组。结果发现，所有患者随访6～47个月。所有患者术后出现了明显的侧方成角。切口平面≤1个椎体节段组与切口平面≥2个椎体节段组术前冠状面Cobb角差异无统计学意义，术后和随访时的冠状面Cobb角明显增。切口平面≥2个椎体节段组比切口平面≤1个椎体节段组的上钉更平行于终板($P<0.01$)，而下钉与终板平行程度差异均无统计学意义。作者认为，切口平面≤1个椎体节段组比切口平面≥2个椎体节段术后更容易出现脊柱侧方成角；切口平面≤1个椎体节段组对近端的椎体螺钉的进钉方向有明显影响；其可能间接导致了术后脊柱的侧方成角。

张文生等[41] 探讨了强直性脊柱炎(AS)胸腰椎骨折手术方法的选择。回顾性分析17例AS胸腰椎骨折患者资料，将其分为椎体型(VB型)和椎间隙型(IS型)。其中VB型骨折6例，采用经椎弓根椎体楔形截骨、后路内固定术；IS型骨折11例，采用前路椎管减压支撑植骨、前后联合内固定术。结果显示，所有患者均在术中获得骨折断面的有效接触，并解除脊髓压迫、改善胸腰椎矢状面平衡。所有患者术后获1.5～4.0年随访，未发生内固定松动或断裂、骨折不愈合及神经性和感染性的并发症。末次随访时多数患者神经功能Frankel分级有所改善，所有患者术后腰背疼痛立即得到缓解；术后即刻与末次随访时Cobb角较术前均明显改善，差异均有统计学意义。作者认为，依据AS胸腰椎骨折的类型与损伤机制选择手术方式，能增强骨折断面间的稳定性，有效恢复椎管容积及脊柱的应力轴线，减少脊髓损伤并发症。檀臻炜等[42] 探讨了经椎弓根植入生物人工材料(BAM)骨诱导人工骨结合椎弓根螺钉内固定治疗骨质疏松性胸腰段骨折的临床疗效。72例骨质疏松性胸腰段骨折患者，采用经椎弓根撬拨复位、BAM骨诱导人工骨植入、后路椎弓根螺钉内固定治疗，观察其影像学及临床疗效。结果显示，患者随访12～28个月，均获骨性愈合，未发生人工骨移植物排斥反应或内固定松动断裂等并发症，椎体高度及畸形矫正度无明显丧失。除2例Frankel A级患者神经功能无恢复外，其余患者神经功能明显改善。VAS评分显著下降，患者腰背部疼痛明显缓解。作者认为，经椎弓根植骨内固定术是治疗骨质疏松性胸腰段骨折有效合理、简单易行的方法，植入的BAM骨诱导人工骨具备良好的生物学和力学性能。

(五)胸腰椎退变

脊柱术后硬脊膜外血肿临床上不多见，尤其是胸椎椎管狭窄症后路减压术后患者发生术后硬膜外血肿的相关报道更少。然而，随着对胸椎椎管狭窄症的认识以及手术技术的提高，胸椎椎管狭窄症手术治疗的病例也随之增加，并发症有增多的趋势。岳斌[43]* 等探讨了胸椎椎管狭窄症术后急性硬脊膜外血肿的成因、诊断、治疗及预防措施。作者回顾性分析 2003 年 6 月至 2011 年 12 月因胸椎椎管狭窄症给予后路全椎板减压手术的患者 101 例，其中术后经再次手术证实术区急性硬脊膜外血肿 9 例，对其临床表现与再次手术情况进行分析。结果显示，9 例患者全部获得随访，随访时间为 3～45 个月。血肿清除前神经功能评分为(0.89±0.78)分，血肿清除后的神经功能评分为(2.33±1.22)分，与术前相比差异有统计学意义。硬膜外血肿压迫时间为(7.72±7.06)min，血肿清除后神经功能恢复率与血肿压迫时间呈负相关($r=-0.7896$，$P<0.01$)。作者认为，胸椎椎管狭窄症手术后急性硬膜外血肿应尽快手术减压，血肿清除越早，术后神经功能恢复越好。

胸椎椎间盘突出症发生率低，但手术风险相对较高，治疗方法的选择还存在争议。目前，临床较多应用经侧后方入路椎间盘切除术，也有采用肋骨横突入路切除椎间盘，手术安全性提高并取得满意疗效，症状改善率高。今年对胸椎间盘突出的手术策略以及不同手术方式疗效比较的文章很多。郑燕平等[44]探讨保留棘突椎板的经关节突入路治疗胸椎椎间盘突出症的手术方法及疗效。作者对 8 例采用保留棘突椎板的经关节突入路治疗单节段胸椎椎间盘突出症患者进行回顾性研究。手术保留棘突椎板，采用经双侧关节突入路切除突出椎间盘、骨化的后纵韧带及后缘骨赘。8 例均采用双侧相邻节段钉棒固定。结果显示，8 例患者随访时间 3～15 个月，疗效评价参照 Epstein 标准，优 6 例，良 1 例，差 1 例，优良率 87.5%。作者认为，保留棘突椎板的经关节突入路切除突出的胸椎椎间盘可获得满意疗效。孙永等[45]对比两种不同手术入路治疗胸腰段椎间盘突出症的临床疗效。作者回顾性分析 48 例胸腰段间盘突出症(T_{10}～L_2)手术病例。其中采用后外侧经椎间孔入路椎间盘切除椎间融合术治疗 33 例，采用前外侧经腹膜后入路椎间盘切除椎间融合术治疗 15 例。结果显示，患者随访 6～24 个月，两组间手术时间、出血量、术后 12 个月功能障碍指数(ODI)评分比较无统计学差异；ODI 评分术后 3 个月、术后 12 个月与术前相比有统计学差异；后外侧经椎间孔组并发症少于前外侧经腹膜后组。作者认为，后外侧经椎间孔入路椎间盘切除椎间融合术与前外侧经腹膜后入路椎间盘切除椎间融合术均是治疗胸腰段椎间盘突出症的有效术式，后外侧经椎间孔入路并发症少。徐聪等[46]探讨了经后方入路和侧前方入路两种方法治疗胸腰段椎间盘突出症的效果和特点。作者回顾性分析了 50 例胸腰段椎间盘突出症患者，分为经后方入路组(A 组，27 例)和侧前方入路组(B 组，23 例)。结果显示，两组患者随防 1～6 年，A 组平均住院时间、平均手术时间、术中出血量少于 B 组，术后并发症两组无统计学差异，B 组术后及随防评分、下肢神经功能优良数优于 A 组。作者认为，虽然 B 组创伤大、住院时间和手术时间长，但术后疗效要好于 A 组，胸腰段椎间盘突出症患者在条件允许下仍应优先考虑行经前路手术。

目前，国内外一致认为胸椎后纵韧带骨化症合并脊髓症状者，采用非手术治疗效果较差，多倾向于手术治疗。但是很多文献报道术后疗效并不明显，而且没有确立一个标准的手术方式。郝定均等[47]探讨胸椎后纵韧带骨化症减压融合术后的临床疗效及其相关因素。作者对治疗的 64 例胸椎后纵韧带骨化症患者进行回顾性研究。采用后路椎板广泛切除、减压、植骨融合治疗 36 例；采用前路减压、植骨融合治疗 12 例；后外侧经关节突减压植骨融合 9 例；前后路联合减压植骨融合 7 例。评估患者影像学及临床疗效。结果显示，所有患者均获随访，随访时间为 1～12 年。术前 JOA 评分为(4.5±1.9)分，末次随访时(7.8±2.1)分，改善率为(48.4±38.1)%。后路椎板广泛切除、减压、植骨融合组为(37.6±36.8)%；前路减压、植骨融合组为(62.9±32.6)%；后外侧经关节突减压植骨组为(30.8±29.2)%；前后路联合减压植骨融合组为(59.5±39.1)%。患者的术前病程、年龄、手术方式、MRI T_2 加权像信号改变及是否合并糖尿病对术后疗效有显著影响。30 例(46.9%)患者术后合并 1 种或多种并发症。作者认为，对于胸椎后纵韧带骨化症外科治疗可以获得较好的疗效，患者术前病程、年龄、手术方式、MRI T_2 加权像信号改变及是否合并糖尿病是影响手术疗效的主要因素。

在亚洲地区，黄韧带骨化越来越被认为是导致胸段脊髓病或神经根病的原因之一，而硬脊膜骨化则是黄韧带骨化手术处理中的一个难题。当硬脊膜受累骨化时，会使手术并发症如脑脊液漏、脊髓或神经损伤等发生率增加。因此，对于骨化块的处理必须小心，手术策略的选择非常重要。杨忠等[48]介绍黄韧带骨化合并硬脊膜骨化的手术策略并讨论手术的可行性。作者通过回顾分析了 98 例黄韧带骨化致胸椎管狭窄患者，其中 18 例经手术证实合并硬脊膜骨化的回顾研究。所有患者选择后路减压术，通过根黄通道八边形游离整块切除胸椎上关节突及骨化黄韧带和硬脊膜。结果显示，术后患者初始症状均明显缓解。术后 18 例均出现暂时性脑脊液漏，保守治疗 8～10 d 后脑脊液漏停止。患者伤口均Ⅰ期愈合，无神经症状加重、蛛网膜下隙感染等并发症发生。18 例均获随访，随访时间 20～60 个月，末次随访时无脊髓压迫复发、神经症状加重等。术后 1、12 个月患者 JOA 评分及 ODI 值均较术前明显改善;术后12个月JOA评分及疗效、ODI值均较术后1个月明显改善。术后12个月患者Cobb角与术前比较差异有统计学意义。术后2个月MRI水平位、矢状位和脂肪抑制像上显示受压节段脊髓膨起良好。作者认为,根黄通道八边形游离整块切除胸椎上关节突及骨化黄韧带和硬脊膜的手术方法,对于治疗继发于黄韧带骨化和硬脊膜骨化的胸椎管狭窄安全可靠,无修补的方法对于硬脊膜缺损的处理也有效。

腰椎间盘突出症为腰腿痛最常见的原因之一,严重影响患者的工作和生活质量,给患者带来极大的痛苦。传统的治疗方法包括按摩、牵引、手法整复、理疗、针灸、非甾体抗炎药物、营养神经药物等保守治疗以及经皮介入治疗(如胶原酶髓核溶解术等),治疗无效时求助于手术治疗。大多数患者可通过保守治疗解除症状,但约15%～20%的患者仍需手术治疗。手术治疗腰椎间盘突出症有较好的短期疗效,但对其中长期疗效的研究甚少。陈新用等[49]评价了腰椎间盘突出症患者手术治疗与非手术治疗的远期疗效。作者对377例腰椎间盘突出症患者进行随访,收集并整理数据。结果显示,共获得有效随访99人,随访率为26.3%,手术组与非手术组患者在下腰痛VAS评分、下肢放射痛VAS、Oswestry功能障碍指数(ODI)治疗前后均有显著差异,但两组间没有显著差异。SF-36生存质量调查问卷评分结果显示,两组患者在躯体健康(PF)、躯体角色功(RP)、躯体疼痛(BP)、生命活力(VT)、情绪角色功能(RE)等5个维度上没有显著性差异;总体健康(GH)、心理健康(MH)和社会功能(SF)手术组较非手术组有显著性差异。作者认为,该组随访资料显示腰椎间盘突出症手术组和非手术治疗组均有较好的远期疗效。手术治疗能更好地缓解腰椎间盘突出症患者的下肢放射痛,对恢复患者的总体健康、心理健康和社会功能也有积极作用。多节段腰椎间盘突出症是指合并多个间隙(2个及以上)的椎间盘突出。此类患者大多有严重复杂的临床表现,给诊断与治疗带来一定的难度。究竟是哪个节段的病变引起的症状,针对何节段进行治疗,是临床医师面临的难题。康南等[50]探讨了多节段腰椎间盘突出症治疗中的特点。作者回顾性分析了68例多节段腰椎间盘突出症的患者,58例选择后路手术,其中开窗或半椎板减压单纯髓核摘除术33例;后路减压同时椎弓根螺钉内固定植骨融合手术25例;10例选择前路人工椎间盘置换手术。结果显示,术后随访1～9年,术前JOA评分6～17分,术后JOA评分20～29分,与术前比较差异有统计学意义;术前VAS评分6～10分,术后VAS评分0～3分,与术前比较差异有统计学意义。不同手术方式之间JOA评分和VAS评分差异无统计学意义。患者对手术治疗的满意度为60%～95%。作者认为,多节段腰椎间盘突出治疗的关键是正确选择导致疼痛的椎间盘。椎间盘造影术可以帮助骨科医师准确选择多节段腰椎间盘突出治疗部位。成意等[51]探讨了腰椎间盘突出症Modic改变与腰椎椎间盘退变程度之间的关系。作者回顾性分析了手术治疗的44例腰椎椎间盘突出症患者。对术前MRI上病变节段进行Modic分型,分别用椎间盘退变Pfirrman分级标准和改良Pfirrman分级标准评定病变节段的椎间盘退变程度。评价Modic改变的类型和椎间盘退变程度之间的关系。结果显示,44例患者中,无Modic改变者19例,病变节段Pfirrman分级为(3.63±0.60),改良Pfirrman分级为(5.95±0.91);ModicⅠ型改变者10例,病变节段Pfirrman分级为(3.90±0.57),改良Pfirrman分级为(6.80±0.79);ModicⅡ型改变者15例,病变节段Pfirrman分级为(3.93±0.26),改良Pfirrman分级为(6.40±0.83);无ModicⅢ型改变病例。ModicⅠ型的改良Pfirrman分级明显高于无改变组。Modic改变与椎间盘退变的相关性最强,而年龄因素最弱。作者认为,腰椎间盘突出症的Modic改变与椎间盘退变改良Pfirrman分级之间有明显关联。

退变性腰椎滑脱与腰椎间盘突出症都是腰椎退行性疾病,椎间盘退变在两者发病机制中占有重要作用,目前退变性腰椎滑脱合并腰椎间盘突出患者椎间盘形态变化与退变性腰椎滑脱之间的关系尚不明确。许勇等[52]*通过观察合并椎间盘突出的退变性腰椎滑脱患者的椎间盘影像学特点,探讨椎间盘退变程度、椎间隙角度及高度与退变性腰椎滑脱间的关系。37例合并$L_{4/5}$椎间盘突出的退变性腰椎滑脱患者作为观察组,另选同期单纯$L_{4/5}$椎间盘突出症患者38例作为对照组,对$L_{4/5}$椎间盘退变程度按照Pfirrman法分级,CT测定$L_{4/5}$椎间盘正中矢状面的椎间隙角度和椎间隙高度,对所得数据进行统计分析。结果显示,观察组$L_{4/5}$椎间盘MRI退变程度B、C、D、E级分别为1、25、8及1例,对照组分别为2、21、13及2例,两组椎间盘退变程度间差异没有显著性;CT测量$L_{4/5}$椎间隙角度观察组和对照组分别为3.08°±1.87°和6.48°±2.92°,对照组椎间隙角度明显大于观察组;椎间隙高度观察组和对照组分别为(8.46±1.81)mm和(9.38±2.46)mm,两组间比较差异没有显著性。作者认为,椎间隙角度减小,可能是退变性腰椎滑脱发病的重要因素之一。

手术已成为保守治疗效果不佳的腰椎间盘突出症患者重要的治疗手段,但部分患者手术后症状缓解不明显,或缓解一段时间后症状复发,影响正常生活和工作,常需要再次手术治疗。陈新用等[53]评估了腰椎间盘突出症手术治疗的长期疗效,探讨影响手术长期疗效的相关因素。作者回顾性分析了该院采用单纯开窗减压髓核摘除术治疗的125例单节段腰椎间盘突出症患者,根据Stauffer-Coventry's(SC)疗效评定标准评价患者总体疗效。患者总体疗效作为结果变量,单因素分析年龄、性别、BMI、吸烟、腰扭伤史、病程、术前腰痛VAS评分、术前下肢痛VAS评分、术前ODI、直腿抬高试验(SLR)、肌力、感觉、椎间盘突出节段和类型等14项指标与疗效的关系。用非条件Logistic全回归分析和逐步回归分析来研究结果变量与术前各种指标的关系。结果显示,所有患者随访84～123个月,患者总体疗效优占32%,良占35.2%,可占23.2%,差占9.6%,复发率为8%。术前与末次随访ODI评分比较有显著性差异。术前与末次随访时腰痛VAS评分、下肢痛VAS评分比较均有显著性差异。全回归分析发现腰扭伤史、感觉减退是总体疗效不佳的相关因素,而非包含型突出类型是总体疗效佳的相关因素。逐步回归分析发现有4个有统计学意义的相关因素,分别为:腰扭伤史、吸烟、感觉、突出类型。作者认为,手术治疗可以明显改善腰椎间盘突出症患者的腰痛、下肢痛和ODI。腰扭伤史、吸烟史、术前感觉和突出类型是影响腰椎间盘突出症手术长期疗效的相关因素。赵福江等[54]*分析腰椎间盘突出症术后腰椎再手术的临床效果及其影响因素。作者回顾性分析了94例腰椎间盘突出症术后腰椎再手术患者的临床资料。再手术均采用后路减压、椎间盘切除、椎弓根螺钉内固定、横突或椎体间植骨融合术。根据VAS、JOA评分及患者主观满意度评价再次手术效果。采用多因素非条件Logistic回归,分析患者性别等9项变量对手术效果的影响。结果显示,再手术时间1.6～4.5 h;术中出血量200～1 500 ml。术中无神经损伤发生,术后发生脑脊液漏7例,切口感染1例,经对症处理均治愈。再手术后随访2～6.5年,末次随访时,总体优良率78.7%,JOA评分、腰痛VAS评分、下肢痛VAS评分等与术前比较差异均有显著性。再手术前神经损害、本次病程对手术效果的影响有统计学意义($P<0.05$),性别、年龄、吸烟、手术次数、上次术后症状缓解时间、既往手术方式、本次手术减压融合的节段对手术效果的影响无统计学意义($P>0.05$)。作者认为,腰椎间盘突出症术后腰椎再手术依然能够获得较好的临床效果。再手术前神经损害、本次病程是影响手术效果的因素。

随着脊柱外科学及内固定技术迅猛发展,脊柱内固定融合术得以广泛开展,并成为治疗腰椎退行性疾病的经典术式之一,并且疗效满意。但是,近年来一种新的疾病—邻近节段退化(ASDet)被广泛提及并被认为与腰椎融合术密切相关。ASDet是一个广义的概念,指所有脊柱融合术后融合区邻近运动节段的异常改变,发生在术后2年,其中最常见的是融合区邻近节段椎间盘退变、椎间高度丢失、椎体滑脱、椎间盘突出、椎体不稳、椎管狭窄、骨赘形成、小关节病变、退行性侧凸、椎体压缩性骨折。以影像学出现退变而无症状的ASDet称为邻近节段退变(ASDeg)和影像学及症状学均出现表现的ASDet称为邻近节段疾病(ASDis)。沈凯等[55]探讨了腰椎融合术导致融合邻近节段退化(ASDet)发生的概率、发病机制及危险因素。作者通过计算机检索和人工检索,对近30年来国内外发表的关于腰椎融合术导致邻近节段退化的文献进行系统回顾。结果显示,共搜索到301篇相关文献,筛选出30篇符合入选标准的文献。研究发现ASDet发病率波动在6.3%～100%,ASDeg发病率波动范围8%～100%,ASDis发病率波动范围6.3%～27.4%。ASDeg平均发病率高于ASDis($P<0.05$)。多种影响因素参与ASDet的发生。作者认为,ASDet、ASDeg、ASDis发病率差异较大。目前ASDet发生的机制仍不明,绝大多数学者认为与手术引起的邻近节段生物力学机制改变有关。年龄>60岁、使用内固定器械、损伤上方小关节、改变腰椎前凸和骶倾角、破坏腰椎后方组织结构、已绝经妇女是邻近节段退化性疾病发生的危险因素。然而长节段融合是否导致ASDet的发病率增高还有待进一步研究。

人工髓核置换术(PDN)始于1996年,主要目的是维持髓核摘除后的椎间隙高度、保留脊柱正常运动功能和防止邻近关节退变。PDN置换可以通过后路或前路来完成,其临床应用的可行性与近期疗效已被证实。王冰等[56]分析了前路经小切口行人工髓核置换治疗退变性腰椎间盘疾患的远期效果。作者回顾分析了12例行前路$L_{4/5}$单间隙PDN置换术患者,其中腰椎间盘突出症10例,椎间盘源性腰痛2例,统计学分析其临床疗效和影像学参数。结果显示,术后随访60～89个月,腿痛与腰痛VAS、ODI评分术后3个月与术前、术后1年与术后3个月比较有显著性改善,末次随访与术后1年比较无显著性差异;手术节段椎间隙高度术后3个月与术前、术后1年与术后3个月比较有显著性增加,末次随访与术后1年比较无显著差异;手术上位相邻节段椎间隙高度术后3个月、术后1年与术前比较无显著性差异;腰椎ROM(活动度)术后3个月与术前、术后1年与术后3个月比较无显著性差异,末次随访与术后1年比较有显著性减少。随访过程中无假体脱入椎管、移位和位置不良,末次随访时MacNab评分优良率为83.3%。作者认为,通过前路小切口进行PDN置换可有效防止假体脱入椎管,长期改善临床症状、恢复手术节段椎间隙高度,维持邻近节段椎间隙高度,但手术节段终板损伤较为常见。

（六）脊柱畸形

脊柱畸形是脊柱外科研究领域的重点和焦点，随着近20年来脊柱畸形基础与临床研究工作的推进，该领域的研究成果已日益丰硕，临床诊治技术也有了突飞猛进的发展。

青少年特发性脊柱侧凸目前仍是脊柱侧凸中发病率最高的病种。对于临床早期发现的轻中度特发性脊柱侧凸，支具治疗仍是主要的治疗方式，随着支具种类及治疗方式的改善，陶有平等[57]比较了青少年特发性脊柱侧凸患者支具治疗前与末次随访时肺功能的变化，探讨支具治疗对患者近期肺功能的影响。作者对40例接受规范支具治疗的青少年特发性脊柱侧凸患者进行了研究，观察支具治疗后影像学参数以及肺功能等指标的变化。结果显示，随访时间为6～17个月，支具治疗前主侧凸冠状Cobb角(28.41±6.45)°，末次随访时主侧凸冠状Cobb角(16.21±10.22)°，平均矫正率为43.56%，两者差异有显著性意义；支具治疗前、末次随访时肺功能指标VC(肺活量)、FEV1(第1 s时间肺活量)、MVV(最大通气量)实测值及占预计值百分率进行比较，结果有显著性差异。随访期间患者脊柱侧凸的进展均得到有效控制，患者无明显呼吸困难及活动功能障碍等并发症。作者认为，支具治疗对青少年特发性脊柱侧凸有矫正效果；但是对患者近期肺功能可能有消极影响，患者在佩戴支具期间需要加强对肺功能的锻炼。

在手术治疗方面，随着微创技术治疗青少年特发性脊柱侧凸手术技术的发展，邱勇等[58]*比较了胸腔镜下前路松解后路混合钉钩内固定融合术(APSF)与单一后路全椎弓根螺钉内固定(PSSF)治疗严重特发性胸椎侧凸的疗效。作者回顾性分析18例采用APSF治疗的特发性胸椎侧凸患者资料(APSF组)，其胸椎Cobb角≥70°、柔韧性≤50%，并选择同期胸椎侧凸严重程度和柔韧性匹配的行PSSF治疗的27例患者作为对照(PSSF组)。全部患者术后均随访≥24个月。结果显示，APSF组和PSSF组术前胸主弯侧凸Cobb角平均分别为(87°±12°)和(79°±8°)，平均固定节段(12.7±1.2)个和(12.8±1.4)个，植入物密度分别为(48%±5%)和(61%±6%)，术后平均矫正率为(58%±13%)和(59%±8%)；末次随访时矫正丢失分别为4.4°和1.9°。APSF组植入物密度较PSSF组低，两组患者术前、术后和末次随访时胸椎侧凸及后凸差异均无统计学意义。作者认为，对于严重僵硬型特发性胸椎侧凸，通过增加植入物密度，PSSF可获得与APSF一样的疗效。但对于有高度发生矫正丢失、内固定并发症或假关节风险的患者，仍然建议采用APSF方案。

对于成人脊柱侧凸矢状面参数的研究目前正受到越来越多学者的重视，多数学者认为，可能对于成人患者来说，脊柱在矢状面上的平衡状况与患者的生存质量更加相关。王太平等[59]探讨了成人脊柱畸形患者脊柱矢状面平衡参数对SF-36生存质量的影响。48例成人脊柱畸形患者，其中退变性脊柱畸形40例，继发性脊柱矢状面失平衡患者8例。测量矢状面平衡相关参数，采用SF-36健康调查量表评分进行问卷调查。Pearsman相关性分析矢状面平衡各相关参数与SF-36各条目的相互关系。结果显示，平均矢状面躯干偏移(44.7±22.5)mm，胸椎后凸角为(26.1±13.1)°；胸腰后凸角为(11.9±10.3)°；腰椎前凸角为(23.5±18.2)°；骨盆倾斜角(32.1±13.4)°；骨盆投射角(57.4±10.9)°；骶骨倾斜角(22.5±11.5)°。矢状面平衡各参数与SF-36各条目相关性分析显示：矢状面正平衡与生理职能和总体健康功能维度呈负相关关系；骨盆投射角与躯体疼痛、活力、社会功能和情感职能功能维度呈负相关关系；胸椎后凸角与生理功能、总体健康呈负相关关系；腰椎前凸角与生理职能、总体健康、活力、呈正相关关系；骨盆倾斜角与活力、、社会功能、维度呈负相关关系。胸腰后凸角和骶骨倾斜角与SF-36各条目之间无明显相关性。作者认为，脊柱矢状面平衡参数中骨盆投射角的改变是影响躯体疼痛的主要因素，骨盆投射角和倾斜角、腰椎前凸角是影响活力的主要因素。胸椎后凸角、腰椎前凸角和矢状面正平衡是影响总体健康的主要因素。纠正此参数的治疗对改善矫形术后生存质量有重要的指导意义。

成人特发性脊柱侧凸手术治疗方面，张兴等[60]研究了两种矫形方法治疗成人特发性脊柱侧凸的疗效，比较了单纯后路矫形术和一期前路松解、Halo-股骨髁上牵引加二期后路矫形术治疗成人特发性脊柱侧凸的疗效。作者收集了30例Cobb角65°～90°的成人特发性脊柱侧凸患者资料，行单纯后路矫形术的14例患者为A组，行一期前路松解、Halo-股骨髁上牵引及二期后路矫形术的16例患者为B组。结果显示，两组患者术前侧凸Cobb角、胸椎后凸角、年龄、性别比、侧凸类型相匹配。随访时间为12～72个月。平均手术时间和平均住院时间A组分别为(6.7±1.2)h和(24±18)d，B组分别为(9.9±1.4)h和(41±10)d，B组均显著长于A组。所有病例术后均无瘫痪、呼吸衰竭、死亡等并发症发生。术后侧凸矫正率A组为(51.3±11.8)%，B组为(64.5±11.6)%，B组显著大于A组。胸椎后凸角、C7中垂线与骶骨中线的距离两组比较均无显著性差异。末次随访时A组侧凸矫正丢失率为(3.5±2.4)%，B组为(2.8±1.5)%，两组无显著性差异。作者认为：两种治疗方案治疗中度成人特发性脊柱侧凸均可获得较好的畸形矫正，一期前路松解、Halo-双侧股骨髁上牵引可以增加侧凸 Cobb 角矫正率，但是存在显著增加手术时间和住院时间等不足。

随着老龄化社会的到来，老年退变性脊柱侧凸发病率也逐年上升，对于退变性脊柱侧凸合并椎管狭窄的患者，沈波等[61]观察了退行性腰椎侧弯合并椎管狭窄症的手术疗效。33 例退行性腰椎侧弯合并椎管狭窄症患者。根据患者术前症状、体征、影像学检查结果，以及术中探查情况确定减压节段，针对术前即有不稳或减压术后可能出现不稳的节段进行内固定融合。结果显示，术后随访 12～72 个月，所有患者疼痛明显缓解，生活质量明显提高，术前 JOA 评分平均 14.8 分，末次随访时平均 26.3 分($P<0.05$)。SF-36 调查问卷表中的 8 个维度分值均较术前明显提高($P<0.05$)。作者认为，充分减压是治疗退行性腰椎侧弯合并椎管狭窄症患者的主要目的，同时选择性的针对减压术后可能出现不稳定的节段进行内固定融合可取得满意的临床疗效，提高患者的生活质量。

重度僵硬性脊柱侧凸一直是临床手术治疗的难点，马维虎等[62]探讨了双侧肋骨截骨结合后路广泛松解椎弓根钉矫形治疗重度僵硬性脊柱侧凸的临床疗效。作者收集了自 2005 年 6 月至 2010 年 3 月采用后路广泛松解结合双侧肋骨截骨(凹侧肋骨截骨抬高，凸侧肋骨切除胸廓成型术)矫治 18 例重度僵硬性脊柱侧凸。结果显示，每例凹侧肋骨抬高数为 3～6 根，凸侧肋骨切除数为 3～5 根，肋骨切除长度为 5.6 cm。术后主弯 Cobb 角冠状面为 45.3°(38°～87°)，矫正率平均为 54.1%；"剃刀背"畸形 7°～16°，平均 11.2°，双侧背部高度差 3.3 cm(1.8～4.3 cm)，术后 1 年肺活量 1.3～4.5 L，平均 2.5 L，第 1 秒用力呼气容积 FEV1 0.8～3.8 L，平均 2.0 L。2 例出现胸腔积液，2 枚胸椎弓根钉误人椎管，未累及硬脊膜。作者认为，后路广泛松解和一期双侧肋骨截骨术可显著改善侧凸的柔韧性，提高矫形效果，对肺功能无不良影响。马华松等[63]探讨了全脊柱截骨矫形联合应用前方钛网支撑治疗 100°度以上胸腰段角状后凸畸形的治疗效果及临床应用价值。18 例重度胸腰段角状后凸患者采用经后凸顶椎全脊柱截骨矫形内固定、前方钛网植骨支撑治疗，术前后凸 Cobb 角平均为 122°(102°～175°)，术前 Frankel 分级 C 级 2 例，D 级 3 例，E 级 13 例，均有不同程度的腰背疼痛。截骨部位均位于胸腰段后凸顶点。结果显示，平均手术时间 4.5 h，术中平均出血量 2 020 ml，术后后凸 Cobb 角平均 28°，平均矫正率 77%。术后平均随访 23 个月，末次随访 Cobb 角平均 33°，平均丢失 4°，X 线显示截骨部位骨性融合。术中 2 例出现脑脊液漏，1 例血压一过性下降。3 例术后出现双下肢不全瘫痪，其中 1 例因截骨近端固定不稳再次翻修，手术后恢复，2 例保守治疗后恢复。末次随访时 Frankel 分级 D 级 2 例，E 级 16 例。作者认为，全脊柱截骨术联合应用前方钛网支撑治疗 100°以上胸腰段角状后凸畸形矫形效果良好，可避免脊柱过度短缩造成脊髓折皱，提高了手术安全性，但因畸形严重仍存在神经并发症风险。

严重颈胸段后凸畸形是脊柱外科治疗的难点。马君等[64]* 探讨了严重颈胸段后凸畸形的外科治疗策略。作者回顾性分析了 7 例严重颈胸段后凸畸形，其中先天畸形 5 例，颈胸段结核 2 例，平均后凸 Cobb 角 89.3°(72°～103°)，JOA 评分(11.2±1.2)分。术前行头盆环缓慢支撑牵引(25～40)d，部分纠正后凸，再在头盆环牵引下行颈胸段后路植骨融合内固定术。结果显示，术后 JOA 评分(15.4±1.6)分，平均后凸 Cobb 角 53.4°(45°～67°)，平均矫正率 40.2%。该组患者随访 10～24 个月，植骨均达到骨性融合，最后随访时平均矫正丢失 2.5°。牵引过程中 2 例患者出现上肢放射性疼痛，后逐渐减轻。所有患者术中、术后未发生脊髓损伤及其他神经系统并发症。作者认为，头盆环缓慢支撑牵引后通过椎弓根螺钉系统完成后路原位固定及融合手术是治疗严重颈胸段后凸畸形的较为理想的选择。

(七) 脊柱微创

在微创技术治疗腰椎骨折方面，计算机辅助导航技术一直是促进脊柱手术操作向精确性、微创性及个体化方向前进的重要方法，是目前脊柱外科领域迅速发展的重要方向之一。田伟等[65]比较了术中计算机辅助微创脊柱外科手术(CAMISS)与传统后正中入路切开复位内固定手术治疗胸腰段脊柱骨折临床疗效的差别。作者对包括该单位 2006 年 1 月至 2011 年 3 月所有接受胸腰段骨折复位内固定手术的病例随机进行 CAMISS 治疗或传统开放手术治疗。通过比较 CAMISS 与传统开放手术的各种参数，评估两种手术方法的优劣。结果显示，CAMISS 组患者与对照组相比，置钉准确性较高、出血量减少、下床活动时间较早、术后发热程度较低、术后 72 h 腰背痛 VAS 评分得到更好的恢复($P<0.05$)。CAMISS 组患者与对照组相比，术后手术节段 Cobb 角改善程度(10.9°±5.5° vs 13.8°±6.8°)及术后骨折椎自身 Cobb 角改善程度(7.7°±4.8° vs 11.0°±6.0°)均较低($P<0.05$)，但两组患者于术后、随访时的手术节段 Cobb 角及骨折椎自身 Cobb 角的差异均无统计学意义($P>0.05$)。作者认为，CAMISS 具有创伤小、出血少、恢复快、置钉准确性高的特点，对伤椎畸形的矫正和内固定效果与传统开放手术相当。

在改良微创椎弓根钉内固定治疗胸腰段椎体骨折方面，荣树等[66]对40例胸腰段骨折分别采用改良微创椎弓根钉固定（20例）和传统切口植入法（20例）进行治疗。结果显示，患者平均随访9.2个月，改良微创组较传统切口组不仅手术时间及住院时间明显缩短，而且术中出血量/术后引流量均显著减少；两组术后后凸Cobb角椎体前缘高度较术前均有显著的恢复；同时术后VAS评分、ODI残障指数较术前明显减少；两组的骨折愈合时间无明显差异。作者认为，改良微创椎弓根钉置入操作简便、安全、具有创伤小、出血少、手术时间短、术后恢复快等近期优点，但长期疗效有待观察。在椎体后凸成形术（PKP）方面，王松等[67]探讨了经横突—椎弓根单侧穿刺椎体后凸成形术（PKP）治疗胸腰椎骨质疏松性椎体压缩骨折（OVCF）的手术技巧及临床疗效。26例胸腰椎OVCF患者经横突—椎弓根单侧穿刺行PKP治疗，通过对术前、术后2 d及末次随访时疼痛视觉模拟评分，后凸Cobb角，骨折椎体前缘高度，中部高度等指标的测量来判定疗效。结果显示，患者均顺利完成PKP手术，手术时间15～75 min，每个椎体注入骨水泥3～6 ml。未出现神经损伤、骨水泥椎管内渗漏等并发症，伤椎内骨水泥分布良好。其中23例患者获得随访，随访时间12～36个月，术后2 d及末次随访时的VAS评分、Cobb角、伤椎前缘高度、中部高度与术前比较差异均有统计学意义，术后2 d与末次随访时比较VAS评分差异有统计学意义，Cobb角、伤椎体前缘和中部高度差异均无统计学意义。作者认为，经横突—椎弓根单侧穿刺椎体后凸成形术是治疗胸腰椎骨质疏松性压缩骨折的一种有效方法。在微创经椎弓根植骨治疗胸腰椎压缩骨折方面，方晓辉等[68]采用微创经椎弓根前柱植入骨粉、支柱块置入治疗21例胸腰椎压缩骨折患者并探讨了其效果。结果显示，平均手术时间为51.2 min，平均术中失血量26.4 ml。术后CT检查11例患者椎弓根皮质有破裂，其中外侧皮质破裂10例，内侧皮质破裂1例，均无明显神经并发症。术后随访时间为15～26个月，术后各随访时间点伤椎楔变角、后凸Cobb角、伤椎前缘高度和矢状面指数（SI）、VAS评分均较术前明显改善。术后3个月椎弓根破裂皮质均自行愈合，末次随访时，伤椎前缘高度无明显丢失，椎体支柱块未发生移位或塌陷。作者认为，在严格掌握手术适应证的前提下，微创经椎弓根前柱植骨支柱块置入治疗胸腰椎压缩骨折具有手术时间短、出血少、椎体复位满意等优点，近期疗效满意。王春等[69]*评价了经皮长尾可折U形空心椎弓根钉系统内固定治疗胸腰椎骨折的临床疗效。80例无明显神经损伤的不稳定胸腰椎骨折患者，分为A组（长尾可折U形空心椎弓根钉系统内固定）和B组（常规开放椎弓根钉固定），比较两组的手术疗效。结果显示，两组手术时间、术中出血量、术后切口渗血及切口总长度相比，B组显著高于A组（$P<0.05$）。术后椎体前缘高度、Cobbs角、椎管骨块占位率及置钉优良率两组比较差异没有显著性（$P>0.05$）；术后3、6、12个月随访影像学指征两组间无显著差异（$P>0.05$）。作者认为，经皮长尾可折U形空心椎弓根钉具有创伤小、操作方便、复位固定及效果与常规椎弓根钉固定一致，值得临床推广应用。

微创治疗腰椎退变有多种方法，王文军等[70]*通过单侧微创经椎间孔腰椎椎体间融合内固定治疗腰椎退变性疾病。作者观察了手术时间、术中出血量及并发症发生情况，影像学观察椎间隙高度及椎间融合情况，采用VAS评分评估临床效果。结果显示，手术时间为60～130 min，术中出血量为100～350 ml。3例出现并发症，2例术中硬脊膜撕裂术中予以修补，其中1例出现脑脊液漏，经对症处理术后6 d内脑脊液漏停止；1例术后出现神经缺失症状加重，及时通过血肿清除、神经根减压后损伤症状消失。无感染、内固定松动、断裂、Cage移位等并发症发生。术后随访4～30个月，末次随访时椎间隙高度为（10.35±1.21）mm，较术前的（5.78±1.92）mm明显改善，差异有统计学意义，腰椎椎间植骨融合率为94.4%。末次随访时VAS评分、JOA评分较术前明显改善，差异有统计学意义（$P<0.01$）。作者认为，单侧MiTLIF内固定治疗腰椎退变性疾病对腰椎后部结构破坏小，术中出血少，椎间隙高度恢复满意，并发症发生率低，是一种有效的治疗方法。李永津等[71]探讨了MAST Quadrant通道下微创经椎间孔椎间融合术（MiTLIF）治疗腰椎退行性疾病的临床疗效。40例腰椎退行性疾病患者分成两组，MiTLIF组20例在METRX Quadrant通道下行TLIF手术，open-TLIF组20例，采用传统开放TLIF手术，比较两组患者的临床疗效。结果显示，两组患者腰痛和下肢放射性麻痛等临床症状均有效缓解，在术后2周腰痛缓解程度（VAS）、生活质量改善（JOA）、手术时间、术中出血量、住院时间和术口长度等方面，MiTLIF组均优于open-TLIF组（$P<0.05$）。作者认为，MAST Quadrant通道下MiTLIF治疗腰椎退行性疾病具有损伤小、出血少、患者下床活动早、住院时间短、疼痛轻等优点。

脊柱内镜治疗研究方面，温冰涛等[72]总结了经皮内窥镜腰椎间盘切除术（PELD）治疗腰椎间盘突出症中出现的并发症并探讨了其处理对策。作者回顾分析了689例采用PELD治疗腰椎间盘突出症患者，观察术中和术后并发症及其处理。结果显示，术中髓核部分残留压迫神经根5例，2例术中改行开窗髓核切除术,2例二期行开窗髓核切除术,1例二期行经椎间孔腰椎体间融合术(TLIF);神经根纤维束部分损伤2例,术后3～6个月内完全恢复;硬脊膜破裂2例,给予缝合皮肤伤口后痊愈。689例患者随访6～96个月,出现椎间隙感染7例,1例保守治疗,4例给予经皮穿刺置管冲洗引流持续局部应用抗生素,2例行后路开窗感染腰椎间盘清除术,均痊愈;术后复发6例,4例患者再次行PELD术,2例患者采用TLIF治疗,术后症状缓解;术后神经根性痛觉过敏和灼样神经根痛19例,经过止痛药物、神经营养药及物理治疗后好转;腰椎管狭窄症行单个节段的PELD术,效果不佳,二期行多节段TLIF治疗10例。术中主要并发症有髓核部分残留压迫神经根、神经根纤维束部分损伤、硬脊膜破裂;术后主要并发症有椎间隙感染、复发、神经根性痛觉过敏和灼样神经根痛等。作者认为,严格的适应证选择、无菌、熟练操作及术后康复锻炼可以减少并发症的发生。竺湘江等[73]探讨了椎间盘镜下椎间盘切除术(MED)治疗破裂型腰椎间盘突出症的临床效果。77例无明显腰椎不稳的破裂型椎间盘突出症患者接受MED手术。结果显示,手术时间25～90 min,出血量10～150 ml。ODI评分术前(39.61±1.92)分显著高于术后1个月(7.25±1.31)分。77例随访9～36个月,未发生椎间隙感染及术后明显椎体滑脱。术后6个月Macnab评价标准:优56例,良15例,可5例,差1例,优良率达92.2%;65例术后随访超过1年,按Macnab评价标准:优51例,良11例,可2例,差1例,优良率95.4%。作者认为,MED是治疗破裂型腰椎间盘突出症的一种有效的方法,具有损伤小、恢复快、并发症少的优点,疗效满意。

张树芳等[74]回顾性分析经皮内窥镜下腰椎间盘切除术(PELD)治疗腰椎间盘突出症的并发症及其相关因素。作者统计分析了162例经皮内窥镜下腰椎间盘切除术治疗的腰椎间盘突出症患者,术中、术后早期及术后长期并发症的发生情况。结果显示,所有患者均获得3～60个月的随访。本组患者出现手术并发症共12例,发生率为7.2%。术中发生并发症4例,其中节段定位错误1例,术中活动出血1例,硬膜囊损伤1例,钬激光器械金属头部断裂1例;术后早期发生并发症5例,其中髓核遗漏2例,椎间隙感染1例,神经感觉异常2例;术后中长期并发症3例,2例为同节段椎间盘突出复发,术后遗留活动后明显慢性腰部疼痛1例。作者认为,经皮内窥镜下腰椎间盘切除术治疗腰椎间盘突出症有一定的并发症,术者的手术经验及技巧、术前准备与术后处理、手术适应证的选择与手术并发症有关。文俊等[75]对经皮腰椎间盘切吸术(APLD)治疗腰椎间盘突出症的临床疗效进行了观察。作者对226例腰椎间盘突出症经APLD治疗后,观察术后疗效和分析术后恢复时间、椎间盘突出类型、切吸量以及术后处理等相关因素对术后疗效的影响。结果显示,经平均2.8年随访,治疗有效率为94.1%,其中术后2～4周治疗有效率达到77.83%;切吸量>2 g的治疗有效率为98.5%;中央性局限性突出的有效率为99.1%。作者认为,APLD是一种治疗腰椎间盘突出症疗效肯定且简单有效的方法,术后2～4周为恢复最佳时期;后正中突出并良好的后纵韧带为最佳适应证;术后适时、适度牵引治疗有助于APLD疗效的提高。顾广飞等[76]对微创经椎间孔腰椎间融合术(MiTLIF)治疗腰椎管狭窄合并腰椎不稳的临床疗效进行了探讨。作者回顾性分析了42例微创通道下行单侧入路双侧减压加MiTLIF手术治疗的腰椎管狭窄合并腰椎不稳患者的临床资料。结果显示,手术时间120～170 min,术中出血50～400 ml,无输血病例;术后住院天数5～18 d,术中1例出现硬膜囊撕裂,1例骨质疏松患者行椎间融合时融合器打人上位椎体中,术后3例发生切口愈合不良。随访6～14个月,术前腰痛VAS评分为(7.3±1.0)分,术后3个月及末次随访时分别为(2.9±0.8)分和(2.0±0.8)分,与术前比较有显著改善($P<0.01$);术前下肢痛VAS评分为(7.9±0.7)分,术后3个月及末次随访时分别为(2.0±0.5)分和(1.0±0.7)分,与术前比较差异有显著改善($P<0.01$);ODI评分术前为75%±6%,术后3个月随访时为16%±6%,末次随访时为12%±5%,与术前比较差异有统计学意义($P<0.01$)。末次随访时,根据Bridwell椎间融合评价标准,Ⅰ级和Ⅱ级为40例(95.3%),无螺钉断裂及松动发生;采用MacNab标准评价临床效果,其中优16例,良22例,可4例。作者认为,MiTLIF手术是治疗单节段腰椎管狭窄合并腰椎不稳的一种理想手术方法,但要根据术者的临床经验、手术技巧和医院的具体条件谨慎开展。

赵宙等[77]探讨了经椎板显微内镜腰椎间盘切除术(MED)手术方法及临床疗效。作者对235例腰椎间盘突出症采用椎板间隙入路显微内镜下腰椎间盘切除术治疗,随访并观察临床疗效。结果显示,231例患者得到2～24个月随访。按照Nakai评定标准评定,结果属优190例,良33例,可6例,差2例。优良率为96.5%。作者认为,经椎板显微内镜腰椎间盘髓核摘除术创伤小、恢复快,神经根减压彻底,疗效肯定。周跃等[78]回顾性分析和比较微创经椎间孔腰椎间融合术(MiTLIF)和开放经椎间孔腰椎间融合术(OTLIF)治疗腰椎滑脱症的临床结果。371例Ⅰ°或Ⅱ°腰椎滑脱症患者接受TLIF和腰椎弓根螺钉固定治疗并获得随访,采用可扩张通道下单节段TLIF和经皮椎弓根螺钉内固定治疗患者 172 例(MiTLIF 组)，传统开放 TLIF 和椎弓根螺钉内固定方法治疗患者 199 例(OTLIF 组)。结果显示，371 例患者均获得随访，随访时间 12～58 个月。术前两组性别、年龄、滑脱类型和融合节段差异无统计学意义。术中出血 MiTLIF 组平均为(310±75)ml，OTLIF 组(623±156)ml，MiTLIF 组显著优于 OTLIF 组($P<0.01$)。术后出血 MITLIF 组平均为(38±13)ml，OTLIF 组(184±72)ml，MiTLIF 组显著优于 OTLIF 组($P<0.01$)。与 OTLIF 组放射暴露时间(20±10)s 比较，MiTLIF 组放射暴露时间(51±19)s 更长($P<0.01$)。两组在手术时间、腰痛 VAS 评分、ODI 评分和并发症发生方面差异均无统计学意义。作者认为，针对Ⅱ°以下腰椎滑脱症，MiTLIF 安全有效，相对而言，与开放固定比较具有出血少及组织损伤轻等优点。

(八) 脊柱结核及感染

脊柱结核约占骨关节结核的 50%，是最常见的肺外结核。手术结合药物治疗已经成为结核治疗的主要手段。张西峰等[79]采用局部化疗治疗颈椎结核患者 21 例。在治疗过程中 4 例因为病情控制不佳改为开放手术，最终有 17 例患者接受了单纯局部化疗。所有患者均表现为颈部疼痛、活动受限，1 例颈胸腰结核合并四肢麻木、无力，神经功能为 Frankel C 级，其余患者感觉运动正常。2 例表现出不同程度吞咽困难，1 例合并肾结核，1 例脑血栓，1 例严重风湿病病史，1 例有病灶附近节段骨折内固定病史，1 例有病灶开放引流病史。结果显示，本组病例随访 14 个月至 5 年，随访显示临床症状完全消失，实验室检查正常，影像学检查示所有结核病灶愈合，上颈椎生理弯曲正常，下颈椎 3 例后凸角度增加，分别增加至 10°、18°和 25°，均没有行二期矫正手术。1 例 Frankel C 级患者恢复至正常(E 级)。随访时无窦道形成、无假关节形成，末次随访时没有复发，没有死亡病例。作者认为，局部化疗是颈椎结核的有效治疗方法之一，上颈椎结核痊愈后没有明显后凸畸形，下颈椎结核痊愈后部分患者会有不同程度的后凸畸形。张忠民等[80]对胸椎结核病人进行了长期的术后随访观察。107 例胸椎结核患者，按照脊柱结核发生部位分为椎体结核 95 例，附件结核 9 例，椎体和附件结核 3 例。开胸入路 65 例，胸腹膜外入路 22 例，单纯后路 9 例，前后联合入路 11 例。使用内固定 61 例，单纯病灶清除植骨融合 46 例。从治愈率、内固定并发症及神经功能恢复等方面进行长期随访。结果显示，患者出现气胸 3 例、血胸 2 例，乳糜胸 1 例，血气胸 2～3 周未经处理或通过穿刺(1 例)而逐渐吸收消失。出现皮肤窦道 1 例，通过换药或清创 9 周内愈合。89 例获得 1.0～13.8 年随访，18 例失访，随访率 83.18%。87 例达到了临床治愈，2 例复发，治愈率 97.75%。2 例复发患者中，1 例再次手术取出内固定物，扩大病灶清除、植骨融合，通过内固定物重建胸椎稳定性并调整化疗方案而治愈；1 例因擅自停药导致复发而出现植骨延迟愈合，调整化疗方案后在术后 9 个月后逐渐愈合。术后 3～6 个月复查胸椎 X 线片示植骨块轮廓不清，骨痂形成；病灶骨缺损减小，上下椎体的骨痂向缺损处长入。CT 检查示植骨块与其负重区骨痂形成，骨小梁通过。植自体髂骨者平均融合时间为 3.6 个月；植肋骨者平均融合时间为 4.8 个月。术后内固定断裂 2 例，螺钉松动 3 例。5 例内固定相关并发症均发生在 $T_{10\sim12}$。末次随访时 3 例术前 ASIA 分级 A 级中的 1 例恢复到 B 级，1 例恢复到 C 级，1 例无改善；11 例 B 级中 4 例恢复到 C 级，4 例恢复到 D 级，3 例无改善；12 例 C 级中 5 例恢复到 D 级，6 恢复到 E 级，1 例失访；13 例 D 级中 11 例恢复到 E 级，2 例失随访。作者认为，前路一期病灶清除、植骨融合结合内固定是胸椎结核外科治疗的主要手段，手术入路、内固定应用应当根据病灶节段、患者年龄、病灶特点及稳定性等因素个性化选择，可有效减少术后并发症发生，提高疗效。有作者报道了胸椎后路手术的改良术式，李诚等[81]收治胸椎结核 22 例，采用一期后路经单侧椎弓根入路椎体间病灶清除，对侧经肋椎关节排脓，椎间及单侧后外侧椎板间植骨融合椎弓根螺钉内固定术治疗。术前脊柱后凸 Cobb 角为(31.2±14.5)°。脊髓损伤按 Frankel 分级：A 级 2 例，B 级 1 例，C 级 8 例，D 级 5 例，E 级 1 例，无神经症状 5 例。结果显示，患者术后切口均Ⅰ期愈合。22 例均获随访，随访时间 12～65 个月。术后 2 周患者腰背部疼痛均得到不同程度缓解。术后 3 个月植骨区均发生融合。术前有神经症状患者术后均明显好转，末次随访时 Frankel 分级为：B 级 1 例，C 级 2 例，D 级 4 例，E 级 7 例；无神经症状 8 例。后凸 Cobb 角为(16.2±3.6)°，与术前比较差异有统计学意义。术后 1 年随访时无内固定物松动、断裂、脱出及气胸等并发症。作者认为，对于胸椎结核，一期经单侧椎弓根入路病灶清除椎间植骨融合，必要时行对侧经肋椎关节排脓、椎弓根螺钉固定是一种安全、有效、可行的方法。有作者报道了陈旧性结核的截骨手术方法，曹奇等[82]采取一期病灶清除、PSO 技术联合椎弓根螺钉及髂骨钉内固定治疗 14 例腰骶段陈旧结核伴后凸畸形患者。患者主要表现为腰背部疼痛、活动受限、腰骶段后凸畸形，4 例伴单、双侧下肢疼痛、乏力、麻木等神经受压症状，按 Frankel 分级 C 级 2 例、D 级 2 例。术前及术后分别测量相关影像学参数，随访观察治疗效果。结果显示，手术时间 5～6.5 h，术中出血量，平均 2 045 ml；所有病例未出现死亡或神经损伤并发症。患者均获随访 6 个月至 3 年,患者临床症状均明显改善。2 例术后伤口红肿、少量脓性分泌物渗出,其中 1 例经换药及抗结核药物治疗 6 周后愈合,另 1 例保守治疗 6 周无效在局麻下行病灶 24 h 维持灌洗(1.0 g 异烟肼加 500 ml 生理盐水)、持续负压引流 4 周,伤口二期缝合后愈合;1 例切口局部血肿形成、但无压迫症状,再次切开行血肿清除 2 周后愈合。末次随访时,有神经功能损害的 4 例患者中 1 例由 Frankel 分级 C 级恢复到 D 级,其余均恢复至 E 级;术后 VAS 评分改善率 71.2%;术前腰椎前凸角、腰骶角、后凸 Cobb 角及躯干矢状面偏移距离分别为(17.0°±8.4°)、(10.0°±6.1°)、(11.0°±4.7°)、(5.3±0.5) cm,末次随访时分别为(28.0°±7.9°)、(25.0°±7.6°)、(4.1°±3.5°)、(−3.2±0.8)cm。作者认为,一期病灶清除 PSO 内固定可安全有效地用于清除脊柱结核病灶,并同期完成后凸畸形矫正,可重建腰骶段稳定、恢复躯体矢状面平衡。但存在不足:①显露范围有限,特别对存在椎前或腰大肌巨大脓肿者,病灶彻底清除困难,宜一期或二期加行前路病灶清除;②虽然能获得较好的矢状面平衡重建,但由于截骨区前方支撑效果欠佳,远期是否会发生内固定物松动、断裂、进行性躯干塌陷等,仍需要长期随访观察;③该术式骨融合所需时间相对较长,本组病例为 6~8 个月,要求术后患者延长严格卧床时间至 4~6 周,继之佩戴腰围或支具保护直至复查截骨面骨性融合。崔旭等[83]* 对胸椎结核的前后路手术方法进行了比较。作者采用病灶清除、植骨融合及前路或后路固定方法治疗成年胸腰椎结核患者 241 例,189 例(男 76 例,女 113 例)获得平均 37 个月的随访(22~72 个月)。其中 157 例患者术前四联(HRZE)抗结核药物治疗 3~6 周,其余 32 例伴有脊髓、神经压迫症状,抗结核药物治疗 6~18 h 后手术治疗。除 8 例跳跃性胸腰椎结核患者采用杂交的前路和后路内固定术外,其余患者分为两组:A 组,前路内固定组 74 例;B 组,后路内固定组 107 例。术前后凸角度:A 组平均 22.1,B 组平均 3.4。术前伴有脊髓神经损伤症状的患者按照 Frankel 分级,A 组 14 例:C 级 5 例,D 级 6 例,E 级 3 例;B 组 19 例:C 级 6 例,D 级 8 例,E 级 5 例。合并窦道者每组各 2 例。结果显示,术后 3~6 周两组患者的局部症状明显减轻。A 组 14 例术前伴有脊髓神经损伤症状,术后 10 例(71%)恢复良好(ODI 功能障碍指数>50%);B 组 19 例伴有脊髓神经损伤症状,术后 14 例(74%)恢复良好($P>0.05$)。两组患者术前红细胞沉降率分别为 43.6 mm/h 和 42.4 mm/h,术后 8~12 周恢复正常。术后脊柱后凸畸形矫正角度 A 组为 11.5°,B 组为 12.6°($P<0.01$)。末次随访时,A 组矫正角度丢失为 6.8°,B 组为 6.1°($P<0.01$);A 组融合率为 92.5%,B 组为 91.8%($P>0.05$)。两组患者均没有严重的手术并发症发生。作者认为,只要手术适应证选择正确,胸腰椎结核在不同手术方式下采用前路或后路内固定治疗,都能获得较好疗效。但后路固定在矫正后凸畸形并维持矫正角度方面要优于前路固定。还有作者对于特殊部位的结核进行了报道,探讨了特殊部位结核的治疗方法。蓝旭等[84] 采用经腹膜外入路行结核病灶清除,取自体或同种异体髂骨植骨,后路内固定重建脊柱稳定性治疗腰骶椎结核 16 例(男 12 例,女 4 例)。病变节段:$L_{4,5}$ 3 例,L_5、S_1 8 例,L_4~S_1 5 例。该组患者椎体骨质均明显破坏,椎间隙变窄,椎旁软组织肿胀明显;其中 6 例伴双侧腰大肌脓肿,5 例伴单侧腰大肌脓肿;腰骶角 18°~32°,平均 22°。术前红细胞沉降率为 15~55 mm/h。术后抗结核治疗 12 个月。结果显示,手术时间 120~240 min,出血量 300~600 ml。术中未出现大血管、神经及输尿管损伤。术后切口均Ⅰ期愈合,无感染、窦道形成;男性患者勃起功能无异常。16 例均获随访,随访时间 12~24 个月。随访期间结核病灶无复发,红细胞沉降率均恢复正常,术前下腰痛或下肢放射痛等症状均消失。X 线片检查示,患者均于术后8~12 个月植骨融合。术后即刻腰骶角为 17°~35°,平均 25°;末次随访时腰骶角为 16°~31°,平均 21°。作者认为,经腹膜外前方入路暴露腰骶椎结核病灶安全可靠,病灶清除后行椎间植骨,后路椎弓根钉内固定系统可有效重建腰骶段的稳定性。韦峰等[85] 对收治的 29 例上颈椎结核患者进行回顾性分析。患者均表现枕颈部疼痛、颈部僵硬、活动受限。其中 9 例有神经功能障碍,Frankel C 级 3 例,D 级 6 例。27 例患者术前在 CT 引导下行病灶穿刺活检病理诊断为结核;另 2 例患者因年龄小,CT 引导下穿刺有困难,影像学诊断为上颈椎结核,术中活检确诊为结核。均应用抗结核药物治疗 18 个月并经不同的外科方法治疗。按照作者单位新制定的上颈椎结核分级系统(Ⅰ级:骨质轻、中度破坏;Ⅱ级:骨质重度破坏,寰枢椎脱位;Ⅲ级:骨质破坏或寰枢椎脱位合并神经功能障碍)对上述患者进行分级,观察不同分级患者的外科干预疗效。结果显示,Ⅰ级 12 例,其中 11 例行 Halo 架外固定 5~8 个月,1 例因骨质破坏轻微仅予颈围领外固定 3 个月。Ⅱ级 8 例,均颅骨牵引复位后行 Halo 架外固定,其中 6 例手术清除死骨并行植骨融合,术后 Halo 架外固定 3 个月;另 2 例未行手术,持续外固定 6 个月。Ⅲ级 9 例,均行手术减压及植骨融合,术后 Halo 架外固定 3~6 个月。15 例手术患者术后病理检查均证实为结核。随访 18 个月至 7 年,有神经功能障碍者 Frankel 分级均恢复至 E 级。复查 X

线片及 CT 显示椎前脓肿消失、骨质愈合、植骨融合，寰枢椎脱位患者均复位良好。上颈椎结核均治愈，随访期间无复发。作者认为，上颈椎结核确诊有赖于病理诊断。上颈椎的解剖结构复杂，手术难度和风险较高。有神经功能障碍者，确定压迫因素后应通过手术或牵引复位减压；无神经功能障碍者，即便有寰枢椎脱位，经颅骨牵引复位后行 Halo 架外固定亦可达到良好效果。结核的最终治愈要依靠规范的化疗。

（九）脊柱肿瘤

在脊柱肿瘤的治疗中，外科手术是目前较为有效的治疗方法，并且治疗手段也越来越多。椎体成型技术过去多用于治疗骨质疏松性压缩骨折，目前越来越多的作者报道了该技术在椎体转移性肿瘤治疗中的应用。燕太强等[86]观察了采用骨水泥椎体成形术治疗脊柱转移肿瘤的疗效。155 例脊柱转移肿瘤患者，采用两种手术方式：经皮穿刺椎体成形术或经皮椎体后凸成形术 110 例，181 个椎体；开放性手术椎管减压脊柱内固定，结合术中骨水泥椎体成形或联合其他部位椎体成形 45 例，70 个椎体。术前术后综合评估腰背痛程度、神经损害状况、影像学表现和功能状态。结果显示，所有患者术中无肺栓塞、截瘫或围手术期死亡患者。8 例单纯经皮穿刺椎体成形患者术中出现短暂性血压及血氧饱和度下降，予以暂停骨水泥注射并静脉给予地塞米松后好转。非开放骨水泥椎体成形术手术时间平均 45 min。开放性手术联合椎体成形术患者及联合其他部位椎体成形术患者手术时间平均 120 min，出血量平均 600 ml。椎体成形术中骨水泥的平均注入量 4 ml(3～7 ml)；108 个椎体术中出现骨水泥渗漏，19 个在椎间隙，86 个在椎旁或椎旁静脉，3 个在椎管内渗漏，但均无临床症状。术后 3 d 内患者平均 VAS 评分与治疗前比较，明显降低（$P<0.01$），疼痛缓解率 98.1%。术前有神经功能损害的 39 例患者中 37 例有 1 级及以上的恢复。患者功能状态采用美国东部肿瘤协作组(ECOG)分级，非开放手术，ECOG 3 级 65 例中 50 例改善为 2 级，2 级 45 例中 13 例改善为 1 级；开放手术 ECOG 分级 4 级 18 例患者中有 15 例改善为 3 级，3 级 27 例患者中 13 例改善为 2 级。平均随访 20 个月(3～36 个月)，122 例死于原发病，33 例带瘤存活。作者认为，非开放骨水泥椎体成形术对缓解脊柱转移瘤患者腰背痛效果显著。开放手术结合术中椎体成形或联合其他部位的椎体成形一期手术完成椎管减压内固定和椎体成形，稳定脊柱，适合于多发椎体病变。合并脊髓压迫的患者，认为行恰当方式的椎体成形术安全、简单，效果显著，减少了椎体置换或前路开放手术的创伤。廖绪强等[87]对采用两种经皮椎体成形手术方法治疗 65 例椎体肿瘤患者共 87 个椎体资料进行回顾性分析，其中 PVP(经皮椎体成形术)组 29 例，共 42 个椎体；skyphoplasty(SKY 椎体成形术)组 36 例，共 45 个椎体。PVP 组穿刺后直接注射骨水泥，SKY 组经膨胀扩张后再注射骨水泥。术前及术后48 h 应用视觉模拟评分(VAS)进行疼痛程度评分。参照 Hadjipavlou 等的评价标准，术后评分较术前下降 60% 定义为疼痛缓解优良。根据术后 X 线片分析骨水泥分布或渗漏的情况。结果显示，两组术后评分均显著低于术前($P<0.05$)。PVP 组总体优良率为 86.2%，SKY 组优良率为 91.8%，两者差异无统计学意义。SKY 组的骨水泥分布主要位于正位片椎体中央，侧位片椎体前 2/3 处；而 PVP 组骨水泥分布不规律，正位片偏穿刺侧分布为主。骨水泥渗漏及并发症发生率 SKY 组的骨水泥渗漏率为 24.4%，低于 PVP 组的 40.5%，两者差异有统计学意义($P<0.05$)。作者认为，PVP 组和 SKY 组骨扩张器两种椎体成形的手术方法均可有效地缓解椎体肿瘤患者的疼痛；相比而言，SKY 椎体成形技术能保证手术效果同时明显降低手术并发症的发生，具有更高的安全性，值得临床推广。有作者报道了采用全脊柱切除治疗孤立性的椎体原发性肿瘤和转移性肿瘤并对其并发症的发生情况进行了分析，该技术尽管可以较为彻底的切除肿瘤组织，但是术后并发症的发生率较高，出血较多，学习曲线陡峭，应严格掌握手术适应证，可在部分医疗条件较为成熟、经验较为丰富的治疗中心开展。初同伟等[88]应用全脊柱整块切除术治疗 6 例脊柱肿瘤患者，Frankel 分级 C 级 1 例，D 级 2 例，E 级 3 例。脊椎原发性恶性肿瘤 2 例，转移性脊柱肿瘤 4 例。病变发生在 T_{11} 2 例，L_4 2 例，L_5 1 例。所有患者均采用单纯后侧入路，同时采用前方钛网植骨重建＋椎弓根系统后方固定。结果显示，该组病例术中未发生椎体移位，无脊髓、神经及重要血管损伤等并发症发生。该组手术时间 200～270 min，失血量 1 100～3 000 ml。随访 12～24 个月，未出现局部复发，2 例原发病例未出现远处转移。术前 VAS 评分(7.82±1.60)分，术后 VAS 评分(2.72±2.02)分，差异有统计学意义($P<0.01$)。Frankel 分级 1 例术后由 C 恢复为 E，其余均为 E。作者认为，后路全脊椎整体切除重建术可一期完整切除病变椎体，较传统术式有明显技术优势，能有效地提高术中肿瘤切除率，减少肿瘤对周围组织的污染，环脊髓减压以利于脊髓功能的恢复，降低复发率、提高手术疗效。范彧等[89]* 回顾性总结并分析了 31 例患者行一期后路全脊椎切除术治疗脊柱肿瘤的并发症。作者将并发症分为主要和次要并发症，并与手术切除节段、出血量、手术时间等因素进行相关性分析。结果显示，手术时间 190～470 min，失血量 600～11 000 ml，输血量 0～

26 200 ml,平均 2 800 ml。随访时间 4～84 个月。术中脑脊液漏 1 例次,术后血小板一过性减少 9 例次,急性肾衰 1 例次,肝功能不全 1 例次,术后伤口因异体骨反应引流增多,引流管延迟拔除 1 例次,肺部感染并导致一过性休克 1 例次(主要),气管插管拔除延迟 4 例次,术后血胸 2 例次。术后一过性心肌缺血 1 例次。假体下沉 6 例次,术后局部复发 1 例次(主要)。术后神经症状缓解不满意 2 例次。术后生存期<6 个月 2 例次。统计主要并发症 2 例次,次要并发症 30 例次。术后一过性血小板减少者手术时间更长($P=0.031$);术后气管插管拔管延迟者出血量更多($P=0.015$);其他因素在是否出现术后一过性血小板减少、是否出现术后气管插管拔管延迟、是否出现假体下沉两组之间的差异均无统计学意义(均 $P>0.05$)。作者认为,一期后路全脊椎切除术次要并发症基本上不影响患者的转归,且很多情况下都有预防措施。术前计划时应该积极进行预防,尤其避免主要并发症的出现。积极治疗并发症可提高手术的安全性。

(朱晓东　李　明)

参考文献

1 权　鑫,等. 中国脊柱脊髓杂志,2012,22(2):165
2* 白金柱,等. 中国脊柱脊髓杂志,2012,22(4):352
3 李新枝,等. 中国脊柱脊髓杂志,2012,22(4):346
4 何　俊,等. 中华骨科杂志,2012,32(9):876
5* 马金梁,等. 第二军医大学学报,2012,33(8):837
6 刘祥胜,等. 第二军医大学学报,2012,333(7):732
7 马信龙,等. 中国脊柱脊髓杂志,2012,22(7):645
8 王远政,等. 第三军医大学学报,2012,34(18):1839
9 王建华,等. 中国脊柱脊髓杂志,2012,22(9):786
10 王玉强,等. 中华创伤杂志,2012,28(3):232
11* 郝定均,等. 中华骨科杂志,2011,31(12):1297
12 马　超,等. 中华医学杂志,2011,91(43):3062
13 李鹏飞,等. 中华骨科杂志,2011,31(12):1304
14* 康　辉,等. 中华外科杂志,2012,50(3):247
15 孙　宇,等. 中国脊柱脊髓杂志,2012,22(1):1
16* 朱云荣,等. 中国脊柱脊髓杂志,2011,21(11):910
17 黎庆初,等. 中华外科杂志,2012,50(9):818
18 王远政,等. 中华创伤杂志,2012,28(8):697
19* 林　昊,等. 中国矫形外科杂志,2012,20(19):1819
20 朱震奇,等. 中华医学杂志,2012,92(37):2641
21 于凤宾,等. 中华医学杂志,2012,92(37):2636
22 王少波,等. 中华骨科杂志,2012,32(10):911
23 高　瑞,等. 中华骨科杂志,2012,32(10):901
24 李　君,等. 中华骨科杂志,2012,32(5):415
25 高志明,等. 中华创伤杂志,2012,28(7):592
26 刘　静,等. 中华损伤与修复杂志创伤杂志,2011,6(4):41
27 吴群峰,等. 中国脊柱脊髓杂志,2012,22(7):588
28 马治国,等. 中国骨与关节损伤杂志,2012,27(1):40
29 康建平,等. 中华创伤杂志,2012,28(7):620
30 陈　仲,等. 中华骨科杂志,2012,32(7):693
31 吕超亮,等. 中华外科杂志,2012,50(4):338
32* 赵刘军,等. 中华创伤杂志,2012,28(9):780
33 赵东升,等. 中华外科杂志,2011,27(12):1062
34 魏富鑫,等. 中华骨科杂志,2012,32(4):309
35 罗　飞,等. 中华创伤杂志,2012,28(6):509
36 杨　民,等. 中华创伤杂志,2012,28(6):500
37 梅铁牛,等. 中华创伤杂志,2012,28(6):488
38* 洪正华,等. 中华骨科杂志,2011,31(12):1309
39 于金河,等. 中华创伤骨科杂志,2012,14(1):19
40 马立泰,等. 中华创伤杂志,2011,27(10):868
41 张文生,等. 中华创伤骨科杂志,2012,14(9):778
42 檀臻炜,等. 中华创伤杂志,2012,28(6):505
43* 岳　斌,等. 脊柱外科杂志,2012,10(4):232
44 郑燕平,等. 脊柱外科杂志,2012,10(4):220
45 孙　永,等. 军医进修学院学报,2012,33(5):447
46 徐　聪,等. 江苏医药,2012,38(2):221
47 郝定均,等. 脊柱外科杂志,2012,10(4):215
48 杨　忠,等. 中国修复重建外科杂志,2012,26(4):401
49 陈新用,等. 中国矫形外科杂志,2012,20(7):606
50 康　南,等. 首都医科大学学报,2012,33(4):503
51 成　意,等. 江苏医药,2012,38(9):1061
52* 许勇等. 中国脊柱脊髓杂志,2012,22(5):398
53 陈新用,等. 中国脊柱脊髓杂志,2012,22

(8)：717
54* 赵福江，等. 中国脊柱脊髓杂志，2012，22(7)：594
55 沈　凯，等. 中国骨与关节损伤杂志，2012，27(5)：402
56 王　冰，等. 中国脊柱脊髓杂志，2011，21(12)：996
57 陶有平，等. 中国矫形外科杂志，2011，19(23)：1947
58* 邱勇，等. 中华外科杂志，2011，49(12)：1071
59 王太平，等. 中华医学杂志，2012，92(21)：1481
60 张　兴，等. 中国脊柱脊髓杂志，2012，22(3)：201
61 沈　波，等. 中国矫形外科杂志，2012，20(10)：897
62 马维虎，等. 中国骨与关节损伤杂志，2012，27(5)：409
63 马华松，等. 中国矫形外科杂志，2012，20(19)：1754
64 马　君，等. 中华医学杂志，2011，91(39)：2779
65 田　伟，等. 中华外科杂志，2011，49(12)：1061
66 荣　树，等. 中国骨与关节损伤杂志，2011，26(11)：1014
67 王　松，等. 中国脊柱脊髓杂志，2012，22(7)：622
68 方晓辉，等. 中国脊柱脊髓杂志，2011，21(11)：890
69* 王　春，等. 中国脊柱脊髓杂志，2012，22(7)：627
70* 王文军，等. 脊柱外科杂志，2012，10(1)：9
71 李永津，等. 广东医学，2012，33(9)：1287
72 温冰涛，等. 中华外科杂志，2011，49(12)：1091
73 竺湘江，等. 中国微创外科杂志，2012，12(1)：61
74 张树芳，等. 中国脊柱脊髓杂志，2012，22(4)：297
75 文　俊，等. 四川医学，2011，32(11)：1780
76 顾广飞，等. 中华外科杂志，2011，49(12)：1081
77 赵　宙，等. 中华显微外科杂志，2011，34(5)：427
78 周　跃，等. 中华外科杂志，2011，49(12)：1176
79 张西峰，等. 脊柱外科杂志，2012，10(1)：29
80 张忠民，等. 脊柱外科杂志，2012，10(4)：198
81 何大为，等. 中国修复重建外科杂志，2011，25(11)：1294
82 曹　奇，等. 中国脊柱脊髓杂志，2011，21(10)：825
83* 崔　旭，等. 中华医学杂志，2012，92(19)：1325
84 蓝　旭，等. 中国修复重建外科杂志，2011，25(10)：1176
85 韦　峰，等. 中国脊柱脊髓杂志，2011，21(10)：802
86 燕太强，等. 中国脊柱脊髓杂志，2012，22(4)：318
87 廖绪强，等. 中山大学学报(医学科学版)，2011，32(6)：807
88 初同伟，等. 第三军医大学学报，2012，34(5)：442
89* 范　彧，等. 中华医学杂志，2012，92(23)：1587

三、关节外科

(一) 基础研究

尤笑迎等[1]将36只健康大耳白兔随机分为空白对照组(A组)、模型组(B组)、CT治疗组(C组)，B、C两组采用改良Hulth法复制膝骨性关节炎模型，A组除切开皮肤和关节腔外，不做其他处理，从术后第6周开始C组每天皮下注射CT 5 U/kg，A、B组给予等量生理盐水皮下注射，连续注射20 d后处死动物。分别观察3组动物膝关节液中白介素(IL)-1、IL-6、肿瘤坏死因子-α(TNF-α)含量及关节软骨组织病理形态和转化生长因子-β(TGF-β)、TNF-α表达的变化以及CT对上述指标的影响。结果：与A组比较，B组股骨髁软骨退变评分和Mankin's评分明显升高，IL-1、IL-6、TNF-α表达明显增高，而TGF-β表达明显减少($P<0.05$)；与B组比较，C组股骨髁软骨退变评分和Mankin's评分明显降低，软骨损伤明显减轻，IL-1、IL-6、TNF-α表达也明显降低，而TGF-β表达则明显增高。结论认为CT可以明显改善兔膝骨性关节炎的软骨损伤，此作用可能与细胞因子的改变有关。连鸿凯等[2]2009年10月至2010年7月采用免疫散射比浊法测定46例髋、膝关节置换术患者围手术期(入院时、术后2 h、术后1、2、3、4、6、8、10、15 d)血浆D-二聚体浓度，对其资料进行回顾性分析，其中男20例，女26例，年龄43～82岁，髋关节置换术18例，膝关节置换术28例。入院时常规行双下肢深静脉彩色多普勒检查，D-二聚体呈持续性或进行性升高者复查双下肢深静脉彩色多普勒超声，以排除DVT。结果：46例关节置换术患者血浆D-二聚体浓度术后均有不同程度的升高。34例未发生DVT的患者入院时、术后2 h、术后1、2、3、4、6、8、10、15 d D-二聚体浓度平均分别为(350.0±147.2)、(2 519.5±733.1)、(2 366.7±698.5)、(2 072.5±581.8)、(981.6±406.3)、(505.7±272.3)、(492.5±153.6)、(477.0±122.2)、(445.2±116.9)、

(384.0±109.6)μg/L;而12例发生DVT的患者血浆D-二聚体浓度平均分别为(372.7±85.7)、(3 356.1±590.7)、(3 465.2±616.7)、(3 377.7±611.0)、(3 161.6±596.2)、(2 959.6±537.2)、(2 805.9±490.0)、(2 732.2±510.9)、(2 637.3±580.1)、(2 549.3±433.0)μg/L,术后不同时间点血浆D-二聚体浓度均高于未发生DVT的患者,差异有统计学意义($P<0.05$)。DVT发生率为26.1%。结论:髋、膝关节置换术后患者血浆D-二聚体的动态监测对DVT的早期诊断具有重要价值。董文武等[3]回顾人工关节置换术后翻修病例的术后病理切片,分析病理检查在人工关节置换术后感染诊断中的价值。方法:选取行人工髋、膝关节翻修病例的术后永久病理切片,剔除原发病为类风湿性关节炎、强直性脊柱炎及无完整病理切片资料的病例,入选共25例,由2位病理医师按2个不同诊断标准各自独立、单盲判断切片是否提示感染。诊断标准Ⅰ:每高倍视野不少于5个多形核中性粒细胞;诊断标准Ⅱ:每高倍视野不少于10个多形核中性粒细胞。所得结果与最终诊断比较,统计敏感性(SE)、特异性(SP)、阳性预测值(PPV)、阴性预测值(NPV)、约登指数(Youden's index,r)、阳性似然比(PLR)、阴性似然比(NLR)。两位病理医师诊断的一致性以kappa分析评价。结论:病理检查在人工关节置换术后感染的诊断中采用不同诊断标准其敏感性差异大,但特异性较高且相对稳定。

周建伟等[4]在人新鲜股骨头缺血性坏死标本上,模拟经皮穿刺球囊扩张骨水泥填充操作过程,并采用螺旋CT对股骨头标本薄层扫描重建股骨头三维模型。采用有限元分析技术,模拟平地步行单髋的峰值受力情况进行加载和求解,分别对股骨头缺血性坏死模型和球囊扩张骨水泥填充的模型进行计算,对股骨头负重区、股骨颈周围区域和股骨头顶端的Von-Mises值进行计算和分析。另取新鲜人缺血性坏死股骨头标本8个,模拟球囊扩张骨水泥填充手术操作,对操作前后股骨头在不同负荷下的位移进行测量,对比标本的测试结果和有限元模拟所得的负荷-位移结果,对所建立的模型进行验证。有限元分析结果显示球囊扩张骨水泥填充后,股骨头的负重区所承受应力显著降低,股骨头顶端和股骨颈的应力分布均匀。标本生物力学测试显示骨水泥填充后股骨头的承载能力增加。有限元分析结果和标本生物力学测试结果相似。结论:球囊扩张骨水泥填充股骨头坏死区域,增强了股骨头的支撑能力,能够有效抵抗股骨头塌陷,可能避免股骨头塌陷进一步进展。黄振国等[5]对因股骨头缺血性坏死(ANFH)而行全髋关节置换术所得的38个股骨头标本行冠状位CT扫描,然后将标本锯成5 mm层厚的切片,并行组织病理学检查,将CT表现与大体切片、组织病理做对照研究。结果:ANFH病变均累及股骨头前上方承重区、CT能准确显示大体标本上股骨头坏死区、周围增生反应区和病灶外正常区。大体标本上增生反应区呈棕褐色带分隔其内的黄色坏死区及其外的正常区;CT上增生反应区呈蜿蜒走行的硬化线(或带)包绕其内的坏死区。与病灶外正常区比较,20个股骨头坏死区呈等密度、14个呈等密度伴边缘低密度、4个呈均匀或不均匀性低密度。结论:CT能准确显示ANFH病灶的大小、形态和位置,ANFH特征性CT改变在增生反应区,其呈匍行的线状高密度硬化线(或带)分隔其内的坏死区及其外的正常区。

高石军等[6]将新西兰大白兔40只随机分为A、B、C、D组,每组各10只。于兔右膝股骨滑车中部建立软骨缺损模型。A与C组均自兔左股骨远端髓腔抽取5 ml骨髓,分离提取自体骨髓单个核细胞。A组:软骨缺损区造成微骨折后植入未培养的自体骨髓单个核细胞-自体纤维蛋白凝胶复合体;B组:软骨缺损区造成微骨折后植入自体纤维蛋白凝胶;C组:软骨缺损区植入未培养的自体骨髓单个核细胞-自体纤维蛋白凝胶复合体;D组:软骨缺损区植入自体纤维蛋白凝胶。术后8、12周各处死5只实验动物,取右侧股骨滑车部。行大体观察,然后对标本脱钙后行石蜡包埋,常规切片,在光镜下观察包括HE染色和甲苯胺蓝染色,根据wakitani评分标准评价标本的修复效果并进行统计学分析,以及Ⅱ型胶原的免疫检测。术后8、12周大体观察与织学观察结果:A组关节软骨缺损的再生修复均明显优于B、C与D组,差异具有统计学意义,修复组织为透明样软骨。结论:微骨折和未培养的自体BM-MNCs复合纤维凝胶都有促进软骨修复的作用,两者结合起来对软骨再生的促进作用更明显。尹琳等[7]采用反转录PCR(RT-PCR)和实时荧光定量PCR方法检测1、5、50 ng/ml TGF-β1处理后2 h受损的前交叉韧带(ACL)和内侧副韧带(MCL)细胞中BMP-1的表达以及5 ng/ml TGF-β1作用2、6、12、24 h受损的ACL和MCL细胞中BMP-1的表达;Western blot检测5 ng/ml TGF-β1处理48 h后受损的ACL和MCL细胞中BMP-1的表达。结果:受损的ACL和MCL细胞中BMP-1的基因表达比正常状态下偏高,并随着TGF-β1浓度的增大而增高,在MCL中的增高程度比在ACL中高出近1倍($P<0.05$);与正常组相比,在5 ng/ml TGF-β1处理24 h后,ACL细胞中BMP-1的表达在24 h达到最高比例(约为6.1倍),而在MCL中12 h达到最高比例(约为9.84倍,$P<0.05$)。5 ng/ml TGF-β1处理48 h后BMP-1蛋白也明显上调,与无TGF-β1处理的对照组相比,ACL细胞中

BMP-1 上调 2.32 倍，MCL 细胞中 BMP-1 上调 3.84 倍($P<0.05$)。结论：TGF-β1 刺激 BMP-1 的变化可能直接影响到细胞外基质中活性赖氨酰氧化酶的表达，对损伤 ACL 和 MCL 的修复有极其重要的临床意义。

(二) 肩、肘关节

李文翠等[8]将 8 例 16 侧肩关节的肱骨头后方缺损程度分别设成全部肱骨头的 1/8、2/8、3/8、4/8，各 4 侧标本。检测指标分别为 45°和 90°外展、40°内旋、中立位、40°外旋等 5 个指标。检测各缺损的肱骨头由小到大各个角度的外展、内外旋同时作用的结果。肱骨头在各个合力作用下缓慢向前外侧推动，直到脱位。记录肱骨头所移动的距离(distance of dislocation，DD)，并作为基本分析数据。结果：外展角度比较，DD 无显著性差异。但外旋 40°与中立位和 40°内旋比较，有显著性差异。在 3/8 缺损组，外旋 40°外展 90°时，DD 明显减小。4/8 组，外展 90°与中立位时，DD 均明显减小。而内旋 40°者，各组 DD 未见明显减小。结论：肱骨头缺损 3/8 时，当肩关节外展外旋时，肩关节稳定性下降；而当肱骨头缺损 4/8 时，肩关节中立位和外旋位均会发生关节不稳。孙辽军等[9]采用胸大肌三角肌间隙入路，用锁定钢板结合 MIPO 技术治疗老年新鲜 Neer 四部分骨折 28 例(A 组)，行人工肱骨头置换治疗相同骨折 27 例(B 组)，应用 Neer 评分、Constant-Murley 评分以及简明肩关节问卷(simple shoulder test，SST)等评估治疗结果。结果：A 组平均随访 32.1 个月，2 例螺钉进入关节间隙，1 例大结节向后上移位，肱骨头缺血性坏死 1 例。平均疼痛视觉模拟评分(visual analog scale，VAS)、平均肩关节 Neer 评分和平均 Constant-Murley 评分分别为 2.2 分、88.6 分和 86.5 分。SST 中回答“是”的问题平均为 9.0 个；B 组平均随访 34.6 个月，4 例出现肩关节脱位或者半脱位，8 例出现大结节移位或过度复位问题。平均 VAS 评分、平均 Neer 评分和平均 Constant-Murley 评分分别为 2.4 分、78.9 分和 77.3 分。SST 问卷中回答“是”的问题平均为 8.0 个。两组 VAS 评分比较差异无统计学意义，而并发症、Neer 评分、Constant-Murley 评分及 SST 评分结果比较差异有统计学意义，A 组优于 B 组。结论：对于大多数老年 Neer 四部分骨折，在严格掌握手术适应证及手术技巧的前提下，应用 MIPO 可以获得满意的结果，而人工肱骨头置换术仍存在较多尚未解决的问题，选择时需慎重。

毛宾尧等[10]针对 1998 年 1 月至 2008 年 12 月对陈旧性肱骨远端复杂性骨折置换人工肘关节 14 例进行随访，患者年龄平均 59.2 岁，平均随访时间为 8.4 年。原骨折按 AO 分型，C2 型 4 例，C3 型 10 例。假体关节为 Coonrad-Morrey 半限制性假体。对术前后疼痛、关节活动度、稳定性、肌力和并发症等作为重点，经由 Mayo 肘关节评价、DASH 评价、影像学评价有无假体松动和异位骨化等。结果：4 例在强度屈肘时轻度疼痛，该组肘关节平均屈曲 112.6°(0°～144°)，平均伸肘 7.9°，屈 124°，术后平均伸直受限 22°。术后平均旋前 79.8°，旋后 78.2°。14 例肘关节稳定，患者对治疗结果满意。并发术中内侧柱骨折、尺神经麻痹和异位骨化各 1 例，无假体松动。Mayo 肘关节评价优(>90 分)7 例，良(75～89 分)7 例。DASH 评价平均 48.2 分(24.4～78 分)。结论：人工肘关节置换治疗陈旧性肱骨远端复杂骨折畸形愈合或创伤性关节炎患者，是一种疗效肯定的治疗手段。

(三) 髋关节

陈伟等[11]在 2008 年 1 月至 2011 年 11 月，采用植骨技术结合金属网杯重建全髋关节置换术中髋臼骨缺损 32 例(32 髋)，男 23 例，女 9 例；年龄 51～76 岁，初次全髋关节置换 6 例，翻修 26 例。Paprosky Ⅱ B 型骨缺损 12 例，采用打压植骨结合钛网重建；Ⅱ C 型骨缺损 13 例，采用打压植骨结合钛网重建 7 例、打压植骨结合金属加强杯重建 6 例；Ⅲ A 型骨缺损 7 例，采用结构植骨＋打压植骨结合带翼金属加强杯重建 6 例、双层打压植骨结合钛网及金属加强杯重建 1 例。疗效通过影像学 Gill 金属网杯松动评定标准和 Harris 髋关节评分进行评估。结果：全部病例获得随访，随访时间 12～25 个月，平均 22 个月。术后 12 个月 Harris 髋关节评分由术前(44.00±11.71)分提高至(78.41±9.32)分；优 24 例、良 4 例、可 4 例，优良率 87.5%。3 例出现髋臼旋转中心轻度移位，1 例发生脱位，其余 28 例未发生固定物松动、下沉及植骨吸收。结论：根据髋臼缺损 Paprosky 分型选择钛网或金属加强杯结合打压植骨或结构性植骨技术，可以重建髋臼骨缺损，从而提高髋臼杯的稳定性。郭爱君等[12]自 2007 年 2 月至2011 年 12 月，共治疗早中期股骨头无菌性坏死患者 52 例(93 髋)，根据 Ficat 分期，Ⅰ期 36 髋，Ⅱ期 47 髋，Ⅲ期 10 髋，在 MRI 三维定位、C 臂引导下实施坏死区定位打孔植骨的同时植入体外分离获得的骨髓间充质干细胞。结果：经 1 到 4 年零 10 个月随访及磁共振检查，49 例患者症状缓解或消失，股骨头坏死体积明显减小，血管增加，新骨形成，总有效率 97.8%。结论：准确定位打孔联合植骨自体骨髓干细胞移植治疗早期股骨头坏死是一种安全、有效的方法，无需坏死灶清除。李忠等[13]自 2006 年 11 月至 2010 年 4 月的 62 例 93 髋股骨头缺血坏死患者接受了髓芯减压复合自体骨髓间充质干细胞移植治疗，根据

ARCO分期标准：Ⅰ期8例14髋；Ⅱ期47例68髋；Ⅲ期7例11髋。术前常规Harris评分，拍摄髋关节正位、蛙式侧位X线片、CT平扫及MRI。从患者髂前上棘抽取骨髓400 ml，分离浓缩中间层骨髓间充质干细胞$(2.2\pm0.3)\times10^9$/L，骨坏死区用6 mm空心钻行髓芯减压术后，将浓缩细胞悬液注入。结果：54例71髋获得12个月以上随访，术后4髋改行全髋关节置换术，其余67髋术后Harris评分明显提高（术前平均59.2分，末次随访平均88.3分），差异有统计学意义（$P<0.05$）。临床成功率为90.1%，影像学成功率为87.3%。MRI术前冠状位脂肪抑制T2WI序列显示股头颈处骨髓水肿32髋，术后水肿均完全消失，消失时间平均10.2个月。结论：髓芯减压复合自体骨髓间充质干细胞移植是治疗ARCO分期Ⅰ～Ⅲ期股骨头缺血坏死安全有效的保头治疗方法。吴坚等[14]回顾性研究了1997年3月至2010年11月因人工全髋关节置换术后复发性脱位而行人工髋关节翻修术并完成随访的12例患者资料。其中男性5例，女性7例；年龄20～73岁，平均52.7岁；体重指数14.8～30.0 kg/m^2，平均23.6 kg/m^2。随访统计患者Harris评分及WOMAC评分，并记录再脱位事件，深部感染，假体周围骨折，假体松动和肺栓塞等并发症情况，评价翻修手术的效果。结果：患者随访时间1.0～12.7年，所有患者在术后均未再发生脱位，无深部感染、肺栓塞、假体周围骨折和假体早期松动的并发症发生。患者末次随访时Harris评分平均为(81 ± 9)分，较术前的(38 ± 21)分明显提高，差异具有统计学意义。患者随访时平均WOMAC评分为(82 ± 12)分，较术前的(54 ± 21)分明显提高，差异具有统计学意义。结论：运用合理的翻修手术方案，可以使髋关节置换术后复发性脱位的患者获得满意的治疗效果。

蒋建农等[15]对2例正常双髋关节用CT图像进行影像学测定，参数包括FO、颈干角和颈长。建立三维有限元模型，对THA中不同颈长、颈干角和偏心距(FO)的变化进行Von Mises应力分析。结果：假体和骨水泥上应力随着颈干角的增加而单调下降，颈长为35～44 mm，假体和骨水泥上应力水平较低，超过这一范围应力水平单调上升。结论：降低假体和骨水泥上的应力、提高股骨上的应力及增加髋关节活动范围与FO密切相关。重建FO有利于恢复外展肌力臂及正常髋关节的生物力学功能。刘新献等[16]对2010年9月至2011年4月收治的30例股骨头骨骺缺血性坏死患儿，采用Seldinger技术经对侧股动脉穿刺插管超选择行患侧旋股内、外动脉和闭孔动脉造影，分别采用尿激酶4～5千U、低分子右旋糖酐40 ml作局部灌注，再行造影，观察治疗后的影像学变化。21例需行第二次治疗。治疗结束后评定治疗效果，并行股骨头X线平片或CT、MR随访评估疗效。结果：DSA显示治疗后所有患者股骨头区血管计数较治疗前增加，股骨头染色增强；24例患髋疼痛症状明显减轻，跛行明显改善，治疗总有效率80%，无不良反应和并发症发生。影像学检查发现病侧股骨头塌陷变凸、死骨吸收、新骨形成。结论：患儿骨质生长处于旺盛期，超选择血管内介入治疗股骨头骨骺缺血性坏死是一种创伤小、安全、并发症少、疗效肯定的方法，关节功能及股骨头形态均得到不同程度的改善。李晓声等[17]对80岁以上高龄患者行人工关节置换手术，21例为全髋关节置换，18例为全膝关节置换。研究两组患者人工关节置换手术的疗效以及并发症的发生情况。结果：全髋关节置换手术的生化指标TP、ALB降低；指标在治疗前后的差异均具有统计学意义。全膝关节置换手术前后的TP、ALB差别不大，差异无统计学意义。GLB增高、A/G减小，差异具有统计学意义。骨密度(BMD)和C反应蛋白(CRP)在术前和出院时变化不大。疼痛、功能、下肢畸形于人工全髋关节置换术前，术后1、6个月评分逐渐增加，总差异具有统计学意义。疼痛、关节功能、活动度、肌力状态、屈膝畸形、稳定性于人工全膝关节置换术前，术后1、6个月评分逐渐增加，总差异具有统计学意义。并发症：全髋关节置换术切口皮肤坏死1例；全膝关节置换术深静脉栓塞1例；假体周围骨折2例；无死亡病例。结论：80岁以上人工关节置换手术在严格掌握适应证的情况下可以有效地避免术后并发症发生。

钟群杰等[18]通过分析2010年北京地区全髋关节置换术手术部位感染(SII)目标性监测数据，探讨全髋关节置换术手术部位感染率及危险因素，并间接评价手术部位感染导致的经济损失。方法：该研究数据来自北京医院感染监控管理系统，2010年1～12月对北京地区的39所医院的714例全髋关节置换术进行前瞻性研究，采用SPSS 12.0软件对与手术部位感染相关的危险因素进行单因素以及多因素logistic回归分析，并且采用MannWhitney检验比较感染组与未感染组住院日的差异。结果：714例初次全髋关节置换术患者术后SSI发生率为2.24%；多因素logistic回归分析显示，手术医院级别、手术后进入ICU、糖尿病以及手术前住院日是全髋关节置换术手术部位感染发生的危险因素；感染组（中位数31.0 d）与未感染组（中位数16.9 d）的住院日比较，差异有统计学意义。结论：北京地区全髋关节置换术手术部位感染发生率与欧美国家类似；手术部位感染所造成的经济损失将越来越受到重视，对SSI进行目标性监测有助于降低医疗体制所承受的巨大经济损失；全髋关节置换术手术部位感染的发生是多因素的综合，必须采取综合性的预防措施才能有效降低其发生率。斯海波等[19]以CT数据为基础，利用计算机三维重建及虚拟手术技术建立全髋关节置换术后三维模型，在不同假体位置模拟关节运动并测量关节发生撞击前的最大活动范围。结果：①髋臼外展角增大可导致屈、伸、屈曲90°内旋活动范围增大，对外旋影响小；髋臼及股骨前倾角增大均可导致屈及屈90°内旋活动范围增大，而伸及外旋均减小。②为满足日常活动需要，取较大髋臼外展角时，髋臼前倾角宜适当减小；取较小髋臼前倾角时，股骨前倾角宜适当增大，反之亦然；而髋臼外展角与股骨前倾角的相对位置取决于髋臼前倾角。结论：在全髋关节置换术中，把握好假体的相对位置可改善关节活动范围，增加关节稳定性。此外，该结果对髋关节假体翻修术中假体安放及术后脱位患者日常活动范围具有重要的指导意义。游浩等[23]对2005年6月至2008年6月期间收治的45例单侧头下型股骨颈骨折患者，男26例，女19例；年龄26～60岁，采用高选择性高DSA，根据高选择性DSA结果进行分型：造影显示越过骨折线3～6支支持带血管影为Ⅰ型，该组有15例；显示1～2支血管影为Ⅱ型，该组有14型；没有越过骨折线血管支显影为Ⅲ型，该组有16例。所有患者均在C型臂X线机监视下行闭合空心钉内固定。术后根据症状及影像学（如X线片、CT、MRI或高选择性DSA技术）来判断股骨头坏死和骨折愈合情况。结果：45例患者术后获24～60个月随访。DSA Ⅰ型股骨颈骨折患者股骨头坏死率为0，骨折不愈合率为13.3%(2/15)；Ⅱ型股骨颈骨折患者股骨头坏死率为7.1%(1/14)，骨折不愈合率为7.1%(1/14)；Ⅲ型股骨颈骨折患者股骨头坏死率为100%(16/16)，骨折不愈合率为0。股骨颈骨折术后并发股骨头坏死的发生率与DSA显示的血管数量成负相关，与年龄成反比；骨折不愈合的发生与年龄成正比，与DSA显示的血管数量无关联。结论：高选择性DSA分型对预测股骨颈骨折的预后有重要的指导价值。

（四）膝关节

陈虎等[21]比较了全麻与连续硬膜外麻醉下人工全膝关节置换术后深静脉血栓形成的发生率。根据入选标准选择2009年9月至2011年1月入院治疗的72例进行人工全膝关节置换术患者，随机分成2组，其中全麻组36例，硬膜外组36例，平均年龄66岁(50～80岁)。所有患者术后5～7 d均采用彩色多普勒超声仪检查深静脉血栓的发生情况，并对2组深静脉血栓发生率进行分析。结果：术后发生深静脉血栓的患者为14例，深静脉血栓发生率为19.44%(14/72)。全麻组发生11例深静脉血栓，发生率为30.56%(11/36)，硬膜外组发生3例深静脉血栓，发生率为8.33%(3/36)，全麻组深静脉血栓发生率明显高于硬膜外组，差异有统计学意义。采用连续硬膜外麻醉方式对降低人工全膝关节置换术后深静脉血栓的发生率效果明显。马云森等[22]探讨了Oxford Ⅲ单髁系统治疗膝关节内侧间室退变的中远期疗效。24例膝关节内侧间室退变患者，分为2组，A组(10例)给予患者全膝关节置换术治疗及常规治疗；B组(14例)给予患者单髁置换术治疗。所有患者均于术前、术后1年和3年行X线片检查及HSS评分，并观察并发症的发生率。结果：2组术前HSS评分差异无统计学意义；与A组相比，B组术后1年和3年疗效均明显增高，差异有统计学意义；B组术后1年和3年并发症的发生率差异无统计学意义。结论：与全膝关节置换术相比，单髁置换术具有创伤较小、恢复快、可以保存骨量、术后并发症较少、术后功能恢复较好、能够保留本体感觉、髌股关节匹配良好等优点。徐中华等[23]探讨了全膝关节置换术(TKA)后腓总神经麻痹产生的原因及治疗：对1996年1月至2009年12月该院有完整记录的550例初次TKA患者中术后出现腓总神经麻痹的4例(0.91%)患者进行回顾分析，3例随访15个月，1例随访3个月后失访。结果：术后出现腓总神经麻痹的4例患者中2例保守治疗后完全恢复；1例行神经探查松解术后，完全恢复；1例随访3个月感觉功能恢复而运动功能未恢复，继续保守治疗后失访。结论认为TKA术后腓总神经麻痹是多因素造成的，预防是关键，且需重视围手术期相关危险因素的识别并谨慎操作。早期保守治疗效果满意，晚期神经功能恢复差者可行神经探查松解手术。

严孟宁等[24]探讨运用软组织平衡导航系统实时定量观测膝内翻全膝关节置换术(TKA)内侧软组织松解的效果。方法：2006年10月至2010年9月25例膝关节骨关节炎伴膝内翻畸形患者接受软组织平衡导航TKA，其中男6例，女19例；年龄49～78岁。标准切骨后置入软组织平衡实时时导航系统，根据导航系统显示逐步进行内侧软组织松解。观察松解范围和内外侧软组织应力变化及临床随访效果。结果：该组患者手术时间平均为62 min(48～80 min)，术中出血量平均为320 ml(100～500 ml)。所有患者术后随访12～54个月，平均36.4个月。随访期内无感染、松动等原因导致的翻修。膝关节HSS功能评分由术前(53.4±12.8)分改善至术后(89.2±17.3)分，差异有统计学意义；下肢力线由术前内翻16.4°±10.0°纠正至术后内翻1.8°±2.1°，差异有统计学意义。伸膝位和屈膝位软组织松解前、后的内外侧应力差值差异均有统计学意义。单纯松解内侧副韧带后束时，伸膝位内外侧应力差值减少幅度(42.33%±20.88%)较屈膝位(12.33%±9.75%)明显,差异有统计学意义。松解MCL前束+后束时屈膝位内外侧应力差值减少幅度(59.42%±21.46%)较伸膝位(50.33%±18.82%)明显,差异有统计学意义。结论:在进行TKA时,软组织平衡实时导航系统能定量反映较组织松解时的张力变化和平衡状态,有助于提高手术精度。高玉镭等[25]探讨人工全膝关节置换术隐性失血的发生机制及其影响因素作用关系。方法:对该院2008年1月至2010年3月收治病例中抽取80例单侧TKA,通过Gross方程计算出隐性失血量。记录不同年龄(以70周岁为界),有无内科疾病(高血压病、糖尿病、冠心病),性别,止血带时间,不同疾病之间,肥胖(BMI 30 kg/m^{2}为界)等情况下围手术期隐性失血量,分析讨论围手术期隐性失血的发生机制和危险因素。结果:TKA围手术期失血总量平均为1 608 ml,隐性失血为828 ml,占51.5%。年龄、有无内科疾病、性别、止血带时间在隐性失血的量方面差异有统计学意义,而不同疾病之间、肥胖则在隐性失血的量方面差异无统计学意义。结论:高龄患者、有内科疾病症者、男性、止血带时间较长者等情况下隐性失血增多,对这些情况,围手术期更应提高认识,自体血回输尚不能完全满足机体需要,及时补充异体血。

刘军等[26]总结关节型抗生素骨水泥间隔体技术治疗全膝关节置换术后迟发深部感染的技术要点与初步经验。方法:2006年1月至2009年2月接受二期翻修治疗的全膝关节置换术后迟发深部感染患者21例(21膝),男8例,女13例;年龄56～83岁。一期手术中彻底清创,取出假体,植入含高浓度万古霉素的关节型骨水泥间隔体;术后静脉滴注敏感抗生素2～8周,感染控制后二期植入翻修假体。结果:全部患者获得随访,随访时间17～54个月,无一例出现感染复发。终末随访时,KSS膝关节评分、功能评分、疼痛评分及膝关节活动范围均较术前明显改善,伸膝迟滞程度无明显加重。两次手术间隔平均11.5周。间隔体取出前后骨缺损程度未见明显改变。治疗期间未见明显肝、肾功能异常及伤口愈合不良、深静脉血栓形成、肺栓塞、心脑血管意外等并发症。结论:应用关节型抗生素骨水泥间隔体技术可在一定程度上保持间隔期内的膝关节功能、避免骨量丢失,相关并发症少。彻底清创、间隔期内使用敏感抗生素、准确判断翻修假体植入时机是治疗成功的关键。鲍亮等[27]比较了全膝关节置换术中髌骨置换与否在膝关节临床评分、膝关节功能评分、术后膝前痛发生率3方面的差异,为手术方式的选择提供依据。方法:计算机检索中国知网、PubMed、ScienceDirect、Highwire等数据库1998—2010年有关人工全膝关节置换术髌骨置换与否的随机对照试验(RCT),评价纳入研究的方法学质量后,提取有效数据,采用Review Manager 4.2软件进行Meta分析,以膝关节临床评分、膝关节功能评分及术后膝前痛发生率作为评价指标。结果:共有13篇文献纳入分析,其中9篇用于膝关节临床评分、膝关节功能评分的分析,9篇用于术后膝前痛的分析,共1 362例膝关节。Meta分析结果显示:髌骨置换组与不置换组比较膝关节临床评分(WMD=－0.49,95% CI:－1.79～0.81,P=0.46)、膝关节功能评分(WMD=1.10,95%CI:－1.77～3.98,P=0.45)差异均无统计学意义;置换组术后膝前痛发生率比非置换组发生率显著降低(RR=0.78,95% CI:0.61～0.99,P=0.04)。结论:髌骨置换与否在膝关节临床评分、膝关节功能评分无明显差异,髌骨置换可以降低膝前痛的发生。

(五) 足踝和指间关节

李志锐等[28]探讨非骨水泥型踝关节置换术治疗踝关节骨性关节炎的手术策略和临床疗效。方法:对18例(19踝)踝关节骨性关节炎患者行非骨水泥型踝关节置换术,平均随访时间为18.5(8～45)个月。对手术前后关节疼痛、活动度、关节功能改善进行对比研究,术后关节功能根据Kofoed评分进行评价。结果:所有患者术后临床症状及踝关节功能都有不同程度的改善。背伸活动度由术前平均8.8°,改善为术后平均18.6°;跖屈活动度由术前平均12.5°,改善为术后平均28.3°;Kofoed评分由术前平均42.2分,改善为术后平均80.7分。X线片分析未见假体松动及感染表现。结论:非骨水泥型踝关节置换术是治疗踝关节骨性关节炎的有效方法。张鹏等[29]研究Evans手术矫正平足畸形对跟骰关节压力的影响以及该术式的足外侧柱最佳撑开宽度,为临床提供借鉴。方法:6例正常成人新鲜足标本,根据不同工况分为正常对照组、平足模型组、Evans手术外侧柱延长的LCL＊4 mm、LCL＊6 mm、LCL＊8 mm、LCL＊10 mm及LCL＊12 mm组。实验标本逐级加载至350 N,利用K-ScanTM骨关节接触面测量系统的K-Scan6900压敏片分别测量7组跟骰关节压力变化。结果:在350 N垂直载荷下跟骰关节的峰值压强分别为(kg/cm^2):对照组(9.21±1.60)、平足组(24.90±2.45)、LCL＊4 mm组(21.68±2.21)、LCL＊6 mm组(15.95±2.59)、LCL＊8 mm组(11.04±1.15)、LCL＊10 mm组(15.20±2.35)、LCL＊12 mm组(21.55±2.03)。平足组跟骰关节峰值压强较对照组显著增高(P<0.05);Evans术后的所有组跟骰关节峰值压强较平足组有明显降低(P<0.05);LCL＊8 mm组与正常对照

组跟骰关节峰值压强接近($P=0.143$)；LCL * 8 mm组跟骰关节峰值压强较其他外侧柱延长组小($P<0.05$)。结论：Evans手术治疗获得性平足，其术后对跟骰关节压力在一定范围内较平足术前有所减小，呈先减小后增大的趋势；而撑开长度在8 mm时跟骰关节压力最小，且最接近正常状态。

郭翱等[30]探讨了人工关节假体置换治疗创伤性近侧指间关节缺损畸形的可行性，评价其术后疗效。方法：自2007年9月至2010年11月，对10例创伤性近侧指间关节缺损畸形病例二期行人工关节置换术，示指5例，中指4例，环指1例，其中再造手指1例。结果：10例患者手术顺利，伤口一期愈合，术中、术后未发生任何并发症。所有患者均获8个月到3年的随访，置换的近侧假体关节外观和运动功能良好，伸屈活动范围50°～80°。根据中华医学会手外科学会上肢部分功能评定试用标准评定，该组10例手功能评定：优6例，良3例，可1例。结论：人工关节假体置换治疗创伤性手指近侧指间关节缺损畸形具有手术操作简便、创伤小、恢复快的优点，是一种较为有效的新方法。

(六) 关节镜

王韶峰等[31]探讨了保留前交叉韧带残束在重建前交叉韧带中的近期临床疗效及意义。2006年10月至2009年10月保留残束重建前交叉韧带39例，其中运动伤3例，交通事故伤24例，生活扭伤12例。男27例，女12例，年龄18～52岁。关节镜下发现前内侧束断裂13例，后外侧束断裂26例；在股骨髁间窝处ACL上止点断裂29例，在胫骨止点断裂10例。采用半腱肌、股薄肌肌腱重建单束前交叉韧带，均保留原前交叉韧带残束，胫骨端、股骨端采用可吸收挤压螺钉固定。该组39例患者术后均得到随访13～28个月，膝关节功能均得到明显改善，稳定性增强。Lysholm膝关节功能评分，术前平均70.5分，终末随访平均93.8分，术后提高23.3分。前抽屉试验阴性39例；Lachman试验阴性37例，弱阳性2例。按BRISTOL膝关节评分系统对术后疗效评分，优35例，良4例。结论：对于前交叉韧带部分纤维束断裂患者行关节镜下保留残束的重建，能够促进移植韧带的再血管化及本体神经感受器的建立，有利于术后膝关节早期的康复训练。宋涛等[32]观察外侧半月板切除术(lateral meniscectomy，LMT)对膝关节骨软骨的远期影响与并发症。2009年6月开始对1981年2月～1996年8月该院收治的180例LMT病例进行随访，其中36例获得随访，男27例，女9例，18例为盘状半月板(占50%)。手术年龄17～38岁，平均26岁。随访时间最长27年，最短13年4个月。结果：36例中除1例19年来膝关节无疼痛及其他不适症状外，3例术后膝关节有“落空”感不稳，2年后消失，9例术后均有轻重不同程度的膝外侧疼痛，间歇发作，其余24例在术后8～11.5年出现疼痛症状，平均9.6年。到2011年6月随访截止，36例中CR片结果有3例出现膝内侧间隙变窄，外侧间隙较对侧也明显变窄，其余33例均有膝外侧间隙变窄或消失，关节镜下、大体直观均见膝关节股骨与胫骨外侧髁软骨缺损。因疼痛导致行走困难，25例行膝关节表面置换。LMT后膝关节周围不但发生适应性骨重构，而且最终必导致骨性关节炎。

刘阳等[33]探讨了关节镜下半腱肌肌腱移植双束解剖重建内侧髌股韧带治疗复发性髌骨脱位的疗效。方法：自2006年1月至2010年1月收治的复发性髌骨脱位29例(31膝)，男11例，女18例(20膝)；年龄16～32岁。游离自体半腱肌肌腱，双束重建内侧髌股韧带，以双锚钉及骨槽固定于髌骨，股骨止点采用界面螺钉固定，于关节镜下调整髌骨复位。5例同时行胫骨结节前内移术。所有病例均获得随访，随访时间9～22个月，平均14个月。影像学评价包括测量髌股适合角、外侧髌股角、髌骨外移率；临床疗效评价包括国际膝关节评分委员会(International Knee Documentation Committee，IKDC)膝关节功能主观评分、Lysholm膝关节功能评分及Tegner膝关节运动评分。结果：术后恐惧试验均阴性，随访期间无髌骨再脱位及骨折发生。末次随访时髌股适合角5.65°±2.23°、外侧髌股角3.52°±2.63°、髌骨外移率0.25±0.46，与术前比较差异有统计学意义($P<0.05$)；IKDC膝关节功能主观评分(93.20±5.33)分、Lysholm膝关节功能评分(93.02±6.08)分及Tegner膝关节运动评分(6.58±0.87)分，与术前比较差异有统计学意义($P<0.05$)。结论：关节镜下半腱肌肌腱移植双束解剖重建内侧髌股韧带治疗复发性髌骨脱位的近期效果可靠。王洪等[34]探讨前交叉韧带(ACL)胫骨止点撕脱骨折关节镜下治疗的方法及疗效。方法：对27例ACL胫骨止点撕脱骨折进行手术，关节镜下将骨折复位后，从胫骨结节内侧向骨折块的两侧钻取两个骨隧道，使用2号Orthocord缝线固定骨折。结果：该组均得到随访，平均12.3个月(7～24个月)，X线片示骨折愈合良好。术后末次随访Lysholm评分平均93.1分(84～100分)，Lachman试验及前抽屉试验均为阴性，22例关节活动度达到正常，5例存在关节活动受限。结论：关节镜下使用Orthocord缝线固定治疗ACL胫骨止点撕脱骨折具有固定可靠、操作简单、手术创伤小、术后恢复快、并发症少等优点。李文翠等[35]探讨了关节镜下松解治疗肩胛上神经卡压的技术与疗效。作者在2008年2月至2011年2月共收治肩胛上神经卡压病例9例，其中肩胛切迹肩胛横韧带卡压4例，肩胛盂切

迹囊肿卡压5例,其中"双卡"1例。患者术前均表现为冈上肌或(和)冈下肌弱,或萎缩等肩胛上神经卡压征象,术前依据MRI、EMG等初步定位,均采用关节镜下肩胛横韧带松解或囊肿切除术,分别松解肩胛上神经位于肩胛切迹与冈盂切迹的卡压。结果:术后随访3个月至3年,平均10个月,患者不适症状消失,肌肉萎缩部分改善,肌力基本恢复。结论:关节镜下肩胛上神经卡压松解是有效、微创的方法,恢复快。

(汪滋民　李　全)

参 考 文 献

1 尤笑迎,等.广东医学,2012,33(3):306
2 连鸿凯,等.中华创伤骨科杂志,2011,13(11):1090
3 董文武,等.广东医学,2012,33(7):937
4 周建伟,等.南方医科大学学报,2011,31(10):1724
5 黄振国,等.临床放射学杂志,2012,31(7):1041
6 高石军,等.中华医学杂志,2012,92(35):2463
7 尹　琳,等.第三军医大学学,2012,34(7):647
8 李文翠,等.中国临床解剖学杂志,2011,29(6):651
9 孙辽军,等.中华创伤杂志,2012,28(5):412
10 毛宾尧,等.中国矫形外科杂志,2012,20(8):677
11 陈　伟,等.中华骨科杂志,2012,32(9):823
12 郭爱君.齐齐哈尔医学院学报,2012,33(17):2320
13 李　忠,等.中国矫形外科杂志,2012,20(5):411
14 吴　坚,等.中华外科杂志,2012,50(5):407
15 蒋建农,等.中华创伤杂志,2012,28(9):813
16 刘新献,等.临床放射学杂志,2012,31(8):1160
17 李晓声,等.中国骨与关节损伤杂志,2012,27(4):301
18 钟群杰,等.中华医院感染学杂志,2012,22(16):3517
19 斯海波,等.中国临床解剖学杂志,2012,30(3):279
20 游　浩,等.中华创伤骨科杂志,2012,14(1):27
21 陈　虎,等.中国矫形外科杂志,2012,20(5):402
22 马云森,等.河北医科大学学报,2012,33(6):688
23 徐中华,等.中国矫形外科杂志,2012,20(15):1430
24 严孟宁,等.中华创伤骨科杂志,2011,13(12):1139
25 高玉镭,等.中国矫形外科杂志,2012,20(3):209
26 刘　军,等.中华骨科杂志,2012,32(9):803
27 鲍　亮,等.中华外科杂志,2012,50(2):171
28 李志锐,等.军医进修学院学报,2012,33(4):340
29 张　鹏,等.中国临床解剖学杂志,2012,30(3):337
30 郭　翱,等.中华显微外科杂志,2012,35(1):20
31 王韶峰,等.中国矫形外科杂志,2012,20(20):1845
32 宋　涛,等.中国矫形外科杂志,2012,20(10):943
33 刘　阳,等.中华骨科杂志,2012,32(2):111
34 王　洪,等.中国骨与关节损伤杂志,2011,26(12):1067
35 李文翠,等.中华显微外科杂志,2012,35(3):207

四、骨肿瘤

(一) 基础研究

陈要林等[1]通过建立稳定的骨肉瘤体内模型,初步筛选出骨肉瘤的高致瘤性细胞群,分析骨肉瘤的致瘤性与临床患者预后的相关性。利用骨肉瘤患者的原代活组织检查标本及化疗后行保肢术或截肢术时所取的标本,接种裸鼠或非肥胖糖尿病/严重联合免疫缺陷(NOD/SCID)小鼠,致瘤后分离移植瘤,体内接种连续传代建立的骨肉瘤体内模型;应用流式细胞仪分析高致瘤骨肉瘤细胞表型,并对患者进行随访,统计其生存情况,了解骨肉瘤细胞的致瘤性与患者临床预后的关系。结果:成功建立可稳定传代的人骨肉瘤小鼠体内模型,致瘤组预后差者占9/12,显著高于非致瘤组的3/18($P<0.01$);致瘤性与患者复发、转移及死亡呈正相关($r=0.773$, $P=0.01$)。移植瘤细胞中间充质干细胞标志CD44、CD90、CD166均呈高表达,分别为(56.1±2.0)%、(60.3±2.1)%、(61.4±4.1)%。结论认为高致瘤骨肉瘤患者的预后较非致瘤者差;CD44、CD90、CD166可作为临床判断骨肉瘤患者预后的指标。

傅德皓等[2]观察大蒜素对人成骨肉瘤细胞株MG-63增殖和凋亡的影响。方法:不同浓度的大蒜素作用于体外培养的MG-63细胞,倒置显微镜下观察MG-63细胞的形态学变化,采用CCK-8法检测大蒜素对MG-63细胞增殖抑制能力,吖啶橙/溴化乙啶双荧光染色及Annexin V-FITC标记流式细胞术检测细胞凋亡情况以及对 MG-63 细胞周期影响。结果：大蒜素可抑制人成骨肉瘤细胞株 MG-63 细胞增殖，具有明显剂量和时间依赖性，10 μg/ml 大蒜素可明显诱导 MG-63 细胞凋亡，并将细胞周期阻滞在 G2/M 期。结论认为大蒜素能够诱导 MG-63 细胞凋亡，阻滞细胞周期，抑制细胞增殖。

刘志礼等[3]探讨 Aurora-B、Ki-67 在骨肉瘤中的表达及与远处转移的关系。方法：收集 2002 年 1 月至 2009 年 3 月手术切除的 60 例骨肉瘤组织石蜡标本，采用免疫组织化学方法检测 Aurora-B 和 Ki-67 的表达，以同期 21 例骨软骨瘤组织作为对照。结果：Aurora-B 蛋白在骨肉瘤组织中的阳性率(53.3%)明显高于骨软骨瘤(14.3%，$P<0.05$)，且在伴远处转移的骨肉瘤组织中(78.6%)明显高于无远处转移者(45.7%，$P<0.05$)。Ki-67 增殖指数在骨肉瘤组织中为 35.1%±15.2%，明显高于骨软骨瘤组织(2.1%±0.9%，$P<0.01$)，且在伴远处转移的骨肉瘤组织中 48.3%±20.1%明显高于不伴远处转移者(21.2%±10.2%，$P<0.05$)。相关分析显示，骨肉瘤组织中 Aurora-B 和 Ki-67 蛋白表达呈显著正相关($r=0.885$，$P<0.01$)。结论认为 Aurora-B 和 Ki-67 蛋白可能与骨肉瘤的发生及远处转移有关，有望成为骨肉瘤新的诊断及分子治疗靶点。

蔡郑东等[4]观察光敏剂 PSD-007 对小鼠骨肉瘤细胞 LM-8 的体外及体内光动力效应。方法：PSD-007 与 LM-8 细胞共同孵育后以激光照射，应用 MTT 法测定光密度(OD540)值，计算抑制率。40 只 C3H 小鼠接种 LM-8 细胞，皮下瘤块直径 7～8 mm 时随机分为：①对照组，空白对照、生理盐水加光照、注射 PSD-007 不光照；②光动力治疗组，分别注射 5 mg/kg、10 mg/kg PSD-007，6 h 后以激光照射。1 周后测量瘤体大小、重量，计算抑瘤率并行病理学检查。用 C3H 小鼠 30 只建立肿瘤模型，肿瘤直径达 10～12 mm 时，分别行肿瘤边缘切除无光动力治疗(对照组)、边缘切除后 240 J/cm^2 光动力治疗及边缘切除后 360 J/cm^2 光动力治疗。4 周后比较肿瘤复发率。结果：体外只光照或只注射 PSD-007 对 LM-8 细胞均无杀伤作应。PSD-007 浓度越高、激光照射强度越大，LM-8 细胞 OD540 值越小。PSD-007 浓度>4μg/ml，光照强度>6 J/cm^2 时，抑制率>50%。光镜下细胞形态呈坏死或凋亡样改变。体内实验显示光动力治疗组的肿瘤体积及瘤重均减小，肿瘤边缘切除高强度激光照射组的复发率较对照组低。结论认为 PSD-007 对 LM-8 细胞有明确的光动力抑制效应，其作用大小取决于其浓度和激光照射强度。光动力疗法可以降低肿瘤边缘切除后的复发率。

(二) 临床治疗

郭征等[5]通过应用计算机导航系统辅助骨肿瘤术前设计、切除与重建，探讨骨肿瘤精确切除和重建的安全性与有效性。方法：2009 年 2 月至 2011 年 8 月，实施计算机导航辅助外科治疗骨肿瘤患者 39 例，其中男 21 例，女 18 例，年龄 16～59 岁；肿瘤发生于骨盆区 20 例，股骨远端 9 例，胫骨近端 6 例，脊柱 4 例。术前利用计算机导航系统将 CT 和 MRI 的。dicom 数据进行分析处理，精确显示骨肿瘤边界并标定，设计肿瘤切除范围，术中在导航引导下进行骨肿瘤的精确切除，并根据术前设计选择肿瘤关节假体或同种异体骨进行骨结构重建。术后评价肿瘤局部控制情况，按照 MSTS93 功能评价标准进行功能评定。结果：术中解剖注册点与术前三维虚拟 CT 影像匹配性好，平均注册误差为 0.52 mm(0.4～0.7 mm)。36 例患者按术前设计切除肿瘤并采用同种异体骨或人工假体重建骨缺损区。术中未发生神经血管和脏器损伤，肿瘤标本边缘病理检查显示切缘清洁无肿瘤。所有患者随访 3～32 个月，平均 19.5 个月。5 例恶性肿瘤局部复发，其中骨盆 3 例，肢体 2 例；肺转移 3 例。MSTS93 功能评分为 24.8 分(22～28 分)。结论认为计算机导航辅助骨肿瘤切除与重建是一种安全、有效的方法，有利于避免肿瘤切除的盲目性和重建的随意性，减少肿瘤复发，提高功能效果。

杜志业等[6]分析了骨的孤立性转移瘤预后相关因素，选择恰当的手术方式。方法：2002 年 5 月至 2010 年 5 月，共收治 134 例孤立性骨转移瘤患者，其中男 76 例，女 58 例，平均 59 岁。通过随访了解肿瘤学预后，明确 1、3 年总体生存率及局部复发率。通过回顾病例，分析年龄、性别、原发肿瘤类型、转移部位、有无病理骨折、有无内脏转移、外科边界以及诊断原发肿瘤至出现转移间隔时间 8 项因素对总体生存率的影响。利用 Kaplan-Meier 生存分析(log-rank 检验)确定对生存率有影响的单个因素，并通过 Cox 回归进行多因素分析明确影响预后的独立危险因素。结果：105 例患者获得随访，随访率 78.4%，中位随访时间 32.4 个月(3～80 个月)。患者 1、3 年总体生存率和复发率分别为 78.9%、40.7%和 7.5%、23.8%，中位复发时间 16 个月。单因素分析结果提示：原发肿瘤为进展较慢的肾癌、甲状腺癌、乳腺癌、前列腺癌，行骨科手术时未出现其他脏器转移，取得广泛外科边界、无病理性骨折的患者预后较好($P<0.05$)。多因素分析显示原发为进展较慢的肿瘤，行骨科手术时未出现其他脏器转移以及取得广泛外科边界是影响预后的独立危险因素。取得广泛外科边界同样是影响局部复发率的独立危险因素。结论认为原发肿瘤为进展较慢的肾癌、甲状腺癌、

乳腺癌、前列腺癌，行骨科手术时未出现其他脏器转移以及取得广泛外科边界是影响预后的独立危险因素。

王冰等[7]比较肿瘤切除手术与姑息减压手术治疗脊柱转移瘤的临床疗效、并发症和生存时间，以利于更好的适应证选择。方法：对 2002 年 11 月至 2010 年 11 月 38 例行肿瘤切除手术和 45 例行姑息切除减压手术的脊柱转移瘤患者临床评估并进行随访，平均随访 17 个月（3～91 个月）。采用 VAS 评分、ECOG 评分、Frankel 分级对疼痛、功能状况和脊髓功能进行评价。使用 Kaplan-Meier 法评估生存率。结果：切除组中位手术时间 360 min，姑息组 240 min（$P<0.0001$）。切除组中位出血量 3 500 ml，姑息组中位出血量 1 200 ml（$P<0.0001$）。切除手术和姑息减压手术的 VAS 评分和 ECOG 评分在术后 1 个月均显著降低，两组间疼痛缓解和功能状况改善比较差异无统计学意义（$P>0.05$）。切除组术前有脊髓功能障碍的患者术后 85%Frankel 分级得到改善，姑息组为 83%。术后切除组 18%神经功能再次恶化，中位时间 13 个月。姑息组 31%神经功能再次恶化，中位时间 6 个月。切除手术组 8 例发生并发症（21.1%），姑息组 9 例（20%）。切除组中位生存时间为 22 个月，姑息组为 9 个月（$P=0.001$）。结论认为肿瘤姑息切除减压手术出血少，时间短，风险小，适用于有严重不稳定疼痛、硬膜或神经根压迫的一般情况较差、预期生存期 3～6 个月的患者，是有价值的治疗方法。对于预期生存期>6 个月的患者，尽可能切除肿瘤，达到中长期的局部控制。

李远等[8]探讨影响肢体软组织肉瘤预后的因素，特别是外科治疗对其预后的影响。方法：回顾性研究 208 例手术治疗的肢体软组织肉瘤患者，其中男性 128 例，女性 80 例，平均年龄 46 岁（9～98）岁。分析患者是否初治、肿瘤的大小（<5 cm、5～10 cm、>10 cm）、深度（深筋膜深层、浅层）、组织学分型（脂肪肉瘤、恶性纤维组织细胞瘤、滑膜肉瘤、纤维肉瘤、恶性神经鞘瘤、其他肿瘤）、病理分级（FNCLCC 系统Ⅰ、Ⅱ、Ⅲ级）、外科边界（囊内切除、边缘切除、广泛切除、根治切除）以及辅助治疗等因素对患者预后的影响。结果：中位随访时间 37.5 个月（1.3～128.1 个月），总体 3 年、5 年生存率为 77%和 75%；复发率为 28%和 37%；转移率为 35%和 43%。肿瘤大小、病理分级和术前是否有转移可以独立影响生存率；是否为初治病例、组织学分型可以独立影响复发率；病理分级可以独立影响转移率。手术外科边界可以独立影响局部复发率和转移率。结论认为外科边界独立影响局部复发率和远处转移率，从而间接影响生存率。尤其对无转移的初次治疗的软组织肉瘤，手术是首选方案，手术外科边界达到广泛切除或根治性切除将明显改善患者的预后。

李振峰等[9]总结复发性软组织肿瘤外科治疗的疗效，探讨综合治疗策略。方法：回顾该院骨肿瘤科 2005 年 1 月至 2011 年 3 月收治的 21 例复发性软组织肉瘤患者的随访资料，对患者的疗效进行分析。结果：21 例患者中，采用截肢术 7 例、扩大切除术 12 例、边缘切除 2 例。9 例术后出现复发和转移，其中 4 例转移者死亡、1 例术后转移并带瘤生存。结论认为合适足够的外科手术切缘是防止局部复发的关键，彻底完整的切除肿瘤及综合放化疗是治疗复发性软组织肿瘤成功的关键。

叶永杰等[10]观察带血管腓骨头移植治疗桡骨远端骨肿瘤的临床疗效。方法：自 2007 年 6 月至 2010 年 12 月，应用带血管腓骨头移植治疗桡骨远端良性复发肿瘤及恶性骨肿瘤患者 6 例，年龄 17～53 岁，平均 32.5 岁。其中 3 例患者为多次手术后复发。患者均知情同意后，行肿瘤 En-bolc 切除，采用带血管腓骨头移植重建骨缺损及桡腕关节，同时行内固定术，移植腓骨长度为 11～16 cm。结果：6 例患者均获得随访，随访时间 6 个月至 3 年，平均 19 个月。手术切口Ⅰ期愈合，无感染发生，移植腓骨均获骨性愈合，部分患者已行内固定取出。Mayo 腕关节功能评分为 55～90 分，平均 82 分。Gartland-Werley 腕关节功能评分：优 1 例，良 4 例，中 1 例；优良率 83.3%。结论认为带血管腓骨头移植用于修复桡骨远端肿瘤性骨缺损是可行的，尤其是对于桡腕关节的骨支架支撑重建具有其独特的优点，但仍需积累更多病例及更长期的随访，以观察远期效果。

孙伟等[11]探讨了半骨盆置换术在骨盆恶性肿瘤广泛切除和功能性保肢手术中的应用。方法：回顾该科自 2003—2007 年 16 例半骨盆切除和重建手术治疗案例，评估骨盆恶性肿瘤广泛切除和假体置换术的疗效和并发症。结果：16 例骨盆原发性恶性骨肿瘤患者，接受了骨盆肿瘤切除和计算机辅助定制人工半骨盆假体置换手术。患者平均年龄为 27 岁，病理类型包括 4 例骨肉瘤、6 例软骨肉瘤、3 例骨巨细胞瘤、1 例尤文肉瘤和 2 例纤维肉瘤，外科分期为ⅡB。术前评估包括：MRI、ECT 全身骨扫描、肺部 CT、肿瘤穿刺活检及动脉血管造影并根据病理结果部分行动脉灌注化疗，广泛切除骨盆肿瘤，安装定制人工半骨盆假体。术中平均出血 2600 ml（1 200～8 500 ml）。5 例有伤口并发症，脱位 3 例。中位随访时间 36 个月（23～62 个月），3 例局部复发行局部切除放疗，4 例死于原发肿瘤远处转移，MSTS 功能评分平均 72%。结论认为在骨盆原发性恶性肿瘤的治疗中，合理的广泛切除是治愈肿瘤的关键，应用计算机辅助半骨盆假体置换能快速、有效重建骨骼缺损，原发肿瘤对化疗及放疗的敏感性及肿瘤的性质是决定预后的主要原因，伤口并发症及脱位是其主要并发症，患者心理满意度较高，患肢功能可以接受。

李广学等[12]分析软组织恶性纤维组织细胞瘤的治疗策略及预后相关因素。方法：回顾性分析 1999 年 12 月至 2010 年 10 月收治的 78 例软组织恶性纤维组织细胞瘤患者的临床资料，并对性别、年龄、肿瘤部位、肿瘤大小等 9 项可能影响预后的因素进行统计学分析。结果：60 例患者获得随访，随访时间 6～131 个月，平均 35.5 个月。1、3、5 年总体生存率分别为 84.9%、72.9% 和 56.9%。术后局部复发 20 例(33.3%)，中位局部复发时间为 11.5 个月(1～72 个月)。术后转移 9 例(15.0%)，中位转移时间为 7 个月(1～26 个月)。单因素分析表明，就诊情况(初治组或复发治疗组)、肿瘤大小和外科边界与生存率有相关性(均 $P<0.05$)，外科边界、放疗与局部复发有相关性($P=0.000$、0.039)，外科边界与远处转移有相关性；多因素分析显示，外科边界是影响生存率($P=0.002$，$OR=5.753$，95%CI：1.904～17.386)和局部复发($P=0.000$，RR=0.044，95%CI：0.010～0.188)的独立危险因素。结论认为外科边界是影响生存率和局部复发的独立危险因素。采取以手术为主联合放疗的综合治疗，方能减少复发、提高生存率。

郭征等[13]探讨计算机导航骨盆肿瘤精确切除与重建的安全性和有效性，评价有限元力学分析辅助骨盆环结构与力学重建的可行性。方法：2008 年 12 月至 2010 年 6 月，采用有限元分析辅助肿瘤切除后的组配式假体设计，并通过计算机导航对 12 例内半骨盆恶性肿瘤患者行肿瘤切除与重建术。男 8 例，女 4 例；年龄 25～53 岁。软骨肉瘤 4 例，成骨肉瘤 2 例，Ewing 肉瘤 2 例，恶性纤维组织细胞瘤 1 例，转移瘤 3 例(肾癌 1 例、甲状腺癌 1 例、乳腺癌 1 例)。Enneking 原发恶性肿瘤分期：ⅠA 期 1 例，ⅠB 期 2 例，ⅡA 期 2 例，ⅡB 期 4 例。术后评价肿瘤学结果和功能恢复情况。结果：术中未发生神经、血管和脏器损伤。术后 X 线片显示肿瘤切除范围与术前计划匹配，肿瘤切除彻底，组配式骨盆假体安放位置满意，固定钉位置满足术前有限元力学分析要求。全部病例随访 8～26 个月，平均 18.2 个月。肿瘤局部复发并肺转移 1 例，深部感染 1 例，深静脉血栓形成 1 例。无假体脱位及内固定松动、断裂，无肢体短缩。术后 6 个月时 1993 年美国骨肿瘤学会功能评分平均 70%，6 例随访超过 20 个月的患者功能评分平均 68%。结论认为计算机导航辅助骨盆肿瘤切除重建是一种安全有效的方法，有限元分析可为骨盆环重建提供精确的力学指导。

王晋等[14]讨论广泛切除联合后装放疗在治疗毗邻血管神经主干肉瘤中的价值。方法：回顾性调查 2000—2009 年毗邻血管神经的软组织肉瘤患者，入组条件：术前活检病理证实为软组织肉瘤，术前常规磁共振成像评估原发灶范围，显示肿瘤反应区涉及四肢主要血管神经，并且肿瘤反应区距离血管神经最近范围在 1 cm 以内；排除条件：磁共振成像显示肿瘤反应区未涉及四肢主要血管神经，并且肿瘤反应区距离血管神经最近范围在 1 cm 以上。入组 86 例软组织肉瘤患者，男 41 例，女 45 例；年龄 15～73 岁。肿瘤类型主要为恶性纤维组织细胞瘤、滑膜肉瘤、纤维肉瘤、脂肪肉瘤、腺泡状软组织肉瘤、横纹肌肉瘤、间叶性肉瘤、尤文肉瘤、平滑肌肉瘤、血管肉瘤、上皮样肉瘤和透明细胞肉瘤等。肿瘤 PTNM 分期：ⅠA 期 8 例、ⅡA 期 12 例、ⅡB 期 10 例、ⅡC 期 7 例、Ⅲ期 43 例、Ⅳ期 6 例。结果：入组患者平均随访 53 个月(24～102 个月)，远处转移发生率为 32.56%(28/86)，淋巴转移率 6.98%(6/86)。常规分离血管鞘内或神经外膜整体切除肿瘤，其中 12 例患者随访中发现复发，复发率为 12/86(13.95%)，患肢 MSTS 功能评分平均为(24.37±2.4)分。在整块切除联合矩阵式多管后装放疗 38 例患者中，其中 2 例患者随访中发现复发，复发率为 2/38(5.26%)，术后 4 例患者出现伤口感染和 6 例伤口愈合不良；患肢 MSTS 功能评分平均为(21.11±1.79)分；在单纯整块切除 48 例患者中，其中 10 例患者随访中发现复发，复发率为 10/48(20.83%)。术后 1 例患者出现伤口感染和 4 例伤口愈合不良；患肢 MSTS 功能评分平均为(26.11±1.79)分，两者复发率比较差异有统计学意义($P<0.05$)，两组术后功能评分比较没有统计学差异($t=5.184$，$P=0.285$)。结论认为毗邻血管神经的软组织肉瘤，由于解剖结构的限制，广泛切除在小范围迫不得已改变为边缘切除，针对局部边缘切除后的矩阵式多管后装放疗，可以有效减少毗邻血管神经软组织肉瘤的局部复发。

樊靖等[15]探讨应用非限制型肱骨头假体治疗肱骨上段恶性骨肿瘤的疗效及经验，为临床合理选择治疗方法提供依据。方法：回顾性研究了 2003 年 6 月至2006 年 1 月，该科收治的采用非限制型人工肱骨头假体置换治疗的肱骨上段恶性骨肿瘤患者 13 例。其中骨肉瘤 9 例，Enneking 分期ⅡA 期；骨巨细胞瘤 3 例，Enneking 分期ⅡA 期；骨浆细胞瘤 1 例，Enneking 分期 IB 期。男 9 例，女 4 例；年龄 16～56 岁，所有患者均行新辅助化疗＋人工假体置换。术后对患者假体位置、疼痛、功能、患者心理承受等进行观察随访。结果：所有患者均获随访，随访时间平均 48 个月。1 例骨肉瘤患者于术后 15 个月后出现肺转移、多器官衰竭死亡。所有病例术后患肩疼痛明显减轻,未出现假体松动,术后综合评分较术前均有提高。结论认为非限制型肱骨头假体置换治疗肱骨近端骨肿瘤,严格掌握适应证,配合术前及术后化疗,可以达到良好的手术效果。

臧杰等[16]回顾性分析 2001 年 7 月至 2008 年 7 月符合入选标准的 31 例初治的骨盆原发尤文肉瘤的患者资料,其中原发肺转移 10 例。所有患者都接受了包括新辅助化疗、手术以及术后辅助放疗的综合治疗措施。28 例患者接受了保肢手术,3 例患者接受半盆离断术。对治疗的并发症进行记录,同时应用国际保肢学会功能评分(MSTS)93 标准进行功能评分。对观察指标进行 Kaplan-Meier 生存分析,Log-rank 检验显著性,对有显著差异的因素进行 Cox 多因素分析。结果:随访时间为 13～121 个月,平均 46.8 个月。5 年整体生存率为 42.3%。在单因素分析中,肿瘤直径<10 cm、外科分期为ⅡB 期、获得广泛性切除的患者预后较好;在多因素分析中,肿瘤分期和切除的外科边界是影响预后的独立危险因素。采用 MSTS93 标准对患者的功能进行评分,平均分为 63.3%,并发症的发生率为 29.0%。结论认为对于骨盆尤文肉瘤,外科分期、切除的外科边界是影响预后的独立危险因素。就诊时出现转移和(或)切缘阳性的患者应该采取更为积极的治疗。外科手术产生了一定的功能障碍,但是患者经过康复治疗,多数患者能够取得较满意的功能评分。

杜志业等[17]分析了影响滑膜肉瘤患者预后的相关因素。方法:回顾性分析 1997 年 9 月至 2008 年 9 月就诊的 66 例滑膜肉瘤患者中 52 例获得随访的患者的临床资料。其中男性 28 例,女性 24 例;发病年龄 11～71 岁,均以无痛性肿块入院。通过随访了解肿瘤学预后,明确 3、5 年总体生存率及局部复发率。通过回顾病例,分析年龄、性别、肿瘤部位、肿瘤直径、外科边界、病理亚型、局部治疗方式、是否侵及骨与神经血管以及是否化疗 9 项因素对总体生存率的影响。利用 Kaplan-Meier 生存分析确定对生存有影响的单个因素,并通过 Cox 回归分析明确影响预后的独立危险因素。结果:52 例患者获得随访,随访率 78.8%;随访时间 6～88 个月,中位随访时间 32 个月。患者 5 年总体生存率为 30.3%,局部复发率为 32.7%,中位复发时间 16 个月。单因素分析结果提示:肿瘤直径<5 cm、取得广泛外科边界、肿瘤位于四肢以及采取广泛切除联合局部放疗的患者预后较好($P<0.05$)。多因素分析显示肿瘤直径,部位以及是否取得广泛外科边界是影响预后的独立危险因素。结论认为肿瘤直径、部位以及是否取得广泛外科边界是影响预后的独立危险因素。

董军等[18]探讨了骶骨肿瘤术后常见并发症及其处理方法。方法:2003 年 12 月至 2010 年 12 月间手术治疗的 38 例骶骨肿瘤患者,其中男 22 例,女 16 例;平均年龄 34.5 岁(18～65 岁)。统计患者术后出现的常见并发症,分析骶骨肿瘤并发症发生的原因及相应处理措施。结果:26 例得到随访,最长 5 年,最短 10 个月,平均 3.1 年。术中无死亡病例。术后胃肠功能减弱 31 例;切口不愈合 2 例,为放疗后皮肤改变,1 例为 S_4 肿瘤切除,换药半年未愈合,8 个月后感染消耗死亡;1 例拆线时皮肤裂开,残腔较小,给予医院自制生肌膏换药 3 个月后愈合。切口积液并高热 3 例,穿刺细菌培养证实为粪肠球菌,给予穿刺引流及万古霉素 5～10 d 后体温得到控制。术后出院时尿潴留 2 例,3 个月时拔除尿管。术后随访期内固定松动 3 例,均为髂骨钉松动。结论认为骶骨肿瘤术中操作及术后积液容易刺激肠道,术后肠胀气概率较高,但一般可缓解;骶骨肿瘤局部软组织覆盖差,且接近会阴区,粪肠球菌感染率高,感染较难控制;放疗后皮肤愈合困难,选择手术应慎重;为避免术后尿潴留,应选择性切断神经根。

任可等[19]探讨股骨近端巨细胞瘤患者的影像学表现特点和病灶刮除同种异体植骨内固定手术的疗效。方法:2000—2010 年该科共收治并随访股骨近端巨细胞瘤患者 11 例。男 7 例,女 4 例;年龄 17～44 岁。Campanacci's 分级:Ⅰ级 5 例,Ⅱ级 5 例,Ⅲ级 1 例(合并病理性骨折)。Campanacci's 分级为Ⅲ级的患者行肿瘤广泛切除、人工髋关节置换术,其他患者均行肿瘤病灶刮除、同种异体松质骨移植、锁定钢板内固定手术。结果:该组病例术后髋关节疼痛均完全消退,所有患者术后均经病理证实为巨细胞瘤。术后随访时间 24～72 个月。随访期间 1 例 Campanacci's Ⅱ级的患者在术后 24 个月时肿瘤复发,未出现其他术后并发症。结论认为股骨近端巨细胞瘤影像学表现往往缺少典型的偏心性和膨胀性改变,穿刺活检成功率也不高,诊断具有一定难度。病灶刮除、同种异体松质骨移植、锁定钢板内固定手术是治疗股骨近端巨细胞瘤安全有效的术式。术中用高频电刀反复烧灼残腔骨壁有助于消灭残留的肿瘤细胞,而移植的松质骨愈合后可提供良好的远期功能学预后。

段云等[20]评价放射性核素锶-89(89Sr)治疗配合局部外照射治疗骨转移癌大病灶的疗效,分析单用锶-89 治疗、局部外照射治疗及联合治疗的不良反应。作者将确诊为骨转移癌伴有大病灶的患者 68 例,分为 3 组,单用锶-89 治疗(A 组)21 例,静脉内注射 111～148 MBq;局部外照射治疗(B 组)19 例,采用 6 MV 直线加速器外照射，放疗剂量为DT 3 000 cGy/10次或4 000 cGy/20次，单次为600～1 200 cGy；89Sr治疗＋局部外照射治疗（C组）28例，上述两种方法联合治疗。发现治疗后C组骨痛缓解、显像结果改善明显好于A、B组（$P<0.05$）；A、C组新增病灶较B组得到明显控制（$P<0.05$）。治疗后血液学的毒性反应3组差异无统计学意义（$P>0.05$）。作者认为，核素89Sr治疗联合局部外照射对骨转移癌大病灶有较好的止痛作用，对患者有较好骨转移控制效果。89Sr是一种持续性发射纯β线的放射性核素，能量为1.46 MeV，在骨内的射程为3 mm，物理半衰期50.5 d。无论从骨痛反应主观指标，还是骨显像疗效标准客观指标，89Sr治疗和局部外放疗两者联合能提高对骨转移大病灶治疗的有效率，这可能与89Sr均匀分布在骨转移大病灶血供部位，对肿瘤组织持续照射，同时局部外照射，使得肿瘤组织失去繁殖能力有关。总之，通过局部外照射和89Sr治疗能有效止痛，控制骨转移，这两种治疗作用的互补是目前治疗骨转移大病灶疼痛、控制新增病灶、提高生存质量的有效安全措施之一。

涂强等[21]评价计算机辅助技术在复杂骨盆病灶诊断与治疗中的应用价值。对复杂骨盆骨折患者行薄层CT扫描获取病变部位的二维数据，采用计算机辅助技术行骨盆骨折的三维重建解剖学模型，快速成型制作出与实体同等大小的骨盆模型。依此对骨盆骨折做出明确的诊断、分型，制定手术方案，术前模拟手术，指导手术治疗。作者发现术中所见与虚拟三维重建图像及快速成型骨盆模型非常相似，术前的模拟手术使手术时间明显缩短，减少了术中失血。患者均获得了良好的骨折复位。作者认为，计算机辅助技术能全面、直观、精确地显示骨盆的立体形态和各部位解剖结构的空间关系，对于骨盆骨折的诊断、分型及治疗均有很强的临床指导作用，它使手术更精确、更可靠、更方便，它在复杂骨盆骨折的治疗中有着广阔应用前景。骨盆解剖结构复杂，传统的X线片及CT扫描等二维影像检查易受到影像重叠、软组织、肠道气体与粪便等的干扰，在骨盆骨折的临床诊断中具有一定的局限性。细微骨折、结构紊乱以及骶骨、骶髂关节、髋臼等处的重叠部位容易漏诊，影响了术前诊断及分型。三维重建技术清晰地显示骨盆骨折部位、在矢状位、冠状位及水平面上的移位方向及程度，骨盆环破坏情况和脱位关节的对应关系，对于复杂的骨盆骨折诊断，该技术显得尤为重要。计算机辅助技术使检查水平从平面检查飞跃到空间检查的层次，为更全面了解骨折损伤部位、移位程度、关节脱位程度提供了可能，提高了诊断的准确性。

（汪滋民　李　全）

参考文献

1 陈要林，等. 上海医学，2012，35(2)：145
2 傅德皓，等. 肿瘤防治研究，2011，38(11)：1253
3 刘志礼，等. 解放军医学杂志，2011，36(11)：1197
4 蔡郑东，等. 中华骨科杂志，2011，31(6)：692
5 郭　征，等. 中华创伤骨科杂志，2011，13(12)：1143
6 杜志业，等. 中国矫形外科杂志，2012，20(16)：1470
7 王　冰，等. 中国矫形外科杂志，2012，20(6)：512
8 李　远，等. 中华外科杂志，2011，49(11)：964
9 李振峰，等. 中华外科杂志，2011，49(11)：995
10 叶永杰，等. 中华手外科杂志，2012，28(1)：46
11 孙　伟，等. 中国矫形外科杂志，2012，20(19)：1797
12 李广学，等. 中华外科杂志，2011，49(11)：974
13 郭　征，等. 中华骨科杂志，2011，31(6)：623
14 王　晋，等. 中华外科杂志，2011，49(11)：978
15 樊　靖，等. 中国矫形外科杂志，2012，20(13)：1241
16 臧　杰，等. 中华外科杂志，2012，50(6)：524
17 杜志业，等. 中华外科杂志，2011，49(11)：991
18 董　军，等. 脊柱外科杂志，2012，10(3)：169
19 任　可，等. 中国矫形外科杂志，2012，20(7)：577
20 段　云，等. 第三军医大学学报，2011，33(21)：2306
21 涂　强，等. 临床骨科杂志，2011，14(2)：204

五、显微外科与手外科

（一）手修复与再造

李秀忠等[1]对近侧列腕骨间关节及部分腕部韧带的解剖组织学特性进行详细观察。作者对成人腕关节标本的近侧列腕骨间关节及部分韧带进行解剖学观察、测量，并进行组织学观察。结果：舟月及月三角骨间韧带各亚区中，近侧亚区最薄弱，掌、背侧亚区较粗壮。小多角骨-第2掌骨间背侧韧带长（3.13±0.28）mm，宽（9.12±0.35）mm，厚（3.28±0.25）mm，头状骨-第3掌骨间背侧韧带长（3.45±0.15）mm，宽（11.87±0.44）mm，厚（3.03±0.29）mm。舟月骨间韧带（SLIL）掌、背侧亚区韧带纤维间含较多血管神经束，近侧亚区则为乏血管区；SLIL与月三角骨间韧带（LTIL）有较高的穿孔率。结论：小多角骨-第2掌骨间背侧韧带及头状骨-第3掌骨间背侧韧带均可作为舟月骨间韧带背侧亚区重建的供区材料；SLIL及LTIL按组织结构及形态可分为掌、背、近侧3个亚区；SLIL及LTIL较高的穿孔率表明腕关节造影术不能准确判断关节内韧带是否损伤。

钱俊等[2]探讨掌背岛状皮瓣重建先天并指指蹼的应用和临床疗效。方法：2009年2月至2011年1月，采用掌背岛状皮瓣重建小儿先天并指指蹼9例。所有患儿均采用并指掌背侧皮肤锯齿状皮瓣分指，交叉缝合重建手指，掌背岛状皮瓣重建指蹼。结果：该组9例患儿创口Ⅰ期愈合，重建指蹼的掌背皮瓣全部存活，指体侧方的锯齿形瓣全部存活。手指无瘢痕挛缩，手指活动范围较健侧无明显减小，成形指蹼外形良好，有近似正常的指蹼斜坡及指蹼沟，指蹼最大外展度达40°，患儿家长表示满意。结论：采用掌背岛状皮瓣重建先天并指畸形指蹼的矫形手术方法，能够得到理想的指蹼外观及功能，避免植皮，疗效满意。宋铁山等[3]报道应用骨间背侧肌肌皮瓣修复手部创面的临床疗效。方法：2006年12月至2010年6月，以第1～3掌骨间背侧动脉走行体表投影为皮瓣的轴线，根据受区缺损面积大小及形状设计骨间背侧肌皮瓣修复手部创面缺损，修复掌指关节附近皮肤缺损、肌腱外露伴空腔形成8例，手背近腕背横纹皮肤缺损伴第2、3指背肌腱外露3例，中指近节指骨皮肤缺损伴肌腱及神经外露1例。缺损面积最小为1.5 cm×3.8 cm，最大为5.0 cm×6.0 cm。结果：皮瓣全部成活。术后经3个月至2年的随访，修复后的皮瓣质地、外形满意，手部关节屈伸功能不受限，活动自如，无手部功能障碍。皮瓣两点辨别觉为6～10 mm，感觉良好。结论：应用骨间背侧肌肌皮瓣修复手部缺损创面解剖结构恒定，操作简便，皮瓣成活率高，适宜修复手部比较严重的软组织缺损。智丰等[4]探讨游离腓动脉穿支皮瓣修复手足软组织缺损的临床效果。方法：应用腓动脉穿支皮瓣修复手背及虎口区软组织缺损伴肌腱外露5例，修复足背及趾区域软组织缺损伴骨、肌腱外露11例，皮瓣切取面积最小3 cm×2 cm，最大10 cm×5 cm。结果：术后移植皮瓣全部成活，其中1例术后发生血管危象，经手术探查处理皮瓣成活。手背3例、足背1例皮瓣略显臃肿，二期行皮瓣修整术，手、足功能恢复满意；供区肢体无功能障碍。结论：游离腓动脉穿支皮瓣可修复手足中、小面积皮肤软组织缺损。施海峰等[5]于2006年3月至2010年5月，对5例外伤性拇指Ⅴ度以上缺损，采用足趾复合组织再造拇指，并用游离或带蒂岛状皮瓣修复虎口。结果：5例中1例失访，4例获得随访，时间为12～60个月。根据中华医学会手外科学会拇、手指再造功能评定试用标准进行评定：优1例，良2例，可1例；再造拇指和虎口外形及功能满意。供足行走正常，无疼痛等后遗症。结论：足趾复合组织及皮瓣联合再造外伤性拇指Ⅴ度以上缺损可获得较好的临床效果，对外形要求较高的年轻患者比较适用。南国新等[6]探讨儿童Wassel Ⅳ-D复拇畸形术后继发性畸形的有效治疗方法。方法：2007年12月至2011年10月，对9例Wassel Ⅳ-D型复拇畸形术后发生继发性畸形患儿进行软组织重建：术中对组织结构进行解剖，观察屈肌腱结构及走向、骨关节的解剖结构，并行肌腱止点移位，A2滑车重建，关节囊松解和紧缩，大鱼际肌止点移位。术后克氏针固定4～5周，支具固定3个月。结果：术中发现9例均存在指间关节桡侧皮肤挛缩，拇指末节桡偏，关节囊桡侧挛缩，尺侧松弛；拇长屈肌腱位于近节指骨桡侧偏前，无鞘管包裹，A2滑车缺如；拇长屈肌腱止点附着于拇指末节基底，其中1/3居中，2/3位于桡侧；拇指末节向桡侧旋转10°～15°。术后随访6～38个月，平均24个月，根据Tada等制定的标准评价：优7例，良1例，差1例。结论：采用软组织重建可以有效地治疗Wassel Ⅳ-D型复拇畸形术后继发性畸形，拔除克氏针后支具的使用，对防止继发畸形具有重要的作用。张文龙等[7]探讨第一掌背动脉皮瓣携带指神经背侧支Ⅰ期修复拇指皮肤缺损合并神经缺损的手术方法和临床效果。方法：对14例拇指皮肤缺损伴一侧或双侧神经断裂缺损患者，应用携带示指固有神经背侧支的第一掌背动脉岛状皮瓣修复，重建手指感觉。皮肤缺损最大面积为52 mm×32 mm，最小为10 mm×8 mm。神经缺损长度9～22 mm。结果：14例皮瓣全部成活，随访6～35个月，拇指功能及外观恢复满意，伤侧指腹感觉恢复S3＋，两点辨别觉恢复4～7 mm，供区无瘢痕挛缩或感觉障碍等并发症。结论：第一掌背动脉岛状皮瓣携带指固有神经背侧支修复拇指皮肤缺损合并神经缺损，能同时完成皮肤覆盖和神经缺损的修复，术后效果满意，是治疗拇指皮肤合并神经缺损并重建感觉较为理想的方法。

刘光军等[8]探讨应用臂外侧皮瓣桥接再植复杂性离断拇指的方法和临床效果。方法：2007年6月至2009年12月，对9例损伤严重伴有较大面积皮肤、软组织缺损的离断拇指，应用臂外侧皮瓣桥接再植。以臂外侧皮瓣的桡侧副血管为蒂串联重建皮瓣和断指血供，以上臂后皮神经串联重建皮瓣和断指感觉。皮瓣切取面积为(6.5 cm×4.5 cm)～(11.0 cm×6.5 cm)，血管神经采用端端吻合法。结果：术后皮瓣及再植拇指全部存活，随访时间为5～12个月，皮瓣外观及弹性良好，感觉恢复至S_3～S_4。修复后的拇指长度近似健指，外观良好，按中华医学会手外科学会断指再植功能评定标准评定：优5指，良3指，差1指。结论：臂外侧皮瓣血管解剖恒定，管径与拇指血管相匹配，重建感觉满意，是桥接再植复杂性离断拇指的有效方法。糜菁熠等[9]介绍了手外伤后掌指关节伸直位僵硬的临床分型，以及侧方入路关节松解术的临床疗效。方法：根据术前、术中检查，对非骨性原因引起的掌指关节僵硬进行分型：Ⅰ型，单纯侧副韧带挛缩；Ⅱ型，侧副韧带挛缩合并伸肌腱、关节囊粘连；Ⅲ型，Ⅱ型基础上合并掌板粘连；Ⅳ型，Ⅲ型基础上合并背侧皮肤较大面积致密瘢痕粘连。对15例(54指)保守治疗无效的Ⅱ～Ⅳ型掌指关节僵硬者，采用侧方入路行关节松解术，术后3 d内以掌指关节屈曲80°～90°位石膏固定，之后改为最大屈指位支具固定，并逐步开始功能训练。结果：术后13例(46指)获得8～30个月的随访(平均21个月)，2例(8指)失访。掌指关节主动活动度恢复至70°～90°者5例，50°～69°者8例，除1例轻微疼痛及1例小指轻度尺偏外，未发现伸肌腱滑脱及关节不稳定和退行性改变。结论：对于外伤后具备手术指征的非骨性因素掌指关节伸直位僵硬，准确判断僵硬的分型及选择相应的术式，是充分恢复掌指关节活动度的关键所在，而术后系列康复训练是手术成功的必要条件。刘梦璋等[10]收集2005年1月至2010年8月收治的15例腕部离断患者，其中压轧伤5例，机器压伤5例，电锯伤3例，刀砍伤2例。完全离断7例，不完全离断8例。采用早期通血、保留骨长度、防治缺血再灌注损伤、显微外科技术修复神经损伤等方法对腕部离断进行再植手术。结果：术后再植肢体存活良好，15例均获得随访，随访期平均为10.2个月(3～18个月)，按照中华医学会手外科学会上肢断肢再植功能评价标准综合评分：优8例，良5例，可1例，差1例，优良率86.7%。结论：显微外科技术修复神经损伤等方法能提高断腕再植成活率，更好地促进患肢术后功能恢复。李崇杰等[11]探讨吻合血管的足部跖趾及指间关节移植修复手部掌指关节及指间关节缺损的临床疗效。方法：自1993年4月至2010年11月，分别对4例掌指关节及5例近位指间关节和3例掌指关节连同近位指间关节一并缺损的患者，应用吻合血管的第二跖趾关节、近位趾间关节或同一足趾的跖趾关节连同近位指间关节一并移植进行修复。结果：12例关节移植均全部成活，术后创口均一期愈合，移植关节的骨愈合时间为5～10周，术后随访时间为4～28个月。移植关节均无明显骨及关节的退变。其修复后的掌指关节伸屈活动为0°～70°，近位指间关节的伸屈活动10°～90°，参照关节活动度TAM/TAF评定标准评定：优5例，良4例，可2例，差1例，优良率为75%。结论：应用吻合血管的跖趾关节及趾间关节移植修复掌指关节及指间关节缺损，其愈后功能恢复比较满意，关节活动能达到基本正常的工作和生活需求，可获得较好的关节功能。

王加宽等[12]对26例严重前臂及手部外伤，采用显微外科方法进行修复与功能重建。软组织缺损面积(4 cm×5 cm)～(20 cm×8 cm)，均伴有不同程度的骨骼、肌腱、血管及神经的外露或缺损，其中患肢血液循环完全丧失15例，伴有大段血管缺损8例，伴有神经缺损5例。结果：术后随访时间为6个月至5年，平均20个月，26例肢体全部存活。根据中华医学会手外科学会上肢部分功能评定试用标准评定：优13例，良9例，可3例，差1例；优良率为84.6%。结论：严重前臂及手部外伤是一种复杂而严重的损伤，正确评估损伤肢体的血液循环及软组织损伤程度和缺损的范围，确定缺损且要重建的结构，合理设计手术方案，采用显微外科方法修复，先恢复患肢血液循环，同期或分期进行功能重建，以挽救一些符合截肢指征的肢体。张杰等[13]自2008年5月至2009年5月，收治指腹缺损10例，均为男性；年龄18～38岁，平均26岁；示指6例，中指3例，环指1例。均为机器伤所致，指腹缺损面积为(1.5 cm×2.0 cm)～(2.0 cm×3.0 cm)。6例伤指为单纯性指腹缺损；4例伴甲床裂伤、末节指骨横断骨折。均为急诊手术，采用缝合指掌侧固有神经背侧支动脉化静脉皮瓣移植修复指腹缺损，手指侧方供区伤口用游离皮片覆盖。伴甲床裂伤、末节指骨横断骨折者，术中同时行克氏针固定骨折，缝合甲床。结果：10例皮瓣全部成活。随访4～6个月，皮瓣外形满意，质地如常，无色素沉着，两点分辨觉8～12 mm，伤指末节屈伸活动良好。伴骨折者术后8～10周骨折愈合。伴甲床裂伤者甲床愈合平整，已有部分指甲生长。供区皮片成活，伤口愈合良好。结论：缝合指掌侧固有神经背侧支、动脉化静脉皮瓣移植修复指腹缺损，具有麻醉操作简单、手术损伤小、手术操作方便、术后功能和外形恢复满意等优点，是一种修复指腹缺损较理想的术式。巨积辉等[14]对19例全手皮肤套脱伤患者，采用吻合血管的回植术，将套脱皮肤进行回植，手掌、背皮肤予轻轻加压包扎。结果：术后5例回植套脱皮肤完全成活；2例1～5指、手掌及手背皮肤全部坏死，再次行1～5指近节截指、腹部皮瓣修复术；6例部分手指坏死，行截指术；6例手掌或手背部分皮肤坏死，二次行皮瓣修复术。术后随访时间为6～84个月，5例套脱皮肤完全成活者，手指屈伸、抓捏等功能恢复满意；2例完全坏死者，手功能完全丧失；其余患者恢复部分手功能。手指感觉恢复至S_2～S_4，手掌、背部皮肤感觉恢复至S～S_3。结论：采用吻合血管的回植术治疗全手皮肤套脱伤，只要掌握好手术适应证，可以获得满意的疗效。

(二) 皮瓣或复合组织瓣

王凯等[15]对8例19处手部创面采用一蒂多瓣的方法进行修复,其中以第一跖底动脉为蒂的第一、二趾侧方皮瓣修复5例12处;以足背动脉为蒂的跗外侧皮瓣及第一、二趾侧方皮瓣修复1例3处;以足背动脉为蒂的足背皮瓣及(踇)趾趾腹皮瓣修复2例4处。结果:术后8例19块皮瓣全部存活,随访时间为3～36个月,皮瓣外形逼真,两点分辨觉为5～11 mm,有排汗功能,术后供区植皮创面Ⅰ期愈合。结论:足部一蒂多瓣是同时修复手部多个创面的理想方法,它简化了手术步骤,缩短了手术时间,但应根据损伤类型、面积选择最合适的皮瓣。李祥军等[16]探讨了应用足部一个血管蒂供血的多个皮瓣游离移植修复手部多块皮肤软组织缺损的手术方法及临床效果。对12例手部多块皮肤软组织缺损的患者,采用足部一个血管蒂供血的多块皮瓣修复。对手掌、手背皮肤软组织缺损者采用足背动脉串联皮瓣修复5例,对手掌、手指皮肤软组织缺损者采用足背动脉-跖背动脉串联皮瓣修复3例,对相邻手指部皮肤软组织缺损者采用第一跖背动脉-趾背动脉串联皮瓣修复4例。足部供区采用下腹部全厚皮片植皮。结果:术后12例27块皮瓣均存活,伤口Ⅰ期愈合,足部供区植皮2例出现部分坏死,经换药后愈合。12例患者获得6～36个月的随访,平均14个月。患者手部功能恢复满意,皮瓣质地优良,外观自然、不臃肿,感觉恢复至S_2～S_3,足部供区愈合良好,无破溃及溃疡形成,行走功能无影响。结论:应用游离足部一蒂多瓣能一次手术完成手部多块皮肤软组织缺损的修复,是修复此类损伤的较好办法。王欣等[17]对新鲜成人标本10具,行一次性全身动脉造影,另有20侧上肢标本经腋动脉加压灌注红色乳胶。动脉造影标本行CT扫描后,对前臂穿支血管进行三维重建。并对前臂标本进行层次解剖。主要观测外径≥0.5 mm的穿支,测量其外径、蒂长及与肱骨外上髁距离等。穿支分布面积应用Scion Image进行测量。结果:骨间后动脉在前臂中上段发出(5±2)支穿支供应皮肤。每个穿支斜行0.8～2.7 cm,穿过肌间隙后入皮下,蒂长(2.5±0.2) cm,穿支平均外径(0.5±0.1)mm,单穿支供血面积为(22.0±15.0)cm^2。骨间前动脉背侧皮穿支主要分布于前臂远侧1/3段和腕背部,平均直径0.8 mm。结论:以骨间后动脉穿支为蒂的游离穿支皮瓣,以骨间前动脉背侧穿支为蒂的转位穿支皮瓣,均具有一定的临床应用价值。

尤涛等[18]对16例骶尾部褥疮患者应用臀上动脉浅支为蒂的臀大肌岛状皮瓣,结合术前术后封闭负压吸引进行修复。结果:16例皮瓣全部成活,创面Ⅰ期愈合,其中10例皮瓣供区及受区未植皮,6例予以皮瓣外侧三角区植皮,创面均愈合良好。16例均无皮瓣下死腔、积血、积液及感染发生。随访6个月至2年,皮瓣血运良好,质地优良,未有褥疮再发。结论:应用臀大肌皮瓣联合封闭负压吸引修复骶尾部褥疮有较少的术后并发症,较高的治愈率,具有良好的临床推广价值。

(三) 周围神经损伤和神经卡压症

孙斌等[19]治疗了腕部正中神经损伤48例。其中,部分断裂17例,完全断裂31例,均急诊显微镜下修复;术后给予神经营养药物,配合加强康复功能锻炼和神经肌电刺激。结果:平均随访20个月。根据中华医学会手外科学会上肢周围神经功能评定试用标准,评定神经的恢复效果,优16例,良18例,优良率70.8%。结论:腕部正中神经损伤后早期显微外科修复,术后辅以神经营养药物及适宜的康复功能锻炼,能较好地恢复手功能。王立等[20]为患者行健侧颈7移位术后手内在肌的远期功能恢复情况。方法:对5例行健侧颈7移位于正中神经的全臂丛神经损伤患者进行远期随访,随访时间24～118个月,了解患肢受体神经所支配肌肉的肌力及其支配区域皮肤感觉恢复、神经电生理检测结果等。结果:5例患者(2例儿童,3例成人),其患侧大鱼际肌均获得不同程度的恢复。拇短展肌肌力恢复达M_2者为4例,M_1者1例;电生理检测拇短展肌动作电位有2例为单纯相,3例为少量运动单位电位(MUP);感觉恢复达S_3者4例,S_2者1例。结论:健侧颈7移位术治疗全臂丛神经损伤可使大鱼际肌得到一定程度的恢复。

芮永军等[21]介绍了一种治疗顽固性残端痛性神经瘤的手术方法。方法:2006年1月至2010年6月,采用神经端侧缝合的方法治疗手指顽固性残端痛性神经瘤共5例6指,术中彻底切除残端神经瘤直至正常神经组织。其中3例将修整后的神经残端直接与邻指正常指神经作端侧缝合;2例(3指)行腓肠神经移植修复,一端与修整后的神经残端作端端缝合,另一端与邻指指神经作端侧缝合。结果:术后经过12～63个月的随访,3例残端神经痛完全消失,2年后未复发;1例随访12个月,疼痛无复发;1例环、小指残端痛,术前已有过4次手术,本次术后环指疼痛消失,小指仍有疼痛,术后1个月小指再次行神经松解,随访63个月,小指自发性疼痛减轻,但仍有触痛,环指疼痛消失。参照Burchid的疗效评定标准,优良率为83.3%(5/6)。结论:神经端侧缝合的方法可有效治疗残端痛性神经瘤。

杨蓊勃等[22]比较不同供体神经端-侧缝合修复臂丛神经损伤效果的差异。方法:SD大鼠90只,随机分为5组，切断右侧颈5、6神经根，模拟臂丛上干损伤，分别以膈神经及同侧颈7神经根作为供体神经，按照端-端和端-侧两种缝合方式修复患侧肌皮神经，另一组作为对照组，不予修复。各组分别于术后1、2、3个月取材，作神经行为学评分、电生理及病理组织学检测。结果：术后3个月，以不同供体神经行端-侧缝合组均有明显神经再生现象，但效果不及对应的端-端缝合组($P<0.05$)。同侧颈7神经根端-侧缝合组，其行为学评分、肱二头肌复合肌肉动作电位、肌肉和神经组织学检测为各修复组最低，差异有统计学意义($P<0.05$)。结论：在大鼠上干损伤模型中，采用不同的供体神经进行端-侧缝合效果存在差异，膈神经与同侧颈7神经相比，是端-侧缝合相对较好的供体神经；利用神经端-侧缝合修复臂丛神经损伤的效果尚不能达到与端-端缝合相同的效果，临床使用需掌握严格的适应证。肖强等[23]对2003年3月至2009年5月收治的17例上肢挤压伤后神经损伤患者进行综合性治疗。结果：治疗3周后部分轻症患者受压部位肌群肌张力开始恢复，肌力恢复至$M_2\sim M_3$。6周后，大部分患者受压部位以远肌群肌力逐渐恢复至$M_3\sim M_4$。11例获得6个月至2年的随访，6例失访。11例患肢感觉功能完全恢复。7例患肢功能恢复良好；2例遗留轻度手功能障碍，手指总主动活动度(TAM)较健侧减少20，肌力M_4；2例并发一氧化碳中毒后迟发性脑病的患者，遗留明显的功能障碍，但手部感觉和肌张力恢复良好。按中华医学会手外科学会上肢部分功能评定试用标准评定：优7例，良2例，差2例。结论：上肢挤压伤后神经损伤具有明显的特殊性，应针对其损伤机制予以积极治疗。

高庆国等[24]总结放射性臂丛损伤手术治疗的疗效与教训，分析影响手术疗效的相关因素。通过手术治疗放射性臂丛损伤30例。具体方法：单纯臂丛松解6例，臂丛松解加健康组织瓣移植19例，臂丛松解加前中斜角肌切除加健康组织瓣移植4例，蚓状肌功能重建1例。结果：术后随访0.5～22.0年，19例于手术后临床症状立即加重(63.3%)；6例手术后临床症状略有好转(20.0%)；5例手术后早期临床症状无变化(16.7%)，无一例获得运动功能改善。结论：放射性臂丛损伤病情复杂，手术治疗无明显疗效，并可能导致临床症状加重，需重新评估手术指征。此外高庆国等[25]还对临床诊断明确、排除肿瘤复发、转移的16例放射性臂丛损伤患者采用纤维溶解疗法进行治疗，具体方法为使用透明质酸酶、地塞米松、维生素B_{12}、2%利多卡因进行臂丛阻滞和局部压痛点阻滞，每周1次，连续6～12次。结果：随访0.5～10.0年，手运动和感觉功能明显改善、疼痛明显减轻4例，占25.00%；感觉改善、疼痛缓解、运动功能无改善、病情不再进一步发展5例，占31.25%；感觉、运动及疼痛均无改善甚至逐渐加重7例，占43.75%。神经肌电图检查都有不同程度的改善。结论：纤维溶解疗法可以降解神经内外过剩的以透明质酸为代表的细胞间质，使其实现新的动态平衡，改善细胞间的物质交换，缓解神经内外的粘连与卡压，降低神经轴突的压力，为神经再生与功能恢复创造有利条件。

熊灿等[26]把年龄19～78岁的49例肘管综合征患者随机分为：单纯尺神经皮下前置术组(对照组)18例和尺神经带血管蒂深筋膜瓣下前置术组(治疗组)31例。术后就这两种手术的疗效进行评价。结果：两组第一背侧骨间肌萎缩恢复优良数比较，差异无统计学意义($P>0.05$)，但环、小指爪形指畸形，手指内收外展受限及感觉功能障碍恢复情况上比较，差异有统计学意义($P<0.05$)，治疗组术后疗效均显著优于对照组。两组手术治疗后优、良、可、差、有效及无效比较，差异有统计学意义($P<0.05$)，治疗组疗效明显优于对照组。结论：治疗肘管综合征，尺神经带血管蒂深筋膜瓣下前置术的临床疗效明显优于单纯尺神经皮下前置术，临床手术中值得推广。李长虹等[27]回顾性总结2000年1月至2009年10月26例臂丛神经鞘瘤患者的临床资料，其中臂丛上干11例，中干10例，内侧束2例，外侧束1例，$C_{5\sim7}$ 1例，$C_{6\sim7}$ 1例，均实行显微镜下手术切除。结果：26例患者臂丛神经鞘瘤均完整切除，术后无臂丛神经受损表现。病理提示Antoni A型18例，Antoni B型8例。随访6个月到10年，无一例复发。结论：臂丛神经鞘瘤的显微外科手术治疗应尽量避开神经纤维，保护好神经干，逐层剥离包膜，将瘤体完整切除，多能获得较满意的疗效。李建峰等[28]探讨了掌腱膜挛缩症与腕管综合征的相关性及一次完成两种手术的治疗效果。方法：2003年3月至2011年8月，对8例掌腱膜挛缩症合并腕管综合征的患者，其中右手5例、左手3例，设计手掌部“M”形切口，或同时加手指的“Y”形切口，同时切除部分掌腱膜，行屈肌支持带切开、正中神经松解术。结果：术后全部伤口均Ⅰ期愈合，无皮瓣边缘坏死及血肿形成，术后拇、示、中指麻木逐渐减轻，术后3个月手指麻木全部消失。术后随访时间为6个月至2年，掌腱膜挛缩无复发。结论：掌腱膜挛缩症与腕管综合征两种疾病的诱发因素较多地发生在同一个体时，两种疾病同时并发的概率明显增加，可通过一次手术完成。钱源源等[29]评价了应用显微外科技术治疗踝管综合征的临床疗效。对2008年1月至2011年1月收治的踝管综合征患者13例，应用显微外科技术，施行胫神经及其分支的彻底松解和纤维隔膜切除。结果：术后切口均一期

愈合,无切口感染发生。术后随访6.5～12.0个月,所有病例足踝部的疼痛、麻木等感觉异常,均较术前有明显改善。根据Pferiffer提出的疗效评定标准,优8例,良5例。应用显微外科技术彻底松解胫神经及其分支治疗踝管综合征,疗效可靠且副损伤小。

(四) 手部骨折、肌腱损伤

田竞等[30]采用微创吻合技术修复急性闭合性跟腱断裂13例。结果:平均手术时间(37.0±5.2)min,切口长度(2.3±0.4)cm,住院时间(5.0±2.5)d。13例获平均8.4个月随访。术后3个月平均AOFAS评分(96.9±7.1)分,与术前比较差异有统计学意义($P<0.01$)。结论:ACHILLON微创吻合技术是修复急性闭合性跟腱断裂的有效方法之一,具有操作简便、切口并发症少、术后功能好等优点。

周聚普等[31]自2009年7月至2010年7月,对65例手指骨折,根据骨折不同部位采取切开复位,放置微型钢板内固定。其中近节指骨40例,中节指骨25例,并对术后疗效进行评价。结果:术后随访时间为6～12个月,平均8个月。根据手指关节总活动度(TAM)评分:优50例,良10例,可5例;优良率为92.3%。术后患者均无伤口感染、骨折畸形愈合和骨不连发生,无钢板外露、钢板突出、螺钉松动等并发症。结论:应用微型钢板治疗指骨骨折,宜针对不同骨折部位放置钢板进行固定,疗效可靠,并发症少。于志军等[32]对68例75处骨折,根据骨折不同部位采用切开复位,放置微型钢板内固定治疗,术后早期康复训练。结果:该组骨折愈合顺利,术后均无伤口感染,无钢板外露、钢板折断、螺钉松动等并发症。随访6～12个月,平均8个月,按TAM功能评定标准评定疗效:优61处,良11处,可3处,总优良率95.3%。结论:微型钢板体积小、质薄、坚强,针对不同骨折部位放置钢板进行固定,可早期进行各种功能康复训练,疗效可靠,并发症少。张冰等[33]在2006年4月至2010年8月间经微型接骨板螺钉治疗掌指骨关节周围骨折302例。患者均随访8周以上,在末次随访时,根据TAM评分标准、平均掌指关节PROM、quick-DASH评分、握力、捏力和Kapandji评分等对治疗效果进行评定。应用全关节主被动活动优良率、掌指关节被动活动度、并发症发生率、quick-DASH评分等4项评估指标,在功能效果方面,将AO钛板固定与以前应用手法整复,石膏托固定,切开复位克氏针固定等传统治疗方法进行比较。结果:术后平均随访4.6个月。X线显示骨折线基本消失时间平均8.2周。103例(34.1%)掌指关节功能完全恢复。掌骨头合并近节指骨基底骨折术后并发症发生率及肌腱粘连发生率均高于单纯掌骨头骨折或近节指骨基底骨折。与以前应用传统治疗方法进行对比,AO钛板治疗组各项指标均优(握力恢复94.5%,捏力恢复88.6%,Kapandji评分90%,$P<0.01$)。结论:掌指关节周围骨折解剖部位复杂,术后易产生肌腱粘连,关节僵硬及创伤性关节炎等并发症,传统方法治疗效果较差。AO微型接骨板螺钉系统可明显提高其治疗效果。

(汪滋民　李　全)

参考文献

1 李秀忠,等. 中国临床解剖学杂志,2012,30(1):22

2 钱　俊,等. 中华小儿外科杂志,2012,33(3):214

3 宋铁山,等. 中华显微外科杂志,2012,35(1):55

4 智　丰,等. 中华显微外科杂志,2012,35(5):411

5 施海峰,等. 中华手外科杂志,2012,28(1):29

6 南国新,等. 中华整形外科杂志,2013,29(1):18

7 张文龙,等. 中华创伤杂志,2011,27(12):1102

8 刘光军,等. 中华手外科杂志,2011,27(5):281

9 糜菁熠,等. 中华手外科杂志,2011,27(5):277

10 刘梦璋,等. 中华显微外科杂志,2012,35(3):256

11 李崇杰,等. 中华显微外科杂志,2012,35(1):16

12 王加宽,等. 中华手外科杂志,2012,28(1):44

13 张　杰,等. 中华骨科杂志,2012,32(4):344

14 巨积辉,等. 中华手外科杂志,2012,28(4):218

15 王　凯,等. 中华手外科杂志,2011,27(6):334

16 李祥军,等. 中华手外科杂志,2012,28(4):224

17 王　欣,等. 中华显微外科杂志,2012,35(4):303

18 尤　涛,等. 广东医学,2012,33(2):233

19 孙　斌,等. 江苏医药,2012,38(2):173

20 王　立,等. 中华手外科杂志,2012,28(2):72

21 芮永军,等. 中华手外科杂志,2011,27(6):338

22 杨蓊勃,等. 中华手外科杂志,2012,28(3):177

23 肖　强,等. 中华手外科杂志,2012,28(2):90

24 高庆国,等. 中华显微外科杂志,2011,34(5):425

25 高庆国,等. 中华显微外科杂志,2011,34(1):21

26 熊　灿,等. 实用骨科杂志,2012,18(8):729

27 李长虹,等. 中国现代手术学杂志,2011,15(6):467

28 李建峰,等. 中华手外科杂志,2012,28(4):216

29 钱源源,等. 中华显微外科杂志,2012,35(3):219

30 田　竞,等. 中国骨与关节损伤杂志,2012,27

(6)：565
31　周聚普，等. 中华手外科杂志，2011，27(6)：343
32　于志军，等. 实用手外科杂志，2012，26(2)：127
33　张　冰，等. 中华医学杂志，2012，92(3)：188

文　选

镍钛记忆合金弓齿钉在粉碎性肩胛骨骨折治疗中的应用[中华创伤骨科杂志，201214(7)：553]　章云童等采用记忆合金弓齿钉辅助锁定钢板、空心螺钉治疗12例粉碎性肩胛骨骨折患者。Hardegger分型：肩胛骨体部骨折5例，肩胛骨颈部骨折2例，混合型骨折5例。结果12例全部愈合，无骨折再移位，不愈合、内固定松动或断裂、血管和神经损伤等并发症发生。肩关节JOA评分优良率91.7%。认为镍钛合金记忆弓齿钉的合理设计更适合肩胛骨不规则的解剖结构，持续应力加压作用可促进骨质愈合，多点锁定可避免局部软组织大范围剥离，其结合锁定钢板、空心钉固定形成三维空间能有效修复肩胛骨的解剖结构，是治疗粉碎性肩胛骨骨折的有效方法。

（宋绍军）

述评　镍钛合金具有强度高、抗弯、抗扭转作用强、耐疲劳、耐腐蚀、无毒及组织相容性好特点，利用记忆合金随温度改变产生的回复力可对抗肌肉的张力，在整个骨折愈合过程中使骨折端间产生动态、持续的压应力，增强骨折间的把持力，使骨折端获得足够的稳定性，从而达到固定作用。弓齿钉具有操作简单、无须塑形的特点，力臂倒钩形设计增强了固定齿与骨块之间的摩擦力，从而增强了固定的牢固性，可防止内固定物的脱出，结合锁定钢板、空心钉固定更牢固地固定了骨折，使骨折从不稳定变成稳定，促进了骨愈合，有利于功能恢复，是治疗粉碎性肩胛骨骨折的可靠方法之一。

（苏佳灿）

急诊手术综合治疗臂丛开放性损伤30例[中华显微外科杂志，2011，34(6)：516]　孙俊凯等在急诊清创术后行神经探查、松解、修补、吻合术，术后给予抗感染、防粘连、营养神经、促进神经有氧条件下两性生长、加强肢体康复功能锻炼等系列综合性治疗30例。结果术后按顾玉东臂丛损伤功能评定标准，分别在术后3、6、12、24月进行臂丛损伤后的功能评估，优良率达82%，认为：急诊手术综合治疗臂丛开放性损伤，其临床疗效满意。

（宋绍军）

述评　开放性臂丛神经损伤，诊断和治疗难度大，是临床上棘手问题之一，且术后恢复效果欠佳，优良率仅60%～85%。对于开放伤应早期行清创术，如伴有臂丛神经损伤症状时，应尽早行手术探查、松解减压、修补吻合，以促进臂丛神经的修复和再生。臂丛损伤的外科治疗方法较多，应选择恰当的治疗方案，术后应采取综合治疗以促进神经的修复，使患者获得尽可能良好的功能。综合治疗方案很多，如抗感染、防粘连、营养神经、高压氧针灸、神经因子制剂和物理疗法。作为临床医生应根据患者的实际情况，选择有利于患者的治疗方案。

（苏佳灿）

预防性筋膜切开减压结合负压封闭引流技术治疗前臂骨折合并的软组织损伤[中华创伤骨科杂志2012，14(9)，827－828]　沈国平等回顾了2007年1月至2011年3月共收治8例伴有严重软组织损伤的前臂双骨折患者，男5例，女3例；平均年龄为40.3岁，2例为开放性损伤，按Gustilo分型均为ⅢB型；6例为闭合性损伤，按Tscherne软组织损伤分级：CⅡ级4例，CⅢ级2例。受伤至手术时间平均为6 h。8例患者均采用预防性筋膜切开减压、骨折内固定或外固定支架固定，切口敞开并应用VSD技术，待肿胀消退后再关闭切口。结果发现8例患者使用VSD时间平均为9.5 d，平均使用VSD辅料2片，在治疗过程中更换VSD次数平均为1.6次。所有患者创面均顺利愈合，无创口感染发生。8例患者术后获7～24个月随访。骨折均获愈合，愈合时间为4～12个月肘关节活动范围丧失平均为13.8°，前臂旋前功能丧失平均为10.0°，前臂旋后功能丧失平均为14.4°。按Anderson评分标准评定疗效：优4例，良2例，可2例。无骨不连、骨髓炎和前臂缺血性肌挛缩等并发症发生。作者认为：对于前臂骨折合并的严重软组织损伤，急诊给予预防性筋膜切开减压、骨折固定、同时敞开切口并应用VSD技术，有利于避免软组织进一步损伤，可减少缺血性肌挛缩的发生，临床疗效良好。

（翁蔚宗）

述评　对于前臂骨折合并的严重软组织损伤，行急诊切开减压、骨折固定，创面行VSD技术覆盖后二期闭合，可获得组织一期修复，并可避免软组织进一步损伤，该方法可有效的预防缺血性肌痉挛的发生，有利于肢体功能的恢复，且不增加感染或骨不连的风险。但由于该研究的例数有限，随访时间较短，该研究得出的结论有待于更多多样本，多中心，长时间随访的研究来进一步验证。

（苏佳灿）

组配型桡骨头假体置换治疗桡骨头粉碎性骨折[中华创伤骨科杂志,2012,14(4),288-294] 查晔军等观察分析了2009年11月至2011年3月收治的22例桡骨头粉碎骨折患者,男16例,女6例;年龄21～62岁;左侧部9例,右侧13例。桡骨头骨折均为Mason Ⅲ型粉碎骨折,其中1例Ⅱ型Monteggia骨折脱位,13例合并肘部损伤"三联征";1例合并肘关节脱位但不伴有冠状突骨折,3例合并Essex-Lospresti损伤,4例合并内侧副韧带损伤。采用Acumed组配型桡骨头假体对桡骨头进行置换,冠状突骨折采用克氏针固定,尺骨近端骨折则采用钢板螺钉固定,对2例肘部损伤"三联征"患者同时辅以铰链式外固定支架。结果22例患者术后获6～22个月随访。其中1例患者桡骨头假体位置过高,影响肘关节活动,屈肘<90°;1例肘部损伤"三联征"患者假体位置过低,活动范围基本正常,但出现明显的肘关节侧方不稳定;1例患者术后1个月即出现严重的异位骨化并形成骨桥,最终肘关节完全僵直于屈肘70°;其余19例肘关节功能满意,平均屈肘131.5°±4.4°(130°～140°),平均伸直受限5.4°±6.3°(0～20°),平均屈伸126.1°±7.7°(120°～140°);前臂平均旋前81.6°±6.4°(70°～90°),平均旋后85.6°±3.1°(80°～90°),平均旋转167.2°±8.2°(150°～180°),Mayo肘关节评分(MEPS)平均为(94.2±5.1)分(85～100分)。作者认为:组配型人工桡骨头假体可根据个体差异进行组配,是桡骨头严重粉碎性骨折的可选治疗方法之一,早期疗效较满意,但有一定的并发症,需严格掌握手术适应证。

(翁蔚宗)

述评 桡骨头骨折是成人较常见的肘部骨折,移位骨折常合并有内外侧副韧带,骨间膜及下尺桡关节损伤,严重者可合并肘关节脱位及前臂、冠状突、鹰嘴及肱骨小头骨折,3块以上的桡骨头骨折建议行桡骨头置换术可达到较好的术后效果。组配型人工桡骨头假体可根据个体差异进行组配,可提供200种不同的组合,可根据需要进行重建桡骨的长度,复制正常的桡骨头几何形态、恢复良好的肱桡关节和上尺桡关节间的关系,对于治疗Mason Ⅲ型桡骨头严重粉碎型骨折是一种可靠的选择,该文中大部分患者经该术式治疗均达到了良好的术后效果,早期疗效较满意,但不足之处是随访时间短,远期效果有待进一步验证。

(苏佳灿)

平行双钢板法内固定治疗肱骨远端C型骨折[中华手外科杂志,2012,28(4),196-197] 祝先锋等采用经鹰嘴"V"型截骨入路,平行双钢板法内固定治疗肱骨远端C型骨折17例。结果17例获得12～36个月的随访,参照HSS肘关节评分标准评价术后功能:优9例,良5例,可3例;优良率为82.4%。作者认为该术式入路对肱骨远端骨折显露充分,平行双钢板的放置方式符合肱骨远端双柱的生物力学原理,能重建肱骨远端的骨性结构,疗效满意。

(翁蔚宗)

述评 肱骨远端C型骨折常累及关节面,而肱骨远端关节面结构复杂,对上肢而言,具有良好的功能的肘关节是完成上肢功能的一个极为重要的关节。此类骨折的手术治疗中,钢板放置主要有两种,作者采用平行双钢板的方法治疗肱骨远端C型骨折,采用经肱三头肌两侧入路,将两块钢板平行放置,使得内外柱得到坚强的支撑,并在术中保护尺神经。这种手术方法的提出基于生物力学研究,即"拱门式结构"理论,相对于AO内固定研究协会主张的垂直双钢板固定法,其固定效果更确切。然而,该术大宗临床病例观察,远期效果有待进一步验证。

(苏佳灿)

抽出钢丝悬吊法治疗指伸肌腱中央束止点撕脱伤[中华手外科杂志,2012,28(4),213-215] 崔彦明等采用抽出钢丝悬吊法治疗指伸肌腱中央束止点撕脱伤12例,患者平均年龄30岁。受伤至手术时间平均14 d,均为闭合性损伤,其中3例合并中节指骨基底背侧撕脱骨折。术后石膏外固定6周后拔除克氏针并抽出钢丝,开始进行功能锻炼。结果显示术后平均随访时间为9个月,3例骨折片均获得完全复位,骨折临床愈合时间平均为7周(6～8周)。术后测定患指屈伸功能:远指间关节主动伸直平均-4°(-10°～0°),主动屈曲平均45°(30°～70°);近指间关节主动伸直平均-9°(-20°～0°),主动屈曲平均8°(72°～90°)。根据中华医学会手外科学会上肢部分功能评定试用标准:优10例,良1例,可1例;优良率达91.7%。作者认为,抽出钢丝悬吊法是治疗指伸肌腱中央束止点撕脱伤的有效方法。

(翁蔚宗)

述评 指伸肌腱中央束损伤是手外科临床中常见病,表现为纽扣指畸形,严重影响患指的外形和伸指功能。作者在改良传统拉出缝合的基础上,采用抽出钢丝悬吊法治疗中央束止点撕脱,取得了较好的疗效,与传统方法相比,该法通过抽出钢丝的悬吊,近指间关节略过伸位克氏针固定,使中央束近端充分向远侧移位,并与止点尽可能充分或部分接触,可明显减轻止点重建处的张力,使局部组织愈合更加牢固,从而改善关节的屈伸功能,但应注意:在抽出钢丝时应避免损伤血管神经,指间关节过伸≤20°,以免术后背侧关节囊挛缩。

(苏佳灿)

腹部埋藏和真皮下血管网皮瓣修复手部软组织缺损[中华手外科杂志，2012，28(4)，255]　李金亮回顾分析了2005年3月至2010年3月间采用腹部埋藏和真皮下血管网皮瓣修复手部软组织缺损29例，取得了满意的临床效果，该组共29例，男21例，女8例；年龄19～55岁，平均32岁。作者认为，腹部埋藏和真皮下血管网皮瓣修复手部软组织缺损有良好的推广前景。

（翁蔚宗）

述评　真皮下血管网皮瓣具有色泽佳，感觉良好，皮瓣薄，柔软不挛缩，供皮区无需植皮即可直接缝合等优点。但由于皮瓣存活部分依靠基底渠道，且抗感染能力不足，故对于手部严重创伤骨质外露、感染、血运不佳的创面，真皮下血管网皮瓣易坏死；腹部埋藏皮瓣使创面基底重建血液循环，二期行真皮下血管网皮瓣的移植，可使皮瓣抗感染能力显著提高。应用腹壁真皮下血管网皮瓣修复手部软组织缺损，皮瓣薄，色泽好，弹性及柔韧度良好，外形美观且供区隐蔽。该文为治疗手部组织缺损提供了良好的思路。

（苏佳灿）

带旋髂深血管髂骨瓣移植治疗中青年股骨颈骨折并股骨干骨折[中华显微外科杂志，2012，35(4)：332]　黄海样等2003年4月至2009年6月间收治的股骨颈骨折患者中，中青年股骨颈骨折移位明显同时合并股骨干骨折患者有22例，作者采用切开复位重建钉内固定及带旋髂深血管蒂髂骨瓣移植治疗。经随访，22例患者骨折于术后4～6个月全部愈合。术后关节功能完全正常者16例，活动度正常但劳累后轻微疼痛者3例，髋关节活动轻度受限1例，后期股骨头缺血性坏死1例。作者认为，用带旋髂深血管蒂髂骨瓣移植治疗中青年股骨颈骨折并股骨干骨折疗效显著，值得推广。

（程晓松）

述评　旋髂深血管解剖位置恒定，不易发生血管蒂紧张或扭转，血管口径较大，血供丰富，诱导和成骨能力强，可修补股骨颈皮质的缺损，并起加强内固定的作用。病人能早期功能锻炼，对中青年的股骨颈骨折病人，积极施行带蒂骨瓣骨移植术，可填补骨折缺损区，提高骨折愈合率，重建股骨头血供，但该手术有一定的操作难度，出血较多，如手术时间长等也应充分考虑，以选择一种良好的术式。

（许硕贵）

锁定钢板固定联合磷酸钙骨水泥治疗股骨转子间骨折[中华医学杂志，2012，91(47)：3324]　孙强等证实无病理缺陷、骨折、畸形或肿瘤的18具新鲜股骨标本，分为两组：实验组(右侧股骨)与对照组(左侧股骨)，依据Evans分型中的ⅢA型股骨转子间骨折造模，每组各18根股骨，实验组采取股骨近端锁定钢板(LPFP)固定联合CPC固定，对照组采用单纯LPFP固定。将股骨标本固定在特殊的夹具内进行力学对比测试。结果两者载荷-应变在600 kg·m·s^{-2}条件下，实验组(98 ± 3.6)$\mu\varepsilon$、对照组(127 ± 4.4)$\mu\varepsilon$；3 000 kg·m·s^{-2}条件下，实验组(278 ± 23)$\mu\varepsilon$、对照组(457 ± 45)$\mu\varepsilon$。载荷-位移500 kg·m·s^{-2}条件下，实验组(0.16 ± 0.02)mm、对照组(0.23 ± 0.04)mm；4 000 kg·m·s^{-2}条件下，实验组(2.79 ± 0.59)mm、对照组(5.05 ± 0.68)mm。扭矩-扭转变形0.1(°/cm)条件下，实验组(0.14 ± 0.01)kg·m^2·s^{-2}、对照组(0.23 ± 0.04)kg·m^2·s^{-2}；0.8(°/cm)条件下，实验组(3.14 ± 0.17) kg·m^2·s^{-2}、对照组(2.57 ± 0.08)kg·m^2·s^{-2}($P<0.05$)。作者认为治疗不稳定性转子间骨折锁定钢板内固定联合磷酸钙骨水泥在抗压、抗扭转方面明显优于单纯锁定钢板内固定。其立体固定，整体稳定性高。

（程晓松）

述评　股骨转子间骨折的固定方法主要DHS、PFLP、Gamma钉和PFNA等，但这些方法也存在不足，DHS结构上无有效抗旋转作用，不能有效地防止骨折断端旋转移，且不适用严重骨质疏松患者，采用锁定钢板联合骨水泥固定牢固，位移很小，承受扭矩大、抗扭转强度高。可在临床上进一步推广应用。

（许硕贵）

应用二枚或三枚AO空心螺钉治疗老年新鲜GardenⅠ、Ⅱ型股骨颈骨折的疗效比较[中华骨与关节损伤杂志，2012，27(6)：491]　高迪等将105例老年新鲜无移位型(GardenⅠ、Ⅱ型)股骨颈骨折患者分为A组(应用2枚空心螺钉)56例，B组(应用3枚空心螺钉)49例。对两组平均手术时间、X线暴露时间、并发症发生情况、末次随访时Harris评分等指标进行统计学比较。105例获得随访25～31个月。两组并发症发生情况。末次随访时Harris评分，差异无统计学意义($P>0.05$)。A组平均手术时间、X线暴露时间明显低于B组，差异有统计学意义($P<0.05$)。作者认为，应用2枚和3枚AO空，空心加压螺钉治疗老年新鲜无移位型(GardenⅠ、Ⅱ型)股骨颈骨折均可获得良好的临床效果，但应用2枚空心螺钉操作更简便。

（程晓松）

述评　目前对于无移位或嵌插型股骨颈骨折、移位型股骨颈骨折，除非患者有明显的手术禁忌证，均应考虑手术治疗，以防止骨折再移位。对于移位型股骨颈骨折，如果有条件应尽可能早实施手术。对于老年新鲜无移位型(Garden Ⅰ、Ⅱ型)股骨颈骨折患者行闭合复位空心螺钉内固定治疗可取得良好的临床效果，使用2枚还是3枚螺钉需要进行更多前瞻性、随机性、多中心临床研究加以证实。

(许硕贵)

股骨近端防旋髓内钉治疗老年人髋部骨折疗效的多因素分析[中国骨与关节损伤杂志，2012，27(6)：497]　纪泉等对76例股骨粗隆间骨折患者接受PFNA内固定治疗，记录患者一般情况、骨折类型、手术时间、术中出血量、围手术期并发症，患侧髋关节Harris评分。术后并发症发生率：表浅软组织感染2.6%(2例)，心脑血管意外3.9%(3例)，肺炎6.6%(5例)，老年谵妄15.18%(12例)，术后DVT 5.3%(4例)，应激性溃疡2.6%(2例)。多因素回归分析显示年龄、骨折稳定性(股骨内后侧皮质)、ASA评分是骨折愈合后髋关节功能的预测因子($P=0.032$，$P=0.032$，$P=0.038$)，性别、入院后早期手术、手术时间与Harris评分差异无统计学意义($P>0.05$)。作者认为，PFNA内固定治疗老年股骨粗隆间骨折创伤较小，但围手术期仍有较多并发症。骨折稳定性、患者年龄、ASA评分与骨折愈合后髋关节功能相关。

(程晓松)

述评　PFNA是一种相对安全有效、结合微创技术的髓内固定系统，操作相对简单、手术时间短、出血量较少。是治疗骨质疏松性股骨粗隆间骨折可靠的内固定方法。患者高龄、术前全身情况较差以及骨折的稳定性是影响术后康复的重要因素，如何降低术后1年内的死亡率、减少并发症、提高患者生活质量仍是需要进一步研究的重要内容。

(许硕贵)

股骨颈骨折内固定术失败原因分析及其治疗对策[中国骨与关节损伤杂志，2012，27(6)：518]　毛田等对23例股骨颈骨折内固定失败后行全髋关节置换术，根据术前、术后X线片及髋关节功能恢复情况，评价治疗效果。术后随访6～13个月，平均9个月，髋关节功能根据Harris评分标准：优20例，良3例。作者认为，全髋关节置换术能有效挽救股骨颈骨折内固定失败后髋关节功能，解除疼痛，恢复下肢功能。

(程晓松)

述评　内固定术失败后行全髋置换术应根据患者的具体情况和医师的经验来选择切口入路。关于内固定物尚未取出的患者，内固定物的取出术和全髋置换术是一期进行还是分期进行尚存在争议。内固定术失败后行全髋置换术由于患者对疗效的期望值降低而满意度较高。

(许硕贵)

老年股骨转子间骨折内固定失败后的二次手术治疗[中华创伤骨科杂志，2012，14(5)：453]　刘梦璋等在2002年8月至2010年3月共收治22例老年股骨转子间骨折内固定失败患者，男13例，女9例；年龄66～87岁。原始骨折根据改良Evans分型：ⅠB型1例，ⅠA型5例，ⅡB型7例，Ⅲ型8例，逆转子间骨折1例。首次内固定方式：动力髋螺钉(DHS)9例，动力髁螺钉(DCS)4例，锁定钢板2例，股骨近端髓内钉(PFN)2例，Gamma钉5例。内固定失败时间平均为5.6个月(1.4～8.0个月)。二次手术改行髋关节置换术8例，应用PFN 3例，股骨近端防旋交锁髓内钉7例，DHS 1例，DCS 3例。结果内固定失败原因：螺钉松脱或折断7例，头颈钉切割2例，髋内翻7例，骨折再移位3例，骨折不愈合2例，股骨头坏死1例。22例患者术后获8～26个月(平均13.7个月)随访。末次随访时髋关节Harris评分由术前平均22分(11～36分)提高至85分(72～93分)。再次内固定患者骨折均获骨性愈合，愈合时间平均为5.9个月(4～7个月)。作者认为，老年股骨转子间骨折内固定失败多因内固定方式选择不当、技术应用失误等因素所致。根据股骨转子部后内侧结构的稳定性、骨折愈合状况及骨质疏松程度等，合理选择内固定更换或髋关节置换术治疗，老年股骨转子间骨折内固定失败后仍可获得良好疗效。

(程晓松)

述评　根据股骨转子部后内侧结构的稳定性、骨折愈合状况及骨质疏松程度等，合理选择内固定更换或髋关节置换术治疗，老年股骨转子间骨折内固定失败仍可获得良好疗效。由于该文病例数少、随访时间短、部分患者后期失访、缺乏确切的疗效评价标准及患者纳入标准，此类手术的治疗选择方案需进一步研究。

(许硕贵)

四种骶髂螺钉固定方式治疗双侧骶骨骨折的稳定性比较研究[中华外科杂志，2012，50(8)：719]　赵勇等使用三维有限元方法，建立双侧骶骨纵行骨折模型，模拟使用4种骶髂螺钉固定方式进行固定：左右各1枚骶髂螺钉对S_1进行固定(S_1层面双向固定)、左右各1枚骶髂螺钉对S_2进行固定(S_2层面双向固定)、左右各1枚骶髂螺钉分别对S_2和S_1进行固定(双层面单螺钉双向固定)和左右各2枚骶髂螺钉分别对S_1和S_2进行固定(双层面双螺钉双向固定)。使用ABAQUS6.9.1(美国SIMULIA公司)软件模拟双足站立位状态下自骶骨上表面竖直向下加载600 N力载荷，测量S_1上表面的中点的下移距离和后旋角度以及髋骨最高点的角位移，按照移位越小稳定性越好的原则对各种固定方式进行比较。双层面双螺钉双向固定

组合明显优于 S_1、S_2 层面双向固定组合，也明显优于双层面单螺钉双向固定组合。在竖直稳定性和外翻稳定性方面，S_2 层面双向固定下移距离和外翻角度分别为 0.531 mm 和 0.156°(左侧)、0.163°(右侧)，优于 S_1 层面双向固定的 0.673 mm 和 0.200°(左侧)、0.232°(右侧)；在后旋稳定性方面，S_1 层面双向固定的后旋角度为 0.269°优于 S_2 层面双向固定的 0.287°。另外，双层面单螺钉双向固定的后旋稳定性弱于 S_1、S_2 层面双向固定，而其下移距离和外翻角度均介于 S_1 层面双向固定和 S_2 层面双向固定之间。作者认为针对双侧骶骨纵行骨折，可根据左右两侧的后旋稳定性、竖直稳定性和外翻稳定性的具体情况决定具体的螺钉固定层面；为了使后环的稳定性最大化，最好使用 S_1 和 S_2 双层面双螺钉双向骶髂螺钉的固定组合。

(程晓松)

述评　骶髂螺钉是骨盆后环损伤治疗领域的重大进步，但骶髂螺钉并不都能达到稳定的固定。畸形愈合率较高。应根据具体伤情选择有效的固定方式，最大限度地发挥骶髂螺钉的生物力学优势，降低固定失败率，便显得尤为重要，即便使用最牢固的固定方式也要尽量避免患部过早承重，从而最大限度地避免因内固定失效而导致的复位丢失。

(许硕贵)

微创可调式接骨板治疗骶骨 DenisⅡ型骨折［中华创伤骨科杂志，2012，14(5)：385］　陈伟等 2007 年 6 月至 2008 年 7 月应用微创可调式接骨板治疗 15 例(17 例)骶骨 DenisⅡ型骨折患者，男 9 例，女 6 例；平均年龄为 47 岁；左侧 7 例，右侧 6 例，双侧 2 例。致伤原因：交通伤 11 例，砸伤 3 例，高处坠落伤 1 例。术前 X 线片和 CT 图像显示骶骨骨折在冠状面上压缩移位 4 侧，分离移位 13 侧；其中 5 例患者(5 侧)存在垂直移位，3 例患者(3 侧)有前后方向移位。受伤至手术时间为 2～10 d，平均 5 d。应用微创可调式接骨板复位骶骨分离或压缩移位并固定骨折。术后行放射学检查，评估骨折复位及愈合情况。术后随方评估患者功能恢复情况。15 例患者术后获平均 40 个月随访。骶骨骨折均获愈合，愈合时间平均为 3.4 个月。根据 Lindahl 等提出的标准评估骨折复位质量：优 11 侧，良 5 侧，可 1 侧。按照 Lindahl 等提出的评分系统评价患者功能恢复情况：优 8 例，良 5 例，可 2 例。本组无医源性神经损伤、内固定失败、内固定物导致的刺激症状或压疮等并发症发生。作者认为，骶骨 DenisⅡ型骨折在冠状面上存在分离或压缩移位，应用微创可调式接骨板可有效复位骨折并坚强固定，临床疗效良好。

(程晓松)

述评　微创可调式接骨板与骨盆后环解剖结构适应，无需预弯，除两侧髂后上棘部分接骨板位于皮下外，其余部分紧邻骶骨背侧面。微创可调式接骨板固定骶骨骨折属于微创手术，由于骶骨为松质骨，该手术有助于减少术中出血量和手术创伤，从而缩短手术时间，同时也降低了围手术期并发症的发生率。但该手术过程中复位仍有损伤神经的风险，有待于进一步研究。

(许硕贵)

常规髋臼手术入路加大转子截骨治疗复杂髋臼骨折［中华创伤骨科杂志，2012，14(5)：372］　吴宏华等选取本院在 2007—2011 年间收治的 41 例复杂髋臼骨折患者，将患者随机分为两组，观察组 21 例，对照组 20 例，观察组患者采用常规髋臼手术入路加大转子截骨治疗；对照组患者采用单纯的手术入路治疗，对两组患者的治疗过程进行跟踪观察，并记录所得数据。经过治疗，两组患者的病情均有一定程度的改善，观察组 21 例患者中，基本治愈 11 例，显效 5 例，有效 4 例，无效 1 例，有效率为 95.2%，对照组 20 例患者中，基本治愈 7 例，显效 4 例，有效 4 例，无效 5 例，有效率为 75%。作者认为，在治疗复杂髋臼骨折疾病的过程中，采用常规髋臼手术入路加大转子截骨治疗的效果较为显著，值得在临床推广应用。

(程晓松)

述评　复杂髋臼骨折中较难处理的类型就是累及髋臼顶的骨折，以双柱骨折为主。尤其是当骨折线位于髂前下棘以远、骨折块位于后外时，通常向近端移位，造成髋臼顶移位。对于此类骨折的处理，以往多采用扩展髂骨股骨入路，需要将肌肉从髂骨外板剥离，由于肌肉附丽主要在髂嵴，势必会造成髂骨的缺血和严重的异位骨化。而且，扩展髂骨股骨入路的术后并发症发生率较高。该方法手术显露好且有利于复位和固定，术后患者功能恢复良好。但病例数较少，仍需进一步在临床推广应用观察中远期疗效。

(许硕贵)

腹主动脉球囊阻断术在陈旧性髋臼骨折治疗中的应用［中华创伤骨科杂志，2012，14(5)：376］　杨永良等 2000 年 6 月至 2011 年 6 月采用前后联合入路切开复位内固定治疗 44 例陈旧性髋臼骨折患者，2006 年以后收治的 23 例患者中 17 例接受暂时性腹主动脉球囊阻断术以控制术中出血(阻断组)，男 10 例，女 7 例；平均年龄为(33.5±1.8)岁。骨折 AO 分型：B1 型 3 例，B2 型 4 例，B3 型 2 例，C 型 8 例。以 2006 年以前收治且未接受暂时性腹主动脉球囊阻断术的 21 例患者作为对照组，男 12 例，女 9 例；平均年龄为(31.2±2.4)岁。骨折 AO 分型：B1 型 5 例，B2 型 7 例，B3 型

3例,C型6例。记录并比较两组患者平均手术时间、出血量、输血量、复位优良率及术后功能优良率。结果:阻断组患者腹主动脉阻断时间平均为(48.5±18.9)min。阻断组和对照组患者平均手术时间、术中出血量及术中输血量比较差异均有统计学意义($P<0.05$)。术后复位优良率根据改良的Matta复位标准评定:阻断组为82.4%(14/17),对照组为81.0%(17/21),两组比较差异无统计学意义($P=0.323$)。35例患者术后获12~30个月随访。末次随方时根据改良Merled' Aubigné和Postel评分标准评定患髋功能:阻断组优9例,良4例,可2例,差1例,优良率为81.3%;对照组优10例,良4例,可3例,差2例,优良率为73.7%,两组比较差异无统计学意义($P=0.277$)。作者认为,陈旧性髋臼骨折术中应用暂时性腹主动脉球囊阻断术能更有效地控制术中出血、缩短手术时间,是一项有效的止血措施。

(程晓松)

述评　陈旧性髋臼骨折因损伤时间长、髋臼解剖复杂、骨折复位固定困难、术中出血量多,采用腹主动脉暂时性球囊阻断术控制术中出血,可以减少术中出血量及输血量,手术视野暴露清晰,有利于骨折的复位和固定,并减少了手术时间,可以作为陈旧性髋臼骨折切开复位内固定手术中有效的止血措施之一。但对于腹主动脉粥样硬化或狭窄者的应用仍有局限性,因此该方法应用前需综合考虑患者的年龄、全身情况、是否存在血管及内科疾病,以免发生并发症。

(许硕贵)

髋臼骨折ABC分类系统的可信度评价[第二军医大学学报,2012,33(5):510]　刘欣伟等于已行手术治疗的1122例髋臼骨折患者的病例资料库中按ABC分类系统3个亚型中每种亚型随机抽取20例,再分为2组:平片组30例(提供骨盆正位、髂骨斜位、闭孔斜位X线片)及平片+CT组30例(提供X线片、二维CT)。抽取1~5年资、5~10年资、10~15年资各3位骨科专业医生,对平片组和平片+CT组影像资料进行读片并根据ABC分类系统做出诊断;每位观察者只读片而不知晓其他临床资料。于第1次读片(第1阶段)3个月后将相同的病例资料打乱顺序,再次请原3组人员进行读片(第2阶段)。对两次的结果进行统计分析,计算Kappa值,进行一致性检验,以评估观察者间的可信度和可重复性。结果:不同观察者间在第1和第2两个阶段的一致性分别为:平片组0.66、0.71,平片+CT组0.67、0.72;同一观察者前后两次读片可重复性分别为:平片组0.75,平片+CT组0.78;高年资组医师诊断的可信度和可重复性相对较高。作者认为,以ABC分类系统对髋臼骨折进行分类诊断时,可以获得一致度较高的诊断结果;CT虽然对于髋臼骨折的治疗具有重大的指导意义,但并不能明显提高对髋臼骨折分类诊断的可信度。

(程晓松)

述评　髋臼骨折是由高能量暴力引起的累及关节面的复杂关节内骨折,对其诊断和治疗要求特别高,术前应根据影像学资料对骨折分型进行正确判断,全面准确地反映骨骼损伤的严重程度,制定治疗计划。该研究以ABC分类系统对髋臼骨折进行分类诊断时,可以获得一致度较高的诊断结果。

(许硕贵)

三角固定技术治疗Tile C型骨盆骨折[中华创伤骨科杂志,2012,14(5):399]　胡旭栋等2009年1月至2010年12月采用USS联合骶髂螺钉的三角固定技术治疗22例(25侧)Tile C型骨盆骨折患者,男13例,女9例;年龄21~48岁;骨折按照Tile分型:C_1型9例,C_2型7例,C_3型6例。受伤至手术时间为5~21 d。根据Matta标准对骨折复位质量进行评价,根据Majeed功能评分标准及Gibbons骶神经损伤分级,分别对临床功能和神经功能进行评价。结果术中出血量平均为450 ml(100~800 ml),住院时间平均为16 d(12~26 d)。22例患者术后获平均14个月(4~26个月)随访。2例患者术后出现切口感染,经清创、抗感染治疗后治愈。该组患者无复位丢失及内固定松动、断裂等并发症发生。所有患者骨折均获愈合,15例已取出内固定物。根据Matta评分标准评价骨折复位质量:解剖复位18侧,满意复位6侧,复位差1侧。末次随访时根据Majeed功能评分标准评定疗效:优13例,良6例,可2例,差1例,优良率为86.4%。末次随访时13例术前合并神经损伤的患者按Gibbons骶神经损伤分级:Ⅰ级6例,Ⅱ级4例,Ⅲ级2例,Ⅳ级1例。作者认为,USS联合骶髂螺钉的三角固定技术治疗Tile C型骨盆骨折是一种较好的固定方法,增强了骨折的固定强度,能同时行神经探查、减压,还可早期负重,术后功能恢复好。

(程晓松)

述评　Tile C型骨折是一种不稳定骨折,常用固定方法包括骶骨棒固定、后方张力带钢板固定及骶髂螺钉固定,常存在固定强度不够,无法早期负重等问题,该三角固定技术能够达到牢固固定,能使患者早期下床活动,但该手术创伤较大且操作复杂,该技术的长期疗效还需进一步随访。

(许硕贵)

损伤控制骨科理念(DCO)在骨盆骨折院前急救及治疗中的应用[中华创伤骨科杂志,2012,14(5):399]　章银灿等回顾性分析2008年1月至2010年6月期间采用自行研制的骨盆充气式固定止血兜、应用DCO理念进行院前急救及治疗的85例骨盆骨折患者资料，并以2005年7月至2007年12月未应用DCO理念进行院前急救及治疗的82例骨盆骨折患者作为对照。治疗组男48例，女37例；年龄19～67岁；骨折按Tile分型：A型18例，B型33例，C型34例。对照组男45例，女37例；年龄18～69岁，平均35.3岁；骨折按Tile分型：A型18例，B型32例，C型32例。比较两组患者的死亡率、骨折愈合时间及临床疗效。结果治疗组死亡3例(35%)，对照组死亡10例(12.2%)，两组死亡率比较差异有统计学意义($\chi^2=4.366$，$P=0.037$)。治疗组(82例)和对照组(72例)患者术后分别获平均18.3、18.6个月随访。两组患者骨折愈合时间平均分别为(3.1±0.7)、(3.3±0.6)个月，两组比较差异无统计学意义($t=-1.880$，$P=0.062$)。临床疗效根据刘利民等的评价标准评定：治疗组优49例，良27例，可6例，优良率为89.4%；对照组优40例，良23例，可9例，优良率为76.8%，两组比较差异有统计学意义($\chi^2=4.735$，$P=0.030$)。作者认为，应用DCO理念并按照骨盆骨折院前急救及治疗的规范化流程对骨盆骨折进行院前急救及治疗，可以极大地提高骨盆骨折患者的抢救成功率，降低患者的死亡率。

(程晓松)

述评　该方法能够对骨盆骨折的初始、快速、暂时固定，待全身睛况好转后再行确定性处理。有利于控制原发损伤进一步加重，能控制初步手术的时间和复杂程度，为挽救患者生命及进一步处理创造条件，并赢得了宝贵时间，降低死亡率与致残率，为医院抢救打好基础。

(许硕贵)

Segond骨折合并前交叉韧带损伤的外科治疗[中华创伤杂志，2012，28(8)：726]　王琪等选择了2008年1月至2010年12月收治的9例Segond骨折合并ACL损伤的患者，关节镜下均可见ACL断裂及内侧副韧带(medial collateral ligament，MCL)断裂，1例还合并外侧副韧带(lateral collateral ligament，LCL)断裂、内侧半月板损伤，4例合并内侧半月板撕裂，2例合并外侧半月板撕裂。均行关节镜下异体肌腱移植、ACL重建、内侧副韧带修补术。1例同时行LCL重建术，3例行半月板缝合术，4例行半月板成形术。6例Segond骨折块较大，分别以2枚空心拉力螺钉固定，3例骨折块较小，以1枚空心拉力螺钉固定。平均随访12个月。Lysholm术后评分平均为59分，疗效均满意。认为Segond骨折常伴有ACL损伤，前者对后者有很好的提示作用。在重建ACL的同时，对于Segond骨折块较大者应予复位、固定，对于合并其他的损伤，也应同期手术治疗。

(赵　雪)

述评　Segond骨折在临床上对于合并的ACL、侧副韧带及半月板损伤的提示作用可能远比其骨折本身的意义重大。对于骨折合并上述损伤的病例中，如果对膝关节稳定性造成影响，也需要及时给予相应治疗。总之，对于Segond骨折首先应想到其提示作用，及时发现合并的膝关节内外结构损伤，并及时给予相应治疗。对于骨折本身的治疗，也应根据情况采取积极措施，以加强膝关节屈曲位的外旋稳定性。

(张春才)

股前外侧复合组织瓣移植修复下肢缺损创面并重建伸膝功能五例[中华烧伤杂志，2012，28(1)：76]　魏盼杰等于2007年2月至2010年3月共收治5例下肢严重皮肤软组织缺损合并伸膝功能丧失患者，其中男4例、女1例；年龄25～52岁。致伤原因：热压伤1例、车祸伤2例、井下压砸伤2例。创伤情况：皮肤软组织缺失伴髌韧带及股四头肌部分缺损3例，软组织缺损伴股四头肌大部分缺损2例；皮肤缺损面积为(18 cm×16 cm)～(28 cm×19 cm)。采用股前外侧复合组织瓣移植的方法修复下肢缺损创面并重建伸膝功能，术后随访1～4年，外观满意，膝关节屈伸及行走基本正常，肌力与健侧无明显差异，供区未见功能障碍。

(赵　雪)

述评　伸膝功能由股四头肌、膝关节和髌韧带等共同完成，是下肢功能的重要组成部分。下肢严重创伤后，往往造成皮肤、肌肉、神经等复合组织缺损。而该组病例切取健侧股前外侧肌复合组织瓣移植重建患肢伸膝功能，对降低伤残率具有重要意义。

(张春才)

膝内侧隐血管为蒂的胫骨中上段骨膜瓣移位修复股骨髁上骨不连[中华显微外科杂志，2011，34(6)：502]　孙振中等报道了膝内侧隐血管为蒂的胫骨中、上段骨膜瓣修复股骨髁上骨不连的疗效和方法。对于7例股骨倒打髓内钉及2例解剖钢板螺钉、2例DCS内固定的股骨髁上骨折手术后并发骨不连病例，保留原内固定采用同侧膝内侧隐血管为蒂的胫骨中上段内侧骨膜瓣移位包绕修复骨不连部。其中3例同时携带部分胫骨嵌入骨缺损部。结果：11例骨不连2～4个月骨性愈合，平均3个月，术后膝关节伸0°，屈120°～135°。认为膝内侧隐血管为蒂的胫骨骨膜瓣解剖恒定，血运可靠，切取方便，成骨效果好，是修复股骨髁上骨不连的有效方法，且由于不必重新内固定，治疗费用低廉。

(赵　雪)

述评　以膝降血管、隐血管为血管蒂的胫骨中、上段内侧骨膜瓣血管恒定，解剖方便，切取面积大，血管蒂较长，血供可靠，骨膜瓣可很快与骨折端愈合，并为局部提供血运，保证骨折端局部有充分骨膜成骨。若骨不连间隙>3～5 mm，可用带上血运胫骨填充，保证骨愈合，此方法不需要吻合血管，原有的内固定不必取出并重新内固定以及植骨，故可缩短手术时间。减少经济负担，且本术式不打开关节囊，术后可早期功能锻炼，利于功能恢复，骨愈合率高，若以膝降血管为蒂最高，可以转位修复至股骨中段骨不连，但患者膝内侧及小腿部将留一较长瘢痕。

(张春才)

前十字韧带重建术后开链与闭链康复运动的选择[中华骨科杂志，2012，32(2)：128]　为比较前十字韧带重建术后康复中开链运动与闭链运动的效果，为前十字韧带重建术后康复方案的选择提供依据。张静等将2009年2月至2010年6月符合纳入标准的接受异体肌腱单束解剖重建前十字韧带手术的患者60例，随机分为两组，分别采用开链运动康复方案(30例)和闭链运动康复方案(30例)。两组术前Lysholm膝关节评分、国际膝关节评分委员会(International Knee Documentation Committee，IKDC)评分、KT-1000值的差异均无统计学意义。比较术后3个月与6个月时两组患者的主动、被动关节活动度差值、Lysholm膝关节评分、IKDC评分、单足跳测试及KT-1000值。术后3个月两组被动关节活动度差值、Lysholm膝关节评分、IKDC评分的差异均无统计学意义；主动关节活动度差值、单足跳测试、KT-1000值的差异有统计学意义，闭链运动组优于开链运动组。术后6个月两组主动关节活动度差值、被动关节活动度差值、Lysholm膝关节评分、IKDC评分、单足跳测试的差异均无统计学意义；KT-1000值的差异有统计学意义，闭链运动组优于开链运动组。认为闭链运动较开链运动能更好地保护重建韧带，更有利于本体感觉及肌肉力量的恢复。

(赵　雪)

述评　开链运动与闭链运动在肌力、关节活动度恢复方面最终均能达到较为满意的结果，但闭链运动较开链运动恢复得更早。闭链运动更有利于保护重建韧带及本体感觉恢复，防止术后再损伤。但该研究随访时间较短，患者肌力可能尚未完全恢复，因此只能说明开链、闭链运动训练对术后早期膝关节功能康复的影响。

(张春才)

保留胫骨残端及Transfix固定的前交叉韧带重建[中华创伤骨科杂志，2012，14(6)：468]　讨关节镜下保留胫骨残端及Transfix固定近解剖位重建前交叉韧带(ACL)的技术与方法，孙磊等于2009年10月至2010年10月共收治69例ACL损伤患者，其中26例经关节镜证实ACL断裂，近残留部分或少许胫骨残端。主要症状为膝关节不稳。所有患者均采用关节镜下保留胫骨残端、4股腘绳肌腱单束移植物及Transfix固定近解剖位重建前交叉韧带(ACL)。患者术后早期均无并发症，术后效果良好。认为关节镜下保留胫骨残端及Transfix固定的前交叉韧带重建，有利于移植腱的生物愈合，骨隧道定位更接近解剖位，临床疗效可靠。

(赵　雪)

述评　ACL重建移植物能否永久替代原有ACL功能，取决于移植物与受区组织的生物愈合，并最终被受区组织"爬行替代"塑形成为类似原始ACL，并具有生命活性的结构。有研究表明，ACL断裂后其残端仍有血液供应和神经支配，内部细胞仍有旺盛的增殖能力，是"爬行替代"重建ACL移植物有益的细胞、神经和血管来源。此外，残端的存在有利于封闭骨隧道内口，减少滑液渗入骨隧道，促进移植物与宿主的腱、骨愈合。因此，ACL重建也应像骨折复位内固定一样遵循生物学原则，要特别注意保护局部原有的组织血供和神经支配，各种类型的ACL残端均有保留价值，ACL重建术中应尽量减少对关节内的扰动。

(张春才)

跟骨移位关节内骨折的手术治疗[中华医学杂志，2012，92(21)：1492]　讨跟骨移位关节内骨折切开复位异型钢板手术治疗的临床疗效。梁军等搜集了自2005年1月至2010年12月天津医院创伤骨科收治并获得随访的跟骨移位关节内骨折患者103例，男92例，女11例，年龄23～65岁。左跟骨51例，右跟骨40例，双跟骨骨折12例，均为闭合骨折，2例并发脊柱损伤。骨折根据Sander分型，SanderⅡ型15例，SanderⅢ型75例SanderⅣ型13例。所有患者均应用改良跟骨外侧切口，切开复位异型钢板内固定术，术后6周部分负重，12周完全负重。采用美国足踝外科学会(AOFAS)评分行足踝功能评分。95例获得随访，随访时间6～30个月，骨折愈合时间8～15周。2例切口裂开，骨折愈合钢板取出后皮肤切口愈合。8例合并距下关节创伤性关节炎，行走时疼痛。3例负重后关节面出现塌陷。根据美国足踝外科学会(AOFAS)足部评分标准，其中优83例，良13例，可5例，差2例，优良率为93.2%。认为改良外侧切口治疗跟骨移位关节内骨折可以获得满意疗效，但在临床应用中需要掌握熟练手术技术。

(赵　雪)

述评　跟骨骨折切开复位内固定常规采用跟骨外

侧"L"形切口,纵行部分位于跟腱和外踝之间,横行部分位于足底皮肤与足跟外侧皮肤交界处。该研究病例中将切口纵行部分尽可能接近跟腱外侧,横行部分在足跟外侧皮肤与足底皮肤交界上方 1.5 cm 处,较经典切口上移,并且在切口 L 转折处增大角度,切口上移后,切口两侧皮下组织层次相近。术毕缝合软组织各层次对应较好,而经典切口横行部分近足底外缘,切口两侧组织移行较大,术毕缝合时皮下组织各层次关系对应不明确。跟骨移位关节内骨折手术恢复 Böhler 角,可以达到良好的效果,要求术中尽可能达到关节面解剖复位。后关节面的解剖复位,Böhler 角和 Gissane 角的恢复,患者可获得满意的治疗结果。

（张春才）

双入路手术方法治疗严重 Pilon 骨折的近期疗效［中华创伤杂志,2012,9(28);805-808］ 杨春雷等采用经踝前内侧入路+经腓骨骨折或腓骨截骨入路显露胫距关节的方法,直视下复位踝中心穹窿的塌陷或翻转骨块,通过两侧切口可准确了解骨块的复位和骨块间的相关关系。首先固定胫骨再固定腓骨,共治疗 11 例 AO/OTA 的 C3 型严重 Pilon 骨折。所有骨折复位效果满意,9 例创口一期愈合,2 例二期愈合,随访期内无深部感染病例。通过踝内侧及经腓骨显露胫骨内外侧的双入路手术方法能完整显露胫距关节,有利于移位骨块的复位固定,对于严重 Pilon 骨折术后能获得一个良好的近期复位固定效果。

（黄　淦）

述评　Pilon 骨折多由高能量损伤造成胫骨远端关节面不同程度毁损、塌陷,同时往往伴有严重的软组织损伤,是临床治疗的一大难点。治疗 Pilon 骨折的目的是关节复位、力线恢复、维持关节稳定、获得骨性愈合,最终恢复肢体功能,骨折断端,尤其是关节面良好地复位固定是远期患肢功能恢复的重要保障。作者采用双侧切口能较好地暴露胫骨远端胫距关节面,复位固定效果良好,可在临床推广。

（禹宝庆）

封闭负压引流合并骨折固定术治疗伴软组织缺损的小腿开放性骨折［中华创伤骨科杂志,2012;4,14(4);367-368］ 小腿开放性骨折并重度软组织缺损的治疗是骨科临床上经常遇到的难题,创面感染与骨折固定相互矛盾又相互制约,早期内固定会增加感染概率,皮肤条件允许后再处理骨折易失去治疗最佳时机。蔡振存等采用封闭式负压引流(VSD)技术合并骨折固定术治疗 32 例伴严重软组织损伤的小腿开放性骨折患者。所有患者均采用急诊清创术,去除可以坏死组织,用外固定支架或钢板先对骨折进行固定,采用内固定者必须有软组织将钢板覆盖(皮肤可以缺损)。19 例软组织缺损较轻者创面经 1 次封闭负压引流后,肉芽组织新鲜,行自体中厚皮片植皮或缝合后愈合;13 例缺损较大者,经两次 VSD 后行皮片植皮或局部转移皮瓣治愈 7 例,游离皮瓣治愈 3 例,1 例因外露骨坏死二期手术切除坏死骨,用带血管蒂皮瓣转移修复软组织缺损,2 例 VSD 后局部软组织坏死钢板外露,改行外固定,皮瓣植皮后愈合。VSD 引流术同时行骨折固定术治疗伴有严重软组织损伤的开放性骨折,一期选择合适固定方式,骨折可早期获得临床愈合。

（黄　淦）

述评　近年来 VSD 用于严重软组织软组织损伤创面,已取得良好效果,负压吸引结合冲洗保证引流通畅和创面处于相对干净的环境,清除坏死组织,利于创面肉芽组织生长,减轻创面肉芽组织肿胀,增加创面血流量。在 VSD 技术辅助下选择正确合适的骨折固定方式能缩短患者住院时间,减少住院费用,但一期选择内固定方式值得商榷。

（禹宝庆）

锁定加压钢板与解剖钢板治疗胫骨 Pilon 骨折的疗效比较［中华创伤骨科杂志,2012,3,14(3)272-273］ Pilon 骨折是胫骨远端骨折,占下肢骨折的 1%,胫骨骨折的 4%～7%。由于骨折累及胫骨远端关节面,如果复位及固定效果不好,对踝关节功能有极大影响,且常因伴有严重软组织损伤,术后局部软组织易出现并发症,病残率高。赫兰学等回顾性分析采用锁定加压钢板(LCP)和解剖钢板(AP)治疗且获得随访的 32 例(34 肢)Pilon 骨折患者的临床资料,比较两组患者的手术时间、术中出血量、骨折愈合时间、踝关节功能(参照 Ovadia 等标准)及并发症发生情况。所有患者随访 14～41 个月。两组患者除手术时间外,术中出血量及骨折愈合时间差异均有统计学意义($P<0.05$)。踝关节功能评价:LCP 组和 AP 组优良率分别为 94.9%和 81.4%,差异有统计学意义($P<0.05$)。LCP 组术后无感染及骨折移位、不愈合患者;切口皮缘坏死及切口裂开 1 例。AP 组伤口感染 2 例,切口皮缘坏死及切口裂开 3 例,骨折移位 2 例,骨不连 2 例。与 AP 比较,LCP 治疗胫骨 Pilon 骨折遵循生物学固定原理,手术效果更明显,并发症更少。

（黄　淦）

述评　Pilon 骨折是胫骨远端累及踝关节面的骨折,多由于旋转暴力或轴向挤压力引起,治疗颇为复杂,所以手术解剖复位被临床医师所认同。从胫骨解剖形态看,胫骨下段从三边形过渡到四边形,一般直钢板即使折弯后也很难与骨面良好贴附。LCP 及 AP 均按胫骨远端解剖形状设计而成,能与胫骨前外侧及内侧表面紧密贴附,且远端可同时固定 3～4 枚松质骨螺钉，骨折解剖复位后采用相同材质松质骨拉力螺钉或松质骨全螺纹钉固定远折端，可较稳定地固定碎骨块，而LCP远端锁定钉利用不同发散与汇聚方向固定，更为牢固。为避免造成内固定外露，还应选择局部软组织条件好的患者，以取得满意的疗效。

（禹宝庆）

胫前动脉踝上穿支皮瓣的解剖基础及其修复足背动脉缺损的前足创面［中华显微外科杂志，2012，2；35(1)］　足背外伤性皮肤软组织缺损是临床较常见的损伤，常伴有肌腱骨骼外露。需要皮瓣修复。由于前足部位于肢体远端，可用来修复的皮瓣很少，一直是临床治疗的难题。魏在荣等解剖观测20侧成人下肢标本胫前动脉踝上分支直径、走行，跗内侧动脉、跗外侧动脉走行、吻合情况。据此设计皮瓣，12例前足创面患者，足背动脉缺损，创面范围(13 cm×6 cm)～(15 cm×8 cm)，均采用跗内和(或)外侧动脉蒂胫前动脉踝上穿支皮瓣覆盖。皮瓣范围(14 cm×8 cm)～(17 cm×9 cm)。供区直接缝合或游离植皮覆盖。解剖研究发现胫前动脉在距踝间连线近心端(3.1±0.8)cm处有一恒定穿支，穿支起始处外径(1.1±0.2)mm。胫前动脉穿支、胫前动脉、跗外侧动脉、跟外侧动脉相互吻合形成一血管轴，胫前动脉穿支、胫前动脉、跗内侧动脉、足底内侧动脉相互吻合形成一血管轴。以此为基础临床治疗12例患者，术后皮瓣及植皮均顺利成活，供、受区切口均Ⅰ期愈合。患者均获随访。随访6～18个月，平均10个月。皮瓣色泽、质地、外形良好。患足负重行走正常，皮瓣及皮瓣供区无溃疡。

（黄　淦）

述评　胫前动脉穿支、胫前动脉、跗外侧动脉、跟外侧动脉或腓动脉外踝上穿降支相互吻合形成一血管轴，是切取上述皮瓣的解剖学基础。跗内侧动脉亦恒定起始于足背动脉，主干斜越踇趾长伸肌腱深面之后。沿胫骨前肌腱前方向前下走行。到达第1楔骨内侧，在跨趾展肌表面，其终末支与足底内侧动脉浅支、足底内侧动脉深支内侧支相互吻合。跗内侧动脉与足底内侧动脉浅支、足底内侧动脉深支内侧支相互吻合，该吻合是切取跗内侧动脉蒂胫前动脉踝上穿支皮瓣的血供来源，胫前动脉穿支、胫前动脉、跗内侧动脉、足底内侧动脉浅支或足底内侧动脉深支相互吻合形成一血管轴，是切取上述皮瓣的解剖学基础。跗内和(或)外侧动脉蒂胫前动脉踝上穿支皮瓣修复伴足背动脉缺损足前部创面，皮瓣无效蒂短，血供可靠，符合整形外科原则。

（禹宝庆）

吻合血管肌(皮)瓣修复小腿严重创伤后软组织缺损［中华显微外科杂志，2012，6；35(3)：180］　张春等应用吻合血管皮瓣、肌皮瓣修复小腿严重创伤后复杂软组织缺损患者59例，在全身情况稳定、局部急性感染已基本控制的情况下，反复彻底扩创，创面用VSD覆盖保护。待创面肉芽新鲜、清洁后应用单一皮瓣、肌皮瓣吻合血管移植修复56例，单一组织瓣不能满足缺损修复者3例，选用2块组织瓣组合移植，对受区无合适可供血管吻合者5例，采用桥式交叉血管吻合移植。单块组织瓣面积最大32 cm×13 cm，最小15 cm×8 cm，组合组织瓣皆为2块。59例组织瓣移植均获成功，受区伤口Ⅰ期愈合57例，Ⅱ期愈合2例，1例供区继发伤口感染，经换药扩创后再次植皮治愈。肢体严重复杂软组织缺损得以修复重建，毁损肢体得以挽救，功能得以保留。

（黄　淦）

述评　肢体创伤后严重复杂性软组织缺损的修复重建是复杂、艰难、系统的治疗过程。患者与医师都承受巨大的压力和风险。满意修复缺损、有效闭合创面则是整个治疗过程决定性作用的环节。治疗严重复杂性缺损。挽救肢体、最大限度的恢复肢体功能既是患者的殷切期盼，更是医师的追求所在，应用显微外科技术选用合适的组织瓣与合理的手术方式进行吻合血管的皮瓣、肌皮瓣移植是实现治疗目标与愿望的最有效的方法。

（禹宝庆）

影响切开复位内固定治疗Pilon骨折疗效的相关因素分析［中华医学杂志，2012，7；92(27)］　沈敌捷等采用切开复位钢板内固定治疗Pilon骨折52例。根据Ruedi-Allgower分型：Ⅰ型13例，Ⅱ型22例，Ⅲ型17例。受伤至手术时间6 h～37 d，平均11.1 d。骨折复位影像学评估采用Burwell-Charnley标准，术后踝关节功能根据美国骨科足踝外科协会(AOFAS)踝关节功能评分系统进行评价。对骨折类型、复位质量、并发症等与疗效关系进行分析，评估影响疗效的因素。52例平均随访14.1个月(6～28个月)。骨折全部愈合，愈合时间4.0～11个月。胫骨远端关节面：解剖复位20例，一般24例，差8例。踝关节功能：优12例，良26例，可9例，差5例。并发症发生率30.8%(16例)，包括切口皮肤坏死5例，浅表感染4例，深部感染1例，创伤性关节炎6例。Ⅰ型骨折复位质量与Ⅱ、Ⅲ型之间差异有统计学意义。Ⅰ、Ⅱ型骨折术后优良率与Ⅲ型之间差异有统计学意义，而Ⅰ型与Ⅱ型之间差异无统计学意义。骨折复位质量与疗效存在等级正相关($r=0.513, P<0.01$)。并发症皮肤坏死、浅表感染和深部感染的发生在功能为优良组和可差组之间差异无统计学意义($P>0.05$)，而创伤性关节炎在功能为可差组的发生明显较优良组高，二者具有统计学差异($P=0.005$)。作者认为Pilon骨折的临床疗效受骨折类型、复位质量和创伤性关节炎等因素的影响。

（黄　淦）

述评　骨折类型是影响预后的最主要因素，其严重程度直接反映关节面的骨折情况，而骨折后关节面的复位能降低关节接触的峰值压力，进而减少骨性关节炎的发生。Pilon 骨折的并发症发生率较高，切口皮肤坏死及感染是切开复位内固定手术早期常见并发症，而后期并发症主要为创伤性关节炎等。因此，在对软组织进行保护的基础上切开复位内固定是一种可行之法。骨折类型、复位质量、并发症的发生等多种因素可对治疗效果产生明显影响，分析及重视这些因素有助于提高临床疗效。

（禹宝庆）

髓内钉与钢板治疗成人胫骨干远端骨折的 Meta 分析［中华创伤骨科杂志，2012，7；14(7)：571］　陈安富等通过对髓内钉与钢板治疗成人胫骨干远端骨折的相关并发症进行 Meta 分析，研究发现两组总体并发症发生率、感染发生率、骨折不愈合发生率、骨折延迟愈合发生率、两次手术率比较差异均无统计学意义（$P>0.05$）。对于总体并发症发生率，各研究组统计学异质性大。通过研究发现钢板组感染发生率为髓内钉组的 2 倍（10％ vs 5％），这可能有重要的临床意义，但差异无统计学意义（$P=0.08$）。钢板增加了感染的风险可能与钢板内固定需切开复位，增加了骨折端皮肤软组织的暴露有关，而髓内钉多采用闭合复位固定，从而可以避免骨折端皮肤软组织的暴露。两组骨折不愈合发生率和骨折延迟愈合发生率差异无统计学意义（$P>0.05$），表明两种内固定均能为骨折愈合提供可靠稳定的固定支持。作者认为与钢板治疗相比，髓内钉治疗增加了骨折畸形愈合率，钢板更适合治疗成人胫骨干远端骨折。

（黄　淦）

述评　髓内钉或钢板内固定为目前胫骨干远端骨折最常用的 2 种内固定治疗方式，两者孰优孰劣，尚无定论。该研究通过采用 Meta 分析比较了国内外相关文献报道，尽管现有的临床研究证据显示，与钢板治疗成人胫骨干远端骨折相比，髓内钉治疗会增加骨折畸形愈合率，钢板可能更适合成人胫骨干远端骨折的治疗。但因研究文献质量及样本量的局限性，所得出的结论尚需进行高质量、大样本的 RCT 予以进一步证实。

（禹宝庆）

经皮股骨髁万向锁定板治疗股骨远端骨折［中华创伤杂志，2012，2；28(20)］　张智长等采用股骨髁万向锁定板(Polyax)经皮治疗股骨远端骨折共计 35 例，取得了良好的治疗效果，同 LISS 等非万向锁定钢板相比，Polyax 有以下优势：①多轴向锁定系统，利用接骨板上可旋转的锁定环，将螺钉在 30°的锥形范围内，锁定在任一理想位置。而 LISS 髁部锁钉不能调整方向。这对假体周围骨折、髓内钉固定后再骨折非常有利，可以避开内固定物打人较长螺钉，增加稳定性。②相对 LISS 只能用锁钉，钢板髁部可以使用普通松质骨螺钉，起到复位及骨折块间加压作用。对简单的关节面骨折无须额外使用空心钉或钢板外拉力螺钉固定。③钢板所有的孔均可使用普通螺钉或锁钉。结合非锁定螺钉和锁定螺钉的混合固定，已证实与全部采用锁定螺钉有相同的稳定性。在使用过程中，作者发现 Polyax 有两点需注意：①虽然髁部锁钉有 30°调整范围，但在每一方向上实际只有 15°；术前需设计好钢板放置的位置；②钻头钻孔完成后，先拆除锁定套筒再退出钻头。否则容易使套环的方向改变，影响螺钉锁定。

（黄　淦）

述评　针对股骨远端骨折的标准治疗是切开复位内固定，但内固定的选择存在较多争议，Polyax 由于髁部独特设计，提供 30°调整范围，可以使用普通松质骨螺钉起复位和加压作用，有更大的灵活性，为骨科医师治疗股骨远端复杂骨折提供了一个选择。

（禹宝庆）

股骨近端解剖型锁定钢板治疗股骨干骨折合并同侧股骨颈骨折［中华创伤杂志，2012，2；28(2)：128］　股骨干骨折合并同侧股骨颈骨折多见于青壮年，且为高能量损伤，多合并其他部位损伤，治疗棘手。虽然多种内固定可以用来治疗股骨干骨折合并同侧股骨颈骨折，但尚无一种可靠的治疗方法得到普遍认可。董有海等共收治 18 例股骨干骨折合并同侧股骨颈骨折的患者，对其中 10 例髓腔狭小、肥胖、不易选择髓内钉固定的患者采用股骨近端解剖型锁定钢板治疗。术后定期 X 线及临床效果随访，采用 Friedman-Vyman 系统对治疗效果进行评价。术后随访 6～24 个月，股骨颈骨折于术后 2.5～4 个月骨折愈合；股骨干骨折于术后 4～9 个月愈合。采用 Friedman-Vyman 系统评价结果：优 0 例，良 8 例，一般 2 例，差 0 例，优良率 80％，未见股骨头坏死或内固定失效等并发症。股骨近端解剖型锁定钢板是治疗股骨干骨折合并同侧股骨颈骨折的可选方案，且可以获得满意的临床效果。

（黄　淦）

述评　股骨干骨折合并同侧股骨颈骨折治疗困难，本组患者应用股骨近端解剖型锁定板进行治疗，获得了满意的效果。但该组病例数较少，只能进行非随机对照分析，无法说明在同等条件下应用股骨近端解剖型锁定板治疗股骨干骨折合并同侧股骨颈骨折是否优于其他方法。同时，术后随访时间较短，不能完全说明是否会发生股骨头坏死，无法证明该种治疗方法对术后股骨头成活的影响。同时，钢板固定为偏心固定，应力遮挡作用较大，术后需要较长时间的不承重行走，否则可能出现骨折不愈合、再次骨折及钢板折断等并发症。

(禹宝庆)

振荡电场对脊髓损伤大鼠运动功能恢复和轴突再生的影响[中国脊柱脊髓杂志，2012，22(4)：352]　白金柱等探讨了振荡电场对脊髓损伤大鼠运动功能恢复和轴突再生的影响。作者采用改良 Allen's 打击法建立 SD 大鼠脊髓损伤模型，实验组施加振荡电场干预，对照组只置入振荡电场刺激器而不给予干预。建模后进行 BBB 评分、运动诱发电位评价脊髓神经传导情况；免疫组化染色观察轴突再生情况。结果显示，建模后 2 周，实验组右下肢 MEP 潜伏期差缩短。6 周和 12 周时，BBB 评分、MEP 潜伏期差和波幅差、轴突计数和星形胶质细胞突起夹角测定两组间均有显著差异。12 周时两组均可见损伤部位脊髓空洞及瘢痕形成，而实验组有较多神经纤维通过损伤区。作者认为，振荡电场可以促进脊髓损伤大鼠的脊髓传导功能改善和后肢运动功能恢复，电场作用时间需达 6 周以上。大鼠后肢运动功能恢复可能与振荡电场促进轴突再生、诱导其定向生长，促进星形胶质细胞线性排列等有关。

(张国友)

述评　脊髓损伤的再生治疗是目前尚未解决的难题。国外有研究证实了细胞外电场和轴突再生的关系，生长的神经纤维对电场有反应且与生长方向与电压梯度相关。振荡电场是交替变化极性，按轴突再生朝向阴极生长原理，理论上可同时促进损伤头侧和尾侧轴突的双向修复。作者采用振荡电场持续作用，观察对脊髓损伤大鼠后肢运动功能及轴突再生的影响。研究结果显示，振荡电场可以促进脊髓损伤大鼠的脊髓传导功能改善和后肢运动功能恢复，这可能与振荡电场促进轴突再生、诱导其定向生长，促进星形胶质细胞线性排列等有关。该文在脊髓损伤再生研究方面的结果对今后的进一步深入研究具有一定的参考意义。

(朱晓东)

部分可吸收椎间融合器的设计及有限元分析[第二军医大学学报，2012，33(8)：837]　马金梁等设计了部分可吸收椎间融合器，并应用有限元模型评估其生物力学性能。作者采用纳米羟基磷灰石/聚酰胺 66 (n-HA/PA66)和多聚氨基酸复合硫酸钙材料，设计并制作部分可吸收椎间融合器。建立完整 $L_{3/4}$ 节段有限元模型；模拟经前路植入部分可吸收椎间融合器或同外形非吸收型椎间融合器 n-HA/PA66 cage，计算各模型的应力值及应力轮廓。结果显示，植入即刻，部分可吸收椎间融合器模型植骨的应力高于 n-HA/PA66 cage 模型；融合器及终板应力低于 n-HA/PA66 cage 模型；两个模型终板应力轮廓未见明显区别。作者认为，部分可吸收椎间融合器较相同外形的非吸收型融合器具有更多的优点，是一种适宜的新型椎间融合器。

(张国友)

述评　椎间融合器(cage)用于椎间融合已很普遍，其设计和材料的选择均对后期结果起着关键作用。目前的椎间融合器材料分为可吸收材料和不可吸收材料两大类，各存在一些不足，如不可吸收材料与人体的生物学相容性不佳、存在较大的应力遮挡、融合器植入体内后引起机体的组织反应及相邻节段的异常运动等；而可吸收材料力学强度欠佳，随着在体内的逐渐降解，其强度下降较迅速，后期容易出现塌陷和脊柱失稳等现象。该研究设计了新型部分可吸收椎间融合器，选用和人体椎骨弹性模量相近的不可吸收材料纳米羟基磷灰石/聚酰胺 66(n-HA/PA66)和新型可吸收材料多聚氨基酸复合硫酸钙材料，以期达到早期维持植骨应力以促进椎间融合、后期防止椎间高度丢失的效果，结果显示，新型部分可吸收椎间融合器较相同外形的非吸收椎间融合器能更长时间维持其内植骨压应力，加速椎间融合。研究结果为新型部分可吸收椎间融合器的临床应用提供了实验数据。

(朱晓东)

寰椎椎弓根螺钉和侧块螺钉技术的临床疗效比较[中华骨科杂志，2011，31(12)：1297]　郝定均等将 60 例寰枢椎失稳患者随机分为椎弓根螺钉组(32 例)和侧块螺钉组(28 例)，分别采用寰椎椎弓根螺钉固定技术和寰椎侧块螺钉固定技术。通过术中失血量、手术时间、颈枕区疼痛、JOA 评分和术后植骨融合情况评定疗效。结果发现，所有患者术后 6 个月均获得骨性融合，未发现螺钉松动、移位，螺钉断裂，寰枢椎再移位及失稳现象。两组患者 JOA、VAS 评分均获得改善；两组患者间评分差异无统计学意义。椎弓根螺钉组术中失血量和手术时间明显低于侧块螺钉组，差异有统计学意义。椎弓根螺钉组中 2 例出现寰椎后弓骨折。侧块螺钉组中有 3 例术后出现颈枕区疼痛加重，且伴有麻木。

(陈　誉)

述评　寰椎后路螺钉固定技术由于拥有优异的生物力学性能，越来越受到临床医师的重视。目前，研究主要集中于两种固定方式的解剖学和生物力学的可行性研究，认为两种方式都具有临床可行性，寰椎椎弓根螺钉固定具有更好的三位稳定性，但是对于两者临床疗效的比较鲜有报道。该研究采用前瞻性研究的方法，从出血量，术中、术后并发症，术后植骨融合率和颈枕区疼痛改善等临床疗效方面对寰椎椎弓根螺钉及侧块螺钉技术进行了对比研究，为临床选择寰椎后路螺钉的固定方式提供了宝贵的经验。

（沈红兴）

儿童寰枢椎旋转脱位的治疗策略［中华外科杂志，2012，50(3)：247］　康辉等将收治的寰枢椎旋转脱位患儿共36例，行颈椎X线片、MRI和CT三维重建检查评估寰枢椎旋转脱位情况及有无上颈椎畸形。对牵引后能复位、无外观畸形、无神经症状的32例患儿采用保守治疗。对牵引后难以复位、伴有游离齿状突畸形的4例患儿行颈后路寰枢椎融合内固定术。结果发现，35例患儿治疗前寰椎旋转角度为5°～26°，治疗后寰椎旋转角度为0°～8°，治疗前后寰椎旋转角度比较差异有统计学意义。保守治疗的32例患儿斜颈消失，颈椎正位X线片示寰椎两侧块对称，颈部活动良好。4例手术患儿寰枢椎脱位复位、神经症状缓解，植骨均融合。作者认为，大部分寰枢椎旋转脱位的儿童可以通过保守治疗获得满意疗效，但对于难复性或伴有游离齿状突畸形的患者宜行手术治疗。

（陈　誉）

述评　儿童的头部质量在身体中所占比例大，且颈部肌肉薄弱，故颈椎稳定性差，在创伤、感染等因素作用下儿童的寰枢椎旋转脱位发生率明显高于成年人。作者通过回顾性分析36例寰枢椎旋转脱位儿童的临床资料，对其治疗方法进行了深入的探讨，对哪些情况可以采用保守治疗、牵引及外固定时间长短，如何把握手术适应证，手术对于儿童颈椎功能的影响进行了总结、分析，认为应以牵引＋外固定的保守治疗为首选方案，严格把握手术指征，尽可能保留上颈椎的功能。该文对儿童上颈椎脱位的治疗具有积极的指导意义。

（沈红兴）

颈椎前路融合与人工椎间盘置换术联合治疗多节段脊髓型颈椎病［中国脊柱脊髓杂志，2011，21(11)：910］　朱云荣等将收治寰枢椎旋转脱位患儿共36例，行颈椎X线片、MRI和CT三维重建检查评估寰枢椎旋转脱位情况及有无上颈椎畸形。对牵引后能复位、无外观畸形、无神经症状的32例患儿采用保守治疗。对牵引后难以复位、伴有游离齿状突畸形的4例患儿行颈后路寰枢椎融合内固定术。结果发现，35例患儿治疗前寰椎旋转角度为5°～26°，治疗后寰椎旋转角度为0°～8°，治疗前后寰椎旋转角度比较差异有统计学意义。保守治疗的32例患儿斜颈消失，颈椎正位X线片示寰椎两侧块对称，颈部活动良好。4例手术患儿寰枢椎脱位复位、神经症状缓解，植骨均融合。作者认为，大部分寰枢椎旋转脱位的儿童可以通过保守治疗获得满意疗效，但对于难复性或伴有游离齿状突畸形的患者宜行手术治疗。

（陈　誉）

述评　目前对于多节段脊髓型颈椎病的手术治疗方案选择有较大争议，前路手术为直接减压，具有较好的长期疗效、能恢复颈椎生理曲度和椎间高度、减少轴性疼痛等优点。但也有研究发现，椎间融合可导致邻近节段代偿性活动度加大，应力负荷增加，易引起邻近节段退行性改变，约3%患者需再次手术治疗。同时也有研究表明，减压范围越多，植骨块移位、植骨不融合及内固定材料等相关并发症发生概率也越多。该文作者提供了一种新的思路，采用前路融合与人工椎间盘置换结合的方式，既缩短了手术时间、减少出血量，又能在达到良好前路减压目的的同时维持手术节段活动度及颈椎整体曲度，减少手术邻近节段代偿活动度的增加，值得借鉴。

（沈洪兴）

脊髓型颈椎病合并后纵韧带骨化的前路手术治疗［中国矫形外科杂志，2012，20(19)：1819］　林昊等采用颈前路减压治疗16例脊髓型颈椎病合并后纵韧带骨化患者。手术采用颈前路椎体次全切除或加椎间隙减压的基础上，切除骨化的后纵韧带，植骨钛网钢板内固定。结果发现，术前JOA评分为(8.3±3.48)分，术后3个月提高至(14.13±1.22)分，差异有统计学意义($P<0.05$)。作者认为，颈前路手术治疗脊髓型颈椎病合并后纵韧带骨化，能够获得彻底的椎管减压和良好的临床效果。

（陈　誉）

述评　颈椎病和颈椎后纵韧带骨化症是具有不同病理基础的两种疾病。然而两者的发病部位相同，均可因颈脊髓受压而产生一系列相似的神经症状和体征，有时难以截然分开。在颈椎病合并颈椎后纵韧带骨化的患者中，由于骨化的后纵韧带常和硬膜囊粘连，其手术难度和风险均明显增大。作者采用前路手术显然有着丰富的经验，除了对手术的疗效进行了肯定，对手术本身的风险和手术技巧也进行了详细的阐述，对治疗该疾病提供了新的见解。

（沈洪兴）

下颈椎前路椎弓根螺钉固定的初步临床运用［中华创伤杂志，2012，28(9)：780］　赵刘军等探讨了下颈椎损伤前路椎弓根螺钉固定治疗的初步临床运用。22例下颈椎损伤患者行前路椎弓根螺钉固定治疗，观察其影像学及临床疗效。结果显示，共置入椎弓根螺钉44枚，所有螺钉均顺利置入。所有患者均获得骨性愈合，未发现螺钉松动、脱出、断裂。1例术后出现声音嘶哑、2例术后吞咽不适，予以对症治疗后症状消失。X线片示螺钉置入位置满意。CT示2枚螺钉在椎弓根内侧皮质1度穿破，2枚螺钉外侧缘皮质1度穿破累及横突孔内侧缘。MRI示所有患者脊髓前方压迫均获得明显缓解，4例出现少量硬膜外前方血肿，但无明显脊髓压迫。术后JOA评分获得显著改善。作者认为，前路椎弓根螺钉固定是一项可靠和安全的下颈椎损伤前路重建技术，临床运用中要注意严格掌握手术适应证。

(王传峰)

述评　颈前路椎体螺钉加锁定钢板在下颈椎前路减压固定融合术中已被广泛接受，这种椎体固定螺钉多数采用单皮质螺钉，对于单节段手术患者固定强度较好。但对于老年性骨质疏松患者、颈椎多节段减压后的患者，运用单皮质椎体固定螺钉强度往往较差，容易导致内固定的松动失败。下颈椎前路椎弓根螺钉技术的出现为这类患者带来了希望，单纯前路手术既可以解决减压彻底的问题，又可以解决固定稳定性的问题。但是，与颈前路椎体螺钉相比，颈椎前路椎弓根螺钉技术要求高，学习曲线长，潜在的并发症高，且术中透视难度大，这一技术的应用需严格掌握手术适应证。

(张秋林)

经后路椎体次全切除三柱重建治疗不稳定性胸、腰椎单发爆裂骨折[中华骨科杂志，2011，31(12)：1309]　洪正华等探讨了经后路椎体次全切除三柱重建治疗不稳定性胸、腰椎单发爆裂型骨折的临床疗效。30例不稳定性胸、腰椎单发爆裂型骨折患者采用该术式重建脊柱三柱的稳定性。结果发现，手术后胸、腰椎生理曲度恢复满意，Cobb角及伤椎高度与术前相比得到明显改善；椎管狭窄分级，术前2级8例、3级22例，术后均为0级；神经功能明显恢复，术后Frankel分级：A级1例、B级1例、C级3例、D级9例、E级16例。作者认为，经后路椎体次全切除及三柱重建治疗不稳定性胸、腰椎单发爆裂型骨折是安全、有效的方法，并且具备前后联合入路手术的优势，为治疗不稳定胸、腰椎单发爆裂型骨折提供一个理想的选择。

(王传峰)

述评　不稳定性胸、腰椎单发爆裂型骨折以脊柱前、中柱损伤为主要表现，脊柱成角畸形和中柱骨碎片侵入椎管内为特征，常导致脊髓和马尾神经损伤。传统的前后路联合入路手术存在手术创伤大、失血多、费用高等缺点。经后路椎体次全切除三柱重建技术，单切口一次完成减压内固定、重建脊柱三柱稳定性。但是，这一手术方式有加重神经损伤的风险，手术中应注意保护神经功能。

(张秋林)

胸椎椎管狭窄症术后急性硬脊膜外血肿[脊柱外科杂志，2012，10(4)：232]　岳斌等探讨了胸椎椎管狭窄症术后急性硬脊膜外血肿的成因、诊断、治疗及预防措施。作者回顾性分析2003年6月至2011年12月因胸椎椎管狭窄症给予后路全椎板减压手术的患者101例，其中术后经再次手术证实术区急性硬脊膜外血肿9例，对其临床表现与再次手术情况进行分析。结果显示，9例患者全部获得随访，随访时间为3～45个月。血肿清除前神经功能评分为(0.89±0.78)分，血肿清除后的神经功能评分为(2.33±1.22)分，与术前相比差异有统计学意义。硬膜外血肿压迫时间为(7.72±7.06)min，血肿清除后神经功能恢复率与血肿压迫时间呈负相关($r=-0.7896$，$P<0.01$)。作者认为，胸椎椎管狭窄症手术后急性硬膜外血肿应尽快手术减压，血肿清除越早，术后神经功能恢复越好。

(吴大江)

述评　脊柱术后硬脊膜外血肿临床上不多见，尤其是胸椎椎管狭窄症后路减压术后患者发生术后硬膜外血肿的相关报道更少。然而，随着对胸椎椎管狭窄症的认识以及手术技术的提高，胸椎椎管狭窄症手术治疗的病例也随之增加，并发症有增多的趋势。胸椎椎管狭窄症手术风险较高，该文对术后神经功能情况的检查和手术时机进行探讨，并对术中术后注意事项做了深入的阐述，对今后临床上遇到此类问题有重要的指导意义。

(石志才)

合并椎间盘突出的退变性腰椎滑脱椎间盘形态改变及其意义[中国脊柱脊髓杂志，2012，22(5)：398]　许勇等通过观察合并椎间盘突出的退变性腰椎滑脱患者的椎间盘影像学特点，探讨椎间盘退变程度、椎间隙角度及高度与退变性腰椎滑脱间的关系。37例合并$L_{4/5}$椎间盘突出的退变性腰椎滑脱患者作为观察组，另选同期单纯$L_{4/5}$椎间盘突出症患者38例作为对照组，对$L_{4/5}$椎间盘退变程度按照Pfirrmann法分级，CT测定$L_{4/5}$椎间盘正中矢状面的椎间隙角度和椎间隙高度，对所得数据进行统计分析。结果显示，观察组$L_{4/5}$椎间盘MRI退变程度B、C、D、E级分别为1、25、8及1例，对照组分别为2、21、13及2例，两组椎间盘退变程度间差异没有显著性；CT测量$L_{4/5}$椎间隙角度观察组和对照组分别为3.08°±1.87°和6.48°±2.92°，对照组椎间隙角度明显大于观察组；椎间隙高度观察组和对照组分别为(8.46±1.81)mm和(9.38±2.46)mm，两组间比较差异没有显著性。作者认为，椎间隙角度减小，可能是退变性腰椎滑脱发病的重要因素之一。

(吴大江)

述评　退变性腰椎滑脱与腰椎间盘突出症都是腰椎退行性疾病，椎间盘退变在两者发病机制中占有重要作用，目前退变性腰椎滑脱合并腰椎间盘突出患者椎间盘形态变化与退变性腰椎滑脱之间的关系尚不明确。该文通过回顾性分析影像学资料，观察腰椎间盘退变程度及其形态学特点，探讨椎间盘退变程度、椎间隙角度和高度与退变性腰椎滑脱发病的关系。提出随着年龄增长，腰椎间盘出现不同程度退变，腰椎间隙楔形角度改变在腰椎滑脱发病中有着重要作用。对合并椎间盘突出的退变性腰椎滑脱的诊治有指导意义。

（石志才）

腰椎间盘突出症术后腰椎再手术的疗效及其影响因素分析［中国脊柱脊髓杂志，2012，22(7)：594］　赵福江等分析腰椎间盘突出症术后腰椎再手术的临床效果及其影响因素。作者回顾性分析了94例腰椎间盘突出症术后腰椎再手术患者的临床资料。再手术均采用后路减压、椎间盘切除、椎弓根螺钉内固定、横突或椎体间植骨融合术。根据VAS、JOA评分及患者主观满意度评价再次手术效果。采用多因素非条件Logistic回归，分析患者性别等9项变量对手术效果的影响。结果显示，再手术时间1.6～4.5 h；术中出血量200～1 500 ml。术中无神经损伤发生，术后发生脑脊液漏7例，切口感染1例，经对症处理均治愈。再手术后随访2～6.5年，末次随访时，总体优良率78.7%，JOA评分、腰痛VAS评分、下肢痛VAS评分等与术前比较差异均有显著性。再手术前神经损害、本次病程对手术效果的影响有统计学意义（$P<0.05$），性别、年龄、吸烟、手术次数、上次术后症状缓解时间、既往手术方式、本次手术减压融合的节段对手术效果的影响无统计学意义（$P>0.05$）。作者认为，腰椎间盘突出症术后腰椎再手术依然能够获得较好的临床效果。再手术前神经损害、本次病程是影响手术效果的因素。

（吴大江）

述评　手术已成为保守治疗效果不佳的腰椎间盘突出症患者重要的治疗手段，但部分患者手术后症状缓解不明显，或缓解一段时间后症状复发，影响正常生活和工作，常需要再次手术治疗。国外大宗病例、5年以上的随访研究报道腰椎间盘突出症术后再手术率为5%～18%。该文通过对94例腰椎间盘突出症术后腰椎再手术患者进行回顾性分析，明确再次手术的原因，分析再次手术的效果及其影响因素，对指导临床治疗腰椎返修提供很好的理论依据。

（石志才）

胸腔镜下前路松解后路混合钉钩内固定治疗严重特发性胸椎侧凸［中华外科杂志，2011，49(12)：1071］　邱勇等比较了胸腔镜下前路松解后路混合钉钩内固定融合术（APSF）与单一后路全椎弓根螺钉内固定（PSSF）治疗严重特发性胸椎侧凸的疗效。作者回顾性分析18例采用APSF治疗的特发性胸椎侧凸患者资料（APSF组），其胸椎Cobb角≥70°、柔韧性≤50%，并选择同期胸椎侧凸严重程度和柔韧性匹配的行PSSF治疗的27例患者作为对照（PSSF组）。全部患者术后均随访≥24个月。结果显示，APSF组和PSSF组术前胸主弯侧凸Cobb角平均分别为87°±12°和79°±8°，平均固定节段（12.7±1.2）个和（12.8±1.4）个，植入物密度分别为48%±5%和61%±6%，术后平均矫正率为58%±13%和59%±8%；末次随访时矫正丢失分别为4.4°和1.9°。APSF组植入物密度较PSSF组低，两组患者术前、术后和末次随访时胸椎侧凸及后凸差异均无统计学意义。作者认为，对于严重僵硬型特发性胸椎侧凸，通过增加植入物密度，PSSF可获得与APSF一样的疗效。但对于有高度发生矫正丢失、内固定并发症或假关节风险的患者，仍然建议采用APSF方案。

（赵颖川）

述评　前路松解继而行后路矫形内固定融合术是严重特发性胸椎侧凸矫正的标准方法之一，对于严重的患者还可行后路松解、前路支撑、术前、术中或松解后的牵引等方法以获得较好的疗效。然而前后路联合手术的创伤大，通常需要采用分期手术，手术时间长，患者恢复慢。为减少前路开胸的创伤，应用胸腔镜下前路松解术替代传统开胸松解手术并取得良好的效果。矫正严重僵硬型青少年T-AIS时，单纯PSSF可获得与传统APSF一样的矫形效果，并且由于不需要二次手术，可以减少患者创伤、缩短住院时间、获得较好的患者满意度。但对于有发生矫正丢失、内固定并发症或假关节高度风险的患者，如后凸型特发性脊柱侧凸、前柱发育不良的先天性脊柱侧凸或神经源性脊柱侧凸，前路松解后行椎间融合可增加脊柱融合的效果，因此对于此类患者仍可采用胸腔镜下前路松解、椎间植骨后再行后路矫形内固定。

（白玉树　李　明）

严重颈胸段后凸畸形的外科治疗策略［中华医学杂志，2011，91(39)：2779］　马君等探讨了严重颈胸段后凸畸形的外科治疗策略。作者回顾性分析了7例严重颈胸段后凸畸形，其中先天畸形5例，颈胸段结核2例，平均后凸Cobb角89.3°（72°～103°），JOA评分（11.2±1.2）分。术前行头盆环缓慢支撑牵引（25～40）d，部分纠正后凸，再在头盆环牵引下行颈胸段后路植骨融合内固定术。结果显示，术后JOA评分（15.4±1.6）分，平均后凸Cobb角53.4°（45°～67°），平均矫正率40.2%。该组患者随访10～24个月，植骨均达到骨性融合，最后随访时平均矫正丢失2.5°。

牵引过程中2例患者出现上肢放射性疼痛，后逐渐减轻。所有患者术中、术后未发生脊髓损伤及其他神经系统并发症。作者认为，头盆环缓慢支撑牵引后通过椎弓根螺钉系统完成后路原位固定及融合手术是治疗严重颈胸段后凸畸形的较为理想的选择。

(赵颖川)

述评　由于颈胸段解剖位置的特殊性，该部位截骨矫形手术的风险非常大，而对于少数严重颈胸段后凸畸形的治疗更是脊柱矫形领域的难点。对于严重颈胸段后凸畸形，单纯的内固定矫形无法取得满意的疗效。同时由于解剖位置的特殊性，该区域截骨手术风险大，且术中矫形时容易造成脊髓不可逆的损伤，降低了该术式的临床应用意义。应用头盆环缓慢支撑牵引，既可避免不可逆的神经功能损伤，又可获得相对良好的矫形效果，同时简化了手术过程，增加了手术整体的安全性。可见，头盆环牵引后通过后路椎弓根螺钉系统完成原位固定及融合手术是治疗严重颈胸段后凸畸形较为理想的选择。

(白玉树　李　明)

经皮长尾可折U形空心椎弓根钉系统固定治疗胸腰椎骨折的疗效评估[中国脊柱脊髓杂志，2012年，22(7)：627]　王春等评价了经皮长尾可折U形空心椎弓根钉系统内固定治疗胸腰椎骨折的临床疗效。80例无明显神经损伤的不稳定胸腰椎骨折患者，分为A组(长尾可折U形空心椎弓根钉系统内固定)和B组(常规开放椎弓根钉固定)，比较两组的手术疗效。结果显示，两组手术时间、术中出血量、术后切口渗血及切口总长度相比，B组显著高于A组($P<0.05$)。术后椎体前缘高度、Cobbs角、椎管骨块占位率及置钉优良率两组比较差异没有显著性($P>0.05$)；术后3、6、12个月随访影像学指征两组间无显著差异($P>0.05$)。作者认为，经皮长尾可折U形空心椎弓根钉具有创伤小、操作方便、复位固定及效果与常规椎弓根钉固定一致，值得临床推广应用。

(倪海健)

述评　胸腰椎骨折是最常见的脊柱损伤，传统的开放椎弓根螺钉内固定技术目前已成为治疗胸腰椎骨折成熟有效的治疗方法。但开放性手术切口大、出血多、需要广泛剥离双侧椎旁软组织，破坏了多裂肌深面的神经支配，可使椎旁肌发生去神经化改变。为避免这些医源性损伤，近年人们采用在X线透视下行经皮椎弓根钉系统内固定治疗胸腰椎骨折取得明显的效果与进展。而经皮长尾可折U形椎弓根钉系统作为治疗胸腰椎骨折的自主创新产品。临床应用近期疗效满意。随着器械包括安装器械的不断改进完善，操作技术的进一步熟练，该固定系统优越性将会进一步凸显，手术适应证也将逐渐扩大。

(付　强)

单侧微创经椎间孔腰椎椎体间融合内固定治疗腰椎退变性疾病[脊柱外科杂志，2012，10(1)：9]　王文军等通过单侧微创经椎间孔腰椎椎体间融合内固定(MiTLIF)治疗腰椎退变性疾病。作者观察了手术时间、术中出血量及并发症发生情况，影像学观察椎间隙高度及椎间融合情况，采用VAS、JOA评分评估临床效果。结果显示，手术时间为60～130 min，术中出血量为100～350 ml。3例出现并发症，2例术中硬脊膜撕裂术中予以修补，其中1例出现脑脊液漏，经对症处理术后6 d内脑脊液漏停止；1例术后出现神经缺失症状加重，及时通过血肿清除、神经根减压后损伤症状消失。无感染、内固定松动、断裂、Cage移位等并发症发生。术后随访4～30个月，末次随访时椎间隙高度为(10.35±1.21)mm，较术前的(5.78±1.92)mm明显改善，差异有统计学意义，腰椎椎间植骨融合率为94.4%。末次随访时VAS评分、JOA评分较术前明显改善，差异有统计学意义($P<0.01$)。作者认为，单侧MiTLIF内固定治疗腰椎退变性疾病对腰椎后部结构破坏小，术中出血少，椎间隙高度恢复满意，并发症发生率低，是一种有效的治疗方法。

(倪海健)

述评　近年来，随着微创脊柱外科的发展，微创辅助手术器械的不断创新，MiTLIF也得到了快速发展。该文作者采用自动牵开器或Quadrant系统直视下操作，可获得充分的减压及椎间隙高度的恢复，并且学习曲线较短。该组病例研究及其随访表明对于表现为单侧下肢神经根症状的腰椎退行性疾病患者，单侧MiTLIF术治疗腰椎退变性疾病对腰椎后部结构的损伤较少、降低了手术费用、椎间隙高度恢复满意、并发症少、腰椎椎间植骨融合率高、临床效果理想，是一种有效的治疗方法。但我们仍需要大样本病例及远期随访以评定疗效。

(付　强)

前路和后路内固定治疗胸腰椎结核的疗效比较[中华医学杂志，2012，92(19)：1325]　崔旭等采用病灶清除、植骨融合及前路或后路固定方法治疗成年胸腰椎结核患者241例，189例获得平均37个月的随访(22～72个月)。其中157例患者术前四联(HRZE)抗结核药物治疗3～6周，其余32例伴有脊髓、神经压迫症状，抗结核药物治疗6～18 h后手术治疗。除8例跳跃性胸腰椎结核患者采用杂交的前路和后路内固定术外，前路固定方法治疗74例(A组)；后路固定方法治疗107例(B组)。结果显示，术后3～6周两组患者的局部症状明显减轻。A组14例术前伴有脊髓神经损伤症状，术后 10 例(71%)恢复良好(ODI 功能障碍指数>50%)；B组 19 例伴有脊髓神经损伤症状，术后 14 例(74%)恢复良好($P>0.05$)。两组患者术前红细胞沉降率分别为 43.6 mm/h 和 42.4 mm/h，术后 8～12 周恢复正常。术后脊柱后凸畸形矫正角度 A 组为 11.5°，B组为 12.6°($P<0.01$)。末次随访时，A 组矫正角度丢失为 6.8°，B组为 6.1°($P<0.01$)；A 组融合率为 92.5%，B组为 91.8%($P>0.05$)。两组患者均没有严重的手术并发症发生。作者认为，只要手术适应证选择正确，胸腰椎结核在不同手术方式下采用前路或后路内固定治疗，都能获得较好疗效。但后路固定在矫正后凸畸形并维持矫正角度方面要优于前路固定。

（王　飞）

述评　对于采用何种入路及内固定方法治疗脊柱结核一直存在争议，作者采用前路或后路内固定方法治疗的成年胸腰椎结核患者，对其疗效进行比较。文献研究表明，在正确的手术适应证选择的前提下，无论前路还是后路固定治疗胸腰椎结核都能达到矫正后凸畸形、维持矫形、缓解局部疼痛、促进减压后脊髓神经功能恢复的效果。但在矫正后凸畸形、维持矫形方面后路固定要优于前路固定。该文献进行较详细的对照研究，为今后治疗脊柱结核手术入路的选择提供了一个很好的参考信息，特别是对于伴有后凸畸形的脊柱结核患者，在手术进行矫形时后路固定可能是一种首选的方式。

（栗景峰　何大为）

后路一期全脊椎切除术治疗脊柱肿瘤的并发症分析[中华医学杂志，2012，92(23)：1587]　范彧等回顾性总结并分析了 31 例患者行一期后路全脊椎切除术治疗脊柱肿瘤的并发症。作者将并发症分为主要和次要并发症，并与手术切除节段、出血量、手术时间等因素进行相关性分析。结果显示，手术时间 190～470 min，失血量 600～11 000 ml，输血量 0～26 200 ml，平均 2 800 ml。随访时间 4～84 个月。术中脑脊液漏 1 例次，术后血小板一过性减少 9 例次，急性肾衰 1 例次，肝功能不全 1 例次，术后伤口因异体骨反应引流增多，引流管延迟拔除 1 例次，肺部感染并导致一过性休克 1 例次(主要)，气管插管拔除延迟 4 例次，术后血胸 2 例次。术后一过性心肌缺血 1 例次。假体下沉 6 例次，术后局部复发 1 例次(主要)。术后神经症状缓解不满意 2 例次。术后生存期<6 个月 2 例次。统计主要并发症 2 例次，次要并发症 30 例次。术后一过性血小板减少者手术时间更长($P=0.031$)；术后气管插管拔管延迟者出血量更多($P=0.015$)；其他因素在是否出现术后一过性血小板减少、是否出现术后气管插管拔管延迟、是否出现假体下沉两组之间的差异均无统计学意义(均 $P>0.05$)。作者认为，一期后路全脊椎切除术次要并发症基本上不影响患者的转归，且很多情况下都有预防措施。术前计划时应该积极进行预防，尤其避免主要并发症的出现。积极治疗并发症可提高手术的安全性。

（王　飞）

述评　后路一期全脊椎切除术是近年来逐渐兴起的治疗脊柱肿瘤的一种手术技术。一期后路全脊椎切除术因其尽可能的要进行瘤外切除或进行整块切除，往往需要脊柱外科医师更高的解剖结构认识，因此并发症的发生率可能更高。作者凭借丰富的手术技术，后路一期全脊椎切除治疗了 31 例肿瘤患者，统计主要并发症 2 例次，次要并发症 30 例次，认为次要并发症基本上不影响患者的转归，且很多情况下都有预防措施，避免主要并发症的出现。可见后路一期全脊椎切除术治疗脊柱肿瘤是可行的，它虽然对于脊柱外科医师要求更高的解剖认识及手术技术，但是只要术者在术前做好充分地准备，就能很好地避免并发症的发生，而且可以减少手术时间。该手术方法应用的关键是严格的掌握手术指征，对于患者一般状况较好，对手术创伤的耐受较好，肿瘤的病理诊断明确而且预期生存期较长的患者可以考虑使用。该手术对技术的要求较高，应该在条件较好具有手术经验的医疗中心有条件地开展并使用。

（栗景峰　何大为）

人工全髋关节置换术后复发性脱位的外科处理和临床结果[中华外科杂志 2012；50(5)：407]　吴坚等回顾性研究了 1997 年 3 月至 2010 年 11 月因人工全髋关节置换术后复发性脱位而行人工髋关节翻修术并完成随访的 12 例患者资料。其中男性 5 例，女性 7 例，年龄 20～73 岁，体重指数 14.8～30.0 kg/m^2，平均 23.6 kg/m^2。根据患者髋关节不稳定的因素，采用 5 种不同的翻修手术技术：①调整髋臼和(或)股骨柄假体的位置；②修整撞击部分；③改用更大直径的股骨头假体；④调整软组织的张力包括大粗隆滑移和加长股骨头颈长，以及关节囊悬吊紧缩等方式；⑤选用限制性髋臼假体。随访统计患者 Harris 评分及 WOMAC 评分，并记录再脱位事件、深部感染、假体周围骨折、假体松动和肺栓塞等并发症情况，评价翻修手术的效果。患者随访时间 1.0～12.7 年，平均 4.0 年。所有患者在术后均未再发生脱位，无深部感染、肺栓塞、假体周围骨折和假体早期松动的并发症发生。患者末次随访时 Harris 评分平均为(81±9)分，较术前的(38±21)分明显提高，差异具有统计学意义($P<0.05$)。患者随访时平均 WOMAC 评分为(82±12)分，较术前的

(54±21)分明显提高，差异具有统计学意义($P<0.05$)。作者认为：运用合理的翻修手术方案，可以使髋关节置换术后复发性脱位的患者获得满意的治疗效果。

(李　甲)

述评　人工髋关节置换术后假体脱位是严重影响术后功能和患者满意度的并发症。引起髋关节置换术后脱位的原因可以归纳为手术因素和患者相关性因素。手术因素包括手术入路、假体位置安放、软组织的张力、假体形态、股骨头直径大小、术者经验等；患者相关性因素相对比较复杂。作者针对髋关节复发性脱位的因素，采取5种不同的翻修手术技巧，在早期随访中取得了很好的临床效果。对于复发性髋关节脱位患者的翻修手术，术前仔细分析脱位的原因、明确引起脱位的机械性因素并建立一个翻修的方案是非常有效的。

(徐卫东)

人工全膝关节置换术隐性失血的发生机制及影响因素分析[中国矫形外科杂志 2012;20(3)：209]　高玉镭等通过回顾性研究80例单侧全膝关节置换术(TKA)患者的资料，通过Gross方程计算出隐性失血量。记录不同年龄(以70周岁为界)，有无内科疾病(高血压病、糖尿病、冠心病)，性别，止血带时间，不同疾病之间，肥胖(BMI 30 kg/m^2 为界)等情况下围手术期隐性失血量，分析讨论围手术期隐性失血的发生机制和危险因素。结果发现：TKA围手术期失血总量平均为1 608 ml，隐性失血为828 ml，占51.5%。年龄、有无内科疾病、性别、止血带时间在隐性失血的量方面差异有统计学意义，而不同疾病之问、肥胖则在隐性失血的量方面差异无统计学意义。作者认为：高龄患者、有内科疾病者、男性、止血带时间较长者等情况下隐性失血增多，对这些情况围手术期更应提高认识，自体血回输尚不能完全满足机体需要，应及时补充异体血。

(李　甲)

述评　鉴于出血本身对机体脏器功能打击的危害、输注异体血的各类风险以及临床血液供应的紧张，目前人工关节置换围手术期血液管理是临床研究热点之一。隐性失血概念的提出是围手术期血液管理精细化、科学化的又一体现，既往研究认为隐性失血的可能机制包括溶血、血液向第三间隙的转移、术中红细胞的机械损伤、术后影响凝血功能的药物使用等。该文作者通过回顾性研究，分析了全膝关节置换术后隐性失血的可能机制及影响因素，通过分析认为高龄患者、有内科疾病症者、男性、止血带时间较长者等情况下隐性失血增多。

(徐卫东)

Ilizarov 外固定器矫正膝关节畸形[中华骨科杂志 2012;32(3)：211]　孙磊等回顾性分析2003年5月至2010年4月，采用Ilizarov外固定器矫正膝关节畸形的21例(22膝)患者资料，男12例，女9例；年龄8～38岁，平均20.3岁。致畸原因：儿麻后遗症4例，烧伤后遗畸形2例，骨髓炎后遗畸形2例，创伤后遗畸形9例，Blount病2例，多发性骨软骨瘤病2例。其中软组织屈曲挛缩5例，采用跨关节铰链Ilizarov支架组合，后侧逐步牵伸矫正；单纯骨性成角畸形8例(9膝)、骨性成角畸形伴骨短缩7例，采用4柱铰链支架组合，先矫正成角畸形，再牵伸延长矫正骨短缩；骨与软组织复合畸形1例，采用以上两种支架的叠加组合。结果发现，21例患者佩戴Ilizarov支架的时间为12～36周，平均22.3周；拆除支架时膝关节畸形均获满意矫正，其中16例(17膝)截骨或骨延长者均获得坚实骨性愈合。所有患者均获86个月随访，平均32.1个月。关节活动度由术前的102.14°±49.36°改善为随访时的126.90°±24.31°。根据日本骨科协会(Japanese Orthopaedic Association, JOA)膝关节骨关节炎治疗效果判定标准评定患膝功能，术前为(50.24+23.64)分，随访时为(85.71+10.52)分。所有患者随访时均可不扶拐徒手行走，且均可独立生活。2例患膝关节活动度<90°，不能下蹲。作者认为：Ilizarov外固定器矫正膝关节畸形疗效确切，具有手术创伤小，可随时灵活调整的优点，但也存在与长时间带架相关的缺点。

(李　甲)

述评　膝关节畸形对患者的功能影响巨大，以往矫正膝关节畸形的方法主要是膝关节周围截骨术和软组织松解术，但单纯截骨或结合软组织松解术难以矫正膝关节复杂畸形，如骨缺损、肢体不等长、严重膝关节屈曲等。此外，这些外科治疗方法的创伤较大，易发生血管、神经损伤等严重并发症。采用Ilizarov外固定器治疗畸形具有创伤小，可利用时间因素在三维空间逐渐牵拉刺激组织生长及塑形的特性。依据膝关节畸形的特点选择适当的Ilizarov支架组合，注重术后支架调整和主动康复锻炼，膝关节畸形均可获得满意的矫正和功能恢复。

(徐卫东)

微骨折结合未培养的兔自体骨髓单个核细胞修复全层关节软骨缺损的实验观察[中华医学杂志 2012;92(35)：2463]　高石军通过动物实验完成了微骨折结合未培养的兔自体骨髓单个核细胞修复全层关节软骨缺损的实验。在其研究中观察了新西兰大白兔40只，随机分为A、B、C、D组，每组各10只。于兔右膝股骨滑车中部建立软骨缺损模型。A与C组均自兔左股骨远端髓腔抽取 5 ml 骨髓，分离提取自体骨髓单个核细胞。A 组：软骨缺损区造成微骨折后植入未培养的自体骨髓单个核细胞-自体纤维蛋白凝胶复合体；B 组：软骨缺损区造成微骨折后植入自体纤维蛋白凝胶；C 组：软骨缺损区植入未培养的自体骨髓单个核细胞-自体纤维蛋白凝胶复合体；D 组：软骨缺损区植入自体纤维蛋白凝胶。术后 8、12 周各处死 5 只实验动物，取右侧股骨滑车部。行大体观察，然后对标本脱钙后行石蜡包埋，常规切片，在光镜下观察包括 HE 染色和甲苯胺蓝染色，根据 Wakitani 评分标准评价标本的修复效果并进行统计学分析，以及Ⅱ型胶原的免疫检测。结果发现在术后 8、12 周大体观察与组织学观察结果，A 组关节软骨缺损的再生修复均明显优于 B、C 与 D 组，差异具有统计学意义，修复组织为透明样软骨。作者认为：微骨折和未培养的自体 BM-MNCs 复合纤维凝胶都有促进软骨修复的作用，两者结合起来对软骨再生的促进作用更明显。

（李　甲）

述评　膝关节软骨全层缺损的修复问题一直是临床和实验研究的热点之一，临床上治疗软骨缺损的手术主要有磨削成形术、软骨下钻孔术、微骨折术、组织移植术和细胞移植术等。微骨折技术以其操作较简单，创伤小，并发症少等优点已成为目前临床上修复膝关节软骨缺损的一线治疗选择。但微骨折术促进软骨缺损的修复过程缓慢，而且修复组织为纤维软骨而不是透明软骨。随着组织细胞工程学的发展，利用组织工程的方法治疗关节软骨缺损已成为研究的热点。

（徐卫东）

抗生素骨水泥间隔体在全膝关节置换术后感染二期翻修中的应用［中华骨科杂志 2012；32(9)：803］刘军等研究总结了关节型抗生素骨水泥间隔体技术治疗全膝关节置换术后迟发深部感染的技术要点与初步经验。在该研究中回顾性分析了 2006 年 1 月至 2009 年 2 月接受二期翻修治疗的全膝关节置换术后迟发深部感染患者 21 例(21 膝)，男 8 例，女 13 例；年龄 56～83 岁。对所有患者一期手术中彻底清创，取出假体，植入含高浓度万古霉素的关节型骨水泥间隔体；术后静脉滴注敏感抗生素 2～8 周，感染控制后二期植入翻修假体。全部患者获得随访，随访时间 17～54 个月，平均 32.2 个月。无一例出现感染复发。终末随访时，KSS 膝关节评分、功能评分、疼痛评分及膝关节活动范围均较术前明显改善，伸膝迟滞程度无明显加重。两次手术间隔平均 11.5 周。间隔体取出前后骨缺损程度未见明显改变。治疗期间未见明显肝、肾功能异常及伤口愈合不良、深静脉血栓形成、肺栓塞、心脑血管意外等并发症。作者认为：应用关节型抗生素骨水泥间隔体技术可在一定程度上保持间隔期内的膝关节功能、避免骨量丢失，相关并发症少。彻底清创、间隔期内使用敏感抗生素、准确判断翻修假体植入时机是治疗成功的关键。

（李　甲）

述评　假体深部感染是人工关节术后的灾难性并发症。抗生素骨水泥间隔体的二期翻修技术在欧洲以外地区已成为膝关节假体周围迟发感染的常用治疗方法。但是间隔体选择，手术间隔、围手术抗生素应用方法及翻修假体置入的时机仍是临床有争议的问题。作者通过回顾性分析的方法研究了抗生素骨水泥间隔体在全膝关节置换术后感染二期翻修中的应用，认为重复彻底的清创、间隔期内个体化的抗生素使用、对翻修假体植入最佳时机的准确判断是成功控制感染的关键。但该研究样本量偏小，且随访时间过短，其远期疗效尚需进一步观察。

（徐卫东）

^{89}Sr 联合外照射治疗骨转移癌大病灶的疗效观察。［第三军医大学学报，2011，33(21)：2306］段云等评价放射性核素锶-89(^{89}Sr)治疗配合局部外照射治疗骨转移癌大病灶的疗效，分析单用^{89}Sr 治疗、局部外照射治疗及联合治疗的不良反应。作者将确诊为骨转移癌伴有大病灶的患者 68 例，分为 3 组，单用锶-89 治疗(A 组)21 例，静脉内注射 111～148 MBq；局部外照射治疗(B 组)19 例，采用 6 MV 直线加速器外照射，放疗剂量为 DT 3 000 cGy /10 次或 4 000 cGy /20 次，单次为 600～1 200 cGy；^{89}Sr 治疗＋局部外照射治疗(C 组)28 例，上述两种方法联合治疗。发现治疗后 C 组骨痛缓解、显像结果改善明显好于 A、B 组($P<0.05$)；A、C 组新增病灶较 B 组得到明显控制($P<0.05$)。治疗后血液学的毒性反应 3 组差异无统计学意义($P>0.05$)。作者认为核素^{89}Sr 治疗联合局部外照射对骨转移癌大病灶有较好的止痛作用，对患者有较好骨转移控制效果。

（沈　锋）

述评　^{89}Sr 是一种持续性发射纯 β 线的放射性核素，能量为 1.46 MeV，在骨内的射程为 3 mm，物理半衰期 50.5 d。无论从骨痛反应主观指标，还是骨显像疗效标准客观指标，^{89}Sr 治疗和局部外放疗两者联合能提高对骨转移大病灶治疗的有效率，这可能与^{89}Sr 均匀分布在骨转移大病灶血供部位，对肿瘤组织持续照射，同时局部外照射，使得肿瘤组织失去繁殖能力有关。总之，通过局部外照射和^{89}Sr 治疗能有效止痛，控制骨转移，这两种治疗作用的互补是目前治疗骨转移大病灶疼痛、控制新增病灶、提高生存质量的有效安全措施之一。

（康一凡）

广泛切除联合后装放疗治疗毗邻血管神经的软组织肉瘤疗效分析。［中华外科杂志，2011，49(11)：978］ 王晋等讨论广泛切除联合后装放疗在治疗毗邻血管神经主干肉瘤中的价值。作者回顾性调查2000—2009年毗邻血管神经软组织肉瘤患者，入组条件：术前活检病理证实为软组织肉瘤，术前常规磁共振成像评估原发灶范围，显示肿瘤反应区涉及四肢主要血管神经，并且肿瘤反应区距离血管神经最近范围在1 cm以内；排除条件：磁共振成像显示肿瘤反应区未涉及四肢主要血管神经，并且肿瘤反应区距离血管神经最近范围在1 cm以上。入组86例软组织肉瘤患者，男41例，女45例；年龄15～73岁。肿瘤类型主要为恶性纤维组织细胞瘤、滑膜肉瘤、纤维肉瘤、脂肪肉瘤、腺泡状软组织肉瘤、横纹肌肉瘤、间叶性肉瘤、尤文肉瘤、平滑肌肉瘤、血管肉瘤、上皮样肉瘤和透明细胞肉瘤等。肿瘤PTNM分期：ⅠA期8例、ⅡA期12例、ⅡB期10例、ⅡC期7例、Ⅲ期43例、Ⅳ期6例。作者发现入组患者平均随访53个月(24～102个月)，远处转移发生率为32.56％(28/86)，淋巴转移率6.98％(6/86)。常规分离血管鞘内或神经外膜整体切除肿瘤，其中12例患者随访中发现复发，复发率为12/86(13.95％)，患肢MSTS功能评分平均为(24.37±2.4)分。在整块切除联合矩阵式多管后装放疗38例患者中，其中2例患者随访中发现复发，复发率为2/38(5.26％)，术后4例患者出现伤口感染和6例伤口愈合不良；患肢MSTS功能评分平均为(21.11±1.79)分；在单纯整块切除48例患者中，其中10例患者随访中发现复发，复发率为10/48(20.83％)。术后1例患者出现伤口感染和4例伤口愈合不良；患肢MSTS功能评分平均为(26.11±1.79)分，两者复发率比较差异有统计学意义($P<0.05$)，两组术后功能评分比较没有统计学差异($t=5.184$，$P=0.285$)。作者认为，毗邻血管神经的软组织肉瘤，由于解剖结构的限制，广泛切除在小范围迫不得已改变为边缘切除，针对局部边缘切除后的矩阵式多管后装放疗，可以有效减少毗邻血管神经软组织肉瘤的局部复发。

（沈　锋）

述评　软组织肉瘤是起源于软组织(包括血管、神经、脂肪等，但不包含血液和淋巴)的恶性肿瘤，可发生于任何年龄、任何部位、其发病率是恶性骨肿瘤的3倍左右，以广泛切除保肢手术为主的外科治疗是软组织肉瘤临床治疗的主要手段。广泛切除或根治性切除是理想的术式。手术应严格遵循“无瘤”原则，手术失败主要原因是切除不彻底而导致肿瘤残留。当肿瘤邻近四肢周围重要解剖结构，如神经或血管主干时，往往为保留血管神经主干而导致肿瘤切除不彻底，从而影响切除范围。通过局部血管鞘内分离，减少分离血管周围污染创面的可能，确认切除边缘阴性，可部分达到最低限度要求。辅助化疗可阻止肿瘤的扩展，外照射治疗和近距离放疗消灭残留的微病灶，综合应用上述技术，可以把局部复发率控制在一个较低的水平。

（康一凡）

计算机辅助技术在复杂骨盆骨折诊断与治疗中的应用。［临床骨科杂志，2011，14(2)：204］ 涂强等评价计算机辅助技术在复杂骨盆骨折诊断与治疗中的应用价值。对复杂骨盆骨折患者行薄层CT扫描获取病变部位的二维数据，采用计算机辅助技术行骨盆骨折的三维重建解剖学模型，快速成型制作出与实体同样大小的骨盆模型。依此对骨盆骨折做出明确的诊断、分型，制定手术方案，术前模拟手术，指导手术治疗。作者发现术中所见与虚拟三维重建图像及快速成型骨盆模型非常相似，术前的模拟手术使手术时间明显缩短，减少了术中失血。患者均获得了良好的骨折复位。作者认为，计算机辅助技术能全面、直观、精确地显示骨盆的立体形态和各部位解剖结构的空间关系，对于骨盆骨折的诊断、分型及治疗均有很强的临床指导作用，它使手术更精确、更可靠、更方便，它在复杂骨盆骨折的治疗中有着广阔应用前景。

（沈　锋）

述评　骨盆解剖结构复杂，传统的X线片及CT扫描等二维影像检查易受到影像重叠、软组织、肠道气体和粪便等的干扰，在骨盆骨折的临床诊断中具有一定的局限性。细微骨折、结构紊乱以及骶骨、骶髂关节、髋臼等处的重叠部位容易漏诊，影响了术前诊断及分型。三维重建技术清晰地显示骨盆骨折部位、在矢状位、冠状位及水平面上的移位方向及程度，骨盆环破坏情况和脱位关节的对应关系，对于复杂的骨盆骨折诊断，该技术显得尤为重要。计算机辅助技术使检查水平从平面检查飞跃到空间检查的层次，为更全面了解骨折损伤部位、移位程度、关节脱位程度提供了可能，提高了诊断的准确性。

（康一凡）

软组织恶性纤维组织细胞瘤的治疗策略和预后分析。［中华外科杂志，2011，49(11)：974］ 李广学等分析软组织恶性纤维组织细胞瘤(MFH)的治疗策略及预后相关因素。作者回顾性分析1999年12月至2010年10月收治的78例软组织恶性纤维组织细胞瘤患者的临床资料，并对性别、年龄、肿瘤部位、肿瘤大小等9项可能影响预后的因素进行统计学分析。发现

60例患者随访时间6～131个月，平均35.5个月。1、3、5年总体生存率分别为84.9%、72.9%和56.9%。术后局部复发20例(33.3%)，中位局部复发时间为11.5个月(1～72个月)。术后转移9例(15.0%)，中位转移时间为7个月(1～26个月)。单因素分析表明，就诊情况(初治组或复发治疗组)、肿瘤大小和外科边界与生存率有相关性(均 $P<0.05$)，外科边界、放疗与局部复发有相关性($P=0.000$、0.039)，外科边界与远处转移有相关性；多因素分析显示，外科边界是影响生存率($P=0.002$, $OR=5.753$, 95%CI：1.904～17.386)和局部复发($P=0.000$, $RR=0.044$, 95%CI：0.010～0.188)的独立危险因素。作者认为，外科边界是影响生存率和局部复发的独立危险因素。采取以手术为主联合放疗的综合治疗，方能减少复发、提高生存率。

（沈　锋）

述评　手术是治疗软组织MFH最有效的方式，而手术方式(即外科边界或边缘情况)是提高生存、减少复发的关键。放疗也是影响软组织MFH预后的重要因素。许多研究表明放疗能够有效的减少复发、提高生存率。该研究还表明，就诊情况和肿瘤大小也是影响生存情况的因素。初次治疗的肿瘤和较小的肿瘤切除时较容易获得充分的外科边界，复发患者由于瘢痕形成、肿瘤散在等原因很难获得充分的外科边界。此外，病理类型、诊断时有无转移、肿瘤部位等也是影响预后的因素。

（康一凡）

严重前臂及手部外伤的修复与功能重建[中华手外科杂志，2012，28(1)：44]　王加宽等探讨了严重前臂及手部外伤的修复与功能重建的方法。作者对26例严重前臂及手部外伤，采用显微外科方法进行修复与功能重建，软组织缺损并均伴有不同程度的骨骼、肌腱、血管及神经的外露或缺损。术后随访时间为6个月至5年，平均20个月，26例肢体全部存活。根据中华医学会手外科学会上肢部分功能评定试用标准评定：优13例，良9例，可3例，差1例；优良率为84.6%。认为对于严重前臂及手部外伤，应正确评估损伤肢体的血液循环及软组织损伤程度和缺损的范围，确定缺损且要重建的结构，合理设计手术方案，采用显微外科方法修复，先恢复患肢血液循环，然后同期或分期进行功能重建，以挽救一些符合截肢指征的肢体。

（许国星）

述评　毁损性前臂及手部外伤是上肢最为严重的损伤，外伤肢体的修复与功能重建困难，截肢率高。正确评估损伤肢体的损伤程度，进行彻底广泛的清创。当患者全身情况许可，且毁损创面以远的组织完整，先对骨骼进行固定，恢复患肢血液循环，对缺损软组织进行覆盖，肌腱及神经损伤据伤情进行一期或二期修复。正确评估损伤肢体的血液循环及软组织损伤程度和缺损范围，确定缺损且要重建的结构，合理设计手术方案，可以减少符合截肢指征的伤肢。

（康一凡）

前臂骨间背串联皮瓣重建重度虎口及腕部挛缩畸形[中国修复重建外科杂志]2011(25)10：1227　陈建崇等总结了前臂骨间背串联皮瓣重建重度虎口及腕部挛缩畸形的疗效。作者随访了2005年11月至2010年2月26例虎口及腕部瘢痕挛缩患者。男18例，女8例；年龄12～45岁，平均27岁。左手11例，右手15例。发生瘢痕挛缩6～26个月，平均11个月。按顾玉东等的评定标准，均为重度虎口挛缩畸形，并伴拇指内收畸形、外展及对掌功能受限，及腕掌关节屈曲畸形。行虎口及腕部瘢痕挛缩彻底松解后；采用大小为(6.5 cm×5.0 cm)～(12.5 cm×8.0 cm)的前臂骨间背串联皮瓣移位修复。结果术后2例皮瓣远端出现水疱，表皮坏死，经换药后皮瓣成活；其余皮瓣均顺利成活，创面均Ⅰ期愈合。26例术后均获随访，平均15个月。术后拇指内收、对掌及对指功能均有不同程度恢复。术后6个月，根据Swanson等拇指总活动度(AMA)系统评定拇指功能损害较术前显著降低，按Jensen等方法测量虎口角度及宽度均较术前显著增加，比较差异均有统计学意义($P<0.05$)。作者认为采用前臂骨间背串联皮瓣重建重度虎口及腕部挛缩畸形可有效开大虎口，改善手腕功能。

（许国星）

述评　拇指在手的整体功能中具有重要作用，虎口深度和外展幅度决定了拇指功能。虎口及腕部瘢痕切除松解后创面修复是手术成功的关键。采用1块皮瓣同时重建虎口及腕部2个亚单位，术后功能恢复欠佳。而以前臂骨间后动脉为血供的轴型皮瓣，呈串联皮瓣，分别修复重建虎口及腕部创面后的虎口宽度及角度均较术前显著增加，拇指及腕关节功能均明显恢复。是重建重度虎口及腕部挛缩畸形的新方法。

（康一凡）

带感觉支指背侧动脉化静脉皮瓣移植修复指腹缺损[中华骨科杂志，2012，32(4)：344]　张杰等探讨指腹缺损的显微外科修复方法。作者收治指腹缺损10例，示指6例，中指3例，环指1例。均为机器伤所致，指腹缺损面积为(1.5 cm×2.0 cm)～(2.0 cm×3.0 cm)。6例伤指为单纯性指腹缺损；4例伴甲床裂伤、末节指骨横断骨折。均为急诊手术，采用缝合指掌侧固有神经背侧支动脉化静脉皮瓣移植修复指腹缺损，手指侧方供区伤口用游离皮片覆盖。伴甲床裂伤、末节指骨横断骨折者,术中同时行克氏针固定骨折,缝合甲床。10例皮瓣全部成活。随访4～6个月,皮瓣外形满意,质地如常,无色素沉着,两点分辨觉8～12 mm,伤指末节屈伸活动良好。伴骨折者术后8～10周骨折愈合。伴甲床裂伤者甲床愈合平整,已有部分指甲生长。供区皮片成活,伤口愈合良好。作者认为,缝合指掌侧固有神经背侧支动脉化静脉皮瓣移植修复指腹缺损,具有麻醉操作简单、手术损伤小、手术操作方便、术后功能和外形恢复满意等优点。

(沈　锋)

述评　指腹缺损修复的方法很多,移植带感觉神经支皮瓣中效果最好的是第一趾趾腹腓侧皮瓣,但由于会损失第一趾的部分功能而受到限制。而指掌侧固有神经背侧支动脉化静脉皮瓣移植具有邻近伤处,不牺牲手指主要血管,皮瓣带有神经可恢复感觉功能,简化手术流程,缩短手术时间等优点,也存在皮瓣成活不稳定,需要术者熟练掌握小血管吻合技术等缺点。相信通过众多学者的研究,动脉化静脉皮瓣将逐渐改进,使之趋于生理皮瓣而广泛应用于临床。

(康一凡)

掌腱膜挛缩症合并腕管综合征的诊断和治疗[中华手外科杂志,2012(28)4：216]　李建峰等探讨了掌腱膜挛缩症与腕管综合征的相关性及一次完成两种手术的治疗效果。作者对8例掌腱膜挛缩症合并腕管综合征的患者,其中右手5例、左手3例,设计手掌部"M"形或同时加手指的"Y"形切口,同时切除部分掌腱膜,行屈肌支持带切开、正中神经松解术。术后全部伤口均Ⅰ期愈合。随访时间为6个月至2年,术后3个月手指麻木全部消失,掌腱膜挛缩无复发。认为掌腱膜挛缩症与腕管综合征两种疾病的诱发因素较多地发生在同一个体时,两种疾病同时并发的概率明显增加,可通过一次手术完成。

(许国星)

述评　掌腱膜的增生、挛缩与屈肌支持带的增厚与腕管内滑膜增生有着类似的诱因和病因;两者之间有着一定的相关性。手术在显微镜视下进行,切除掌腱膜避免皮瓣过薄,同时观察正中神经卡压程度,减少误伤血管和神经的机会。由于掌腱膜的近端与腕横韧带及掌长肌腱相连,合理设计手掌"M"形切口,近端可达鱼际纹,能完整暴露掌腱膜和腕管;可同时切除病变的掌腱膜及松解正中神经,且能观察到完整的掌浅弓及指总神经,避免损伤血管、神经。在手术结束时用双极电凝止血、放置负压引流避免形成皮下血肿影响皮瓣血运。可一次性治疗掌腱膜挛缩症与腕管综合征。

(康一凡)

踝管综合征的显微外科治疗[中华显微外科杂志2012,35(3)：219]　钱源源等评价应用显微外科技术治疗踝管综合征的临床疗效。作者对踝管综合征患者13例应用显微外科技术,施行胫神经及其分支的彻底松解和纤维隔膜切除。发现术后切口均一期愈合,无切口感染发生。术后随访6.5～12.0个月,所有病例足踝部的疼痛、麻木等感觉异常,均较术前有明显改善。根据Pferifer提出的疗效评定标准,优8例,良5例。作者认为应用显微外科技术彻底松解胫神经及其分支治疗踝管综合征,疗效可靠且副损伤小。

(沈　锋)

述评　近年来,随着临床医师对踝管综合征的重视和踝管应用解剖研究的不断深入,踝管综合征除因胫神经在屈肌支持带下受压所致外,胫神经的分支——足底内、外侧神经及跟内侧神经在其相应的管道内受压也是引起临床症状的主要因素。最常见的发病原因是踝部外伤、骨折引起韧带破裂、肿胀及继发的纤维化;其次踝管内产生腱鞘囊肿、滑膜炎、脂肪瘤、腱鞘炎、神经鞘瘤、瘢痕组织、距骨内侧结节的外生骨疣、增厚变紧的屈肌支持带等也是常见原因。踝管综合征的手术效果取决于：术中是否彻底全程松解胫神经及其分支,去除一切可致神经压迫的因素,降低神经内、外压力。而应用显微外科技术不仅可以达到这一目的,而且副损伤小,临床效果确实。

(康一凡)

全手皮肤脱套伤的分型和治疗[中国修复重建外科杂志,2012,26(4)：453]　巨积辉等总结了全手皮肤脱套伤的伤情特点,并探讨全手皮肤脱套伤的分型标准及治疗方法。对41例全手皮肤脱套伤,包括碾压伤28例,挤压伤13例。受伤至手术时间1～10 h,平均3 h。根据自定全手皮肤脱套伤分型标准：Ⅰ型11例,Ⅱ型5例,Ⅲ型4例,Ⅳ型8例,Ⅴ型13例。Ⅰ型采用吻合血管回植术;Ⅱ型采用带足背皮瓣的足拇甲瓣、第2趾甲瓣再造术;Ⅲ型采用双足带足背皮瓣的第2趾甲瓣再造术;Ⅳ型采用吻合血管回植术;Ⅴ型采用带足背皮瓣的足拇甲瓣再造(8例)或腹部皮瓣修复术(5例)。足背皮瓣切取范围为(9 cm×6 cm)～(17 cm×11 cm),足背供区游离植皮修复。发现术后Ⅰ型6例发生部分手指坏死,Ⅳ型6例发生部分手指及手掌皮肤坏死;其余患者皮瓣、再造指及回植皮肤均成活。足背供区及腹部供区均顺利愈合。40例患者获随访,随访时间6个月至7年,平均14个月。采用吻合血管回植治疗者,手部皮肤颜色、质地接近正常,功能恢复佳,感觉恢复至S_2～S_4;采用足拇甲瓣及趾甲瓣再造手指者,手功能基本恢复,再造指感觉恢复至S_2～S_3;采用腹部皮瓣者,手功能恢复欠佳,手部感觉恢复至

$S_1 \sim S_2$。作者认为采用自定标准对全手皮肤脱套伤程度进行分型，并指导临床治疗方案的选择，可获得较好临床疗效。

（沈　锋）

述评　全手皮肤脱套伤可结合临床统计资料及伤情特点（皮肤完整与否、脱套的远端组织有无血供、骨关节完整与否）进行分型，来进行治疗方案的选择。具体手术方案除考虑患者损伤分型外，还需综合考虑患者年龄、全身状况以及术者经验等。从治疗结果看，Ⅰ型治疗一般较好，主要是皮肤完整性较好，部分手指保留血循环；对于其他类型，由于伤情严重，疗效仍有待提高。目前对如保留几个手指，应用传统腹部皮瓣修复还是显微外科技术修复，骨关节损伤者是否属于脱套伤范畴等治疗方案也存在一些争议。相信随着显微外科技术的发展，这些问题会逐步解决。

（康一凡）

文选关键词索引

（按汉语拼音顺序排列）

A

B

C

D

E

F

G

H

J

K

L

M

N

P

Q

R

S

T

W

X

Y

Z

其他